U0214941

（配合最新版药典）

临床用药指导

主　编　白秋江　黄正明　丁小英　李蓉蓉

中国医药教育协会组织编写

科学出版社

北　京

内容简介

本书收录了最新版药典收载的药品，并补充了部分临床常用药品计千余种。本书以合理用药为目的，指导读者把握用药新导向，及时、准确地掌握合理用药的新知识、新理念。突出了全、新、简明、实用的特点，力求以最短的篇幅为读者提供临床最需要的药品使用资料。书中分别介绍了药物的别名、药理作用、适应证、体内过程、用法用量、不良反应、相互作用、注意事项、规格和贮藏条件。本书结构完整、内容翔实、编排紧凑、思路清晰、内容全面，结合临床所需、实用性强，可有效地促进临床安全合理用药和规范化管理。

本书可供从事临床医疗的医务人员、药品监管人员学习、借鉴。

图书在版编目（CIP）数据

临床用药指导 / 白秋江等主编；中国医药教育协会组织编写. —北京：科学出版社，2019.11

ISBN 978-7-03-062413-0

Ⅰ. ①临… Ⅱ. ①白… ②中… Ⅲ. ①临床药学 Ⅳ. ①R97

中国版本图书馆 CIP 数据核字（2019）第 212952 号

责任编辑：李 玫／责任校对：郭瑞芝
责任印制：肖 兴／封面设计：吴朝洪

科学出版社 出版

北京东黄城根北街 16 号

邮政编码：100717

http://www.sciencep.com

北京画中画印刷有限公司 印刷

科学出版社发行　各地新华书店经销

*

2019 年 11 月第 一 版　开本：787×1092　1/16
2019 年 11 月第一次印刷　印张：37 1/2
字数：1 090 000

定价：298.00 元
（如有印装质量问题，我社负责调换）

编委会

前 言

本书由中国医药教育协会组织相关专家精心编写而成。

合理用药是临床工作的永恒话题，医生、护理工作者及药学工作者必须把握用药新导向，及时、准确地掌握合理用药的新知识、新理念。本书的编写以最新版《中华人民共和国药典》（简称《中国药典》）收录的药物为主，并补充了部分临床常用的药物，以内容丰富、科学准确为原则，以简明、实用为主导，为读者提供药品的英文名称、别名、药理作用、适应证、体内过程、不良反应、相互作用、注意事项、规格及贮藏等内容。本书的编排以药理学分类进行，共计23章。

本书在内容编排上紧密结合临床实际需要，突出了全、新、简明、实用的特点，力求以最短的篇幅，为读者提供临床最需要的药品使用资料。本书可供医生、护士、药学人员作为临床参考用书，也可作为专业知识培训的辅导用书。

在编写过程中，尽管编者做了很大努力，但由于水平有限，难免存在不足之处，热切希望广大读者批评赐教，以便今后不断改进，充实完善。

白秋江

2019年7月

目　录

第1章　抗微生物药物

1.1　抗生素类

1.1.1　青霉素类

青霉素 Benzylpenicillin

【别名】青霉素 G、苄青霉素、盘尼西林。

【药理作用】是繁殖期杀菌剂，对革兰阳性球菌［链球菌（包括肺炎链球菌）和不产青霉素酶葡萄球菌］及革兰阴性球菌（脑膜炎球菌、淋球菌）的抗菌作用较强，对革兰阳性杆菌（白喉杆菌）、螺旋体、梭状芽孢杆菌、放线菌及部分拟杆菌也有抗菌作用。

【适应证】适用于敏感细菌所致各种感染，如脓肿、菌血症、肺炎和心内膜炎等。其中青霉素为以下感染的首选药物：①溶血性链球菌感染，如咽炎、扁桃体炎、猩红热、丹毒、蜂窝织炎和产褥热等。②肺炎链球菌感染，如肺炎、中耳炎、脑膜炎和菌血症等。③不产青霉素酶葡萄球菌感染。④炭疽。⑤破伤风、气性坏疽等梭状芽孢杆菌感染。⑥梅毒（包括先天性梅毒）。⑦钩端螺旋体病。⑧回归热。⑨白喉。⑩青霉素与氨基糖苷类药物联合用于治疗草绿色链球菌心内膜炎。⑪流行性脑脊髓膜炎。⑫放线菌病。⑬淋病。⑭樊尚咽峡炎。⑮莱姆病。⑯多杀巴斯德菌感染。⑰鼠咬热。⑱李斯特菌感染。⑲除脆弱拟杆菌以外的许多厌氧菌感染。⑳风湿性心脏病或先天性心脏病患者进行口腔、牙科、胃肠道或泌尿生殖道手术和操作前，可用青霉素预防感染性心内膜炎发生。

【体内过程】青霉素钾盐和钠盐均不耐酸，易遭肠道细菌所产青霉素酶破坏，不宜口服。肌内注射吸收快，15～30 分钟可达血药峰值。离解度大，脂溶性低，大部分以原药迅速经肾排出，半衰期为 0.5～1 小时。1 次给药后最低有效抑菌浓度可维持 4～6 小时。体内分布甚广，易渗入胸腔、腹腔、心包和关节腔，炎症区域的药物浓度高于血药浓度，维持时间较长。

【用法用量】肌内注射或静脉滴注给药。①成人：肌内注射，每天 80 万～200 万 U，分 3～4 次给药；静脉滴注：每天 200 万～2000 万 U，分 2～4 次给药。②小儿：肌内注射，2.5 万 U/kg，每 12 小时给药 1 次；静脉滴注：5 万～20 万 U/（kg·d），分 2～4 次给药。

【不良反应】①较常见变态反应（即超敏反应，又称过敏反应），包括荨麻疹等各类皮疹、白细胞减少、间质性肾炎、哮喘发作和血清病型反应等；过敏性休克偶见，一旦发生，必须就地抢救，予以保持气道畅通、吸氧及使用肾上腺素、糖皮质激素等治疗措施。②少见因脑脊液药物浓度过高导致抽搐、肌肉阵挛、昏迷及严重精神症状等（青霉素脑病）。③用青霉素治疗梅毒、钩端螺旋体病等疾病时可由于病原体死亡致症状加剧，称为赫氏反应。④二重感染：可出现耐青霉素金黄色葡萄球菌、革兰阴性杆菌或念珠菌等所致的二重感染。

【相互作用】①与氨基糖苷类抗生素合用有协同作用，但不能混合于同一注射器或输液瓶中。②与氟喹诺酮类药物合用对铜绿假单胞菌有协同作用，并能治疗中性粒细胞减少症等免疫缺陷患者的感染。③与硝基咪唑类药物合用有协同作用。④丙磺舒可阻滞青霉素类药物排泄，联合应用可使青霉素类血药浓度上升。⑤阿司匹林可提高青霉素的疗效。⑥青霉素可增强抗凝血药（如醋硝香豆素、华法林等）的药理作用。⑦与青霉素有配伍禁忌的药物：去甲肾上腺素、间羟胺、去氧肾上腺素、阿托品、氯丙嗪与 B 族维生素、维生素 C、氨茶碱、肝素等合用，混合后溶液可产生浑浊、絮状物、沉淀或颜色改变，不宜采用相同容器滴注。

【注意事项】①用药前进行皮试。②不宜鞘内给药。

【规格】注射剂：40 万 U，80 万 U，160 万 U，800 万 U。

【贮藏】严密封闭，于凉暗干燥处保存。

苄星青霉素 Benzathine Benzylpenicillin

【别名】长效西林、比西林、长效青霉素、Bicillin、Tardocillin。

【药理作用】同青霉素，但活性较弱。主要

用于 A 族乙型溶血性链球菌所致咽炎，也可用于预防反复发作的风湿热。对急性感染应先用青霉素，后用本品。

【适应证】①主要用于风湿热的一级和二级预防。②可用于治疗敏感菌引起的轻、中度感染，如肺炎、扁桃体炎和淋病等。③治疗梅毒。④用于治疗其他螺旋体感染，如雅司病、地方性梅毒和品他病。

【体内过程】注射部位的组织好比一个贮药库，吸收后缓慢释放出青霉素，可于 13～24 小时达到血药峰值。1 次肌内注射后，有效浓度可维持 0.5～1 个月。分布同青霉素，由于吸收缓慢，消除也缓慢，故能达到长效的治疗作用，肾功能不全者、新生儿和婴儿的肾清除延迟。

【用法用量】用前以适量灭菌注射用水配制成混悬液。成人 1 次肌内注射 60 万～120 万 U，体重＞27kg 的儿童使用成人剂量，体重＜27kg 的儿童剂量减半。①目前推荐确诊有 A 族溶血性链球菌咽炎的患者，或者 5 岁以上的青少年上呼吸道链球菌感染时，应给予单剂量肌内注射。②风湿热的二级预防主要针对年幼、有高度易感因素、风湿热多次复发、有过心肌炎和有瓣膜病后遗症者，首要目的是预防和减轻心脏损害。每 3～4 周肌内注射 1 次，用药至少 10 年，或直至 25 岁，甚至终身预防。③早期梅毒单次深部肌内注射，晚期梅毒每周注射 1 次，连用 3 周。因本品不易进入脑脊液，故通常不推荐用于治疗神经性梅毒。④治疗其他螺旋体感染，如雅司病、地方性梅毒和品他病，单次深部肌内注射。

【不良反应】【相互作用】【注意事项】见青霉素。

【规格】注射剂（粉）：30 万 U，60 万 U，120 万 U。

【贮藏】密闭，贮于 25℃左右。

青霉素 V 钾　Phenoxymethylpenicillin Potassium

【别名】Penicillin V、邦宁沙吉、凯莱立克、维百斯。

【药理作用】是繁殖期杀菌剂，对革兰阳性球菌［链球菌（包括肺炎链球菌）和不产青霉素酶葡萄球菌］及革兰阴性球菌（脑膜炎球菌、淋球菌）的抗菌作用较强，对革兰阳性杆菌（白喉杆菌）、螺旋体、梭状芽孢杆菌、放线菌及部分拟杆菌也有抗菌作用。

【适应证】①主要用于溶血性链球菌、肺炎球菌等敏感细菌引起的扁桃体炎、咽炎、中耳炎、支气管炎、猩红热和丹毒、蜂窝织炎等软组织感染。②也可用于风湿热的二级预防及高危手术或特殊检查前预防感染性心内膜炎。

【体内过程】与青霉素相比，较能对抗酸催化的灭活作用，用药后比青霉素吸收更为迅速。1 次口服剂量，空腹健康成人可吸收 60%～73%。30～60 分钟可达血药峰值。食物可影响吸收速度和达峰时间。可迅速分布于腹水、滑膜液、胸腔积液和心包积液中。广泛分布于体内各种组织，达到浓度最高的是肾脏，其次为肝脏、皮肤和肠；分布浓度最低的是脑脊液。蛋白结合率为 75%～89%。可迅速透过胎盘，并可被分泌进入乳汁。肾功能正常成人中半衰期为 0.5 小时。肾功能不全的患者、新生儿和婴儿的肾清除延迟。是否经血液透析或腹膜透析排出尚不清楚。

【用法用量】口服。①成人：每次 125～500mg，每 6～8 小时 1 次。②儿童：每次 2.5～9.3mg/kg，每 4 小时 1 次；或每次 3.75～14mg/kg，每 6 小时 1 次；或每次 5～18.7mg/kg，每 8 小时 1 次。

【不良反应】【相互作用】同青霉素。

【注意事项】①青霉素皮试阳性反应者、其他青霉素类药物过敏者及传染性单核细胞增多症患者禁用。②可分泌入母乳中，可能使婴儿致敏并引起腹泻、皮疹、念珠菌属感染等，故哺乳期妇女用药期间应暂停哺乳。

【规格】①分散片：0.25g。②颗粒剂：0.125g。

【贮藏】置于凉暗干燥处（20℃以下），不可放入冰箱。

苯唑西林钠　Oxacillin Sodium

【别名】新青霉素Ⅱ、苯唑青霉素钠、爽尔利。

【药理作用】不会被金黄色葡萄球菌产生的青霉素酶所破坏，对产酶金黄色葡萄球菌菌株有效；但对不产酶菌株的抗菌作用不如青霉素 G。

【适应证】主要用于产酶的金黄色葡萄球菌和表皮葡萄球菌的周围感染，包括内脏、皮肤和软组织等部位的感染，但对耐甲氧西林金黄色葡萄球菌（MRSA）感染无效，对中枢感染不适用。

【体内过程】口服单剂量可吸收 30%～50%，给予 250mg 或 500mg 后 0.5～2 小时可达血药峰值；其体内分布类似氯唑西林，蛋白结合率为 89%～94%。半衰期为 0.3～0.8 小时；原药及其活性代谢物 6 小时内随尿排出 40%～70%。

【用法用量】①口服：每次 0.5～1g，每天 4 次，宜空腹时服。②静脉滴注：每次 1～2g，必要时可用 3g，溶于 100ml 输液内滴注 0.5～1 小时，每天 3～4 次。小儿每天用量 50～100mg/kg，分次给予。③肌内注射：每次 1g，每天 3～4 次。口服、肌内注射均较少用。

【不良反应】胃肠道反应，如恶心、呕吐、腹胀、腹泻、食欲缺乏等，口服给药时较常见。其他尚有静脉炎。大剂量应用可出现神经系统反应，如抽搐、痉挛、神志不清、头痛等。偶见中性粒细胞减少。对特异质者可致出血倾向。个别患者可出现氨基转移酶升高。可有药疹、药物热等过敏反应。少数人可发生白念珠菌所致的继发感染。

【相互作用】同青霉素。

【注意事项】①可致过敏性休克，用药前应做过敏试验。②严重肾功能不全者应减少给药剂量。

【规格】①片剂：0.25g。②注射剂：0.5g，1g。③胶囊剂：0.25g。

【贮藏】密闭，干燥处保存。

氯唑西林钠 Cloxacillin Sodium

【别名】邻氯青霉素钠、展宁、立达欣。

【药理作用】【适应证】同苯唑西林钠。

【体内过程】耐酸，故可供口服。口服后迅速被吸收但仅及肌内注射给药的 37%～60%。肌内注射 500mg 后 0.5～2 小时可达血药峰值约 18μg/ml；其分布与青霉素相似。90%～96%与蛋白结合；肾功能正常成人的半衰期为 0.4～0.8 小时。部分原药代谢为具有活性的和失活的代谢物，迅速随尿排出的原药占 10%～21%。

【用法用量】①肌内注射：每次 0.5～1g，每天 3～4 次。②静脉滴注：每次 1～2g，溶于 100ml 输液中，滴注 0.5～1 小时，每天 3～4 次；小儿每天用量 30～50mg/kg，分次给予。③口服：每次 0.25～0.5g，每天 4 次，空腹服用。

【不良反应】①参见青霉素。②与维生素 C 配伍静脉注射可降低疗效。③不宜与盐酸氯丙嗪或四环素混合于 0.9%氯化钠注射液中输注，易出现浑浊。④与阿司匹林或多数磺胺类药物合用，会竞争本品与血浆蛋白结合，从而使本品的血药浓度升高。如必须合用，本品应适当减量。⑤与

氨苄西林一样，本品可降低含有雌激素的口服避孕药的作用。

【相互作用】见苯唑西林钠。

【注意事项】①应用本品前需详细询问药物过敏史并进行青霉素皮试，有青霉素类药物过敏史者或青霉素皮肤试验阳性患者禁用。②孕妇应仅在确有必要时使用本品。③本品有少量在乳汁中分泌，因此哺乳期妇女使用时宜暂停哺乳。④有哮喘、湿疹、枯草热、荨麻疹等过敏性疾病患者应慎用本品。⑤本品具有降低患者胆红素与血清蛋白结合能力，新生儿尤其是有黄疸者慎用本品。

【规格】①注射剂：0.5g，1.0g。②颗粒剂：125mg，250mg。③胶囊剂：0.25g，0.5g。

【贮藏】密闭，干燥处保存。

氟氯西林钠 Flucloxacillin Sodium

【别名】氟氯苯唑青霉素、氟氯青霉素、奥弗林、昆特、伊芬。

【药理作用】类似氯唑西林，但等量本品的血药浓度明显高于前者，血中有效浓度维持时间较长。

【适应证】同苯唑西林钠。

【体内过程】口服后易于吸收，其吸收率约 2 倍于氯唑西林，口服 0.25～1g 后 1 小时可达血药峰值（5～15μg/ml），肌内注射单剂量后可于 30 分钟达到相似的血药峰值。体内分布类似氯唑西林。95%可与蛋白结合。半衰期约 1 小时。在体内代谢极少，口服剂量的 50%和肌内注射剂量的 90%以原药随尿排出。

【用法用量】①口服：成人 0.25g，每天 4 次，于餐前 1 小时服用。2 岁以下儿童用成人剂量的 1/4，2～10 岁的儿童可用成人剂量的 1/2；≥2 岁儿童给予 25～50mg/（kg·d），分次给予。②肌内注射：成人每次 0.25g，每天 3 次，重症者用量加倍。儿童酌减。③静脉推注或滴注：0.25～1g，每天 4 次，静脉注射时用注射用水 20ml 稀释，于 3～4 分钟缓慢推注；滴注时用 0.9%氯化钠注射液 100ml 稀释；重症剂量可高达每天 8g。儿童酌减。④胸腔内或关节腔内注射可配制成溶液进行喷雾疗法。

【不良反应】同苯唑西林钠。

【相互作用】同青霉素。

【注意事项】①用前必须先进行青霉素皮试。②在长期的治疗过程中（如骨髓炎、心内膜

炎），推荐定期监测肝、肾功能。③勿与血液、血浆、氨基酸或脂肪乳剂配伍注射。④本品可与其他抗生素合用（如氨苄西林），以扩展抗菌谱；如与氨基糖苷类同时使用，应分别以不同的途径给药，以避免两者的不相容性。

【规格】①胶囊：0.25g。②注射剂：0.25g，0.5g。③颗粒剂：0.125g。

【贮藏】密闭，室温≤25℃保存。

氨苄西林 Ampicillin

【别名】氨苄青霉素、舒视明、安必仙、伊西德。

【药理作用】对革兰阳性菌的作用与青霉素G相似，对绿色链球菌和肠球菌的作用较优，对其他菌的作用则较差。对耐青霉素G的金黄色葡萄球菌无效。革兰阴性菌中淋球菌、脑膜炎球菌、流感杆菌、百日咳杆菌、大肠埃希菌、伤寒副伤寒杆菌、痢疾杆菌、奇异变形杆菌、布鲁菌等敏感，但易产生耐药性。肺炎杆菌、吲哚阳性变形杆菌、铜绿假单胞菌不敏感。

【适应证】主要用于敏感菌所致的泌尿系统、呼吸系统、胆道、肠道感染及脑膜炎、心内膜炎等。

【体内过程】正常健康人口服0.5g或1g后，可从胃肠道吸收30%～50%。口服250mg后2小时可达血药峰值。肌内注射后约1小时达峰值，血药峰值比口服高；进入体内后，分布甚广，以肝、肾浓度最高。在炎症关节腔渗出液、腹水、肺和支气管分泌物及脑膜炎患者的脑脊液中均能达到有效抗菌浓度。胆汁中的药物浓度平均为血药浓度的9倍，泌尿系统的浓度为血药浓度的8倍；半衰期≤1小时。80%以原药随尿排出，小部分经胆汁排出后，形成肠肝循环。

【用法用量】①口服：每天50～100mg/kg，分4次空腹服用；儿童每天50～100mg/kg，分4次给予。②肌内注射：每次0.5～1g，每天4次；儿童每天50～150mg/kg，分4次给予。③静脉滴注：每次1～2g，必要时可用3g，溶于100ml液中，滴注0.5～1小时，每天2～4次，必要时每4小时1次；儿童每天50～150mg/kg，分4次给予。

【不良反应】不良反应与青霉素相仿，皮疹发生率较其他青霉素高。有时也会发生药物热。

【相互作用】应避免与抗痛风药别嘌醇合用，否则皮疹的发生率增加，尤其多见于高尿酸

血症患者。余同青霉素。

【注意事项】①注射剂溶解后应立即使用，溶解放置后致敏物质可增多。②在弱酸性葡萄糖注射液中分解较快，宜用中性液体作为溶剂。

【规格】①片剂：0.125g，0.25g。②注射剂：0.25g，0.5g，1g。

【贮藏】干燥处保存。

阿莫西林 Amoxicillin

【别名】羟氨苄青霉素、阿莫灵、再林、益萨林、亚宝力可、阿摩青霉素、阿莫仙、弗莱莫星、特力士。

【药理作用】抗菌谱与氨苄西林相同，微生物对本品和氨苄西林有完全的交叉耐药性。

【适应证】主要用于敏感菌所致的呼吸道、尿路和胆道感染及伤寒等。

【体内过程】口服后可吸收74%～92%，1～2小时达血药峰值；其体内分布与氨苄西林相似，而以肝肾中浓度最高；半衰期为1～1.2小时；蛋白结合率为20%，70%以原药随尿排出，小部分经胆汁排出后进入肠肝循环。

【用法用量】①口服：每天1～4g，分3～4次服。儿童每天50～100mg/kg，分3～4次服。②肌内注射或稀释后静脉输注：成人每次0.5～1g，每6～8小时1次。小儿一日剂量50～100mg/kg，分3～4次给药。严重肾功能不全者应延长用药间隔时间。

【不良反应】【相互作用】【注意事项】见氨苄西林。

【规格】①片剂：0.1g，0.25g。②胶囊剂：0.25g。③注射剂：0.5g，1g。④咀嚼片：0.125g。

【贮藏】密闭，室温≤25℃保存。

阿莫西林钠氟氯西林钠 Amoxicillin Sodium and Flucloxacillin Sodium

【别名】弗威、昆柏。

【药理作用】氟氯西林主要杀灭产青霉素酶的革兰阳性菌，阿莫西林则对革兰阳性和阴性菌均有杀菌作用。两者合用不仅扩大了抗菌谱，也加强了杀菌的作用。

【适应证】由敏感细菌引起的呼吸道、泌尿道、消化道、口腔、耳鼻喉、皮肤和软组织、骨、关节等感染。

【体内过程】静脉注射氟氯西林500mg后，表现分布容积为16.8L，血清蛋白结合率为92%～94%，消除半衰期为0.75～1.5小时。药物

仅部分在肝内代谢，50%～65%以原形经肾随尿液排泄，血液透析不能清除氟氯西林。快速静脉推注 0.5g 阿莫西林后 1 分钟的血药浓度为 83～112mg/L，消除半衰期约为 1.08 小时。血清蛋白结合率 17%，给药后 6 小时内尿中排出量为给药量的 45%～68%，部分药物经胆汁排泄。

【用法用量】①成人 4～6g，每天 2 次，肌内注射或静脉输注；或口服 0.5g，每天 3 次，空腹服用。②2～12 岁儿童 20mg/（kg·d），等分 2 次静脉滴注；或口服 0.25g，每天 3 次，空腹服用。

【不良反应】【相互作用】【注意事项】同阿莫西林、氟氯西林。

【规格】①胶囊剂：0.25g。②注射剂：0.5g，1.0g，2.0g，3.0g。

【贮藏】密封，在冷处（2～10℃）保存。

哌拉西林钠　Piperacillin Sodium

【别名】氧哌嗪青霉素钠、哔哌西林钠、哌氨苄青霉素钠。

【药理作用】抗菌作用机制同青霉素。对革兰阳性菌的作用与氨苄西林相似，对肠球菌有较好的抗菌作用，对某些拟杆菌和梭菌也有一定作用。对革兰阴性菌的作用强，抗菌谱包括淋球菌、大肠埃希菌、变形杆菌、肺炎克雷伯菌、铜绿假单胞菌等，对沙门杆菌、痢疾杆菌、一些假单胞菌（除铜绿假单胞菌外）、脑膜炎球菌、耶尔森杆菌等在体外也有抗菌作用，但其临床意义尚未明确。对β-内酰胺酶不稳定。

【适应证】主要用于敏感菌所致的感染（对中枢感染疗效不确切）。

【体内过程】口服不易吸收。肌内注射 2g 后 30～50 分钟可达血药峰值（30～40μg/ml）；药动学呈现非线性剂量依赖性，其分布同羧苄西林，约有 20%药物与蛋白结合，半衰期约为 1 小时（终末期肾病者为 4～6 小时）；给药后 24 小时内有 60%～80%以原药随尿排出，约 20%经胆道排出，血液透析时可排出部分药物。

【用法用量】尿路感染：每次 1g，每天 4 次，肌内注射或静脉注射。其他部位感染：每天 4～12g，分 3～4 次静脉注射或静脉滴注。严重感染每天 10～24g。

【不良反应】【相互作用】【注意事项】见青霉素。

【规格】注射剂：0.5g，1g，4g。

【贮藏】密封、遮光贮存。

美洛西林钠　Mezlocillin Sodium

【别名】珍抗、力扬、拜朋、磺唑氨苄青霉素、Mezlin、Mezlocillinum。

【药理作用】抗菌谱与哌拉西林近似，主要是革兰阴性杆菌。对 MRSA 无效。

【适应证】用于革兰阴性菌，如假单胞菌、克雷伯菌、肠杆菌属、沙雷菌、变形杆菌、大肠埃希菌、嗜血杆菌，以及拟杆菌和其他厌氧菌所致的下呼吸道、腹腔、胆道、尿路、妇科、皮肤和软组织等部位感染及败血症。

【体内过程】①口服不易吸收。肌内注射 1g 后 45～90 分钟可达血药峰值（15～25μg/ml），其药动学呈现非线性的剂量依赖性。②同羧苄西林分布相似。16%～42%的药物与蛋白结合。③半衰期为 1.2 小时，55%原药于 6 小时内随尿排出，30%的原药经胆道排出。

【用法用量】成人一般感染每天 150～200mg/kg，或每次 2～3g，每 6 小时 1 次；重症感染每天 200～300mg/kg，或每次 3g，每 4 小时 1 次；极重症感染每天可用 24g，分 6 次用；淋球菌尿道炎 1～2g，只用 1 次，用前 30 分钟服丙磺舒 1g。

新生儿用量：≤7 日龄者，每天 150mg/kg 或 75mg/kg，每 12 小时 1 次。>7 日龄者，根据体重不同，可按每天 225～300mg/kg，或每次 75mg/kg，每天 3～4 次。

【不良反应】【相互作用】【注意事项】见青霉素。

【规格】注射剂：0.5g，1.0g，2.0g，3.0g，4.0g。

【贮藏】密闭，干燥处保存。

阿洛西林钠　Azlocillin Sodium

【别名】阿乐欣。

【药理作用】与哌拉西林、美洛西林相似。

【适应证】见哌拉西林、美洛西林。

【体内过程】不易从胃肠道吸收，静脉给药后药动学呈现非线性的剂量依赖性。20%～46%药物与蛋白结合，半衰期约 1 小时，50%～70%以原药随尿排出，其余经胆道排出。

【用法用量】尿路感染：每天 50～100mg/kg；重症感染：成人每天 200～250mg/kg，儿童每天 50～150mg/kg。分 4 次，静脉注射或静脉滴注，也可肌内注射。

【不良反应】【相互作用】【注意事项】见

青霉素。

【规格】注射剂：0.5g，1g。

【贮藏】密封，干燥处保存。

替卡西林钠 Ticarcillin Sodium

【别名】羧噻吩青霉素钠。

【药理作用】对革兰阳性菌的抑菌作用低于青霉素。对革兰阴性菌的抑制作用较强。铜绿假单胞菌、变形杆菌、肠杆菌属、大肠埃希菌较敏感，沙雷杆菌耐药，铜绿假单胞菌易耐药。

【适应证】主要用于革兰阴性菌感染。

【体内过程】口服不易吸收。肌内注射 1g 后 0.5～1 小时可达血药峰值。体内分布类似羧苄西林，以胆汁浓度较高。蛋白结合率为 50%；半衰期为 70 分钟，肾功能不全的患者、新生儿，尤其肝功能不全的患者，半衰期会延长。严重肾衰竭者长达 15 小时。囊性纤维化患者半衰期短（50 分钟），有助于肾清除和非肾清除。给药后 6 小时内约有 90% 以上原药随尿排出。经血液透析或腹膜透析均可清除。

【用法用量】成人每天 200～300mg/kg，分次给予；或每次 3g，根据病情每 3 小时、4 小时或 6 小时 1 次。按 1g 药物用 4ml 溶剂溶解后缓缓静脉注射，或加入适量溶剂中静脉滴注 0.5～1 小时。尿路感染可肌内注射给药，每次 1g，每天 4 次，用 0.25%～0.5% 利多卡因注射剂 2～3ml 溶解后深部肌内注射。儿童每天 200～300mg/kg，婴儿每天 225mg/kg，7 日龄以下婴儿每天 150mg/kg；均分 3 次给予。

【不良反应】【相互作用】【注意事项】见青霉素。

【规格】注射剂：1g，3g，6g。

【贮藏】密封、遮光贮于 2～8℃ 下。

磺苄西林钠 Sulbenicillin Sodium

【别名】磺苄青霉素钠、卡他西林钠、Kedacillin、Kedacillina、Lilacillin、Subenil。

【药理作用】广谱半合成青霉素类抗生素，对大肠埃希菌、变形杆菌属、肠杆菌属、枸橼酸菌属、沙门菌属和志贺菌属等肠杆菌科细菌，以及铜绿假单胞菌、流感嗜血杆菌、奈瑟菌属等其他革兰阴性菌具有抗菌作用。对溶血性链球菌、肺炎链球菌及不产青霉素酶的葡萄球菌具抗菌活性。对消化链球菌、梭状芽孢杆菌在内的厌氧菌也有一定作用。

【适应证】主要用于敏感的铜绿假单胞菌、某些变形杆菌属及其他敏感革兰阴性菌所致肺炎、尿路感染、复杂性皮肤软组织感染和败血症等。对敏感菌所致的腹腔感染、盆腔感染，宜与抗厌氧菌药物联合应用。

【体内过程】注射等量本品后，较羧苄西林的血药浓度高。肌内注射 1g 后 2 小时可达血药峰值。6 小时内随尿排出 50% 原药，余经胆道排出。

【用法用量】中度感染，成人每天剂量 8g，重症感染或铜绿假单胞菌感染时增至每天 20g，分 4 次静脉滴注或静脉注射；儿童根据病情每天剂量 80～300mg/kg，分 4 次给药。

【不良反应】过敏反应较常见，出现皮疹、发热等；过敏性休克偶见，一旦发生，必须就地抢救，予以保持气道畅通、吸氧及肾上腺素、糖皮质激素等治疗措施。可见恶心、呕吐等胃肠道反应。实验室检查异常包括白细胞或中性粒细胞减少，血清氨基转移酶一过性增加等。大剂量用药可出现血小板功能或凝血机制异常，发生出血倾向。注射部位局部疼痛、硬结等。

【相互作用】①丙磺舒可阻滞本品的排泄，使血药浓度升高，作用维持较长。②与氨基糖苷类药物联用，可增加对肠球菌的抗菌作用。

【注意事项】①青霉素过敏者禁用。新生儿特别是早产儿慎用。②哮喘、湿疹、荨麻疹等过敏史者，肝肾功能不全者，年老、体弱者慎用。

【规格】注射剂：1g，2g，4g。

【贮藏】密封、遮光贮于室温下。

羧苄西林钾 Carbenicillin Potassium

【别名】羧比西林、羧苄青霉素。

【药理作用】对大肠埃希菌、变形杆菌属、肠杆菌属、枸橼酸菌属、沙门菌属和志贺菌属等肠杆菌科细菌、铜绿假单胞菌、流感嗜血杆菌、奈瑟菌属、溶血性链球菌、肺炎链球菌以及不产青霉素酶的葡萄球菌、脆弱拟杆菌、梭状芽孢杆菌等有抗菌活性。

【适应证】用于由敏感菌引起的泌尿道、呼吸道、胆道感染及烧伤继发感染、脑膜炎、骨髓炎、心内膜炎、腹膜炎和败血症，尤其适用于呼吸道感染铜绿假单胞菌的囊性纤维化。

【体内过程】口服不易吸收，半衰期为 1～1.5 小时，肝、肾功能不全的患者和新生儿可延长，其他体内分布同青霉素，胆汁中的药物浓度较高于血中的浓度。小量药物被分泌进入乳汁。

【用法用量】①严重感染：成人每日常用量为 20～30g，均分，每 4～6 小时 1 次；静脉注射宜缓，应在 3～4 分钟注完，滴注应于 30～40 分钟滴完，若延长滴注时间，可能达不到有效治疗浓度。配合口服丙磺舒（每次 1g，每天 3 次），可提高血药浓度，延长半衰期；但应注意监测肾功能。儿童按 250～400mg/（kg·d），分次静脉注射或静脉滴注。②尿路感染：每次 1～2g，每 6 小时 1 次，静脉注射或肌内注射；感染严重时可用 200mg/（kg·d），分次输注。儿童 50～100mg/（kg·d），分次肌内注射。

【不良反应】①过敏反应较常见，包括荨麻疹等各类皮疹、白细胞减少、间质性肾炎、哮喘发作和血清病型反应（Ⅲ型变态反应）。严重者偶可发生过敏性休克，一旦发生，必须就地抢救，予以保持气道畅通、吸氧及肾上腺素、糖皮质激素等治疗措施。②消化道反应可见恶心、呕吐和肝大等，ALT、AST、肌酐升高。③大剂量静脉注射羧苄西林钠盐可出现抽搐等神经系统反应、高钠和低钾血症。④少见念珠菌二重感染、出血等。

【相互作用】①与琥珀氯霉素、琥乙红霉素、盐酸土霉素、盐酸四环素、卡那霉素、链霉素、庆大霉素、妥布霉素、两性霉素 B、B 族维生素、维生素 C、苯妥英钠、拟交感类药物、异丙嗪等有配伍禁忌。②在体外与氨基糖苷类药物（阿米卡星、庆大霉素或妥布霉素）合用对铜绿假单胞菌、部分肠杆菌科细菌具有协同抗菌作用，但不能同瓶输注。③大剂量本品与肝素等抗凝血药、溶栓药、水杨酸制剂、抗血小板聚集药合用可增加出血危险。④与磺胺类合用可使本品的血药浓度增加，可适当减少本品的剂量。

【注意事项】①参见青霉素，使用前先做皮试。②肾功能不全的患者应用本品可导致出血，应注意随访凝血时间、凝血酶原时间，发生出血时应及时停药并进行治疗。③注射液皆须新鲜配制。④限钠的患者更应慎用。⑤与氢化可的松或右旋糖酐混合输注，可使本品稳定性降低。

【规格】注射剂（粉）：0.5g（5 万 U），1g（10 万 U）。

【贮藏】密封，贮于室温下。

舒他西林 Sultamicillin

【别名】优立新、Unasyn、舒他仙、舒氨、思海能、垠舒、苏克、贝隆、博德、施利静。

【药理作用】舒巴坦为 β-内酰胺酶抑制剂，可与 β-内酰胺酶结合而保护氨苄西林免受破坏，有明显的增效作用，使产酶菌株对氨苄西林恢复敏感。抗菌谱见氨苄西林。

【适应证】见氨苄西林。

【体内过程】口服后在肠壁经肠内酯酶水解成舒巴坦及氨苄西林，生物利用度相当于等量的舒巴坦、氨苄西林静脉注射的 80%，餐后服用不影响吸收。

【用法用量】口服：每次 375mg，每天 2～4 次。在餐前 1 小时或餐后 2 小时服用。

【不良反应】可发生氨苄西林的各种不良反应；偶见消化道反应，常见皮疹、瘙痒及其他皮肤反应。

【相互作用】见青霉素。

【注意事项】①与青霉素有交叉过敏反应，应询问青霉素过敏史。②用前应做青霉素皮试。③肾功能不全者适当降低剂量。④青霉素过敏者禁用。新生儿特别是早产儿慎用。

【规格】①片剂：0.125g，0.25g，0.375g。②颗粒剂：0.125g，0.375g。

【贮藏】密闭保存。

阿莫西林钠克拉维酸钾 Amoxicillin Sodium and Clavulanate Potassium

【别名】安美汀、安灭菌、奥格门汀、阿莫克拉、Amoksiklav、Augmentin、搏美欣、安克、力百汀、棒林、毕林、健澳、君尔清、安奇、奥先、顺峰康奇、强力阿莫仙、锋克林、金力舒、巨泰、铿锵、元欣、莱得怡、艾克儿、清克霖、力丁沙、比奇尔、洛得。

【药理作用】克拉维酸仅有微弱的抗菌活性，但可与多数的 β-内酰胺酶牢固结合，产生不可逆的结合物，因此具有强力而广谱的抑制 β-内酰胺酶的作用。克拉维酸与阿莫西林联合，可保护阿莫西林不被 β-内酰胺酶破坏而发挥其杀菌作用。

【适应证】适用于敏感菌引起的各种感染，如上呼吸道感染、下呼吸道感染、泌尿系统感染、皮肤和软组织感染或其他感染如骨髓炎、败血症、腹膜炎和手术后感染等。

【体内过程】对胃酸稳定，口服吸收良好，食物对本品的吸收无明显影响。空腹口服 375mg（阿莫西林 250mg 和克拉维酸 125mg），阿莫西林于 1.5 小时达血药峰浓度，约为 5.6mg/L。消除半衰期（$t_{1/2\beta}$）约为1小时。8小时尿排出率为50%～78%。克拉维酸的药动学参数与单用时相同，正常人口服克拉维酸125mg后1小时达血药峰浓度，约为3.4mg/L。蛋白结合率为22%～30%。消除半衰期（$t_{1/2\beta}$）0.76～1.4小时，8小时尿排出约46%。两者口服的生物利用度分别为97%和75%。

【用法用量】①口服：每次375～1000mg，每天2～3次。②静脉注射或静脉滴注：每次1.2g，每天3～4次。

【不良反应】【相互作用】【注意事项】见氨苄西林。

【规格】①注射剂（粉）：阿莫西林250mg或500mg，克拉维酸钾125mg。②片剂：阿莫西林250mg，克拉维酸钾125mg。③混悬剂：阿莫西林125mg或250mg，克拉维酸钾31.25mg或62.5mg/5ml。④滴剂：阿莫西林50mg，克拉维酸钾12.5mg/1ml。⑤咀嚼片：阿莫西林125mg，克拉维酸钾62.5mg。⑥糖浆剂：阿莫西林125mg，克拉维酸钾31.25mg。

【贮藏】密闭，室温≤25℃保存。

哌拉西林钠他唑巴坦钠 Piperacillin Sodium and Tazobactam Sodium

【别名】哌拉西林三唑巴坦、特治星、锋泰灵、安迪泰、康得力、凯伦、邦达、联邦他唑仙、海他欣。

【药理作用】他唑巴坦为β-内酰胺酶抑制剂，具有较广谱的抑酶功能，作用比克拉维酸和舒巴坦强。

【适应证】主要用于敏感菌所致的呼吸道、腹腔、妇科、泌尿道、骨与关节、皮肤及软组织等感染和败血症。也可用于多种细菌的混合感染和中性粒性细胞缺乏者的感染。

【体内过程】经1小时静脉输注，哌拉西林的血药峰值分别为42.7mg/L、80.3mg/L和192.5mg/L，他唑巴坦的血药峰值分别为8.8mg/L、18.6mg/L、41.3mg/L。

【用法用量】成人和12岁以上儿童的常用量为每次4.5g，每天3次静脉滴注（滴注30分钟）或静脉注射。

【不良反应】包括过敏反应、中毒性表皮坏死松解症、皮肤黏膜眼综合征、急性肝炎、肝坏死、黄疸、急性肾功能不全、间质性肾炎、全血细胞减少、无颗粒细胞症、血小板减少、溶血性贫血、假膜性小肠结肠炎、间质性肺炎、横纹肌溶解症、维生素K缺乏、维生素B缺乏。

【相互作用】①和某些头孢菌素联合可对大肠埃希菌、铜绿假单胞菌、克雷伯菌和变形杆菌属的某些敏感菌株发生协同作用。②与氨基糖苷类药物合用，可以使氨基糖苷类药物失活。③与丙磺舒合用，可以使哌拉西林半衰期延长21%，他唑巴坦半衰期延长71%。④哌拉西林也和羧苄西林、阿洛西林、美洛西林一样，可能导致低凝血酶原症、血小板减少症、胃肠道溃疡，与可能引起出血的药物合用时，会增加凝血机制障碍和出血的危险。这些药物包括抗凝血药、肝素、香豆素、茚满二酮、非甾体抗炎药，尤其是阿司匹林、二氟尼柳及其他水杨酸制剂、其他血小板聚集抑制药或磺吡酮。⑤不能与其他药物在注射器或输液瓶中混合，必须分开给药。不得与含碳酸氢钠的溶液混合，不得加入血液制品及水解蛋白液。

【注意事项】①低体重出生儿、新生儿用药的安全性尚不清楚。②婴幼儿易发生腹泻、软便，慎用。

【规格】注射剂：0.562 5g，1.125g，2.25g，4.5g。

【贮藏】密封、遮光贮于干燥阴凉处。

替卡西林钠克拉维酸钾 Ticarcillin Sodium and Clavulanate Potassium

【别名】联邦阿乐仙、特美汀。

【药理作用】为复方制剂，克拉维酸与替卡西林配伍，可保护后者免遭β-内酰胺酶水解，使替卡西林保持抗菌活性且抗菌谱增宽。

【适应证】适用于敏感菌引起的下呼吸道、骨和关节、皮肤组织、尿路等部位感染及败血症。

【体内过程】克拉维酸及替卡西林的药动学密切相关，两种成分均良好地分布于体液和组织中。克拉维酸及替卡西林与血清结合程度较低，分别为20%和45%。和其他青霉素一样，替卡西林主要通过肾消除，克拉维酸也通过此路径排泄。

【用法用量】>60kg者，每次3.2g，每4～6小时1次，静脉滴注；<60kg者，每天200～300mg/kg，每4～6小时1次，静脉滴注。每3.2g配成浓度为10～100mg/ml的溶液，滴注时间在30分钟以上。

【不良反应】【相互作用】见青霉素。

【注意事项】用药前必须先做皮试。

【规格】注射剂：1.6g，3.2g。

【贮藏】密封、遮光贮于 2～8℃下。

美洛西林钠舒巴坦钠 Mezlocillin Sodium and Sulbactam Sodium

【别名】佳洛坦、开林、凯韦可、美洛巴坦、萨洛。

【药理作用】为复方制剂，可扩大抗菌谱，增加活性。

【适应证】适用于敏感菌引起的呼吸系统、泌尿系统、腹腔、皮肤及软组织、盆腔及严重感染。

【体内过程】健康成人静脉注射美洛西林钠 1g，15 分钟后平均血药浓度为 53.4μg/ml，1 小时后达 12μg/ml。1 小时内静脉输注 2g，输注结束时血药浓度为 86.5μg/ml，1 小时后达 28.3μg/ml。美洛西林吸收后在多数组织、体液中分布良好，尤其在胆汁中浓度最高，到达脑脊液的渗透率为 17%～25%，也可透过胎盘屏障。药物主要以原形经肾脏随尿液排泄，少量经胆汁、乳汁分泌，连续给药无蓄积作用。静脉给药半衰期约为 1 小时，肌内注射半衰期约为 1.5 小时。健康成人静脉注射舒巴坦钠 1g，5 分钟后血药浓度达峰值，约为 104μg/ml，6 小时后浓度降至 0.56μg/ml，24 小时内约 98.8%的舒巴坦随尿液排出。

【用法用量】静脉滴注：用 0.9%氯化钠注射液溶解后，加入 0.9%氯化钠注射液或 5%葡萄糖注射液 100ml 中静脉滴注，成人每次 2.5～5g，每 8 小时或 12 小时 1 次，疗程 7～14 天。

【不良反应】【相互作用】【注意事项】见青霉素。

【规格】注射剂：0.625g，1.25g，2.5g，3.75g。

【贮藏】密闭，凉暗干燥处保存。

哌拉西林钠舒巴坦钠 Piperacillin Sodium and Sulbactam Sodium

【别名】益坦、百定、力可多、一君、派纾。

【药理作用】哌拉西林是半合成的青霉素，主要用于铜绿假单胞菌和各种敏感革兰阴性杆菌所致的感染，但易被细菌产生的β-内酰胺酶水解而产生耐药性；舒巴坦除对奈瑟菌科和不动杆菌有活性外，对其他细菌无抗菌活性，但是舒巴坦对由β-内酰胺类抗生素耐药菌株产生的β-内酰胺酶具有不可逆的抑制作用。舒巴坦可防止耐药菌对青霉素类和头孢菌素类抗生素的破坏，与青霉素类和头孢菌素类抗生素具有明显的协同作用。

【适应证】用于治疗对哌拉西林耐药但对本品敏感的产β-内酰胺酶的细菌引起的中、重度呼吸道和泌尿系统感染。

【体内过程】健康志愿者静脉输注 2.5g 后，哌拉西林的消除半衰期为（0.88±0.39）小时，舒巴坦的消除半衰期为（1.02±0.15）小时。哌拉西林与舒巴坦广泛分布于各组织及体液中，包括肺、胃肠道黏膜、胆囊、阑尾、子宫、卵巢、输卵管、皮肤、脑脊液和其他组织及体液中。使用后，12 小时内 49%～68%的哌拉西林以原药随尿排出，24 小时约 85%的舒巴坦随尿排出，两种成分在体内的分布、代谢、排泄基本保持同步。

【用法用量】①静脉滴注：先用适量（至少 5ml）5%葡萄糖注射液或 0.9%氯化钠注射液溶解后，再用同一溶媒稀释至 500ml 供静脉滴注，滴注时间为 60～120 分钟。②成人每次 1.5g（即哌拉西林 1g，舒巴坦 0.5g）或 3.0g（即哌拉西林 2.0g，舒巴坦 1.0g），每 12 小时 1 次。每天最大剂量为 12.0g（即哌拉西林 8.0g，舒巴坦 4.0g），每天舒巴坦最大剂量为 4.0g。肾功能不全者酌情调整剂量。③疗程：7～14 天，或遵医嘱。

【不良反应】①过敏反应较常见，包括荨麻疹等各类皮疹、白细胞减少、间质性肾炎、哮喘发作和血清病型反应，严重者偶见过敏性休克；过敏性休克一旦发生，必须就地抢救，予以保持气道畅通、吸氧及给予肾上腺素、糖皮质激素等治疗措施。②局部症状：局部注射部位疼痛、血栓性静脉炎等。③消化道症状：常见腹泻、稀便、恶心、呕吐等；罕见假膜性小肠结肠炎。④肝脏：个别患者可出现胆汁淤积性黄疸，大剂量且长期用药偶见肝酶升高，实验室检查异常者有天冬氨酸转氨酶（AST）及丙氨酸转氨酶（ALT）升高、碱性磷酸酶、乳酸脱氢酶升高等。⑤神经系统症状：头痛、头晕和疲倦等；肾功能减退者应用大剂量时，因脑脊液浓度增高，出现青霉素脑病，故此时应按肾功能进行剂量调整。⑥其他：罕见念珠菌二重感染、出血等。

【相互作用】①丙磺舒可降低肾清除率，使半衰期延长。②可使妥布霉素的药时曲线下面积（AUC）、肾清除率降低。③降低氨基糖苷类抗生素活性。④可延长维库溴铵的神经肌肉阻滞作用。⑤与肝素、口服抗凝血药和可能影响凝血系统、血小板功能的其他药物同时服用期间，应定期监查凝血指标。

【注意事项】①使用前需做青霉素皮试，阳性反应者禁用。②肾功能不全者慎用。③需要控制盐摄入量的患者使用时，应定期检查血清电解质水平；对于同时接受细胞毒药物或利尿药治疗的患者，要警惕发生低钾血症的可能。④不可加入碳酸氢钠溶液中静脉滴注。

【规格】注射剂：1.25g，2.5g。

【贮藏】密封、遮光贮于干燥阴凉处。

氨苄西林丙磺舒 Ampicillin and Probenecid

【别名】恩普洛、Unasyn。

【药理作用】对多种革兰阳性菌与革兰阴性菌有效，氨苄西林钠作用于细菌活性繁殖阶段，通过对细胞壁黏肽生物合成的抑制起杀菌作用。丙磺舒为苯甲酸衍生物，与氨苄西林竞争肾小管同一主动转运载体，抑制后者从肾小管排泄，提高氨苄西林的血药浓度，延长其消除半衰期（$t_{1/2\beta}$ 为 1~1.5 小时）。

【适应证】①呼吸道感染：上呼吸道感染、细菌性肺炎、支气管炎等。②泌尿系统感染：膀胱炎、尿道炎、肾盂肾炎、前列腺炎等。③消化道感染：细菌性痢疾等。④耳鼻喉感染：急性咽炎、扁桃体炎、中耳炎、鼻窦炎等。⑤皮肤、软组织感染。⑥淋病。

【体内过程】氨苄西林对胃酸稳定，口服吸收尚好，吸收后分布良好，胆汁及尿中药物浓度较高，在有炎症的脑脊液、胸腔积液、腹水、关节腔积液和支气管分泌液中均可达到有效治疗浓度。血消除半衰期（$t_{1/2\beta}$）为 1~1.5 小时。血浆蛋白结合率为 20%。口服 24 小时尿中的排出量占给药量的 20%~60%，大部分以原形排出；丙磺舒经肝脏代谢，主要以单巯基尿苷酸化合物的形式排入尿中，作为代谢物仍保持其羧基的功能，85%~95%的药物与血浆蛋白结合。丙磺舒可与氨苄西林竞争肾排泄。

【用法用量】口服。成人每次 0.75g，每天 3 次；治疗淋病：每次口服 4.5g（氨苄西林 3.5g、丙磺舒 1g）。

【不良反应】①不良反应与氨苄西林相仿，以过敏反应较为常见。②胃肠道反应如舌炎、胃炎、恶心、呕吐、肠炎、腹泻及轻度腹痛等也较多见。③粒细胞和血小板减少偶见于应用氨苄西林的患者。抗生素相关性肠炎少见，少数患者出现 ALT 升高。

【相互作用】①氨苄西林与卡那霉素对大肠埃希菌、变形杆菌具有协同抗菌作用。②氨苄西林能刺激雌激素代谢或减少其肠肝循环，因而可降低口服避孕药的效果。③与别嘌醇合用可使氨苄西林皮疹发生率增加，尤其多见于高尿酸血症。④与氯霉素合用于细菌性脑膜炎时，远期后遗症的发生率较两者单用时高。⑤丙磺舒可影响利福平和肝素的代谢，使后者的毒性增大。⑥与甲氨蝶呤、磺胺药合用，丙磺舒可使后者血药浓度增高，毒性增大。⑦与口服降血糖药合用可使后者降糖效应增强。⑧丙磺舒可抑制肾小管对氨苄西林、吲哚美辛、萘普生、氯苯砜的排出，两者合用会增加上述药物的血药浓度而加大毒性。⑨与水杨酸盐合用可抑制丙磺舒的作用。⑩与利尿药、吡嗪酰胺合用可增加血尿酸浓度，与红霉素、四环素合用可发生相互作用。

【注意事项】①对青霉素类、头孢菌素类药物过敏者或青霉素皮试阳性患者禁用。②尿酸性肾结石、痛风急性发作、活动性消化道溃疡患者禁用。③2 岁以下儿童禁用。④肝、肾功能不全患者不宜用。血液生化与血象异常患者慎用。

【规格】①胶囊剂：0.25g（含氨苄西林 194.5mg，丙磺舒 55.5mg）。②分散片：0.25g。③颗粒剂：0.25g。

【贮藏】遮光，密封，在阴凉（不超过 20℃）干燥处保存。

氨苄西林钠舒巴坦钠 Ampicillin Sodium and Sulbactam Sodium

【别名】安美丁、氨苄青霉素/舒巴坦、次安林、凯兰欣、强力安必仙、施坦宁、舒氨西林、舒氨新、舒敌、舒嘉青、欣安林。

【药理作用】氨苄西林钠为青霉素类抗生素。舒巴坦钠为半合成β-内酰胺酶抑制药，对淋球菌、脑膜炎球菌和乙酸钙不动杆菌有较强抗菌活性，对其他细菌的作用较弱，但对金黄色葡萄球菌和多数革兰阴性菌所产生的β-内酰胺酶有很强的不可逆的竞争性抑制作用。两药联合后，不仅保护氨苄西林免受酶的水解破坏，还扩大其抗菌谱，对葡萄球菌产酶株、不动杆菌属和脆弱拟杆菌等细菌也具有良好的抗菌活性。

【适应证】适用于产β-内酰胺酶的流感嗜血杆菌、卡他莫拉菌、淋球菌、葡萄球菌属、大肠埃希菌、克雷伯菌属、奇异变形杆菌、脆弱拟杆菌、不动杆菌属、肠球菌属等所致的呼吸道、肝胆系统、泌尿系统、皮肤软组织感染，对需氧菌与厌氧菌混合感染，特别是对腹腔感染和盆腔感染尤为适用。对于氨苄西林敏感菌所致感染有效。不宜用于铜绿假单胞菌、枸橼酸杆菌、普鲁威登菌、肠杆菌属、摩根菌属和沙雷菌属所致感染。

【体内过程】参见氨苄西林和舒巴坦。

【用法用量】①深部肌内注射、静脉注射，用注射用水或其他注射液溶解后注射，静脉注射时间应超过 3 分钟，肌内注射一日剂量不超过 6g。②将药溶于 50～100ml 的稀释液中于 15～30 分钟静脉输注。成人每次 1.5～3g，每 6 小时 1 次。静脉用药一日剂量不超过 12g。③儿童一日 100～200mg/kg，分次给予。

【不良反应】参见氨苄西林和舒巴坦。

【相互作用】①与卡那霉素合用可加强对大肠埃希菌、变形杆菌和肠杆菌属的体外抗菌作用。②与庆大霉素合用可加强本品对 B 族链球菌的体外杀菌作用。③丙磺舒可使氨苄西林在肾中清除变缓，升高其血药浓度。④与华法林合用可加强华法林的抗凝血作用。⑤与氯霉素合用，在体外对流感杆菌的抗菌作用影响不一。氯霉素在高浓度（5～10μg/ml）时对本品无拮抗现象，在低浓度（1～2μg/ml）时可使氨苄西林的杀菌作用减弱，但对氯霉素的抗菌作用无影响。两药合用治疗细菌性脑膜炎时，远期后遗症的发生率比两药单用时高。⑥与林可霉素合用可抑制体外对金黄色葡萄球菌的抗菌作用。⑦与别嘌醇合用可使皮肤黏膜反应发生率增加，尤其多见于高尿酸血症患者。⑧与避孕药合用，可加速雌激素代谢或减少其肠肝循环，降低口服避孕药的药效。⑨与伤寒活疫苗合用，可减弱伤寒活疫苗的免疫效应，可能的机制是本品对伤寒沙门菌有抗菌活性。⑩与丙磺舒、阿司匹林、吲哚美辛、保泰松、磺胺药合用可减少本品自肾脏排泄，使血药浓度增加，排泄时间延长，毒性也可能增加；不宜与双硫仑（乙醛脱氢酶抑制药）合用。

【注意事项】①对青霉素类抗生素过敏者禁用，用药前须做青霉素皮试，阳性者禁用。②传染性单核细胞增多症、巨细胞病毒感染、淋巴细胞白血病、淋巴瘤等患者应用易发生皮疹。③哮喘、湿疹、花粉症、荨麻疹等过敏性疾病史者慎用。④孕妇、早产儿、新生儿慎用。⑤哺乳期妇女使用须权衡利弊，应用后可使婴儿致敏和引起腹泻、皮疹、念珠菌属感染等。⑥老年患者肾功能不全，须调整剂量。

【规格】注射剂（粉）：0.75g，1.5g，2.25g，3g。

【贮藏】密闭，30℃以下保存。

普鲁卡因青霉素 Procaine Benzylpenicillin

【别名】普鲁卡因青霉素 G、Procaine Penicillin G。

【药理作用】同青霉素。对急性感染应先用青霉素，后用本品。

【适应证】用于由敏感的链球菌引起的轻、中度上呼吸道感染，某些性传播疾病（梅毒、雅司病、品他病、非性病性梅毒），还可用于预防风湿热和（或）舞蹈症。

【体内过程】吸收缓慢，注射后 1～4 小时可达到血药峰值，肾清除也延缓。其体内分布情况同青霉素。

【用法用量】①用灭菌注射用水配制成混悬液。②成人每次 40 万 U，每天 1～2 次，日最大剂量为 100 万 U，儿童酌减。③只供肌内注射，不可静脉注射，切勿误入血管。

【不良反应】其过敏反应和不良反应除与青霉素相同外，还可能发生对普鲁卡因的过敏反应，甚至引起过敏性休克。国外资料认为，此种过敏反应是由于产品中含有甲醛化次硫酸钠（sodium formaldehyde sulfoxylate）。

【相互作用】①同青霉素。②普鲁卡因的代谢物氨基苯甲酸可能拮抗氨基水杨酸和磺胺类药物的活性，应避免合用。

【注意事项】①应分别做青霉素和普鲁卡因的皮试。两者中任何一种皮试阳性，均禁用本品。②偶有注射时或注射后出现心悸、头晕、意识模糊、幻觉和濒死感等严重的即刻反应。这是由混悬液中的细小颗粒形成广泛微血栓引起肺、脑栓塞所致。③某些患者用药后出现精神错乱且持续数月，原有精神异常者更常见，可能与其中的普鲁卡因很快游离，达到接近中毒浓度有关。

【规格】注射剂（粉）：①40 万 U（普鲁卡因青霉素 30 万 U，青霉素钠或青霉素钾 10 万 U）。②80 万 U（普鲁卡因青霉素 60 万 U，青霉素钠或青霉素钾 20 万 U）。

【贮藏】密闭，保存于干燥处。

1.1.2 头孢菌素

1.1.2.1 第一代头孢菌素

头孢氨苄 Cefalexin

【别名】苯甘孢霉素、先锋霉素Ⅳ、斯宝力克、福林、美丰、申嘉。

【药理作用】具有抑制细菌细胞壁合成的作用，主要用于革兰阳性菌，对金黄色葡萄球菌（包括耐青霉菌素菌株）、溶血性链球菌、肺炎链球菌、大肠埃希菌、奇异变形杆菌、克雷伯菌、流感嗜血杆菌、卡他球菌等有抗菌作用。葡萄球菌的部分菌株、粪链球菌、吲哚阳性变形杆菌、肠杆菌属耐药。对铜绿假单胞菌无抗菌作用。

【适应证】适用于敏感菌所致的呼吸道、泌尿道、皮肤和软组织、生殖器官（包括前列腺）等部位的轻度至中度感染，也常用于中耳炎。

【体内过程】盐酸水合物对酸稳定，口服后可从胃肠道迅速而完全地被吸收。约 1 小时可达血药峰值。肾功能正常的成人，其半衰期为 0.5～1.2 小时，新生儿为 5 小时，3～12 个月儿童为 2.5 小时，不在体内代谢，而以原药形式随尿排出。1 次服用 0.25～0.5g 后，8 小时内约排出＞90%。极少量随胆汁排出。

【用法用量】①口服：每天 1～2g，分 3～4 次服用，空腹服用。②小儿每天 20～50mg/kg，分 3～4 次服用。③缓释剂型为成人每次口服 0.25～0.5g，早晚各 1 次。

【不良反应】偶见恶心、呕吐、腹泻、软便、腹痛、食欲缺乏、胃部不适等症状。

【相互作用】能延长凝血时间，可增强抗凝血药的作用；丙磺舒可使血药浓度升高约 30%；考来烯胺能使血药峰值降低。

【注意事项】对头孢菌素过敏者禁用。对青霉素过敏或过敏体质者慎用。

【规格】①片剂：0.125g，0.25g。②胶囊剂：0.125g，0.25g。③缓释片：0.25g。

【贮藏】①片剂和胶囊应贮于 40℃以下。②混悬剂应贮于 2～8℃。

头孢羟氨苄 Cefadroxil

【别名】羟氨苄头孢菌素、赛锋、欧意、赛复喜、毅达、力欣奇。

【药理作用】抗菌谱类似头孢氨苄，对金黄色葡萄球菌、溶血性链球菌、肺炎链球菌、大肠埃希菌、奇异变形杆菌、肺炎克雷伯菌等有抗菌作用。

【适应证】用于呼吸道、泌尿道、咽部、皮肤等部位的敏感菌感染。

【体内过程】对酸稳定。口服后迅速而完全地被吸收。口服后 1～2 小时分别达到血药峰值。与食物同服，不影响吸收速度和血药浓度。肾功能正常成人的半衰期为 1.1～2 小时；肾功能不全的患者半衰期延长，肌酐清除率（CC）＜20ml/min 时，半衰期为 13.3～25.5 小时，可通过血液透析消除。

【用法用量】口服，每天 1～2g，分 2～3 次。小儿每天 30mg/kg，分 2 次服用。

【不良反应】【相互作用】【注意事项】见头孢氨苄。

【规格】①片剂：0.125g，0.25g。②胶囊剂：0.125g，0.25g，0.5g。③颗粒剂：0.125g。④分散片：0.125g，0.25g。

【贮藏】①密闭，遮光，贮于 15～30℃。②已配制的口服混悬剂贮于 2～8℃条件下可保持稳定 14 天。

头孢唑林钠 Cefazolin Sodium

【别名】先锋霉素Ⅴ、先锋唑啉、赛福宁。

【药理作用】为第一代半合成头孢菌素，抗菌谱类似头孢氨苄，对葡萄球菌（包括产酶菌株）、链球菌（肠球菌除外）、肺炎链球菌、大肠埃希菌、奇异变形杆菌、克雷伯菌、流感嗜血杆菌及产气杆菌等有抗菌作用。对革兰阴性菌的作用较强，对葡萄球菌的β-内酰胺酶耐抗性较弱。

【适应证】适用于敏感菌所致的呼吸系统感染、尿路感染、肝胆系感染、心内膜炎、中耳炎、败血症、皮肤及软组织感染，可作为骨科手术（如髋关节成形术）、心脏手术和胆囊切除术的预防术后感染药。

【体内过程】胃肠道吸收不佳，必须肠外给药。1 次肌内注射 0.5g 后 1～2 小时可达血药峰值（30μg/ml），血液中蛋白结合率为 85%；在正常成人体内半衰期为 1.8 小时；CC 为 26ml/min 时的半衰期为 6.8 小时；CC 为 12～17ml/min 时的半衰期为 12 小时；CC≤5ml/min 时的半衰期为 57 小时；以原药形式随尿排出，1 次给药 24 小时后至少可排出 80%，大部分集中于最初 2 小时内排出，通过胆汁排出的总量虽小，但胆汁中的药物浓度较高。

【用法用量】肌内注射、静脉注射或静脉滴注，每次 0.5～1g，严重者每次 1.5g，每 6～8 小时 1 次。

【不良反应】主要是胃肠道反应，偶见过敏反应、二重感染及氨基转移酶升高、白细胞或血小板减少等，少数静脉注射患者可发生静脉炎。

【相互作用】与氨基糖苷类抗生素、多黏菌素、依他尼酸、呋塞米、多黏菌素 B、万古霉素、丙磺舒等同用可使肾脏的毒性增加。

【注意事项】对头孢菌素过敏者禁用。对青霉素过敏及有过敏体质者、肝肾功能不全者慎用。

【规格】注射剂（粉）：0.5g，0.75g，1.0g，2.0g。

【贮藏】密闭，在凉暗（遮光并不超过 20℃）干燥处保存。

头孢拉定 Cefradine

【别名】头孢雷定、环己烯胺头孢菌素、头孢菌素 Ⅵ、先锋霉素 Ⅵ、环己烯头孢菌素、头孢环己烯、先锋瑞丁、克必力、泛捷复、新达德雷、瑞恩克、己环胺菌素。

【药理作用】为第一代头孢菌素，抗菌谱与头孢氨苄相似，对金黄色葡萄球菌、溶血性链球菌、肺炎链球菌、大肠埃希菌、奇异变形杆菌、肺炎克雷伯菌、流感嗜血杆菌等有抗菌作用。

【适应证】适用于敏感菌所致的呼吸道、泌尿道、皮肤和软组织等部位的敏感菌感染，注射剂也用于败血症和骨感染。

【体内过程】口服后吸收迅速而完全。食物可延缓吸收，但其吸收总量并无明显改变。口服后 1 小时达血药峰值。蛋白结合率仅达 6%～20%，半衰期约为 1 小时，肾衰竭者可见延长。进入脑脊液中的药物达不到有效治疗浓度。可透过胎盘进入胎儿循环中，仅小量分泌进入乳汁。以原药形式随尿排出，6 小时内可排出口服剂量的 90%，肌内注射剂量的 60%～80%。

【用法用量】①口服：成人每天 1～2g，分 3～4 次；儿童每天 25～50mg/kg，分 3～4 次给药。②静脉给药、肌内注射：成人每天 2～4g，分 4 次；儿童每天 50～100mg/kg，分 4 次给药。

【不良反应】可致菌群失调、维生素缺乏、二重感染等。

【相互作用】①头孢菌素类可延缓苯妥英钠在肾小管的排泄。②保泰松与头孢菌素类抗生素合用可增加肾毒性。③与强效利尿药合用，可增加肾毒性。④与美西林联合应用，对大肠埃希菌、沙门菌属等革兰阴性杆菌具协同作用。⑤丙磺舒可延迟本品的肾排泄。

【注意事项】对本品及其他头孢菌素类过敏者禁用。

【规格】①胶囊剂：0.25g，0.5g。②注射剂（粉）：0.5g，1.0g。③混悬剂：1.5g，3.0g。

【贮藏】遮光，贮于阴凉干燥处。

头孢硫脒 Cefathiamidine

【别名】先锋霉素 18。

【药理作用】第一代头孢菌素，为我国首创用于临床。抗菌谱与头孢噻吩相似，对金黄色葡萄球菌、草绿色链球菌、肺炎链球菌的作用较强，对肠球菌有独特的抗菌活性。

【适应证】①主要用于金黄色葡萄球菌、肺炎链球菌及链球菌所致呼吸道感染。②胆道感染、尿路感染、妇科感染、败血症、肺炎、脑膜炎等。

【体内过程】口服不吸收，与静脉滴注相比，肌内注射绝对生物利用度更高。注射后在体内组织分布广泛，不透过血-脑脊液屏障，主要从尿中排出。肾功能不全患者肌内注射后血清半衰期延长，约为正常半衰期的 10 倍。

【用法用量】肌内注射或静脉滴注：成人每天 2～8g；小儿每天 50～150mg/kg，分 2～4 次。

【不良反应】①荨麻疹、哮喘、皮肤瘙痒、寒战、高热、血管神经性水肿等。偶见治疗后血尿素氮、ALT、碱性磷酸酶升高。②少数患者用药后可能出现中性粒细胞减少，念珠菌、葡萄球菌等二重感染。

【相互作用】肌内注射合用丙磺舒 1g 后，12 小时尿排泄量降为给药量的 65.7%。

【注意事项】见头孢唑林。

【规格】注射剂：0.5g，1g。

【贮藏】密闭，在冷暗（避光，2～10℃）干燥处保存。

头孢替唑钠 Ceftezole Sodium

【别名】特子社复、Tezacef。

【药理作用】对多种革兰阴性菌及革兰阳性菌均有广泛而强大的杀菌力。尤其对大肠埃希菌、变形杆菌的抗菌作用更强。最低抑菌浓度（MIC）和蛋白结合率低于同类产品。对耐药金黄色葡萄球菌、革兰阴性菌生成的 β-内酰胺酶具有很高的稳定性，肾毒性低，对肾功能不全患者也可酌情使用。

【适应证】①适用于呼吸系统、泌尿系统、

妇科、耳鼻喉、创伤性、浅表和深部化脓性感染。②也可用于术前预防感染。

【体内过程】肌内注射 1g 后 2 小时可达血药峰值，终末半衰期为 1.5 小时，有报道其平均半衰期为 0.64 小时，对重度肾功能不全患者延长至 10.7 小时。24 小时内可随尿排出给药量的 80%，主要在前 3 小时内排出。

【用法用量】成人每天 0.5～4g，儿童每天 20～80mg/kg，分 1～2 次静脉给药或肌内注射。重症感染，剂量可按医嘱适当增加。

【不良反应】①过敏反应：皮疹、荨麻疹、红斑等。②胃肠道反应：恶心、呕吐、食欲缺乏，罕见假膜性肠炎。③偶有粒细胞、白细胞减少，嗜酸性粒细胞增多，血小板减少及 ALT、AST、碱性磷酸酶上升。④罕见肾功能损害及休克。⑤偶发念珠菌病，维生素 K 缺乏症、维生素 B 缺乏症，头重感、情绪不好、发热、浅表性舌炎。

【相互作用】①丙磺舒可升高血药浓度。②合用氨基糖苷类或强利尿药可加重肾毒性。

【注意事项】①对头孢替唑或其他头孢菌素类抗生素过敏者禁用。②对利多卡因或酰基苯胺类局部麻醉药有过敏史者禁止肌内注射。③有过敏史，严重肾功能障碍者，老年人、孕妇及哺乳期妇女慎用。

【规格】注射剂（粉）：0.25g，0.5g，0.75g，1.0g，1.5g，2.0g，4.0g。

【贮藏】遮光，置于阴暗处。

头孢噻吩 Cefalotin

【别名】头孢菌素Ⅰ、先锋霉素Ⅰ、先锋Ⅰ、噻孢霉素、头孢金素、头孢娄新、Cephalothin。

【药理作用】①对革兰阳性菌作用强，对革兰阴性菌作用弱。②对葡萄球菌所产β-内酰胺酶较稳定。③对革兰阳性杆菌如炭疽杆菌、破伤风杆菌、白喉杆菌高度敏感。④体外研究证实，对革兰阴性菌如脑膜炎球菌、沙门菌、痢疾杆菌、流感嗜血杆菌、百日咳杆菌、肺炎克雷伯菌和奇异变形杆菌均有较高的抗菌活性。

【适应证】①用于耐青霉素酶的金黄色葡萄球菌和其他葡萄球菌所引起的各种感染。②用于治疗敏感的革兰阴性菌所引起的心内膜炎、下呼吸道感染、尿路感染、腹膜炎、败血症或其他部位的感染。

【体内过程】在胃肠道中不易被吸收，必须胃肠外给药。全身分布虽广，但即使在有炎症存在的情况下，脑脊液中的浓度也达不到治疗水平。半衰期为 1～3 小时，肾功能严重损害者则可延长至 19 小时；健康成人经 1 次注射 6 小时内，有 60%～95% 以原药和代谢物随尿排出。丙磺舒可抑制本品的肾分泌。

【用法用量】①肌内注射、缓慢静脉注射（3～5 分钟）或静脉输注均可，也可采用腹腔内给药。②静脉注射或输注用 0.9%氯化钠注射液或 5%葡萄糖注射液稀释。③成人每次 0.5～1.0g，每 4～6 小时 1 次，重症每日用量可达 12g，儿童 50～100mg/（kg·d），分 2～4 次。

【不良反应】不良反应大致类似青霉素，最常见的过敏反应有皮疹、荨麻疹、嗜酸性粒细胞增多、发热、血清病样反应。

【相互作用】①丙磺舒可抑制本品在肾小管的分泌，使血药浓度上升。因此，在治疗尿路以外的感染时，合用丙磺舒可提高本品疗效。②合用青霉素类可产生协同作用。③红霉素、卡那霉素、多黏菌素 B、盐酸四环素、维生素 C、氨茶碱和抗组胺药均会降低本品的效价或发生沉淀，禁止混合静脉给药。④与氨基糖苷类、呋塞米或依他尼酸合用会增加肾毒性，如必须与呋塞米或依他尼酸合用，应降低后两者的剂量。

【注意事项】有头孢菌素或青霉菌素过敏史者禁用。

【规格】注射剂（粉）：0.5g，1.0g，2.0g（钠盐）。

【贮藏】遮光贮于室温下。

1.1.2.2 第二代头孢菌素

头孢呋辛 Cefuroxime

【别名】头孢呋肟、西力欣、信立欣、巴欣、嘉诺欣、新福欣、安可欣、达力新、希路信、运泰。

【药理作用】对革兰阳性球菌的抗菌活性与第一代头孢菌素相似或略差，但对葡萄球菌和革兰阴性杆菌产生的β-内酰胺酶相当稳定。革兰阴性的流感嗜血杆菌、淋球菌、脑膜炎球菌、大肠埃希菌、克雷伯菌、奇异变形杆菌、肠杆菌属、枸橼酸杆菌、沙门菌属、志贺菌属及某些吲哚阳性变形杆菌对本品敏感。铜绿假单胞菌、弯曲杆菌、不动杆菌、艰难梭菌、普通变形杆菌、李斯特杆菌等对本品耐药。

【适应证】①用于敏感的革兰阴性菌所致的下呼吸道、泌尿系、皮肤和软组织、骨和关节、女生殖器等感染。②对败血症、脑膜炎等也有效。

【体内过程】头孢呋辛乙酰氧乙酯可经胃肠道吸收，并迅速在肠道黏膜和血液中水解成头孢呋辛。与食物同服利于增强吸收，单剂量口服后2～3小时可达血药峰值。本品钠盐可供肌内注射或静脉注射。约有50%与血液循环中的蛋白结合，半衰期约为70分钟，肾功能不全患者和新生儿半衰期会延长。可广泛分布于全身，但只有在脑膜有炎症存在时脑脊液才可达到有效治疗浓度。药物可以透过胎盘，并分泌进入乳汁中，1次注射本品钠盐后，大部分在24小时内以原药形式随尿排出。

【用法用量】①口服：每次0.25～0.5g，每天2次。②肌内注射、静脉注射、静脉滴注：每次0.75～1.5g，每天3次。严重感染可按每次1.5g，每天4次。

【不良反应】主要有皮肤瘙痒、胃肠道反应、血红蛋白降低、血胆红素升高、肾功能改变等。

【相互作用】与高效利尿药（如呋塞米）联合应用，可致肾损害。

【注意事项】①对本品及头孢菌素类抗生素过敏者禁用。②对青霉素过敏者、过敏体质者、严重肾功能不全、孕妇及哺乳期妇女、新生儿慎用。

【规格】①注射剂（粉）：0.25g，0.5g，0.75g，1.0g，1.5g，2.25g，3.0g。②片剂：0.125g，0.25g。

【贮藏】遮光，密封，贮于15～30℃下。

头孢孟多酯钠 Cefamandole Nafate

【别名】Kefadol、Mandokef、Mandol、孟得新、浦成。

【药理作用】为第二代头孢菌素，除具与头孢唑林相同作用外，还对部分革兰阴性菌有抗菌作用。抗菌谱与头孢噻啶相似，对革兰阳性球菌不如头孢噻啶。对革兰阴性菌作用强，优于头孢唑林。对厌气梭状芽孢杆菌、脑膜炎球菌、淋球菌、大肠埃希菌、肺炎杆菌、流感杆菌及吲哚阳性变形杆菌等作用较强，特别是对嗜血杆菌属最有效。

【适应证】临床上主要用于敏感菌所致的各种感染，如呼吸道感染、胆道感染、肾盂肾炎、尿路感染、腹膜炎、败血症及皮肤软组织、骨、关节等感染。由于尿药浓度高，对尿路感染疗效显著。

【体内过程】口服很难吸收。经肌内注射或静脉注射后迅速由甲酰酯水解成头孢孟多。约有70%与血浆蛋白结合。半衰期为0.5～1.2小时，静脉注射较短，肌内注射较长，肾功能不全患者可见延长。进入体内分布于各组织中，包括各种体液如骨滑膜液和胸腔积液；在脑膜有炎症时，虽可进入脑脊液中，但其浓度很难预知。给药后6小时内约有80%以原药形式随尿排出，胆汁中的药物浓度可达到有效治疗水平。

【用法用量】静脉注射或静脉滴注。成人一般感染：每次0.5～1g，每天4次；较重感染：每次1g，每天6次；极严重感染：每天可用到12g。儿童一般50～100mg/（kg·d）；极重感染可用200～250mg/（kg·d），分次给予。

【不良反应】①胃肠道反应：假膜性肠炎症状、恶心、呕吐等。②过敏反应：斑丘疹状红疹、荨麻疹、嗜酸性粒细胞增多、药物热等。③其他：暂时性AST、ALT及碱性磷酸酶升高，CC降低，血尿素氮短暂升高等。

【相互作用】①含有碳酸钠，与含有钙或镁的溶液有配伍禁忌，不能混合在同一容器中。②与产生低凝血酶原血症、血小板减少症或胃肠道溃疡的药物同用，将干扰凝血功能，增加出血危险。③与氨基糖苷类、多黏菌素类、呋塞米、依他尼酸合用，有增加肾毒性的可能。④丙磺舒可抑制头孢菌素类的肾小管分泌，两者同时应用将增加头孢菌素类的血药浓度，延长其半衰期。⑤红霉素可增加对脆弱拟杆菌的体外抗菌活性100倍以上。与庆大霉素或阿米卡星合用，在体外对某些革兰阴性杆菌有协同抗菌作用。

【注意事项】①青霉素过敏或过敏体质者慎用。②禁与含乙醇药剂（如氢化可的松注射液）同用，以免引起双硫仑反应。③可干扰凝血功能，大剂量时可致出血倾向。

【规格】注射剂（粉）：0.5g，1.0g，2.0g。

【贮藏】密闭，贮于凉暗（遮光并不超过20℃）干燥处。

头孢尼西 Cefonicid

【别名】爱博西、优可新、Monocid、Cefodie、Monocef。

【药理作用】对肠杆菌科各菌株的抗菌活性几乎等同于头孢孟多，但对抗革兰阳性菌的活性较弱。对革兰阴性菌的抗菌谱较其他第二代头孢菌素类窄，但体外实验证实，对产酶和不产酶的流感嗜血杆菌、脑膜炎球菌、产酶和不产酶淋球菌体、某些厌氧菌（如梭状芽孢杆菌属、梭杆菌属、消化链球菌属和费氏球菌属）均具有活性。

【适应证】用于治疗敏感细菌引起的下呼吸道、泌尿道、皮肤和软组织、骨和关节等感染及败血症，还可用于预防手术感染。

【体内过程】单次肌内注射 1g 后 1～2 小时可达血药峰值。半衰期约为 4.5 小时，肾功能不全的患者可见延长，广泛分布于全身各组织和体液中，并能达到治疗浓度，99%以原药形式于 24 小时内随尿排出。

【用法用量】静脉滴注常用量为每天 1g，必要时可用至每天 2g。轻中度感染：每次 1g，每天 1 次。严重感染或危及生命的感染：每次 2g，每天 1 次。单纯尿路感染：每次 0.5g，每天 1 次。手术感染的预防，术前 1 小时单次给药 1g，必要时（如关节成形术、开胸手术）术后重复给药 2 天。

【不良反应】最常见的不良反应为注射部位反应。也有血小板增多或减少、嗜酸性粒细胞增多、白细胞减少、溶血性贫血及肝功能异常。过敏反应有发热、皮疹、荨麻疹等。胃肠道表现为恶心、呕吐、腹泻、假膜性肠炎。偶见血尿素氮、肌酐值升高及间质性肾炎。中枢神经系统症状可有抽搐（大剂量或肾功能障碍时）、头痛、精神紧张。

【相互作用】①与其他头孢菌素及氨基糖苷类抗生素合用时可能出现中毒性肾脏损害。②与丙磺舒合用时可减慢肾排泄，升高血药浓度水平，毒性增强。③与强效利尿药合用可导致肾毒性增加。④四环素、红霉素及氯霉素可降低本品的作用。⑤可降低口服避孕药的作用。

【注意事项】①肝肾功能不全者、孕妇、哺乳期妇女、新生儿、早产儿及老年人均应慎用。②用药期间应监测血常规和肾功能。③对头孢菌素类药物过敏者禁用。

【规格】注射剂（粉）：0.5g，1g，2g。

【贮藏】密闭，在凉暗（遮光并不超过 20℃）干燥处保存。

头孢丙烯 Cefprozil

【别名】施复捷、银力舒、亿代、凯可之、希能。

【药理作用】为第二代头孢菌素类抗生素，具有杀菌作用。

【适应证】用于敏感菌所致的上、下呼吸道及皮肤和皮肤软组织感染。

【体内过程】易于从胃肠道吸收，生物利用度为 90%～95%，食物几乎不影响吸收。半衰期约为 1.3 小时，肾功能不全者可能延长至 5.2 小时，肝功能不全患者的半衰期可延长至 2 小时，不必调整用量。扁桃体和腺样组织中的药物浓度为血药浓度的 40%～50%，给药后最初 8 小时内以原药形式随尿排出 60%，血液透析可消除部分药物。

【用法用量】口服：成人（13 岁或以上）上呼吸道感染：每次 0.5g，每天 1 次；下呼吸道感染：每次 0.5g，每天 2 次；皮肤或皮肤软组织感染：每天 0.5g，分 1 次或 2 次服用，严重病例每次 0.5g，每天 2 次。

【不良反应】主要为胃肠道反应。也可发生过敏反应，常见为皮疹、荨麻疹。儿童发生过敏反应较成人多见，其他不良反应较少。

【相互作用】①与高效利尿药（如呋塞米），卡莫司汀、链佐星等抗肿瘤药及氨基糖苷类抗生素合用可增加肾毒性。②与克拉维酸合用可增强某些对耐药革兰阴性杆菌的抗菌活性。③与丙磺舒合用可使本品的 AUC 增加 1 倍。

【注意事项】①高敏体质者用前须做皮试。②长期服用可致菌群失调，引起继发感染。

【规格】①片剂：0.25g，0.5g。②胶囊剂：0.25g。③颗粒剂 0.125g。④干混悬剂 0.125g。

【贮藏】密闭，在凉暗（遮光并不超过 20℃）干燥处保存。

头孢克洛 Cefaclor

【别名】头孢克罗、头孢氯氨苄、帅先、希优洛、施华洛、希刻劳、新达罗、迪素、申洛、曼宁、万敏新。

【药理作用】抗菌性能与头孢唑林相似，对葡萄球菌（包括产酶菌株）、化脓性链球菌、肺炎链球菌、大肠埃希菌、奇异变形杆菌、流感嗜血杆菌等有良好的抗菌作用。

【适应证】主要用于敏感菌所致的呼吸道、泌尿道和皮肤、软组织感染，以及中耳炎等。

【体内过程】空腹吸收良好，在体内分布广泛，在中耳脓液中可达到有效浓度，在唾液和泪液中浓度高，血清蛋白结合率低，对于肾功能受损的患者血清半衰期稍延长。对血清肌酐值正常的老年健康人群不必调整剂量。

【用法用量】口服：每次 250mg，每 8 小时

1 次，重病或微生物敏感性较差时，剂量可加倍，每天用量不可超过 4g。宜空腹服用。小儿每天 20～40mg/kg，分 3 次服用，每天不超过 1g。

【不良反应】①多见胃肠道反应：软便、腹泻、胃部不适、食欲缺乏、恶心、呕吐、嗳气等。②血清病样反应较其他抗生素多见，小儿常见，典型症状包括皮肤反应和关节痛。③过敏反应：皮疹、荨麻疹、嗜酸性粒细胞增多、外阴部瘙痒等。④其他：血清氨基转移酶、尿素氮及肌酐轻度升高、蛋白尿、管型尿等。⑤长期服用可致菌群失调，还可引起继发感染。

【相互作用】【注意事项】见头孢呋辛。

【规格】①片剂：0.25g。②胶囊剂：0.25g。③缓释片：0.125g，0.375g。④颗粒剂：0.125g，0.25g。⑤咀嚼片：0.125g。⑥混悬剂：125mg/5ml×60ml。

【贮藏】遮光，密封，在凉暗（避光并不超过 20℃）干燥处保存。

头孢替安 Cefotiam

【别名】萨兰欣、复仙安。

【药理作用】为第二代头孢菌素，作用与头孢呋辛近似。

【适应证】临床上用于治疗敏感菌所致感染，如肺炎、支气管炎、胆道感染、腹膜炎、尿路感染，以及手术后或外伤引起的感染和败血症。

【体内过程】血浆半衰期为 0.6～1.1 小时，静脉注射给药后，可广泛分布于体内各组织、血液、肾组织及胆汁中浓度较高，但难以透过血脑屏障。在体内无积蓄作用，主要以原药经肾排泄，其次为胆汁排泄，血清蛋白结合率约为 8%；小儿 1 次静脉给药后，6 小时内尿中排泄情况与成人大致相仿。

【用法用量】静脉注射或静脉滴注：成人每天 0.5～2.0g，分 2～4 次；儿童每天 40～80mg/kg，分 3～4 次。

【不良反应】可见一过性肝功能损害、皮疹、嗜酸性粒细胞增多等。

【相互作用】同时应用强利尿药（如呋塞米）可加重肾损伤。

【注意事项】对头孢菌素类过敏者及过敏性休克者禁用，肝、肾功能障碍者慎用。

【规格】注射剂：0.25g，0.5g，1.0g，2.0g。

【贮藏】密闭，在凉暗干燥处保存。

1.1.2.3　第三代头孢菌素

头孢噻肟钠 Cefotaxime Sodium

【别名】头孢泰克松、泰可欣、凯帝龙、凯福隆、治菌必妥、汉清、普泰。

【药理作用】为第三代头孢菌素，抗菌谱广，对革兰阴性菌，如大肠埃希菌、奇异变形杆菌、克雷伯菌属和沙门菌属等肠杆菌科细菌有强大活性。对普通变形杆菌和枸橼酸杆菌属有良好作用。对阴沟肠杆菌、产气肠杆菌较不敏感。对铜绿假单胞菌和产碱杆菌无抗菌活性。对流感杆菌、淋球菌（包括产β-内酰胺酶株）、脑膜炎球菌和卡他莫拉菌等均有强大作用。对金黄色葡萄球菌的抗菌活性较差，对溶血性链球菌、肺炎链球菌等革兰阳性球菌的活性强，肠球菌属对本品耐药。

【适应证】用于敏感细菌所致的肺炎及其他下呼吸道感染、尿路感染、脑膜炎、败血症、腹腔感染、盆腔感染、皮肤软组织感染、生殖道感染、骨和关节感染等。可作为小儿脑膜炎的选用药物。

【体内过程】半衰期约为 1 小时，其活性代谢物约为 1.5 小时；新生儿和肾功能不全的患者可见延长，应调整其用量。蛋白结合率约为 40%。活性代谢物广泛分布于全身各种组织和体液中，当脑膜发炎时，进入脑脊液中的药物可达到治疗浓度，药物可透过胎盘，进入乳汁中的药物浓度低。主要以原药形式经肾排泄，24 小时内排出 40%～60%，约有 20%经胆道随粪便排出。

【用法用量】静脉给药：成人每次 1～2g，每天 2～3 次；严重感染者每 6～8 小时 2～3g，一日最高剂量不超过 12g。治疗无并发症的肺炎链球菌肺炎或急性尿路感染，每 12 小时 1g。新生儿日龄≤7 日者，每 12 小时 50mg/kg，出生＞7 日者，每 8 小时 50mg/kg。治疗脑膜炎患者剂量可增至每 6 小时 75mg/kg。

【不良反应】发生率低。①有皮疹和药物热、静脉炎、腹泻、恶心、呕吐、食欲缺乏等。②碱性磷酸酶或血清氨基转移酶轻度升高，暂时性血尿素氮和肌酐升高等。③白细胞减少、嗜酸性粒细胞增多或血小板减少少见。④偶见头痛、麻木、呼吸困难和面部潮红。⑤长期用药可致二重感染，如念珠菌病、假膜性肠炎等。⑥长期使用可能导致维生素 K、维生素 B 缺乏，应适当补充。

【相互作用】①与庆大霉素或妥布霉素合用

对铜绿假单胞菌均有协同作用。②与阿米卡星合用对大肠埃希菌、肺炎克雷伯菌和铜绿假单胞菌有协同作用。③与氨基糖苷类抗生素联合应用时，用药期间应随访肾功能。④大剂量头孢噻肟与强利尿药联合应用时，应注意肾功能变化。⑤可用氯化钠注射剂或葡萄糖注射液稀释，但不能与碳酸氢钠溶液混合。⑥与阿洛西林或美洛西林等合用，可使总清除率降低，如两者合用需适当减低剂量。

【注意事项】对头孢菌素过敏者禁用，对青霉素过敏和过敏体质者、严重肾功能不全者、孕妇慎用。

【规格】注射剂（粉）：0.5g，1.0g，2.0g。

【贮藏】密封、遮光，贮于30℃下。

头孢唑肟钠 Ceftizoxime Sodium

【别名】头孢去甲噻肟、施福泽、益保世灵。

【药理作用】属第三代头孢菌素，具广谱抗菌作用，与头孢噻肟相似。对部分革兰阳性菌有中度抗菌作用，而对革兰阴性菌的作用较强。耐第一代头孢菌素和庆大霉素的一些革兰阴性菌可对头孢唑肟敏感，粪链球菌和耐甲氧西林的葡萄球菌不敏感。

【适应证】用于治疗敏感菌所致的下呼吸道感染、尿路感染、腹腔感染、盆腔感染、败血症、皮肤软组织感染、骨和关节感染、肺炎链球菌或流感嗜血杆菌所致脑膜炎和单纯性淋病。

【体内过程】半衰期约为1.7小时，新生儿和肾功能不全的患者可见延长，蛋白结合率约为30%。可广泛分布于体内各种组织和体液中，当脑膜有炎症存在时，脑脊液中的药物可达到治疗浓度。可透过胎盘，以低浓度进入乳汁。全部用药量以原药形式于24小时内随尿排出，因此，尿中的药物浓度特别高，可以通过透析消除。

【用法用量】肌内注射或静脉滴注。①成人每次1～2g，每8～12小时1次；重症可用3～4g，每8小时1次。治疗复杂性尿路感染时，每次0.5g，每12小时1次。②6个月及6个月以上的婴儿和儿童常用量：每次50mg/kg，每6～8小时1次。

【不良反应】见头孢噻肟钠。

【相互作用】①丙磺舒可延长本品的半衰期。②氨基糖苷类抗生素可增加本品的肾毒性，宜避免两者合用。

【注意事项】见头孢噻肟钠。

【规格】注射剂（粉）：0.5g，0.75g，1.0g，1.5g，2.0g。

【贮藏】室温下遮光贮存。

头孢甲肟 Cefmenoxime

【别名】倍司特克、恩诺尼、雷特迈星、噻肟唑头孢、头孢氨噻肟、头孢噻肟四唑。

【药理作用】为半合成的第三代头孢菌素。抗菌谱与其他第三代头孢菌素类似，对革兰阴性菌有高效，对各种革兰阴性菌产生的β-内酰胺酶特别稳定，具有杀菌作用。对铜绿假单胞菌的抗菌活性比头孢哌酮及头孢唑肟强，但对链球菌属的抗菌效力不如第一、二代头孢菌素。

【适应证】主要用于各种敏感菌所致的败血症、烧伤感染、上呼吸道感染、肺炎、胆囊炎、胆管炎、腹膜炎、肾盂肾炎、尿路感染、膀胱炎、盆腔炎、附件炎及手术后感染等。

【体内过程】血清消除半衰期约为1小时。给药后在多种组织和体液中分布良好。也可透过血脑屏障。主要经肾脏排泄，成年人（肾功能正常者）一次静脉注射或静脉输注0.5g、1g、2g后，6小时内尿中排泄率为60%～82%；小儿（肾功能正常者）一次静脉注射或静脉输注10mg/kg、20mg/kg、40mg/kg后，6小时的尿排泄率与成年人相同。

【用法用量】肌内注射、静脉注射或静脉滴注。成人：轻度感染每天1～2g，分2次静脉滴注；中、重度感染可增至每天4g，分2～4次静脉滴注。也可根据临床情况进行剂量调整。小儿：轻度感染每天40～80mg/kg，分3～4次静脉滴注；中度感染可增量至每天160mg/kg，分3～4次静脉滴注。脑膜炎可增量至每天200mg/kg，分3～4次静脉滴注。

【不良反应】①严重的不良反应：休克、肾功能不全等严重肾功能障碍、粒细胞减少或无粒细胞症、溶血性贫血、假膜性结肠炎等伴随血便的严重性结肠炎、肺炎和PIE综合征等。②其他不良反应。过敏症：常见皮疹、荨麻疹等；血液：常见贫血、嗜酸性粒细胞增多、血小板减少等；肝脏：常见ALT、AST升高等；消化道：常见腹泻、恶心等；菌群失调症：常见口腔炎、念珠菌症；维生素缺乏症等。

【相互作用】①与庆大霉素或阿米卡星联合应用，在体外能增强抗菌作用。②与强利尿药合用有增加肾毒性的可能，与氨基糖苷类抗生素合用可能增加后者的肾毒性。③丙磺舒可使本品血药浓度提高，半衰期延长。

【注意事项】①与头孢类或头霉素有交叉过敏反应，因此对头孢类、头孢衍生物、青霉胺及头霉素过敏者慎用。②肝、肾功能不全者慎用。③有胃肠道疾病史者，特别是溃疡性结肠炎、局限性肠炎或抗生素相关性结肠炎者慎用。

【规格】注射剂：0.5g，1.0g。

【贮藏】遮光、密闭，在阴凉干燥处保存（不超过 20℃）。

头孢曲松钠 Ceftriaxone Sodium

【别名】头孢三嗪、头孢三嗪噻肟、安迪芬、罗氏芬、果复每、安塞隆、泛生舒复、凯塞欣、罗塞秦、赛扶欣、海曲松、康力舒。

【药理作用】为第三代头孢菌素类抗生素，抗菌谱与头孢噻肟近似，对革兰阳性菌有中度的抗菌作用，对革兰阴性菌的作用强。对铜绿假单胞菌、肠杆菌属敏感，粪链球菌和耐甲氧西林的葡萄球菌耐药。

【适应证】用于敏感致病菌所致的下呼吸道感染、尿路感染、胆道感染，以及腹腔感染、盆腔感染、皮肤软组织感染、骨和关节感染、败血症、脑膜炎等及手术期感染预防。单剂可治疗单纯性淋病。

【体内过程】血浆蛋白结合率高达 85%～95%，半衰期 6～9 小时，并非由剂量所决定；新生儿可见延长；肾功能中度受损者的半衰期无明显改变；严重肾衰竭尤其伴有肝衰竭者可见延长。广泛分布于体内各种组织和体液中，在脑膜有炎症存在时，脑脊液中的药物可达到治疗浓度。可透过胎盘，以低浓度分泌进入乳汁，进入胆汁中的药物浓度较高。40%～65%以原药形式随尿排出，余经胆汁排出。

【用法用量】①肌内注射：常用量每天 1 次，每次 1g，溶于 0.5%利多卡因注射剂 3.5ml 中。②静脉注射：每天 1 次，每次 1g 溶于灭菌注射用水或 0.9%氯化钠注射液 10ml 中注射 2～4 分钟。③静脉滴注：成人 1 次量 1g 或 1 日量 2g 溶于等渗氯化钠注射剂或 5%～10%葡萄糖注射剂 50～100ml 中，于 0.5～1 小时滴完。

【不良反应】肌内注射局部疼痛，可引起嗜酸性粒细胞增多、血小板增多，偶见胃肠道不适或短暂腹泻。因胆汁浓度高，可引起肠道菌群失调，或发生肠球菌属或假丝酵母菌所致的二重感染。

【相互作用】与氨基糖苷类抗生素同用，有相加或协同作用，所以必须分开注射。不能加入复方乳酸钠溶液及林格液等含有钙的溶液中使用。

【注意事项】对头孢菌素类抗生素过敏者禁用。对青霉素过敏或过敏体质者慎用。

【规格】注射剂：0.25g，0.5g，1.0g，2.0g。

【贮藏】不超过 25℃遮光贮存。

头孢哌酮钠 Cefoperazone Sodium

【别名】头孢氧哌唑、先锋必、先抗、麦道必、达诺欣、赛福必、依美欣、仙毕、Cefobid。

【药理作用】抗菌性能与头孢噻肟相似。对革兰阳性菌的作用较弱，对溶血性链球菌和肺炎链球菌较为敏感。对多数的革兰阴性菌，作用略次于头孢噻肟，对铜绿假单胞菌的作用较强。

【适应证】用于各种敏感菌所致的呼吸道、泌尿道、腹膜、胸膜、皮肤和软组织、骨和关节、五官等部位的感染，还可用于败血症和脑膜炎等。

【体内过程】半衰期约为 2 小时，新生儿和肝胆疾病患者可见延长。其蛋白结合率为 82%～93%。可广泛分布于全身各种组织和体液中，但渗入脑脊液中的药量极微，可透过胎盘，但分泌进入乳汁的药物浓度很低。主要分泌进入胆汁，并迅速达到高浓度。约有 30%的用量在用药后 12～24 小时以原药形式随尿排出，肝胆疾病患者经肾排泄的药量可见增加。

【用法用量】肌内注射、静脉注射或静脉滴注：每次 1～2g，每天 2 次，严重感染者每 8 小时 2～3g。儿童每天 50～200mg/kg，分 2～3 次静脉给药。

【不良反应】主要为胃肠道反应、皮疹等，罕见出血倾向和二重感染。用药期间饮酒或含乙醇饮料、接受含乙醇药物治疗者可出现双硫仑样反应。

【相互作用】①与氨基糖苷类抗生素（庆大霉素和妥布霉素）联合应用时对肠杆菌科细菌和铜绿假单胞菌的某些敏感菌株有协同作用，但不可同瓶滴注。②饮酒或静脉注射含乙醇药物可发生双硫仑样反应。

【注意事项】对头孢菌素类过敏者禁用，对青霉素过敏或过敏体质者慎用。

【规格】注射剂（粉）：0.5g，1.0g，2.0g，4.0g。

【贮藏】＜25℃遮光贮存。

头孢他啶 Ceftazidime

【别名】头孢羧甲噻肟、安塞定、泰得欣、新天欣、复达欣、Ceftim、Ceptaz。

【药理作用】为第三代头孢菌素，其抗菌谱与头孢噻肟相似，对铜绿假单胞菌有良好的抗菌作用。

【适应证】主要用于革兰阴性菌的敏感菌株所致下呼吸道、皮肤和软组织、骨和关节、胸腔、腹腔、泌尿生殖系及中枢等部位感染，也用于败血症。

【体内过程】半衰期约为 2 小时，肾衰竭患者和新生儿可见延长，蛋白结合率为 10%～17%。可广泛分布于全身各种组织和体液中，在有炎症的情况下，脑脊液中可以达到治疗浓度。可透过胎盘，并可分泌进入乳汁。可主动分泌进入胆汁，此途径仅能排出一小部分，主要经肾排出体外。丙磺舒对其影响极小。24 小时内有 80%～90%的用量以原药形式随尿排出。

【用法用量】成人：泌尿道或较轻的感染每天 1～2g，分 2 次静脉滴注或静脉注射；大多数感染每天 2～4g，分 2～3 次静脉滴注或静脉注射；非常严重的感染每天 4～6g，分 2～3 次静脉滴注或静脉注射。疗程 7～14 天。儿童：2 个月以上婴幼儿常用量为每天 30～100mg/kg，分 2～3 次给药。

【不良反应】不良反应少见而轻微。少数患者可发生皮疹、皮肤瘙痒、药物热；恶心、腹泻、腹痛；注射部位轻度静脉炎；偶可发生一过性血清氨基转移酶、血尿素氮、血肌酐值的轻度升高；白细胞、血小板减少及嗜酸性粒细胞增多等。

【相互作用】不可与氨基糖苷类抗生素在同一容器中给药。与万古霉素混合可发生沉淀。在碳酸氢钠注射液中不稳定，不可配伍。

【注意事项】对头孢菌素类抗生素过敏者禁用。对青霉素过敏或过敏体质者慎用。

【规格】注射剂（粉）：0.5g、1.0g、2.0g、3.0g。

【贮藏】在 15～30℃遮光贮存。

头孢克肟 Cefixime

【别名】世福素、达力芬、安的克妥、先强严灵、Cefspan、Supracef。

【药理作用】为广谱第三代头孢菌素，其抗菌谱与头孢噻肟相似，但对铜绿假单胞菌的抗菌作用极差，对革兰阴性杆菌产生的β-内酰胺酶有较好的稳定性，对耐药革兰阴性杆菌显示强大的抗菌活性。

【适应证】适用于敏感菌所致的支气管炎、肺炎、肾盂肾炎、膀胱炎、尿道炎、胆囊炎、胆管炎、猩红热、中耳炎、鼻窦炎。

【体内过程】口服后仅 40%～50%经胃肠道吸收。食物可减缓吸收的速度，但不影响总吸收量。混悬剂比片剂更易吸收，半衰期为 3～4 小时，肾功能不全患者可见延长，胆汁和尿中的药物浓度成倍高于血药浓度，可透过胎盘。

【用法用量】①成人和体重 30kg 以上的儿童：口服每天 2 次，每次 50～100mg，重症可增至每次 200mg。②小儿：口服每天 2 次，每次 1.5～3mg/kg。可根据症状适当增减，对于重症患者，每次可口服 6mg/kg。

【不良反应】偶引起过敏反应，如皮疹、瘙痒、发热、粒细胞减少、嗜酸性粒细胞增多、血小板减少；可致肝氨基转移酶及碱性磷酸酶升高；可致菌群失调，并引起维生素缺乏或二重感染，也可致过敏性休克。可干扰尿糖反应，并可使直接血清抗球蛋白试验出现阳性反应。

【相互作用】①丙磺舒可提高血药峰值和 AUC，降低本品的肾清除率和分布容积。②可引起卡马西平水平升高，必须合用时应监测血浆中卡马西平浓度。③与华法林或抗凝血药物同用可增加凝血酶原时间。

【注意事项】①有青霉素过敏休克病史的患者慎用本品，肠炎患者慎用，6 个月以下儿童不宜应用。②肾功能不全者半衰期延长，须调整给药剂量。③孕妇及哺乳期妇女慎用，高龄患者慎用。

【规格】①胶囊剂：100mg。②片剂：50mg、100mg。

【贮藏】15～30℃密封贮存。

头孢地尼 Cefdinir

【别名】全泽福、世扶尼、希福尼、Cefzon、Sefdin、Omnicef。

【药理作用】抗菌活性类似头孢克肟，抗金黄色葡萄球菌和粪肠球菌的活性则胜过头孢克肟。与其他超广谱口服头孢菌素类不同，对非甲氧西林耐药性葡萄球菌属和链球菌 A 族、B 族、C 族和 G 族保留了相当有效的活性，而对耐甲氧西林的葡萄球菌属则无活性。体外实验表明，对革兰阳性需氧菌中的无乳链球菌和革兰阴性需氧菌中的异型枸橼酸杆菌、大肠埃希菌、肺炎克雷伯菌、奇异变形杆菌敏感。

【适应证】敏感菌引起的咽炎、扁桃体炎、呼吸道感染（如肺炎和支气管炎）、鼻窦炎、皮肤和软组织感染。

【体内过程】①口服后较快地由胃肠道吸收，广泛分布于全身各组织中，肾功能正常者半衰期为 1.5 小时。与其他β-内酰胺类药物相同，本品不进入肺泡吞噬细胞。②主要经肾排出，肾功能不全患者的清除率（CL）降低，血浆半衰期可见延长。对肝功能不全患者的药物代谢情况尚未进行评估。③65 岁以上的老年人，其血药峰值（C_{max}）和 AUC 分别增加 44%～86%，表观分布容积（V_d）下降 39%，而半衰期变化不大。

【用法用量】①成人服用的常规剂量为每次 100mg，每天 3 次。②儿童服用的常规剂量为每天 9～18mg/kg，分 3 次口服。可依年龄、症状进行适量增减。

【不良反应】①消化道症状：腹痛、腹泻等。②皮肤症状：皮疹或瘙痒。③实验室检查值呈现一过性异常。

【相互作用】①抗酸药或 H_2 受体拮抗剂可使吸收减少。②丙磺舒可升高血药浓度。③如同时服用补铁剂，会使粪便呈现红色。

【注意事项】①对头孢菌素过敏者禁用，对青霉素类过敏者慎用。②严重肾功能不全及老年人需减量使用。③禁食及肠道外高营养者偶可出现维生素 K 缺乏。

【规格】①胶囊剂：100mg。②颗粒剂：50mg。③分散片：50mg，100mg。

【贮藏】密封、遮光，贮于室温下。

头孢泊肟酯　Cefpodoxime Proxetil

【别名】博拿、施博、加博、博沃欣、纯迪、士瑞泊。

【药理作用】为第三代头孢菌素，抗菌活性类似头孢克肟，对链球菌（包括肺炎链球菌）、大肠埃希菌、流感嗜血杆菌和变形杆菌等均有较好的抗菌活性。对铜绿假单胞菌、肠球菌耐药。

【适应证】用于敏感细菌所致的呼吸道、泌尿道、皮肤及软组织感染。

【体内过程】口服后在肠上皮脱酯，于血流中释放出具有活性的头孢泊肟，空腹口服约可吸收 50%，与食物同服可增加其吸收量，在胃内酸度较低时，吸收量可降低。有 20%～30%头孢泊肟与蛋白结合，半衰期为 2～3 小时，在呼吸道、泌尿道和胆道中均可达到治疗浓度，以原药形式随尿排出，以低浓度分泌进入乳汁。

【用法用量】成人（或>12 岁儿童）：一般感染每天 200mg；中度感染每天 400mg；皮肤及皮肤组织感染每天 800mg，以上均分 2 次服用。妇女淋球菌感染，服用单剂量 200mg。儿童：每天 10mg/kg，一般分为 2 次给予（单剂量不超过 200mg）。

【不良反应】偶可致过敏，以及人体菌群失调，引起消化道症状、维生素缺乏和二重感染。有眩晕、头痛、晕厥、腹痛、焦虑等症状。

【相互作用】①同时服用抗酸药和 H_2 受体拮抗剂会降低吸收量。②丙磺舒可升高血药浓度。③与其他影响肾功能的药物合用，可能会增加肾毒性。④口服抗胆碱药可延长血药浓度达峰时间，但吸收程度不受影响。

【注意事项】①对青霉素过敏的患者、严重肾功能不全者、孕妇及哺乳期妇女慎用。②肾功能不全者 CC＜30ml/min，剂量间隔延长至 24 小时 1 次。

【规格】①片剂：50mg，100mg。②胶囊剂：50mg。③干混悬剂：50mg。④颗粒剂：40mg。

【贮藏】室温密闭贮存。

头孢他美酯　Cefetamet Pivoxil

【别名】安素美、康迈欣、安塞他美、特普欣。

【药理作用】口服的第三代广谱头孢菌素类抗生素。口服后在体内迅速被水解为具有抗菌活性的头孢他美发挥杀菌作用。对革兰阴性菌及阳性菌均有抗菌活性，尤其对头孢菌素敏感性低的沙雷菌属、吲哚阳性变形杆菌、肠杆菌属及枸橼酸菌属的抗菌活性明显。对细菌产生的β-内酰胺酶稳定。对假单胞菌、支原体、衣原体、肠球菌等耐药性微生物无效。

【适应证】用于敏感菌所致的肺炎、急性支气管炎、咽喉炎、扁桃体炎、尿路感染及妇产科、外科、耳鼻咽喉科和口腔科等感染。

【体内过程】口服后经过肠黏膜或肝脏时盐酸头孢他美酯被迅速代谢，在体内转变为头孢他美而发挥作用。随食物口服后，平均约 55%的剂量转变为头孢他美；90%以头孢他美形式经尿液排出，清除半衰期为 2～3 小时。年龄、肾脏及肝脏疾病对盐酸头孢他美酯的生物利用度无影响。抗酸药（镁、铝、氢氧化物等）或雷尼替丁不改变生物利用度。对肾衰竭患者，头孢他美的清除率同肾功能成正比。

【用法用量】①餐前或餐后 1 小时内口服。复杂性尿路感染的成人，每天全部剂量在晚餐前后 1 小时内 1 次服用，男性淋球菌性尿道炎和女性非复杂性膀胱炎的患者，在就餐前后 1 小时内 1 次服用（膀胱炎患者在傍晚）。②常用量成人和 12 岁以上儿童，每次 500mg，每天 2 次；12 岁以下儿童，每次 10mg/kg，每天 2 次；复杂性尿路感染的成年人，男性淋球菌性尿道炎和女性非复杂性膀胱炎的患者，单一剂量 1500～2000mg 可充分根除病原体。

【不良反应】①消化系统反应最常见，如腹泻、恶心、呕吐，偶有假膜性小肠结肠炎、腹胀、胃灼热、腹部不适等。②皮肤反应：瘙痒、局部水肿、紫癜、皮疹等。③中枢神经系统：头痛、眩晕、衰弱、疲劳感等。④血液系统：白细胞减少、嗜酸性粒细胞增多、血小板增多等。⑤其他罕见的反应：牙龈炎、直肠炎、结膜炎、药物热等。

【相互作用】①与氨基糖苷类抗生素合用肾毒性增加。②与伤寒活菌疫菌合用，可降低免疫原性，疫苗至少在抗生素停用 24 小时以后使用。

【注意事项】①对头孢菌素类药物过敏者禁用。②对青霉素类药物过敏者、肾功能不全患者、胃肠道疾病，尤其是溃疡性结肠炎患者、孕妇及哺乳期妇女慎用。

【规格】①胶囊剂：0.125g，0.25g。②片剂：0.125g，0.25g。③干混悬剂：0.125g。

【贮藏】密封，在凉暗（不超过 20℃）干燥处保存。

头孢地嗪 Cefodizime

【别名】高德、莫敌、信均福、康丽能、金汕秦、Timecef、Modivid、Diezime。

【药理作用】第三代头孢菌素类抗生素，结构类似头孢曲松和头孢噻肟，抗菌谱和作用机制也与头孢噻肟和头孢曲松相似。

【适应证】适用于敏感菌所致的下呼吸道、尿路感染。

【体内过程】单剂量肌内注射 1g 后，1～1.5 小时可达血药浓度峰值，口服不被吸收，其平均

消除半衰期约为 2.5 小时，小儿为 1.4～2.3 小时，老年患者和肾功能不全者半衰期可见延长。其蛋白结合率为 81%～88%，向全身体液和组织广泛分布，但却随浓度的升高而降低。可分布进入腹水、胆汁、脑脊液、肺、肾、子宫内膜及其他盆腔组织，并可进入胎盘中，且在乳汁中检测到少量。体内不被代谢，给药剂量的 51%～94% 于 48 小时内以原药形式随尿液排出。血浆消除为三相，其终末消除半衰期为 4 小时。多次给药后，随粪便排出给药剂量的 11%～30%，胆汁中的浓度甚高。

【用法用量】①成人：每天 2～4g，分 1～2 次静脉注射、静脉滴注或肌内注射给药。单纯性下尿路感染，单剂 1～2g；单纯性淋球菌感染，0.25～1g 单剂给药。②肾功能不全患者需调整给药剂量：CC=10～30ml/min，每天最大剂量为 2g；CC<10ml/min，上述剂量减半；血液透析患者，于透析后给药 1～2g。

【不良反应】偶可致过敏反应，ALT、AST 和碱性磷酸酶（ALP）升高，血小板减少，嗜酸性粒细胞增加及消化道症状和二重感染等。

【相互作用】①丙磺舒可延迟本品的排泄。②可增加具有潜在肾毒性药物的毒性，应避免与氨基糖苷类、两性霉素 B、环孢素、顺铂、万古霉素、多黏菌素 B、黏菌素等合用，先后使用也应避免。

【注意事项】①青霉素过敏者、妊娠及哺乳期妇女慎用。②溶解后立即应用，不宜存放。③其他同头孢噻肟。

【规格】注射剂（粉）：0.25g，0.5g，1.0g，2.0g。

【贮藏】遮光，密封，贮于阴凉处。

头孢哌酮钠舒巴坦钠 Cefoperazone Sodium and Sulbactam Sodium

【别名】舒巴同、康力舒、优普同、舒普深、海舒必、铃兰欣、瑞普欣、利君派舒、先舒、锋派新、新瑞普欣。

【药理作用】加入舒巴坦可保护头孢哌酮免受β-内酰胺酶破坏，使细菌对复合制剂比头孢哌酮更敏感，可增强头孢哌酮对葡萄球菌属、假单胞菌属、脆弱拟杆菌等细菌的活性。

【体内过程】参见头孢哌酮和舒巴坦。

【用法用量】肌内注射、静脉注射或静脉滴

注：按头孢哌酮量计算每天 2～4g，分 2 次，严重者可增至每天 8g。儿童每天 40～80mg/kg，分 2～3 次，静脉输注。

【适应证】【不良反应】【相互作用】【注意事项】见头孢哌酮。

【规格】注射剂（粉）：0.5g，0.75g，1.0g，1.5g，2.0g，3.0g。

【贮藏】密闭，在凉暗干燥处（遮光并不超过 20℃）保存。

头孢曲松舒巴坦 Ceftriaxone and Sulbactam

【别名】可赛舒。

【药理作用】舒巴坦为β-内酰胺酶抑制剂，可保护头孢曲松的抗菌作用，对耐氨苄西林的流感嗜血杆菌及耐第一代头孢菌素并耐青霉素的金黄色葡萄球菌有良好的抗菌作用。

【体内过程】参见头孢曲松和舒巴坦。

【用法用量】静脉滴注：成人及 12 岁以上儿童每天 1.2～3.0g，分 1～2 次；幼儿每 12 小时 25～37.5mg/kg；脑膜炎可加量至 50mg/kg，每天最高剂量不超过 6g，其他感染每天不超过 3g，每次药物输注时间为 0.5～1 小时。

【适应证】【不良反应】【相互作用】【注意事项】见头孢曲松。

【规格】注射剂（粉）：1.0g，3.0g。

【贮藏】遮光，密闭，在阴凉（不超过 20℃）干燥处保存。

1.1.2.4 第四代头孢菌素

头孢吡肟 Cefepime

【别名】马斯平、若能、达力能、Axepim、Maxipime、康利沃普、信力威。

【药理作用】第四代头孢菌素，对大多数革兰阳性和阴性菌均有抗菌活性，可高度耐受β-内酰胺酶水解，能快速渗入革兰阴性菌的胞体内。

【适应证】用于敏感菌所致的下呼吸道、皮肤和骨组织、泌尿系、妇科和腹腔感染及菌血症等。也可用于儿童细菌性脑脊髓膜炎。

【体内过程】半衰期平均为 2 小时，肾功能不全患者可见延长，蛋白结合率＜19%。体内各种组织和体液中（除脑脊液外）均可达到治疗浓度，可透过胎盘，以低浓度分泌进入乳汁。约 85% 的用量以原药随尿排出。

【用法用量】肌内注射、静脉注射或静脉滴注：①成人每次 1～2g，每 12 小时 1 次。中性粒细胞减少患者发热及危重感染，每次 2g，每天 3 次。②儿童每天 50～100mg/kg，每天 2 次静脉滴注。③肾功能不全患者（CC≤50ml/min）应调整本品剂量，初始剂量与肾功能正常者相同。

【不良反应】有局部刺激、二重感染、消化道反应、药物热、头痛、恶心、呕吐等。

【相互作用】①与氨基糖苷类药（如庆大霉素或阿米卡星）有协同抗菌作用，但二者合用时可增加肾毒性。②与强效利尿药同用时可增加肾毒性。③与伤寒活疫苗合用会降低伤寒活疫苗的免疫效应，可能机制是本品对伤寒沙门菌具有抗菌活性。

【注意事项】有头孢菌素或青霉素过敏史者禁用。

【规格】注射剂（粉）：0.5g，1.0g，2.0g。

【贮藏】遮光密封，干燥凉暗处贮存。

1.1.3 头霉素类

头孢西丁钠 Cefoxitin Sodium

【别名】美福仙、噻吩甲氧头孢菌素、甲氧头霉噻吩。

【药理作用】抗菌性能与第二代头孢菌素类相似，抗菌谱与头孢呋辛类似，特别对某些厌氧菌有良好作用，如梭状芽孢杆菌、拟杆菌属（包括脆弱拟杆菌）。

【适应证】主要用于敏感的革兰阴性菌和厌氧菌所致的下呼吸道、泌尿生殖系、腹腔、骨和关节、皮肤和软组织等部位感染。

【体内过程】半衰期为 45～60 分钟，肾功能不全患者可见延长。在正常情况下甚至在脑膜处于炎症状态下，几乎不能渗入脑脊液。85%以原药形式随尿排出，进入胆汁中的原药浓度比较高。

【用法用量】静脉注射、静脉滴注：每次 1～2g，每天 3～4 次，重症可增至每天 12g。

【不良反应】主要为胃肠道刺激症状，注射部位疼痛、静脉注射过速可导致血栓性静脉炎，偶见过敏反应如皮疹、瘙痒等。有双硫仑样反应。

【相互作用】与多数头孢菌素均有拮抗作用，配伍应用可致抗菌疗效降低。

【注意事项】①用药期间及用药后 1 周内应避免饮酒、口服或静脉输入含乙醇的药物。②不宜用大量输液稀释，药液宜现配现用，不宜配制后久置。③对本品及头孢菌素类抗生素过敏者禁用。④避免用于有青霉素过敏性休克病史者。⑤肾功能不全患者及有胃肠疾病史（特别是结肠炎）者慎用。

【规格】注射剂（粉）：0.5g，1g。

【贮藏】贮于室温下。

头孢美唑 Cefmetazole

【别名】先锋美他醇。

【药理作用】半合成抗生素，性能与第二代头孢菌素相似。对革兰阳性、阴性菌和厌氧菌、葡萄球菌、大肠埃希菌、克雷伯菌、吲哚阴性和阳性变形杆菌、脆弱拟杆菌等有良好的抗菌作用。耐酶性能强，对一些对头孢菌素耐药的病原菌也有效。

【适应证】用于敏感菌株所致的肺炎、支气管炎、胆道感染、腹膜炎、尿路感染、子宫及附件感染等。

【体内过程】半衰期为 1.1～1.5 小时，肾功能不全患者可见延长。高浓度分布于痰液、腹水、腹腔渗出液、胆囊壁、胆汁、子宫、卵巢、输卵管、盆腔无效腔液、颌骨、上颌窦黏膜、牙龈等。另外，也分布于羊水、脐带血、肾（皮质及髓质），但几乎不分布于母乳中。在体内几乎不被代谢，给药后 12 小时内可随尿排出原药的 85%。

【用法用量】①成人：1 日量为 1～2g，分 2 次，静脉注射或静脉滴注。②儿童：1 日量为 25～100mg/kg，分 2～4 次静脉注射或静脉滴注。溶剂可选用等渗氯化钠注射剂或 5%葡萄糖注射液，静脉注射时还可用灭菌注射用水（但不适用于滴注，因渗透压过低）。

【不良反应】①可引起胃肠功能紊乱而出现腹泻、恶心。②过敏反应如皮疹、瘙痒、荨麻疹等偶见。③短暂血象改变，如嗜酸性粒细胞增高、白细胞及红细胞减少。④少数患者可有氨基转移酶和碱性磷酸酶升高。

【相互作用】同时应用强利尿药（如呋塞米）可加重肾损伤。可干扰乙醇正常代谢。

【注意事项】①含有 N-甲硫四唑侧链，注意防止出血。用药期间饮酒会出现双硫仑样反应（颜面潮红、心悸、眩晕、头痛、欲吐等），给药期间及给药后至少 1 周避免饮酒。②对头孢菌素类过敏者及有过敏性休克史者禁用，肾功能不全者、儿童慎用。

【规格】注射剂（粉）：0.25g，0.5g，1g，2g。

【贮藏】室温下遮光保存。

头孢替坦 Cefotetan

【别名】头孢双硫唑甲氧。

【药理作用】为头霉素类，作用与第二代头孢菌素相似。对多数革兰阳性菌、革兰阴性菌和厌氧菌均有良好抗菌活性。对铜绿假单胞菌和不动杆菌敏感性差。

【适应证】用于敏感菌引起的呼吸道、肺部感染、腹部感染、尿路感染、妇科感染及皮肤软组织感染。

【体内过程】半衰期为 3～4.6 小时，肾功能不全患者可见延长，广泛分布于全身各种组织和各种体液中。可透过胎盘，进入乳汁的药物浓度低，胆汁中的药物浓度很高。

【用法用量】深部肌内注射、静脉注射或静脉滴注。成人常用量每次 1～2g，每 12 小时 1 次。每天最大剂量不超过 6g。儿童每天 40～60mg/kg，病情严重者可增至 100mg/kg，分 2～3 次。

【不良反应】①个别有皮疹、瘙痒、药物热等皮肤过敏反应。②偶有血象改变、肝肾功能异常、腹泻等。③罕见恶心、呕吐、休克等。

【相互作用】①与氨基糖苷类有协同抗菌作用，但合用会增加肾毒性。②与华法林合用，可抑制血小板功能，增加出血风险。③用药期间避免饮酒，以防引起双硫仑样反应。

【注意事项】①对头孢类抗生素过敏者禁用。②青霉素过敏者、有胃肠道病史者、肾功能不全者、孕妇、儿童慎用。③对维生素 K 合成有障碍者，用药期间应监测凝血酶原时间。④注意防止出血。⑤给药期间及给药后至少 1 周避免饮酒。

【规格】注射剂（粉）：1g，2g。

【贮藏】遮光贮于 20℃以下。

头孢米诺钠 Cefminox Sodium

【别名】美士灵、立健诺、蓓乐新。

【药理作用】为头霉素类衍生物，其作用与第三代头孢菌素相近。对大肠埃希菌、链球菌、克雷伯菌、流感嗜血杆菌、拟杆菌等有抗菌作用。有较强的抗β-内酰胺酶性能。对革兰阴性菌的作用较其他同类药物强。

【适应证】用于敏感菌所致的扁桃体、呼吸道、泌尿道、胆道、腹腔、子宫等部位感染，也可用于败血症。

【体内过程】静脉注射 0.5g 或 1g，注毕时血药浓度分别为 50μg/ml 和 100μg/ml。体内分布以腹水、子宫内膜、胆汁中浓度较高，痰液中浓度低。由肾脏排泄，在尿液中浓度甚高，肾功能不全患者排泄延迟。半衰期约 2.5 小时。

【用法用量】静脉注射或静脉滴注：成人每天 2g，分 2 次。小儿每次 20mg/kg，每天 3～4 次。静脉注射时每克溶于 20ml 注射用水、5%～10%葡萄糖注射液或 0.9%氯化钠注射液中溶解。静脉滴注时每克溶于输液 100～500ml 中，滴注 1～2 小时。

【不良反应】①偶可致过敏、休克，故对青霉素、其他头孢菌素过敏者应慎用。②可致肾损害，如血肌酐、血尿素氮值上升，少尿，蛋白尿等。③可致红细胞、白细胞、血小板减少。④肝酶升高、血胆红素升高及黄疸等也可发生。⑤消化道反应有食欲缺乏、恶心、呕吐、腹泻等，菌群失调而致维生素缺乏和二重感染等也可发生。

【相互作用】【注意事项】参见头孢替坦。

【规格】注射剂（粉）：0.5g，1.0g。

【贮藏】遮光，密闭，贮于室温下。

1.1.4 碳青霉烯类

亚胺培南西司他丁钠 Imipenem and Cilastatin Sodium

【别名】泰能、齐佩能。

【药理作用】对革兰阳性、阴性的需氧和厌氧菌具有抗菌作用。肺炎链球菌、化脓性链球菌、金黄色葡萄球菌（包括产酶菌）、大肠埃希菌、克雷伯菌、不动杆菌部分菌株、脆弱拟杆菌及其他拟杆菌、消化球菌和消化链球菌的部分菌株敏感。粪链球菌、表皮链球菌、流感嗜血杆菌、奇异变形杆菌、沙雷杆菌、产气肠杆菌、阴沟肠杆菌、铜绿假单胞菌、气性坏疽梭菌、艰难梭菌等也相当敏感。

【适应证】用于敏感菌所致的腹膜炎、肝胆感染、腹腔内脓肿、阑尾炎、妇科感染、下呼吸道感染、皮肤和软组织感染、尿路感染、骨和关节感染及败血症等。不适用于脑膜炎的治疗。

【体内过程】①半衰期约 1 小时，肾功能不全患者可见延长，儿童也稍延长。②广泛分布于全身各种组织和体液（包括脑脊液和胆汁），主要经肾排泄。

【用法用量】静脉滴注、肌内注射：每 6～12 小时 0.25～1g。中度感染一般可按每次 1g，每天 2 次给予。可肌内注射，用 1%利多卡因注射剂作溶剂，以减轻疼痛。静脉滴注时配成 0.5%浓度应用，以上剂量均以亚胺培南计。

【不良反应】常见恶心、呕吐、腹泻等胃肠道反应，也偶引起假膜性肠炎。还可引起药疹、静脉炎；药物剂量较大时，可有中枢神经系统症状；肾功能不全或有其他癫痫诱发因素的患者可致癫痫发作。

【相互作用】与更昔洛韦合用可引起癫痫发作。可降低丙戊酸盐的血药浓度，增加癫痫发作风险。

【注意事项】①如发生病灶性震颤、肌阵挛或癫痫时，应进行神经病学检查评价，如原来未进行抗惊厥治疗，应给予治疗。如中枢神经系统症状持续存在，应减少本品剂量或停药。②过敏及癫痫患者禁用。

【规格】注射剂：0.5g。

【贮藏】密闭，室温下保存。

美罗培南 Meropenem

【别名】Merrem、Meronem、Optinem、美平、倍能、海正美特。

【药理作用】第二代碳青霉烯类抗生素，对革兰阳性及阴性菌有抗菌活性，抗菌谱与亚胺培南近似。

【适应证】①适用于成人和儿童由单一或多种敏感细菌引起的感染：肺炎（包括院内获得性肺炎）、尿路感染、妇科感染（如子宫内膜炎和盆腔炎）、皮肤软组织感染、脑膜炎、败血症。②对成人粒细胞减少症伴发热患者，可单独应用或联合抗病毒药、抗真菌药使用。③单用或与其他抗微生物制剂联合使用可用于治疗多重感染。④对于中性粒细胞减少或原发性、继发性免疫缺陷的婴儿，目前尚无使用经验。

【体内过程】半衰期约 1 小时，肾功能不全患者可见延长，儿童稍延长。广泛分布于全身各种组织和体液（包括脑脊液和胆汁），主要经肾排泄。

【用法用量】静脉注射时间应大于 5 分钟，静脉滴注时间大于 15～30 分钟。注射时，应使用无菌注射用水配制（每 5ml 含 250mg 本品），浓度约 50mg/ml。①肺炎、尿路感染、妇科感染（如子宫内膜炎）、皮肤或软组织感染：每 8 小时给药 1 次，每次 500mg，静脉滴注。②院内获得性肺炎、腹膜炎、中性粒细胞减少患者的合并感染、败血症：每 8 小时给药 1 次，每次 1g，静脉滴注。③脑膜炎：推荐每 8 小时给药 1 次，每次 2g，静脉滴注或注射。④肾功能不全成人的剂量需调整。

【不良反应】主要为皮疹、腹泻、软便、恶心、呕吐。实验室检查值异常主要有 AST 升高、γ-谷氨酰转肽酶（γ-GT）升高、ALP 升高和嗜酸性粒细胞增多。

【相互作用】①与丙磺舒合用可降低本品的血浆清除率，同时延长本品的半衰期。②不能与戊酸甘油酯等同时应用。③与丙戊酸同时应用会使丙戊酸的血药浓度降低，导致癫痫发作。

【注意事项】①对碳青霉烯类抗生素过敏者禁用。②使用丙戊酸的患者禁用。③配制好的静脉滴注液应立即使用，建议在 15～30 分钟完成给药。使用前，先将溶液振荡摇匀，如有特殊情况需放置，仅能用 0.9%氯化钠注射液溶解，室温下应于 6 小时内使用（本品溶液不可冷冻）。

【规格】注射剂（粉）：0.25g，0.5g。

【贮藏】密闭，室温下保存。

厄他培南 Ertapenem

【别名】艾他培南、怡万之。

【药理作用】碳青霉烯类衍生物，对革兰阳性菌、革兰阴性菌、厌氧菌均具有抗菌作用，甲氧西林敏感的金黄色葡萄球菌、肺炎链球菌、化脓性链球菌等及肠杆菌属、嗜血杆菌属、卡他莫拉菌、脑膜炎球菌等高度敏感，但耐甲氧西林葡萄球菌、肠球菌属、铜绿假单胞菌、不动杆菌属等对本品耐药。对革兰阳性菌的抗菌活性略低于亚胺培南，对革兰阴性菌、流感嗜血杆菌、卡他莫拉菌的抗菌活性强于亚胺培南。对人类肾脱氢肽酶-Ⅰ稳定，不需与西司他丁等联合应用。

【适应证】用于治疗敏感菌引起的呼吸系统、泌尿生殖系统、腹腔、皮肤及软组织、盆腔等的中重度感染。

【体内过程】主要通过肾脏清除，平均血浆半衰期约为 4 小时。静脉给药 1g 后，随尿液排出约 80%，随粪便排出约 10%；而在随尿液排出的药物中，约 38%为原药，开环代谢物约占 37%。

【用法用量】静脉滴注：成人每天 1g，用不少于 50ml 的 0.9%氯化钠注射液稀释，每次静脉滴注时间应大于 30 分钟。肾功能不全者（CC<30ml/min）每天剂量 0.5g。3 个月及以上儿童每天 2 次按 15mg/kg 肌内注射或静脉滴注，日剂量不超过 1g。

【不良反应】常见的不良反应有腹泻、恶心、呕吐等胃肠道反应。还可有静脉炎、头痛、女性阴道炎。癫痫发生率 0.5%，实验室指标有 ALT、AST、ALP 和肌酐值升高。

【相互作用】参见美罗培南。

【注意事项】①过敏者禁用。②对碳青霉烯类、青霉素类及头孢菌素类药物有过敏史者、过敏体质者、老年患者及严重肾功能不全者慎用。③孕妇、哺乳期妇女使用应权衡利弊。3 个月以下儿童使用无安全性、有效性数据。④不得与其他药物混合或一同输注，不得使用含葡萄糖的溶媒稀释，配制后应在 6 小时内使用。

【规格】注射剂（粉）：1.0g。

【贮藏】密封，贮于 25℃以下。

比阿培南 Biapenem

【别名】安信、华劲、诺加南、天册。

【药理作用】碳青霉烯类抗生素，对革兰阳性菌的作用较弱，抗革兰阴性菌特别是抗铜绿假单胞菌的活性强于亚胺培南。对不动杆菌和厌氧菌作用强于头孢他啶。肾毒性和中枢毒性低，不诱发癫痫发作。

【适应证】用于治疗敏感菌引起的各系统感染，包括慢性呼吸道感染、肺炎、肺脓肿，肾盂肾炎，具有合并症的膀胱炎、腹膜炎和子宫附件结缔组织炎。

【体内过程】体内稳定，在血和尿中均以原药为主，肾功能不全患者半衰期延长。主要随尿液排出。在全身各器官和组织中均有广泛分布，其中以肾和膀胱中的药物浓度最高，其次为皮肤、肺和肝，脑和脊髓中仅有微量。

【用法用量】静脉滴注：成人一般感染每次 0.3g，每天 2 次。可根据病情增加剂量，但每天不超过 1.2g。用 0.9%氯化钠注射液或 5%葡萄糖注射液稀释后静脉滴注。

【不良反应】常见腹泻、恶心、呕吐等胃肠道症状和过敏反应。ALT、AST 值升高，嗜酸性粒细胞增多等。

【相互作用】见美罗培南。

【注意事项】过敏者禁用。

【规格】注射剂（粉）：0.3g。

【贮藏】室温下贮存。

法罗培南 Faropenem

【别名】氟罗培南、君迪、迪哌、高益、忾林。

【药理作用】作用机制类似厄他培南，除了不抑制铜绿假单胞菌之外，可抑制链球菌、葡萄球菌和包括淋球菌、流感杆菌、卡他布汉菌在内的革兰阴性菌，其作用优于其他同类药物，且对厌氧菌更为有效。

【适应证】用于皮肤及软组织、呼吸系统、泌尿生殖系统及眼、耳、鼻、喉、口腔等部位的敏感菌感染。

【体内过程】口服后易于吸收，不受食物影响，半衰期约 1 小时；能分布进入患者痰液、拔牙创伤流出液、皮肤组织、扁桃体组织、上颌窦黏膜组织、女性生殖组织、眼睑皮下组织和前列腺等组织中，也可少量分布进入母乳乳汁中。以原形吸收，部分以原形自尿排泄，其余经肾中的脱氢肽酶-Ⅰ代谢后随尿消除。老年患者服用后半衰期会延长，肝功能不全患者半衰期与正常患者无明显区别，肾功能不全患者血药浓度有所上升，且半衰期延长。

【用法用量】口服：成人常用量每次 150～200mg，每天 3 次。重症每次 200～300mg，每天 3 次。

【不良反应】常见腹泻、便软等胃肠道症状。还可见皮疹、发热等。

【相互作用】见美罗培南。

【注意事项】①过敏者禁用。②儿童用药的安全性尚未确定。③高龄者可能出现因维生素 K 缺乏而引起的出血趋势，可能出现伴随泻痢、软便的全身状况恶化，应仔细观察，有类似症状出现时停用本品，进行适当处置。

【规格】①片剂：0.1g，0.15g，0.2g。②颗粒剂：0.1g。

【贮藏】防潮，贮于常温下。

1.1.5　单环β-内酰胺类

氨曲南　Aztreonam

【别名】噻肟单酰胺菌素、正广治、君刻单。

【药理作用】抗菌谱主要包括革兰阴性菌，诸如大肠埃希菌、克雷伯菌、沙雷杆菌、奇异变形杆菌、吲哚阳性变形杆菌、枸橼酸杆菌、流感嗜血杆菌、铜绿假单胞菌及其他假单胞菌、某些肠杆菌属、淋球菌等。

【适应证】用于敏感的革兰阴性菌所致感染，包括肺炎、胸膜炎、腹腔感染、胆道感染、骨和关节感染、皮肤和软组织炎症，尤适用于尿路感染，也用于败血症。

【体内过程】口服极少从胃肠道吸收，肌内注射后吸收良好。半衰期约为 1.7 小时，新生儿和肾功能不全患者可见延长，肝功能不全患者也

有某种程度延长。广泛分布于体内各种组织和体液（包括胆汁）中；除非脑膜有炎症时，渗入脑脊液中的量极少。可透过胎盘，进入胎儿循环，小量可进入乳汁中。有 60%～70% 的原药随尿排出，其余少量经胆汁排泄。

【用法用量】肌内注射、静脉注射、静脉滴注。①成人一般感染每天 3～4g，分 2～3 次给予；严重感染每次 2g，每天 3～4 次，1 日最大剂量为 8g；无其他并发症的尿路感染，只需用 0.5～1g，分 2～3 次给予。②儿童每次 30mg/kg，每天 3 次，重症感染可增至每天 4 次给药，1 日最大剂量为 120mg/kg。③肌内注射：每 1g 药物，加液体 3～4ml 溶解。④静脉注射：每 1g 药物加液体 10ml 溶解，缓慢注射。⑤静脉滴注：每 1g 药物，加液体 50ml 以上溶解（浓度不超过 2%），滴注时间 20～60 分钟。

【不良反应】主要有胃肠道反应及过敏反应，也有报道使用后能引起头痛及局部刺激作用（如静脉炎）等。

【相互作用】与氨基糖苷类联合，对铜绿假单胞菌和多数肠杆菌属有协同抗菌作用。对头孢西丁在体外与体内起拮抗作用。

【注意事项】青霉素过敏及过敏体质者慎用。

【规格】注射剂（粉）：0.5g。

【贮藏】室温下保存，避免过热。

1.1.6　氧头孢烯类

拉氧头孢　Latamoxef

【别名】拉他头孢、羟羧氧酰胺菌素、噻吗灵、氧杂头霉唑、Moxalactam。

【药理作用】抗菌谱与头孢噻肟近似，对多种革兰阴性菌有良好的抗菌作用。大肠埃希菌、流感杆菌、克雷伯菌、各型变形杆菌、肠杆菌属、枸橼酸杆菌、沙雷杆菌等高度敏感。对厌氧菌有良好的抗菌作用。此外，由于本品耐β-内酰胺酶性能强，微生物很少发生耐药性。

【适应证】用于敏感菌所致肺炎、气管炎、胸膜炎、腹膜炎，以及皮肤和软组织、骨和关节、耳鼻咽喉、创面等部位的感染，还可用于败血症和脑膜炎。

【体内过程】广泛分布于体内各种组织和体液中，在脑膜有炎症存在时，脑脊液中的药物可达到治疗浓度。使用后可迅速透过胎盘，在羊水中的药物浓度等于或高于母体血药浓度。尚不清楚药物是否分泌进入乳汁。40%～65% 以原药形式

随尿排出，余经胆汁排出。

【用法用量】①肌内注射：每次 0.5～1g，每天 2 次，用 0.5%利多卡因注射剂溶解，做深部肌内注射。②静脉注射：每次 1g，每天 2 次，溶于 10～20ml 液体中，缓缓注入。③静脉滴注：每次 1g，每天 2 次，溶于 100ml 液体中滴入，重症可加倍量给予。④儿童用量：每天 40～80mg/kg，分 2～4 次。静脉注射和静脉滴注可用 0.9%氯化钠注射液、5%～10%葡萄糖注射液、灭菌注射用水、低分子右旋糖酐注射液等作溶剂，但不得与甘露醇注射液相配伍。

【不良反应】偶可致过敏性休克或其他过敏症状。其他不良反应有肾脏损害、血象改变、肝功能受损、胃肠道反应、菌群失调等。

【相互作用】①合用庆大霉素对铜绿假单胞菌和金黄色葡萄球菌有协同作用，但应使用不同注射器通过不同途径给药。②不能与有抗凝作用或抗血小板作用的药物合用，以免加重出血。③与强利尿药合用会增加肾毒性。

【注意事项】①为了防止出血，除应用维生素 K 外，同时应予输血或输血小板浓缩液。②用药期间不可饮酒，以免发生双硫仑样反应。③对头孢菌素类有过敏反应史者禁用。④对青霉素过敏者、肾功能不全的患者慎用。

【规格】注射剂（粉）：0.25g，0.5g，1.0g。

【贮藏】阴凉干燥处贮存。

氟氧头孢 Flomoxef

【别名】氟吗宁、氟莫克西、莫头孢。

【药理作用】半合成的氧头孢烯类广谱抗生素，对β-内酰胺酶较为稳定。抗菌活性与其他第三代头孢菌素类药物相似。因其对β-内酰胺酶没有诱导作用，故对 MRSA 也具有抗菌活性。对革兰阳性菌的抗菌活性与头孢他啶几乎相同，但对铜绿假单胞菌的活性不及头孢他啶。对厌氧菌，尤其是脆弱拟杆菌的抗菌活性则明显超过了第一代和第二代头孢菌素类药物。

【适应证】用于敏感菌所致的呼吸系统、腹腔内、泌尿生殖系统、皮肤软组织感染，以及心内膜炎、败血症等严重感染。

【体内过程】经静脉输注吸收后在体内广泛分布，可以进入痰液、胆汁、腹水、骨盆无效腔渗出液和子宫及其附件、中耳黏膜及肺组织中。在体内仅有极少量被代谢，大部分以原药形式随尿排出，肾功能不全的患者排出减少。

【用法用量】静脉注射或滴注。成人轻症：1 日量 1～2g，分 2 次用药；重症：每天 4g，分 2～4 次用药。儿童轻症：每天 60～80mg/kg，分 2 次用药；重症：每天 150mg/kg，分 3～4 次用药。

【不良反应】常见恶心、呕吐、腹泻等消化道症状及皮疹、瘙痒等过敏反应，肾功能不全、肝功能异常及造血系统异常偶有发生，静脉注射可有局部红肿、硬结，严重者可致血栓性静脉炎。

【相互作用】①合用庆大霉素对铜绿假单胞菌和金黄色葡萄球菌可产生协同作用，但应使用不同的注射器，并通过不同的部位给药，还应注意肾毒性。②不能与有抗凝作用或抗血小板作用的药物合用，以免加重出血。③合用氨基糖苷类药物或强效利尿药会加重肾毒性。

【注意事项】①对头孢菌素类抗生素过敏者禁用。②对青霉素类抗生素过敏者、重度肾功能不全患者、过敏体质者、老年人、早产儿、哺乳期妇女及体质衰弱者均须慎用。③用药期间必须定期检查肝肾功能及血常规。

【规格】注射剂（粉）：0.5g，1.0g。

【贮藏】密闭，遮光保存。

1.1.7　β-内酰胺酶抑制剂

舒巴坦 Sulbactam

【别名】青霉烷砜、舒巴克坦。

【药理作用】①可抑制Ⅱ～Ⅴ型β-内酰胺酶对青霉素类和头孢菌素类的破坏。②合用氨苄西林可降低氨苄西林对葡萄球菌、卡他球菌、奈瑟球菌、流感嗜血杆菌、大肠埃希菌、克雷伯菌、某些变形杆菌属细菌和拟杆菌属细菌的 MIC，增强氨苄西林的抗菌活性。③对奈瑟菌科虽具有一定的活性，但一般不单独应用。

【适应证】与青霉素类或头孢菌素类合用治疗敏感菌所致的尿路感染、肺部感染、支气管感染、耳鼻喉科感染、腹腔和盆腔感染、胆道感染、败血症、皮肤软组织感染等。

【体内过程】不易从胃肠道吸收。静脉输注后迅速分布于全身各种组织和体液中，血液、肾、心、肺、肝和脾中的药物浓度较高，进入脑脊液中的药物较少；半衰期为 1 小时，随尿排出用药量的 75%～85%。

【用法用量】①一般感染，成人剂量为每天 1～2g，分 2～3 次静脉输注或肌内注射；轻度感染，亦可用 0.5g，分 2 次静脉输注或肌内注射。②重度感染，可增大剂量至每天 3～4g，分 3～4

次静脉输注。③儿童用量一般为 50mg/kg。

【不良反应】常见恶心、呕吐、腹泻、腹痛等胃肠道症状，大剂量且长期用药偶见肝酶升高，大剂量且长期用药时罕见贫血、血小板减少、白细胞减少，给药速度过快可致血栓性静脉炎，此外尚有用药后致瘙痒、皮疹、头痛、头晕的报道。

【相互作用】①与青霉素类和头孢菌素类抗生素合用有协同抗菌作用。②与氨基糖苷类抗生素合用有协同抗菌作用。③丙磺舒、阿司匹林、吲哚美辛、保泰松、磺胺类药物可减少本品经肾的排泄，合用时可升高本品的血药浓度。④与别嘌醇合用可使皮疹发生率增高。

【注意事项】①可透过胎盘进入胎儿体内，孕妇慎用。②可通过乳汁分泌，哺乳期妇女应权衡利弊，选择停药或暂停哺乳。③肾功能不全者应降低剂量。

【规格】注射剂（粉）：0.25g。

【贮藏】密闭，在阴凉（不超过 20℃）干燥处保存。

克拉维酸钾　Clavulanate Potassium

【别名】棒酸。

【药理作用】①结构类似青霉素的主核，不同的是，青霉素的噻唑烷被噁唑烷所取代。②仅有微弱的抗菌活性，但对质粒介导的和一些革兰阴性菌（如杜克雷嗜血杆菌、流感嗜血杆菌、淋球菌、卡他莫拉菌、脆弱拟杆菌和某些肠杆菌科细菌）产生的某些染色体的β-内酰胺酶是强力抑制剂。③对金黄色葡萄球菌产生的β-内酰胺酶具有抑制作用。④能渗入细菌细胞壁内，使细胞外的酶和与细胞结合的酶失活。其活性模式依其所抑制的特定酶而定，起着竞争性、常为不可逆的抑制作用。⑤常与青霉素类和头孢菌素类合用，以增强其抗菌活性。

【体内过程】口服后迅速被吸收，药动学类似阿莫西林。一次口服 125mg 后 1～2 小时可达血药峰值（2.3μg/ml）。半衰期约为 1 小时。进入体内后广泛分布于各种组织和体液中，但进入脑脊液中的药物浓度甚低；6 小时有 25%～40%的原药随尿排出。与阿莫西林或替卡西林制成组合制剂，可参见阿莫西林克拉维酸钾和替卡西林克拉维酸钾。

【注意事项】单独使用无效，须与青霉素类药物联合应用以克服微生物产β-内酰胺酶而引起的耐药性，提高疗效。

他唑巴坦　Tazobactam

【别名】三唑巴坦、三唑烷砜。

【药理作用】β-内酰胺酶抑制剂，抗菌作用微弱，但具有较广谱的抑酶功能，作用较克拉维酸钾和舒巴坦强。

【注意事项】单独使用无效。

1.1.8　氨基糖苷类

庆大霉素　Gentamicin

【别名】Alcomicin、Garamycin、Genta、瑞贝克、欣他、易妥芬。

【药理作用】氨基糖苷类抗生素。对大肠埃希菌、产气杆菌、克雷伯菌、某些吲哚阳性变形杆菌、铜绿假单胞菌、某些奈瑟菌、某些无色素沙雷杆菌和志贺菌等革兰阴性菌有抗菌作用。革兰阳性菌中，金黄色葡萄球菌（包括产β-内酰胺酶株）敏感；链球菌（包括化脓性链球菌、肺炎链球菌、粪链球菌等）、厌氧菌、结核杆菌、立克次体、病毒和真菌耐药。

【适应证】主要用于大肠埃希菌、痢疾杆菌、肺炎克雷伯菌、变形杆菌、铜绿假单胞菌等革兰阴性菌引起的系统或局部感染（对中枢感染无效）。

【体内过程】极少从胃肠道吸收，在血药浓度未达到均衡状态之前，需多次给药。蛋白结合率低。肠外给药后，主要弥散进入细胞外液。几乎不渗入脑脊液中，即使脑膜有炎症时也一样不能渗入。极少进入眼内，但可迅速分布于内耳外淋巴，可透过胎盘，仅少量分泌进入乳汁。半衰期为 2～3 小时，新生儿和肾功能不全的患者可能延长。不在体内代谢，以原药形式随尿排出。

【用法用量】①口服：成人每次 80～160mg，小儿每天 10～15mg/kg，分 3～4 次服，用于肠道感染或术前准备。②肌内注射或静脉滴注：每次 80mg，每天 2～3 次（间隔 8 小时）。对于革兰阴性杆菌所致重症感染或铜绿假单胞菌全身感染，1 日量可用 5mg/kg。静脉滴注给药可将 1 次量（80mg）用输液 100ml 稀释，于 30 分钟左右滴入。小儿每天 3～5mg/kg，分 2～3 次给予。

【不良反应】少数患者服药后可有食欲缺乏、恶心、腹泻等。因剂量小，毒性反应稍轻，但用量过大或疗程延长，仍可发生耳、肾损害。

【相互作用】①与其他氨基糖苷类药物联用，可增加耳毒性、肾毒性及神经肌肉阻滞作用。

②与其他有耳毒性、肾毒性、神经肌肉阻滞作用的药物合用，可使毒性增加。③可减少扎西他滨的肾脏排泄。④与双膦酸盐类药物合用可引起严重的低钙血症。

【注意事项】①氨基糖苷类抗生素不可静脉快速注射给药，以避免神经肌肉接头阻滞作用的发生，引起呼吸抑制。②局部使用较大剂量时也可发生不良反应。③氨基糖苷类抗生素过敏者禁用，肾功能不全者慎用。

【规格】①注射剂：2ml：40mg（4万U），2ml：80mg（8万U）。②缓释片：40mg。③咀嚼片：20mg，40mg。

【贮藏】贮于15～30℃下。

卡那霉素 Kanamycin

【别名】Kantrex。

【药理作用】大肠埃希菌、克雷伯菌、肠杆菌属、变形杆菌、结核杆菌和金黄色葡萄球菌的一些菌株敏感。铜绿假单胞菌、革兰阳性菌（除金黄色葡萄球菌外）、厌氧菌、非典型性分枝杆菌、立克次体、真菌、病毒等耐药。

【适应证】口服用于治疗敏感菌所致的肠道感染及用作肠道手术前准备，并有减少肠道细菌产生氨的作用，对肝硬化消化道出血患者的肝性脑病有一定的预防作用。肌内注射用于敏感菌所致的系统感染，如肺炎、败血症、尿路感染等。

【体内过程】口服可吸收用量＜1%，如胃肠道黏膜有炎症或溃疡时，吸收量会增加。在肌内注射半衰期约3小时，腹腔输注后的吸收情况类似肌内注射。迅速经肾于24小时内随尿排出进入体内的大部分药物，可从脐带血和乳汁中检出。

【用法用量】成人常用量肌内注射或静脉滴注每次0.5g，每12小时1次；或每次7.5mg/kg，每12小时1次；成人每天用量不超过1.5g，疗程7～10天。小儿常用量每天15～25mg/kg，分2次给药。

【不良反应】同庆大霉素。

【相互作用】①与其他氨基糖苷类合用，或先后局部或全身应用，可增加耳毒性、肾毒性及神经肌肉阻滞作用。②与神经肌肉阻滞剂合用，可加重神经肌肉阻滞作用，导致肌肉软弱、呼吸抑制等。③有肾毒性及耳毒性药物卷曲霉素、顺铂、依他尼酸、呋塞米或万古霉素（或去甲万古霉素）等，均不宜与本品合用或先后应用，以免

增加耳毒性与肾毒性。④与头孢噻吩或头孢唑林局部或全身合用可能增加肾毒性。⑤与多黏菌素类注射剂合用，或先后连续局部或全身应用，可增加肾毒性和神经肌肉阻滞作用。

【注意事项】同庆大霉素。

【规格】注射剂：2ml：0.5g。

【贮藏】贮存于15～30℃下。

阿米卡星 Amikacin

【别名】丁胺卡那霉素、米丽先（氯化钠）、Amikin、Kaminax。

【药理作用】对多数肠杆菌科细菌，如大肠埃希菌、克雷伯菌属、肠杆菌属、变形杆菌属、志贺菌属、沙门菌属、枸橼酸杆菌属、沙雷菌属（铜绿假单胞菌）及部分其他假单胞菌、不动杆菌属、产碱杆菌属（脑膜炎球菌）、淋球菌、流感杆菌、耶尔森菌属、胎儿弯曲菌、结核杆菌及某些分枝杆菌属具有较好抗菌活性，抗菌活性较庆大霉素略低。突出的优点是对许多肠道革兰阴性杆菌所产生的氨基糖苷类钝化酶稳定，不会被此类酶钝化而失去抗菌活性。

【适应证】主要应用于对卡那霉素或庆大霉素耐药的革兰阴性杆菌所致的尿路、下呼吸道、腹腔、软组织、骨和关节、生殖系统等感染，以及败血症等。

【体内过程】广泛分布于体内各种组织和体液中，也可透过脑膜炎儿童的血脑屏障，并能透过胎盘，但不能迅速渗入正常的脑脊液中。与蛋白的结合率仅约4%。半衰期为2～3小时，24小时内以原药形式随尿排出94%～98%。

【用法用量】①成人：肌内注射或静脉滴注：无并发症的尿路感染，每次0.2g，每12小时1次；用于其他全身感染，每12小时7.5mg/kg，或每24小时15mg/kg，每天总量不超过1.5g，疗程不超过10天。②小儿：首剂10mg/kg，继以每12小时7.5mg/kg，或每24小时15mg/kg。肾功能不全者，CC为50～90ml/min者每12小时给予正常剂量（7.5mg/kg）的60%～90%；CC为10～50ml/min者每24～48小时用7.5mg/kg的20%～30%。

【不良反应】毒性与卡那霉素相似而稍低，大剂量给药后，可引起前庭功能损害和神经肌肉接头阻滞。

【相互作用】参见庆大霉素。

【注意事项】①肾毒性、耳毒性是最常见的

不良反应。②用药过程中需监测肾功能及听力。③禁与强效利尿药及其他有肾毒性的药物合用。④对氨基糖苷类过敏的患者禁用。

【规格】注射剂：1ml：0.1g（10 万 U），2ml：0.2g（20 万 U）。

【贮藏】15～30℃贮存。

大观霉素 Spectinomycin

【别名】奇霉素、壮观霉素、卓青、克利宁、曲必星、林克欣、奇放线菌素。

【药理作用】对淋球菌有良好的抗菌作用。

【适应证】主要应用于淋球菌所引起的尿路感染，适用于对青霉素、四环素等耐药的病例。

【体内过程】口服不易吸收，肌内注射后迅速吸收，可维持治疗浓度达 8 小时。由于进入唾液的药量极微，故对咽部淋病无治疗价值。极少与蛋白结合，全部用量均以原药形式于 24 小时内随尿排出。其半衰期为 1～3 小时，肾功能不全患者可见延长。部分药物可通过透析被排出。

【用法用量】仅供深部肌内注射，每次 2g（200 万 U），临用前加稀释液（0.9%苯甲醇溶液）3.2ml 振摇，呈混悬液（约 5ml）。①用于子宫颈、直肠或尿道淋球菌感染，单剂量一次肌内注射 2g。②用于播散性淋病，一次肌内注射 2g，每 12 小时 1 次，共 3 天。一次最大剂量 4g，于左右两侧臀部肌内注射。

【不良反应】注射部位疼痛、荨麻疹、眩晕、恶心、发热、寒战、失眠等。偶见血红蛋白和血细胞比容减少、CC 降低，以及 ALP、血尿素氮（BUN）和氨基转移酶等升高。

【相互作用】据文献资料报道，与碳酸锂合用，个别患者可出现碳酸锂的毒性作用。

【注意事项】不得静脉给药。孕妇、新生儿及对本品曾发生过敏者禁用。

【规格】注射剂：2g。

【贮藏】遮光贮于 30℃以下。

奈替米星 Netilmicin

【别名】乙基四梭霉素、奈替霉素、奥广素、奈特、锋可耐、普奇、乃迪、康力星、奈怡、佳奈、德洛佳、延帕瑞。

【药理作用】抗菌谱与庆大霉素近似，特点是对氨基糖苷乙酰转移酶 AAC3 稳定。对产生该酶而使卡那霉素、庆大霉素、妥布霉素、西索米星等耐药菌株有抗菌作用。

【适应证】用于敏感菌所致的呼吸道、消化道、泌尿生殖系感染，以及皮肤和组织、骨和关节、腹腔、创伤等感染，也适用于败血症。

【体内过程】肌内注射 2mg/kg 后 0.5～1 小时可达血药峰值 $7\mu g/ml$，输注相同剂量后 1 小时也可获得类似的峰值。快速静脉注射后可暂时获得的浓度较输注时获得的峰值高 2～3 倍。半衰期为 2～2.5 小时，24 小时内以原药形式随尿排出 1 次剂量的 80%。

【用法用量】①单纯尿路感染：成人每天 3～4mg/kg，分为 2 次。②较严重的系统感染：成人每天 4～6.5mg/kg，分 2～3 次给予；新生儿（6 周龄以内）每天 4～6.5mg/kg；婴儿和儿童每天 5～8mg/kg，分 2～3 次给予，肌内注射给药。如必须静脉滴注，则将 1 次药量加入 50～200ml 输液中，缓慢滴入。

【不良反应】耳毒性较轻，其他参见庆大霉素和链霉素。

【相互作用】应避免与其他氨基糖苷类抗生素、万古霉素、多黏菌素、强利尿药、神经肌肉接头阻滞剂等肾毒性和神经毒性药物合用。

【注意事项】同庆大霉素。

【规格】注射剂：1ml：5 万 U（50mg），2ml：10 万 U（100mg）。

【贮藏】遮光贮于 30℃以下。

妥布霉素 Tobramycin

【别名】瑞诺赛、妥欣、泰星、泰托、艾若、托百士、妥布拉霉素、典舒、Tobrex。

【药理作用】抗菌谱与庆大霉素近似，主要包括革兰阴性杆菌，对于铜绿假单胞菌的抗菌作用较庆大霉素强 3～5 倍。对其他阴性杆菌的作用低于庆大霉素。对金黄色葡萄球菌有抗菌作用，对链球菌无效。

【适应证】①用于新生儿脓毒症、败血症、中枢神经系统感染（包括脑膜炎）、泌尿生殖系统感染、肺部感染、胆道感染、腹腔感染（及腹膜炎）、骨骼感染、皮肤及软组织感染（包括烧伤创面感染）、急性与慢性中耳炎、鼻窦炎等。②用于铜绿假单胞菌脑膜炎或脑室炎时可同时鞘内注射给药；用于支气管及肺部感染时可同时气溶吸入作为辅助治疗。③用于结膜炎、角膜炎等眼部细菌感染，特别是对庆大霉素耐药的革兰阴性杆菌感染，如严重的铜绿假单胞菌感染有效。

【体内过程】半衰期一般为 2～3 小时，肾功能不全的患者明显延长。1 次肌内注射后 24 小时内可随尿排出原药的 93%。

【用法用量】①成人常用量肌内注射或静脉输注，一次 1～1.7mg/kg，每 8 小时 1 次，疗程 7～10 天。危重感染患者可增加至每日 8mg/kg，分次静脉输注，但病情好转后应尽早减量。②小儿常用量肌内注射或静脉输注，出生 0～7 天者 2mg/kg，每 12 小时 1 次；婴儿及儿童 2mg/kg，每 8 小时 1 次。③CC＜70ml/min 者其维持剂量应根据测得的 CC 进行调整。④滴眼液每次 1～2 滴，每天 3 次。轻度及中度的眼部感染患者可用眼膏，每天 2～3 次，每次取长约 1.5cm 的药膏涂入患眼，病情缓解后减量；滴眼液可与眼膏合用，即白天使用滴眼液，晚上使用眼膏。⑤可供囊性纤维化和铜绿假单胞菌感染进行雾化治疗。方法是将本品 600mg 溶入 0.45%氯化钠溶液 30ml 中，每天吸入 3 次，共 4～8 周，还可合用替卡西林或多黏菌素 E。

【不良反应】大剂量长期使用可引起耳、肾毒性。妥布霉素的肾毒性与庆大霉素相当，而耳毒性却低于庆大霉素。

【相互作用】①与其他氨基糖苷类合用或先后连续局部、全身应用，可增加耳毒性、肾毒性及神经肌肉阻滞作用，可能发生听力减退，停药后仍可能进展至耳聋。听力损害可能恢复或呈永久性，神经肌肉阻滞作用可导致骨骼肌软弱无力、呼吸抑制或呼吸麻痹（呼吸暂停），用抗胆碱酯酶药或钙盐有助于阻滞作用恢复。②与神经肌肉阻滞药合用，可加重神经肌肉阻滞作用，导致肌肉软弱、呼吸抑制或呼吸麻痹（呼吸暂停）。与代血浆类药如右旋糖酐、海藻酸钠，利尿药如依他尼酸、呋塞米及卷曲霉素、顺铂、万古霉素等合用，或先后连续局部或全身应用可增加耳毒性与肾毒性，可能发生听力损害，且停药后仍可能发展至耳聋，听力损害可能恢复或呈永久性。③与头孢噻吩局部或全身合用可能增加肾毒性。④与多黏菌素类合用，或先后连续局部或全身应用，因可增加肾毒性和神经肌肉阻滞作用，后者可导致骨骼肌软弱无力、呼吸抑制或呼吸麻痹（呼吸暂停）。⑤不宜与其他有肾毒性或耳毒性药物合用或先后应用，以免加重肾毒性或耳毒性。⑥与β-内酰胺类（头孢菌素类或青霉素类）合用可获得协同作用。⑦与β-内酰胺类（头孢菌

素类或青霉素类）混合可导致失活，需合用时必须分瓶输注。不宜与其他药物同瓶输注。

【注意事项】①肾功能不全者，应进行血药监测。②1 个疗程不超过 7～10 天。③对患者（尤其对肾功能不全者，早产儿，新生儿，婴幼儿或老年患者，休克、心力衰竭、腹水或严重失水等患者）应注意监测听力和肾功能。④不能静脉注射，以免产生神经肌肉阻滞和呼吸抑制作用。

【规格】①注射剂：2ml：80mg（8 万 U）。②滴眼剂：5ml：15mg。③眼膏：3g：9mg。④雾化用溶液：5ml：300mg。

【贮藏】在 25℃以下贮存。

依替米星 Etimicin

【别名】悉能、爱益、格美达、创成、亦清、潘诺、爱大。

【药理作用】具有广谱抗菌性质，抗菌谱类似奈替米星，对于常见的革兰阳性和阴性病原菌，抗菌作用与奈替米星相当或略有差别，对耐庆大霉素的病原菌仍有较强作用。

【适应证】用于敏感菌株所引起的呼吸道、泌尿生殖系统、腹腔、皮肤和软组织等感染及败血症等。

【体内过程】肌内注射后 0.5～1 小时可达血药峰值，输注相同剂量后 1 小时也可获得类似的峰值，半衰期为 2～2.5 小时，24 小时内以原药形式随尿排出 1 次剂量的 80%。

【用法用量】对于肾功能正常尿路感染或全身性感染的患者，每次 0.1～0.15g，每天 2 次，或每次 0.2～0.3g，每天 1 次，稀释于 0.9%氯化钠注射液，或 5%葡萄糖注射液 100ml 或 250ml 中静脉滴注，每次滴注 1 小时，疗程为 5～10 天。依据患者的感染程度遵医嘱进行剂量的调整。

【不良反应】①耳、肾的不良反应。②个别病例可见尿素氮（BUN）、肌酐、ALT 及 AST 升高、ALP 等轻度升高。③其他罕见的反应有恶心、皮疹、静脉炎、心悸、胸闷及皮肤瘙痒等。

【相互作用】应当避免与其他具有潜在耳、肾毒性药物如多黏菌素、其他氨基糖苷类等抗生素、强利尿药如呋塞米（速尿）等联合使用，以免增加肾毒性和耳毒性。

【注意事项】①氨基糖苷类抗生素过敏者禁用。②具有耳毒性、肾毒性和神经肌肉阻滞的潜在毒性。

【规格】注射剂：1ml：50mg，2ml：100mg，

4ml：200mg。

【贮藏】遮光贮于 30℃ 以下。

异帕米星 Isepamicin

【别名】依克沙、异帕霉素、Exacin。

【药理作用】抗菌谱类似庆大霉素，异丝氨酰基的存在加强了耐酶性能，对一些耐庆大霉素的菌株也有抗菌作用。

【适应证】用于敏感菌所致外伤或烧伤创口感染、肺炎、支气管炎、肾盂肾炎、膀胱炎、腹膜炎及败血症。

【体内过程】可渗入腹水、痰液、创口渗液、脐带血及羊水中，进入乳汁中的药物浓度为 0.156μg/ml；蛋白结合率仅约 5%，半衰期为 2～2.5 小时。在体内不被代谢，主要以原药形式随尿液排出，肾功能不全的患者排出减慢。

【用法用量】成人每天 400mg，通常分为 2 次（或每天 1 次）肌内注射或静脉滴注。静脉滴注速度控制在 0.5～1 小时注毕，按年龄、体质和症状适当调整。

【不良反应】①耳毒性，表现为听力减退、耳鸣，还可能影响前庭功能，表现为步态不稳、眩晕、恶心和呕吐。②肾毒性，表现为血尿、排尿次数减少或尿量减少。③具有类似筒箭毒样作用，能阻滞乙酰胆碱和络合钙离子，导致心肌抑制和呼吸衰竭。④可见皮疹、瘙痒、药物热和粒细胞减少，极少发生过敏性休克。⑤偶见一过性肝功能异常。⑥长期用药可导致二重感染。⑦偶见视神经炎，使视力减退，还可出现嗜睡。

【相互作用】①与右旋糖酐、藻酸钠等血浆代替品联用可加重肾损害作用。②与肌肉松弛药联用可有加重神经肌肉阻滞而致呼吸麻痹等危险。③与祥利尿药（呋塞米等）联用，可加重肾损害和听觉损害。④与青霉素、头孢菌素类同置一容器中，活性可降低。必须联用时应分别给予。

【注意事项】同庆大霉素。

【规格】注射剂：2ml：200mg，2ml：400mg。

【贮藏】密闭，凉暗处保存。

小诺霉素 Micronomicin

【别名】小诺米星、沙加霉素、相模霉素、Sagamicin、Sagacin、Santemycin。

【药理作用】抗菌谱与庆大霉素相似，对产气杆菌、克雷伯菌、奇异变形杆菌、某些吲哚阳性变形杆菌、铜绿假单胞菌等革兰阴性菌有抗菌作用，金黄色葡萄球菌（包括产β-内酰胺酶株）敏感；链球菌（包括化脓性链球菌、肺炎链球菌、粪链球菌等）、厌氧菌（拟杆菌属）、结核杆菌、立克次体、病毒和真菌耐药。对细菌产生的氨基糖苷乙酰转移酶 AAC（6′）稳定，故对卡那霉素、庆大霉素、阿米卡星、核糖霉素等耐药的细菌仍有抗菌活性。

【适应证】①主要用于大肠埃希菌、克雷伯菌、变形杆菌、肠杆菌属、沙雷杆菌、铜绿假单胞菌等革兰阴性杆菌引起的呼吸道、泌尿道、腹腔及外伤感染，也可用于败血症。②滴眼液用于对硫酸小诺霉素敏感的葡萄球菌、溶血性链球菌、肺炎链球菌、结膜炎杆菌、铜绿假单胞菌所引起的外眼部感染，如眼睑发炎、睑腺炎、泪囊炎、结膜炎、角膜炎等。③口服用于治疗敏感菌引起的痢疾、肠炎等肠道感染性疾病，也可用于肠道手术前清洁肠道。

【体内过程】肌内注射吸收良好，消除半衰期约为 2.5 小时，吸收后广泛分布于各种体液和组织中，但在胆汁中浓度低。主要随尿排泄，可进入胎儿脐带和羊水中，但浓度仅为母体浓度的 1/2；乳汁中的浓度约为母体浓度的 15%。

【用法用量】肌内注射或稀释后静脉输注。①成人肌内注射每次 60～80mg，必要时可用至 120mg，每天 2～3 次；静脉输注：每次 60mg，加入 0.9%氯化钠注射液 100ml 中恒速输注，于 1 小时滴完。②小儿 3～4mg/kg，分 2～3 次给药。③滴眼液滴于眼睑内，每次 1～2 滴，每天 3～4 次。④口服每次 80mg，每天 3 次。

【不良反应】①长期或大剂量应用可能引起听力障碍、耳鸣、眩晕、耳痛、耳闭塞感等听神经损害，口唇和四肢麻木，罕见头重感。②偶见 BUN 上升、暂时性的轻微蛋白尿。③偶见氨基转移酶、ALP 及血清胆红素上升。④消化系统可见腹泻、恶心、呕吐、食欲缺乏、口炎等。⑤其他可见血常规变化、注射部位疼痛，个别患者出现皮疹、瘙痒、红斑、发热等过敏反应，罕见休克。⑥使用滴眼剂时少数患者可能出现皮疹等过敏反应及瘙痒、眼痛等刺激症状，偶见表层角膜炎、雾视及分泌物增加。

【相互作用】参见西索米星。

【注意事项】①氨基糖苷类及杆菌肽过敏者、本人或家族中有因使用链霉素引起耳聋或其他耳聋者禁用。②肾衰竭者禁用。③肾功能不全、肝功能异常、前庭功能或听力减退、失水、重症肌无力或帕金森病者及老年患者慎用。④本品可进入胎儿脐带和羊水中，浓度约为母体浓度的1/2，孕妇禁用。⑤在乳汁中的浓度约为母体浓度的15%，哺乳期妇女使用时暂停哺乳。⑥早产儿、新生儿、婴幼儿慎用，或根据血药浓度、CC 调整剂量。

【规格】①注射剂：1ml：30mg，2ml：60mg。②滴眼剂：8ml：24mg。③片剂：40mg。

【贮藏】密闭，在凉暗处保存。

巴龙霉素 Paromomycin

【别名】Aminosidin、Aminosidine、Catenulin、Crestomycin。

【药理作用】①具有类似新霉素的抗菌谱。②对某些肠道原虫如多种利什曼原虫属、溶组织内阿米巴虫和多种隐孢子虫属具有活性，还有针对绦虫的抗肠蠕虫作用。

【适应证】治疗多种肠道内的原虫感染如阿米巴病、隐孢子虫病和贾第虫病，还试用于肠外给药治疗内脏利什曼病（即黑热病）和局部治疗皮肤利什曼病。

【体内过程】极少从胃肠道吸收。大多数用量以原药形式随粪便排出。

【用法用量】①治疗肠阿米巴病：成人和儿童都给予 25～35mg/（kg·d），分 3 次，进餐时服，共用 5～10 天。此剂量也可用于隐孢子虫病。②治疗绦虫病和其他肠蠕虫感染：每 15 分钟给予 1g，使总量达到 4g。如属短膜壳绦虫感染，则每天 1 次，每次给予 45mg/kg，共用 5～7 天。③治疗肝性脑病：每天给予 4g，分次服；每隔 5～6 天，再给药 1 次。④500mg，每天 2 次与肝菌肽（12 万 U，每 12 小时 1 次）合用治疗难治性贾第虫病颇有效。

【不良反应】口服可引起食欲缺乏、恶心、呕吐、腹泻等，偶可引起吸收不良综合征。长期口服可引起二重感染。

【相互作用】不宜与其他肾毒性或耳毒性药物合用。

【注意事项】①在用药过程中宜定期进行尿常规和肾功能测定，以防止出现肾毒性，并进行听力检查或听力图测定。②下列情况应慎用：失水、第Ⅷ对脑神经损害、重症肌无力、帕金森病、肾功能损害及溃疡性结肠炎患者。③慢性肠道感染患者，特别是伴有肾功能不全或同服其他耳毒性、肾毒性药物者，尤应注意出现肾毒性或耳毒

性症状的可能。④妊娠期妇女慎用，哺乳期妇女在服用期间应暂停哺乳。

【规格】片剂：0.1g，0.25g。

【贮藏】密封保存。

西索米星 Sisomicin

【别名】紫苏霉素、西梭霉素、Siseptin、Pathomycin。

【药理作用】抗菌谱与庆大霉素相似。对金黄色葡萄球菌和大肠埃希菌、克雷伯菌、变形杆菌、肠杆菌属、铜绿假单胞菌、痢疾杆菌等革兰阴性菌有效。对铜绿假单胞菌的抗菌作用较庆大霉素强，与妥布霉素相近。对沙雷杆菌的作用低于庆大霉素，但高于妥布霉素。

【适应证】用于治疗革兰阴性菌（包括铜绿假单胞菌）、葡萄球菌和其他敏感菌所致的呼吸系统感染、泌尿生殖系统感染、胆道感染、皮肤和软组织感染、感染性腹泻及败血症等。用于上述严重感染时宜与青霉素或头孢菌素等合用。

【体内过程】体内过程与庆大霉素相近，半衰期约为 2 小时，肾功能不全者半衰期相应延长。24 小时内自尿排出给药量的 75% 左右。与其他氨基糖苷类抗生素相仿，可在肾中积聚，肾皮质中浓度较髓质高，尿毒症患者经 8 小时血液透析后血药浓度可降低约 50%。

【用法用量】肌内注射或静脉输注。①肾功能正常者：成人轻度感染 100mg（10 万 U）/d；重度感染 150mg（15 万 U）/d。均分 2～3 次给药。小儿每天 2～3mg（2000～3000U）/kg，分 2～3 次给药。疗程均不超过 7～10 天，有条件时应进行血药浓度检测。②肾功能不全者应根据肾功能调整剂量。有条件者应同时监测血药浓度，以调整剂量。

【不良反应】①常见听力减退、耳鸣或耳部饱满感、血尿、蛋白尿、管型尿、排尿次数显著减少或尿量减少、食欲缺乏、极度口渴（肾毒性）、步履不稳、眩晕（耳毒性、影响前庭功能）、恶心或呕吐（耳毒性、影响前庭、肾毒性）。②少见视力减退（视神经炎）、呼吸困难、嗜睡、极度软弱无力（神经肌肉阻滞）、皮疹等过敏反应、血象变化、肝功能改变、消化道反应和注射部位疼痛、硬结、静脉炎等。③极少见过敏性休克。

【相互作用】①与其他氨基糖苷类合用，可增加耳毒性、肾毒性及神经肌肉阻滞作用。②与神经肌肉阻滞药合用，可加重神经肌肉阻滞作

用，导致肌肉软弱、呼吸抑制或呼吸麻痹（呼吸暂停）。与代血浆类药如右旋糖酐、海藻酸钠，利尿药如依他尼酸、呋塞米及卷曲霉素、顺铂、万古霉素等合用，可增加耳毒性与肾毒性，可能发生听力损害，且停药后仍可能发展至耳聋。③与头孢噻吩局部或全身合用可能增加肾毒性。④与多黏菌素类合用，或先后连续局部或全身应用，可增加肾毒性和神经肌肉阻滞作用，导致骨骼肌软弱无力、呼吸抑制或呼吸麻痹（呼吸暂停）。⑤不宜与其他肾毒性或耳毒性药物合用或先后应用，以免加重肾毒性或耳毒性。⑥不宜与两性霉素 B、磺胺嘧啶钠和四环素等（以上均为注射液）合用，因可发生配伍禁忌。⑦与β-内酰胺类（头孢菌素类或青霉素类）合用常可获得协同作用。⑧与β-内酰胺类（头孢菌素类或青霉素类）混合可导致相互失活，合用时必须分瓶输注。

【注意事项】①氨基糖苷类或杆菌肽过敏者禁用。②肾衰竭者禁用。③肾功能不全、肝功能异常、前庭功能或听力减退、失水、重症肌无力或帕金森病者及老年患者慎用。④可透过血胎盘屏障，在羊水中达到一定浓度，可能对胎儿的第Ⅷ对脑神经造成损害，故孕妇禁用。⑤哺乳期妇女使用时，应暂停哺乳。⑥早产儿、新生儿、婴幼儿禁用。

【规格】注射剂：1.5ml：75mg，2ml：100mg。

【贮藏】密闭，在凉暗处保存。

核糖霉素 Ribostamycin

【别名】威他霉素、威斯他霉素、维生霉素。

【药理作用】氨基糖苷类抗生素，抗菌谱与卡那霉素相似，但抗菌作用较弱。对大肠埃希菌、肺炎克雷伯菌、普通变形杆菌、志贺菌属、沙门菌属有良好抗菌作用，其活性较卡那霉素稍差，对部分葡萄球菌属、淋球菌、脑膜炎球菌也有较好作用，对链球菌属和结核杆菌有微弱作用，对铜绿假单胞菌、厌氧菌无效。与卡那霉素交叉耐药。

【适应证】适用于治疗大肠埃希菌、变形杆菌属、肺炎克雷伯菌、流感嗜血杆菌、志贺菌属所致呼吸道感染、尿路感染、胆道感染等。

【体内过程】经肌内注射吸收迅速完全，健康人肌内注射 0.5g 后半小时血液浓度即可达峰值（25mg/L）。在体内分布较广，以肾内浓度较高，肝、脾、肌肉、乳汁、骨髓内均有一定含量，脑脊液中药物浓度甚低。可通过胎盘，肌内注射后脐带血中浓度约为母体血药浓度的一半，眼组织内也有相当浓度。主要经肾脏排泄。

【用法用量】肌内注射，每次 0.5～0.75g，每天 1～1.5g；儿童 20～40mg/（kg·d），分 2 次注射。

【不良反应】①发生率较高的有听力减退、耳鸣或耳部饱满感、血尿、排尿次数减少或尿量减少、食欲缺乏、极度口渴、步态不稳、眩晕、恶心或呕吐。②发生率较少的有呼吸困难、嗜睡或软弱（神经肌肉阻滞、肾毒性）。停药后发生听力减退、耳鸣或耳部饱满感，提示有耳毒性可能，应引起注意。③罕见过敏性休克。

【相互作用】①与血浆代用品如右旋糖酐、海藻酸钠等及其他肾毒性药物合用，会增加肾毒性。②与其他氨基糖苷类同用或先后连续局部、全身应用，可增加耳毒性、肾毒性及神经肌肉阻滞作用的可能性。③与神经肌肉阻滞药合用，可加重神经肌肉阻滞作用，导致肌肉软弱、呼吸抑制或呼吸麻痹。④与卷曲霉素、顺铂、依他尼酸、呋塞米或万古霉素合用，或先后连续局部、全身应用，可能增加耳毒性、肾毒性。⑤与头孢噻吩局部、全身合用，可能增加肾毒性。⑥与多黏菌素类注射剂合用，或先后连续局部、全身应用，可增加肾毒性和神经肌肉阻滞作用。

【注意事项】①肾功能不全者禁用。②孕妇禁用。③婴幼儿禁用。④下列情况应慎用：失水，由于血药浓度增高，产生毒性反应的可能性增加；第Ⅷ对脑神经损害，可致听神经和前庭功能损害；重症肌无力或帕金森病，可致神经肌肉阻滞作用，导致骨骼肌软弱。⑤哺乳期妇女使用时，应暂停哺乳。

【规格】①注射剂：2ml：0.5g。②注射剂（粉）：1g，2g。

【贮藏】密闭，在凉暗处保存。

1.1.9　酰胺醇类

氯霉素 Chloramphenicol

【别名】Chloromycetin.

【药理作用】作用于细菌核糖核蛋白体的 50S 亚基，而阻遏蛋白质的合成，属抑菌性广谱抗生素。

【适应证】主要用于伤寒、副伤寒和其他沙

门杆菌、脆弱拟杆菌感染。耐氨苄西林的 B 型流感嗜血杆菌脑膜炎。由脑膜炎球菌或肺炎链球菌引起的脑膜炎，在患者不宜用青霉素时，也可用本品。外用治疗沙眼或化脓菌感染。

【体内过程】口服吸收迅速，可透过胎盘分泌进入乳汁中。局部应用可进入房水中。半衰期为 1.5～4 小时。新生儿和重度肝功能不全患者可见延长。肾功能不全的患者对活性药物的半衰期几乎没有影响，但可能导致失活代谢物产生积蓄。以原药形式随尿排出者为 5%～10%。其余则在肝内与葡糖醛酸结合而失活，其中大部分又被重吸收，能在粪便中出现的约为 1%。大部分无活性的代谢产物随尿排出。

【用法用量】①稀释后静脉滴注，成人每天 2～3g，分 2 次给予。小儿 25～50mg/（kg·d），分 3～4 次给予。新生儿每天不超过 25mg/kg，分 4 次给予。②口服：成人每天 1～2g，分 4 次服。③滴眼剂：滴入眼睑，每次 1～2 滴，每天 3～5 次。④滴耳剂：滴入耳道，每天 3 次，每次 2～3 滴。

【不良反应】主要有粒细胞及血小板减少、再生障碍性贫血等。皮疹、药物热、血管神经性水肿偶有发生。可抑制骨髓造血功能，引起灰婴综合征，长期使用可引起二重感染。可发生剥脱性皮炎，但少见。

【相互作用】①不可与杀菌剂合用；如必须合用，两者应相隔数小时。②能升高双香豆素、华法林、对乙酰氨基酚、苯妥英、甲苯磺丁脲、氯磺丙脲的血药浓度。③苯巴比妥、苯妥英、利福平、对乙酰氨基酚可降低本品的血药浓度。④可降低铁剂、叶酸和维生素 B_{12} 的治疗作用，损害口服避孕药的活性。⑤不可与具有肝毒性药物合用，以免增强肝毒性。

【注意事项】过敏者禁用；肝肾功能不全、癫痫患者慎用；孕妇、哺乳期妇女不宜应用。在治疗过程中应定期检查周围血象，长程治疗者须查网织细胞计数，必要时做骨髓检查，以便及时发现与剂量有关的可逆性骨髓抑制，但全血象检查不能预测通常在治疗完成后发生的再生障碍性贫血。

【规格】①胶囊剂：0.25g。②片剂：0.25g。③注射剂：1ml∶0.125g，2ml∶0.25g。④滴眼剂：8ml∶20mg，5ml∶12.5mg。⑤眼膏：1%，3%。⑥滴耳液：0.25g/10ml。

【贮藏】密封、遮光保存。

甲砜霉素　Thiamphenicol

【别名】甲砜氯霉素、Thiamcol、Thiophenicol。

【药理作用】抗菌谱与氯霉素近似。

【适应证】主要用于伤寒、副伤寒和其他沙门杆菌、脆弱拟杆菌感染。也用于敏感菌所致的呼吸道、胆道、尿路感染。

【体内过程】口服后吸收迅速而完全，甲砜霉素吸收后在体内广泛分布，以肾、脾、肝、肺等含量较多，比同剂量的氯霉素高 3～4 倍。半衰期约 1.5 小时，肾功能正常者 24 小时内自尿中排出给药量的 70%～90%，部分自胆汁中排泄，胆汁中浓度可为血药浓度的几十倍。在体内不代谢，故肝功能不全时血药浓度不受影响。

【用法用量】每次 0.25～0.5g，每天 3～4 次。

【不良反应】可抑制红细胞、白细胞和血小板生成，但程度比氯霉素轻。可引起周围神经炎。

【相互作用】①由于本品可抑制肝细胞微粒体酶的活性，导致乙内酰脲类抗癫痫药的代谢降低，或替代该类药物的血清蛋白结合部位，使药物的作用增强或毒性增加，故当与本品合用或在其后应用时须调整此类药物的剂量。②与降血糖药（如甲苯磺丁脲）合用时，由于蛋白结合部位被替代，可增强其降糖作用，因此需调整该类药物剂量。格列吡嗪和格列本脲的非离子结合特点，使其所受影响较其他口服降糖药小，但合用时仍须谨慎。③长期口服含雌激素的避孕药，如同时服用本品，可使避孕的可靠性降低，以及经期外出血增加。④由于具有维生素 B_6 拮抗剂的作用或使后者经肾排泄增加，可导致贫血或周围神经炎的发生，因此机体对维生素 B_6 的需要量增加。⑤氯霉素类可拮抗维生素 B_{12} 的造血作用，因此两者不宜合用。⑥与某些骨髓抑制剂合用时，可增强骨髓抑制作用，如抗肿瘤药物、秋水仙碱、羟基保泰松、保泰松和青霉胺等均属此类药物。同时进行放射治疗时，也可增强骨髓抑制作用，须调整骨髓抑制剂或放射治疗的剂量。⑦如在术前或术中应用，由于其对肝药酶的抑制作用，可降低诱导麻醉药阿芬太尼的清除，延长其作用时间。⑧与苯巴比妥、利福平等肝药酶诱导剂合用，可增强本品的代谢，致血药浓度降低。⑨林可霉素类可替代或阻止本品与细菌核糖体50S亚基结合，两者同用可发生拮抗作用，因此不宜联用。

【注意事项】①过敏者禁用。②妊娠期，尤其妊娠后期妇女应尽量避免应用。③哺乳期妇女用药时应暂停哺乳。④新生儿避免使用。⑤造血功能低下的患者禁用。⑥使用有可能引起骨髓抑制药物的患者禁用。

【规格】①肠溶片：0.125g，0.25g。②胶囊剂：0.25g。

【贮藏】遮光，密封，在干燥处保存。

琥珀氯霉素 Chloramphenicol Succinate

【别名】琥氯、氯霉素琥珀酸钠。

【药理作用】为氯霉素的琥珀酸酯，注射给药后在肝内缓慢水解释放出氯霉素而起抗菌作用。

【适应证】同氯霉素。

【体内过程】给药后在肝内水解释放出氯霉素，肌内注射吸收慢，血药浓度仅为口服等量氯霉素的一半，1/3 为无活性的酯化物，静脉注射后平均血药浓度与口服氯霉素相近。氯霉素吸收后广泛分布于全身组织和体液，在肝、肾组织中浓度高，其余依次为肺、脾、心肌、肠和脑组织。氯霉素可透过血-脑脊液屏障进入脑脊液中。

【用法用量】用前加灭菌注射用水溶解。稀释后静脉滴注或静脉注射。以下剂量以氯霉素计算：成人每天剂量 1.5～3g，每 6～8 小时给药 1 次。小儿 25～50mg/（kg·d），每 6～8 小时给药 1 次。新生儿一日剂量不超过 25mg/kg。

【不良反应】【相互作用】【注意事项】同氯霉素。

【规格】注射剂（粉）：0.125g。

【贮藏】密闭保存。

棕榈氯霉素 Chloramphenicol Palmitate

【别名】氯霉素棕榈酸酯、软质酸氯霉素、棕氯、棕榈酸氯霉素、无味氯霉素。

【药理作用】为氯霉素的棕榈酸酯，在体外无抗菌活性，口服后在十二指肠中经胰脂酶水解成氯霉素吸收入体内而发挥抗菌作用。

【适应证】同氯霉素。

【体内过程】口服后在十二指肠经胰脂酶缓慢水解成氯霉素吸收入人体内，吸收过程较氯霉素长，达峰时间较迟，血药峰值较低，但血药浓度维持时间则稍长。

【用法用量】口服，成人每天 1.5～3g，分 3～4 次服用；小儿 25～50mg/（kg·d），分 3～4 次服用；新生儿每天不超过 25mg/kg，分 4 次

服用。

【不良反应】【相互作用】【注意事项】同氯霉素。

【规格】颗粒剂：0.1g。

【贮藏】遮光，密封保存。

1.1.10　四环素类

四环素 Tetracycline

【别名】Ambramicina、Ambramycin。

【药理作用】能特异性地与细菌核糖体 30S 亚基的 A 位置结合，阻止氨酰 tRNA 在该位上的联结，从而抑制肽链的增长和影响细菌蛋白质的合成。

【适应证】主要用于立克次体病、布鲁菌病、淋巴肉芽肿、支原体肺炎、螺旋体病、衣原体病，也可用于敏感的革兰阳性球菌或革兰阴性杆菌所引起的轻症感染。

【体内过程】大多数四环素类抗生素口服吸收不完全，一般吸收用量的 60%～80%。四环素的磷酸盐可加强吸收作用。静脉给药可以获得更高的血药浓度。四环素类广泛分布于体内各种组织和体液中，仅脑脊液中比较低。进入乳汁的浓度是血药浓度的 60%；可透过胎盘，进入胎儿血液循环的浓度为母体的 25%～75%。药物被保留在新骨形成、近期钙化和发育中的牙齿中。半衰期为 8 小时，主要经肾排泄。

【用法用量】①口服，每次 0.25～0.5g，每 6 小时 1 次；8 岁以上小儿每次 25～50mg/kg，每 6 小时 1 次，疗程一般为 7～14 天，支原体肺炎、布鲁菌病需 3 周左右。②软膏：先将患处用温开水洗净后，再将软膏涂于患处，每天 1～3 次。③眼膏：涂于眼睑内，每天 1～2 次。

【不良反应】主要有肝脏损害、牙齿黄染、胃肠道反应、光敏性皮炎等，二重感染发生率较青霉素高，偶见过敏反应。

【相互作用】①避免与抗酸药、钙盐、铁盐等同服，服药时牛奶不宜食用。②与对肝有损害的药物，如依托红霉素、异烟肼、氯丙嗪、苯妥英钠、保泰松、甲苯磺丁脲、氢氯噻嗪合用可致肝毒性增加。

【注意事项】①宜空腹服用。②若保管不当或过期变质，会生成有毒的差向四环素，不可再用。③过敏者、孕妇、哺乳期妇女及 8 岁以下儿童禁用，肝、肾功能不全者慎用。

【规格】①片剂：0.25g（25万U）。②胶囊剂：0.25g（25万U）。③眼膏剂：0.5%～1%。④软膏剂：3%。

【贮藏】密封、遮光，15～30℃保存。

多西环素 Doxycycline

【别名】脱氧土霉素、强力霉素、联环、多迪、艾德瑞安、Doxy。

【药理作用】抗菌谱与四环素基本相同，体内、外抗菌力均较四环素强。

【适应证】主要用于敏感的革兰阴性杆菌和革兰阳性球菌所致的上呼吸道感染、扁桃体炎、胆道感染、淋巴结炎、蜂窝织炎、老年慢性支气管炎等，也用于斑疹伤寒、恙虫病、支原体肺炎等。可用于治疗霍乱，也可用于预防恶性疟疾和钩端螺旋体感染。由于无明显肾脏毒性，可用于有应用四环素适应证而合并肾功能不全的感染患者，此外还可短期服用作为旅行者腹泻的预防用药。

【体内过程】几乎完全从胃肠道吸收，口服半衰期为12～24小时。脂溶性比四环素高，广泛分布于体内各种组织和体液中。主要经胆道，在肠道中螯合后随粪便排出，肾衰竭时，在体内有某种程度的积累，血液透析时未被明显消除。

【用法用量】①口服：首次200mg，以后每次100mg，每天2次。8岁以上儿童，首次4mg/kg，以后每次2mg/kg，每天1～2次。一般疗程为3～7天。预防恶性疟：每周0.1g；预防钩端螺旋体病：每周2次，每次0.1g。②静脉滴注：成人第1天给药200mg，1次或2次静脉滴注；以后根据感染的程度每天给药100～200mg，200mg分1次或2次静脉滴注。

【不良反应】胃肠道不良反应多见，如恶心、呕吐、腹泻等，餐后服药可减轻。其他不良反应见四环素。

【相互作用】①不能联合用钙、铝、镁、铁等金属离子药物。②肝酶诱导剂（如乙醇、卡马西平、苯巴比妥、苯妥英和利福平）可加速本品代谢。

【注意事项】①告知使用本类药物的患者不要暴露在阳光下，以免导致光敏反应。当发现红斑初起时即应停药。②8岁以下小儿及孕妇、哺乳期妇女应禁用。

【规格】①片剂：100mg。②胶囊剂：100mg。③注射剂：100mg。

【贮藏】密封、遮光，30℃以下保存。

米诺环素 Minocycline

【别名】二甲胺四环素、美满、美侬、美诺星、康尼、美克威、派丽奥、艾亚林。

【药理作用】抗菌谱与四环素相近，具有高效和长效性质，在四环素类抗生素中抗菌作用最强。

【适应证】主要用于敏感菌所致的各种感染及衣原体、支原体所致的泌尿系、呼吸道、胆道、乳腺及皮肤软组织感染。

【体内过程】可在胃肠道迅速吸收，比多西环素和其他同类药物的脂溶性强，广泛分布于体内各种组织和体液中，在肝胆系统、肺、窦、扁桃体、泪液、唾液和痰中浓度较高。能透过胎盘并进入乳汁，蛋白结合率约为75%。仅有5%～10%的用量随尿排出，随粪便排出者约达34%。半衰期为11～26小时，肾功能严重受损者可能延长，肝功能不全患者无影响。透析消除量极少。

【用法用量】口服，成人首剂量为200mg，以后每12小时服用100mg，或每6小时服用50mg。软膏剂用于口腔，每周给药1次，4周为1个疗程。

【不良反应】胃肠道不良反应多见，如恶心、呕吐、腹泻等。可有前庭功能失调（眩晕、共济失调），停药可恢复。个别病例有药疹、嗜睡。

【相互作用】①与抗凝血药合用时应降低抗凝血药的剂量。②由于抗酸药（如碳酸氢钠）可使本品的吸收减少、活性降低，故本品与抗酸药应避免同时服用。③与含铝、钙、镁、铁的药物合用时，可形成不溶性络合物，使本品的吸收减少。④与降血脂药物考来烯胺或考来替泊合用，可能影响本品的吸收。⑤由于巴比妥类、苯妥英或卡马西平可诱导微粒体酶的活性致使本品的血药浓度降低，故合用时需调整本品剂量。⑥与全身麻醉药甲氧氟烷合用可导致致命性的肾毒性。⑦能干扰青霉素的杀菌活性，应避免与青霉素类合用。⑧与强利尿药（如呋塞米等）合用可加重肾损害。⑨与其他肝毒性药物（如抗肿瘤化疗药物）合用可加重肝损害。⑩与口服避孕药合用，能降低口服避孕药的效果。

【注意事项】参见四环素。

【规格】①胶囊剂：50mg，100mg。②软膏：0.5g。③片剂：50mg，100mg。

【贮藏】密封、遮光，贮于 30℃ 以下。

土霉素 Oxytetracycline

【别名】地霉素、氧四环素、Terramycin。

【药理作用】类似四环素，活性较低。

【适应证】类似四环素。软膏用于脓疱疮（黄水疮）、毛囊性脓疱疮、慢性溃疡性皮炎、须疮及其他细菌性皮肤感染。

【体内过程】类似四环素。每次口服 0.5g，每 6 小时 1 次，可产生稳态血药浓度 3～4μg/ml。

【用法用量】①成人：口服 0.25～0.5g，每天 4 次，应在餐前 1 小时、餐后 2～3 小时服。②＞8 岁儿童：25～50mg/（kg·d），分 4 次服。③软膏剂：涂患处，每天 1～3 次。

【不良反应】【相互作用】【注意事项】参见四环素。

【规格】①片剂：0.125g，0.25g。②胶囊剂：0.25g。③软膏剂：0.3g/10g。

【贮藏】密封、遮光保存。

美他环素 Metacycline

【别名】甲烯土霉素。

【药理作用】同四环素，活性较强。

【适应证】同四环素。

【体内过程】口服吸收约占用量的 60%。蛋白结合率为 80%～90%。口服 300mg 后 4 小时血药浓度为 2.6μg/ml。半衰期为 14～15 小时。60% 以原药形式缓慢随尿排出。

【用法用量】①成人首日口服 200mg，分 2 次服，每 12 小时 1 次，以后每天 100mg。②＞8 岁或体重为 45kg 左右的儿童，首日给予 4mg/kg，以后 2mg/（kg·d）。③成人或儿童的严重感染，可持续使用首日剂量。④敏感的淋球菌感染，给予单剂量 300mg，或在 1 小时后，再给予 1 次。⑤治疗梅毒，每天 200～300mg，连用 10～15 天。⑥治疗回归热或流行性斑疹伤寒，可使用单剂量 100～200mg。⑦预防恙虫病，单剂量 200mg。

【不良反应】【相互作用】【注意事项】同四环素。

【规格】①片剂：0.1g（10 万 U），0.2g（20 万 U）。②胶囊剂：0.1g（10 万 U），0.2g（20 万 U）。

【贮藏】密封、遮光，贮于 30℃ 以下。

1.1.11 大环内酯类

红霉素 Erythromycin

【别名】富爱力、新红康、必麦森、科瑞、恒健。

【药理作用】与核糖体 50S 亚单位结合，抑制肽酰基转移酶，影响核糖体的移位过程，妨碍肽链增长，抑制细菌蛋白质合成，为抑菌剂。

【适应证】主要用于链球菌引起的扁桃体炎、猩红热、白喉及带菌者、淋病、李斯特菌病、肺炎链球菌导致的下呼吸道感染（以上适用于不耐青霉素的患者）。对于军团菌肺炎和支原体肺炎，可作为首选药。可应用于流感杆菌引起的上呼吸道感染、金黄色葡萄球菌所致皮肤及软组织感染、梅毒、肠道阿米巴病等。眼膏主要用于治疗结膜炎、眼睑炎、眼的外部感染。软膏剂用于治疗脓疱疮等化脓性皮肤病、小面积烧伤、溃疡面的感染和寻常痤疮。

【体内过程】红霉素属弱碱，易被胃酸破坏，故制成肠溶片或胶囊。广泛迅速分布于体内各种组织和体液中，但即使在脑膜有炎症的情况下，脑脊液中的药物浓度也仅为血药浓度的 25%，远远达不到有效治疗浓度。可透过胎盘进入乳汁，以高浓度随胆汁排泄，半衰期为 1.5～2.5 小时。

【用法用量】①静脉滴注：成人每次 0.5～1.0g，每天 2～3 次。治疗军团菌病剂量可增加。小儿每天 20～30mg/kg，分 2～3 次滴注。②口服：成人每次 0.75～2g，儿童 20～40mg/（kg·d），分 3～4 次服用。③眼膏剂：涂于眼睑内，每天 3 次。④软膏剂：涂于患处，每天 2 次。

【不良反应】常见胃肠道反应，少见肝毒性、耳鸣和听觉障碍、过敏、局部刺激。

【相互作用】①本品与 β-内酰胺类药物联合应用，一般认为可发生降效作用。②可阻抑性激素类的肠肝循环，与口服避孕药合用可使之降效。

【注意事项】①对一种红霉素类药物过敏或不能耐受时，对其他红霉素也可过敏或不耐受。②孕妇、哺乳期妇女应慎用。③静脉滴注易引起静脉炎，滴注速度宜缓慢。

【规格】①片剂：0.125g。②注射剂：0.25g，0.3g。③胶囊剂：0.125g，0.25g。④软膏剂：1%。⑤眼膏剂：0.5%，5g。

【贮藏】密封、遮光，贮于 30℃ 以下。

阿奇霉素 Azithromycin

【别名】阿齐红霉素、阿齐霉素、信达康（深圳信立泰）、Azitrocin、Zithromax、AzaSite、博抗、希舒美、因培康、澳立平、舒美特、瑞奇。

【药理作用】抗菌谱与红霉素相近，作用较

强，对流感嗜血杆菌、淋球菌、军团菌、绝大多数革兰阴性菌比红霉素有效。对弓形体、梅毒螺旋体也有良好的杀灭作用。

【适应证】应用于敏感微生物所致的呼吸道、皮肤和软组织感染。

【体内过程】半衰期超过 40 小时，口服后生物利用度为 40%，广泛分布于体内各种组织中，且维持的浓度远远高于血药浓度，原药及其代谢物大量经胆汁排出。

【用法用量】①口服：成人每次 500mg，每天 1 次；儿童每天 10mg/kg，连用 3 天。②重症可静脉给药，每天 1 次，每次 500mg，以注射用水 5ml 溶解后，加入 0.9%氯化钠注射液或 5%葡萄糖注射液中配制成 1～2mg/ml 静脉滴注液滴注 1～2 小时，至少连续用药 2 天，症状控制后改成口服巩固疗效。

【不良反应】主要有恶心、呕吐、腹泻、腹痛等胃肠道反应；其次有皮疹，偶见氨基转移酶暂时性升高。严重过敏反应如神经血管性水肿、过敏性休克少见。

【相互作用】①奈非那韦稳态时，联合使用单剂阿奇霉素口服，可使阿奇霉素血清浓度升高。虽然与奈非那韦合用时不必调整本品剂量，但必须密切监测已知的副作用如肝酶异常和听力损害。②可能增强口服抗凝血药的作用。③与口服抗凝血药物合用时，应严密监测凝血酶原时间。

【注意事项】①红霉素或大环内酯类药物过敏者禁用。②肝功能不全、孕妇和哺乳期妇女均需慎用。③用药期间如果发生过敏反应（如血管神经性水肿、皮肤反应、史-约综合征及中毒性表皮坏死等），应立即停药，并采取适当措施。

【规格】①片剂：0.125g，0.25g，0.5g。②胶囊剂：0.125g，0.25g，0.5g。③注射剂：0.25g，0.5g。④混悬剂：0.1g，0.125g，0.25g。

【贮藏】密封、遮光保存。

琥乙红霉素 Erythromycin Ethylsuccinate

【别名】利君沙、科特加、诺普伦、儿舒、沪童欣、琥珀酸红霉素、红霉素琥乙酸酯、Eryped。

【药理作用】在体内水解，释放出红霉素而起抗菌作用。

【适应证】【体内过程】同红霉素。

【用法用量】口服，每次 0.25～0.5g，每天 3～4 次，小儿每天 30～50mg/kg，分 3～4 次服用。

【不良反应】见红霉素。

【相互作用】①可抑制卡马西平和丙戊酸等抗癫痫药的代谢，导致血药浓度增高而发生毒性反应。与阿芬太尼合用可抑制后者的代谢，延长其作用时间。与阿司咪唑或特非那定等抗组胺药合用可增加心脏毒性，与环孢素合用可使后者血药浓度增加而产生肾毒性。②对氯霉素和林可霉素类有拮抗作用，不推荐使用。③为抑菌剂，可干扰青霉素的杀菌效能，故当需要快速杀菌如治疗脑膜炎时，两者不宜同时使用。④长期服用华法林的患者应用本品时可导致凝血酶原时间延长，从而增加出血的危险性，老年患者尤应注意。两者必须同时使用时，华法林的剂量宜适当调整，并严密观察凝血酶原时间。⑤除二羟丙茶碱外，本品与黄嘌呤类药物同时使用可使氨茶碱的肝清除减少，导致血清氨茶碱浓度升高和（或）毒性反应增加。氨茶碱清除的减少幅度与本品血清峰值成正比。因此在两者合用时和合用后，黄嘌呤类药物的剂量应予调整。⑥与其他肝毒性药物合用可能增强肝毒性。⑦大剂量与耳毒性药物合用，尤其肾功能减退患者可能增加耳毒性的风险。⑧与洛伐他汀合用时可抑制其代谢而使血浓度上升，可能引起横纹肌溶解；与咪达唑仑或三唑仑合用时可减少二者的清除而增强其作用。⑨本品可抑制性激素类的肠肝循环，与口服避孕药合用可使之降效。

【注意事项】见红霉素。

【规格】①片剂：0.125g，0.25g。②胶囊剂：0.125g，0.25g。③分散片：0.125g。

【贮藏】密闭，贮于干燥阴凉处。

罗红霉素 Roxithromycin

【别名】丽珠星、罗福新、罗迈新、亚力希、芙欣、欣美罗、毕埃帝、乐喜清、严迪。

【药理作用】抗菌谱与红霉素相近。

【适应证】应用于敏感菌所致的呼吸道、泌尿道、皮肤和软组织、五官科感染。

【体内过程】餐后服药，吸收会受到影响，餐前则不会。少量在肝内代谢，代谢物和大量未被代谢的原药随粪便排出，随尿排出者仅占 7%～12%，经肺排出者达到 15%。生物利用度为 50%，优于红霉素，半衰期为 8～13 小时，肝、肾功能不全者和儿童可见延长。

【用法用量】成人每次 150mg，每天 2 次；儿童每次 2.5～5mg/kg，每天 2 次，餐前服用。

【不良反应】见红霉素。

【相互作用】①不可与麦角胺、双氢麦角胺、溴隐亭、特非那定、酮康唑及西沙必利合用。②对氨茶碱的代谢影响小，对卡马西平、华法林、雷尼替丁及其他抗酸药基本无影响。

【注意事项】见红霉素。

【规格】①片剂：50mg，75mg，150mg，300mg。②颗粒剂：50mg，150mg。③胶囊剂：50mg，75mg，150mg。④分散片：50mg，150mg。⑤混悬剂：50mg。

【贮藏】密闭、遮光，室温保存。

乙酰螺旋霉素 Acetylspiramycin

【别名】法罗、欧亿罗。

【药理作用】抗菌谱与红霉素近似。

【适应证】适用于敏感菌所致的扁桃体炎、支气管炎、肺炎、咽炎、中耳炎、皮肤和软组织感染、乳腺炎、胆囊炎、猩红热、牙科和眼科感染等。

【体内过程】不能透过正常人的血脑屏障，但可渗透到巨噬细胞内，还能透过胎盘屏障和存在炎症的血脑屏障。平均消除半衰期为 4～8 小时。

【用法用量】口服。①成人：常用量每天 4 次，每次 0.2～0.3g。②儿童：每次 20～30mg/kg，每天 4 次。

【不良反应】不良反应轻微，偶见胃肠道反应。

【相互作用】①本品不影响氨茶碱等药物的体内代谢。②在接受麦角衍生物类药物的患者中，同时使用某些大环内酯类曾出现麦角中毒，目前尚无麦角与乙酰螺旋霉素相互作用的报道，但理论上仍存在这一可能性，因此乙酰螺旋霉素与麦角不宜同时服用。

【注意事项】见红霉素。

【规格】片剂：0.1g，0.2g。

【贮藏】密闭，凉暗干燥处保存。

克拉霉素 Clarithromycin

【别名】甲红霉素、甲力、卡碧士、克拉仙、美博、臻克、澳扶安、阿瑞、匹刻、克红霉素、Klaricid。

【药理作用】抗菌谱与红霉素近似，对葡萄球菌、肺炎链球菌、化脓性链球菌、卡他球菌、肺炎支原体等有抗菌作用。对流感嗜血杆菌有较强的作用。

【适应证】适用于化脓性链球菌所致的咽炎和扁桃体炎，肺炎链球菌所致的急性中耳炎、肺炎和支气管炎，流感嗜血杆菌、卡他球菌所致支气管炎、支原体肺炎及葡萄球菌、链球菌所致皮肤及软组织感染。

【体内过程】口服后吸收迅速并存在首过代谢，原药的生物利用度约为 55%。食物不影响吸收的程度。广泛分布于体内各种组织中，大量在肝内代谢，并经胆排泄。给予每次 250mg，每天 2 次的半衰期为 3～4 小时，每次 500mg，每天 2 次的半衰期为 5～7 小时，肾功能不全的患者可能延长。在乳汁中可检出。

【用法用量】成人口服：常用量每次 250mg，重症感染者每次 500mg，每 12 小时 1 次。疗程 7～14 天。儿童口服：6 个月以上小儿至 12 岁以下儿童用量为每天 15mg/kg，分为 2 次。或按以下方法口服给药：体重 8～11kg 每次 62.5mg，体重 12～19kg 每次 125mg，体重 20～29kg 每次 187.5mg；体重 30～40kg 每次 250mg，均为每天 2 次。

【不良反应】常见胃肠道反应、过敏反应。

【相互作用】①可轻度升高卡马西平的血药浓度，合用时需对卡马西平进行血药浓度监测。②对氨茶碱、茶碱的体内代谢略有影响，一般不必调整后者的剂量，但氨茶碱、茶碱应用剂量偏大时需监测血浓度。③与其他大环内酯类抗生素相似，本品会升高需要经过细胞色素P450系统代谢的药物（如阿司咪唑、华法林、麦角生物碱、三唑仑、咪达唑仑、环孢素、奥美拉唑、雷尼替丁、苯妥英、溴隐亭、阿芬太尼、海索比妥、丙吡胺、洛伐他汀、他克莫司等）的血药浓度。④与HMG-CoA还原酶抑制剂（如洛伐他汀和辛伐他汀）合用，极少有横纹肌溶解的报道。⑤与西沙必利、匹莫齐特合用会升高后者血浓度，导致QT间期延长，心律失常如室性心动过速、心室颤动和充血性心力衰竭。与阿司咪唑合用会导致QT间期延长，但无任何临床症状。⑥大环内酯类抗生素能改变特非那定的代谢而升高其血浓度，导致心律失常如室性心动过速、心室颤动和充血性心力衰竭。⑦与地高辛合用会引起地高辛血浓度升高，应进行血药浓度监测。⑧HIV感染的成年人同时口服齐多夫定时，本品会干扰齐多夫定的吸收，使其稳态血浓度下降，应错开服用时间。⑨与利托那韦合用，本品代谢会明显被抑制，故本品每天剂量大于1g时，不应与利托那韦合用。

⑩与氟康唑合用会增加本品血浓度。

【注意事项】①大环内酯类药物过敏者禁用。②孕妇、哺乳期妇女禁用。③肝功能不全者慎用。

【规格】①片剂：0.05g，0.125g，0.25g，0.5g。②颗粒剂：0.125g。③胶囊剂：0.125g。④混悬剂：0.125g，0.25g。⑤分散片：0.25g，0.5g。

【贮藏】密封、遮光贮存。

吉他霉素　Kitasamycin

【别名】柱晶白霉素、雪必新、安吉儿乐、田草、万佶、爽宁、安吉、乐普美欣。

【药理作用】抗菌谱与红霉素近似。

【适应证】适用于皮肤及软组织感染、呼吸道感染、链球菌咽峡炎、猩红热、白喉、百日咳等，以及淋病、非淋菌性尿道炎、痤疮等。

【体内过程】口服的药动学与红霉素类似，进入肝、肾、肺组织中的药物浓度高于血中水平。主要在肝中代谢，随胆汁排出体外。

【用法用量】①口服：每次 0.3～0.4g，每天 3～4 次。②静脉注射或静脉滴注：每次 0.2～0.4g，每天 2～3 次，静脉注射时将 1 次用量溶于 10～20ml 0.9%氯化钠注射液或葡萄糖注射液中，缓慢注射，注射速度应不少于 5 分钟，以免产生静脉炎。

【不良反应】可见胃肠道反应、过敏反应、肝功能异常等。

【相互作用】①可能升高利福布汀的血药浓度，增加视网膜炎危险，需降低利福布汀剂量。②可抑制咪唑斯汀的代谢，增加其血药浓度，应避免合用。③可能升高喹硫平的血药浓度，需降低喹硫平的给药剂量。④与舍吲哚合用会增加室性心律失常危险，避免同时使用。⑤可升高地高辛的血药浓度，增加中毒风险。⑥可抑制环孢素的代谢，升高环孢素的血药浓度。⑦可升高溴麦角隐亭、卡麦角林、麦角胺、二甲麦角新碱的血药浓度，增加中毒风险，避免合用。⑧可能降低雌激素的避孕作用，但风险较小。

【注意事项】大环内酯类药物过敏者禁用。肝功能不全患者慎用。

【规格】①片剂：0.1g。②胶囊剂：0.1g。③酒石酸盐注射剂（粉）：0.2g，0.4g。

【贮藏】遮光保存。

泰利霉素　Telithromycin

【别名】Ketek。

【药理作用】为酮环内酯类抗生素。其抗菌谱类似红霉素，对野生型细菌核糖体的结合力较红霉素与克拉霉素强，分别为 10 倍和 6 倍；抗菌作用比阿奇霉素强。对其他大环内酯类耐药的细菌也有较强的抗菌活性。

【适应证】主要用于敏感菌所致的呼吸道感染，包括社区获得性肺炎、慢性支气管炎、急性上颌窦咽炎及扁桃体炎。

【体内过程】口服后可迅速被吸收，食物不会影响本品在胃肠道的吸收。口服后可广泛分布全身体液和组织中，并在组织中维持较高的浓度，同时迅速进入呼吸系统，当血药浓度低于 MIC 后仍然保持一定的药物活性。消除半衰期为 2～3 小时，终末半衰期约为 9.7 小时，代谢物中的 93%随粪便排出。

【用法用量】口服，每天 1 次 800mg，疗程 5～10 天。

【不良反应】可见胃肠道反应，曾有发生严重肝毒性的报道。

【相互作用】①不可与能使 QT 间期延长的药物合用。②可升高西沙必利、匹莫齐特、阿司咪唑及特非那定的血药浓度，增加发生心律失常的风险。③不能与可以诱导 CYP3A4 的药物（如利福平）合用。④不可与经 CYP3A4 代谢的他汀类（如阿伐他汀、洛伐他汀、辛伐他汀等）合用，可升高他汀类的血药浓度。⑤可升高秋水仙碱的血药浓度。⑥可升高地高辛的血药浓度，合用时应监测地高辛的血药浓度。⑦与经 CYP3A4、CYP2D6 代谢的钙通道阻滞剂合用，可导致低血压和心律失常。⑧可升高麦角生物碱衍生物的血药浓度，导致麦角中毒。

【注意事项】①大环内酯类药物过敏者禁用。②重症肌无力者及肝功能不全者禁用。③可导致肝毒性。

【规格】片剂：400mg。

【贮藏】贮于 25℃下，短程携带允许 15～30℃。

交沙霉素　Josamycin

【别名】角沙霉素、妙沙、贝贝莎。

【药理作用】抗菌性能与红霉素相似。在体内分布较广，在痰液和胆汁中可形成高浓度，但不能透过血脑屏障。

【适应证】用于敏感菌所致的口咽部、呼吸道、肺、鼻窦、中耳、皮肤及软组织、胆道等部位感染。

【体内过程】口服吸收迅速，体内分布快而广，脏器组织浓度高。口服1g后0.75～1小时达血药峰浓度（C_{max}），为2.7～3.2mg/L，在房水及前列腺中的浓度分别为0.4mg/L及4.3mg/kg；口服500mg后，在尿、骨、牙龈、扁桃体等中的浓度可达0.43～13.7mg/L（kg）；在胆汁及肺中的浓度高；在吞噬细胞中的浓度是血清浓度的20倍。口服后2～6小时，痰液中药物浓度为血药浓度的8～9倍，在乳汁中的药物浓度为血药浓度的1/4～1/3，在脐带血和羊水的药物浓度为血药浓度的1/2，但在新生儿和胎儿血中未能检出。不能透过血-脑脊液屏障。主要以代谢物形式从胆汁排出，尿排泄量少于20%，血消除半衰期（$t_{1/2β}$）为1.5～1.7小时。

【用法用量】①成人：每天 0.8～1.2g，分 3～4 次应用，较重感染可增至每天 1.6g。②儿童：30mg/（kg•d），分 3～4 次给予。空腹服用吸收好。

【不良反应】常见胃肠道反应，偶见黄疸等。大剂量服用本品，尤其肝肾疾病患者或老年患者，可能引起听力减退。

【相互作用】①与青霉素类合用时可能干扰后者的杀菌活性。②可能会与含特非那定或阿司咪唑的抗组胺药物发生相互作用。③有报告显示能升高儿童的血清茶碱水平。茶碱水平可能由于半衰期延长而增加，如果出现茶碱毒性，应以茶碱的血清浓度为指导，适当调整茶碱剂量。④同时使用麦角生物碱可能会导致血管收缩增强。因此应避免同时使用麦角生物碱，如果出现麦角中毒的外周体征和症状时，应停用药物并提供适当治疗，如局部加热和使用血管扩张剂。⑤和环孢素/他克莫司同时给药可能会导致环孢素/他克莫司的血药浓度升高至导致肾损伤的水平。应定期监控环孢素/他克莫司的血浆浓度。⑥可能会增强三唑仑的作用，并导致嗜睡。如果出现三唑仑过量，建议暂时停药。⑦能够增强甲磺酸溴隐亭的作用，并导致嗜睡、头晕、共济失调等。如果出现甲磺酸溴隐亭中毒，建议暂时停药。⑧能够增加口服抗凝剂的作用，如华法林及其衍生物维生素K拮抗剂。如果发生出血，建议停用本品和（或）口服抗凝剂，并根据出血的严重程度或基于凝血酶原时间或INR确定凝血障碍的程度给予维生素K。

【注意事项】本品属酯化物，不受胃酸影响，可制成颗粒剂供儿童应用。其他参见红霉素。

【规格】①片剂：0.2g。②颗粒剂：0.1g。

【贮藏】密封，在干燥处保存。

麦迪霉素　Midecamycin

【别名】美地霉素、美他霉素、Merced。

【药理作用】抗菌性能与红霉素相似。口服吸收后，广泛分布于各器官中，以肝、肺、脾中较高，胆汁中有很高浓度，尿中浓度低，不能透过正常脑膜。

【适应证】可作为红霉素的替代品，应用于敏感菌所致的口咽部、呼吸道、皮肤及软组织、胆道等部位感染。

【体内过程】成人口服400mg，约2小时达血药峰浓度，其值约为1.0 μg/ml。广泛分布于各器官中，肝、肺、脾、皮肤及口腔内浓度较高，胆汁中有很高浓度，尿中浓度很低。不能透过正常的血脑屏障。大部分由胆汁随粪排出，12小时尿中排泄量为2%～3%。

【用法用量】口服，成人每天 0.8～1.2g，小儿 30～40mg/（kg•d）。分 3～4 次服用。

【不良反应】①肝毒性：在正常剂量下肝毒性小，主要表现为胆汁淤积和暂时性血清氨基转移酶升高等。②过敏反应：主要表现为药物热、药疹和荨麻疹等。

【相互作用】可抑制茶碱的正常代谢，与茶碱合用时可使茶碱的血药浓度异常升高而致中毒甚至死亡，故两药合用时应监测茶碱的血药浓度。

【注意事项】①与其他大环内酯类有交叉耐药性。②pH≥6.5 时吸收差，制成胃溶衣片有利于吸收。

【规格】①片剂：0.1g。②胶囊剂：0.1g。

【贮藏】密闭，在阴凉干燥处（不超过20℃）保存。

乙酰麦迪霉素　Acetylmidecamycin

【别名】醋酸麦迪霉素、美欧卡霉素、美力泰、美加欣。

【药理作用】为麦迪霉素的二醋酸酯，较麦迪霉素吸收好，血药浓度高，作用时间长，且味不苦，适合于儿童用药。

【适应证】同麦迪霉素。

【体内过程】空腹口服 30 分钟后达血药峰值，吸收后体内分布较广，用药 2 小时后，腮腺、咽部、软组织及肺、肝、肾等脏器药物浓度均较同期的血清浓度高，扁桃体及痰液中药物浓度也较高。主要在肝脏代谢，半衰期为 1.3～1.5小时，成人口服 0.6g 后，24 小时内尿中排泄率为 4%～5%。

【用法用量】①成人：每天 600～1200mg，分 3～4 次服用。②儿童：每天 30～40mg/kg，分 3～4 次服用。

【不良反应】见麦迪霉素。

【相互作用】①与氨基糖苷类药合用时对链球菌有协同抗菌作用。②与青霉素类药合用时可抑制细菌细胞分裂，降低青霉素类药的抗菌活性。③与林可霉素类药合用有相互拮抗作用，且合用时，假膜性结肠炎的发生率增大。④与氯霉素合用有相互拮抗作用。

【注意事项】见麦迪霉素。

【规格】①片剂：0.1g。②颗粒剂：0.1g，0.2g。③混悬剂：0.1g，0.2g，0.5g。

【贮藏】遮光、密闭，在阴凉干燥处保存。

地红霉素 Dirithromycin

【别名】域大、派盛、迪迈欣、严尽、平立达、迪红、罗可辛、路迪、奇立妥、怡力昕。

【药理作用】对肠球菌和多数 MRSA 耐药，与其他大环内酯类有密切的交叉耐药关系。

【适应证】用于 12 岁以上患者，治疗敏感菌所致的轻、中度感染，慢性支气管炎（包括急性发作）、社区获得性肺炎、咽炎、扁桃体炎等。

【体内过程】口服后迅速吸收，广泛分布到组织中，其细胞内浓度高于组织浓度，而组织浓度又明显高于血浆浓度，几乎不经肝脏代谢，只从胆汁中消除（81%～97%），其平均血浆半衰期约 8 小时（2～36 小时）。可与食物同服或餐后 1 小时内服用，食物中脂肪的高低对生物利用度几乎没有影响。

【用法用量】每次 500mg，每天 1 次，餐时服用或餐后 1 小时内服用，疗程根据病情为 7～14 天。

【不良反应】常见的有头痛、腹痛、腹泻、恶心、消化不良、眩晕、头晕、皮疹、呕吐等。

【相互作用】①与抗酸药或 H_2 受体拮抗剂同服，可增强药物吸收。②对特非那定和茶碱的代谢影响不显著，但合用须谨慎。③与可能同红霉素起相互作用的药物联用宜谨慎。

【注意事项】①大环内酯类药物过敏者禁用。②孕妇和哺乳期妇女慎用。③不用于菌血症患者。④轻度肝功能不全者不需调整剂量，但本品主要由肝排泄，应予以注意。

【规格】①肠溶片：0.25g。②肠溶胶囊：0.25g。

【贮藏】遮光，密封，阴凉干燥处（不超过20℃）保存。

麦白霉素 Meleumycin

【别名】麦地霉素A1（吉他霉素A6）、Meleumycinum。

【药理作用】为链霉菌产生的一种多组分大环内酯类抗生素。抗菌性能与红霉素相似，对部分耐红霉素的金黄色葡萄球菌敏感。通过作用于细菌核糖体的 50S 亚基，阻碍细菌蛋白质的合成而发挥作用，为生长期抑菌药。

【适应证】主要适用于金黄色葡萄球菌、溶血性链球菌、肺炎链球菌、白喉杆菌、支原体等敏感菌所致的呼吸道、皮肤、软组织、胆道感染和支原体性肺炎等。

【体内过程】口服吸收迅速，广泛分布于各器官中，肝、肺、脾、皮肤及口腔内浓度较高，胆汁中有很高浓度，尿中浓度很低。主要由胆汁随粪便排出。

【用法用量】口服，每次 0.8～1.2g，每天 3～4 次，小儿 30mg/（kg·d），分 3～4 次服用或遵医嘱。

【不良反应】①肝毒性：在正常剂量下肝毒性较小，主要表现为胆汁淤积和暂时性氨基转移酶升高等，一般停药后可恢复。②过敏反应：主要表现为药物热、药疹和荨麻疹等。③偶见恶心、呕吐、上腹不适、食欲缺乏等胃肠道反应。

【相互作用】可抑制茶碱正常代谢，与茶碱合用时可致茶碱的血药浓度异常升高而致中毒甚至死亡，故两药合用时应监测茶碱的血药浓度。

【注意事项】①大环内酯类药物过敏者禁用。②肝肾功能不全者慎用。③与其他大环内酯类药物之间有交叉耐药性。④可干扰 Higerty 法的荧光测定，使尿中儿茶酚胺的测定值出现假性增高。血清 ALP、胆红素、ALT 和 AST 的测定值均可增高。⑤因菌株对药物敏感性存在差异，故应做药敏测定。⑥pH≥6.5 时吸收差。

【规格】片剂：0.1g（10 万 U）。

【贮藏】密封，在干燥处保存。

依托红霉素　Erythromycin Estolate

【别名】红霉素月桂酸酯、无味红霉素、红霉素丙酸酯十二烷基硫酸盐。

【药理作用】可透过细菌细胞膜，在接近供位（"P"位）处与细菌核糖体的50S亚基可逆性结合，阻断转移核糖核酸（tRNA）结合至"P"位上，同时也阻断了多肽链自受位（"A"位）至"P"位的位移，因而细菌蛋白质合成受抑制。仅对分裂活跃的细菌有效。

【适应证】①支原体肺炎。②沙眼衣原体引起的新生儿结膜炎、婴儿肺炎。③生殖泌尿道感染（包括非淋菌性尿道炎）。④军团菌病。⑤白喉（辅助治疗）及白喉带菌者。⑥皮肤软组织感染。⑦百日咳。⑧敏感菌（流感杆菌、肺炎链球菌、溶血性链球菌、葡萄球菌等）引起上呼吸道感染（包括肺炎）。⑨链球菌咽峡炎。⑩李斯特菌感染。⑪风湿热的长期预防及心内膜炎的预防。⑫空肠弯曲菌肠炎，以及淋病、梅毒、痤疮等。

【体内过程】空腹或餐后口服很快吸收，胃肠中分解为红霉素丙酸酯，部分在血液中水解成游离的红霉素而起抗菌作用，吸收后除脑脊液和脑组织外，广泛分布于各组织和体液中，尤以肝、胆汁和脾中的浓度最高，在肾、肺等组织中的浓度可高出血药浓度数倍，在胆汁中的浓度可达血药浓度的10～40倍或以上，在皮下组织、痰及支气管分泌物中的浓度也较高，在胸腔积液、腹水、脓液等中的浓度可达有效水平。有一定量进入前列腺及精囊中，但不易透过血-脑脊液屏障，可进入胎血和母乳中。

【用法用量】口服，小儿30～50mg/（kg·d）（相当于2.4～4ml/kg），分3～4次服用。

【不良反应】①胃肠道反应有腹泻、恶心、呕吐、胃绞痛、口舌疼痛、食欲缺乏等，其发生率与剂量大小有关。②过敏反应表现为药物热、皮疹、嗜酸性粒细胞增多等。

【相互作用】参见琥乙红霉素。

【注意事项】①过敏者禁用。可引起黄疸及肝脏损害，常于服药10～14日后发生，有慢性肝病或肝功能损害者，不宜应用。②红霉素可通过胎盘而进入胎血循环，浓度一般不高，孕妇应用时仍宜权衡利弊。③由于红霉素有相当量进入母乳中，哺乳期妇女应考虑利弊。④红霉素可干扰Higerty法的荧光测定，使尿儿茶酚胺的测定值出现假性增高。血清ALP、胆红素、ALT和

AST的测定值均可能增高。⑤因菌株对红霉素的敏感性存在差异，故应做药敏测定。

【规格】混悬剂：10ml：0.125g（以红霉素计）。

【贮藏】遮光，密闭，在阴凉处（不超过20℃）保存。

硬脂酸红霉素　Erythromycin Stearate

【药理作用】抑菌剂，但在高浓度时对某些细菌也具杀菌作用。药理作用同依托红霉素。

【适应证】①作为青霉素过敏患者治疗感染的替代用药。②军团菌病。③肺炎支原体肺炎。④肺炎衣原体肺炎。⑤其他衣原体属、支原体属所致泌尿生殖系感染。⑥沙眼衣原体结膜炎。⑦淋球菌感染。⑧厌氧菌所致口腔感染。⑨空肠弯曲菌肠炎。⑩百日咳、风湿热复发、感染性心内膜炎（风湿性心脏病、先天性心脏病、心脏瓣膜置换术后）、口腔及上呼吸道医疗操作时的预防用药。

【体内过程】参见依托红霉素。

【用法用量】口服：成人每天0.75～2g，分3～4次；儿童20～40mg/（kg·d），分3～4次。治疗军团菌病，成人每次0.5～1.0g，每天4次。用作风湿热复发的预防用药时，每次0.25g，每天2次。用作感染性心内膜炎的预防用药时，术前1小时口服1g，术后6小时再服用0.5g。

【不良反应】①胃肠道反应多见。②肝毒性少见，患者可有乏力、恶心、呕吐、腹痛、发热及肝功能异常，偶见黄疸等。③大剂量（≥4g/d）应用时，尤其肝、肾疾病患者或老年患者，可能引起听力减退，主要与血药浓度过高（12mg/L）有关，停药后大多可恢复。④过敏反应表现为药物热、皮疹、嗜酸性粒细胞增多等。⑤其他：偶有心律失常、口腔或阴道念珠菌感染。

【相互作用】参见琥乙红霉素。

【注意事项】①红霉素类药物过敏者禁用。②治疗溶血性链球菌感染时，至少需持续10日，以防止急性风湿热的发生。③肾功能不全患者一般无须减少用量。④为获得较高血药浓度，红霉素需空腹（餐前1小时或餐后3～4小时）与水同服，用药期间定期随访肝功能。⑤可干扰Higerty法的荧光测定，使尿儿茶酚胺的测定值出现假性增高。血清ALP、胆红素、ALT和AST的测定值均可能增高。

【规格】片剂：0.1g（10万U）。

【贮藏】遮光，密封，在干燥处保存。

1.1.12　糖肽类

万古霉素　Vancomycin

【别名】方刻林、稳可信、来可信、Vancocin、Vancolid。

【药理作用】能够抑制细菌细胞壁的合成，具有杀菌作用，还可以改变细菌细胞膜的通透性，阻碍细菌 RNA 的合成。

【适应证】用于革兰阳性菌严重感染，尤其是对其他抗菌药耐药的耐甲氧西林菌株。血液透析患者发生葡萄球菌属所致的动、静脉分流感染。口服用于对甲硝唑无效的假膜性结肠炎或多重耐药葡萄球菌小肠结肠炎。

【体内过程】在胃肠道内吸收极少，但在肠道有炎症或肾功能严重不全时有可能达到治疗血药浓度，药动学存在很大的个体差异，半衰期为 3～13 小时，无尿患者的半衰期可长达 7 天。可弥散到细胞外液（如胸腔积液、腹水、心包积液和滑膜液）中，胆汁中仅有少量。即使在脑膜发炎时，渗入脑脊液中药物也达不到有效治疗浓度。可透过腹膜腔，还可透过胎盘，进入乳汁中。不被代谢或极少被代谢，80%～90%以原药形式于 24 小时内随尿排出。药动学也随影响肾清除的情况而改变，烧伤患者中的清除会增强，而肾功能不全的患者、新生儿和老年人则减弱，必须监测血药浓度，调整用量。单纯的肝功能不全不必调整用量。

【用法用量】①口服：每天 1～2g，分 4 次服；重症酌情加量，但每天不可超过 4g，疗程 5～10 天；小儿 1 次 10mg/kg，每 6 小时 1 次，疗程 5～10 天。②静脉滴注：全身感染，成人每 6 小时 7.5mg/kg，或每 12 小时 15mg/kg。严重感染，可每天 3～4g 短期应用。新生儿（0～7 日）首次 15mg/kg，以后 10mg/kg，每 12 小时给药 1 次；婴儿（7日至 1 个月）首次 15mg/kg，以后 10mg/kg，每 8 小时给药 1 次；儿童每次 10mg/kg，每 6 小时给药 1 次，或每次 20mg/kg，每 12 小时 1 次。

【不良反应】少数患者可出现皮疹、恶心、静脉炎等。也可引起耳毒性、肾毒性。"红颈综合征"表现发生率小。

【相互作用】有报道称同时使用万古霉素和麻醉药可能出现红斑、类组胺样潮红和过敏反应。与其他具有神经毒性和（或）肾毒性的药物（如两性霉素B、氨基糖苷类、杆菌肽、多黏菌素B、多黏菌素E、硫酸紫霉素或顺铂）同时使用和（或）在用这些药期间使用万古霉素，应密切注意观察。

【注意事项】同去甲万古霉素。

【规格】①注射剂：0.5g，1.0g。②胶囊剂：0.125g，0.25g。

【贮藏】密封、遮光保存。

去甲万古霉素　Norvancomycin

【别名】万迅、史比欣。

【药理作用】与万古霉素的化学结构相近，作用相似。对多种革兰阳性球菌与杆菌具有杀菌作用，对肠球菌属具抑制作用，对革兰阴性菌、分枝杆菌属、拟杆菌属、立克次体属、衣原体属或真菌均无效。

【适应证】主要用于葡萄球菌（包括产酶株和耐甲氧西林株）、肠球菌（耐氨苄西林株）、艰难梭状芽孢杆菌等所致的系统感染和肠道感染，如心内膜炎、败血症、假膜性肠炎等。

【体内过程】口服不吸收，肌内注射极痛。半衰期为 6 小时，但在 12 小时后仍可测到有效浓度。大部分经肾排泄，反复给药会产生蓄积作用，肾功能不全者可延长排出时间到 150～240 小时。

【用法用量】①静脉滴注：成人每天 0.8～1.6g，分 2～3 次；小儿每天为 16～24mg/kg，1 次或分次给予。将 1 次量的药物先用 10ml 灭菌注射用水溶解，再加入到适量 0.9%氯化钠注射液或葡萄糖注射液中，缓慢滴注。如采取连续滴注给药，则可将 1 日量药物加到 24 小时内所有的液体中。②口服（治疗假膜性肠炎）：成人每次 0.4g，每 6 小时 1 次，每天量不可超过 4g；儿童酌减。

【不良反应】可引起口麻、刺痛感、皮肤瘙痒、嗜酸性粒细胞增多、一过性白细胞减少、药物热、感冒样反应及血压剧降、过敏性休克反应等。可致严重的耳中毒和肾中毒，大剂量和长时间应用时尤易发生。输入速度过快、剂量过大可产生红斑样或荨麻疹样反应，皮肤发红（称为红颈综合征），以躯干上部为甚。

【相互作用】与许多药物可发生沉淀反应。输液中不得添加其他药物；与耳毒性、肾毒性药物联用可导致毒性增强。

【注意事项】①不可肌内注射，也不宜静脉

注射，因外漏可引起局部剧痛和组织坏死。且静脉滴注时，静脉必须轮换使用，并应尽量避免药液外漏。②静脉滴注速度不宜过快，每次剂量应至少用 200ml 5%葡萄糖注射液或 0.9%氯化钠注射液溶解后缓慢滴注，滴注时间宜在 1 小时以上。③对万古霉素类抗生素过敏者禁用。肾功能不全者禁用。新生儿、孕妇和哺乳期妇女慎用。

【规格】①注射剂（粉）：0.4g，0.8g。②片剂：0.125g，0.25g。

【贮藏】密闭，在凉暗处保存。

替考拉宁　Teicoplanin

【别名】他格适、加立信。

【药理作用】对金黄色葡萄球菌、链球菌、李斯特菌、肠球菌等革兰阳性菌和厌氧菌有抗菌作用。

【适应证】用于 MRSA 和耐氨苄西林肠球菌所致的系统感染（对中枢感染无效）。

【体内过程】口服不易吸收，可被吸收进入白细胞，渗入脑脊液中者极少，几乎完全以原药形式随尿排出。其有效临床半衰期为 60 小时，肾功能不全的患者可见延长。血液透析时不会消除。

【用法用量】首剂（第 1 日）：0.4g，次日开始每天 0.2g，静脉注射或肌内注射。严重感染：每次 0.4g，每天 2 次，3 日后减为每天 0.2～0.4g。

【不良反应】与万古霉素近似。本品有肾毒性、耳毒性、消化道反应、皮肤过敏及肌内注射部位红肿等。

【相互作用】与耳毒性、肾毒性药物联用可导致毒性增加。

【注意事项】①以注射用水溶解，静脉注射应不少于 1 分钟。②采取静脉滴注，则将药物加入 0.9%氯化钠注射液中，滴注时间不少于 30 分钟。也可采用肌内注射。③与万古霉素（去甲万古霉素）有交叉过敏反应，对万古霉素过敏者慎用。

【规格】注射剂（粉）：0.2g。

【贮藏】遮光，贮于 30℃以下。

1.1.13　林可酰胺类

林可霉素　Lincomycin

【别名】洁霉素、林肯霉素、Albiotic、Licomec。

【药理作用】对革兰阳性菌的抗菌作用类似红霉素，敏感菌可包括肺炎链球菌、化脓性链球菌、绿色链球菌、金黄色葡萄球菌、白喉杆菌等，厌氧菌对本品敏感者包括拟杆菌属、梭杆菌、丙酸杆菌、真杆菌、双歧杆菌、消化链球菌、多数消化球菌、产气荚膜杆菌、破伤风杆菌及某些放线菌等。对粪链球菌、某些梭状芽孢杆菌、诺卡菌、酵母菌、真菌和病毒均不敏感。葡萄球菌对本品可缓慢产生耐药性。对青霉素耐药的葡萄球菌常显示交叉耐药性。

【适应证】适用于敏感葡萄球菌、链球菌、肺炎链球菌所致的呼吸道感染、骨髓炎、关节和软组织感染、胆道感染及败血症。对一些厌氧菌感染也可应用。外用治疗革兰阳性菌化脓性感染。

【体内过程】半衰期约为 5 小时，广泛分布于体内各种组织和体液中，渗入脑脊液中的药物极少。可透过胎盘，进入乳汁。部分在肝内灭活，原药及其代谢产物随尿、粪便排出。

【用法用量】①口服：成人每次 0.25～0.5g，每天 3～4 次；小儿每天 30～50mg/kg，分 3～4 次服用。②肌内注射：成人每次 0.6g，每天 2～3 次。小儿每天 10～20mg/kg，分 2～3 次给药。③静脉滴注：成人每次 0.6g，溶于 100～200ml 溶液内，滴注 1～2 小时，每 8～12 小时 1 次。④滴眼：每次 1～2 滴，每天 3～5 次。⑤滴耳：每次滴入药液 3～5 滴，再轻轻按压耳屏（耳前方突起部分）数次，以便让药液进入中耳，最后可用一消毒棉球塞住外耳道口，一般每天滴药 3 次。⑥外用：浓度为 0.5%～2%，软膏剂涂布于患处，每天 2～3 次。

【不良反应】①胃肠道反应，长期使用可致假膜性肠炎。②血液系统：偶可发生白细胞减少、中性粒细胞减低、中性粒细胞缺乏和血小板减少，罕见再生障碍性贫血。③过敏反应：可见皮疹、瘙痒等，偶见荨麻疹、血管神经性水肿和血清病反应等，罕有表皮脱落、大疱性皮炎、多形红斑和史-约综合征的报道。

【相互作用】①可增强吸入性麻醉药的神经肌肉阻断现象，导致骨骼肌软弱和呼吸抑制或麻痹（呼吸暂停），在手术中或术后合用时应注意。以抗胆碱酯酶药物或钙盐治疗可望有效。②在疗程中甚至在疗程后数周有引起伴严重水样腹泻的假膜性肠炎可能。与抗蠕动止泻药、含白陶土止泻药合用，因可使结肠内毒素延迟排出，从而导致腹泻延长和加剧，故不宜合用。③具神经肌肉阻断作用，与抗肌无力药合用时将导致后者对骨骼肌的效果减弱。为控制重症肌无力的症状，在合用时抗肌无力药的剂量应予调整。④氯霉素或红霉素在靶位上均可置换，或阻抑后者与细菌核糖体 50S 亚基的结合，体外实验显示与红霉素具拮抗作用，不宜与氯霉素或红霉素合用。⑤与阿片类镇痛药合用，本品的呼吸抑制作用与阿片类的中枢呼吸抑制作用可因累加现象而有导致呼吸抑制延长或引起呼吸麻痹（呼吸暂停）的可能，故必须对患者进行密切观察或监护。

【注意事项】①输注过快可能引起低血压、心电改变和偶发心搏骤停。②可致再生障碍性贫血和全血细胞减少的报道虽罕见，但用药期间仍应定期查血常规。③对林可霉素和克林霉素有过敏史的患者禁用。④1 月龄以下的新生儿及深部真菌感染者禁用。⑤孕妇及哺乳期妇女慎用。

【规格】①片剂：0.25g。②胶囊剂：0.25g。③注射剂：2ml∶0.6g。④滴眼剂：8ml∶0.2g，6ml∶0.18g。⑤滴耳剂：6ml∶0.18g。⑥软膏剂：0.5%～2%。

【贮藏】密封，防潮置于 15～30℃条件下。

克林霉素 Clindamycin

【别名】氯洁霉素、氯林霉素、氯林可霉素、Dalacin C、克逗、特丽仙、力派、健奇。

【药理作用】抗菌谱与林可霉素相同。

【适应证】主要用于厌氧菌引起的腹腔和妇科感染。还用于敏感的革兰阳性菌引起的呼吸道、关节和软组织、骨组织、胆道等感染及败血症、心内膜炎等，是金黄色葡萄球菌骨髓炎的首选治疗药物。外用制剂用于治疗敏感菌所致的皮肤及组织感染、寻常痤疮，阴道用制剂用于细菌性阴道炎。

【体内过程】食物不影响药物在胃内的吸收，但吸收的速度会减慢。可广泛分布于全身各组织和体液中，高浓度时进入胆汁，可透过胎盘，进入乳汁。半衰期为 2～3 小时，早产儿和重度肾功能不全的患者可见延长。可引起休克，呼吸、心搏骤停甚至死亡等严重不良反应，应避免使用大剂量，输注速度不可过快。

【用法用量】①盐酸盐口服：成人每次 0.15～0.3g，每天 3～4 次；小儿每次 10～20mg/kg，分 3～4 次给予。②棕榈酸酯盐酸盐（供儿童应用）：每天 8～12mg/kg，极严重时可增至

20～25mg/kg，分 3～4 次给予。10kg 以下体重的婴儿可按每天 8～12mg/kg 用药，分 3 次给予。③磷酸酯（注射剂）：成人革兰阳性菌需氧菌感染，每天 0.6～1.2g，分 2～4 次肌内注射或静脉滴注；厌氧菌感染，一般用每天 1.2～2.7g，极严重感染可用到每天 4.8g。儿童 1 月龄以上，重症感染 1 日量为 15～25mg/kg，极严重可按 25～40mg/kg，分 3～4 次应用。肌内注射量 1 次不超过 0.6g，超过此量则应静脉给予。静脉滴注前应先将药物用溶液稀释，0.6g 药物应加入不少于100ml 的溶液中，至少输注 20 分钟，1 小时内输注的药量不应超过 1.2g。④外用溶液、凝胶：洗净患病部位，早晚各涂 1 次。⑤阴道用凝胶、栓剂、泡腾片阴道给药，每天 1 次，于晚上临睡前清洗外阴后，送入阴道后穹窿处，连用 3 天。或遵医嘱。

【不良反应】见林可霉素。

【相互作用】与红霉素呈拮抗作用，不宜合用。

【注意事项】参见林可霉素。

【规格】①胶囊剂：0.15g，0.3g。②颗粒剂：37.5mg，75mg。③分散片：75mg。④注射剂：1ml∶0.15g，2ml∶0.3g，4ml∶0.6g，0.25g，0.3g，0.45g，0.6g，0.9g，1.2g。⑤凝胶剂：10g∶0.1g，20g∶0.2g。⑥阴道凝胶剂：0.5g∶0.1g。⑦外用溶液：20ml∶0.2g。⑧栓剂：0.1g。⑨阴道泡腾片：0.1g，0.2g。

【贮藏】密封、遮光贮于 15～30℃条件下。

1.1.14　其他抗生素

磷霉素 Fosfomycin

【别名】复安欣、新亚迈林、美乐力、利扬新、维尼康。

【药理作用】抗菌谱较广，对大多数革兰阳性菌和革兰阴性菌均有一定的抗菌作用。抗菌谱包括金黄色葡萄球菌、大肠埃希菌、痢疾杆菌、沙雷菌属、志贺菌属、铜绿假单胞菌、肺炎克雷伯菌和产气肠杆菌等。对 MRSA 有抗菌作用。

【适应证】主要用于敏感菌引起的尿路、皮肤和软组织、肠道等部位感染。对肺部、脑膜感染和败血症也可应用。可与万古霉素合用治疗 MRSA 感染。

【体内过程】①从胃肠道吸收极少，其钠盐可经静脉或肌肉给药。②半衰期约为 2 小时。不

与血浆蛋白结合。广泛分布于各种组织和体液（包括脑脊液）中，并可透过胎盘，小量进入乳汁和胆汁中。其大部分以原药形式于 24 小时内随尿排出。

【用法用量】口服适用于尿路感染及轻症感染，成人每天 2～4g，小儿每天 50～100mg/kg，分 3～4 次服用。静脉注射或静脉滴注，用于中度或重度系统感染，成人每天 4～12g，重症可用到 16g；小儿每天 100～300mg/kg，分 2～4 次给予。1g 药物至少应用 10ml 溶剂，如 1 次用数克，则应按每 1g 药物用 25ml 溶剂的比例进行溶解，予以静脉滴注或缓慢静脉注射。适用溶剂有灭菌注射用水、5%～10%葡萄糖注射液、0.9%氯化钠注射液、含乳酸钠的注射液等。

【不良反应】主要为轻度胃肠道反应，偶可发生皮疹、嗜酸性粒细胞增多、ALT 升高等。

【相互作用】①与β-内酰胺类联合应用对金黄色葡萄球菌（包括 MRSA）、铜绿假单胞菌具协同作用。②与一些金属盐可生成不溶性沉淀，勿与钙、镁等盐配伍。

【注意事项】①过敏者禁用。②5 岁以下儿童禁用注射剂。③静脉滴注时，每 4g 溶于 250ml 以上液体中，滴速不宜过快，以减少静脉炎。

【规格】①注射剂：1.0g、2.0g、3.0g。②片剂：0.1g、0.2g、0.25g。③胶囊剂：0.2g。④散剂：3.0g。⑤颗粒剂：3.0g。

【贮藏】密封遮光，室温下保存。

多黏菌素 B Polymyxin B

【别名】多胜菌素乙、Polymyxin、Aerosporin。

【药理作用】对铜绿假单胞菌、大肠埃希菌、肺炎克雷伯菌，以及嗜血杆菌、肠杆菌属、沙门菌、百日咳杆菌、巴斯德菌和弧菌等革兰阴性菌有抗菌作用。对变形杆菌、奈瑟菌、沙雷菌、普鲁威登菌等革兰阴性菌和专性厌氧菌均不敏感。

【适应证】主要用于铜绿假单胞菌及其他假单胞菌引起的创面、尿路及眼、耳、气管等部位感染，也可用于败血症、腹膜炎。

【体内过程】除新生儿外，不能从胃肠道吸收。也不能通过未受损的皮肤吸收。肌内注射 2 小时后可获血药峰值，但多变，部分药物在血中会失活。半衰期约为 6 小时，不能渗入脑脊液，60%本品随尿排出。透析不能排出。

【用法用量】①静脉滴注：成人及儿童肾功能正常者每天 1.5～2.5mg/kg（一般不超过 2.5mg/kg），分 2 次，每 12 小时滴注 1 次。婴儿肾功能正常者可耐受 1 日 4mg/kg 的用量。②肌内注射：成人及儿童每天 2.5～3mg/kg 分次给予，每 4～6 小时用药 1 次。婴儿每天量可用到 4mg/kg，新生儿可用到 4.5mg/kg。③滴眼液浓度 1～2.5mg/ml。

【不良反应】常见肾毒性、神经毒性、过敏反应。

【相互作用】①不应与其他有肾毒性或神经肌肉阻滞作用的药物联合应用，以免发生意外。②与地高辛合用可使其作用增强。

【注意事项】①剂量不宜过大，疗程不宜超过 10～14 天，疗程中定期复查尿常规及肾功能。②不推荐 2 岁以下儿童使用。③不可静脉注射，也不宜快速静脉滴注。④对多黏菌素 B 或黏菌素（多黏菌素 E）过敏者禁用。⑤肾功能不全者、哺乳期妇女、孕妇慎用。

【规格】①注射剂（粉）：50mg。②滴眼剂：100ml：50 万 U。

【贮藏】遮光，贮于 30℃以下。

黏菌素 Colistin

【别名】多黏菌素 E、抗敌素、Polymyxin E、Colomycin、Colimicin、Colymycin S。

【药理作用】抗菌谱和体内过程与多黏菌素 B 相同。口服不吸收。

【适应证】用于治疗大肠埃希菌性肠炎和对其他药物耐药的细菌性痢疾。外用于烧伤和外伤引起的铜绿假单胞菌局部感染和耳、眼部位等敏感菌感染。

【体内过程】不易从胃肠道吸收，也不能通过未受损皮肤吸收。可逆性地与体内多种组织结合。与蛋白的结合率低。半衰期为 2～4.5 小时。可透过胎盘，但进入脑脊液中的药物极微。几乎全部以原药形式随尿排出。

【用法用量】①口服：成人每天 150 万～300 万 U 分 3 次服。儿童量 25 万～50 万 U，每天 3～4 次。重症时上述剂量可加倍。②外用：溶液剂 1 万～5 万 U/ml，氯化钠注射剂溶解。

【不良反应】可发生皮疹、瘙痒等过敏症状。胃肠道不良反应有恶心、呕吐、食欲缺乏、腹泻等反应。

【相互作用】尚不清楚。

【注意事项】①口服应空腹给药。②对多黏菌素类药物过敏者禁用。③对孕妇、肾功能不全患者慎用。

【规格】①片剂：50万U。②注射剂（粉）：50万U，100万U（供制备溶液用）。

【贮藏】密封、遮光，贮于15～30℃条件下。

夫西地酸 Colistin

【别名】夫司名、立思丁、奥络。

【药理作用】对一系列革兰阳性细菌有强大的抗菌作用。葡萄球菌，包括对青霉素、甲氧西林和其他抗生素耐药的菌株，均高度敏感。与临床使用的其他抗菌药物之间无交叉耐药性。

【适应证】用于敏感菌所致的各种感染，如骨髓炎、败血症、心内膜炎、反复感染的囊性纤维化、肺炎、皮肤及软组织感染、外科及创伤性感染等。

【体内过程】从胃肠道中吸收良好，口服混悬液比较难吸收，食物可使吸收延迟，儿童则比成人吸收快。可广泛分布于体内组织和体液中（包括骨、脓液、滑膜液），可穿透脑脓肿，但进入脑脊液中的药量很小，可进入胎儿循环和乳汁中。血浆半衰期为5～6小时或10～15小时，差异颇大。几乎完全以代谢物随胆汁排出。

【用法用量】①口服：每8小时服0.5g，重症加倍。1岁以下儿童每天50mg/kg，分次给予；1～5岁，每次250mg，每天3次；5岁以上按成年人量。②静脉滴注：成人每次500mg，每天3次；儿童及婴儿每天20mg/kg，分3次给药。将本品500mg溶于10ml所附的无菌缓冲溶液中，然后用0.9%氯化钠注射液或5%葡萄糖注射液稀释至250～500ml静脉滴注。若葡萄糖注射液过酸，溶液会呈乳状，出现此情况时即不能使用。输注时间不应少于2～4小时。

【不良反应】可致黄疸、肝功能变化、皮疹。

【相互作用】①可增加香豆素类药物的抗凝血作用。静脉滴注时与喹诺酮类、免疫球蛋白、门冬氨酸钾镁、维生素B₆和维生素C注射剂等多种药物有配伍禁忌。②与阿托伐他汀同用，可使两者血药浓度明显升高，可引起肌酸激酶浓度上升，出现肌无力、疼痛。

【注意事项】①口服与食物同服，以减轻胃肠道症状。②过敏者禁用。③新生儿、孕妇、哺乳期妇女、黄疸及肝功能不全者慎用。

【规格】①片剂：250mg。②注射剂：125mg，250mg，500mg。③口服混悬液：90ml：4.5g。④干混悬剂：0.25g。

【贮藏】密闭、遮光贮于2～8℃条件下。

1.2　合成抗菌药

1.2.1　磺胺类

磺胺嘧啶 Sulfadiazine

【别名】磺胺哒嗪、SD。

【药理作用】抑制细菌体内的二氢叶酸合成酶，从而抑制细菌的生长繁殖。对脑膜炎球菌、肺炎链球菌、淋球菌、溶血性链球菌的抑制作用较强，对葡萄球菌感染疗效差。

【适应证】磺胺类药属广谱抗菌药，但由于目前许多临床常见病原菌对该类药物耐药，故仅用于敏感细菌及其他敏感病原微生物所致的感染。

【体内过程】单次口服后迅速从胃肠道吸收，在口服4小时内可渗入脑脊液中，达到治疗浓度，可能高于血药浓度的一半。半衰期约为10小时，肾功能不全的患者可见延长，单次口服约有50%在24小时内以原药形式随尿排出。

【用法用量】①流行性脑脊髓膜炎：每天4g，分2～4次静脉注射或静脉滴注，症状缓解后改为口服。②其他感染：口服每次1g，每天2次，首次用药量可加倍。注射剂为钠盐，需用灭菌注射用水或0.9%氯化钠注射液稀释，静脉注射时浓度应低于5%；静脉注射时浓度约为1%（稀释20倍），混匀后应用。儿童一般感染每天50～75mg/kg，分2次用；流行性脑脊髓膜炎时每天100～150mg/kg。③眼膏可涂于眼睑内，每天2次。④软膏涂于洗净的患处，每天1～2次。

【不良反应】一般不良反应有恶心、呕吐、眩晕等，可自行消失。其他有过敏反应、肾和肝脏损害、粒细胞减少或缺乏症、血小板减少症、溶血性贫血及高胆红素血症等血液疾病。

【相互作用】①合用尿碱化药可增加碱性尿中的溶解度，使排泄增多。②不能与对氨基苯甲酸或含对氨基苯甲酰基的局部麻醉药如普鲁卡因、丁卡因等合用，对氨基苯甲酸可代替本品被细菌摄取，两者相互拮抗。③与口服抗凝血药、口服降血糖药、甲氨蝶呤、苯妥英钠和硫喷妥钠同用时，上述药物需调整剂量。④与骨髓抑制药同用时可能增强此类药物潜在的不良反应。⑤可取代保泰松的血浆蛋白结合部位，两者合用时可增加保泰松的作用。⑥与溶栓药合用时可能增大其潜在的毒性作用。⑦与肝毒性药物合用时可能引起肝毒性发生率的增高。对此类患者尤其是用药时间较长及以往有肝病史者应进行严密的监测。⑧与光敏感药物合用时可能发生光敏感的相加作用。⑨可能有干扰青霉素类药物的杀菌作用，最好避免与此类药物同时应用。⑩不宜与乌洛托品合用，有发生结晶尿的危险性。⑪接受磺胺药治疗者，维生素 K 的需要量增加。⑫口服含雌激素避孕药者如同时长时间服用磺胺药可导致避孕失败，并增加经期外出血的机会。

【注意事项】①在体内的代谢产物乙酰化物的溶解度低，容易在泌尿道中析出结晶，引起结晶尿、血尿、疼痛、尿闭等。②注射剂遇酸类可析出不溶性的磺胺嘧啶结晶。若用 5%葡萄糖注射液稀释，由于葡萄糖注射液的弱酸性，有时可析出结晶。空气中的二氧化碳也可使本品析出游离酸结晶。③在输液中忌与碳酸氢钠配伍，因可产生沉淀。④对呋塞米、砜类、噻嗪类利尿药、磺酰脲类、碳酸酐酶抑制药呈现过敏的患者，对磺胺药亦可过敏。⑤对磺胺类药物过敏者禁用。⑥孕妇、哺乳期妇女、小于 2 个月以下婴儿、严重肝肾功能不全者慎用。

【规格】①片剂：0.5g。②混悬液：10%（g/ml）。③注射剂：2ml：0.4g；5ml：1g。④软膏：5%；10%。⑤眼膏：5%。

【贮藏】密封、25℃左右遮光保存。

磺胺甲噁唑 Sulfamethoxazole

【别名】新诺明、磺胺甲基异噁唑、Sulfamethoxizole、Sinomin、SMZ。

【药理作用】抗菌谱与磺胺嘧啶相近，但抗菌作用较强。

【适应证】适用于尿路感染、呼吸道感染、皮肤化脓性感染、扁桃体炎等。疗效与氨苄西林、氯霉素、四环素等相近。与增效剂甲氧苄啶（TMP）联合应用时，其抗菌作用有明显增强，临床应用范围也扩大。

【体内过程】口服可迅速从胃肠吸收，吸收量可达给药量的 90%以上，约在 2 小时后达到血药峰值，半衰期为 6～12 小时，肾功能不全的患者可能延长。口服后可广泛分布于体内各组织和体液中，脑膜有炎症时，脑脊液中的药物浓度可达到血药浓度的 80%～90%。可透过胎盘，进入胎儿循环，乳汁中可检出低浓度药物。

【用法用量】①成人常用量：用于治疗一般感染首剂 2g，以后每天 2g，分 2 次服用。②小儿常用量：用于治疗 2 个月以上婴儿及小儿的一般感染。首剂量每天 50～60mg/kg（总剂量不超过 2g/d），以后每天 50～60mg/kg，分 2 次服用。

【不良反应】【相互作用】【注意事项】见磺胺嘧啶。

【规格】片剂：0.5g。

【贮藏】密封、遮光保存。

柳氮磺吡啶 Sulfasalazine

【别名】水杨酰偶氮磺胺吡啶、磺胺柳吡啶。

【药理作用】口服后被结肠内细菌裂解为 5-氨基水杨酸和磺胺吡啶，能起抗菌、消炎和免疫抑制作用。

【适应证】用于溃疡性结肠炎、克罗恩病的治疗。也可用于类风湿关节炎。

【体内过程】口服后约有 15%从小肠吸收，其中小部分经肠肝循环又回到小肠中。大部分药物可到达结肠，结合的偶氮基被肠道中菌群的作用分解，产生出磺胺吡啶和 5-氨基水杨酸（ASA）。小量吸收后广泛与血浆蛋白结合，继而以原药形式随尿排出。可透过胎盘，也可在乳汁中检出。磺胺吡啶也可透过胎盘，并在乳汁中出现。5-ASA 组成部分极难吸收。在约 1/3 被吸收并被分解的 5-ASA 中，几乎全部被乙酰化并随尿排出。

【用法用量】①口服：治疗溃疡性结肠炎，成人每天 2～4g，每次 0.5～1g，逐渐增量至每天 4～6g，好转后每天减量为 1.5g，直至症状消失（疗程 1 年）。②直肠给药：重症患者，每次 0.5g，早、中、晚各 1 次。轻中度患者，早、晚各 0.5g。症状明显改善后，每晚或隔日睡前 0.5g。用药后需侧卧半小时。

【不良反应】①长期服药可发生恶心、呕吐、药疹、药物热、白细胞减少等不良反应。服药期间应检查血常规，肝肾病患者慎用。可影响精子活动能力而致男性不育症。②抑制肠道菌群的药物可抑制本品在肠道中分解，因而影响 5-ASA 的游离，有降低药效的可能，尤以各种广谱抗菌药物为甚。

【相互作用】①与尿碱化药合用可增强本品在碱性尿中的溶解度，使排泄增多。②氨基苯甲酸可代替磺胺药被细菌摄取，拮抗磺胺药的抑菌作用，因而两者不宜合用。③下列药物与磺胺药合用时，后者可取代这些药物的蛋白结合部位，或抑制其代谢，以致药物作用时间延长或毒性发生，因此当这些药物与磺胺药合用，或在应用磺胺药之后使用时需调整其剂量。此类药物包括口服抗凝药、口服降血糖药、甲氨蝶呤、苯妥英钠和硫喷妥钠。④骨髓抑制剂与磺胺药合用时可能增强此类药物对造血系统的不良反应。如有指征需两类药物合用时，应严密观察可能发生的毒性反应。⑤避孕药（雌激素类），长时间与磺胺药合用可导致避孕的可靠性降低，并增加经期外出血的机会。⑥溶栓药物与磺胺药合用时，可能增大其潜在的毒性作用。⑦肝毒性药物与磺胺药合用，可能引起肝毒性发生率的增高。对此类患者尤其是用药时间较长及以往有肝病史者应监测肝功能。⑧光敏性药物与磺胺药合用，可增加光敏性的发生风险。⑨接受磺胺药治疗者对维生素K的需要量增加。⑩乌洛托品在酸性尿中可分解产生甲醛，后者可与磺胺形成不溶性沉淀物。使发生结晶尿的危险性增加，因此不宜两药合用。⑪磺胺药可取代保泰松的血浆蛋白结合部位，当两者合用时可增强保泰松的作用。⑫磺吡酮与磺胺类药物同用时可减少后者自肾小管的分泌，其血药浓度升高且持久，从而产生毒性，因此在应用磺吡酮期间或在应用其治疗后可能需要调整磺胺药的剂量。当磺吡酮疗程较长时，对磺胺药的血药浓度宜进行监测，有助于剂量的调整，保证安全用药。⑬与洋地黄类或叶酸合用时，后者吸收减少，血药浓度降低，因此须随时观察洋地黄类的作用和疗效。⑭与丙磺舒合用，会降低肾小管磺胺排泄量，致磺胺的血药浓度上升，作用延长，容易中毒。⑮与新霉素合用，新霉素抑制肠道菌群，影响本品在肠道内分解，使作用降低。

【注意事项】①服药期间应监测血常规。②同时服用氰钴胺片将影响后者吸收。③可能引起儿童溶血性贫血。④对磺胺、水杨酸盐过敏者禁用。⑤肝肾疾病及哮喘患者慎用。⑥2 岁以下儿童不宜使用，孕妇及哺乳期妇女遵医嘱使用。

【规格】①片剂：0.25g。②栓剂：0.5g。③肠溶片：0.25g。

【贮藏】密封、遮光保存。

磺胺嘧啶银 Sulfadiazine Silver

【别名】烧伤宁、烧烫宁。

【药理作用】磺胺类抗菌药，具有磺胺嘧啶和银盐的双重作用。对多数革兰阳性和阴性菌均有抗菌活性。

【适应证】用于治疗烧烫伤创面感染，除能控制感染外，还可促使创面干燥、结痂和促进愈合。

【用法用量】①对Ⅰ、Ⅱ度烧烫伤：用 1%～2%乳膏涂敷创面，1～2 天换药 1 次。②对Ⅲ度烧烫伤：用 1%～2%软膏涂敷创面。

【不良反应】①常见有局部刺激性、皮疹、皮炎、药物热、肌肉疼痛、血清病样反应等过敏反应。②局部外用可有部分吸收，因此可能出现粒细胞和血小板减少、再生障碍性贫血、肝功能减退、恶心、呕吐和腹泻等。

【相互作用】供外用，与其他外用药物的相互作用尚不清楚。

【注意事项】①对磺胺类药物及银盐过敏者禁用。②孕妇及哺乳期妇女慎用。③避免接触眼睛和其他黏膜（如口、鼻等）。④可能引起新生儿贫血和核黄疸，故新生儿不宜使用。⑤用药部位如有灼烧感、瘙痒、红肿等情况应停药，并将局部药物洗净，必要时向医师咨询。⑥肝肾功能不全的患者慎用。⑦不宜大面积使用，以免增加吸收中毒。⑧过敏者禁用，过敏体质者慎用。

【规格】软膏剂：1%。

【贮藏】遮光，密封，在阴凉处保存。

甲氧苄啶 Trimethoprim

【别名】甲氧苄氨嘧啶、Proloprim、Trimpex、TMP。

【药理作用】抗菌谱与磺胺药近似，有抑制二氢叶酸还原酶的作用，可阻碍四氢叶酸合成。与磺胺药合用可使细菌的叶酸合成代谢遭到双重阻断，有协同抗菌作用，并可使抑菌作用转为杀菌作用，减少耐药菌株产生。

【适应证】常与磺胺药合用（多应用复方制剂）于治疗肺部感染、急慢性支气管炎、细菌性痢疾、尿路感染、肾盂肾炎、肠炎、伤寒、疟疾等，与多种抗生素合用，也可产生协同作用，增强疗效。因易产生耐药性，很少单独应用。

【体内过程】口服后吸收完全，约可吸收给药量的 90%以上，吸收后广泛分布于组织和体液，在肾、肝、脾、肺、肌肉、支气管分泌物、唾液、阴道分泌物、前列腺组织及前列腺液中的浓度均超过血药浓度。可穿过血-脑脊液屏障，脑膜无炎症时脑脊液药物浓度为血药浓度的30%～50%，炎症时可达 50%～100%。可穿过血胎盘屏障，胎儿循环中药物浓度接近母体血药浓度。乳汁中浓度接近或高于血药浓度。房水中药物浓度约为血药浓度的 1/3。消除半衰期为 8～10 小时，无尿时可达 20～50 小时。主要自肾小球滤过、肾小管分泌排出，24 小时可排出给药量的 50%～60%，其中 80%～90%以药物原形排出，而其余部分以代谢物形式排出。

【用法用量】①口服：每次 0.1～0.2g，每天 2 次。②肌内注射：每次 80～100mg，分 1～2 次。③小儿剂量：口服每天 5～10mg/kg，分 2 次。

【不良反应】①可干扰叶酸代谢产生血液系统不良反应，可出现白细胞减少、血小板减少或高铁血红蛋白性贫血。一般白细胞及血小板减少系轻度，及时停药可望恢复，也可加用叶酸制剂。②可发生瘙痒、皮疹，偶可呈严重的渗出性多形红斑。③恶心、呕吐、腹泻等胃肠道反应，一般症状轻微。④偶可发生无菌性脑膜炎，有头痛、颈项强直、恶心等表现。

【相互作用】①有肝药酶抑制作用，可使苯妥英钠的消除率降低，半衰期延长。②与环孢素合用，可增加肾毒性。③可干扰苯妥英钠的肝内代谢，使苯妥英钠的半衰期延长 50%，并减少其清除率 30%。④可抑制华法林的代谢，增强其抗凝作用。

【注意事项】①服后可能出现恶心、呕吐、食欲缺乏、血尿、药物过敏、白细胞和血小板减少等，停药后即可恢复正常。②较长期服用（超过 15～20 天）或按较大剂量连续用药时，应注意血象变化。③孕妇禁用。早产儿、新生儿避免使用，严重肝肾疾病、血液病（如白细胞减少、血小板减少、紫癜症等）患者禁用。

【规格】①片剂：0.1g。②注射剂：2ml∶0.1g。

【贮藏】密封、遮光保存。

复方磺胺甲基异噁唑 Compound Sulfamethoxazole

【别名】复方新诺明、诺达明、诺德菲。

【药理作用】是磺胺甲噁唑（SMZ）与甲氧苄啶（TMP）的复方制剂，SMZ 抑制二氢叶酸合成酶，干扰合成叶酸的第一步，TMP 作用于叶酸合成代谢的第二步，选择性抑制二氢叶酸还原酶的作用，两者合用可使细菌的叶酸代谢受到双重阻断。对非产酶金黄色葡萄球菌、化脓性链球菌、肺炎链球菌、大肠埃希菌、克雷伯菌属、沙门菌属、变形杆菌属、摩根菌属、志贺菌属等肠杆菌科细菌、淋球菌、脑膜炎球菌、流感嗜血杆菌均具有良好抗菌作用，尤其对大肠埃希菌、流感嗜血杆菌、金黄色葡萄球菌的抗菌作用较 SMZ 单药明显增强。此外在体外对沙眼衣原体、星形诺卡菌、原虫、弓形体等亦具良好抗微生物活性。

【适应证】为目前磺胺类药物中抗菌最强而且较常用的复方制剂。可用于肠道感染、心内膜炎、急慢性支气管炎、淋病、骨髓炎、婴儿腹泻、旅行者腹泻、败血症等的治疗；是治疗肺孢子虫病首选药物。

【体内过程】①同磺胺甲噁唑。②口服 TMP 后可迅速吸收，几乎完全被吸收。吸收后可广泛分布于全身各种组织和体液中，但进入脑脊液中的药物浓度仅及血药浓度的 1/4～1/2。可迅速透过胎盘并进入乳汁。成人的半衰期为 8～11 小时，儿童则稍短；但新生儿和肾功能不全的患者可见延长。主要通过肾脏排泄，少量经胆汁分泌随粪便排出。血液透析时可消除某种程度的药物。

【用法用量】①口服：每次 1～2 片，每天 2～3 次，首剂加倍。6～12 岁小儿每次 0.5～1 片，2～6 岁小儿每次 1/4～1/2 片，均每天 2 次。②肌内注射：每次 2ml，每天 2 次。

【不良反应】药疹、渗出性多形红斑、剥脱性皮炎、大疱性表皮松解、萎缩性皮炎、光敏反应、药物热、关节及肌肉疼痛。

【相互作用】参见小儿复方磺胺甲噁唑。

【注意事项】①对磺胺过敏者禁用。②小于 2 个月婴儿禁用。③孕妇及哺乳期妇女禁用。④易出现结晶尿、血尿、蛋白尿、尿少、腰痛等，肝功能不全患者不宜使用。

【规格】①片剂：磺胺甲噁唑 0.4g，甲氧苄啶 0.08g。②注射剂：2ml∶（磺胺甲噁唑 0.4g，甲氧苄啶 0.08g）。

【贮藏】密封、遮光保存。

小儿复方磺胺甲噁唑 Pediatric Compound Sulfamethoxazole

【别名】小儿复方新诺明。

【药理作用】参见复方磺胺甲噁唑。

【适应证】用于小儿呼吸道、肠道、泌尿道感染。

【体内过程】参见复方磺胺甲噁唑。

【用法用量】①颗粒剂：口服，3 个月至 1 岁，每次 1/3～1/2 袋；1～5 岁，每次 1 袋；5～8 岁，每次 1.5～2 袋，每天 1 次或遵医嘱，温开水冲服。②片剂：2 个月以上、体重<40kg 的儿童、婴幼儿每次口服磺胺甲基异噁唑 20～30mg/kg，

甲氧苄啶 4~6mg/kg，每 12 小时 1 次；体重≥40kg 的小儿剂量同成人常用量。

【不良反应】 参见复方磺胺甲噁唑。

【相互作用】 ①合用尿碱化药可增加本品在碱性尿中的溶解度，使排泄增多。②不能与对氨基苯甲酸合用，对氨基苯甲酸可代替本品被细菌摄取，两者相互拮抗。③与口服抗凝血药、口服降血糖药、甲氨蝶呤、苯妥英钠和硫喷妥钠合用须调整剂量，防止药物的作用时间延长或发生毒性反应。④与骨髓抑制剂合用可能增强此类药物对造血系统的不良反应，如白细胞、血小板减少等，若确有指征需两药合用时，应严密观察可能发生的毒性反应。

【注意事项】 参见复方磺胺甲噁唑。

【规格】 ①颗粒剂：磺胺甲噁唑 0.1g，甲氧苄啶 20mg。②片剂：磺胺甲噁唑 0.4g，甲氧苄啶 0.08g。

【贮藏】 密封、遮光保存。

复方磺胺嘧啶 Compound Sulfadiazine

【药理作用】 磺胺嘧啶（SD）与甲氧苄啶（TMP）的复方制剂，两者合用具有协同抗菌作用，对非产酶金黄色葡萄球菌、化脓性链球菌、肺炎链球菌、大肠埃希菌、克雷伯菌属、沙门菌属、变形杆菌属、摩根菌属、志贺菌属等肠杆菌科细菌、淋球菌、脑膜炎球菌、流感嗜血杆菌均具有良好抗菌活性。此外，在体外对沙眼衣原体、星形诺卡菌、疟原虫和弓形体也有抗微生物活性。

【适应证】 ①大肠埃希菌、克雷伯菌属、肠杆菌属、奇异变形杆菌、普通变形杆菌和摩根菌属敏感菌株所致的尿路感染。②肺炎链球菌或流感嗜血杆菌所致的急性中耳炎。③肺炎链球菌或流感嗜血杆菌所致的成人慢性支气管炎急性发作。

【体内过程】 参照磺胺嘧啶和甲氧苄啶。

【用法用量】 ①成人常用量：口服，每次 2 片，每天 2 次。②小儿常用量：2 个月以上、体重 40kg 以下的婴幼儿口服 SD 20~30mg/kg 及 TMP 4~6mg/kg，每 12 小时 1 次；体重 40kg 以上的儿童剂量同成人常用量。

【不良反应】 参照磺胺嘧啶和甲氧苄啶。

【相互作用】 ①与尿碱化药合用可增加本品在碱性尿中的溶解度，使排泄增多。②对氨基苯甲酸可代替磺胺药被细菌摄取，拮抗磺胺药的抑菌作用，不宜合用。③口服抗凝血药、口服降血糖药、甲氨蝶呤、苯妥英钠和硫喷妥钠与磺胺药合用须调整剂量，防止药物的作用时间延长或发生毒性反应。④骨髓抑制剂与磺胺药合用时可能增强此类药物对造血系统的不良反应。⑤避孕药（雌激素类）长时间与磺胺药合用可导致避孕的可靠性降低，并增加经期外出血的机会。⑥溶栓药物与磺胺药合用时，可能增大其潜在的毒性作用。⑦肝毒性药物与磺胺药合用可能引起肝毒性发生率的增高。⑧光敏性药物与磺胺药合用，可增加光敏反应的风险。⑨接受磺胺药治疗者对维生素 K 的需要量增加。⑩乌洛托品在酸性尿中可分解产生甲醛，后者可与磺胺形成不溶性沉淀物，使发生结晶尿的危险性增加，因此不宜两药合用。⑪磺胺药可取代保泰松的血浆蛋白结合部位，当两者合用时可增强保泰松的作用。⑫磺吡酮与磺胺类药物同用时可减少后者自肾小管的分泌，其血药浓度升高且持久，从而产生毒性。⑬与洋地黄类或叶酸合用时，后者吸收减少，血药浓度降低，因此须随时观察洋地黄类的作用和疗效。⑭与丙磺舒合用会降低肾小管磺胺排泄量，致磺胺的血药浓度上升，作用延长，容易中毒。⑮与新霉素合用，新霉素抑制肠道菌群，影响本品在肠道内分解，使作用降低。⑯TMP 可抑制华法林的代谢而增强其抗凝作用。⑰TMP 与环孢素合用可增加肾毒性。⑱与利福平合用可明显使 TMP 清除增加和血浆半衰期缩短。⑲TMP 不宜与抗肿瘤药、2,4-二氨基嘧啶类药物同时应用，也不宜在应用其他叶酸拮抗药治疗的疗程之间应用，有产生骨髓再生障碍或巨幼细胞贫血的可能。⑳与氨苯砜合用会致氨苯砜和 TMP 的血药浓度均升高，使不良反应增多且加重。㉑与普鲁卡因胺合用时 TMP 可减少普鲁卡因胺的肾清除，致普鲁卡因胺及其代谢物 N-乙酰普鲁卡因胺的血浓度增高。

【注意事项】 参照磺胺嘧啶和甲氧苄啶。

【规格】 片剂：每片含磺胺嘧啶 0.4g 和甲氧苄啶 50mg。

【贮藏】 遮光、密封保存。

1.2.2 喹诺酮类

诺氟沙星 Norfloxacin

【别名】 氟哌酸、淋克星、力醇罗、哌克利、Noroxin、淋沙星、Fulgram、唤康。

【药理作用】为第三代喹诺酮类药物，具有抗菌谱广、作用强的特点，尤其对革兰阴性菌，如铜绿假单胞菌、大肠埃希菌、肺炎克雷伯菌、奇异变形杆菌、产气杆菌、沙门菌、沙雷菌、淋球菌等有强杀菌作用。对金黄色葡萄球菌的作用较庆大霉素强。

【适应证】用于敏感菌所致的泌尿道、肠道、耳鼻喉科、妇科、外科和皮肤科等感染性疾病。

【体内过程】口服可吸收 30%～40%。口服 400mg 后 1～2 小时可达血药峰值，胃内有食物存在时可延迟吸收。半衰期约为 4 小时，肾功能不全的患者会延长。易于渗进泌尿生殖系组织，可透过胎盘。胆囊中的药物浓度较高。约有 30% 的用量以原药形式于 24 小时内随尿排出。尿的 pH 为 7.5 时溶解度最低。丙磺舒可减少药物随尿排出。有些代谢可能在肝内进行，尿中可检出几种代谢物，有的具有活性。随粪便排出的用量约为 30%。

【用法用量】①口服：成人常用量为 400mg，每天 2 次，CC≤10ml/min 时用量为 400mg，每天 1 次。连用 3～10 天。对慢性复发性尿路感染，须持续治疗 12 周；如在前 4 周内效应充分，可减量为 400mg，每天 1 次。治疗无合并症的淋病可单次口服 800mg。②滴眼：0.3%滴眼液局部用于结膜炎、角膜炎和沙眼，每次 1～2 滴，每天 3～5 次。③阴道用膜剂：使用前先洗净外阴，将手洗净擦干，从药膜本的两层纸中间取出药膜 1 片（或 2 片）经折叠成松软小团后，以食指和中指夹持（或中指）推入阴道深处。早晚各 1 次，一次 20～40mg（1～2 片）。④外用：乳膏剂及软膏剂，用于治疗细菌感染性皮肤病，每日患处涂药 2 次。清创后，小面积烧伤可将乳膏直接涂在创面上，或将乳膏均匀地搓在无菌纱布上，将带药的纱布贴敷在创面上，创面可半暴露或包扎。⑤严重及不能口服者可静脉滴注，每次 0.2～0.4g，滴注 1 小时，每 12 小时 1 次。

【不良反应】①胃肠道反应较为常见，可表现为腹部不适或疼痛、腹泻、恶心或呕吐。②中枢神经系统反应可有头晕、头痛、嗜睡或失眠。③过敏反应：皮疹、皮肤瘙痒，偶可发生渗出性多形红斑及血管神经性水肿。少数患者有光敏反应。④偶可发生癫痫发作、精神异常、烦躁不安、意识障碍、幻觉、震颤、血尿、发热、皮疹、静脉炎、结晶尿、关节疼痛。⑤少数患者可发生血清氨基转移酶升高、血尿素氮增高及周围血象白细胞降低。⑥罕见尖端扭转型心动过速和跟腱损伤。

【相互作用】①属肝酶抑制药，凡是通过肝酶代谢的药物均可因同时使用本类药物而使代谢受抑、作用增强，如茶碱、咖啡因或口服抗凝血药等的血药浓度都会升高，甚至发生致命性反应，应给予特别关注。②碱化尿可减低本品在尿中的溶解度，导致结晶尿和肾毒性。③与环孢素合用，可使环孢素的血药浓度升高。④与抗凝血药华法林同用可增强华法林的抗凝血作用。⑤与丙磺舒合用可因增高血浓度而产生毒性。⑥与呋喃妥因具拮抗作用，不推荐联合应用。⑦多种维生素或其他含铁、锌离子的制剂及含铝或镁的抗酸药可减少药物的吸收，建议避免合用，或服药前 2 小时、服药后 6 小时服用。⑧去羟肌苷（didanosine，DDI）可减少本品的口服吸收，与氟喹诺酮类螯合，故不宜合用。⑨可干扰咖啡因的代谢，导致咖啡因清除减少，消除半衰期延长，并可产生中枢神经系统毒性。

【注意事项】①注意服药后不要过度暴露于阳光或紫外线下，有发生光敏反应的危险。②有过敏史、有抽搐或癫痫病史、孕妇、严重肾功能不全及 18 岁以下未成年人慎用。③宜空腹服用，并同时饮水 250ml。④应在给药前留取尿标本培养，参考细菌药敏结果调整用药。⑤大剂量应用或尿 pH＞7 时可发生结晶尿。为避免结晶尿的发生，宜多饮水，保持 24 小时排尿量在 1200ml 以上。⑥葡萄糖-6-磷酸脱氢酶缺乏患者服用，极个别可能发生溶血反应。⑦喹诺酮类可致重症肌无力症状加重、呼吸肌无力而危及生命。⑧肝功能不全时，如属重度（肝硬化腹水）可减少药物清除，血药浓度增高，肝、肾功能均减退者尤为明显，须调整剂量。

【规格】①注射剂：2ml∶0.1g，2ml∶0.2g。②注射剂（粉）：0.2g，0.4g。③大容量注射剂：100ml 含诺氟沙星 0.2g 与葡萄糖 5g，250ml 含诺氟沙星 0.4g 与葡萄糖 12.5g，250ml 含诺氟沙星 0.2g 与葡萄糖 12.5g，100ml 含诺氟沙星 0.2g 与氯化钠 0.9g。④胶囊剂：0.1g，0.2g。⑤片剂：0.1g，0.2g，0.4g。⑥滴眼液：0.3%，5ml。⑦阴道用膜剂：20mg。⑧软膏剂：30mg/10g，0.1g/10g。⑨乳膏剂：0.1g/10g。

【贮藏】密封、遮光保存。

氧氟沙星 Ofloxacin

【别名】氟嗪酸、泰利必妥、信利妥、乐佳松、东康明、奥复星。

【药理作用】为第三代喹诺酮类药物，具有广谱抗菌作用，尤其对需氧革兰阴性杆菌抗菌活性高，对葡萄球菌、链球菌（包括肠球菌）、肺炎链球菌、淋球菌、大肠埃希菌、枸橼酸杆菌、志贺杆菌、肺炎克雷伯菌、肠杆菌属、沙雷杆菌属、变形杆菌、流感嗜血杆菌、不动杆菌、螺旋杆菌等有较好的抗菌作用，对铜绿假单胞菌和沙眼衣原体也有一定的抗菌作用。尚有抗结核杆菌的作用。

【适应证】用于治疗呼吸道、咽喉、扁桃体、泌尿道（包括前列腺）、皮肤及软组织、胆囊及胆管、中耳、鼻窦、泪囊、肠道等部位的急、慢性感染。

【体内过程】易于从胃肠道快速吸收。生物利用度几乎达到 100%。胃内有食物时会使吸收延迟。半衰期为 5~8 小时，肾功能不全时可延迟至 15~60 小时。广泛分布于各种体液中，包括脑脊液，组织渗透作用良好。可透过胎盘，进入乳汁，胆汁中的药物浓度较高。主要以原药形式于 24~48 小时随尿排出 75%~80%。

【用法用量】①口服，每次 0.1~0.3g，每天 2 次，根据病症适当调整剂量。抗结核用量为每天 0.3g，顿服。控制伤寒反复感染每天 50mg，连用 3~6 个月。肾功能不全的患者必须减量。开始 1 次正常剂量后，继而减半至每天 0.1~0.2g，或根据 CC 而定，当 CC 为 20~50ml/min 时，每 24 小时给予 1 次常用量；CC≤20ml/min 时，每 24 小时给予 0.1g。正在接受透析的患者，每 24 小时给予 100mg。②静脉滴注：每次 0.2~0.4g，每天 2 次，以适量输液稀释，滴注 1 小时。滴耳剂：成人每天 2 次，每次 6~10 滴。小儿适量减量。③滴眼：滴入眼睑内，每天 3~5 次，每次 1~2 滴，或遵医嘱。④滴耳：成人每次 6~10 滴，每天 2~3 次。滴耳后进行约 10 分钟耳浴。根据症状适当增减滴耳次数。对小儿滴数酌减。⑤外用：软膏剂及乳膏剂，用于脓疱疮、疖疮、毛囊炎、湿疹、烧伤、烫伤、冻疮及丘疹性荨麻疹，涂患处每天 2~3 次。⑥阴道给药：阴道泡腾片及栓剂，用于细菌性阴道炎，每晚 1 次，每次 1 片，临用前清洗阴部，将药片置入阴道深部，连用 7 天，或遵医嘱。⑦眼膏：一般每天 3 次，适量涂于结膜囊内。

【不良反应】①胃肠道反应：腹部不适或疼痛、腹泻、恶心或呕吐。②中枢神经系统反应可有头晕、头痛、嗜睡或失眠。③过敏反应：皮疹、皮肤瘙痒，偶可发生渗出性多形红斑及血管神经性水肿。光敏反应较少见。④偶可发生：癫痫发作、精神异常、烦躁不安、意识混乱、幻觉、震颤、血尿、发热、皮疹等间质性肾炎表现、静脉炎、结晶尿（多见于高剂量应用时）、关节疼痛。⑤少数患者可发生血清氨基转移酶升高、血尿素氮增高及周围血象白细胞减少，多属轻度，并呈一过性。

【相互作用】①抑制茶碱代谢，升高血药浓度，两者避免合用，若合用需监测茶碱血药浓度。②升高环孢素血药浓度，合用需监测并调整剂量。③增强双香豆素类作用时间，合用需监测凝血酶原时间。④镁、铝离子可与本品形成螯合物，不宜合用。⑤合用非甾体抗炎药偶有抽搐发生，不宜合用。

【注意事项】①注意服药后不要过度暴露于阳光或紫外线下，有发生光敏反应的危险。②注射剂仅用于缓慢静脉滴注，每 200mg 静脉滴注时间应大于 30 分钟。③各年龄段，尤其是参加体力活动或是紧张及类风湿关节炎等有肌腱障碍史患者使用本品有增加肌腱炎、肌腱断裂的风险。④糖尿病患者，尤其使用口服降血糖药或胰岛素的患者，使用本品可引起血糖波动。⑤孕妇、哺乳期妇女、幼儿禁用。肾功能不全、18 岁以下未成人慎用。

【规格】①片剂：100mg，200mg。②注射剂（粉）：100mg，200mg，400mg，500mg。③注射剂：2ml∶0.1g，2ml∶0.2g，5ml∶0.1g，5ml∶0.2g，10ml∶0.2g，10ml∶0.4g。④大容量注射剂：100ml 含氧氟沙星 0.2g 与葡萄糖 5.0g，200ml 含氧氟沙星 0.2g 与葡萄糖 11.0g，250ml 含氧氟沙星 0.2g 与葡萄糖 12.5g，100ml 含氧氟沙星 0.2g 与氯化钠 0.9g，200ml 含氧氟沙星 0.4g 与氯化钠 1.8g。⑤颗粒剂：0.1g。⑥滴眼液：5ml∶15mg。⑦滴耳液：5ml∶15mg。⑧栓剂：0.1g。⑨眼膏：2g∶6mg，3.5g∶10.5mg，10g∶30mg。⑩乳膏剂：10g∶30mg，20g∶60mg。⑪凝胶剂：10g∶50mg，15g∶75mg，20g∶100mg。⑫阴道泡腾片：0.1g。

【贮藏】遮光保存。

左氧氟沙星 Levofloxacin

【别名】恒奥、可乐必妥、来立信、丽珠强派、利复星、维沙欣、杰奇、Cravit、Levaquin。

【药理作用】是氧氟沙星的左旋体，抗菌作用同氧氟沙星，抗菌活性为氧氟沙星的 1 倍。尤其对甲氧西林敏感葡萄球菌、溶血性链球菌、肺炎链球菌等的抗菌作用强。

【适应证】见氧氟沙星。

【体内过程】①口服或静脉滴注：每次 0.25～0.75g，每 24 小时 1 次。②滴眼：滴入眼睑内，每天 3～5 次，每次 1～2 滴。③外用：软膏剂，涂擦于患处。脓疱疮，涂药每天 3 次，疗程 5 天；疖疮、毛囊炎和其他化脓性皮肤病，涂药每天 1 次，疗程 7 天。

【用法用量】①口服后吸收迅速而完全，分布于体内各种组织（包括支气管黏膜和肺），但渗进脑脊液中的药物浓度相当低，仅有很少部分被代谢成失活的代谢物。②半衰期为 6～8 小时，肾功能不全的患者可见延长。大部分以原药形式随尿排出。

【不良反应】【相互作用】见氧氟沙星。

【注意事项】注射剂仅用于缓慢静脉滴注，每 200mg 静脉滴注时间应大于 60 分钟。

【规格】①片剂：0.1g，0.15，0.2g，0.5g。②胶囊剂：0.1g，0.2g，0.25g。③注射剂：0.1g，0.2g，0.3g，0.5g。④滴眼剂：5ml：15mg，7ml：21mg。⑤眼用凝胶：5g：15mg。⑥软膏：0.3%，15g。

【贮藏】遮光保存。

依诺沙星 Enoxacin

【别名】氟啶酸、诺佳、必采尼、杰瑞纳、卡西诺、力得佳。

【药理作用】为第三代喹诺酮类药物，抗菌谱与氧氟沙星近似。

【适应证】用于咽喉、支气管、肺、尿路、前列腺、胆囊、肠道、中耳、鼻旁窦等部位感染，也可用于脓皮病及软组织感染，局部使用治疗敏感菌引起的结膜炎、角膜炎等眼部感染。

【体内过程】半衰期为 4～6 小时，肾功能不全的患者会延长，且氧合代谢物可能蓄积；于体内广泛分布，组织中的药物浓度（如肺、肾、前列腺）较高于血药浓度。胆汁中可达高浓度，但其随胆汁分泌的程度尚不清楚，主要随尿排出，经代谢消除。

【用法用量】①口服：成人常用量每天 2 次，每次 0.2～0.3g。②静脉滴注：每天 2 次，每次 0.2g，最大剂量不超过每天 0.6g。③滴眼：滴入眼睑，每次 1～2 滴，每天 4～6 滴。④外用，软膏剂，涂于患处，每天 2～4 次。

【不良反应】【相互作用】见氧氟沙星。

【注意事项】①严重抑制茶碱的正常代谢，联合应用需监测茶碱浓度。②对氟喹诺酮类药过敏、缺乏葡萄糖-6-磷酸脱氢酶的患者禁用。③18 岁以下青少年、孕妇、哺乳期妇女禁用。

【规格】①片剂：0.1g，0.2g。②胶囊剂：0.1g，0.2g。③注射剂（粉）：0.1g，0.2g。④注射剂：2ml：0.1g。⑤滴眼液：24mg/8ml。⑥软膏剂：0.1g/10g。

【贮藏】密封、遮光保存。

环丙沙星 Ciprofloxacin

【别名】环丙氟哌酸、环福星、特美力、悉复欣、丙氟哌酸、奔克、Ciflosin、Ciflox、CFLX。

【药理作用】为第三代喹诺酮类药物，抗菌谱与诺氟沙星相似，对肠杆菌、铜绿假单胞菌、流感嗜血杆菌、淋球菌、链球菌、军团菌、金黄色葡萄球菌、脆弱拟杆菌等的作用显著优于其他同类药物及头孢菌素、氨基糖苷类等抗生素，对耐β-内酰胺酶或耐庆大霉素的病菌也常有效。

【适应证】用于敏感菌引起的呼吸道、尿道、消化道、胆道、皮肤和软组织、盆腔、眼、耳、鼻、咽喉等部位的感染。

【体内过程】口服后迅速被吸收。胃中有食物存在时，吸收虽会延迟，但不影响全部吸收量。半衰期为 3.5～4.5 小时，严重肾衰竭、老年人、接受本品治疗的严重肝硬化患者，其半衰期稍见延长。在体内广泛分布，组织渗透良好，可透过胎盘，进入乳汁，胆汁中可达高浓度。主要随尿排出，丙磺舒可减少肾清除。

【用法用量】①口服：成人每次 0.25g，每天 2 次，重症者可加倍量。但 1 日最高量不可超过 1.5g。肾功能不全者（CC<30ml/min）应减少服量。②静脉滴注：每次 0.1～0.2g，每天 2 次，用 0.9%氯化钠注射液或葡萄糖注射液稀释，滴注时间不少于 30 分钟。③滴眼：0.5%滴眼液局部用于眼结膜炎、角膜炎和沙眼，每次 1～2 滴，每天 3～5 次。④阴道用药：栓剂用于细菌性阴道炎，患者清洁外阴部后，取仰卧位，垫高臀部，将栓剂塞入阴道深部，保留 5～10

分钟。每晚 1 次，每次 1 枚，7 天为 1 个疗程。阴道泡腾片阴道给药，每天 1 次，于每晚临睡前清洁外阴后，放入阴道后穹窿处，连用 7 天，或遵医嘱。⑤外用治疗脓疱疮、疖疮、毛囊炎及外伤，每天 2~3 次。

【不良反应】【相互作用】见氧氟沙星。

【注意事项】①严重抑制茶碱的正常代谢，联合用药可引起严重不良反应，应监测茶碱的血药浓度；对咖啡因、可能对华法林也有同样影响，应予以注意。②可与食物同服，但抗胆碱药则抑制本品吸收，应避免同服。③对氟喹诺酮类药过敏的患者禁用。孕妇、哺乳期妇女和未成年者不宜用。

【规格】①片剂：0.25g，0.5g。②注射剂：0.2g，0.4g。③滴眼液：5ml∶15mg。④软膏：10g∶30mg。⑤栓剂：0.2g。⑥阴道泡腾片：0.2g。

【贮藏】密封、遮光保存。

洛美沙星 Lomefloxacin

【别名】罗氟酸、罗氟哌酸、罗美沙星、Logiflox、Bareon、Uniquin。

【药理作用】为第三代喹诺酮类药物，抗菌谱类似氧氟沙星，作用机制同环丙沙星。

【适应证】应用于敏感菌所致的呼吸道、泌尿道感染，胃肠道感染，骨和关节感染，皮肤软组织感染等。

【体内过程】①口服本品快速且几乎完全被吸收，给予 400mg 后 1~1.5 小时可达血药峰值。广泛分布于体内各种组织（包括肺、前列腺）。②消除半衰期为 7~8 小时，肾功能不全的患者可见延长。主要以原药随尿排出。

【用法用量】①口服：成人每天 1 次，每次 400mg，疗程 10~14 天。手术感染的预防：手术前 2~6 小时，每次服 400mg。②静脉滴注：每次 200mg，每天 2 次或每次 400mg，每天 1 次。每 100mg 药物需用 5%葡萄糖注射液或 0.9%氯化钠注射液 60~100ml 稀释后缓慢滴注。③外用：乳膏剂用于皮肤软组织细菌感染性疾病，如毛囊炎、脓疱疮、疖肿、外伤感染及足癣继发感染，涂患处，每天 2 次。脓性分泌物多者先用 0.9%氯化钠注射液清洗患处，再使用本品。④滴眼：滴眼液及眼用凝胶用于结膜炎、角膜炎、角膜溃疡、泪囊炎，滴于眼睑内，每天 3~5 次，每次 1~2 滴或遵医嘱。⑤滴耳：用于敏感细菌所致的中耳炎、外耳道炎、鼓膜炎，每次 6~10 滴，每天

2 次，点耳后进行约 10 分钟耳浴。根据症状适当增减点耳次数。

【不良反应】①其中光毒性和光敏反应较其他常用氟喹诺酮类多见。②其他常见的不良反应还有恶心、腹泻等胃肠道反应，头痛、眩晕等神经系统反应。③严重的反应有尖端扭转型室性心动过速、严重的过敏反应（罕见）、创伤性或非创伤性肌腱断裂（罕见）、周围神经病变（罕见）及癫痫（罕见）。

【相互作用】见氧氟沙星。

【注意事项】①氟喹诺酮类药物过敏者禁用。②肾功能不全者、肝功能不全者慎用。孕妇、哺乳期妇女 18 岁以下患者禁用。

【规格】①片剂：100mg，200mg，300mg，400mg。②胶囊剂：100mg，200mg，400mg。③颗粒剂：0.2g。④注射剂（粉）：50mg，100mg，200mg，400mg。⑤注射剂：2ml∶0.1g，5ml∶0.2g，10ml∶0.1g。⑥大容量注射剂：250ml 含洛美沙星 0.2g 与葡萄糖 12.5g，100ml 含洛美沙星 0.2g 与葡萄糖 5.0g，100ml 含洛美沙星 0.2g 与氯化钠 0.9g；125ml 含洛美沙星 0.2g 与葡萄糖 6.25g，250ml 含洛美沙星 0.4g 与氯化钠 2.25g。⑦乳膏剂：60mg/20g，50mg/10g，30mg/10g。⑧滴眼液：0.3%。⑨眼用凝胶剂：0.3%。⑩滴耳液：5ml∶15mg。

【贮藏】遮光、密闭贮于室温下。

培氟沙星 Pefloxacin

【别名】氟哌喹酸、甲氟哌酸、培氟哌酸、哌氟沙星、典沙、威力克。

【药理作用】为第二代喹诺酮类药物，抗菌谱较广，对大肠埃希菌、克雷伯菌属、变形杆菌属、志贺菌属、沙门菌属及流感杆菌、奈瑟菌属、金黄色葡萄球菌具有良好的抗菌活性，对铜绿假单胞菌有一定的抗菌作用。

【适应证】用于治疗革兰阴性菌和金黄色葡萄球菌引起的中度或重度感染，如泌尿系统、呼吸道、耳鼻喉科、生殖系统、腹部和肝、胆系统感染，脑膜炎，骨和关节感染，败血症和心内膜炎。

【体内过程】口服易于吸收，半衰期较环丙沙星长，为 8~13 小时。广泛分布于体内各种组织和体液中；当脑膜有炎症时，脑脊液中的药物浓度可达血药浓度的 60%。可被广泛代谢，11%以原药形式随尿排出，部分代谢物也经肾排出。

余参见诺氟沙星。

【用法用量】口服,成人每天 2 次,每次 0.2～0.4g。静脉滴注：每次 0.4g,加入 5%葡萄糖注射剂 250ml 中,缓慢滴入,滴注时间不少于 60 分钟,每 12 小时 1 次。

【不良反应】可有胃肠道反应、皮肤过敏反应、光敏反应及肌肉或关节疼痛。剂量过大,还会引起头痛、失眠及血小板减少。

【相互作用】见氧氟沙星。

【注意事项】①不可用 0.9%氯化钠注射液或其他含氯溶液稀释,以防沉淀。②对氟喹诺酮类药物过敏者禁用。③癫痫等中枢神经疾病患者禁用。④孕妇、哺乳期妇女 18 岁以下患者禁用。⑤肾功能不全者、肝功能不全者慎用。

【规格】①片剂：0.1g,0.2g。②胶囊剂：0.1g,0.2g。③注射剂：2ml∶0.2g,5ml∶0.4g。④注射剂（粉）：0.2g,0.4g。

【贮藏】密封、遮光保存。

加替沙星 Gatifloxacin

【别名】利欧、天坤、恒森、凯泽、福奇、来佳、奎尔泰、舒普仁。

【药理作用】为 8-甲氧基氟喹诺酮类外消旋体化合物。对以下微生物有抗菌作用：①革兰阳性菌,如金黄色葡萄球菌（仅限于对甲氧西林敏感的菌株）、凝固酶阴性葡萄球菌属、肺炎链球菌等链球菌属菌株。②革兰阴性菌,如嗜血杆菌属（流感和副流感嗜血杆菌）、卡他莫拉菌、奈瑟菌属、不动杆菌属、肺炎克雷伯菌、阴沟肠杆菌、变形杆菌（奇异变形杆菌和普通变形杆菌）、铜绿假单胞菌、枸橼酸杆菌和大肠埃希菌。③其他微生物,包括肺炎衣原体、嗜肺性军团菌、肺炎支原体。

【适应证】主要用于由敏感病原体所致的各种感染性疾病,包括慢性支气管炎急性发作、急性鼻窦炎、社区获得性肺炎、单纯性或复杂性泌尿道感染（膀胱炎）、肾盂肾炎、男性淋球菌性尿路炎症和女性淋球菌性宫颈或直肠感染。

【体内过程】口服易于吸收,半衰期约为 7 小时。口服或输注本品同等剂量后 1 小时内的药动学相似。主要以原药形式随尿排出,仅<1%的代谢物经肾排出。

【用法用量】①口服,每天 1 次,每次 0.4g。②静脉滴注,每次 0.2～0.4g,每天 1～2 次。

【不良反应】常见的有恶心、阴道炎、腹泻、头痛、眩晕、血糖异常。

【相互作用】①与丙磺舒合用,可减缓本品经肾排除。②与硫酸亚铁、含铝或镁抗酸药和去羟基苷合用,生物利用度降低。③与牛奶、碳酸钙、西咪替丁、茶碱、华法林、格列美脲或咪达唑仑同时服用未见发生相互作用。④与地高辛同时服用应监测患者地高辛毒性反应的症状和体征。⑤有使心电图 QT 间期延长的潜在可能,不宜与已知可使 QT 间期延长的药物,如西沙必利、红霉素、三环类抗抑郁药等合用。

【注意事项】①可引起血糖异常,包括症状性低血糖症和高血糖症。②原有或已有中枢神经疾病,如脑动脉粥样硬化、癫痫患者或存在其他诱发癫痫因素者宜避免使用本品。③禁用于对喹诺酮类药物过敏者、糖尿病患者、18 岁以下未成年人。④孕妇、哺乳期妇女慎用。

【规格】①片剂：200mg。②胶囊剂：100mg,200mg。③注射剂：2ml∶0.1g,2ml∶0.2g,5ml∶0.1g,5ml∶0.2g,10ml∶0.2g,10ml∶0.4g,20ml∶0.2g,20ml∶0.4g。④大容量注射剂：100ml 含加替沙星 0.1g 与氯化钠 0.9g,100ml 含 0.2g 加替沙星与 0.9g 氯化钠,100ml 含 0.2g 加替沙星与 5.0g 葡萄糖,200ml 含 0.4g 加替沙星与 10g 葡萄糖,250ml 含 0.4g 加替沙星与 2.25g 氯化钠。

【贮藏】密封、遮光保存。

莫西沙星 Moxifloxacin

【别名】拜复乐。

【药理作用】为第四代广谱和具有抗菌活性的 8-甲氧基氟喹诺酮类抗菌药物。在体外显示出对革兰阳性菌、革兰阴性菌、厌氧菌、抗酸菌和非典型微生物如支原体、衣原体和军团菌有广谱抗菌活性。

【适应证】治疗成人（≥18 岁）患者的上呼吸道和下呼吸道感染,如急性窦性、慢性支气管炎急性发作、社区获得性肺炎,以及皮肤和软组织感染。

【体内过程】①口服易于吸收,不受食物影响,生物利用度 90%。半衰期约为 12 小时,有利于一日给药 1 次。②可广泛迅速分布,肺、鼻窦、唾液和炎症组织中浓度很高,而以唾液中最高。原药和代谢物随粪便和尿排出,而以前者突出。本品及代谢物在达到平衡后几乎完全被回收（96%～98%）,进入肠肝循环。这是本品药动学的最大特点。

【用法用量】任何适应证均推荐每次400mg，每天1次，口服或静脉滴注。滴注时间为90分钟。

【不良反应】常见腹痛、头痛、恶心、腹泻、呕吐、消化不良、肝功能化验异常、味觉倒错、眩晕、合并低钾血症的患者QT间期延长。

【相互作用】与镁、铝、铁离子，抗酸药物和多种维生素螯合影响吸收，合用时在用本品前4小时或用本品后3小时服用。

【注意事项】①使用喹诺酮类可诱发癫痫发作，对于已知或怀疑有可能导致癫痫发作或降低癫痫发作阈值的中枢神经系统疾病的患者在使用本品时要注意。②能够延长QT间期，应避免用于QT间期延长的患者。③对喹诺酮类高度过敏者禁用。④禁用于儿童和发育阶段的青少年、孕妇、哺乳期妇女。

【规格】①片剂：0.4g。②注射剂：250ml（氯化钠）：0.4g。

【贮藏】片剂、注射剂贮于25℃。

帕珠沙星 Pazufloxacin

【别名】锋珠新、法多琳、仁格多那、亚征利、安替、维予清、帕迪星。

【药理作用】为第三代喹诺酮类抗菌药物，抗菌谱广。对革兰阴性菌抗菌活性与其他喹诺酮类药物相当，对革兰阳性菌的活性明显增强，尤其对厌氧菌有较强的作用，且抗生素后效应时间长。

【适应证】用于敏感菌所致的呼吸道感染，泌尿道感染，妇科、外科、耳鼻喉科和皮肤科感染等。

【体内过程】与空腹相比，与食物同时服用时本品血药峰值下降约40%，达峰时间延长约80分钟，但AUC及消除半衰期不受影响。给药后可迅速分布至组织和体液中。肾功能不全时，消除半衰期显著延长，AUC显著升高，尿中排泄率显著下降。

【用法用量】静脉滴注，每次0.3～0.5g，每天2次，静脉滴注时间为30～60分钟。肾功能不全者应调整剂量：肾清除率>44.7ml/min，每次0.3g，每天2次；清除率为13.6～44.7ml/min，每天1次；透析患者用量为每次0.3g，每3日1次。

【不良反应】主要临床不良反应为腹泻、皮疹、恶心、呕吐，实验室检查可见ALT、AST、ALP、γ-GT升高，嗜酸性粒细胞增加。

【相互作用】同氧氟沙星。

【注意事项】①静脉给药可能引起静脉炎。②肝、肾功能不全的老年患者，应注意调整剂量。③对喹诺酮类药物过敏者、18岁以下青少年、孕妇、哺乳期妇女禁用。④严重肝、肾功能不全及葡萄糖-6-磷酸脱氢酶缺乏患者、有抽搐或癫痫等中枢神经系统疾病的患者慎用。

【规格】注射剂：0.1g，0.3g，0.5g。

【贮藏】遮光、密闭保存。

司帕沙星 Sparfloxacin

【别名】斯帕沙星、帕氟哌酸、司巴沙星、司氟沙星、巴沙、朗瑞、森澳欣、海正立特、司巴乐、Sparca。

【药理作用】对葡萄球菌、肺炎链球菌、化脓性链球菌等革兰阳性菌有明显作用。对大肠埃希菌、克雷伯菌属、沙门菌属、志贺菌属、变形杆菌属、假单胞菌属、不动杆菌属、奈瑟菌属等革兰阴性菌有很好的抗菌作用。对支原体、衣原体、军团菌、厌氧菌和分枝杆菌属等也有很好的抗菌作用。

【适应证】临床用于敏感菌所致的咽喉、扁桃体、支气管、肺、胆囊、尿道、前列腺、肠道、子宫、中耳、鼻旁窦等部位感染，还可以用于皮肤、软组织感染及牙周组织炎。

【体内过程】半衰期约为16小时，分布广泛，主要在胆汁中，约为血药浓度的7倍；其次为皮肤、前列腺、子宫、卵巢、耳鼻喉、痰液、前列腺液、尿液及乳汁（约为血药浓度1.5倍）；再次为唾液、泪液（为血药浓度0.7～0.8倍），最低为眼房水及脑脊液。

【用法用量】口服，成人每次100～300mg，最多不超过400mg，每天1次。

【不良反应】与其他喹诺酮类药物相似，常见胃肠道及中枢神经系统反应。

【相互作用】①与非甾体抗炎药合用可引起痉挛。②禁止与吩噻嗪类、三环类抗抑郁药、抗心律失常药合用，避免引起心血管系统的不良反应。③与钙、铝、镁、铁等金属离子形成螯合物，使生物利用度降低。

【注意事项】①用药期间，患者应尽量避免晒日光。出现光过敏症状应立即停药。②18岁以下青少年，孕妇、哺乳期妇女，肝、肾功能不全者，有癫痫病史及其他中枢神经系统疾病者及光过敏患者禁用。

【规格】片剂、胶囊剂、分散片：0.1g，0.15g，0.2g。

【贮藏】密封、遮光保存。

吡哌酸 Pipemidic Acid

【别名】沃泰欣。

【药理作用】为喹诺酮类抗菌药，通过作用于细菌 DNA 促旋酶，干扰细菌 DNA 的合成，从而导致细菌死亡。对革兰阴性杆菌，如大肠埃希菌、肺炎克雷伯菌、产气肠杆菌、奇异变形杆菌、沙雷菌属、伤寒沙门菌、志贺菌属、铜绿假单胞菌等具抗菌作用。

【适应证】用于敏感菌革兰阴性杆菌所致的尿路感染、细菌性肠道感染。

【体内过程】属全合成第二代喹诺酮类抗菌药。作用机制是抑制 DNA 促旋酶。主要作用于革兰阴性杆菌，对其他细菌也有一定的抑制作用。

【用法用量】口服。成人每次 0.25～0.5g，每天 2～4 次。

【不良反应】毒性较低，不良反应主要为恶心、嗳气、上腹不适、食欲缺乏、稀便或便秘等胃肠道反应，皮疹或全身瘙痒少见；偶见眩晕、头痛、血清氨基转移酶一过性升高等。上述不良反应均属轻微，停药后可自行恢复。

【相互作用】①与庆大霉素、羧苄西林、青霉素有协同抗菌作用。②丙磺舒可抑制本品的肾小管分泌，使血药浓度升高，半衰期延长。③可显著减少茶碱的清除，使茶碱血药浓度升高，易发生毒性反应，不宜合用。如须合用，应监测茶碱的血药浓度并调整剂量。④可减少咖啡因自肝脏清除，使其半衰期延长，应避免合用。如须合用，应监测咖啡因的血药浓度。

【注意事项】对喹诺酮类药物过敏者禁用。

【规格】片剂：0.25g，0.5g。

【贮藏】密闭，在干燥处保存。

氟罗沙星 Fleroxacin

【别名】多米特定、天方罗欣、安谱克、筠菲、严力达、洛菲、邦来立欣、诺尔、富络克、柯瑞达、福科沙、华仁诺同、辰龙罗欣。

【药理作用】通过抑制细菌的 DNA 促旋酶而起杀菌作用，抗菌谱广，对革兰阴性菌，包括大肠埃希菌、肺炎克雷伯菌、变形杆菌属、伤寒沙门菌、副伤寒沙门、淋球菌等均有较强的抗菌作用。对葡萄球菌属、溶血链球菌等革兰阳性球菌亦具有中等抗菌作用。

【适应证】可用于对敏感细菌引起的急性支气管炎、慢性支气管炎急性发作及肺炎等呼吸系统感染；膀胱炎、肾盂肾炎、前列腺炎、附睾炎、淋球菌性尿道炎等泌尿生殖系统感染；伤寒沙门菌感染、细菌性痢疾等消化系统感染；皮肤软组织感染、骨感染、腹腔感染及盆腔感染等。

【体内过程】口服后吸收迅速而完全，能广泛分布于各组织中，在多数组织中的浓度接近或高于同时期血浓度，但在中枢神经系统中浓度很低。在血浆中主要以药物原形存在，有少量代谢物。主要随尿排泄，口服后 72 小时内尿中排出 86%，其中 75% 为原药，少部分经胆汁、粪便排泄。

【用法用量】①口服。成人常用量：每天 0.2～0.4g，分 1～2 次服，一般疗程 7～14 天。②静脉滴注，成人每次 0.2～0.4g，每天 1 次，稀释于 5% 葡萄糖溶液 250～500ml 中，避光缓慢静脉滴注。

【不良反应】①胃肠道反应较为常见，可表现为腹部不适或疼痛、腹泻、恶心呕吐等。②中枢神经系统反应可有头痛、兴奋、嗜睡或失眠。③过敏反应有皮疹、皮肤瘙痒，偶可发生渗出性多形红斑及血管神经性水肿。少数患者有光过敏反应。④少数患者可发生血氨基转移酶、血尿素氮增高，周围血象白细胞计数降低，多属轻度。⑤偶可发生癫痫发作、精神异常；间质性肾炎；结晶尿，多见于高剂量应用时；关节疼痛。

【相互作用】①去羟肌苷（DDI）制剂中含有的铝及镁可与氟喹诺酮类螯合，不宜合用。②尿碱化剂可减低本品在尿中的溶解度，导致结晶尿和肾毒性。③丙磺舒可延迟本品的排泄，使本品血浓度增高而产生毒性。④含铝或镁的抗酸药可减少本品口服吸收，建议避免同服，不能避免时宜在本品服用前 2 小时，或服用后 6 小时服用。

【注意事项】①对本品或喹诺酮类药物过敏者禁用。②孕妇、哺乳期妇女及 18 岁以下患者禁用。老年患者肾功能有所减退，用药量应酌减。

【规格】①注射剂：0.1g，0.2g，0.4g。②片剂：0.1g，0.2g。③胶囊剂：0.1g，0.2g。

【贮藏】遮光、密封，在干燥处保存。

1.2.3　硝基咪唑类

甲硝唑 Metronidazole

【别名】甲硝基羟乙唑、灭滴灵、灭滴唑、

甲硝哒唑、咪唑尼达、佳乐宁、双唑泰、一孚晴、远大、迷尔脱、尼美欣、麦芙欣、丽芙、耐瑞。

【药理作用】除用于抗滴虫和抗阿米巴原虫外，还应用于抗厌氧菌感染。对下列厌氧菌有较好的抗菌作用：①拟杆菌属，包括脆弱拟杆菌。②梭形杆菌属。③梭状芽孢杆菌属，包括破伤风杆菌。④部分真杆菌。⑤消化球菌和消化链球菌等。

【适应证】有强大的杀灭滴虫作用，为治疗阴道毛滴虫病的首选药物。可用于治疗阿米巴痢疾和阿米巴肝脓肿，疗效与依米丁相仿。可用于治疗和预防厌氧菌引起的系统或局部感染，如腹腔、消化道、女性生殖系、下呼吸道、皮肤及软组织、骨和骨关节等部位的厌氧菌感染，对败血症、心内膜炎、脑膜感染及使用抗生素引起的结肠炎也有效。治疗破伤风常与破伤风抗毒素联用。还可用于口腔厌氧菌感染。

【体内过程】口服后可迅速吸收，食物可延迟本品的吸收，但吸收总量不受影响。可广泛分布于包括胆汁、骨骼、乳汁、脑脓肿、脑脊液、肝和肝脓肿、唾液、精液和阴道分泌物在内的大多数体内组织和体液中。可透过胎盘迅速进入胎儿体内。半衰期约为 8 小时，新生儿和严重肝病者半衰期较长，大多数用量主要以代谢物随尿排出，小量随粪便排出。

【用法用量】①用于治疗大多数厌氧菌感染，成人首次口服 800mg，继后 400mg/8h，一般连服 7 天；也可每次 500mg，每 8 小时 1 次。或服用缓释片 750mg，每天 1 次。当口服不顺利时，可予以静脉输注每次 500mg，每 8 小时 1 次，稀释成 500mg/100ml 的浓度，以 5mg/min 的速度输注。应尽快转换为口服方式。直肠栓剂因吸收缓慢，不适合作为首次给药。儿童口服、输注或直肠给药均用 7.5mg/kg，每 8 小时 1 次。②预防腹腔或妇科术后厌氧菌感染，术前 24 小时口服 400mg，每 8 小时 1 次；术后则采用输注或直肠给药，直至患者可以接受口服。静脉输注应在术前不久给予 500mg，每 8 小时 1 次；在可以口服时则给予 400mg，每 8 小时 1 次。直肠给药应在术前 2 小时开始，每次 1g，每 8 小时 1 次。儿童预防用量与治疗剂量相同。③预防结肠直肠术后厌氧菌感染，术前 1 小时输注 15mg/kg，60 分钟内输完，在首剂给予后 6 小时和 12 小时再分别给予 7.5mg/kg。④栓剂用于滴虫阴道炎，阴道给药，每晚 1 次，连用 7～10 天。⑤阴道泡腾片用于厌氧菌性阴道病、滴虫阴道炎及混合感染，塞入阴道深处，每次 1 片或 2 片，每晚 1 次，7 天为 1 个疗程。⑥凝胶剂用于炎症性丘疹、脓疱疮、酒渣鼻红斑。清洗患处后，取适量涂于患处，每日早晚各 1 次。酒渣鼻红斑以 2 周为 1 个疗程，连用 8 周；炎症性丘疹、脓疱以 4 周为 1 个疗程。⑦胶浆含漱液及含漱液用于牙龈炎、牙周炎、冠周炎及口腔黏膜溃疡。取 10 滴用 50ml 温开水稀释，摇匀后在口腔内含漱 3～5 分钟后吐弃，成人每次 10ml，儿童 5ml，每天 3 次。⑧口颊片用于牙龈炎、牙周炎、冠周炎及口腔黏膜溃疡，于牙龈和龈颊沟间含服（用于口腔溃疡时黏附于黏膜患处），每次 1 片，每天 3 次。餐后用，临睡前加用 1 片。⑨肠内、外阿米巴病：由于本品在胃肠内吸收迅速，如为使肠腔内药物达到有效治疗浓度，必须同时配合使用其他抗肠腔内阿米巴药物（如二氯尼特或双碘喹啉）。通常口服 400～800mg，每天 3 次，1～3 岁儿童可给予 1/4，3～7 岁儿童给予 1/3，7～10 岁儿童给予 1/2 成人量；或者 35～50mg/（kg·d），分次口服。成人的另一种给药法，每日单剂量口服 1.5～2.5g，共用 2～3 天。治疗小袋虫病和人芽孢酵母菌感染的用药方案类似以上甲硝唑的用量和用法。⑩治疗贾第虫病：口服 2g，每天 1 次，连用 3 天。儿童用量同以上年龄递减；另一用法是，成人口服每次 250mg，每天 3 次，共 5 天，儿童 15mg/（kg·d），分次服。⑪治疗毛滴虫病：单次口服 2g，或早上服 800mg，晚上服 1.2g；或使用 7 天疗程，每天 0.6～1.0g，分 2～3 次服。性伴侣应同时用药，用量相同。如必须重复治疗，应间隔 4～6 周。儿童可用 7 天疗程：1～3 岁儿童，每次 50mg，每天 3 次；3～7 岁，每次 100mg，每天 2 次；7～10 岁，每次 100mg，每天 3 次。儿童还可按体重给药，15mg/（kg·d），分次服，共用 7 天。⑫治疗细菌性阴道病：用于可能存在的细菌性阴道病，与治疗滴虫病类似，通常单次口服 2g，或给予 7 天疗程，每次 400～500mg，每天 2 次，共 5 天。⑬治疗小腿溃疡和压疮伴厌氧菌感染：口服，每次 400mg，每天 3 次，共 7 天。还可局部使用 0.75% 或 0.8% 凝胶，以减轻蕈状瘤因厌氧菌感染所散发出来的气味。

【不良反应】消化道反应最为常见，包括恶心、呕吐、食欲缺乏、腹部绞痛，一般不影响治疗；神经系统症状有头痛、眩晕，偶有感觉异常、肢体麻木、共济失调、多发性神经炎等，大剂量可致抽搐。少数病例发生荨麻疹、潮红、瘙痒、膀胱炎、排尿困难、口中金属味及白细胞减少等，均属可逆性，停药后可自行恢复。

【相互作用】①可减缓口服抗凝血药（如华法林等）的代谢，而加强其作用，使凝血酶原时间延长。②西咪替丁等肝酶诱导剂可加速本品消除而降效。③抑制乙醛脱氢酶，因而可致乙醛积蓄中毒，导致双硫仑样反应。在用药期间和停药后 1 周内，禁用含乙醇饮料或药品。④与苯妥英钠、苯巴比妥等诱导肝微粒体酶的药物合用时，可加强本品代谢，使血药浓度下降，并使苯妥英钠排泄减慢。⑤可干扰血清氨基转移酶和乳酸脱氢酶的测定结果，可使胆固醇、三酰甘油水平下降。

【注意事项】①哺乳期妇女及孕妇、中枢神经系统疾病和血液病患者禁用。出现运动失调及其他中枢神经症状时应停药。②服药后尿液可呈深红色。③应用期间应减少钠盐摄入量，食盐过多可引起钠潴留。

【规格】①注射剂：0.5g，1.25g。②片剂：0.2g。③胶囊剂：0.32g。④缓释片：0.75g。⑤凝胶剂：5g：37.5mg，10g：75mg，20g：0.15g。⑥栓剂：0.5g。⑦阴道泡腾片：0.2g。⑧胶浆含漱液：0.5%。⑨口颊片：3mg。

【贮藏】遮光保存。

替硝唑 Tinidazole

【别名】比适、乐净怡、捷力、可立泰、晓力、迪克新、乐净、希普宁、济得、砜硝净、服净、磺甲硝咪唑、Fasigyn、Simplotan。

【药理作用】对大多数致病厌氧菌，如脆弱拟杆菌、梭状芽孢杆菌、真杆菌、梭形杆菌、阴道嗜血杆菌、消化球菌、消化链球菌、韦荣球菌及滴虫、阿米巴原虫、梨形鞭毛虫等有杀灭作用。

【适应证】用于厌氧菌的系统与局部感染，如腹腔、妇科、手术创口、皮肤软组织、肺、胸腔等感染及败血症、肠道或泌尿生殖道毛滴虫病、梨形鞭毛虫病，以及肠道和肝阿米巴病。

【体内过程】药动学类似甲硝唑，仅半衰期较长（12～14 小时）。口服后几乎可以完全吸收。静脉给药所获得的血药浓度与口服相当。分布情况类似甲硝唑，以原药和代谢物形式随尿排出用量的大部分，小部分随粪便排出。

【用法用量】①厌氧菌系统感染：口服每天 2g，重症可静脉滴注，每天 1.6g，1 次或分 2 次给予。②手术感染的预防：术前 12 小时服 2g，术间或术后输注 1.6g（或口服 2g）。③非特异性阴道炎：每天 2g，连服 2 日。④急性牙龈炎：1 次口服 2g。⑤泌尿生殖道毛滴虫病：1 次口服 2g，必要时重复 1 次；或每次 0.15g，每天 3 次，连用 5 日。须男女同治以防再次感染。儿童 1 次 50～70mg/kg，必要时重复 1 次。合并白念珠菌感染者须同时进行抗真菌治疗。⑥梨形鞭毛虫病：每次 2g。⑦肠阿米巴病：每天 2g，服 2～3 日。儿童每天 50～60mg，连用 5 日。⑧肝阿米巴病：每天 1.5～2g，连用 3 日，必要时可延长至 5～10 日。

【不良反应】主要有恶心、厌食、腹泻、口中有金属味，偶见头痛、疲倦、头晕、深色尿。尚有过敏反应，如皮疹、荨麻疹、血管神经性水肿、白细胞一时性减少等。静脉滴注部位偶致静脉炎。有时也可出现神经系统障碍，如头晕、眩晕、共济失调，停药可恢复。

【相互作用】参阅甲硝唑。

【注意事项】①对本品及吡咯类药物过敏、有活动性中枢神经疾病和血液病者、12 岁以下患者、妊娠早期及哺乳期妇女禁用。②口服片剂应于餐前或餐后服用。静脉滴注每 400mg 应不少于 20 分钟。

【规格】①片剂、胶囊剂：0.25g，0.5g。②泡腾片：0.2g。③注射剂：0.4g。

【贮藏】遮光保存。

奥硝唑 Ornidazole

【别名】氯丙硝唑、氯醇硝唑、Tiberal、Ornidal。

【药理作用】为第三代硝基咪唑类衍生物，可能是通过其分子中的硝基，在无氧环境中还原成氨基或通过自由基的形成，与细胞成分相互作用，从而导致微生物死亡。

【适应证】用于阴道滴虫病、阿米巴病、肠阿米巴病、肝阿米巴病、贾第鞭毛虫病及厌氧菌引起的感染。

【体内过程】口服可迅速吸收，半衰期为 12～14 小时。蛋白结合率不到 15%。广泛分布于体内各种组织和体液（包括脑脊液）中。在肝内代谢，主要以结合物和代谢物形式随尿排出，随粪便排出仅占较小部分。

【用法用量】①口服：每晚 1.5g 或早晚 0.5～

1.0g。②静脉滴注：每次 0.5~1g，每 12 小时 1 次。③阴道给药：每晚 0.5g。

【不良反应】可引起头晕、头痛及胃肠道功能紊乱等。

【相互作用】①可能抑制华法林的代谢，使半衰期延长，增强抗凝血药效，与华法林合用时，应注意观察凝血酶原时间并调整给药剂量。②与巴比妥类药、雷尼替丁和西咪替丁等药物合用，可使本品代谢加速而降效，并可影响凝血。

【注意事项】①肝功能不全患者用药每次剂量与正常用量相同，但用药间隔时间要加倍，以免药物蓄积。②对硝基咪唑类药物过敏的患者、脑和脊髓发生病变的患者、癫痫及各种器官硬化症、造血功能低下、慢性酒精中毒患者禁用。③妊娠早期和哺乳期妇女慎用。

【规格】①片剂、胶囊剂：0.125g，0.25g，0.5g。②注射剂：0.25g，0.5g。③泡腾片：0.5g。

【贮藏】遮光保存。

左奥硝唑 Levornidazole

【别名】优诺安。

【药理作用】为奥硝唑的左旋体，作用机制参考奥硝唑。

【适应证】同奥硝唑。

【体内过程】参照奥硝唑。

【用法用量】静脉滴注，滴注时间为每瓶（100ml，浓度为 5mg/ml）0.5~1 小时滴完。①术前术后预防用药：成人手术前 1~2 小时静脉滴注 1g，术后 12 小时静脉滴注 0.5g，术后 24 小时静脉滴注 0.5g。②治疗厌氧菌引起的感染：成人起始剂量为 0.5~1g，然后每 12 小时静脉滴注 0.5g，连用 5~10 天。如患者的症状改善，可以改为口服给药，每次 0.5g，每 12 小时 1 次。③儿童剂量为每日 20~30mg/kg，每 12 小时静脉滴注 1 次。如果患者的肝脏功能严重受损，建议给药间期延长 1 倍。

【不良反应】①消化系统：包括轻度胃部不适、胃痛、口腔异味等。②神经系统：包括头痛及困倦、眩晕、颤抖、四肢麻木、痉挛和精神错乱等。③过敏反应：如皮疹、瘙痒等。④局部反应：包括刺感、疼痛等。

【相互作用】①对乙醛脱氢酶无抑制作用。②能抑制抗凝血药华法林代谢，使其半衰期延长，增强抗凝血药的药效，当与华法林同用时，应注意观察凝血酶原时间并调整给药剂量，所以

此时左奥硝唑也应给予注意。③文献报道，奥硝唑与呋布西林钠、萘夫西林钠、奥美拉唑、奥美拉唑、注射用炎琥宁、阿洛西林钠存在配伍禁忌，左奥硝唑在使用时也应注意。

【注意事项】①对硝基咪唑类药物过敏的患者禁用。②中枢神经系统有器质性病变的患者，如癫痫患者、各种器官硬化症患者等禁用。③造血功能低下患者、慢性酒精中毒患者禁用。

【规格】注射剂：100ml，含左奥硝唑 0.5g 与氯化钠 0.83g。

【贮藏】密闭，在凉暗（避光并不超过 20℃）处保存。

塞克硝唑 Secnidazole

【别名】噻克硝唑、Flagentyl、Deprozol、优克欣、可尼、力普康、信爽。

【药理作用】结构及药理作用与甲硝唑相似。

【适应证】用于阴道毛滴虫病、阿米巴病、肠阿米巴病、肝阿米巴病、贾第鞭毛虫病。

【体内过程】口服后易于吸收，口服和静脉注射给药无显著性差异，均能快速分布于全身，在靶组织、靶器官内达到较高的药物浓度，10 分钟后可达最高血药浓度的一半。本品主要在肝内代谢，50%的药物以原药随尿液排出。

【用法用量】口服，餐前服用。①由阴道毛滴虫引起的尿道炎和阴道炎：成人，2g，单次服用，配偶应同时服用。②肠阿米巴病：成人，2g，单次服用；儿童，30mg/kg，单次服用。③无症状的急性阿米巴病：成人，每次 2g，每天 1 次，连服 3 天；儿童，每次 30mg/kg，每天 1 次，连服 3 天。④肝阿米巴病：成人，每天 1.5g，1 次或分次服用，连用 5 天；儿童，每天 30mg/kg，1 次或分次服用，连用 5 天。⑤贾第虫病：儿童，30mg/kg，单次服用。

【不良反应】常见为口腔金属异味。偶见不良反应有消化道紊乱、皮肤过敏反应、深色尿、白细胞减少（停药后恢复正常）。罕见眩晕、头痛、中度的神经功能紊乱。

【相互作用】同甲硝唑。

【注意事项】①对硝基咪唑类药物过敏者、妊娠期及哺乳期妇女、有血液疾病史的患者禁用。②有血象异常既往史的患者慎用。③服药期间禁饮乙醇类饮料或饮酒。

【规格】片剂、胶囊剂：0.25g。

【贮藏】遮光、密闭贮存。

1.2.4 硝基呋喃类

呋喃妥因 Nitrofurantoin

【别名】呋喃坦啶、硝呋妥因、呋喃坦丁、Furadantin。

【药理作用】具有广谱抗菌性质，对葡萄球菌、肠球菌、大肠埃希菌、奈瑟球菌（淋球菌等）、枯草杆菌、痢疾杆菌、伤寒杆菌等有良好的抗菌作用；对变形杆菌、克雷伯菌、肠杆菌属、沙雷杆菌等作用较弱；对铜绿假单胞菌无效。

【适应证】主要用于敏感菌所致的泌尿系统感染。

【体内过程】口服后迅速吸收，大晶体溶解慢，吸收也慢，故导致血药浓度低。胃内有食物存在时，可提高生物利用度，延长有效尿药浓度的持续时间。在肝内和体内大多数组织代谢，有30%~40%的用量以原药形式迅速随尿排出，肾功能正常的患者接受常用量，尿中的药物浓度可达到 50~200μg/ml。因此，适用于治疗尿路感染。

【用法用量】口服：每次 0.1g，每天 3~4 次，至尿内检菌阴性再继续用 3 天，但连续应用不宜超过 14 天。

【不良反应】可引起有周围神经炎（服药量大或时间长时易发生，表现为手足麻木，久之可致肌萎缩，往往迁延难愈）、过敏反应（包括气喘、胸闷、皮疹、药物热、嗜酸性粒细胞增多）、胃肠道反应和中毒性精神症状如幻听、幻觉、烦躁等。此外，尚可引起溶血性贫血、黄疸、肺部并发症（咳嗽、气急、呼吸困难）等。

【相互作用】①不宜与喹诺酮类合用，两者有拮抗作用。②与可致溶血的药物、肝毒性药物、神经毒性药物同用毒性增强。③丙磺舒和磺吡酮等药物可抑制本品经肾小管分泌，导致血药浓度增高、毒性增强。

【注意事项】①在空腹时服用吸收快，疗效高。②应用肠溶片可减轻胃肠道反应。③对呋喃妥因类药物过敏者、新生儿、妊娠晚期及肾功能不全者禁用。

【规格】肠溶片：50mg；100mg。

【贮藏】密封、遮光保存在 25℃以下。

呋喃唑酮 Furazolidone

【别名】痢特灵、Furoxone、Nifulidone、Enterar。

【药理作用】抗菌谱类似呋喃妥因。

【适应证】主要用于细菌性痢疾、肠炎。也可用于伤寒、副伤寒、梨形鞭毛虫病和阴道毛滴虫病。对胃炎和胃、十二指肠溃疡有治疗作用，与对幽门螺杆菌的抗菌作用有关（也有学者认为本品对胃、十二指肠溃疡的疗效可疑）。

【体内过程】口服虽然极少吸收，但仍然出现了全身不良反应和有色代谢物。快速而广泛的代谢是在肠道内进行的。

【用法用量】口服，常用量每次 0.1g，每天 3~4 次，症状消失后再服 2 天，梨形鞭毛虫病疗程为 7~10 天。

【不良反应】常见有恶心、呕吐等肠胃道反应。近年来，过敏反应也常见，主要表现为皮疹（多为荨麻疹）、药物热、哮喘。也可有肺浸润、头痛、直立性低血压、低血糖等。还可引起多发性神经炎，剂量 1 日超过 0.4g 或总量超过 3g 时极易引起。

【相互作用】①有单胺氧化酶抑制作用，可抑制苯丙胺等药物的代谢而导致血压升高。使用期间，食用含多量酪胺的食物，也可有类似反应。②抑制乙醛脱氢酶，与乙醇合用可致双硫仑样反应。

【注意事项】新生儿和葡萄糖-6-磷酸脱氢酶缺乏者，应用可致溶血性贫血。

【规格】片剂：0.1g。

【贮藏】密封、遮光保存。

1.3 抗分枝杆菌药

1.3.1 抗结核病类

吡嗪酰胺 Pyrazinamide

【别名】异烟酰胺、吡嗪甲酰胺、氨甲酰基吡嗪、Tebrazid。

【药理作用】抑菌作用不及链霉素，毒性大，单用易产生耐药性。pH 5~5.5 时杀菌作用最强，对处于酸性环境中吞噬细胞内缓慢生长的结核菌有更好的杀菌效果。

【适应证】仅对分枝杆菌有效，与其他抗结核药（如链霉素、异烟肼、利福平及乙胺丁醇）联合用于治疗结核病。

【体内过程】从胃肠道迅速吸收，可广泛分布于体内各种组织和体液（包括脑脊液）中，并可分泌进入乳汁。半衰期为 9~10 小时。主要在肝内通过水解代谢成主要而具有活性的代谢物吡嗪酸，约有 70%用量于 24 小时主要以代谢物随尿排出，以原药排出者仅占 4%～14%，透析可排出。

【用法用量】口服。成人常用量，与其他抗结核药联合，每天 15～30mg/kg 顿服，或 50～70mg/kg，每周 2～3 次；每天服用者最高 2g，每周 3 次者最高每次 3g，每周服 2 次者最高每次 4g。

【不良反应】①常见关节痛（由高尿酸血症引起，常轻度，有自限性）。②少见食欲缺乏、发热、乏力或软弱、眼或皮肤黄染（肝毒性）、畏寒。

【相互作用】①与别嘌醇、秋水仙碱、丙磺舒、磺吡酮合用，可增加血尿酸浓度而降低上述药物对痛风的疗效。因此合用时应调整剂量以便控制高尿酸血症和痛风。②与乙硫异烟胺合用时可增强不良反应。③与环孢素同用时环孢素的血浓度可能减低，因此需监测血药浓度，以调整剂量。

【注意事项】①交叉过敏，对乙硫异烟胺、异烟肼、烟酸或其他化学结构相似的药物过敏患者可能对本品也过敏。②避免与其他肝毒性药物合用，包括非处方药中的对乙酰氨基酚。③糖尿病、痛风或严重肝功能不全者慎用。④具有较大毒性，儿童不宜应用，必须应用时应充分权衡利弊后决定。

【规格】①胶囊剂：0.25g。②片剂：0.25g，0.5g。

【贮藏】密封贮于 15～30℃条件下。

对氨基水杨酸钠 Sodium Aminosalicylate

【别名】对氨柳酸钠。

【药理作用】对结核菌的对氨基苯甲酸合成起抑制作用，因而可抑制其生长。

【适应证】很少单独使用，常配合异烟肼、链霉素等应用，以增强疗效并避免细菌产生耐药性。也可用于甲状腺功能亢进症（简称甲亢）。对于甲亢合并结核患者较适用，在用碘剂无效而影响手术时，可短期服用为手术创造条件。尚有较强的降血脂作用。

【体内过程】口服后迅速吸收，1～4 小时后可达血药峰值。广泛分布于体内各种组织和体液中，但必须要在脑膜产生炎症时才能进入脑脊液中。半衰期约为 1 小时。可被分泌进入乳汁。

【用法用量】①口服：每次 2～3g，每天 8～12g，餐后服。小儿每天 200～300mg/kg，分 4 次服。②静脉滴注：每天 4～12g（先从小剂量开始），以等渗氯化钠注射剂或 5%葡萄糖溶液溶解后，配成 3%～4%浓度滴注。小儿每天 200～300mg/kg。③胸腔内注射：每次 10%～20%溶液 10～20ml（用等渗氯化钠溶解）。④甲亢手术前：每天 8～12g，分 4 次服，同时服用维生素 B、维生素 C。服药时间不宜过长，以防毒性反应出现。

【不良反应】①多见胃肠道反应，如食欲缺乏、恶心、呕吐、腹痛、腹泻；过敏反应有瘙痒、皮疹、药物热、哮喘、嗜酸性粒细胞增多。②少见胃溃疡及出血、血尿、蛋白尿、肝功能损害、黄疸、月经不调、男子性欲减退。

【相互作用】①对氨基苯甲酸与本品有拮抗作用，两者不宜合用。②可增强抗凝血药（香豆素或茚满二酮衍生物）的作用，因此同服口服抗凝血药时其剂量应适当调整。③与乙硫异烟胺合用时可增加不良反应。④丙磺舒或磺吡酮与氨基水杨酸类合用可减少后者从肾小管的分泌量，因此氨基水杨酸的剂量应予以适当调整，并密切随访患者。但目前多数不用丙磺舒作为氨基水杨酸类治疗时的辅助用药。⑤氨基水杨酸类可能影响利福平的吸收，导致利福平的血药浓度降低，必须告知患者在服用上述两药时，至少相隔 6 小时。⑥氨基水杨酸盐和维生素 B_{12} 同服时可影响后者从胃肠道的吸收，因此同服时维生素 B_{12} 的需要量可能增加。

【注意事项】①与利福平显示交叉耐药性，不适于利福平治疗无效的病例。②对其他水杨酸类包括水杨酸甲酯（冬青油）或其他含对氨基苯基团（如某些磺胺药和染料）过敏的患者对本品亦可过敏。③充血性心力衰竭、胃溃疡、葡萄糖-6-磷酸脱氢酶（G6PD）缺乏症、严重肝功能损害、严重肾功能损害者及孕妇慎用。

【规格】①片剂：0.5g。②注射剂：2g，4g，6g。

【贮藏】密封、遮光贮于 15～30℃条件下。

利福平 Rifampicin

【别名】甲哌利福霉素、利米定、威福仙、力复平、甲哌力复霉素、威福仙、仙道伦、依克霉素、Rifampin、RFP。

【药理作用】对结核分枝杆菌和其他分枝杆菌（包括麻风分枝杆菌等）在宿主细胞内、外均有明显的杀菌作用。对脑膜炎球菌、流感嗜血杆菌、金黄色葡萄球菌、表皮链球菌、肺炎军团菌等有一定的抗菌作用。对某些病毒、衣原体也有效。

【适应证】主要应用于治疗肺结核和其他结核病，也可用于治疗麻风病。抗结核治疗时应与其他抗结核药联合应用。可与万古霉素（静脉）联合用于耐甲氧西林葡萄球菌所致的严重感染。利福平与红霉素联合方案可用于军团菌属严重感染。用于无症状脑膜炎球菌带菌者，以消除鼻咽部脑膜炎球菌；但不适用于脑膜炎球菌感染的治疗。

【体内过程】口服后可迅速从胃肠道吸收，食物可延迟和减少吸收。广泛分布于体内各种组织和体液中，还可渗入脑脊液中，在脑膜有炎症时可见增加。可透过胎盘，进入乳汁。开始的半衰期为 2～5 小时。在肝内迅速代谢成具有活性的去乙酰利福平。原药及此代谢物均随胆汁排至肠道中，利福平可被再吸收。

【用法用量】①抗结核治疗：成人，口服，每天 0.45～0.60g，空腹顿服，每日不超过 1.2g；1 个月以上小儿每天 10～20mg/kg，空腹顿服，每天不超过 0.6g。②脑膜炎球菌带菌者：成人 5mg/kg，每 12 小时 1 次，连续 2 天；1 个月以上小儿每天 10mg/kg，每 12 小时 1 次，连服 4 次。③沙眼及结膜炎：用 0.1%滴眼剂，每天 4～6 次。疗程为 6 周。

【不良反应】①消化道反应最为多见，口服后可致厌食、恶心、呕吐、上腹部不适、腹泻等胃肠道反应。②肝毒性为主要不良反应，在疗程最初数周内，少数患者可出现血清氨基转移酶升高、肝大和黄疸，大多为无症状的血清氨基转移酶一过性升高，在疗程中可自行恢复。③大剂量间歇疗法后偶可出现"流感样症候群"，表现为畏寒、寒战、发热、不适、呼吸困难、头晕、嗜睡及肌肉疼痛等。④偶可发生急性溶血或肾衰竭，目前认为其产生机制属过敏反应。⑤可出现大小便、唾液、痰液、泪液等呈橘红色。⑥偶见白细胞减少、凝血酶原时间缩短、头痛、眩晕、视力障碍等。

【相互作用】①与异烟肼或对氨基水杨酸钠联合应用，可增强肝毒性。②与乙胺丁醇合用有加强视力损害的可能。③有酶促作用，可使双香豆素类抗凝血药、口服降血糖药、洋地黄类、皮质激素类、氨苯砜等药物代谢加速而降效。④长期使用可降低口服避孕药的作用而导致避孕失败。

【注意事项】①对本品或利福霉素类抗菌药过敏者禁用。②肝功能严重不全、胆道阻塞者和 3 个月以内孕妇禁用。③婴儿、一般肝病患者和 3 个月以上孕妇慎用。

【规格】①胶囊剂：0.15g。②片剂：0.15g。③滴眼液：10ml∶10mg。

【贮藏】密封、贮于 15～23℃条件下。

链霉素　Streptomycin

【别名】Streptomycinum。

【药理作用】为氨基糖苷类抗生素，对布鲁菌、土拉伦杆菌、鼠疫杆菌、小螺菌、肉芽肿荚膜杆菌、结核杆菌等有良好的抗菌作用。

【适应证】主要用于结核分枝杆菌感染，也可用于布鲁菌、鼠疫杆菌及其他敏感菌所致的感染。

【体内过程】肌内注射，半衰期为 2～3 小时，可随年龄增长延长，40 岁以上者可达 9 小时或更高，无尿者更长达 50～100 小时。可渗入胸腔和腹腔，但不易透过血脑屏障。

【用法用量】①肌内注射，一般应用每次 0.5g，每天 2 次或每次 0.75g，每天 1 次。1～2 周为 1 个疗程。用于结核病，每天剂量为 0.75～1g，1 次或分 2 次肌内注射。②儿童剂量每次 15～25mg/kg，分 2 次给予；结核病治疗则每天 20mg/kg，隔日用药；新生儿每天 10～20mg/kg。③用于治疗结核病时，常与异烟肼或其他抗结核药联合应用，以避免耐药菌株的产生。

【不良反应】①可引起口麻、四肢麻感等一时性症状，与药品质量有关。②有耳毒性、肾毒性。③偶可出现皮疹、瘙痒、红肿。④少数患者停药后仍可发生听力减退、耳鸣、耳部饱满感等耳毒性症状，应引起注意。

【相互作用】①与其他氨基糖苷类合用或先后连续局部或全身应用，可增加其产生耳毒性、肾毒性及神经肌肉阻滞作用的可能性。②与神经肌肉阻断药合用，可加重神经肌肉阻滞作用。与卷曲霉素、顺铂、依他尼酸、呋塞米或万古霉素（或去甲万古霉素）等合用，或先后连续局部或全身应用，可能增加耳毒性与肾毒性。③与头孢噻吩或头孢唑林局部或全身合用，可能增加肾毒性。④与多黏菌素类注射剂合用，或先后连续局部或全身应用，可增加肾毒性和神经肌肉阻滞作用。⑤与其他肾毒性药物及耳毒性药物均不宜合用或先后应用，以免加重肾毒性或耳毒性。

【注意事项】①对链霉素或其他氨基糖苷类过敏的患者禁用。②孕妇、老年患者慎用。③用药过程中监测肾功能和听力。

【规格】注射剂：0.75g（75万U），1g（100万U），2g（200万U），5g（500万U）。

【贮藏】密封保存于30℃以下。

乙胺丁醇 Ethambutol

【别名】乙二胺丁醇、Afimocil、Dexambutol、Etambutol、Ethambutolum、Myambutol、Mycobutol。

【药理作用】作用机制尚未完全阐明。可渗入分枝杆菌体内干扰 RNA 的合成，从而抑制细菌的繁殖。只对生长繁殖期的分枝杆菌有效。

【适应证】适用于与其他抗结核药联合治疗结核杆菌所致的肺结核。亦可用于结核性脑膜炎及非结核性分枝杆菌感染的治疗。

【体内过程】口服约可吸收80%，余以原药形式随粪便排出。食物对吸收无明显影响。可分布于大多数组织中，如肺、肾和红细胞。在脑膜有炎症时可渗入脑脊液中，可透过胎盘，进入乳汁中。半衰期为3～4小时。用量的大部分于24小时以原药和 8%～15%代谢物随尿排出。透析可排出药物。

【用法用量】①成人常用量：与其他抗结核药合用，结核初治每天 15mg/kg，顿服或每周 3次，每次口服25～30mg/kg（不超过2.5g）或每周 2次，每次50mg/kg（不超过2.5g）。②结核复治每次25mg/kg，每天 1 次顿服，连续60天，继以按每次15mg/kg，每天 1 次顿服。③非结核性分枝杆菌感染：每天 15～25mg/kg，1 次顿服；小儿常用量。

【不良反应】主要是球后视神经炎，还可引起胃肠道反应、过敏反应、肝功能损害、下肢麻木、粒细胞减少、高尿酸症、精神症状等。

【相互作用】①与乙硫异烟胺合用可增加不良反应。②与氢氧化铝同用能减少本品的吸收。③与神经毒性药物合用可增加本品神经毒性，如视神经炎或周围神经炎。

【注意事项】①治疗期间应检查眼部视野、视力、红绿鉴别力等，在用药前、疗程中每天检查一次，尤其是疗程长，每天剂量超过 15mg/kg的患者。②酒精中毒者、乳幼儿禁用，13岁以下儿童、老年人、视神经炎者、肾功能不全者慎用。

【规格】①胶囊剂：0.25g。②片剂：0.25g。

【贮藏】密封贮存于 15～30℃。

异烟肼 Isoniazide

【别名】雷米封、异烟酰肼、Rimifon、INH。

【药理作用】是一种具有杀菌作用的合成抗菌药，只对分枝杆菌，主要是生长繁殖期的细菌有效。

【适应证】主要用于各型肺结核的进展期、溶解播散期、吸收好转期，尚可用于结核性脑膜炎和其他肺外结核等。常需和其他抗结核病药联合应用，以加强疗效和克服耐药。此外对痢疾、百日咳、睑腺炎等也有一定疗效。

【体内过程】经口服或肌内注射后可迅速吸收。食物可影响其吸收速率和吸收程度。可弥散进入体内各种组织和体液（包括脑脊液）。可透过胎盘，进入乳汁中。半衰期为 1～6 小时，快速乙酰化者的半衰期则较短，肝功能不全和肾功能严重不全患者可见延长。肾功能正常者，24 小时内随尿排出量占用量的75%，主要是代谢物，随粪便排出者仅占少量。透析可排出本品。

【用法用量】①口服：成人每次0.3g，1 次顿服。对急性粟粒性肺结核或结核性脑膜炎，每次 0.2～0.3g，每天 3 次；治疗百日咳，每天 10～15mg/kg，分 3 次服；治疗睑腺炎，每天 4～10mg/kg，分 3 次服。②静脉注射或静脉滴注：对较重度浸润结核，肺外活动结核等，每次 0.3～0.6g，加 5%葡萄糖注射剂或 0.9%氯化钠注射液20～40ml，缓慢注射。或加入输液 250～500ml中静脉滴注。

【不良反应】①发生率较多者有步态不稳或麻木针刺感、烧灼感或手指疼痛（周围神经炎）；深色尿、眼或皮肤黄染（肝毒性，35 岁以上患者肝毒性发生率增高）。②食欲缺乏、异常乏力或软弱、恶心或呕吐（肝毒性的前驱症状）。③发生率极少者有视物模糊或视力减退，合并或不合并眼痛（视神经炎）；发热、皮疹、血细胞减少及男子乳腺发育等。④偶可因神经毒性引起抽搐。

【相互作用】①可加强香豆素类抗凝血药、某些抗癫痫药、降压药、抗胆碱药、三环抗抑郁药等的作用，合用时应注意。②抗酸药尤其是氢氧化铝可抑制本品的吸收，不宜同服。

【注意事项】①中毒时可用大剂量维生素 B_6对抗。②肝功能不正常者、精神病患者和癫痫患者禁用。孕妇慎用。

【规格】①片剂：50mg，100mg，300mg。

②注射剂：2ml：0.1g。

【贮藏】密封、遮光保存。

丙硫异烟胺 Protionamide

【别名】Prothionamide。

【药理作用】为异烟酸的衍生物，抑制结核杆菌分枝菌酸的合成。对结核分枝杆菌的作用取决于感染部位的药物浓度，低浓度时表现为抑菌作用，高浓度时表现为杀菌作用。

【适应证】仅对分枝杆菌有效，与其他抗结核药联合用于结核病经一线药物（如链霉素、异烟肼、利福平和乙胺丁醇）治疗无效者。

【体内过程】可从胃肠道快速吸收。单次口服后约 2 小时达血药峰值，可广泛分布于全身组织和体液（包括脑脊液）中。可被代谢成具有活性的代谢物硫氧化物和其他几种失活的代谢物。

【用法用量】成人常用量：口服，与其他抗结核药合用，每次 0.25g，每天 2～3 次；小儿常用量：与其他抗结核药合用，每次口服 4～5mg/kg，每天 3 次。

【不良反应】①可引起胃肠道反应：恶心、呕吐、食欲缺乏、腹泻、腹胀。②个别病例有精神忧郁、视力障碍、头痛、周围神经炎、关节痛、皮疹、痤疮等可引起肝损害、氨基转移酶升高、黄疸，应定期查肝功能。③个别可引起尿糖、急性风湿痛。大剂量可引起直立性低血压。

【相互作用】①与环丝氨酸合用可使中枢神经系统毒性反应（尤其是全身抽搐）的发生率增加，合用时应适当调整剂量，并严密监测中枢神经系统毒性症状。②可增强异烟肼的抗结核作用。③可能加重其他抗结核药的不良反应。④可增加维生素 B_6 的肾脏排泄，接受本品治疗的患者，维生素 B_6 的需要量可能增加。

【注意事项】①对异烟肼、吡嗪酰胺、烟酸或其他化学结构相近的药物过敏者，孕妇、哺乳期妇女和 12 岁以下儿童禁用。②糖尿病、严重肝功能不全者慎用。

【规格】片剂：0.1g。

【贮藏】密封贮于 15～30℃。

利福喷丁 Rifapentine

【别名】环戊去甲利福平、环戊基哌嗪利福霉素。

【药理作用】抗菌作用与利福平相同。

【适应证】用于治疗结核病，常与其他抗结核药联合应用。可用于肺结核及各种肺外结核如泌尿生殖系结核、骨和关节结核及淋巴结核等。可与其他抗麻风药联合治疗麻风病等。也可用于对其他抗金黄色葡萄球菌抗生素耐药的重症金黄色葡萄球菌感染。

【体内过程】吸收迅速。空腹服用后 5～11 小时可达血药峰值。对各种组织的穿透力强，广泛分布于体内各种组织和体液，肝中浓度最高，肾、肺中次之，骨和脑中也较利福平高。半衰期为 14～18 小时。主要随胆汁排出，随尿排出的原药很少。

【用法用量】①成人剂量：每次口服 0.6g，每周 1～2 次，空腹服用。疗程和治疗方案根据病情而定。②化脓性皮肤病，每天 0.3g，5 天 1 个疗程。③经眼给药，每次 1～2 滴，每天 1 次。

【不良反应】①不良反应比利福平轻微，少数病例可出现白细胞、血小板减少。②ALT 升高；皮疹、头晕、失眠等。胃肠道反应较少。

【相互作用】①丙磺舒可升高本品血药浓度，并产生毒性，不宜合用。②与异烟肼合用可增加发生肝脏毒性的风险（尤其是肝功能损害、异烟肼快乙酰化患者）。③可增加乙硫异烟胺的不良反应。④抗酸药可明显降低本品的生物利用度。⑤对氨基水杨酸盐可降低本品血药浓度，合用时两者应间隔至少6小时使用。⑥氯法齐明可延迟本品峰值时间，延长半衰期。⑦可增加抗肿瘤药（达卡巴嗪、环磷酰胺）的代谢，形成烷化代谢物，引起白细胞减少。⑧可增加细胞色素P450（CYP）底物[如抗心律失常药（丙吡胺、美西律、奎尼丁、妥卡尼）、抗菌药物（氯霉素、克拉霉素、氨苯砜、多西环素、环丙沙星）、口服抗凝药（华法林）、抗惊厥药（苯妥英）、抗疟疾药（奎宁）、唑类抗真菌药（氟康唑、伊曲康唑、酮康唑）、巴比妥类药（苯巴比妥）、苯二氮䓬类（地西泮）、β受体阻滞剂（普萘洛尔）、钙通道阻滞剂（地尔硫䓬、硝苯地平、维拉帕米）、强心苷制剂（地高辛）、皮质类固醇（泼尼松）、苯氧酸类药（氯贝丁酯）、口服降血糖药（格列本脲、格列吡嗪）、激素类避孕药或孕激素（炔雌醇、左炔诺孕酮）、免疫抑制剂（环孢素、他克莫司）、甲基黄嘌呤类（茶碱）、麻醉性镇痛药（美沙酮）、磷酸二酯酶V型抑制剂（西地那非）、甲状腺制剂（左甲状腺素）、三环类抗抑郁药（阿米替林、去甲替林）、蛋白酶抑制剂、部分反转录酶抑制剂]的代谢。⑨乙醇可增加肝毒性，用药期间禁止饮酒。

【注意事项】①对本品或利福霉素类抗菌药过敏者禁用。②肝功能严重不全、胆道阻塞者和孕妇禁用。③参见利福平。

【规格】①片剂、胶囊剂：0.1g，0.15g，0.2g，0.3g。②滴眼剂：10ml：5mg。

【贮藏】密封、遮光保存于＜25℃条件下。

利福霉素钠 Rifamycin Sodium

【别名】利福霉素SV。

【药理作用】对金黄色葡萄球菌（包括耐青霉素和耐新青霉素株）、结核杆菌有较强的抗菌作用。与其他类抗生素或抗结核药之间未发现交叉耐药性。

【适应证】用于不能口服用药的结核患者和MRSA感染及难治性军团菌病患者。

【体内过程】口服不易吸收，肌内注射，半衰期约为1小时。主要分布于肝胆，肾、肺、心、脾次之，在这些组织中均可达到治疗浓度。大部分经胆汁排出，随尿排出的仅占小部分。

【用法用量】肌内注射，成人每次0.25g，每天2～3次。静脉注射（缓慢注射），每次0.5g，每天2～3次；小儿每日量10～30mg/kg。此外，亦可稀释至一定浓度局部应用或雾化吸入。重症患者宜先静脉滴注，待病情好转后改为肌内注射。用于治疗肾盂肾炎时，每天剂量在0.75g以上。对于严重感染，开始剂量可酌情增到每天1g。

【不良反应】参见利福平。肌内注射可引起局部疼痛，有时可引起硬结、肿块。静脉注射后可出现巩膜或皮肤黄染。偶引起耳鸣、听力下降。

【相互作用】①与β-内酰胺类抗生素合用对金黄色葡萄球菌（包括MRSA）、铜绿假单胞菌具有协同作用。②与氨基糖苷类抗生素合用具协同作用。

【注意事项】用药后患者尿液呈红色，属于正常现象。对本品过敏者、有肝病或肝损害者禁用。孕妇及哺乳期妇女慎用。肝功能不全、胆道阻塞、慢性酒精中毒者应用本品应适当减量。

【规格】注射剂：0.25g，5ml：0.25g（静脉滴注用），2ml：0.125g（肌内注射用）。

【贮藏】密封、遮光贮于2～8℃。

乙胺吡嗪利福异烟 Ethambutol Hydrochloride, Pyrazinamide, Rifampicin and Isoniazid

【别名】乙胺吡嗪利福异烟（Ⅱ）。

【药理作用】参照利福平、异烟肼、吡嗪酰胺、盐酸乙胺丁醇的药理作用。

【适应证】适用于肺结核短程疗法的最初2个月的强化治疗，在此阶段必须每日服用。

【体内过程】参照利福平、异烟肼、吡嗪酰胺、盐酸乙胺丁醇。

【用法用量】口服。每日服药1次，餐前1小时服药，每次服药量：30～37kg的成人患者，一次4片；38～54kg的成人患者，一次6片；55～70kg的成人患者，一次8片；30kg以上的儿童患者，参考成人剂量；不适用于体重30kg以下的患者。

【不良反应】参照利福平、异烟肼、吡嗪酰胺、盐酸乙胺丁醇。

【相互作用】①抗酸药：可降低利福平、异烟肼、乙胺丁醇的生物利用度，应在服用抗酸药前至少1小时服用本品。②皮质激素可降低异烟肼的血药浓度。③可降低奈韦拉平、辛伐他汀、利托那韦的血药浓度，不宜合用。④可减弱口服避孕药的作用，使用本品期间应采用非激素法避孕。⑤乙醇可增加本品的肝毒性，用药期间禁止饮酒。

【注意事项】参照利福平、异烟肼、吡嗪酰胺、盐酸乙胺丁醇。

【规格】为复方制剂，每片含利福平75mg、异烟肼37.5mg、吡嗪酰胺200mg、盐酸乙胺丁醇137.5mg。

【贮藏】密封，在凉暗干燥处（避光并不超过20℃）保存。

乙胺利福异烟 Ethambutol Hydrochloride, Rifampicin and Isoniazid

【药理作用】参照利福平、异烟肼、盐酸乙胺丁醇的药理作用。

【适应证】适用于成人各类结核病复治痰菌涂片阳性患者继续期治疗。

【体内过程】参照利福平、异烟肼、盐酸乙胺丁醇。

【用法用量】口服。应用于复治痰菌涂片阳性患者继续期，每2日用药1次，共6个月，用药90次。体重50kg以上的成年患者每次空腹顿服乙胺利福异烟片5片，体重不足50kg的成年患者根据医嘱酌减，餐前1小时或餐后2小时顿服。治疗全过程不能中断用药或擅自改变治疗方案。

【不良反应】【相互作用】参照利福平、异

烟肼、盐酸乙胺丁醇。

【注意事项】①对利福平、异烟肼、盐酸乙胺丁醇过敏者禁用。②肝功能不全、胆道梗阻、痛风、精神病、癫痫、糖尿病有眼底病变者及孕妇禁用。③老年及糖尿病患者慎用。④酒精中毒、肝功能损害、视神经炎、肾功能不全患者慎用。

【规格】每片含利福平 0.12g、异烟肼 0.12g、盐酸乙胺丁醇 0.25g。

【贮藏】密封，在凉暗（避光并不超过 20℃）干燥处保存。

异烟腙 Ftivazide

【药理作用】为异烟肼衍生物，作用机制与异烟肼相似，但抗菌作用稍差（最低抑菌浓度为 0.13mg/L）。

【适应证】为二线抗结核药，当用异烟肼产生不良反应时可改用本品。

【体内过程】口服后吸收慢，血药浓度低，结核杆菌对本品和异烟肼有交叉耐药性。

【用法用量】口服，成人每次 0.3～0.5g，每天 3 次。小儿每日按体重 30～40mg/kg（不超过 1.5g），分次服用。

【不良反应】毒性比异烟肼小，不良反应与异烟肼相似，但较少见。

【相互作用】参见异烟肼。

【注意事项】①为了预防和减少不良反应，可同时应用维生素 B_6。②心绞痛、其他心脏病、有精神病或癫痫病史者及严重肾功能不全者应慎用。

【规格】片剂：50mg，100mg。

【贮藏】遮光，密闭保存。

异福片/胶囊 Rifampicin and Isoniazid Tablets/Capsules

【别名】匹金、菲路得、缇碧、费安。

【药理作用】利福平通过抑制敏感的结核分枝杆菌 RNA 聚合酶，尤其是与细菌 RNA 聚合酶的相互作用达到抗菌作用，但是对哺乳类动物无抑制作用，异烟肼通过抑制结核杆菌结核环脂酸的生物合成，从而影响结核分枝杆菌细胞壁的合成。

【适应证】主要用于治疗各种类型的结核病。

【体内过程】参照利福平、异烟肼。

【用法用量】餐前 30 分钟或餐后 2 小时顿服，每天 1 次。体重 50kg 以上，每次 0.9g，每

天 1 次。体重＜50kg，每次 0.75g，每天 1 次。可与其他抗结核药同服，一般来说，治疗应坚持到细菌转阴、临床症状获最大改善为止。

【不良反应】【相互作用】参照利福平、异烟肼。

【注意事项】①对利福平、异烟肼有过敏史者禁用。②任一成分可致肝功能损害，用药期间应注意检查肝功能。③有精神病或癫痫病史者慎用。④致癌作用、诱变、生育力的损害。

【规格】①片剂：每片含利福平 0.15g，异烟肼 0.1g；每片含利福平 0.3g，异烟肼 0.15g。②胶囊剂：每粒含利福平 0.15g，异烟肼 0.1g；每粒含利福平 0.3g，异烟肼 0.15g

【贮藏】遮光、密闭保存。

异福酰胺 Rifampin Isoniazid and Pyrazinamide

【别名】戴菲林。

【药理作用】参照利福平、异烟肼、吡嗪酰胺。

【适应证】主要用于结核病短程化疗的强化期。

【体内过程】参照利福平、异烟肼、吡嗪酰胺。

【用法用量】餐前 1～2 小时顿服，每天 1 次，体重 30～39kg 者，每次 3 片（粒）；体重 40～49kg 者，每次 4 片（粒）；体重 50kg 以上者，每次 5 片（粒），连续使用 2 个月，需要时也可加用其他抗结核药物。强化期后，应至少继续使用 4 个月的利福平和异烟肼。

【不良反应】【相互作用】【注意事项】参照利福平、异烟肼、吡嗪酰胺。

【规格】片剂或胶囊剂：450mg（含利福平 120mg，异烟肼 80mg，吡嗪酰胺 250mg）。

【贮藏】遮光、密封，在干燥阴凉处保存。

利福昔明 Rifaximin

【别名】莱利青、利福西亚胺、洛米克思、欧克双、Normix、Rifaximine。

【药理作用】①可抑制细菌 RNA 的合成，最终抑制细菌蛋白质的合成，发挥杀菌作用。②对金黄色葡萄球菌、粪链球菌、沙门菌属、大肠埃希菌、小肠结肠炎耶尔森菌和类杆菌等均有高度抗菌活性，但对志贺菌属的活性较弱。③不被胃肠道吸收，故仅在胃肠道中起作用。

【适应证】①用于敏感细菌引起的急慢性肠

道感染、腹泻和小肠结肠炎。②预防胃肠道围术期感染性并发症。③肝性脑病所致高氨血症的辅助治疗。

【体内过程】尽管体外实验指出利福昔明能诱导 CYP3A4 酶系，但对肠或肝内的 CYP3A4 酶活性却没有显著影响。因此，与其他利福霉素衍生物不同，本品与其他药物产生相互作用的可能性较小。吸收率不到 1%，原药几乎完全随粪便排出。

【用法用量】推荐剂量为每天 3 次，每次 200mg，连服 3 天。食物对吸收无影响。

【不良反应】①常见有胃肠胀气、腹痛、头痛和里急后重，但发生率与安慰剂组类似。②如果在服用期间腹泻反而加重或病程延长，则可能是抗生素相关性肠炎。③极少发生荨麻疹，亦可能引起足部水肿。

【相互作用】①环孢素可抑制本品的代谢，可显著增加本品的系统暴露量，合用时应谨慎。②有与华法林合用导致国际标准化比值（INR）改变的报道，合用时应监测INR和凝血酶原时间，可能有必要调整华法林的剂量以维持INR在目标范围内。

【注意事项】①对利福霉素衍生物过敏者禁用。②肠梗阻、严重肠道溃疡性病变者禁用。③重度肝功能不全患者慎用。④12 岁以下儿童的有效性、安全性尚未确定。⑤尚未明确是否可经乳汁分泌，哺乳期妇女使用时，应暂停哺乳。

【规格】①片剂：100mg，200mg。②胶囊剂：100mg，200mg。③干混悬剂：200mg。

【贮藏】密封、遮光贮于2～8℃。

帕司烟肼 Pasiniaxid

【别名】百生肼、对氨基水杨酸异烟肼、结核清、力克肺疾、异烟肼对氨基水杨酸盐、Dipasic。

【药理作用】①是由异烟肼和对氨基水杨酸经化学合成的一种抗结核药。抗结核作用较单用异烟肼或对氨基水杨酸强，且耐药菌产生较迟。在体内的抗结核效应是基于异烟肼可抑制分枝菌酸的合成，使细菌胞壁破裂死亡。对氨基水杨酸为对氨基苯甲酸同类药，通过对叶酸合成的竞争性抑制作用而抑制结核杆菌的生长繁殖，与异烟肼结合后，可延缓异烟肼的乙酰化，提高异烟肼的有效血药浓度和组织浓度，并降低毒性，延缓耐药性的发生，从而增强疗效。②对以人型结核分枝杆菌为代表的分枝杆菌有较强的抗菌作用。对堪萨斯分枝杆菌、鸟分枝杆菌和耻垢分枝杆菌有较强抑制作用。

【适应证】①与其他抗结核药合用于治疗结核病。②可作为外科手术期间的预防用药。③对麻风病也有一定的疗效。

【体内过程】口服后在十二指肠被吸收，经肝脏缓慢分解出异烟肼和对氨基水杨酸而发挥作用。在体内分布广，血液中及组织内有效药物浓度高且作用时间较长。易透过血-脑脊液屏障进入脑脊液，并能透过细胞膜转移至细胞内，还能渗透到干酪样病变灶中。

【用法用量】①抗结核病：成人每天 10～20mg/kg，儿童每天 20～40mg/kg，分 3～5 次餐后服用；至少连用 3 个月。②外科手术期间的预防用药：每天 10～15mg/kg，分 3～5 次餐后服用。③抗麻风病：每次 600mg，每天 1 次，连服 6 天，停服 1 天，6 个月为 1 个疗程。

【不良反应】个别患者用药后可能会出现恶心、呕吐、腹泻、腹痛、便秘、头晕、头痛、多发性神经炎、皮肤反应、黄疸、红斑狼疮样综合征等。此外，可能出现服用异烟肼或对氨基水杨酸后的不良反应。

【相互作用】可参照异烟肼、对氨基水杨酸的药物相互作用。

【注意事项】①对本品过敏者，对异烟肼、乙硫异烟肼、吡嗪酰胺、烟酸或其他化学结构相关的药物过敏者，对氨基水杨酸钠及其他水杨酸类药物过敏者，对曾因使用异烟肼而致肝炎的患者禁用。②精神病及癫痫患者、慢性肝病及肾功能不全的患者、12 岁以下儿童、充血性心力衰竭患者、消化性溃疡患者、葡萄糖-6-磷酸脱氢酶缺乏者慎用。③哺乳期妇女用药时应暂停哺乳。

【规格】①片剂：100mg，140mg。②胶囊剂：100mg。

【贮藏】遮光、密闭，于干燥处保存。

卷曲霉素 Capreomycin

【别名】卷须霉素、缠霉素、结核霉素、Caprocin、Capastat、Ogostal。

【药理作用】①对结核分枝杆菌和其他分枝杆菌均有抑制作用，作用机制在于抑制菌体的蛋白质合成。②对结核杆菌的 MIC 为 10μg/ml，但随培养基的不同变化很大。③单用很快就出现耐药，仅在其他抗结核药物无效时才将本品作为二线药加入多药方案中。④与卡那霉素和新霉素存在交叉耐药。

【适应证】①对其他抗结核药耐药或不耐受的初治病例。②与其他具有抗菌活性的抗结核药合用复治结核病。

【体内过程】不易从胃肠道吸收。肌内注射1g后1～2小时可达血药峰值。用量的一半于12小时内以原药形式随尿排出。

【用法用量】深部肌内注射每天0.75～1g，分2次用，续用2～3个月后改为每天1g，每周2～3次，维持治疗。

【不良反应】①和氨基糖苷类一样，对肾和第Ⅷ对脑神经具有毒性，表现为氮潴留、肾小管功能不全和进展性肾损害、耳鸣、眩晕，听力减退，甚至失聪或不可逆转。②可能引起低钾血症。③与其他抗结核药合用易导致肝功能异常。④引起高敏反应包括荨麻疹、斑丘疹，有时产生药物热。⑤白细胞增多、白细胞减少、嗜酸性粒细胞增多均可能发生。⑥有神经肌肉阻断作用。⑦肌内注射部位可能出现疼痛、硬结、过度出血，甚至形成脓肿。

【相互作用】①不可与氨基糖苷类或其他具有神经肌肉阻断作用的药物合用，以免加重神经肌肉阻断作用。②避免与具有耳毒性或肾毒性药物合用。

【注意事项】①对本品过敏者、重度肝肾功能不全患者、低钾血症患者禁用。儿童不可使用。②有过敏史者慎用。③尚未明确本品是否可经乳汁分泌，哺乳期妇女使用时应暂停哺乳。

【规格】注射剂（粉）：0.5g，1g，2g。

【贮藏】密封贮于15～30℃下。

1.3.2　抗麻风病药

氨苯砜　Dapsone

【别名】Diaminodiphenylsulfone、DDS。

【药理作用】对麻风杆菌有抑制作用。其作用机制与磺胺类药物相似，为干扰叶酸的合成，两者的抗菌谱也相似，均可被氨基苯甲酸所拮抗。此外，尚具免疫抑制作用。

【适应证】主要用于治疗各型麻风。近年试用于治疗系统性红斑狼疮、痤疮、银屑病、带状疱疹等。

【体内过程】①口服后几乎可从胃肠道完全吸收，可进行肠肝循环，药物排泄缓慢，可产生蓄积作用。广泛分布，可透过胎盘，并出现在唾液、乳汁中。半衰期为10～50小时（平均28小时）。②主要经乙酰化成单乙酰氨苯砜，主要随尿排出。

【用法用量】①治疗麻风病：口服，每次50～100mg，每天1次。或一次0.9～1.4mg/kg，每天1次，最高剂量每天200mg。开始可每天口服12.5～25mg，以后逐渐加量到100mg，由于本品有蓄积作用，故每服药6天停药1天，每服药10周停药2周。必要时可与利福平每天600mg，联合应用。儿童每天0.1～1.4mg/kg。②治疗红斑狼疮：每天100mg，连用3～6个月。③痤疮：每天50mg；银屑病或变应性血管炎，每天100～150mg。④治疗带状疱疹：每天3次，每次25mg，连服3～14日。⑤预防疟疾：100mg与乙胺嘧啶12.5mg合用，1次顿服，每5天服药1次。以上治疗均遵守服药6天、停药1天的原则。

【不良反应】①常见有恶心、呕吐等，偶有头痛、头晕等。②血液系统反应有贫血、粒细胞缺乏、白细胞减少等。③偶可引起"砜类综合征"，特征是发热、不适、剥脱性皮炎、淋巴结肿大、肝坏死并发黄疸、贫血、高铁血红蛋白血症等，停药并给予皮质激素治疗可望好转。④中毒性精神病、周围神经炎等偶有发生。

【相互作用】①丙磺舒可升高砜类药的血药浓度，且持续时间较长，易发生毒性反应，在使用丙磺舒的同时或使用丙磺舒之后使用砜类药，需调整砜类药的剂量。②与甲氧苄啶合用可使两者的血药浓度均升高。③与骨髓抑制剂合用可加重白细胞减少和血小板减少，不宜合用，必须合用时应密切观察骨髓毒性。④与其他溶栓药物合用可加重溶血反应。⑤利福平可使本品的血药浓度降低1/10～1/7，在使用利福平的同时或使用利福平之后使用，需调整剂量。⑥去羟肌苷可减少本品的吸收，必须合用时，给药时间至少间隔2小时。

【注意事项】①用药过程中应监测肝、肾功能。②不宜单独用于治疗麻风。③治疗中如出现严重"可逆性"反应（Ⅰ型）或神经炎时，应合用大剂量肾上腺皮质激素。④用药过程中如出现新的或中毒性皮肤发应，应停药，但出现麻风反应状态时不需停药。⑤对本品及磺胺类药物过敏者、严重肝功能不全和精神障碍者禁用。⑥严重贫血、葡萄糖-6-磷酸脱氢酶缺乏、变性血红蛋白还原酶缺乏症、肝肾功能不全、胃和十二指肠溃疡病及有精神病史者慎用。

【规格】片剂：50mg，100mg。

【贮藏】片剂遮光保存；凝胶剂贮于 20～25℃，避免冷冻。

氯法齐明 Clofazimine

【别名】氯苯吩嗪、克风敏、Lamprene。

【药理作用】对麻风杆菌和其他的一些分枝杆菌有抑菌作用。

【适应证】①作为治疗瘤型麻风的选用药，通常应与氨苯砜联合使用。②与利福平或乙硫异烟胺联合用于治疗耐砜类药物的菌株所致感染。③也可用于红斑结节性麻风和其他药物引起的急性麻风反应。④可与其他抗结核药合用于艾滋病患者并发非典型分枝杆菌感染，但临床疗效常不满意。

【体内过程】可从胃肠道吸收 45%～70%，大部分分布于各个器官和组织，并可进入乳汁；可透过胎盘，但不能透过血脑屏障。单次给药后的半衰期约为10天，多次给药后的半衰期为25～90天。可在体内蓄积，大量以原药形式随粪便排出（包括未吸收的和经胆分泌的）。

【用法用量】口服。麻风病：每天 100mg；麻风反应：每天 200～400mg。麻风反应控制后，逐渐减量至 100mg。

【不良反应】①蓄积于皮肤及角膜。可显红色或棕色，并使尿、痰、汗液显红色，少数患者可发生光敏发应。②还可发生恶心、呕吐和腹泻症状，与剂量大小密切相关。

【相互作用】①氨苯砜可拮抗本品对Ⅱ型麻风反应的抗炎作用。②可影响利福平的吸收。

【注意事项】①可通过胎盘与进入乳汁，使新生儿和哺乳儿皮肤染色。②服药时须与牛奶或食物同时服用。③对本品过敏者、严重肝肾功能障碍及胃肠道疾病患者、孕妇、哺乳期妇女禁用。④有胃肠疾病史或肝功能损害及对本品不能耐受者慎用。

【规格】胶囊剂：50mg。

【贮藏】密封、遮光保存。

沙利度胺 Thalidomide

【别名】反应停、酞胺哌啶酮、酞谷酰亚胺、Thalidomid、Colgene。

【药理作用】作用机制至今不明。仅知其具有多种抗炎和免疫调节作用，可抑制肿瘤坏死因子α的合成，还有抑制血管生成的作用，这是导致胎儿四肢畸形的原因。

【适应证】①主要用于治疗复发的或严重的红斑结节性麻风，可使症状和体征迅速缓解。②对伴或不伴人类免疫缺陷病毒（HIV）感染的鹅口疮（包括口咽部、食管和直肠）痊愈疗效达55%。③对白塞病、慢性移植物抗宿主病、系统性红斑狼疮或狼疮样皮疹、坏疽性脓皮病、类风湿关节炎、尿毒症瘙痒、艾滋病消瘦综合征、卡波西肉瘤、小孢子菌腹泻、溃疡性结肠炎及 HIV 阴性的难治性鸟分枝杆菌感染有改善病情的作用。④用于多发性骨髓瘤。

【体内过程】口服吸收缓慢。3～6 小时始达血药峰值。代谢和消除过程尚不清楚。

【用法用量】口服：每次 25～50mg，每天 4 次。对严重反应者，可增至 300～400mg（反应得到控制即逐渐减量）。对长期反应者，需要较长期服药，每天或隔日服 25～50mg。移植后用药：每次 100～200mg，每天 4 次，治疗可持续 2～700 天（平均为 240 天）。治疗完全有效的患者，再持续 3 个月以后逐渐减量（每 2 周减少 25%）；部分有效的患者，在观察到最大效应后还应再治疗 6 个月。

【不良反应】对胎儿有严重的致畸性，常见的不良反应有口鼻黏膜干燥、倦怠、嗜睡、眩晕、皮疹、便秘、恶心、腹痛、面部水肿，可能会引起多发性神经炎、过敏反应等。

【相互作用】①与阿片类药、抗组胺药、抗精神病药、抗焦虑药或其他中枢神经系统（CNS）抑制剂合用可产生附加的镇静作用，避免合用。②与可引起心动过缓的药物[钙通道阻滞剂、β受体阻滞剂、α受体阻滞剂、地高辛、H_2受体拮抗剂（如法莫替丁、西咪替丁）、锂剂、三环类抗抑郁药、神经肌肉阻滞药（琥珀胆碱）]合用致心动过缓作用增强，谨慎合用。③与如硼替佐米、胺碘酮、顺铂、多西他赛、紫杉醇、长春新碱、双硫仑、苯妥英、甲硝唑合用，周围神经病变的风险升高。④与可增加血栓栓塞发生风险的药物（如红细胞生成素、雌激素）合用可进一步增加血栓栓塞的发生风险，联用本品和地塞米松治疗多发性骨髓瘤的患者，应谨慎合用此类药物。⑤乙醇可增加过度镇静和致周围神经病变的风险，故服用本品期间应禁止饮酒。

【注意事项】孕妇及哺乳期妇女、儿童、对

本品有过敏反应者禁用，从事危险工作者禁用。老年患者慎用。

【规格】①片剂：25mg，50mg。②胶囊剂：25mg。

【贮藏】遮光保存。

1.4　抗真菌药

1.4.1　吡咯类

1.4.1.1　咪唑类

咪康唑 Miconazole

【别名】霉可唑，双氯苯咪唑、美康唑、克霉灵、达克宁、Daktarin，Daktar、Monistat。

【药理作用】为咪唑类抗真菌药，对许多临床致病真菌如白念珠菌、曲霉菌、新生隐球菌、芽生菌、球孢子菌、拟酵母菌等深部真菌和一些表皮真菌，以及酵母菌等都有良好抗菌作用。

【适应证】主要用于治疗深部真菌病，对耳鼻咽喉、阴道、皮肤等部位的真菌感染也有效。

【体内过程】口服不能完全吸收，进入脑脊液和痰液中的药物极少，而较易弥散进入发炎的关节中。在肝内代谢灭活，10%～20%用量的代谢物随尿排出，50%口服用量主要以原药随粪便排出。早期半衰期约为 0.4 小时，中期约为 2.5 小时，终末半衰期约为 24 小时。血液透析仅能排出很少的药物。局部应用时，皮肤或黏膜吸收极少。

【用法用量】①静脉给药：治疗深部真菌病每天常用量为 600～1800mg（10～30mg/kg），分 3 次给予。治疗芽生菌病，每天可用 200～1200mg（疗程 2～16 周）；治疗白念珠菌病，每天可用 600～1800mg（疗程 1～20 周）；治疗隐球菌病，每天可用 1200～2400mg（疗程 3～12 周）；治疗球孢子病，每天可按 1800～3600mg（疗程 3～20 周）。开始治疗时，可先给予小剂量（200mg）以后可根据患者耐受情况加大用量。用大剂量时应慎重。1 次药量用 0.9%氯化钠注射液或 5%葡萄糖注射液稀释，控制滴入时间 30～60 分钟。②局部用药：常作为全身用药的补充，参考量如下。膀胱灌注：每次 200mg，每天 2～4 次，将注射剂稀释用。窦道灌注：每次 200mg，每天 2 次，直接用注射剂（不稀释）。③气管滴入：每次 100mg，每天 4～8 次，可将注射剂用 3 倍量的 0.9%氯化钠注射液稀释后滴入或喷雾吸

入。④感染创口灌洗：每天 1～2 次，取注射剂适当稀释后用。⑤鞘内注射：每次 20mg（注射剂 2ml，不稀释），连用 3～7 天。⑥阴道用药：每晚用栓剂 1 粒，插入阴道深处，一般连用 10 天。⑦乳膏剂：每天外用 1～2 次，用于皮肤念珠菌病、皮肤真菌病和花斑癣。

【不良反应】①以静脉炎多见，还有皮肤瘙痒、恶心、发热和寒战、眩晕、皮疹、呕吐等。②可引起血细胞比容下降、血小板减少、血钠下降等。

【相互作用】延长香豆素类凝血酶原时间；使环孢素血药浓度增高，肾毒性增加；增加利福平的肝毒性；抑制降血糖药代谢；与西沙必利、阿司咪唑或特非那定合用有发生心律失常的危险。

【注意事项】①静脉滴注时务必先将注射剂稀释。可致心脏停搏，应密切观察用药。②不可与一些组成复杂的输液配伍。③用药期间应检查血红蛋白、血细胞比容、电解质和血脂等，遇有异常应及时处理。④1 岁以下儿童、妊娠妇女禁用。肝功能不全者禁用。

【规格】①注射剂：200mg。②乳膏：15g：300mg。③栓剂：0.1g，0.2g，0.4g。

【贮藏】遮光保存。

酮康唑 Ketoconazol

【别名】里素劳、尼唑拉、霉康灵、采乐、金达克宁、必亮、彼康王、显克欣、Nizoral。

【药理作用】具有广谱抗真菌作用，对念珠菌、着色真菌、球孢子菌、隐球菌、组织胞浆菌、皮炎芽生菌、孢子丝菌等均具抗菌作用。对毛发癣菌亦有抗菌作用。

【适应证】临床用于治疗表皮真菌病，包括皮肤和指甲癣（局部治疗无效者）。

【体内过程】胃肠道吸收不稳定，随胃内 pH 的下降而增加。与食物同服可增加吸收，并减轻不适。局部或阴道用药后全身吸收极少。可广泛分布，出现在乳汁中。属于双相，半衰期α相为 2 小时，半衰期β相为 8 小时。在肝内代谢而失活，其代谢物和原药主要随粪便排出，余经肾排出。

【用法用量】用于浅表皮肤真菌感染，取本品适量涂于患处。每天 2～3 次。

【不良反应】可引起恶心、瘙痒、呕吐、腹痛、头痛、嗜睡等反应。偶见血清肝酶升高，应警惕必要时停药。

【相互作用】咪唑类抗真菌药与两性霉素 B 有拮抗作用，合用时疗效减弱。

【注意事项】对本品过敏者、急慢性肝病患者、孕妇禁用。

【规格】①洗剂：3.2%。②乳膏剂：10g：0.2g，7g：0.14g。

【贮藏】遮光保存。

益康唑 Econazole

【别名】氯苯咪唑、Mitekol。

【药理作用】类似酮康唑。

【适应证】用于表皮念珠菌病、皮真菌病和花斑癣。

【体内过程】尚不清楚。

【用法用量】①1%乳膏剂、洗剂、气雾剂、散剂或溶液用于皮肤真菌感染，每天 3 次。②含本品150mg 的阴道栓用于阴道念珠菌病，每晚 1 次，连用 3 夜；也可用单剂量 150mg 的长效制剂。1%乳膏可用于外阴阴道炎，也可用于男性配偶的生殖器范围，以预防再感染。

【不良反应】局部使用时可能发生刺激和灼热感，极少发生接触性皮炎。

【相互作用】①可使多非利特血药浓度升高。②可增强华法林的抗凝作用，合用时应监测INR和（或）凝血酶原时间，尤其是生殖部位、封闭部位或体表大面积使用本品时。③与两性霉素B合用时，两者在药效上呈相互拮抗作用。

【注意事项】①皮肤结核、梅毒或病毒感染（如疱疹、牛痘、水痘）者禁用。②对本品过敏者禁用。③动物实验本品及其代谢物可经乳汁分泌，哺乳期妇女使用时宜暂停哺乳。④妊娠最初 3 个月禁用阴道栓剂。

【规格】①乳膏剂：1%。②洗剂：1%。③气雾剂：1%。④散剂：1%。⑤阴道栓剂：150mg。

【贮藏】密闭，于阴凉处保存。

克霉唑 Clotrimazole

【别名】三苯甲咪唑、抗真菌 1 号、氯苯甲咪唑、Canestn、Mycosporin。

【药理作用】①可抑制敏感真菌麦角固醇的生物合成，改变真菌细胞膜的通透性，使细胞内赖以生存的重要物质向外漏失而导致死亡。②大部分对本品敏感的真菌均可被 $3\mu g/ml$ 的药物浓度所抑制。③抑制阴道毛滴虫则需要 $100\mu g/ml$ 的药物浓度。

【适应证】①用于局部治疗浅表性念珠菌病、花斑癣和皮真菌病。②在其他药物属于禁忌时，也偶用本品治疗阴道毛滴虫病。③眼用制剂用于真菌性角膜炎。

【体内过程】局部应用时可穿透表皮，即使有全身吸收，但其量极微。阴道给药可吸收用量的 3%～10%。在肝内代谢成无活性的代谢物，随尿和粪便排出。

【用法用量】①口服：每次 0.25～1g，每天 0.75～3g。儿童 2～6mg/（kg·d），分 3 次服。②1%乳膏剂、洗剂和溶液用于治疗皮肤真菌感染。③1%散剂可配合乳膏治疗真菌感染，也可单用预防皮肤真菌感染。④1%溶液可用于外耳真菌感染。⑤阴道栓 100mg，每天 1 次，连用 6 天；或 200mg，连用 3 天；或单次应用 500mg，治疗外阴念珠菌病，也可使用 1%、2%或 10%的阴道乳膏或药膜。

【不良反应】①口服后可引起胃肠障碍、肝氨基转移酶上升、排尿困难、白细胞减少，偶可出现精神抑郁、幻觉及定向障碍。②局部应用可引起刺激和灼热感，发生接触性皮炎。

【相互作用】与制霉菌素、两性霉素B、氟胞嘧啶合用对白念珠菌无协同抗菌作用，不得与其他抗真菌药（如制霉菌素）合用。

【注意事项】①对任一唑类过敏者禁用。②动物实验有畸形发生，故妊娠期前 3 个月绝对禁止口服给药或局部用药。③哺乳期妇女使用时，应暂停哺乳。

【规格】①片剂：0.25g。②阴道栓剂：0.15g。③阴道片：0.5g。④阴道泡腾片：0.15g，0.5g。⑤乳膏剂：0.01g/1g。⑥外用溶液剂：120mg/8ml。⑦克霉唑药膜：50mg。

【贮藏】密封、遮光保存。

联苯苄唑 Bifonazole

【别名】苯苄咪唑、Bifazole、Amycor。

【药理作用】①对多种皮肤真菌、糠秕马拉塞真菌和多种念珠菌具有活性。②对某些革兰阳性菌也具有活性。

【适应证】主要用于皮肤和指（趾）甲真菌感染。

【用法用量】①局部应用 1%乳膏、散剂、溶液或凝胶，疗程一般为 2～4 周。②甲癣的疗程更长一些，用之前，先用 40%尿素软膏软化指甲。

【不良反应】局部有烧灼感和瘙痒。

【相互作用】①与辛伐他汀合用，会增强辛伐他汀的毒性。②有限的数据表明外用联苯苄唑和华法林可能发生相互作用，导致凝血时间延长。

【注意事项】对咪唑类药物过敏患者禁用。①避免接触眼睛和其他黏膜，如口、鼻等。②用药部位如有烧灼感、红肿等情况应停药，并将局部药物洗净。

【规格】①乳膏剂：1%。②散剂：1%。③溶液剂：1%。④凝胶剂：1%。

【贮藏】遮光保存。

1.4.1.2　三唑类

氟康唑　Fluconazol

【别名】静达、仟德、芙苄星、依利康、帅克风、康锐、莱抗、弘旭光、大扶康、麦道氟康、Diflucon、Syscan。

【药理作用】有广谱抗真菌作用，抗菌谱与酮康唑近似，对新型隐球菌、白念珠菌及其他念珠菌、黄曲霉、烟曲霉、皮炎芽生菌、粗球孢子菌、荚膜组织胞浆菌等有抗菌作用。

【适应证】用于敏感菌所致的各种真菌感染，如隐球菌性脑膜炎、复发性口咽念珠菌病等。

【体内过程】①口服易于吸收，可广泛分布，乳汁、关节液、唾液、痰液、阴道分泌液和腹水中的药物浓度与血药浓度相似。即使在脑膜无炎症的情况下，脑脊液中的药物浓度可达血药浓度的 50%～90%。②蛋白结合率仅为12%。80%以原药形式随尿排出；半衰期约为30 小时，肾功能不全的患者可见延长。透析可消除本品。

【用法用量】①黏膜表面的念珠菌病：成人常用每天 50mg，必要时每天 100mg，口咽部念珠菌病连用 7～14 天，萎缩性口腔念珠菌病应持续用药 14 天。食管炎或其他黏膜念珠菌感染则应用药 14～30 天。②阴道念珠菌病和念珠菌性龟头炎：可给予口服单剂量 150mg。③嗜皮菌病、花斑癣和皮肤念珠菌感染：口服每天 50mg，连用 6 周。④全身念珠菌病、隐球菌性脑膜炎和其他隐球菌感染：首剂 400mg，继后每天200～400mg，疗程根据临床和真菌的效应决定，通常为 6～8 周。在疗程完毕后，为预防脑膜炎复发，可给予每天 100～200mg。⑤免疫受损而处在真菌感染危险中的患者：预防性给予每天

50～400mg。⑥>4 周的儿童黏膜表面感染：可用 3mg/（kg·d），必要时于第 1 天给予负荷剂量（6mg/kg），全身感染用 6～12mg/（kg·d），预防用 3～12mg/d。<2 周的儿童，每 72 小时给药 1 次，2～4 周儿童每 48 小时给药 1 次，每日总量不应超过 400mg。

【不良反应】较常见的有恶心、头痛、皮疹、呕吐、腹痛及腹泻。偶见剥脱性皮炎。

【相互作用】①与华法林联用可延长凝血酶原时间。②使苯妥英的血浓度升高。③肾移植后使用环孢素者联用本品，可使环孢素血浓度升高。④可抑制口服降血糖药的代谢。⑤利福平可加速本品的消除。

【注意事项】①由于本品主要自肾排出，因此治疗中需定期检查肾功能。肾功能不全患者需减量应用。②对吡咯类药物过敏者禁用。妊娠及哺乳期妇女、肝功能不全者慎用。

【规格】①胶囊剂：50mg，150mg。②片剂：50mg，100mg。③注射剂：0.1g，5ml：0.2g。

【贮藏】片剂、胶囊剂应密封贮于<30℃，注射剂应置于 5～30℃。

伊曲康唑　Itraconazole

【别名】易启康、斯皮仁诺、美扶、依他康唑、亚特那唑、Sporanox、Oriconazole、IRC、ICZ。

【药理作用】抗真菌谱与酮康唑相似，对深部真菌与浅表真菌都有抗菌作用。

【适应证】主要应用于深部真菌所引起的系统感染，如芽生菌病、组织胞浆菌病、类球孢子菌病、着色真菌病、孢子丝菌病、球孢子菌病等，也可用于念珠菌病和曲霉病。

【体内过程】于餐后口服易于吸收，分布广泛，但仅少量渗进脑脊液，少量本品可分布进入乳汁中。在肝内代谢成无活性的代谢物，随胆汁和尿排出体外，透析时无药物被消除。

【用法用量】①口服，一般为每天 0.1～0.2g，顿服，一般疗程为 3 个月，个别情况下疗程延长到 6 个月。②静脉滴注：首日每次 0.2g，每天 2次，之后每次 0.2g，每天 1 次。

【不良反应】较酮康唑为轻，对肝酶有较轻的影响，有恶心及其他胃肠道反应，还可出现低钾血症和水肿。

【相互作用】可干扰地高辛正常代谢，使消除减慢。禁与西沙必利、阿司咪唑、特非那定、口服咪达唑仑、三唑仑合用。

【注意事项】①对持续用药超过 1 个月的患者，以及治疗过程中出现厌食、恶心、呕吐、疲劳、腹痛或尿色加深的患者，建议检查肝功能。如果出现异常，应停止用药。②胃酸降低时，会影响本品吸收。需接受酸中和药物治疗者，在服用伊曲康唑至少 2 小时后，再服用这些药物。③对本品偶有过敏反应者，孕妇、哺乳期、妇女和儿童禁用。肝功能不全者在严密观察下慎用。心脏病患者慎用。

【规格】①片剂：0.1g。②胶囊剂：0.1g。③注射液：25ml：0.25g，50ml：0.45g。

【贮藏】遮光保存。

伏立康唑 Voriconazole

【别名】活力康唑、丽福康、威凡、Vfend。

【药理作用】对分枝霉杆菌、链孢霉菌属及所有曲霉菌均有杀菌活性，对耐氟康唑的克柔念珠菌、光滑念珠菌、白念珠菌等也有抗菌作用。

【适用证】用于治疗侵入性曲霉病，以及对氟康唑耐药的严重进入性念珠菌病感染及由足放线菌属和镰刀菌属引起的严重真菌感染。主要用于进行性、致命危险的免疫系统受损的患者。

【体内过程】因本品的代谢可饱和，个体间的药动学差异大。不给予负荷剂量，口服和静脉给药均约经 5 天达稳态谷值；给予负荷剂量，1 天内即可达稳态。通过静脉输注和口服两种方式给药，两者的药动学参数相似，在健康受试者中，本品的吸收不受胃液 pH 的影响。可广泛分布于全身各组织，且不受肝肾功能的影响。体外实验表明，本品经 CYP2C19、CYP2C9 和 CYP3A4 代谢。体内试验表明，CYP2C19 是主要代谢酶。终末半衰期与剂量有关。

【用法用量】①负荷剂量：静脉滴注，第 1 天每次 6mg/kg，每 12 小时 1 次；口服，体重大于 40kg 者每次 400mg，小于 40kg 者每次 200mg，均为 12 小时 1 次。②维持剂量：静脉滴注，第 2 天起每次 4mg/kg，12 小时 1 次；口服，体重大于 40kg 者，每次 200mg，小于 40kg 者，每次 100mg，均为 12 小时 1 次。

【不良反应】常见视觉障碍、发热、皮疹、恶心、呕吐、腹泻、头痛、败血症、周围性水肿、腹痛及呼吸功能紊乱。

【相互作用】①利福平、卡马西平、苯巴比妥等酶诱导剂，可降低本品的血药浓度。②与西罗莫司合用，西罗莫司的血药浓度可能显著增高。③通过 CYP2C19、CYP2C9 和 CYP3A4 代谢，这些同工酶的抑制剂或诱导剂可以分别升高或降低本品的血药浓度。

【注意事项】①禁止与其他药物在同一静脉通路中滴注。②避免强阳光直射。③监测肝功能。④对本品有过敏史者及妊娠、哺乳期妇女禁用。肝肾功能不全者慎用。12 岁以下儿童不推荐使用。

【规格】①片剂：50mg。②胶囊剂 50mg。③注射剂：50mg，100mg，200mg。

【贮藏】片剂、注射剂（粉）应密闭，贮于 15～30℃。

1.4.2　多烯类

制霉菌素 Nysfungin

【别名】制霉素、米可定。

【药理作用】对白念珠菌、隐球菌和滴虫有抑制作用。

【适用证】用于治疗口腔、消化道、阴道和体表的真菌或滴虫感染。

【体内过程】几乎不能从胃肠道吸收，皮肤和黏膜的局部使用也不吸收。

【用法用量】①口服：每次 50 万～100 万 U，每天 3～4 次，连用 7～10 天。局部用药：可用栓剂等，每次 100 万 U，每天 1～2 次，疗程一般为 2 周。②阴道泡腾片每次 1 片，每天 1～2 次，用药后 24～72 小时症状即可缓解，2 周为 1 个疗程，必要时可重复。

【不良反应】少数局部用药者有白带增多、局部刺激的症状。

【相互作用】尚不清楚。

【注意事项】对深部真菌病无效。阴道和体表感染时外用方有效。

【规格】①片剂：50 万 U。②栓剂：20 万 U。③阴道泡腾片：10 万 U。

【贮藏】密封、遮光贮于 2～8℃条件下。

两性霉素 B Amphotericin B

【别名】二性霉素 B、节丝霉素 B、庐山霉素、莱帕、锋克松、Amfotericin B、Ampho。

【药理作用】破坏细胞的正常代谢而抑制其生长。

【适用证】用于治疗隐球菌、球孢子菌、荚膜组织胞浆菌、芽生菌、孢子丝菌、念珠菌、毛霉菌、曲霉菌等引起的内脏或全身感染。

【体内过程】①极少或完全不从胃肠道吸收，半衰期约为 24 小时，随着长期给药，其终末半衰期可加至 15 天。②原药以小量的方式随尿缓慢排出。③在临床使用中，脂质体与传统的制剂相比有优越性。

【用法用量】①静脉滴注：开始用小剂量，每天 0.1～0.25mg/kg，逐渐增加到每天 1mg/kg。每天给药 1 次，用灭菌注射用水溶解后加到 5% 葡萄糖注射液中，浓度不超过 0.1mg/ml，滴注速度通常为 1～1.5ml/min。疗程总量：白念珠菌感染约 1g，隐球菌脑膜炎约 3g。②鞘内注射：对隐球菌脑膜炎，除静脉滴注外尚需鞘内给药。1 次用量 0.5mg，溶于注射用水 0.5～1ml 中，按鞘内注射法常规操作，共约 30 次。必要时，可酌加地塞米松注射剂，以减轻反应。③雾化吸入：适用于肺及支气管感染患者。1 日量 5～10mg，溶于注射用水 100～200ml 中，分 4 次用。④局部病源注射：浓度 1～3mg/ml，3～7 天用 1 次。必要时，可加普鲁卡因注射剂少量；对真菌性脓胸和关节炎，可局部抽脓后注入药 5～10mg，每周 1～3 次。⑤局部外用：浓度 2.5～5mg/ml。⑥腔道用药：栓剂 25mg。⑦眼部用药：滴眼液 0.25%；眼膏 1%。⑧口服：对肠道真菌感染，每天 0.5～2g，分 2～4 次服。

【不良反应】①毒性较大，可有发热、寒战、头痛、食欲缺乏、恶心、呕吐等不良反应，静脉用药可引起血栓性静脉炎，鞘内注射可引起背部及下肢疼痛。②对肾脏有损害作用，可致蛋白尿、管型尿，定期检查发现尿素氮>20mg%或肌酐>3mg%时，应采取措施，停药或降低剂量。③有白细胞减少、贫血、血压下降或升高、肝损害、复视、周围神经炎、皮疹等不良反应。④使用期间可出现心率加快甚至心室颤动，多与注入药液浓度过高、速度过快、用量过大，以及患者低血钾有关。⑤出现低钾血症，应高度重视，及时补钾。

【相互作用】①与氟胞嘧啶合用可增强两者药效，但亦可增强氟胞嘧啶的毒性反应。②皮质激素可加重本品诱发的低钾血症。③与洋地黄类药物合用，可增强潜在的洋地黄毒性反应，合用时应监测血钾、心功能。④与其他肾毒性药物（如氨基糖苷类、抗肿瘤药、卷曲霉素、多黏菌素类、万古霉素）合用可增强肾毒性。⑤与骨髓抑制药合用可加重贫血，合用时应减少骨髓抑制剂的剂量。⑥诱发的低钾血症可增强神经肌肉阻断药的作用，合用时应监测血钾。⑦尿液碱化药可防止

或减少肾小管酸中毒的发生。

【注意事项】①使用期间，应用抗组胺药可减轻某些反应。皮质激素也有减轻反应的作用，但只限在反应较严重时用，勿作常规使用。②在酸性较强的药液中易降解，所用葡萄糖注射剂的 pH 不应低于 4.2。③静脉滴注如漏出血管外，可引起局部炎症，可用 5% 葡萄糖注射剂抽吸冲洗，也可加少量肝素钠注射剂于冲洗液中。④对本品过敏者、严重肝病患者禁用。肝肾功能不全者慎用。

【规格】①注射剂（脱氧胆酸钠复合物）：5mg，25mg，50mg。②栓剂：25mg。③滴眼液：0.25%。④眼膏剂：1‰。

【贮藏】密封、遮光贮于 2～8℃。

1.4.3　丙烯胺类

特比萘芬 Terbinafine

【别名】疗霉舒、兰美抒、奥邦、倍佳、唯达宁、顺峰康宁、芙林、太极、丁克、彼孚特、Terbinafin。

【药理作用】为烯丙胺类抗真菌药。有广谱抗真菌作用，对皮肤真菌有杀菌作用，对白念珠菌起抑菌作用。

【适应证】用于甲癣、足癣、手癣、体癣、噬鱼蛇类形脚、红甲癣等。

【体内过程】口服后易于吸收。可进入乳汁。局部用药可被吸收<5%；主要随尿排出。血浆消除半衰期变化较大（11～17 小时），接受长疗程的患者终末消除半衰期为 400 小时，肝、肾功能不全的患者半衰期可能有改变。

【用法用量】①口服：每天 1 次，每次 250mg，足癣、手癣、体癣服用 1 周；皮肤念珠菌病 1～2 周；指甲癣 4～6 周；趾甲癣 12 周。②外用（1% 霜剂）用于体癣、股癣、皮肤念珠菌病、花斑癣等每天涂抹 1～2 次，疗程不定（1～2 周）。

【不良反应】偶有一过性胃肠反应、皮肤瘙痒、荨麻疹、接触性皮炎、灼烧感、刺感。

【相互作用】①CYP抑制剂（如西咪替丁）可使本品的血浆清除率降低，合用时应相应调整本品剂量。②CYP2C9和CYP3A4抑制剂（如氟康唑、酮康唑、胺碘酮）可升高的本品血药峰值和AUC，合用时应相应调整本品剂量。③可抑制CYP2D6底物[如三环类抗抑郁药、β受体阻滞剂、选择性5-羟色胺再摄取抑制剂、抗心律失常药（包括Ⅰa、Ⅰb、Ⅰc类）、单胺氧化酶抑制

剂B型]的代谢。④可使咖啡因（静脉注射）的清除降低19%。⑤可使地昔帕明的清除降低82%。⑥与口服避孕药合用时极少数患者可能发生月经不调，合用应谨慎。⑦利福平可使本品的血浆清除率增加100%，合用时应相应调整本品剂量。

【注意事项】①肾衰竭如果发生进行性皮炎和肝功能损害应停药。②对本品过敏者禁用，肝、肾功能不全者慎用，儿童、孕妇使用要权衡利弊。

【规格】①片剂：0.125g，0.25g。②软膏、乳膏、凝胶剂：5g∶50mg，10g∶0.1g，15g∶0.15g，20g∶0.2g。③喷雾剂：10ml∶0.1g，15ml∶0.15g。

【贮藏】贮于5～30℃下。

1.4.4　棘白菌素类

卡泊芬净　Caspofungin

【别名】Cancidas、科赛斯。

【药理作用】对许多种致病性曲霉菌属和念珠菌属真菌具有抗菌活性。

【适应证】用于治疗对其他治疗无效或不能耐受的侵袭性曲霉病；对疑似真菌感染的粒细胞缺乏伴发热患者的经验治疗，以及口咽及食管念珠菌病的治疗。侵袭性念珠菌病，包括中性粒细胞减少症及非中性粒细胞减少症患者的念珠菌败血症。

【体内过程】在肝内经水解和 *N*-乙酰化作用缓慢代谢。给予单剂量后，35%的原药和40%的代谢物分别随粪便和尿排出。

【用法用量】第 1 天给予单次 70mg 负荷剂量，随后每天给予 50mg 的剂量。对于治疗无临床反应而对本品耐受性良好的患者可以考虑将每天剂量增大到 70mg。

【不良反应】常见的有皮疹、面部肿胀、瘙痒、发热、寒战、头痛等。

【相互作用】①可致他克莫司血药浓度降低。②与环孢素合用可发生血清氨基转移酶水平升高。③合用利福平、依法韦仑、奈韦拉平、苯妥英、地塞米松或卡马西平等可使本品血药浓度降低。应考虑给予本品每天 70mg 的剂量。

【注意事项】①使用过程中有出现过敏反应的报道。如果出现过敏症状，应停止使用本品治疗并进行适当的处理。②对本品中任何成分过敏者禁用。③肝功能不全者、骨髓移植患者、肾功能不全者、孕妇、哺乳期妇女慎用。不推荐 18 岁以下的患者使用。

【规格】注射剂：50mg，70mg。

【贮藏】在 5～30℃保存。

米卡芬净　Micafungin

【别名】咪克芬净、米开民。

【药理学】对念珠菌如白念珠菌、光滑念珠菌、热带念珠菌、克柔念珠菌和近平滑念珠菌有较好的抑制活性，对于曲霉菌也有良好的体外抑制活性，但对于新生隐球菌、镰刀菌、接合菌和白吉利毛孢子菌等无抑制活性。

【适应证】用于治疗由曲霉菌和念珠菌引起的下列感染：真菌血症、呼吸道真菌病、胃肠道真菌病。预防造血干细胞移植患者的念珠菌感染。

【体内过程】口服后不易吸收（约 3%），主要经肝脏代谢，随粪便排泄。

【用法用量】①曲霉病：成人一般每天单次剂量为 50～150mg，每天一次静脉滴注。对于严重或者难治性曲霉病患者，根据患者情况剂量可增加至每天 300mg。②念珠菌病：成人一般每天单次剂量为 50mg，静脉输注。对于严重或者难治性念珠菌病患者，根据患者情况剂量可增加至每天 300mg。

【不良反应】①中性粒细胞减少、血小板减少或溶血性贫血。②休克、过敏样反应。③管性神经水肿或荨麻疹。④肝功能异常或黄疸。⑤急性肾衰竭。⑥恶心、呕吐、低钙、低镁血症等。

【相互作用】与硝苯地平和西罗莫司合用，可使后两者的血药浓度升高。

【注意事项】①溶解时切勿用力摇晃输液袋，因本品容易起泡且泡沫不易消失。②因本品在光线下可慢慢分解，应避免阳光直射。如果从配制到输液结束需时超过 6 小时，应将输液袋遮光。③对本品过敏者禁用。肝、肾功能不全及有血液疾病（如贫血、骨髓功能降低等）者、孕妇、哺乳期妇女慎用。

【规格】注射剂：50mg，100mg。

【贮藏】贮于 15～30℃。

1.4.5　其他抗真菌药

二硫化硒　Selenium Sulfide

【别名】希尔生。

【药理作用】具有抗皮脂溢出作用，还具有一定的抗真菌作用。

【适应证】用于去头屑，治疗头皮脂溢性皮炎、花斑癣（汗斑）。

【用法用量】①治疗头皮屑和头皮脂溢性皮炎：先用肥皂清洗头发和头皮，取 5～10g 药液于湿发及头皮上，轻揉至出泡沫，待 3～5 分钟后，用温水洗净，必要时可重复一次，每周 2 次，一个疗程 2～4 周，必要时可重复 1 个或 2 个疗程。②治疗花斑癣：洗净患处，根据病患面积取适量药液涂抹（一般 10～30g），保留 10～30 分钟后用温水洗净，每周 2 次，一个疗程 2～4 周，必要时可重复 1 个或 2 个疗程。

【不良反应】偶可引起接触性皮炎、头发或头皮干燥、头发脱色。

【相互作用】尚不清楚。

【注意事项】①仅供外用，不可内服。②在染发、烫发后 2 天内不得使用。③头皮用药后应完全冲洗干净，以免头发脱色。④避免接触眼睛和其他黏膜（如口、鼻等）。⑤用前应充分摇匀，如天冷药液变稠可温热后使用。⑥用后应塞紧瓶盖。⑦不要用金属器件接触药液，以免影响药效。⑧如经 2 个或 3 个疗程病症仍未见好转应向医师咨询。⑨用药部位如有灼烧感、红肿等情况应停药，并将局部药物洗净。⑩对本品过敏者禁用，过敏体质者慎用。⑪皮肤有炎症、糜烂、渗出部位禁用。⑫外生殖器部位禁用。

【规格】洗剂：2.5%。

【贮藏】密封，在凉暗处（避光并不超过 20℃）保存。

灰黄霉素 Griseofulvin

【别名】Fulcin、Grisovin。

【药理作用】①通过瓦解减数分裂的梭状结构，而抑制真菌细胞分裂。②与角蛋白结合，沉积于受真菌感染的毛发、指（趾）甲和上皮中，抑制真菌生长。③干扰 DNA 的合成。对皮肤真菌如表皮癣菌属、小孢霉属和发癣菌属均具有活性。

【适应证】主要用于治疗头癣、体癣、股癣、叠瓦癣、发癣和甲癣，优先用于头癣。用于甲癣的疗程长、疗效差。

【体内过程】从胃肠道吸收多变而不完全，但可通过减小粒子的大小和与脂肪食物同服增加吸收。蛋白结合率约为 84%。沉积于角蛋白前体细胞并集中于皮肤角层和毛发、指（趾）甲中，因而可阻止新形成的细胞侵入，半衰期为 9～24

小时。主要在肝内代谢成 6-去甲灰黄霉素和葡糖醛酸结合物，均随尿排出。大量原药随粪便排出，<1%随尿排出，有些出现在汗液中。

【用法用量】①成人口服每天 0.5～1.0g，儿童 10mg/（kg·d），均分 2 次服。如用微晶制剂，成人每天 0.5～0.6g，与脂肪食物同服较易吸收。②外用可用 10%乳膏剂。③一般疗程 2～6 周，甲癣长达 1 年。

【不良反应】①头痛、皮疹和口干，味觉改变，胃肠不适等一般较轻、短暂出现。②血管神经性水肿、接触性皮炎、瘙痒、多形红斑、中毒性表皮坏死松解症、蛋白尿、白细胞或其他血液恶病质、口腔念珠菌病、周围神经病、光敏反应和严重头痛偶有报道。③抑郁、精神错乱、头晕、耳鸣、视力障碍、失眠、疲乏和关节痛，男性乳房女性化也有报道。④可加重或激发系统性红斑狼疮，还可产生肝毒性。

【相互作用】①可增强华法林、香豆素类等抗凝药的代谢，而使其作用减弱，合用时需监测凝血酶原时间以调整剂量。②扑米酮、苯巴比妥类药物可使本品的抗真菌作用减弱，应避免与此类药物合用。③与口服避孕药合用可降低避孕效果。④与乙醇同服可出现心动过速、出汗、皮肤潮红等，服用本品期间不宜饮酒。⑤含高脂肪食物可明显增加本品吸收程度。

【注意事项】①如使用超微晶制剂，其用量只相当一般制剂的 1/3 或 1/2。②接受本品治疗的男性患者的性伴侣应采取有效避孕措施持续至治疗结束后 6 个月。③育龄期妇女治疗期间采取避孕措施，并持续至治疗结束后 1 个月。④用药期间不能驾车或操作机械。⑤孕妇应避免使用。⑥哺乳期妇女使用时应暂停哺乳。⑦卟啉症、肝衰竭或系统性红斑狼疮患者禁用。

【规格】①片剂：100mg。②乳膏剂：10%。

【贮藏】密封保存。

氟胞嘧啶 Flucytosine

【别名】安确治、5-FC、Alcobon、Ancotil、Flucytosinum、Fluorocytosin。

【药理作用】能被真菌代谢成氟尿嘧啶，进入其脱氧核糖核酸，影响真菌核酸和蛋白质的合成。对真菌有选择性的毒性作用，在人体细胞内氟胞嘧啶不能被大量地转换为氟尿嘧啶。

【适应证】适用于念珠菌属及隐球菌属所致的感染。

【体内过程】自胃肠道吸收迅速而完全，口服 2g 后 2～4 小时血药浓度达峰值，半衰期为 2.5～6 小时。在血液中与血浆蛋白结合率约 50%，广泛分布于全身主要脏器中，易通过血-脑脊液屏障，脑脊液药物浓度为血药浓度的 65%～90%。

【用法用量】口服，每次 1.0～1.5g，每天 4 次。

【不良反应】①可有恶心呕吐、厌食、腹泻、皮疹、发热、贫血、氨基转移酶升高、细胞及血小板减少等不良反应。②可见血细胞及血小板减少，偶见肝坏死、全血细胞减少、骨髓抑制和再生障碍性贫血。

【相互作用】①与两性霉素B合用具协同作用，两性霉素B亦可增强本品的毒性。②与其他骨髓抑制剂合用可增加毒性反应，尤其是造血系统的不良反应。③与阿糖胞苷合用有拮抗作用。

【注意事项】①用药期间应定期检查血常规。②血液病患者、肝功能不全者慎用。③孕妇慎用。

【规格】片剂：0.25g。

【贮藏】遮光，密封保存。

1.5　抗病毒药

1.5.1　主要用于疱疹病毒感染的药物

阿昔洛韦 Aciclovir

【别名】无环鸟苷、阿昔洛维、开链鸟嘌呤核苷、无环鸟嘌呤核苷、甘泰、阿思乐、克疱片、阿特米安、洁罗维、丽珠克毒星。

【药理作用】干扰单纯疱疹病毒 DNA 聚合酶，从而抑制病毒 DNA 的合成。

【适应证】临床用于防治单纯疱疹病毒的皮肤或黏膜感染，还可用于带状疱疹病毒感染。尚用于治疗乙型肝炎、免疫缺陷者水痘。

【体内过程】①静脉输注本品钠盐后血浆浓度呈双相型。②经肾排泄，半衰期为 2～3 小时，慢性肾衰竭者可见延长。③口服后有 15%～30% 从胃肠道吸收。④可透过胎盘，进入乳汁中的药物浓度 3 倍于母体的血药浓度。

【用法用量】①口服：每次 200mg，每 4 小时 1 次；或每天 1g，分次给予。疗程根据病情不同，短则几日，长者可达 6 个月。肾功能不全者酌减。②静脉滴注：每次用量 5mg/kg，加入输液中，滴注时间为 1 小时，每 8 小时 1 次，连续 7

天。12 岁以下儿童每次 250mg/m²。国内治疗乙型肝炎的用法为每次滴注 7.5mg/kg，每天 2 次，维持滴注时间约 2 小时，连续应用 10～30 天。③外用，取适量涂患处，白天每 2 小时 1 次，每天 4～6 次，共用 7 天。④眼膏涂于眼睑内，每天 4～6 次。

【不良反应】一过性血清肌酐升高、皮疹、荨麻疹，尚有出汗、血尿、低血压、头痛、恶心等。静脉给药者可见静脉炎。外用可有灼痛、刺痛、瘙痒、皮疹。

【相互作用】①与丙磺舒合用，可使本品的排泄减慢，半衰期延长，体内药物易蓄积。②静脉给药时与干扰素或甲氨蝶呤（鞘内）合用，可能引起精神异常，应慎用。③静脉给药时与肾毒性药物合用可加重肾毒性，肾功能不全者更易发生。④与齐多夫定合用可引起肾毒性，表现为深度昏睡或疲劳。

【注意事项】①注射给药，只能缓慢滴注（持续 1～2 小时），不可快速推注，不可用于肌内注射和皮下注射。②对疱疹病毒性脑炎及新生儿疱疹的疗效，尚未肯定。③老年人由于肾功能不全需调整剂量。④对本品有过敏史者禁用，肝、肾功能异常者慎用。⑤孕妇勿口服或静脉注射，可外用。⑥精神异常或以往对细胞毒性药物出现精神反应者，静脉应用时易产生精神症状，需慎用。⑦外用涂药时应戴手套或指套。⑧用药部位如有灼烧感、疼痛、红肿等情况应停药。

【规格】①片剂：0.1g，0.2g，0.4g，0.8g。②注射剂：0.25g，0.1g。③眼膏剂：4g，5g。④软膏剂：2g，10g。⑤乳膏剂：3%。

【贮藏】密封保存。

利巴韦林 Ribavirin

【别名】病毒唑、三氮唑核苷、安替林、维拉克（韦拉克）、奥得清、尼斯可、新博林、康立多、威乐星、奥佳、南元、维洛左林、威利宁、美诺佳、同欣、利力宁。

【药理作用】为广谱抗病毒药，能抑制肌苷酸-5-磷酸脱氢酶，阻断肌苷酸转化为鸟苷酸，从而抑制病毒的 RNA 和 DNA 合成，对 DNA 病毒和 RNA 病毒均有抑制复制作用。

【适应证】用于防治流感，副流感，甲、乙、丙型肝炎，麻疹，腮腺炎，水痘，单纯疱疹，带状疱疹，病毒性眼角膜炎，疱疹性口腔炎，小儿腺病毒肺炎，可能还有抗肿瘤作用。国内临床已证实对流行性出血热有效,尤其对早期患者疗效明显,有降低病死率、减轻肾损害、降低出血倾向、改善全身症状等作用。

【体内过程】口服后迅速被吸收,但不完全。口服给药后 1～2 小时可达血药峰值,生物利用度<50%。吸入后也可从呼吸道吸收。可透过血脑屏障,在稳态浓度时,中枢神经系统中的浓度可达血药浓度的 70%;半衰期约为 2 小时,口服后会呈现首过效应,肾清除量约为服用总量的 30%～40%,肝内代谢也是药物清除的重要途径。

【用法用量】①口服:每天 0.8～1g,分 3～4 次服用。②肌内注射或静脉滴注:每天 10～15mg/kg,分 2 次。静脉滴注宜缓慢。③滴鼻:用于防治流感,用 0.5%溶液(以 0.9%氯化钠注射液配制),每小时 1 次。④滴眼:治疗疱疹感染,浓度 0.1%,每天数次。

【不良反应】可致白细胞减少、贫血、腹泻、口干等;大剂量应用可致心脏损害,对有呼吸道疾病患者可致呼吸困难、胸痛等。

【相互作用】①与其他有血液系统毒性药物合用,可加重贫血等血液系统毒性反应。②与齐多夫定合用有拮抗作用。

【注意事项】①禁用于孕妇(可致畸胎)及肝功能不全者。②哺乳期妇女在用药期间应暂停哺乳。③老年人不推荐应用。

【规格】①片剂:50mg,100mg,200mg。②颗粒剂:100mg,150mg。③口服液:150mg,300mg。④注射剂:100mg,200mg。⑤滴眼液:0.1%。

【贮藏】在 15～30℃条件下保存。

阿糖腺苷 Vidarabine

【别名】腺嘌呤阿糖苷、腺嘌呤阿拉伯呋喃型糖苷、Ara-A。

【药理作用】系嘧啶同型物,对 DNA 病毒(如痘疹病毒、疱疹病毒)有显著抑制作用;对腺病毒、EB 病毒、牛痘病毒也有作用,对 RNA 病毒无作用。

【适应证】用于带状疱疹、疱疹性角膜炎、单纯疱疹病毒性脑炎,也用于治疗免疫抑制患者的带状疱疹和水痘。试用于角膜色素层炎、慢性乙型肝炎。但对巨细胞病毒无效。

【体内过程】静脉给药后迅速通过脱氨基作用被代谢为次黄嘌呤阿糖腺苷,次黄嘌呤阿糖腺苷的半衰期为 3.3～3.5 小时,广泛分布于体内各种组织中,渗入脑脊液中的浓度为血药浓度的 1/3,用量的 40%～53%以次黄嘌呤阿糖腺苷随尿排出,局部用的滴眼液未见全身吸收。

【用法用量】静脉滴注。成人剂量:每天 10～15mg/kg,分 2 次,连用 5～10 天,按 200mg 药物需加入 500ml 的 5%葡萄糖注射液稀释后,连续缓慢静脉滴注。小儿剂量:每天 1～4mg/kg,连用 3 天。单纯疱疹性角膜炎,用本品 3%眼膏,每次涂于结膜囊内 1cm 长膏体,每 3 小时 1 次,10～14 天为 1 个疗程,严重病例疗程可延长。

【不良反应】①消化道反应常见有恶心、呕吐、厌食、腹泻等。②偶见中枢系统反应,如震颤、眩晕、幻觉、共济失调、精神变态等。③尚有氨基转移酶升高、血胆红素升高、血红蛋白减少、血细胞比容下降、白细胞减少等不良反应。

【相互作用】①不可与肾上腺皮质激素、免疫抑制剂合用。②与喷司他丁合用,虽可提高本品的疗效,但也使两者不良反应发生率增加。

【注意事项】①不可静脉注射或快速滴注。②大量液体伴随本品进入体内,应注意水、电解质平衡。③配得的输液不可冷藏以免析出结晶。④用药期间定期监测血常规及肝肾功能。⑤妊娠初 3 个月禁用。肝、肾功能不全者慎用。

【规格】①注射剂:1ml:200mg,5ml:1000mg。②眼膏:3%。

【贮藏】密封保存。

泛昔洛韦 Famciclovir

【别名】法昔洛韦、丽珠凤、诺克、凡乐、明立欣、泛维尔、仙林纳、彼欣、海正韦克。

【药理作用】为喷昔洛韦的前体药,也是鸟苷类似物,通过干扰病毒 DNA 聚合酶的活性,抑制疱疹病毒 DNA 的合成。

【适应证】用于带状疱疹和原发性生殖器疱疹。

【体内过程】口服后迅速吸收。进餐时服药可延迟吸收。口服后通过体内去乙酰化和氧化嘌呤环迅速代谢为喷昔洛韦而发挥治疗作用。

【用法用量】口服:成人 250mg,每天 3 次,连用 7 天。肾功能不全患者应根据肾功能状况调整用法与用量。

【不良反应】最常见头痛和恶心。偶见头晕、失眠、嗜睡、感觉异常、腹泻、腹痛、消化不良、厌食、呕吐、便秘、胀气、疲劳、疼痛、发热、寒战、皮疹、皮肤瘙痒。

【相互作用】①与丙磺舒或其他肾小管主动排泌的药物合用时，可能导致血浆中喷昔洛韦浓度升高。②与其他由醛类氧化酶催化代谢的药物合用，可能发生相互作用。

【注意事项】①18岁以下患者、孕妇、哺乳期妇女一般不推荐使用。②肾功能不全患者应减量。

【规格】①片剂：0.1g，0.125g，0.25g。②胶囊剂：0.1g，0.125g。

【贮藏】贮于15～30℃。

更昔洛韦 Ganciclovir

【别名】甘昔洛韦、羟甲无环鸟苷、丽科伟、奥西彤、利健、宁丹欣、君芬、实得、新青羽、诺贝奇、诺好、丽科乐。

【药理作用】为阿昔洛韦的衍生物。在感染细胞中可转化成活化的三磷酸盐，对Ⅰ、Ⅱ型单纯疱疹病毒（HSV）及水痘-带状疱疹病毒（VZV）的作用机制与阿昔洛韦相似。

【适应证】适用于严重免疫功能低下如艾滋病、器官移植、恶性肿瘤等所致巨细胞病毒性视网膜炎，以及肺炎、胃肠炎、肝脏和中枢神经系统巨细胞病毒（CMV）感染。

【体内过程】口服极难吸收。静脉输注后，广泛分布于全身组织（包括眼内液体和脑脊髓液在内的体液内）；半衰期为2.5～4小时，肾功能不全患者的肾清除率降低，半衰期延长；血液透析可使血药浓度下降50%。

【用法用量】①静脉滴注：2.5mg/kg，每8小时1次；或5mg/kg，每12小时1次，滴注时间为1小时，连续用药14～21天。预防复发或进行维持治疗时，每天5mg/kg或每天6mg/kg，每周用药5天。肾功能不全者相应减少剂量，亦可不减少剂量而延长间隔时间。②口服：用于维持治疗，每次1g，每天3次，与食物同服。③眼用凝胶：每次适量涂于眼睑内，每天4次，连用3周。

【不良反应】主要为白细胞下降、血小板减少。其他不良反应有头痛、发热、恶心、呕吐、腹泻、瘙痒、出汗、尿素氮升高、肝功能异常等，但一般为可逆性。

【相互作用】①与肾毒性药物合用有重叠的毒性作用。②与丙磺舒合用，本品的肾清除量明显减少。③与齐多夫定或去羟肌苷合用，本品AUC减少而上两药的AUC增大。④不宜与亚胺培南/西司他丁连用。⑤与有可能抑制骨髓的药物联用可增大本品的毒性。

【注意事项】①哺乳期妇女在用药期间应暂停哺乳。②老年人应按肾功能情况调整剂量。③对本品过敏者和孕妇、严重中性粒细胞或血小板减少者禁用。④小儿、精神病者慎用。

【规格】①片剂：0.25g。②注射剂：0.2g，0.25g，0.5g。③眼用凝胶：5g：7.5mg。

【贮藏】在15～30℃条件下保存。

膦甲酸钠 Foscarnet Sodium

【别名】膦酰甲酸三钠、可耐、扶适灵、易可亚、卡耐信、Phosphonoformate Trisodium。

【药理作用】为无机焦磷酸盐的有机同系物，在体外可抑制许多病毒的DNA聚合酶和反转录酶，包括疱疹病毒、人疱疹病毒HHV-6、HSV-1、HSV-2、EB病毒（EBV）、CMV和VZV等。对乙型肝炎病毒的DNA聚合酶也有抑制作用。

【适应证】主要用于免疫缺陷者（如艾滋病患者）发生的巨细胞病毒视网膜炎的治疗。也可用于对阿昔洛韦耐药的免疫缺陷者的皮肤黏膜单纯疱疹病毒感染或带状疱疹病毒感染。

【体内过程】由于在用药中频发肾功能受损及沉积作用和继后从骨骼中逐渐释放出本品而使其药动学变得复杂化，因此，半衰期必须根据疗程和观察的持续时间予以估计。终末半衰期可达87小时，口服生物利用度为12%～22%。可透过血脑屏障，脑脊液中的浓度相差颇大（血药浓度的0～100%）。大多数以原药形式随尿排出。

【用法用量】通过静脉输注给药。如经中心静脉给药，可将输液配制成24mg/ml；如经周围静脉给药，输液的浓度应为12mg/ml，均以0.9%氯化钠或5%葡萄糖注射液稀释。每次输注时，可另外补充0.9%氯化钠注射液500ml或1000ml，以减轻肾毒性。

（1）治疗肾功能正常的成人巨细胞病毒视网膜炎，常用60mg/kg，至少要1小时输完，每8小时1次，须连用2～3周。继后的维持剂量为60mg/（kg·d），如能耐受，可加量至90～120mg/（kg·d）。

（2）治疗肾功能正常的成人耐阿昔洛韦的单纯疱疹病毒感染，可用40mg/kg，1小时输完，共用2～3周，或直至病损完全愈合。

（3）国内已有报道，将本品用于治疗乙型

肝炎获一定的疗效。实效如何，必须通过审慎的、大规模的药物流行病学研究予以确定。

（4）肾功能不全的巨细胞病毒感染者，必须根据受损的不同程度减量。

1）CC＞1.6ml/（kg·min）者（肾功能正常），给药 60mg/kg。

2）CC 为 1.4～1.6ml/（kg·min）者，给药 55mg/kg。

3）CC 为 1.2～1.4ml/（kg·min）者，给药 49mg/kg。

4）CC 为 1.0～1.2ml/（kg·min）者，给药 42mg/kg。

5）CC 为 0.8～1.0ml/（kg·min）者，给药 35mg/kg。

6）CC 为 0.6～0.8ml/（kg·min）者，给药 28mg/kg。

7）CC 为 0.4～0.6ml/（kg·min）者，给药 21mg/kg。

8）CC＜0.4ml/（kg·min）者，不应使用本品（以上 kg 均指体重）。

（5）针对单纯疱疹病毒感染，肾功能正常者给药 40mg/kg；肾功能不全的患者按上述的比例方式予以减量。

（6）滴眼液治疗耐阿昔洛韦的单纯疱疹病毒性角膜炎。滴眼，每天 6 次，每次 2 滴，3 天后改为每天 4 次。树枝状、地图状角膜炎疗程 2 周；盘状角膜炎疗程 4 周。

（7）对于免疫功能损害患者对阿昔洛韦耐药的单纯疱疹病毒性皮肤、黏膜感染。用本品乳膏适量涂于患处，每天 3～4 次，连用 5 天为 1 个疗程。

【不良反应】可引起多系统的不良反应，较常见的有发热、乏力、疼痛、感染、恶心、贫血、皮疹、电解质失衡、精神症状、肾功能改变等。

【相互作用】①与更昔洛韦有协同作用，在耐受性较差的患者，两药可减量合用以减少毒性反应。②避免合用肾毒性药物，如喷他脒、氨基糖苷类药物及两性霉素 B 等。③不能与静脉注射喷他脒联合使用，以免发生低钙血症。④与利托那韦或沙奎那韦合用可引起肾功能损害。

【注意事项】对本品过敏者禁用。孕妇、哺乳期妇女及儿童均应慎用，肾功能不全和有严重代谢紊乱的患者慎用。

【规格】①注射剂：1.2g，2.4g，3.0g，6.0g。

②乳膏剂：5g∶0.15g。③滴眼液：5ml∶0.15g。

【贮藏】遮光、密封保存。

伐昔洛韦 Valaciclovir

【别名】万乃洛韦、丽珠威。

【药理作用】为阿昔洛韦的 L-缬氨酸酯，口服后迅速吸收并在体内几乎完全水解出阿昔洛韦而起抗病毒作用。

【适应证】用于水痘、带状疱疹及Ⅰ型、Ⅱ型单纯疱疹感染，包括初发和复发的生殖器疱疹。

【体内过程】①口服后迅速被吸收，并很快经肠和（或）肝首过代谢转化为母药阿昔洛韦和缬氨酸。②主要以阿昔洛韦形式随尿排出，1% 的伐昔洛韦被重吸收。

【用法用量】带状疱疹，每次 300mg，每天 2 次。连续服药 10 天。单纯疱疹连续服药 7 天。

【不良反应】同阿昔洛韦，但较轻。

【相互作用】①与齐多夫定合用可引起肾毒性，表现为深度昏睡和疲劳。②合用丙磺舒可使阿昔洛韦的排泄减慢，半衰期延长，体内药物蓄积。

【注意事项】对阿昔洛韦和更昔洛韦过敏者及孕妇禁用。肾功能不全者、儿童及哺乳期妇女慎用。

【规格】片剂：150mg，300mg。

【贮藏】密封室温下保存。

1.5.2　核苷类反转录酶抑制剂

拉米夫定 Lamivudine

【别名】贺普丁、益平维、万生利克、乾力安、艾息。

【药理作用】为核苷类抗病毒药，对乙型肝炎病毒（HBV）有较强的抑制作用。其作用方式通过在肝细胞内转化为活性的拉米夫定三磷酸酯，竞争性地抑制 HBV DNA 聚合酶，同时终止 DNA 链的延长，从而抑制病毒 DNA 的复制。

【适应证】用于 HBV 所致的慢性乙型肝炎。

【体内过程】口服后迅速被吸收，约 1 小时后可达血药峰值，与食物同服可延迟吸收，但不影响吸收药量，可透过血脑屏障，也可透过胎盘或进入乳汁；在细胞内代谢成具有抗病毒活性的三磷酸盐，在肝内的代谢率很低。代谢物主要随尿排出，半衰期为 5～7 小时。

【用法用量】口服，成人每次 0.1g，每天 1 次。

【不良反应】患者对本品有很好的耐受性。

常见的不良反应有上呼吸道感染样症状、头痛、恶心、身体不适、腹痛和腹泻，症状一般较轻并可自行缓解。

【相互作用】合用主要通过肾排泄的药物（如甲氧苄啶）会抑制本品的经肾排泄。一般而言，在合用甲氧苄啶预防剂量时，并无必要降低本品的用量，除非肾功能不全。不过，合用本品和高剂量甲氧苄啶治疗肺孢子虫病和弓形体病则应避免合用。

【注意事项】①对拉米夫定过敏者及孕妇禁用，哺乳期妇女慎用。②使用核苷类似物后有出现乳酸性酸中毒的报道，通常与严重肝大和脂肪肝有关。早期症状包括良性的消化道症状（如恶心、呕吐和腹痛），不明确的身体不适、食欲缺乏、体重减轻，呼吸道症状[急促和（或）深呼吸]或神经学方面的症状（包括运动神经衰弱）。如出现上述症状，应停药。

【规格】①片剂：0.1g，0.3g。②溶液：5mg/ml，10mg/ml。

【贮藏】密封、遮光贮于阴凉干燥处。

齐多夫定 Zidovudine

【别名】克艾斯、久利、艾健、奇洛克、叠氮胸苷、叠氮胸甙、立妥威、Retrovir、Azidothymidine、AZT。

【药理作用】与病毒的 DNA 聚合酶结合，终止 DNA 链的增长，从而抑制病毒的复制。

【适应证】用于治疗获得性免疫缺陷综合征（AIDS，艾滋病）。患者有合并症（肺孢子虫病或其他感染）时尚需应用对症的其他药物联合治疗。

【体内过程】口服后可迅速被吸收并经首过代谢，与食物同服可延迟吸收，但不影响吸收量。可透过血脑屏障，脑脊液中的药物浓度为血药浓度的 1/2；可透过胎盘，也可进入乳汁，半衰期约为 1 小时。还在肝内主要代谢为失活的葡糖醛酸化合物。原药和代谢物随尿排出，丙磺舒可延迟其排泄。

【用法用量】口服，与其他抗反转录病毒药物合用的推荐剂量为每天 500mg 或 600mg，分 2～3 次给药。不能口服者，可静脉输注，1mg/kg，每 4 小时 1 次，用 5%葡萄糖注射液稀释，浓度不超过 4mg/ml。

【不良反应】骨髓抑制，味觉改变，唇、舌肿胀和口腔溃疡。

【相互作用】①对乙酰氨基酚、阿司匹林、苯二氮䓬类、西咪替丁、保泰松、吗啡、磺胺药等都抑制本品的葡糖醛酸化，而降低清除率，应避免联用。②与阿昔洛韦联用可引起神经系统毒性，如昏睡、疲劳等。③丙磺舒抑制本品的葡糖醛酸化，并减少肾排泄，可引起中毒危险。

【注意事项】①有骨髓抑制作用，可引起意外感染、疾病痊愈延缓和牙龈出血等。在用药期间要进行定期验血。嘱咐患者在使用牙刷、牙签时要防止出血。②叶酸和维生素 B_{12} 缺乏者更易引起血象变化。③在肝脏中代谢，肝功能不足者易引起毒性反应。④如有发生喉痛、发热、寒战、皮肤灰白色、不正常出血、异常疲倦和衰弱等情况，应考虑骨髓抑制发生的可能。

【规格】①片剂：0.1g，0.3g。②胶囊剂：0.1g，0.25g，0.3g。③注射剂：0.1g，0.2g。④溶液剂：100ml：1g。⑤糖浆：5ml：50mg。

【贮藏】遮光，防潮贮于 15～25℃下。

去羟肌苷 Didanosine

【别名】哈特、艾略、天方正元、惠妥滋、地丹诺辛、Videx。

【药理作用】为 HIV 反转录酶抑制剂，在体内生成三磷酸双脱氧腺苷而起作用，掺入病毒 DNA，而使病毒的延长终止。

【适应证】与其他抗病毒药物联合使用，用于治疗 HIV-1 感染。

【体内过程】不同的剂型，其生物利用度为 20%～40%；与食物同服或饭后服均使生物利用度下降。单剂口服后约 1 小时可达血药峰值。血浆蛋白结合率＜5%。半衰期为 0.5～4 小时。在输注时，脑脊液中药物浓度为血药浓度的 20%；而口服时不能透过血脑屏障。在细胞内代谢为具有活性的双去氧腺苷三磷酸盐。通过肾脏清除的药物约占全身清除的 50%。血液透析时可排除部分。

【用法用量】成人：体重≥60kg 者，每次 200mg，每天 2 次，或每天 400mg，每次顿服；体重＜60kg 者，每次 125mg，每天 2 次，或每天 250mg，每次顿服。肾功能低下者应按肌酐清除率调节剂量。餐前 30 分钟服。片剂应充分咀嚼或溶于 1 小杯水中，搅拌混匀后服用。

【不良反应】严重毒性是胰腺炎，其他还有腹泻、神经病变、皮疹/瘙痒、腹痛、头痛、恶心、呕吐、贫血、白细胞缺乏症、血小板缺乏症、乳酸性酸中毒、脂肪变性重度肝大、视网膜病变和视神经炎，以及外周神经病变。

【相互作用】①为防止本品遇酸降解，处方成分中常含有镁、铝等抗酸剂或磷酸缓冲剂，因而在服用本品2小时内应禁用四环素类、喹诺酮类或能与镁、铝络合的其他药物。②与其他抗病毒药物合用，可使地拉夫定AUC减少20%、茚地那韦AUC减少84%。为避开此相互作用，地拉夫定或茚地那韦应在服用本品之前1小时服。③奈非那韦应在服用本品后1小时内服用。④吸收后会影响胃液中酸度的药物如酮康唑、伊曲康唑等，至少须在服用本品前2小时服用。⑤更昔洛韦提前2小时应用或与本品一起服用，本品的稳态AUC提高了111%±114%。当本品提前2小时服用，更昔洛韦的稳态AUC减少21%±17%；但同时服用无显著变化。

【注意事项】①有胰腺炎危险因素的患者，尽量避免使用本品，必须使用时，务必谨慎。②肾功能不全的患者，若剂量不做调整，也较容易发生胰腺炎。③对去羟肌苷和其他配方成分有明显过敏的患者禁用。

【规格】①片剂：100mg。②颗粒剂：50mg。③胶囊剂：100mg，250mg。

【贮藏】片剂应遮光贮于15～30℃。

司他夫定　Stavudine

【别名】司坦夫定、沙之、欣复达、迈斯汀、赛瑞特。

【药理作用】是人工合成的胸苷类似物，对HIV的复制有抑制作用。

【适应证】与其他抗病毒药物联合使用，用于治疗HIV-1感染。

【体内过程】口服后迅速被吸收，与食物同用可延迟吸收，但不减少吸收量，可透过血脑屏障；给予单剂量后，半衰期为1～1.5小时，体外证实，本品三磷酸盐在细胞内的半衰期估计为3.5小时；给药后约有40%的剂量随尿排出。血液透析可排出本品。

【用法用量】①成人：体重≥60kg者，每次40mg，每天2次（相隔12小时）；体重<60kg者，每次30mg，每天2次。②儿童：体重≥30kg者，按成人剂量；体重<30kg者，每次1mg/kg，每天2次。肾功能不全者应按肌酐清除率调节剂量。

【不良反应】主要毒性为外周神经病变，主要表现为手足麻木、刺痛。其他不良反应有头痛、腹泻、恶心、呕吐等。

【相互作用】齐多夫定能竞争性抑制本品在细胞内的磷酸化过程，因此，不建议与齐多夫定合用。

【注意事项】①应告知患者本品可导致外周神经病变，一旦出现手足麻木刺痛，应及时求医，可能需要改变本品的剂量或立即停药。②对本品和任何其他配方成分有明显过敏的患者禁用。

【规格】①片剂：20mg。②胶囊剂：15mg，20mg。

【贮藏】密封贮于15～30℃。

替比夫定　Telbivudine

【别名】素比伏、Tyzeka。

【药理作用】是一种合成的胸腺嘧啶核苷类似物，可抑制HBV DNA聚合酶的活性，导致HBV DNA的L链合成终止，从而抑制HBV复制。

【适应证】用于有病毒复制证据及有血清氨基转移酶（ALT或AST）持续升高或肝脏组织活动性病变证据的慢性乙型肝炎成人患者。

【体内过程】吸收不受高脂肪、高热量餐的影响。广泛分布于组织中，终末半衰期为40～49小时，主要以原药随尿排泄，肾清除率达到正常肾小球滤过率，提示被动扩散为主要排泄方式。

【用法用量】成人和青少年（≥16岁）推荐剂量为600mg，每天1次。

【不良反应】常见虚弱、头痛、腹痛、恶心、（胃肠）气胀、腹泻和消化不良。可能造成血肌酸激酶升高，部分患者有横纹肌溶解倾向，偶见重症肌无力。

【相互作用】①与聚乙二醇干扰素α-2a合用会增加发生周围神经病变的风险。②有与拉米夫定合用后出现中性粒细胞数减少的报道。

【注意事项】①核苷类似物在单独或与其他抗反转录病毒药物联合使用时，已经有乳酸性酸中毒和重度肝大伴脂肪变性，包括死亡病例的报道。②对本品过敏者禁用。③有肌病倾向者、孕妇及哺乳期妇女慎用。尚无16岁以下患儿使用本品的相关数据。

【规格】片剂：600mg。

【贮藏】贮于25℃下

阿德福韦　Adefovir

【别名】阿地福韦、舒太、恩普生、代丁、贺维力、亿来芬、阿甘定、优贺丁、欣复诺、Hepsera。

【药理作用】是单磷酸腺苷的无环磷酸化核苷类似物，有较强的抗 HIV、HBV 及疱疹病毒的作用。

【适应证】用于 HBV 感染、HIV 感染。

【体内过程】①食物对阿德福韦的暴露量无影响。②阿德福韦蛋白结合率为 4%。③口服给药后，快速转变为阿德福韦，通过肾小球滤过和肾小管主动分泌排泄。

【用法用量】成人口服：慢性乙型肝炎患者每天 1 次，每次 10mg；HIV 感染患者每天 1 次，每次 125mg，疗程 12 周。

【不良反应】常见血红蛋白水平轻度升高、疲乏、头痛，常见不适如恶心、腹胀、腹泻及消化不良等。偶见 ALT、AST 升高。

【相互作用】①与其他可能影响肾功能的药物，如环孢素、他克莫司、氨基糖苷类、万古霉素、非甾体抗炎药等合用，可能引起肾功能损害。②与布洛芬合用，可使本品的生物利用度增加。

【注意事项】对本品过敏者禁用。妊娠期及哺乳期妇女慎用，肾功能不全者慎用。

【规格】①片剂：10mg。②胶囊剂：10mg。

【贮藏】密闭，贮于 15～30℃。

恩替卡韦　Entecavir

【别名】天丁、博路定、润众、维力青、雷易得、木畅、恩甘定、甘倍轻。

【药理作用】为鸟嘌呤核苷类似物，对 HBV DNA 的选择性强，对人 DNA 聚合酶选择性弱，影响相对较小。

【适应证】用于病毒复制活跃、血清 ALT 持续升高或肝脏组织学显示有活性病变的慢性成人乙型肝炎的治疗。

【体内过程】空腹服用（餐前或餐后至少 2 小时）。广泛分布于组织中，主要以原药通过肾小球滤过和肾小管分泌随尿液排出用药量的 62%～73%。年龄对药动学的影响并不明显，调整药量主要依据患者的肾功能，而不依据年龄的大小。

【用法用量】口服，每天 1 次，每次 0.5mg。拉米夫定治疗时发生病毒血症或出现拉米夫定耐药突变的患者，推荐剂量为每天 1 次，每次

1mg。空腹服用。

【不良反应】常见头痛、疲劳、眩晕、恶心、呕吐、腹痛、腹泻、失眠、嗜睡、风疹及 ALT 升高。

【相互作用】①与可降低肾功能或与本品竞争肾小管分泌的药物合用，可能使本品或合用药物的血药浓度升高。②与其他可损害肾功能的药物合用时，应严密监测不良事件的发生。

【注意事项】①核苷类药物在单独或与其他抗反转录病毒药物联合使用时，已经有乳酸性酸中毒和重度的脂肪性肝大，包括死亡病例的报道。②当慢性乙型肝炎患者停止抗乙型肝炎治疗后，包括恩替卡韦在内，已经发现有重度急性肝炎发作的报道。对那些停止抗乙型肝炎治疗患者的肝功能情况应从临床和实验室检查等方面严密监察，并且至少随访数月。如必要，可重新恢复抗 HBV 的治疗。③使用本品治疗并不能降低经性接触或污染血源传播 HBV 的危险性，因此，需要采取适当的防护措施。④接受肝移植者、脂肪性肝大者、肾功能损害者及乳酸性酸中毒者慎用。妊娠期及哺乳期妇女慎用。16 岁以下患儿使用的安全性和有效性尚未确立。

【规格】①片剂：0.5mg。②分散片：0.5mg。③胶囊剂：0.5mg。

【贮藏】贮于 15～30℃。

齐多拉米双夫定　Zidovudine and Lamivudine

【别名】双汰芝、Combivir。

【药理作用】齐多夫定是一种反转录病毒（包括 HIV）体外复制抑制剂，而拉米夫定是一种 HIV-1 和 HIV-2 体外复制的强效选择性抑制剂。这两种药物都被细胞内激酶代谢为相应的 5′-三磷酸盐（TP）。拉米夫定 5′-三磷酸盐和三磷酸盐均为 HIV 反转录酶的底物竞争性抑制剂。然而，其主要抗病毒活性是通过单磷酸盐（MP）形式掺入到病毒的 DNA 链中，从而导致链终止。

【适应证】单独或与其他抗反转录病毒药物联合使用，用于治疗 HIV 感染。

【体内过程】拉米夫定和齐多夫定在肠道中吸收良好。正常情况下，成人拉米夫定的口服生物利用度为 80%～85%，而齐多夫定则为 60%～70%。对晚期肾衰竭和重度肝损害的患者，需调整齐多夫定的剂量。拉米夫定进入中枢神经系统的穿透率相对较低，代谢有限（肝脏代谢＜10%）、与血浆蛋白结合有限及几乎完全经肾脏清除，发

生不良的药物相互作用的可能性低。

【用法用量】在进食或不进食时均可服用。①成人及体重≥30kg 的青少年：推荐剂量是每天 2 次，每次 1 片，每日总剂量为齐多夫定 600mg，拉米夫定 300mg。②体重为 21～30kg 的儿童：推荐剂量为早半片，晚 1 片；体重为 14～21kg 的儿童：本品的推荐剂量为每天为 2 次，每次半片。

【不良反应】在一项 24 名健康志愿者中进行的临床研究中，记录到的以下不良反应可能或很可能与齐多拉米双夫定片（或拉米夫定 150mg 与齐多夫定 300mg，分别服用）的使用相关：头痛（4 例）、恶心（4 例）、视力障碍（1 例）、静脉炎（1 例）。

【相互作用】①与苯妥英联合治疗的患者，应密切监测苯妥英的水平。②在对乙酰氨基酚与齐多夫定联用安慰对照试验中，尤其是长期使用时，会使中性粒细胞减少的发生率增加。③阿司匹林、对乙酰氨基酚、可待因、吗啡、吲哚美辛、酮洛芬、萘普生、奥沙西泮、西咪替丁、氯贝丁酯、氨苯砜和去羟肌苷及其他药物可通过竞争性抑制葡糖醛酸化作用，或直接抑制肝脏的微粒体代谢来改变齐多夫定的代谢。④联合治疗，尤其是急性期治疗时，用药中若含有可能会引起肾中毒或骨髓抑制的药物（如全身用喷他脒、氨苯砜、乙胺嘧啶、复方新诺明、两性霉素B、氟胞嘧啶、丙氨鸟苷、干扰素、长春新碱、长春碱和多柔比星）也可增加与齐多夫定产生相互作用的危险性。

【注意事项】①已知对拉米夫定、齐多夫定或对本制剂中的任何成分过敏的患者禁用。②低中性粒细胞计数（<0.75×10^9/L）或低血红蛋白水平（<7.5g/dl 或 4.65mmol/L）的患者禁用。

【规格】片剂：每片含拉米夫定 150mg 和齐多夫定 300mg。

【贮藏】避光、密封，在 30℃ 以下保存。

恩曲他滨 Emtricitabine

【别名】Emtriva。

【药理作用】在细胞内转化为具有明显活性的 5′-三磷酸盐后，进入病毒 DNA 主链并与其结合，导致主链终止，从而抑制 HIV-1 反转录酶及 HBV DNA 聚合酶活性。

【适应证】常与其他抗反转录病毒药物合用治疗 HIV 感染。

【体内过程】①口服后可在 1～2 小时达到血药峰值（C_{max}），高脂餐时服用，其 C_{max} 会降低 29%，而 AUC 不受影响。多剂量范围为 25～200mg 时，其药动学的参数与剂量成比例。②给药后可于 72 小时内对 HIV-1 感染起效，而在 11 天内出现峰效应。其蛋白结合率<4%。约有 3% 的药物在肝内代谢；约 86%的药物随尿液排出，其中约有 13%为 3 种代谢物；约 14%药物随粪便排出。原药的半衰期约为 10 小时。血液透析可清除部分药物。

【用法用量】①HIV 感染成人口服每次 200mg，每天 1 次。②HBV 感染者每次 100～300mg，每天 1 次。③肾功能不全患者的给药方案：CC≥50ml/min 者，每次 200mg，每天 1 次；CC=30～49ml/min 者，每次 200mg，每 2 天 1 次；CC=15～29ml/min 者，每次 200mg，每 3 天 1 次；CC<14ml/min 者，每次 200mg，每 4 天 1 次；接受血液透析患者亦为每次 200mg，每 4 天 1 次。

【不良反应】①常见头痛、恶心、呕吐和腹泻。②皮疹的发生率为 17%～30%，还有的患者手掌和足底色素过度沉着。③可能发生乳酸性酸中毒和重度肝大伴脂肪变性，同时感染 HIV 和 HBV 的患者在停用本品后，可见乙型肝炎恶化。

【相互作用】①与拉米夫定的耐药机制相似，两药合用并无明显效用。②合用伐昔洛韦、茚地那韦或司他夫定，没有任何相互作用。

【注意事项】①对本品过敏者禁用。②肝肾功能不全的患者慎用。③儿童用药的安全性及有效性尚未确定。④HIV 感染的哺乳期妇女应避免哺乳，以免感染婴儿。

【规格】胶囊剂：200mg。

【贮藏】贮于 15～30℃。

1.5.3　非核苷类反转录酶抑制剂

奈韦拉平 Nevirapine

【别名】奈托比胺、艾太、立维尔、伟乐司、维乐命、艾伟宁、Viramune。

【药理作用】为非核苷酸类抗反转录酶药物。可抑制有关 DNA 聚合酶的活性，对人体细胞正常酶无作用。

【适应证】与其他药物联合用于治疗 HIV-1 感染。

【体内过程】口服后迅速被吸收，食物不影响吸收。可透过胎盘，进入乳汁。在肝内主要通过 CYP3A 进行代谢。在给予常用量 2～4 周后，在上述同工酶的自身诱导下，使清除增加了 1.5～2 倍；同时半衰期则由 45 小时降为 25～30 小时。主要以羟基代谢物的葡糖醛酸化结合物随尿排出。

【用法用量】成人：先导期剂量，每天 1 次 200mg，用药 14 天；以后每天 2 次，每次 200mg。儿童：2 月龄至 8 岁，每天 1 次 4mg/kg，用药 14 天，以后每天 2 次，每次 7mg/kg；8 岁以上者，每天 1 次 4mg/kg，用药 14 天，以后每天 2 次，每次 4mg/kg。所有患者的用量每天不超过 400mg。

【不良反应】可致严重皮肤反应，包括史-约综合征、中毒性表皮坏死，以皮疹为特点的过敏反应和器官衰竭，发生时应立即停药。可致肝坏死。

【相互作用】可使酮康唑、美沙酮等血药浓度降低。与利福平等药物合用时应监测血药浓度。

【注意事项】肝、肾功能不全者慎用。

【规格】①片剂：0.2g。②胶囊剂：0.2g。③混悬剂：240ml：2.4g。

【贮藏】密闭、防潮，贮于 15～30℃。

1.5.4 蛋白酶抑制剂

茚地那韦 Indinavir

【别名】吲地纳韦、Crixivan、欧直、佳息患。

【药理作用】抑制 HIV 蛋白酶。

【适应证】可与抗反转录病毒制剂（如核苷和非核苷类反转录酶抑制剂）合用治疗成人及儿童的 HIV-1 感染。

【体内过程】口服后迅速吸收，高脂饮食可使吸收减少，通过 CYP3A4 和葡糖醛酸化代谢；半衰期为 1.8 小时。吸收剂量的 20%随尿排出，其中约一半为原药。余随粪便排出。

【用法用量】每次 800mg，每天 3 次。

【不良反应】参见齐多夫定。

【相互作用】①不得与利福平、特非那定、阿司咪唑、西沙必利、三唑仑、咪达唑仑合用。②如与去羟肌苷合用，应在空腹时至少间隔 1 小时分开服用。③对 CYP3A4 诱导作用弱于利福平的其他药物，如苯巴比妥、苯妥英、卡马西平和地塞米松，与本品合用时应谨慎，因为可能降低本品血药浓度。

【注意事项】患者应注意摄取足够的水量。如果出现肾结石的症状和体征，可考虑暂停或中断治疗。如发生急性溶血性贫血，应停药并实施相应的治疗。儿童禁用。肝功能不全患者、孕妇及哺乳期妇女慎用。

【规格】片剂：0.2g；胶囊剂：400mg。

【贮藏】密闭、防潮，贮于 15～30℃。

利托那韦 Ritonavir

【别名】Norvir。

【药理作用】为 HIV-1 和 HIV-2 天冬氨酸蛋白酶的口服有效抑制剂。

【适应证】单独或与抗反转录病毒的核苷类药物合用治疗晚期或非进行性艾滋病。

【体内过程】口服可被吸收，2～4 小时可达血药峰值。进餐时服药可增加吸收，并与剂量相关，脑脊液中的药物极低；主要在肝内经 CYP3A 和 CYP2D6 代谢，主要代谢物具有活性，但在血中的浓度很低，主要通过粪便排出，半衰期为 3～5 小时。

【用法用量】口服：每次 600mg，每天 2 次，最好与食物同服。

【不良反应】耐受性一般良好。常见的不良反应有恶心、呕吐、腹泻、腹痛、虚弱、厌食、味觉异常、感觉异常。此外还有头痛、血管扩张和实验室检查异常，如三酰甘油与胆固醇、AST、ALT、尿酸值升高。

【相互作用】①阿普唑仑、安非他酮、胺碘酮、阿司咪唑、苄替地尔、西沙必利、氯拉必利、氯氮平、右丙氧芬、地西泮、二氢麦角胺、恩卡胺、艾司唑仑、麦角胺、氟卡尼、氟西泮、咪达唑仑、哌替啶、匹莫齐特、吡罗昔康、普罗帕酮、奎尼丁、利福布汀、特非那定、三唑仑和唑吡坦禁止用于本品治疗的患者，因为可能与本品发生相互作用，有产生严重并发症的危险。②苯巴比妥、卡马西平、苯妥因和利福平能增加 CYP3A4 的活性，很可能与本品发生相互作用，增加本品的清除，降低本品活性。③华法林、环孢素、卡马西平、萘法唑酮、紫杉醇和钙通道阻滞剂的代谢均经 CYP3A 介导，因此能与本品发生相互作用，使这些药物的 AUC 和活性大大提高。故这些药物与本品合用需谨慎。④大部分三环类抗抑郁药主要经 CYP2D6 介导代谢，与本品合用，血药浓度会上升。⑤茶碱与本品合用，平均 AUC 值降低 43%。所以，茶碱剂量可能需要增加。炔雌醇的 AUC 也被本品降低约 40%，故本品治疗的患者，如需用避孕药，应避免使用炔雌醇口服避孕剂，而应采用其他避孕措施。⑥常用于艾滋病患者的地塞米松、伊曲康唑、酮康唑、氯雷他定、美沙酮、萘法唑酮、奎宁和舍曲林，能与本品发生相互作用，故合用时也须谨慎。吗啡、甲苯磺丁脲、芬太尼、大环内酯类和类固醇类药物与本品合用也有相互作用。

【注意事项】①对 12 岁以下儿童的疗效和安全性还未确定，故儿童不宜使用。②严重肝病患者禁用。轻、中度肝病患者和腹泻患者慎用。

【规格】①胶囊：每粒 100mg。②口服液（醇溶液）：1ml：80mg。③片剂：100mg。

【贮藏】遮光，贮于 2～8℃。

1.5.5　抗流行性感冒病毒药

金刚乙胺　Rimantadine

【别名】Roflual、Flumadine。

【药理作用】可抑制甲型流感病毒，可能针对病毒复制的早期阶段起作用，其作用机制尚未完全阐明，但很可能在甲型流感病毒复制的早期起抑制作用，因而临床治疗越早越好。

【适应证】用于预防和治疗甲型流行性感冒。

【体内过程】口服后在胃肠道吸收尚佳，但吸收缓慢，给药后 3～6 小时可达血药峰值。血浆半衰期长，为 24～36 小时。血浆蛋白结合率约为 40%。健康成人单剂量的消除半衰期为 13～65 小时。可被广泛代谢，随尿排出的原药不到25%，超过 72 小时以内排出的羟基代谢物约占75%。重度肝功能不全和肾功能衰竭患者的半衰期为正常者的 2 倍，因此，其用药剂量应减半。

【用法用量】成人一般口服每天 200mg，分 2 次给药；儿童可用 5mg/（kg·d），最高可达每天 150mg，分 2～3 次给药。老年患者的用量为每天 100mg。

【不良反应】发生率较低，主要有：①恶心、呕吐、食欲缺乏、口干、腹痛、腹泻、消化不良、味觉改变，使用大于常规剂量时可能发生便秘、吞咽困难或口腔炎。②少数患者出现皮疹。③可能出现面色苍白、心悸、高血压、心力衰竭、下肢水肿、心脏传导阻滞、心动过速。④可能发生头痛、疲劳、神经质、失眠、噩梦、眩晕、共济失调、意识模糊、幻觉、震颤、惊厥等。⑤极少患者出现呼吸困难、咳嗽。⑥极少出现非哺乳期泌乳。

【相互作用】①与阿司匹林合用，可使本

品的血药峰值和AUC降低约10%。②与对乙酰氨基酚合用，可使本品的血药峰值和AUC降低约11%。

【注意事项】①对本品或金刚烷胺过敏者禁用。②癫痫或肝肾功能不全患者慎用。③动物实验可见乳汁中浓度高于血药浓度，哺乳期妇女使用时，应暂停哺乳。

【规格】①片剂：0.1g。②口服液：100ml：1g。③糖浆：50ml：0.5g。

【贮藏】密闭，晾干处保存。

金刚烷胺　Amantadine

【别名】金刚胺、三环癸胺、Gen-Amantadine。

【药理作用】可抑制甲型流感病毒复制，还有抗其他病毒（如带状疱疹病毒）的作用。

【适应证】①甲型流行性感冒。②带状疱疹。③帕金森病、帕金森综合征、药物诱发的锥体外系疾病，一氧化碳中毒后帕金森综合征及老年人合并有脑动脉硬化的帕金森综合征。

【体内过程】①口服后迅速被吸收，约 4 小时达血药峰值。主要以原药形式随尿排出。②肾功能正常的患者半衰期为 11～15 小时，老年人或肾功能不全的患者可见延长，酸化尿液可使排出速率加快。③可透过胎盘和血脑屏障，还可进入乳汁。蛋白结合率约为 67%。

【用法用量】①治疗流行性感冒：成人口服每次 100mg，每天 2 次，连用 5 天。②预防流行性感冒根据防止感染的需要确定给药的时间长短，一般在 6 周左右，剂量同上。③＞60 岁的患者的用量每天应＜200mg，或用量仍为 200mg，给药的间隔时间延长。④肾功能不全患者用量应予以降低。⑤1～9 岁儿童，每日剂量为 4.4～8.8mg/kg，但不能超过 150mg。⑥9～12 岁儿童，每日剂量为 200mg，分 2 次服。⑦成人治疗帕金森病等，每次 100mg，每天 2 次，不超过每天 200mg。

【不良反应】①大多数与剂量有关，一般较轻，而且有类似抗毒蕈碱药物的不良反应。停药后可消除，多数即使持续用药也会消失。②长期给药常发网状青斑（livedo reticularis），有时伴随踝部水肿。③可能发生神经紧张、思想不集中、头晕、失眠、噩梦、头痛和情绪状态改变。④幻觉、精神错乱已有报道，特别是老年、肾功能不全的患者和正在使用抗毒蕈碱药物的患者更易发生。⑤其他还有直立性低血压、尿潴留、语言不清、共济失调、昏睡、恶心、呕吐、厌食、口干、便秘、皮疹、出汗、光敏反应和视物模糊。⑥个别还有充血性心力衰竭、心悸、白细胞减少、中性粒细胞减少、面瘫、眼球旋转发作和惊厥。⑦可引起皮肤出现紫红色、网状的斑点，常见于女性，通常出现在小腿和足部，一般用药1个月或更长时间发生。这种斑点在停药后还可保留2~12周。

【相互作用】①与乙醇合用，可使中枢神经抑制作用加强。②与中枢神经兴奋药合用，可加强兴奋，严重者出现惊厥或心律失常。

【注意事项】①对本品过敏、严重肾脏疾病、有癫痫病史或其他癫痫发作及胃溃疡的患者禁用。②心脏病、肝病、肾功能不全、复发性湿疹或精神病患者慎用。③老年患者慎用，因为老年人对抗毒蕈碱药物的作用更为敏感，且肾清除功能可能降低。④可经乳汁分泌，哺乳期妇女使用时，应暂停哺乳。⑤<1岁幼儿的安全性及有效性尚未确定。

【规格】①片剂：100mg。②胶囊剂：100mg。

【贮藏】在室温下贮存。

奥司他韦 Oseltamivir

【别名】达菲、奥尔菲、可威。

【药理作用】在体内转化为对流感病毒神经氨酸酶有抑制作用的代谢物，有效地抑制病毒颗粒释放，阻抑甲、乙型流感病毒的传播。

【适应证】治疗流行性感冒。

【体内过程】口服后迅速吸收，药物及其代谢物的血浆浓度与所用剂量成比例，且不受进食的影响。主要以活性代谢物随尿液排出（<90%），半衰期为6~10小时。肾功能不全患者代谢减慢，肝功能不影响其代谢。

【用法用量】成人和13岁以上青少年推荐量为每次75mg，每天2次，共5天。

【不良反应】呕吐、恶心、失眠、头痛、腹痛、腹泻、头晕、疲乏、鼻塞、咽痛和咳嗽。

【相互作用】与同样由肾脏分泌且安全范围窄的药物（如氯磺丙脲、甲氨蝶呤、保泰松）合用应慎重。

【注意事项】孕妇、哺乳期妇女不推荐使用。儿童用量未确定。

【规格】①胶囊剂：75mg。②颗粒剂：15mg。

【贮藏】密闭，贮于室温下。

1.5.6 其他抗病毒药

酞丁安 Ftibamzone

【别名】华太、乐克沙。

【药理作用】系抗病毒药，对单纯疱疹Ⅰ型或Ⅱ型病毒、水痘带状疱疹病毒有抑制作用，其作用机制是抑制病毒DNA和蛋白质的早期合成。还有良好的抗真菌和止痒作用。

【适应证】用于单纯疱疹、带状疱疹；也可用于浅表真菌感染，如体癣、股癣、手足癣。

【用法用量】①外用。涂患处，用于治疗单纯疱疹、带状疱疹时，1日3次；用于治疗浅表真菌感染时，早晚各1次，体股癣连用3周，手足癣连用4周。②滴眼：0.1%混悬液摇匀滴眼，每天2~4次。

【不良反应】偶见过敏反应。

【相互作用】尚不明确。

【注意事项】①孕妇、对本品过敏者禁用，过敏体质者、育龄妇女慎用。②避免接触眼睛和其他黏膜（如口、鼻等），用药部位如有烧灼感、红肿等情况应停药，并将局部药物洗净。

【规格】①搽剂：0.5%。②滴眼液：0.1%。③乳膏：1%。

【贮藏】遮光、密闭，在凉处（不超过25℃）保存。

1.6 其他

小檗碱 Berberine

【别名】黄连素。

【药理作用】只有弱的抑菌作用。

【适应证】对痢疾杆菌、大肠埃希菌、金黄色葡萄球菌等引起的肠道感染（包括细菌性痢疾）、眼结膜炎、化脓性中耳炎等有效。对幽门螺杆菌也有作用，能使胃炎、胃及十二指肠溃疡减轻。近来还发现本品有阻断α受体、抗心律失常的作用。

【体内过程】口服吸收差。注射后迅速进入各器官与组织中，血药浓度维持不久。肌内注射后的血药浓度低于MIC。药物分布广，以心、骨、肺、肝中为多。在组织中滞留的时间短暂，24小时后仅剩微量，绝大部分药物在体内代谢清除，48小时内以原形排出者仅占给药量的5%以下。

【用法用量】口服：每次0.1~0.3g，每天3

次。抗心律失常用量：每次 0.6～1g，每天 3 次。

【不良反应】口服不良反应较少，偶有恶心、呕吐、皮疹和药物热，停药后即消失。

【相互作用】与含鞣质的中药合用，生成沉淀，降低疗效。

【注意事项】①口服吸收不良，仅作用于消化道。②不宜注射用，因有α受体阻滞作用，可引起意外反应。溶血性贫血患者及葡萄糖-6-磷酸脱氢酶缺乏患者禁用。

【规格】①片剂：0.025g，0.05g，0.1g。②胶囊剂：0.1g。

【贮藏】遮光密闭保存。

大蒜素 Allicin

【别名】蒜素、蒜辣素。

【药理作用】对多种球菌、杆菌（痢疾杆菌、伤寒杆菌、大肠埃希菌、百日咳杆菌）、真菌、病毒、阿米巴原虫、阴道毛滴虫、蛲虫等均有抑制杀灭作用。

【适应证】临床应用于肺部和消化道的真菌感染、隐球菌性脑膜炎、急慢性细菌性痢疾和肠炎、百日咳及肺结核等；并有降低血胆固醇、三酰甘油和脂蛋白的作用。

【体内过程】动物实验表明本品经静脉注射或口服后，原药很快分布于血液、脂肪及各重要脏器，包括脑组织。血清、脂肪含量最高，肺次之。口服后肝中浓度也较高。代谢物很快分布于全身各脏器，最后大部分由尿排出，一部分由粪排出；代谢物在体内无明显积累。

【用法用量】①口服：每次 20～60mg，每天 3 次。②静脉滴注：每次 90～150mg，用 5%或 10%葡萄糖注射液 1000ml 稀释后缓缓滴注，4～5 小时滴完。

【不良反应】个别患者在静脉输注时有刺痛感

觉，在使用数次后或增加稀释倍数即可消失。如出现全身灼热感、出汗等现象，可减慢输注速度。

【相互作用】尚不明确。

【注意事项】有刺激且易被胃液破坏，胶囊剂不得咬破，应整粒吞服。注射剂对皮肤、黏膜有刺激，不宜做皮下或肌内注射。

【规格】①胶囊剂：20mg。②注射剂：2ml：30mg，5ml：60mg。

【贮藏】密闭，在阴凉处保存。

鱼腥草素钠 Sodium Houttuyfonate

【别名】合成鱼腥草素、癸酰乙醛亚硫酸氢钠、善安、瑞兴予、孚每信、丽思青、兰宇、仁甘泰、君健、龙格康。

【药理作用】对细菌只有弱的抗菌作用，对金黄色葡萄球菌、流感杆菌、白念珠菌等感染有效。

【适应证】对慢性支气管炎、小儿肺炎和其他呼吸道炎症性病，以及宫颈炎、附件炎、银屑病等均有一定疗效。

【体内过程】尚不明确。

【用法用量】①口服：每次 60～90mg，每天 3 次。②静脉注射或肌内注射：每次 8mg，每天 2 次。③静脉滴注：每次 8～16mg，加入 10%葡萄糖注射液中，缓慢滴注。

【不良反应】可见头痛、心悸、恶心、困倦、胃部不适。

【相互作用】尚不明确。

【注意事项】孕妇和2岁以下小儿禁用；高血压、冠心病、甲状腺功能亢进及胃溃疡患者禁用。

【规格】①片剂：30mg。②注射剂：4mg，8mg，16mg，20mg。

【贮藏】遮光、密闭保存。

第2章 抗寄生虫病药物

2.1 抗吸虫病药

吡喹酮 Praziquantel

【别名】环吡异喹酮、Biltricide、Cesol。

【药理作用】①虫体肌肉发生强直性收缩而产生痉挛性麻痹。②虫体皮层损害与宿主免疫功能参与。本品对虫体皮层有迅速而明显的损伤作用，引起合胞体外皮肿胀，出现空泡，形成大疱，突出体表，最终表皮糜烂溃破，分泌体几乎全部消失，环肌与纵肌先后迅速溶解。皮层破坏后，影响虫体吸收与排泄功能，更重要的是其体表抗原暴露，从而易遭受宿主的免疫攻击，大量嗜酸性粒细胞附着皮损处并侵入，促使虫体死亡。还可抑制虫体核酸与蛋白质的合成。

【适应证】为一种新型广谱抗寄生虫药。对日本血吸虫病及绦虫病、华支睾吸虫病、肺吸虫病等均有效。由于本品对尾蚴、毛蚴也有杀灭效力，故也用于预防血吸虫感染。也可治疗脑囊虫病。

【体内过程】口服后迅速吸收，与食物同服不受影响，总吸收量约为用量的80%，给药后1~3小时可达峰值，且有明显的首过效应，在肝内进行快速而广泛的代谢，被羟基化后代谢物失去活性。可进入脑脊液。血浆半衰期为1~1.5小时，代谢物半衰期为4小时。主要以代谢物随尿排出。可分布进入乳汁。

【用法用量】口服：治疗血吸虫病，每次10mg/kg，每天3次，急性血吸虫病，连服4日；慢性血吸虫病，连服2日。皮肤涂擦1%浓度的本品，12小时内对血吸虫尾蚴有可靠的防护作用。治疗脑囊虫病，每天20mg/kg，体重>60kg，以60kg计量，分3次服，9天为1个疗程，总量180mg/kg，疗程间隔3~4个月。

【不良反应】①在服首剂1小时后可出现头晕、头痛、乏力、腹痛、关节酸痛、腰酸、腹胀、恶心、腹泻、失眠、多汗、肌束震颤、期前收缩等，一般无须处理，于停药数小时至1~2日即消失。②成年患者服药后大多心率减慢，儿童则多数心率增快。③偶见心电图改变（房性或室性期前收缩、T波压低等）、血清氨基转移酶升高、中毒性肝炎等。并可诱发精神失常及消化道出血；也可见脑疝、过敏反应（皮疹、哮喘）等。

【相互作用】与地塞米松合用时，血药浓度下降一半。为了预防或减轻本品的过敏反应，常合用地塞米松。因此，在两药合用时，应加大本品的用量，或进行血药浓度监测，根据获得的数据调整用量。

【注意事项】①治疗寄生于组织内的寄生虫如血吸虫、肺吸虫、囊虫等，由于虫体被杀死后释放出大量的抗原物质，可引起发热、嗜酸性粒细胞增多、皮疹等，偶可引起过敏性休克，必须注意观察。②脑囊虫病患者需住院治疗，并辅以防治脑水肿和降低高颅压（应用地塞米松和脱水剂）或防治癫痫持续状态的治疗措施，以防发生意外。③合并眼囊虫病时，须先手术去除虫体，而后进行药物治疗。④严重心、肝、肾病者及有精神病史者慎用。

【规格】片剂：0.2g。

【贮藏】遮光保存在30℃以下。

硫氯酚 Bithionol

【别名】别丁、硫双二氯酚、Bitin。

【药理作用】对大多数吸虫均有活性。在治疗姜片虫时，应优先使用本品（吡喹酮次之）；还可替代吡喹酮治疗肺吸虫病（并殖吸虫病）。

【适应证】对肺吸虫囊蚴有明显杀灭作用。对华支睾吸虫病疗效较差。临床用于肺吸虫病、牛肉绦虫病、姜片虫病。

【体内过程】口服易吸收，在血液中可维持较高浓度。动物一次给药后4小时血药浓度达峰值，24小时降到峰值浓度的1/4。

【用法用量】口服：每天50~60mg/kg（成人与小儿同）。肺吸虫病及华支睾吸虫病：可将全日量分3次服，隔日服药，疗程总量30~45g。姜片虫病：可于睡前空腹将2~3g药物1次服完。牛肉绦虫病：可将总量（50mg/kg）分2次服，间隔半小时，服完第2次药后，3~4小时服泻药。

【不良反应】有轻度头晕、头痛、呕吐、腹痛、腹泻和荨麻疹等，可有光敏反应，也可能发生中毒性肝炎。

【相互作用】尚不明确。

【注意事项】服前应先驱蛔虫和钩虫。

【规格】①片剂：0.25g。②胶囊剂：0.5g。

【贮藏】密封、遮光置于阴凉干燥处。

2.2　抗丝虫病药

乙胺嗪　Diethylcarbamazine

【别名】海群生、益群生、克虫神。

【药理作用】对微丝蚴和成虫均有杀灭作用，可能与人体内存在的免疫机制有关。在体内的杀虫作用较体外强。能使微丝蚴迅速肝移，虫体表膜被破坏，然后在肝内被吞噬。

【适应证】可用于马来丝虫病和斑氏丝虫病的治疗。此外，尚可用于治疗哮喘。

【体内过程】①口服后迅速被吸收，服后 1～2 小时可达血药峰值。其血浆半衰期为 2～10 小时（因受尿液 pH 的影响，波动较大）。除脂肪组织外，广泛分布于各种组织中。②用量的 50%以上以原药和 N-氧化代谢物形式随尿排出。碱化尿液可使半衰期延长，血药浓度升高。

【用法用量】①一般用法：成人每次 0.2g，每天 3 次，连服 7 天，疗效较好。②大剂量短程疗法：马来丝虫病 1.5g，1 次顿服或于 1 天内分 2 次服。斑氏丝虫病总量 3g，于 2～3 天分服完。本法不良反应较重。③预防：流行区按每天 5～6mg/kg 服药，服 6～7 天。或按上量每周或每月服 1 天，直至达 70～90mg/kg。④哮喘：每天 10mg/kg。

【不良反应】①可引起头痛、乏力、关节痛、恶心、呕吐等反应。②尚可引起畏寒，发热，皮疹，关节，肌肉酸痛，哮喘等过敏反应，严重者可给予复方阿司匹林片及抗过敏药。偶可导致脑病、盘尾丝虫病引起的失明等。

【相互作用】与卡巴胂合用，可提高对成虫的疗效。

【注意事项】①几日后由于成虫死亡，尚可出现局部淋巴结炎及淋巴管炎。②用本品前应先驱蛔，以免引起胆道蛔虫病。③对有活动性肺结核、严重心脏病、肝脏疾病、急性传染病者应暂缓治疗。④心、肝、肾有严重疾病及妊娠期慎用。

【规格】片剂：50mg，100mg。

【贮藏】密封保存。其溶液应遮光。

2.3　抗疟药

伯氨喹　Primaquine

【别名】伯喹、伯氨喹啉、磷酸匹马喹啉、派马喹。

【药理作用】抗疟作用原理可能是其代谢物具有氧化性质，影响疟原虫的能量代谢和呼吸而导致死亡。为阻止疟疾复发与传播的有效药物。

【适应证】现主要用于根治间日疟和控制疟疾传播，常与氯喹或乙胺嘧啶合用。对恶性疟红细胞内期（简称红内期）则完全无效，不能作为控制症状的药物应用。对某些疟原虫的红细胞前期也有影响，但因需用剂量较大，已接近极量，不够安全，不能作为病因预防药应用。

【体内过程】口服后迅速从胃肠道吸收，半衰期为 36 小时，广泛分布。在肝内快速代谢，主要代谢物为羧基伯氨喹，极少的原药随尿排出，重复给药后，羧基伯氨喹会聚集在血浆中。

【用法用量】①根治间日疟：每天口服 26.4mg（盐基 15mg），连服 14 天；或每天口服 39.6mg，连服 8 天。服此药前 3 日同服氯喹，或在第 1、2 天同服乙胺嘧啶。②控制疟疾传播配合氯喹等治疗恶性疟时，每天口服 26.4mg，连服 3 天。

【不良反应】发生疲乏、头晕、恶心、呕吐、腹痛、发绀、药物热等症状，少数特异质者可发生急性溶血性贫血（因其红细胞缺乏葡萄糖-6-磷酸脱氢酶），应立即停药，给予地塞米松或泼尼松可缓解，并静脉滴注 5%葡萄糖氯化钠注射液，严重者输血。如发生高铁血红蛋白血症，可静脉注射亚甲蓝 1～2mg/kg。

【相互作用】①不应与可以引起溶血或骨髓抑制的药物合用。②氯胍能抑制本品的代谢，使其血药浓度上升，毒性增加。

【注意事项】①口服后吸收迅速但消失也快，作用时间不持久，必须每天给药。②孕妇禁用，肝、肾、血液系统疾病及糖尿病患者慎用。

【规格】片剂：13.2mg 或 26.4mg（相当于伯氨喹盐基 7.5mg 或 15mg）。

【贮藏】密封、遮光，置于阴凉干燥处。

奎宁　Quinine

【别名】金鸡纳霜、鸡纳碱、金鸡纳碱、规宁、Chinine、Quinina。

【药理作用】是喹啉类衍生物，能与疟原虫的 DNA 结合形成复合物。抑制 DNA 的复制和 RNA 的转录，从而抑制原虫的蛋白合成。作用较氯喹弱。

【适应证】抑制或杀灭红内期间日疟、三日疟及恶性疟原虫，能控制疟疾症状，还有解热作用。

【体内过程】可从胃肠道快速而完全地被吸收。健康人的蛋白结合率为 70%，疟疾患者可升至 90%或更高。可全身广泛分布，但患脑型疟患者脑脊液中的药物浓度仅为血药浓度的 2%～7%。大量在肝内代谢。主要随尿迅速排泄，随尿排出的原药量变化较大（<5%～20%）。在酸性尿中，其排出量有所增加。健康者的半衰期约为 11 小时，疟疾患者可见延长。小量药物可出现在胆汁和唾液中。可透过胎盘，进入乳汁。

【用法用量】口服：每次 0.3～0.6g，每天 3 次。肌内注射：每次 0.25～0.5g。

【不良反应】①每天用量超过 1g 或用药稍久，可出现耳鸣、头痛、恶心、呕吐、视力及听力减退。②特异体质者出现急性溶血、血管神经性水肿、支气管哮喘。③中毒时可出现体温下降、心律失常、呼吸肌麻痹。

【相互作用】①尿液碱化剂如碳酸氢钠等，可增加肾小管对本药的重吸收，导致血药浓度与毒性的增加。②西咪替丁可减缓本药排泄，从而加重毒性反应。③与降血糖药合用可出现严重的低血糖。④利福平可降低本药血药浓度和疗效。⑤与抗凝血药合用，使其抗凝作用增强。

【注意事项】心肌病患者、孕妇禁用。

【规格】①片剂：0.1g，0.3g。②注射液：1ml：0.25g，2ml：0.5g，10ml：0.5g。

【贮藏】遮光保存。

氯喹　Chloroquine

【别名】氯喹啉、氯化喹啉、Chlorochin、Aralen、Chingaminum。

【药理作用】主要对疟原虫红内期起作用，可能通过干扰疟原虫裂殖体 DNA 的复制与转录过程或阻碍其内吞作用，从而使虫体由于缺乏氨基酸而死亡。

【适应证】主要用于治疗疟疾急性发作，控制疟疾症状。还可用于治疗肝阿米巴病、华支睾吸虫病、肺吸虫病、结缔组织病等。

【体内过程】口服后可迅速从胃肠道吸收。广泛分布于体内各组织中，具有大的表观分布容积，重症恶性疟患儿接受鼻胃管给药也可获得治疗浓度。食物或某些饮料可提高本品口服的生物利用度，健康状况也可能影响生物利用度。可透过胎盘，进入乳汁，半衰期约为 5 天。

【用法用量】①治疗疟疾：口服先服 1g，8 小时后再服 0.5g，第 2、3 天各服 0.5g，全疗程 3 天。如与伯氨喹合用，只需第 1 天服本品 1g。小儿首次 16mg/kg（高热期酌情减量，分次服），6～8 小时后及第 2～3 天各服 8mg/kg。肌内注射：每次 2～3mg/kg，每天 1 次。静脉滴注：临用前用 5%葡萄糖注射液或 0.9%氯化钠注射液 500ml 稀释后缓慢滴注，每次 2～3mg/kg。②抑制性预防疟疾：每周服 1 次，每次 0.5g。小儿每周 8mg/kg。③阿米巴肝炎或肝脓肿：第 1、2 天，每天 1g，之后每次服 0.5g，每天 2 次，连用 12～19 天。④治疗结缔组织病：对盘状红斑狼疮及类风湿关节炎，开始每次 0.25g，每天 1～2 次，经 2～3 周后，如症状得到控制，改为每天 2～3 次，每次量不宜超过 0.25g，长期维持。对系统性红斑狼疮，用皮质激素治疗症状缓解后，可加用本品以减少皮质激素用量。

【不良反应】①服药后可有食欲缺乏、恶心、呕吐、腹泻等不良反应。②还可出现皮肤瘙痒、紫癜、脱毛、毛发变白、湿疹和剥脱性皮炎、银屑病、头重、头痛、头晕、耳鸣、眩晕、倦怠、睡眠障碍、精神错乱、视野缩小、角膜及视网膜变性等症状。③有时可有白细胞减少、心律失常，严重者可发生阿-斯综合征。

【相互作用】①与伯氨喹合用，部分患者可产生严重心血管系统不良反应，如改为序贯服用，疗效不减而不良反应降低。②与氯丙嗪等对肝有损害的药物合用，可加重肝脏负担。③与保泰松合用易引起过敏性皮炎。④与氯化铵合用可加速排泄而降低血药浓度，须注意。

【注意事项】①肝肾功能不全、心脏病、重症多形红斑（史-约综合征）、银屑病、精神病患者禁用。②孕妇禁用。③对角膜和视网膜有损害，故在长期服用前，应先做眼部详细检查，排除原有病变，60 岁以上患者宜勤检查，以防视力功能损害。长期维持剂量每天以 0.25g 或以下为宜，疗程不超过 1 年。

【规格】①片剂：0.075g，0.25g。②注射液：2ml：129mg（盐基 80mg），2ml：250mg（盐基

155mg）。

【贮藏】遮光，密封保存。

羟氯喹 Hydroxychloroquine

【别名】羟基氯喹、纷乐、赛能。

【药理作用】抗疟作用与氯喹一样，但毒性仅为氯喹的一半。

【适应证】主要用于疟疾的预防和治疗，也用于类风湿关节炎和青少年类风湿关节炎，以及盘状红斑狼疮及系统性红斑狼疮。

【体内过程】口服后，羟氯喹被快速和几乎全部吸收，母体化合物和代谢物广泛分布于机体，主要通过尿液消除。

【用法用量】口服，成人每天 0.4g，分 1～2 次服用，根据患者的反应，该剂量可持续数周或数月。长期维持治疗，可用较小的剂量，每天 0.2～0.4g 即可。

【不良反应】①可有恶心、呕吐、腹泻、食欲缺乏及腹部痉挛等。②少见肌肉无力、眩晕、耳鸣、神经性耳聋、头痛、神经过敏及情绪不稳等。也可引起皮肤反应和脱发，但停药后可恢复。

【相互作用】①有升高地高辛血药浓度的报道，接受联合治疗的患者应严密监测患者地高辛的血药浓度。②抗酸药可能降低本品的吸收，因此建议本品和抗酸药使用间隔4小时。③可能有增强降血糖药物的作用，因而联合用药时可能需要减少胰岛素和降糖药物的剂量。④与其他致心律失常药（如胺碘酮和莫西沙星）合用可能增加诱导室性心律失常的风险。

【注意事项】①决定长期使用本品时，应开始（基线）并定期（每 3 个月）进行眼部检查（包括视觉灵敏度、裂隙灯检查、检眼镜及视野检查）。②有下列情况的患者，眼部检查的频次应该增加：每天剂量超过 6.5mg/kg 理想体重、肾功能不全、累计用药量超过 200g、老年人及视觉灵敏度受损的患者。③孕妇及哺乳期妇女、新生儿、肝病患者禁用，儿童慎用。

【规格】片剂：200mg。

【贮藏】遮光、密封保存。

青蒿素 Artemisinin

【别名】黄蒿素、黄花蒿素、黄花素、Arteannuin、Artemisinine。

【药理作用】对各型红内期的疟原虫均有强效快速的杀灭作用。作用比奎宁和氯喹都强，且与氯喹无交叉耐药性。可能干扰疟原虫膜系结构，阻遏其表膜和线粒体的功能，阻断疟原虫对血红蛋白的摄取，导致膜系崩溃而死亡，对耐氯喹的恶性疟原虫也有杀灭作用。本品及其衍生物蒿甲醚、青蒿琥酯钠（sodium artesunate）通常可联合其他抗疟药治疗耐传统抗疟药的疟疾。

【适应证】为我国首次从黄花蒿提取的一种新的抗疟有效成分，是一种高效、速效的抗疟药，主要作用于疟原虫的红内期，用于治疗间日疟、恶性疟，特别是抢救脑型疟有良效。对血吸虫亦有杀灭作用。

【体内过程】口服后 3 小时，肌内注射后 6 小时，直肠给药后 11 小时可分别达到血药峰值。静脉给药后的半衰期约为 45 分钟，直肠给药后约为 4 小时，口服或肌内注射后 4～11 小时可分布于肠、肝、肾，也可进入脑脊液中，分别随尿、粪便排出。

【用法用量】①深部肌内注射：第 1 次 200mg，6～8 小时后再给予 100mg，第 2、3 天各肌内注射 100mg，总剂量 500mg（个别重症第 4 天再给予 100mg），或连用 3 天，每天肌内注射 300mg，总量 900mg。小儿 15mg/kg，按上述方法 3 天内注完。②口服：先服 1g，6～8 小时再服 0.5g，第 2、3 天各服 0.5g，疗程 3 天，总量为 2.5g。小儿 15mg/kg，上述方法 3 天内服完。③直肠给药，1 次 0.4～0.6g，1 天 0.8～1.2g。

【不良反应】①个别患者可出现一过性氨基转移酶升高及轻度皮疹。②少数患者有轻度恶心、呕吐、腹泻等不良反应，不予治疗也可很快恢复正常。

【相互作用】与甲氧苄啶合用有增效作用，并可减少近期复燃。

【注意事项】注射部位较浅时，易引起局部疼痛和硬块。

【规格】①片剂：50mg，100mg。②油性注射液：2ml∶50mg，2ml∶100mg，2ml∶200mg，2ml∶300mg。③水混悬注射液：2ml∶300mg。④栓剂：0.1g，0.2g，0.3g，0.4g，0.6g。

【贮藏】密封、遮光置于阴凉干燥处。

双氢青蒿素 Dihydroarteannuin

【别名】Dihydroqinghaosu、Artenimol、科泰新。

【药理作用】作用机制同青蒿素，对各类疟原虫无性体有强大且快速的杀灭作用，能迅速控制症状和杀灭疟原虫。

【适应证】用于治疗各类型疟疾如间日疟及恶性疟，尤其适用于抗氯喹和哌喹的恶性疟和凶险型脑型疟的救治。

【体内过程】口服吸收良好，起效迅速。口服本品 2mg/kg 后，1.33 小时血药浓度达峰值，血浆半衰期为 1.5 小时。体内分布广，排泄和代谢迅速。

【用法用量】口服：每天 1 次，成人每天 60mg，首剂量加倍；儿童按年龄递减，连用 5～7 天。

【不良反应】少数病例有轻度网织红细胞一过性减少。个别患者出现皮疹。

【相互作用】尚不明确。

【注意事项】妊娠早期妇女慎用。

【规格】片剂：20mg。

【贮藏】遮光、密封，在阴凉处保存。

蒿甲醚 Artemether

【别名】甲氢还原青蒿素、血防灵。

【药理作用】本品为疟原虫红内期裂殖体杀灭剂，能迅速控制症状并杀灭疟原虫，对于抗氯喹恶性疟同样有效，但对恶性疟配殖体无效。

【适应证】为我国发现的一种有效的新型抗疟药。对恶性疟包括抗氯喹恶性疟及凶险型疟的疗效较佳。临床还适用于急性上呼吸道感染的高热患者，进行对症处理，取得较好疗效。

【体内过程】体内转运快、排泄快，静脉注射 24 小时或 72 小时后大部分药物即被代谢，尿中很难找到原药。肌内注射 10mg/kg 后 7 小时可达血药峰值，半衰期约为 13 小时。体内分布广，脑中最多，肝、肾次之。主要随粪便排出，余经肾排泄。可透过胎盘，具有一定的胚胎毒性。

【用法用量】①抗疟：肌内注射，第 1 天 200mg，第 2～4 天各 100mg，或第 1、2 天各 200mg，第 3、4 天各 100mg。总剂量 600mg。小儿剂量酌减。②退热：肌内注射 200mg。口服首剂：160mg，第 2 天起每天 1 次，每次 80mg，连服 5～7 天。

【不良反应】不良反应较轻，个别患者有一过性低热，AST、ALT 轻度升高，网织红细胞一过性减少。

【相互作用】苯巴比妥可诱导本品脱醚甲基，使代谢增快。

【注意事项】妊娠 3 个月内孕妇慎用。

【规格】①片剂：40mg。②注射剂：1ml：

40mg，1ml：80mg。

【贮藏】常温 25℃下遮光密闭保存。

乙胺嘧啶 Pyrimethamine

【别名】息疟定、达拉匹林、乙嘧啶、达那匹林、Daraprim、Pirimetamina。

【药理作用】化学结构和氯胍、环氯胍、甲氧苄啶（TMP）相似，都是二氢叶酸还原酶抑制剂，使二氢叶酸不能还原成四氢叶酸，最后使核酸合成减少，通过抑制细胞核的分裂而使疟原虫的繁殖受到抑制。疟原虫的 DNA 合成主要发生在滋养体阶段，繁殖期合成甚少，故本品主要作用于进行裂殖体增殖的疟原虫，对已发育完成的裂殖体无效。

【适应证】主要用于预防疟疾，也可用于治疗弓形体病。最近发现本品有抗药性虫株产生，合并应用其他抗疟药及磺胺类药物等，可提高抗疟效果。

【体内过程】几乎可以完全从胃肠道吸收，口服 25mg 后 2～6 小时可达血药峰值（200ng/ml）。药物主要集中在肾、肺、肝和脾内；在肝内代谢，缓慢随尿排出，半衰期约为 4 天。可透过胎盘，进入乳汁。

【用法用量】①预防疟疾：成人每次服 25mg，每周 1 次，小儿 0.9mg/kg，最高限为成人剂量。②抗复发治疗：成人每天服 25～50mg，连用 2 天，小儿酌减（多与伯氨喹合用）。③治疗弓形体病：每天 5mg 顿服，共 1～3 天（视耐受力而定），以后每天 2.5mg，疗程 4～6 周。小儿 1mg/kg，分 2 次服，1～3 天后改为 0.5mg/kg，分 2 次服，疗程 4～6 周。必要时，可重复 1～2 个疗程。

【不良反应】偶可引起红斑样、水疱状药疹。

【相互作用】与其他任何叶酸拮抗药合用，都会加重骨髓抑制。

【注意事项】①排泄极慢，服药后前 5 天尿中排泄量仅占口服量的 12%。长期应用应经常检查血常规。②由于其味不苦而微香，为小儿所乐用，故小儿易服过量而引起中毒甚至死亡，须注意。③成人如 1 次服 150～200mg，即有中毒危险，常在 1～5 小时出现恶心、呕吐、头痛、头晕等症状，重者昏迷抽搐。6 岁以下小儿有因顿服 50～100mg 而中毒致死者。急救法：洗胃、催吐、大量饮用 10%葡萄糖水或萝卜汁，给予葡萄糖输液及利尿药，痉挛、抽搐者注射硫喷妥钠。

④由于本品有高度蓄积性，肾功能不全者慎用。⑤孕妇及哺乳期妇女禁用。

【规格】①片剂：6.25mg。②膜剂：6.25mg。

【贮藏】遮光保存。

双氢青蒿素哌喹 Dihydroartemisinin and Piperaquine Phosphate

【药理作用】为双氢青蒿素和磷酸哌喹组成的复方制剂。双氢青蒿素为青蒿素的衍生物，是青蒿素的体内活性物质，对疟原虫无性体有较强的杀灭作用，能迅速杀灭疟原虫，从而控制症状。耐药性培育实验表明，疟原虫对双氢青蒿素不易产生耐药性。磷酸哌喹为 4-氨基喹啉类抗疟药，抗疟作用与氯喹类似，影响疟原虫红内期裂殖体的超微结构，主要能使滋养体食物泡膜和线粒体肿胀，导致其生理功能的破坏，从而杀死疟原虫。两者合用具有增效作用，可延缓疟原虫抗药性的产生。

【适应证】用于治疗恶性疟和间日疟。

【体内过程】口服吸收良好，起效迅速。口服双氢青蒿素2mg/kg后，1.33小时血药浓度达峰值，最大血药浓度为0.71μg/ml。血浆半衰期为1.57小时。体内分布广，排泄和代谢迅速。可经胃肠道吸收，24小时内的吸收率为80%～90%，吸收后分布于肝、肾、肺、脾等组织内，给药后8小时内，在肝内的药量可达给药总剂量的1/4左右。在体内缓慢消失，半衰期为9.4天。药物随胆汁排出，存在肠肝循环。

【用法用量】口服，成人总剂量 8 片，早晚各 1 次，每次 2 片。

【不良反应】恶心、呕吐、食欲缺乏、腹痛、腹泻、头晕、头痛、耳聋、睡眠不佳、皮肤瘙痒、皮疹等、外周红细胞一过性降低、ALT 及 AST 一过性升高、血肌酐升高等。

【相互作用】尚不明确。

【注意事项】①严重肝肾疾病、血液病（如白细胞减少、血小板减少等）、孕妇禁用，肾功能不全者慎用。②磷酸哌喹的半衰期较长，半个月内勿重复服用。

【规格】片剂：每片含双氢青蒿素 40mg，磷酸哌喹320mg。

【贮藏】避光密闭，置阴凉干燥处保存。

青蒿琥酯 Artesunate

【别名】青蒿酯。

【药理作用】为青蒿素的衍生物。对红内期疟原虫有强大且快速的杀灭作用，能迅速控制临床发作及症状。

【适应证】用于脑型疟及各种危重疟疾的抢救。

【体内过程】静脉注射后血药浓度很快下降，半衰期为 30 分钟左右。体内分布甚广，以肠、肝、肾浓度较高。主要在体内代谢转化，仅有少量随尿、粪便排泄。

【用法用量】静脉注射。临用前，加入所附的 5%碳酸氢钠注射液 0.6ml，振摇 2 分钟，待完全溶解后，加 5%葡萄糖注射液或葡萄糖氯化钠注射液 5.4ml 稀释，使每 1ml 溶液含青蒿琥酯10mg，缓慢静脉注射。首次 1 支（或按体重1.2mg/kg），7 岁以下 1.5mg/kg。首次剂量后 4小时、24 小时、48 小时各重复注射 1 次。危重者，首次剂量可加至 120mg，3 天为 1 个疗程，总剂量为 240～300mg。

【不良反应】如使用过量（大于 2.75mg/kg），可能出现外周网织红细胞一过性降低。

【相互作用】不可与酸性药物混合静脉注射。

【注意事项】①溶解后应及时注射，如出现浑浊，不可使用。②极度严重患者，首次剂量可加倍。③疟疾症状控制后，宜再用其他抗疟药根治。④静脉注射速度不宜太快，每分钟 3～4ml。

【规格】注射剂（粉）：60mg。

【贮藏】密封，在凉暗干燥处保存。

复方蒿甲醚 Compound Artemether

【别名】蒿甲醚-苯芴醇

【药理作用】为蒿甲醚与苯芴醇按 1：6 组成的复方制剂。2 种成分的抗寄生虫作用部位均为疟原虫的食物泡，在该部位干扰血红蛋白分解产生的毒性中间产物血红素转换为无毒的疟色素。苯芴醇可干扰聚合过程。

【适应证】适用于由恶性疟原虫引起的体重≥5kg 患者的急性非重症疟疾的治疗，有报道显示复方蒿甲醚片对抗氯喹的疟疾有效。

【体内过程】蒿甲醚在服用后约 2 小时达到吸收的血药峰值。苯芴醇延迟 2 小时后开始吸收，在服用之后 6～8 小时达到血药峰值。CYP3A4/5催化蒿甲醚的代谢。双氢青蒿素（DHA）是蒿甲醚的活性代谢产物。在人体肝脏微粒体及重组的红细胞色素 P450 酶中，主要是由 CYP3A4 将苯芴醇代谢为去丁基苯芴醇，蒿甲醚及 DHA 的血浆清除半衰期约为 2 小时；苯芴醇清除缓慢，在健康志愿者及恶性疟患者中的终末半衰期为 3～6 天。

【用法用量】应与食物同服，有助于改善蒿甲醚及苯芴醇的吸收。对于无法吞咽片剂的患者，如婴儿，在使用之前可以将复方蒿甲醚片压碎，压碎的片剂应该尽可能与食物（如牛奶、粥）一起服用。①对于体重＞35kg 的成人患者，推荐为期 3 天的治疗方案，总共服用 6 剂。首次初始剂量为 4 片，8 小时之后再次服用 4 片，随后 2 天每天服用 2 次（早晨与晚上各一次），每次 4 片。总共 24 片。②体重在 5～15kg：首次初始剂量为 1 片，8 小时之后再次服用 1 片，随后 2 天每天服用 2 次（早晨与晚上各 1 次），每次 1 片。总共 6 片。③体重在 16～25kg：首次初始剂量为 2 片，8 小时之后再次服用 2 片，随后 2 天每天服用 2 次（早晨与晚上各 1 次），每次 2 片。总共 12 片。④体重在 26～35kg：首次初始剂量为 3 片，8 小时之后再次服用 3 片，随后 2 天每天服用 2 次（早晨与晚上各 1 次），每次 3 片。总共 18 片。

【不良反应】个别患者有 ALT、AST 轻度升高，网织红细胞可能有一过性减少。

【相互作用】①服用期间慎用 CYP3A4 抑制剂、诱导剂及作用底物，包括抗反转录病毒药物和葡萄柚汁。②甲氟喹可降低苯芴醇的血药浓度，应监测疗效是否降低。③可降低激素类避孕药的有效性。④与经 CYP2D6 代谢的药物合用可使其血药浓度明显升高，增加不良反应发生的风险。⑤由于苯芴醇消除半衰期较长及潜在的 QT 延长作用，与奎宁和其他延长 QT 间期的药物合用时应慎重。⑥食物可以提高本品的吸收。

【注意事项】①对蒿甲醚、苯芴醇或者复方蒿甲醚片所有辅料过敏者禁用。②与 CYP3A4 强诱导剂，如和利福平、卡马西平、苯妥英等同时使用会导致蒿甲醚和（或）苯芴醇的浓度降低，抗疟药的疗效丧失，不可同时使用。③在可获得其他有效抗疟药的情况下，妊娠前 3 个月的孕妇禁用。④具有先天性 QTc 间期延长或猝死的家族史，或者伴有任何已知延长 QTc 间期的临床疾病的患者禁用。⑤服用已知能够延长 QTc 间期药物的患者禁用。⑥已知伴有电解质平衡紊乱的患者禁用，如低钾血症或低镁血症。⑦服用任何通过 CYP2D6 代谢药物（如氟卡尼、美托洛尔、丙米嗪、阿米替林、氯米帕明）的患者禁用。⑧存在一种下列临床或实验室特征的患者禁用：衰竭、意识损害或者无法唤醒的昏迷、无法进食、深呼吸、呼吸窘迫（酸中毒性呼吸）、多发惊厥、循环衰竭或休克、肺水肿（放射学）、异常出血、临床性黄疸或蛋白尿。

【规格】片剂：每片含苯芴醇 0.12g 与蒿甲醚 20mg。

【贮藏】遮光，密封，在阴凉干燥处保存。

复方磷酸萘酚喹 Compound Naphthoquine Phosphate

【药理作用】为磷酸萘酚喹和青蒿素以 1：2.5 的比例组成的复方制剂。是疟原虫红内期裂殖体杀灭剂，既具有青蒿素的速效作用又具有磷酸萘酚喹的长效作用，还有延缓抗药性产生的作用。

【适应证】适用于恶性疟、间日疟的治疗。

【体内过程】①健康人空腹口服磷酸萘酚喹达峰时间为 2～4 小时，磷酸萘酚喹口服吸收较快，药物出峰时间较早，消除半衰期为 40.93 小时，排泄以尿为主，占 44%，存在肠肝循环。②青蒿素进入体内后主要转化为双氢青蒿素，口服后由肠道迅速吸收，0.5～1 小时后血药浓度达到高峰，4 小时后下降一半，72 小时后血中仅含微量。吸收后分布于组织内，以肠、肝、肾的含量较多。青蒿素为脂溶性物质，可透过血脑屏障进入脑组织。主要从肾及肠道排出，24 小时可排出 84%。由于代谢和排泄均较快，所以有效血药浓度维持时间较短。

【用法用量】口服，成人顿服 8 片（总量含萘酚喹 400mg，青蒿素 1000mg）。

【不良反应】①服药后约有 5% 的患者出现恶心、胃不适。②个别患者服药后可能有 ALT 或 AST 一过性轻度升高，停药后可自行恢复正常。

【相互作用】为复方制剂，含有速效的青蒿素和持效的磷酸萘酚喹。两药伍用有协同增效作用，在动物模型上对耐药性虫株增效指数为 8.2，而毒性仅为相加；在临床试验中，与镇静药或抗生素联合应用，未见不良影响。

【注意事项】①对本品过敏者、严重肝肾功能不全者、妊娠 5 个月内的孕妇禁用。②对肝肾功能不全者慎用，因磷酸萘酚喹有蓄积作用，10 天内勿重复用该药。

【规格】每片含青蒿素（$C_{15}H_{22}O_5$）0.125g

及磷酸萘酚喹碱基（以无水物计，$C_{24}H_{28}N_3OCl$）50mg。

【贮藏】遮光、密闭，在干燥处保存。

阿莫地喹　Amodiaquine

【别名】氨酚喹、克疟喹、Amodiaquinum。

【药理作用】在原虫食物泡积聚并抑制血红素聚合，使血红素从食物泡流出增加，竞争性抑制由谷胱甘肽引起的血红素降解，使血红素在细胞膜中积聚并破坏细胞的屏障作用，干扰原虫细胞的离子平衡导致原虫死亡。

【适应证】用于治疗恶性疟原虫（氯喹敏感或耐药株）引起的急性发作期（发热期）疟疾。治疗间日疟和疟疾感染也有效。因为本品只对红内期疟原虫有效，而对无性期和组织期疟原虫无效。因此为了彻底消除疟原虫，还应使用一种组织裂殖体杀灭剂。本品可以在服药的 24～48 小时迅速控制疾病的发热和头痛症状。因毒副作用，不推荐本品用于预防疟疾。

【体内过程】易于从胃肠道吸收，在肝中迅速被转化为活性代谢产物去乙基阿莫地喹。血浆去乙基阿莫地喹清除半衰期为 1～10 天或者更长。在尿液中可检测至 5%左右的给药量，其余部分在体内被代谢。阿莫地喹和去乙基阿莫地喹在给药几个月后仍能在尿液中检出。

【用法用量】推荐剂量为每天服用 10mg/kg，连续服用 3 天（总量 30mg/kg）。

【不良反应】①偶有报道粒细胞缺乏症和其他血液病、肝炎及周围神经病变。②服用喹啉类药物时可发生溶血性贫血。③偶可引起恶心、呕吐、腹泻、眩晕和嗜睡，也有报道发生腹痛、头痛和光过敏。④长期给药时，有时可引起角膜沉积物，视觉障碍及指甲、皮肤和硬腭蓝灰色色素沉着。⑤还可引起不规则心脏搏动、震颤和心动过缓。

【相互作用】和其他抗疟药同时使用时，粒性细胞缺乏症的发生率较高。

【注意事项】①禁用于对本品或者 4-氨基喹啉过敏的患者，由于可能产生耐药和发生毒副作用，不推荐阿莫地喹用于预防疟疾。阿莫地喹也禁用于肝病患者。②在少数葡萄糖-6-磷酸脱氢酶缺乏的患者中使用氯喹有引起溶血和急性肾衰竭的报道，因此在使用本品时也应注意。③慎用于有癫痫史的患者。④氯喹可加重银屑病，因此银屑病患者也应慎用本品。⑤因为有可能发生不可逆视网膜病。因此在该药使用较长时间后，应定期进行眼科检查。

【规格】片剂：0.15g。

【贮藏】密封保存。

哌喹　Piperaquine

【别名】喹哌、抗矽-14。

【药理作用】可影响伯氏疟原虫红内期裂殖体的超微结构，主要能使滋养体食物泡膜和线粒体肿胀。疟色素形态变异，多呈长梭形。线粒体及食泡腔内出现螺纹膜。这些变化呈进行性加重。其作用方式可能通过影响膜上有关酶系而改变膜的功能。线粒体肿胀等变化导致其生理功能破坏。线粒体数量增多及其腔出现较多层膜小体，可能是结构遭到损伤后的一种代偿反应。

【适应证】用于疟疾的治疗，也可作症状抑制性预防用药。尤其是用于耐氯喹虫株所致的恶性疟的治疗与预防。亦可用于治疗矽肺。

【体内过程】经胃肠道吸收，24 小时内的吸收率为 80%～90%，吸收后分布于肝、肾、肺、脾等组织内，给药后 8 小时内，在肝内的药量可达给药总剂量的 1/4 左右。该药在体内缓慢消失，半衰期为 9.4 天。药物随胆汁排出，存在肠肝循环，这可能是药物在体内积蓄时间较长的重要因素。

【用法用量】①预防疟疾：每个月服 0.6g，每个月 1 次，临睡前服，可连服 4～6 个月，但不宜超过 6 个月。②治疗疟疾：对耐氯喹虫株所致的恶性疟有根治作用，但作用缓慢，宜在奎宁、青蒿素、咯萘啶控制症状后继续使用本品。首次 0.6g，第 2、3 天分别服 0.6g 及 0.3g，总量 1.2～2.5g。③矽肺的防治：预防，每次服 0.5g，10～15 天 1 次，1 个月量 1～1.5g；治疗，每次 0.3～0.75g，每周 1 次，1 个月量 2g，半年为 1 个疗程。间歇 1 个月后，进行第二疗程，总疗程 3～5 年。

【不良反应】可引起头晕、嗜睡、乏力、胃部不适、面部和唇周麻木，对心血管系统的毒性明显小于氯喹。

【相互作用】尚不明确。

【注意事项】①肝功能不全者慎用。②本品多积聚于肝脏，若给药量多，间隔时间短则易引起肝脏不可逆病变。③严重急性肝、肾及心脏疾病患者禁用。

【规格】片剂：0.2g，0.25g，0.5g。

【贮藏】遮光、密封保存。

咯萘啶 Malaridine

【别名】疟乃停。

【药理作用】为苯并萘啶的衍生物，对人间日疟原虫和恶性疟原虫的裂殖体均有杀灭作用。

【适应证】用于治疗脑型、凶险型及耐氯喹虫株所致的恶性疟，也用于治疗间日疟。

【体内过程】口服后 1.4 小时血药浓度达高峰。口服生物利用度约为 40%，半衰期为 2～3 天，吸收后以肝内含量最高，从尿中排泄 1%～2%。

【用法用量】①成人常用量：口服，第 1 天服 2 次，每次 0.3g，间隔 4～6 小时；第 2、3 天每日 1 次，每次 0.3g。②小儿常用量：口服日剂量 24mg/kg，分 3 次服。

【不良反应】口服后部分患者出现胃部不适、稀便，偶有恶心、呕吐、头晕、头痛等，反应均轻微，停药后即消失。少数病例有窦性心动过缓，个别可出现心律失常。

【相互作用】①与邻二甲氧嘧啶、乙胺嘧啶合用有增效作用，可减少复燃及防止、延缓耐药性的产生。②与伯氨喹合用，有较好的根治间日疟作用，根治率达98%。

【注意事项】①严重心、肝、肾病患者慎用。②用药后尿呈红色。

【规格】片剂：0.1g。

【贮藏】遮光、密封保存。

2.4 驱肠虫药

甲苯咪唑 Mebendazole

【别名】二苯酮胍甲酯、甲苯达唑、二苯酮咪胺酯、安乐士、Mebendacin、Vermox。

【药理作用】可影响肠道线虫摄取葡萄糖，从而影响其生存与生殖，引起虫体死亡。

【适应证】可用于防治钩虫、蛔虫、蛲虫、鞭虫、粪类圆线虫等肠道寄生虫病。

【体内过程】在胃肠道内吸收极少并在肝内进行广泛代谢。原药及代谢物均经胆汁随粪便排出，出现在尿中的仅有 2%。本品高度与血浆蛋白结合。

【用法用量】①驱除钩虫、鞭虫：每次 100mg，每天 2 次，连服 3～4 天。②驱除蛔虫、蛲虫：顿服 200mg。不分年龄、体重，采用同一剂量。

【不良反应】少数患者可出现轻微头晕、腹泻、腹部不适，偶有蛔虫游走造成腹痛或吐蛔现象（与小剂量噻嘧啶合并应用后，可避免发生），但均不影响治疗。严重的不良反应多发生于剂量过大、用药时间过长、间隔时间过短或合用肾上腺皮质激素的患者，应引起注意。

【相互作用】①在大剂量使用治疗包虫病时，苯妥英和卡马西平可降低本品的血药浓度，可能是酶诱导的结果，而丙戊酸无此作用。②合用酶抑制剂西咪替丁可使本品血药浓度升高。

【注意事项】①除习惯性便秘者外，用药期间无须服泻药，不忌饮食。②孕妇禁用。

【规格】①片剂：50mg，100mg。②香味口服混悬剂：20mg/ml，每瓶 30ml。

【贮藏】密封置于干燥处。

阿苯达唑 Albendazole

【别名】丙硫达唑、丙硫咪唑、抗蠕敏、扑尔虫、肠虫清、Zentel、Alben、Zeben。

【药理作用】抑制虫体对葡萄糖的吸收，致使虫体因能量耗竭而逐渐死亡。

【适应证】为高效广谱驱虫新药，适用于驱除钩虫、蛔虫、蛲虫、鞭虫。尚可用于治疗各种类型的囊虫病，如脑型（皮肌型）囊虫病，用于治疗旋毛虫病，疗效优于甲苯咪唑。

【体内过程】不易从胃肠道吸收，却能迅速地进行首过代谢，主要的代谢物阿苯咪唑硫氧化物具有抗肠虫活性。血浆半衰期约为 8.5 小时。该代谢物可广泛分布于全身（包括胆汁和脑脊液），进入胆汁随粪便排出，尿中出现的仅有少量。

【用法用量】成人：驱钩虫、蛔虫、蛲虫、鞭虫，0.4g 顿服。2 周以上小儿单纯蛲虫、单纯蛔虫感染，0.2g 顿服。其他寄生虫如粪类圆线虫等，每天服 0.4g，连服 6 天。必要时重复给药 1 次。治疗囊虫病：每天 15～20mg/kg，分 2 次服用。10 天为 1 个疗程。停药 15～20 天后，可进行第二疗程治疗。一般为 2～3 个疗程。必要时可重复治疗。12 岁以下儿童用量减半。服法同成人或遵医嘱。

【不良反应】①少数患者有轻度头痛、头晕、恶心、呕吐、腹泻、口干、乏力等不良反应，无须处理可自行消失。②可引起脑炎综合征，多为迟发性反应。

【相互作用】①合用地塞米松，可使本品活性代谢物的血药浓度升高50%。②吡喹酮可能使本品血药浓度升高。③西咪替丁可使胆汁和包虫囊中的药物浓度上升，增强治疗包虫病的有效性。

【注意事项】①2 岁以下小儿及孕妇禁用；有严重肝、肾、心脏功能不全及活动性溃疡病者慎用。②急性病、蛋白尿、化脓性或弥漫性皮炎、癫痫等患者及孕妇、哺乳期妇女不宜应用。③服药前不需空腹或清肠，可嚼服、吞服或研碎后与食物同服。

【规格】①片剂：100mg，200mg。②胶囊剂：200mg。③颗粒剂：1g：0.1g，1g：0.2g。

【贮藏】密封置于干燥处，应安放在儿童不容易取到的地方。

哌嗪 Piperazine

【别名】驱蛔灵、哌哔嗪、胡椒嗪、六氢吡嗪、Helmicid、六一宝塔糖。

【药理作用】具有麻痹蛔虫肌肉的作用，使蛔虫不能附着在宿主肠壁，随粪便排出体外。

【适应证】用于肠蛔虫病、蛔虫所致的不全性肠梗阻和胆道蛔虫病绞痛的缓解期。此外，亦可用于驱蛲虫。

【体内过程】口服后迅速吸收，1～2 小时后可达血药峰值，半衰期约为 1 小时，个体间差异较大。主要在肝内代谢，原药及其代谢物几乎全部随尿排出。

【用法用量】①枸橼酸哌嗪：驱蛔虫，成人每天 3～3.5g，睡前 1 次服，连服 2 天；儿童每天 100～160mg/kg，最多不超过 3g。一般不必服泻药。驱蛲虫，成人每次 1～1.2g，每天 2～2.5g，连服 7～10 天；儿童剂量每天 60mg/kg，分 2 次服，每天总量不超过 2g，连服 7～10 日。②磷酸哌嗪：驱蛔虫，成人每天 2～3g，睡前 1 次服，连服 2 天；小儿 80～130mg，每天总量不超过 2.5g，连服 2 天。驱蛲虫，成人每次 0.8～1g，每天 1.5～2g，连服 7～10 天，小儿每天 50mg/kg，分 2 次服，每天总量不超过 2g，连服 7～10 天。

【不良反应】毒性低，但用量大时亦可引起头晕、头痛、恶心、呕吐等，少数病例可出现荨麻疹、乏力、胃肠功能紊乱、共济失调等反应。

【相互作用】①与双二氯酚或左旋咪唑合用有协同作用。②与恩波吡维铵合用，可治疗混合感染。③与吩噻嗪类药物合用时，毒性较各自单用时高。④与噻嘧啶合用有拮抗作用，应避免合用。

【注意事项】对人体（特别是儿童）具有潜在的神经肌肉毒性，应避免长期或过量服用。有肝、肾功能不良，神经系统疾病及癫痫史的患者禁用。

【规格】①片剂：0.2g，0.5g。②糖浆剂：100ml：16g。

【贮藏】密封、遮光保存，应安放在儿童不易取到的地方。

左旋咪唑 Levamisole

【别名】左咪唑、左旋咪唑碱、左旋噻咪唑、左旋四咪唑、左旋驱虫净、驱虫速、Levasole。

【药理作用】能抑制虫体肌肉琥珀酸脱氢酶的活动，使肌肉发生持续性收缩而麻痹。

【适应证】广谱驱肠虫药，主要用于驱蛔虫、钩虫、蛲虫或混合感染。对多种家畜的肠线虫也有效。试用于顽固性支气管哮喘，经初步证明近期疗效显著。

【体内过程】可从胃肠道迅速吸收，于 1.5～4 小时达血药峰值。在肝内广泛代谢，原药的血浆半衰期为 3～4 小时，代谢物半衰期为 16 小时。

【用法用量】驱蛔虫，每天 100～200mg，餐后 1 小时顿服。小儿每天 2～3mg/kg，睡前顿服。不必服泻药。驱钩虫，每天 100～200mg，餐后 1 小时顿服，连用 2～3 天。治丝虫病，每天 200～300mg，分 2～3 次餐后服，连用 2～3 天。直肠给药。治蛲虫、蛔虫病 1 岁内用 50mg，2～3 岁用 75mg，4～5 岁用 100mg，6～10 岁用 150mg，每天 1 次，连用 3 天为 1 个疗程。治钩虫病，1～4 岁用 25mg，5～12 岁用 50mg，13～15 岁用 100mg，每天 1 次，连用 3 天为 1 个疗程。

【不良反应】①有头晕、恶心、呕吐、腹痛、食欲缺乏、发热、嗜睡、乏力、皮疹、发痒等不良反应，停药后能自行缓解。②个别患者可有白细胞减少、剥脱性皮炎及肝功能损伤。

【相互作用】①与酒类同服可发生双硫仑样反应。②接受苯妥英治疗的患者，如与氟尿嘧啶合用，会使苯妥英的血药浓度升高。③与氟尿嘧啶合用，可使华法林的活性增强。

【注意事项】①类风湿关节炎和干燥综合征患者接受本品治疗，多数发生不良反应，如红斑丘疹、关节痛加重伴肿胀、肌痛、流感症候群、失眠、神志混乱等。②妊娠早期、肝功能异常及肾功能不全的患者慎用，肝炎活动期禁用。

【规格】①宝塔糖：5mg。②颗粒剂：10g：50mg。③糖浆剂：100ml：0.8g，500ml：4g，2000ml：16g。④丸剂：2mg。⑤栓剂：50mg，100mg，150mg。

【贮藏】遮光。应放在儿童拿不到的地方。

双羟萘酸噻嘧啶 Pyrantel Pamoate

【别名】抗虫灵。

【药理作用】有麻痹寄生虫作用，可使虫体排出体外，不致引起蛔虫胆道梗阻或肠梗阻，无须服泻药。

【适应证】用于蛔虫病、蛲虫病。

【体内过程】口服后吸收极少，50%～75%以上的药物以原形自粪便排出，约7%以原形从胆管及尿中排出。

【用法用量】①蛔虫病，每天10mg/kg（一般为500mg），睡前1次顿服，连服2天。②钩虫病，剂量同上，连服3天。③蛲虫病，每天5～10mg/kg，连服3天。④鞭虫病，每天2次，每次6mg/kg，连服2天。

【不良反应】①口服很大剂量时才表现出毒性反应，可有恶心、呕吐、食欲缺乏、腹痛和腹泻等消化道症状。②少数患者发生头痛、眩晕、嗜睡、胸闷、皮疹等，一般为时短暂。

【相互作用】①与哌嗪类驱肠虫药拮抗，不能合用。②与其他药物同时使用可能会引起药物相互作用，详情请咨询医师或药师。

【注意事项】①冠心病、严重溃疡病、肾脏病患者慎用。②营养不良、贫血患者应先给予支持疗法，然后应用本品。③服用本品无须空腹，也无须导泻。④如服用过量或出现严重不良反应，应立即就医。⑤对本品过敏者禁用，过敏体质者慎用。⑥孕妇及1岁以下小儿禁用。⑦肝功能不全者禁用。

【规格】颗粒剂：每1g含双羟萘酸噻嘧啶0.15g。

【贮藏】遮光、密封，在干燥处保存。

复方甲苯咪唑 Compound Mebendazole

【药理作用】为广谱驱虫药，其组分的药理作用：①甲苯咪唑为广谱驱虫药，可抑制肠道寄生虫对葡萄糖的摄取，导致虫体内的糖原耗竭，使虫体ATP形成减少，但并不影响宿主血内葡萄糖水平。②盐酸左旋咪唑可选择性地抑制虫体肌肉中的琥珀酸脱氢酶，使延胡索酸不能还原为琥珀酸，从而影响虫体肌肉的无氧代谢，减少能量

产生。另外，药物对虫体的微管结构可能有抑制作用。左旋咪唑还有免疫调节和免疫兴奋功能。

【适应证】用于治疗蛲虫病、蛔虫病、钩虫病、鞭虫病、粪类圆线虫病、绦虫病。

【体内过程】尚不明确。

【用法用量】口服：①驱蛲虫：1片顿服，用药2周和4周后，各重复用药1次。②驱蛔虫：2片顿服。③驱鞭虫、钩虫或蛔虫、鞭虫、钩虫混合感染：每次1片，每天2次，连服3天。④4岁以下者用量减半。

【不良反应】①因吸收少、排泄快，故不良反应少，极少数患者有胃肠刺激症状，如恶心、腹部不适、腹痛、腹泻，尚可出现乏力、皮疹。②偶见剥脱性皮炎、全身性脱毛症。均可自行恢复。

【相互作用】尚不明确。

【注意事项】①孕妇禁用，对本品有过敏史者禁用。肝、肾功能不全者慎用。②可使ALT、AST及血尿素氮增高。③腹泻者因虫体与药物接触少，故治愈率低，应在腹泻停止后服药。

【规格】片剂：每片含甲苯咪唑100mg，盐酸左旋咪唑25mg。

【贮藏】密封保存。

氯硝柳胺 Niclosamide

【别名】灭绦灵、育未生、血防-67、Yomesan。

【药理作用】对大多数绦虫如牛肉绦虫、猪肉绦虫、阔节裂头绦虫、短小绦虫和犬绦虫均有作用。其机制在于抑制绦虫线粒体的氧化磷酸化，无氧ATP产生也受到影响。

【适应证】治疗各型绦虫病，治愈率达97%。

【体内过程】不能经胃肠道明显吸收。

【用法用量】①抗猪肉绦虫、牛肉绦虫：空腹咬碎药片1g吞服，1小时后重复1次，经1～2小时服泻药，利于虫体的节片排出。②抗短小绦虫：如上服法，首剂2g，以后每天1g，连用6天。便秘者可用泻药。③2～6岁儿童可使用成人量的1/2，<2岁者为成人量的1/4。

【不良反应】患者偶有头晕、恶心、瘙痒、腹部不适和胸闷。

【相互作用】尚不明确。

【注意事项】①绦虫节片在肠道内停留过久，会被消化，使之散出虫卵，而虫卵偶因恶心反流入上消化道内而引起囊虫病，因此，应空腹时将药片咬碎，仅以最少量的水送服。②服用本

品的第 1 天晚上，忌食不易消化的食物，服药前口服 1 次止吐药，防止发生恶心时虫卵反流入胃。③服药后 2 小时左右服泻药，使节片不可能久留肠道中。

【规格】片剂：500mg。

【贮藏】遮光保存。

噻苯达唑 Thiabendazole

【别名】噻苯咪唑、噻苯唑、Omnizole、Nemapan、Foldam。

【药理作用】对大多数线虫具有杀灭作用，对某些幼虫和虫卵亦具有活性。其作用机制尚未完全弄清，可能是本品对虫体的延胡索酸还原酶系统具有抑制作用，从而干扰虫体的能源。

【适应证】①治疗皮肤幼虫移行症、龙线虫病（麦地那龙线虫感染和弓蛔虫病）。②治疗类圆线虫病，减轻旋毛虫侵入期的症状。③可用于某些肠线虫，但不应用作早期治疗。

【体内过程】可从胃肠道迅速吸收，1～2 小时后可达血药峰值。在体内被代谢成羟基噻苯达唑，主要以葡糖醛酸或硫酸结合物随尿排出，48 小时约可排出摄入药量的 90%，仅有 5%出现在粪便中。用于皮肤的制剂可出现经皮吸收。

【用法用量】①成人常用量为 25mg/kg，每天 2 次，连用 2 天或 2 天以上，随感染的轻重而定。每天剂量不得超过 3g。进餐时口服。对不耐受每天 2 次的患者，可在第 1 天正餐后给予 25mg/kg。24 小时后同法重复 1 次。②群防群治：可于晚餐后给予单剂量 50mg/kg，这可能发生较多的不良反应。③治疗皮肤幼虫移行症，可给予 25mg/kg，每天 2 次，如必要，2 天后重复。④治疗龙线虫病，可给予 25～50mg/kg，每天 2 次，用 1 天；重度感染，可在 5～8 天后再给予 50mg/kg。另一用法是，25～37.5mg/kg，每天 2 次，连用 3 天。⑤治疗类圆线虫病，25mg/kg，每天 2 次，共用 2 天，或给予单剂量 50mg/kg；当感染正处于传播时，治疗至少应持续 5 天。⑥治疗旋毛虫病，可给予 25mg/kg，每天 2 次，连用 2～4 天。⑦治疗弓蛔虫病，可给予 25mg/kg，每天 2 次，连用 7 天。

【不良反应】①常见头晕、恶心、呕吐和厌食。②可引起瘙痒、皮疹、疲劳、嗜睡、黏膜干燥（口和眼）、高血糖、视物模糊、色觉障碍、白细胞减少、耳鸣、胆汁淤积、肝实质性损害、遗尿、结晶尿、血尿、心动过缓、低血压、虚脱、麻木、幻觉、惊厥及精神异常。③可发生多形红斑、史-约综合征、中毒性表皮坏死松解症。④发热、寒战、面红、血管神经性水肿和淋巴结病已有报道，可能是死亡的虫体产生的过敏反应，而不是药物反应；有些患者服药后可能使尿的气味改变，是本品的代谢物所引起的。

【相互作用】①可升高茶碱的血药浓度。②与黄嘌呤衍生物合用，可升高血药浓度，可能是本品与其竞争代谢的部位所致。

【注意事项】①由于不良反应较多，有时较重，现多以甲苯咪唑或阿苯达唑替代；但由于对蛲虫、圆线虫疗效较好，又可用于旋毛虫病，国外仍较习用。②不用于包括蛔虫的混合感染，因为可能引起蠕虫移行于体内其他器官，产生严重的并发症。③对本品过敏者、有过敏性皮炎史者、体质特别虚弱者禁用，肝肾功能不全的患者慎用。④哺乳期妇女使用时，应暂停哺乳。⑤体重不足 13.5kg 的儿童，不宜使用本品。⑥因可能引起幻觉，服药后不可从事驾驶或机械操作。⑦防止严重致死性皮肤过敏反应（如史-约综合征），出现任何过敏反应，应停药并对症处理。⑧过量无特效解毒药，应尽快尽早催吐和彻底洗胃。

【规格】片剂：250mg，500mg。

【贮藏】遮光保存。

2.5 抗黑热病药

喷他脒 Pentamidine

【别名】戊烷脒。

【药理作用】作用机制尚不够清楚，可能干扰核苷酸生物合成和 DNA 的复制，也可干扰叶酸盐的转换。

【适应证】仅用于对锑剂有耐药性或不能用锑剂的黑热病（利什曼原虫病）和肺孢子虫病（首选药为复方磺胺甲噁唑）。也可用于治疗早期非洲锥虫病，但对晚期伴中枢神经系统感染的锥虫病患者疗效差。

【体内过程】①静脉给药后，迅速分布到体内各种组织中，静脉输注后的消除半衰期为 6 小时，肌内注射后则为 9 小时，重复给药可产生蓄积，特别是肝肾功能不全时，尿中仅见低浓度的药物。②分布到肺中的药物相当少，吸收药物所达到的血药峰值仅及静脉给药的 5%～10%，而且引起的全身反应很少。微小的粒子可充分分布到肺里。

【用法用量】肌内注射：临用时新鲜配制成10%溶液，进行深部肌内注射。每次 3～5mg/kg，每天 1 次，10～15 次为 1 个疗程。静脉滴注：上述剂量与 5%葡萄糖混合后静脉滴注，每天 1 次，15～20 次为 1 个疗程，必要时隔 1～2 周后复治。

【不良反应】偶引起肝肾功能损害（均为可逆性）、低血糖或高血糖、焦虑、头晕、头痛、嗜睡等。

【相互作用】①合用其他具有肾毒性的药物（如两性霉素B、膦甲酸钠等）可增加其肾毒性。②与其他可致低血钙的药物合用应谨慎。③合用胺碘酮可增加发生室性心律失常的可能性。

【注意事项】①肌内注射后局部可发生硬结和疼痛，偶见形成脓肿。静脉注射易引起低血压及其他严重的即刻反应。②可使原有肺结核病灶恶化。③妊娠和哺乳期妇女及血液病、心脏病、糖尿病或低血糖、肝肾功能不全、低血压患者应慎用或禁用。

【规格】注射剂：0.2g，0.3g。

【贮藏】密封保存。

葡萄糖酸锑钠 Sodium Stibogluconate

【别名】葡酸锑钠、斯锑黑克。

【药理作用】为五价锑，在体内还原为三价锑，对利什曼原虫产生抑制作用，然后网状内皮系统将其消灭。

【适应证】用于黑热病病因治疗。

【体内过程】五价锑极难从胃肠道吸收。本品供肠外给药。静脉给药后的半衰期 α 相为1.7小时，半衰期 β 相为766小时。缓慢的消除期可能与其还原为三价锑有关。每天给药可产生蓄积。锑可进入乳汁中。

【用法用量】静脉注射或肌内注射：成人每次 6～9ml，每天 1 次，连用 6 天为 1 个疗程。

【不良反应】患者有时发生恶心、呕吐、咳嗽、腹泻等现象，偶有白细胞减少，可停药 1～2天，等这类症状消失后，再继续注射。

【相互作用】尚不明确。

【注意事项】①治疗过程中有出血倾向，体温突然上升或粒细胞减少、呼吸加速、剧烈咳嗽、水肿、腹水时，应暂停注射。②凡患肺炎、肺结核及严重心、肝、肾疾病后，都应禁用。

【规格】注射剂：6ml：0.6g（五价锑，相当于葡萄糖酸锑钠 1.9g）。

【贮藏】遮光，密封保存。

2.6　抗阿米巴病药

依米丁 Emetine

【别名】吐根碱。

【药理作用】能干扰溶组织阿米巴滋养体的分裂与繁殖，故能将其杀灭；但治疗浓度对包囊无杀灭作用，故不能消除其传播感染能力。

【适应证】能杀灭溶组织阿米巴滋养体，适用于急性阿米巴痢疾急需控制症状者。肠外阿米巴病因其毒性大已少用。由于消除急性症状效力较好而根治作用低，故不适用于症状轻微的慢性阿米巴痢疾及无症状的带包囊者。此外，还可用于蝎子蜇伤。

【体内过程】注射本品后，药物集中在肝内，可察知的浓度也在肾、肺、脾中出现。可在体内蓄积，停药 40～60 天仍在尿中检测到可察知的浓度。

【用法用量】①阿米巴痢疾：体重在 60kg以下者按每天 1mg/kg 计（60kg 以上者，剂量仍按 60kg 计），每天 1 次或分 2 次进行深部皮下注射，连用 6～10 天为 1 个疗程。如未愈，30 天后再用第二疗程。②治蝎子蜇伤：以本品 3%～6%注射液少许，注入蜇孔内即可。

【不良反应】①常见恶心、呕吐、腹痛、腹泻、肌无力等。②偶见周围神经炎（注射前静脉注射 10%葡萄糖酸钙 10ml 可减轻不良反应）。③对心肌损害可表现为血压下降、心前区痛、脉细弱、心律失常、心力衰竭等。

【相互作用】心脏毒性反应可被其他易引起心律失常的药物加强，用药时必须注意。

【注意事项】①排泄缓慢，易蓄积中毒。②用药期间，禁酒及刺激性食品。③不可由静脉给药，也不能口服或肌内注射（可引起肌肉疼痛和坏死），注射部位可出现蜂窝织炎。一般采用深部皮下注射。④重症心脏病、高度贫血、肝肾功能明显减退者及即将手术的患者、老弱患者、孕妇与幼婴儿均禁用。

【规格】注射剂：1ml：30mg，1ml：60mg。

【贮藏】遮光置于阴凉处。

第3章 解热镇痛抗炎药与抗痛风药

3.1 解热镇痛及非甾体抗炎药

3.1.1 水杨酸类

阿司匹林 Aspirin

【别名】醋柳酸、益欣雪、康乐奇、拜阿司匹林、巴米尔、Acetylsalicylic Acid、A.S.A.。

【药理作用】主要通过抑制前列腺素、缓激肽、组胺等的合成产生解热、镇痛、抗炎作用。还通过抑制血小板的环加氧酶，减少前列腺素的生成而起抑制血小板聚集的作用。

【适应证】①用于发热、头痛、神经痛、肌肉痛、风湿热、急性风湿性关节炎及类风湿关节炎等，为风湿热、急性风湿性关节炎及类风湿关节炎的首选药。②用于痛风。③预防心肌梗死、动脉血栓、动脉粥样硬化等。④用于治疗胆道蛔虫病。⑤粉末外用可治足癣。⑥儿科用于皮肤黏膜淋巴结综合征的治疗。

【体内过程】①口服后吸收迅速且完全。吸收率与溶解度和胃肠道 pH 有关。食物可降低吸收速率，但不影响吸收量。肠溶片吸收慢。②蛋白结合率低，半衰期为 15～20 分钟。水杨酸盐的半衰期长短则取决于剂量的大小和尿的 pH，1 次服小剂量时为 3.1～3.5 小时，大剂量（1g）时可达 9 小时。③在胃肠道、肝及血液内大部分很快水解为水杨酸盐，然后在肝内代谢。代谢物主要为水杨尿酸及葡糖醛酸结合物。④尿的 pH 对排泄速度有影响，在碱性尿中排泄速度加快。

【用法用量】①解热镇痛：口服每次 0.3～0.6g，每天 3 次，或需要时服。直肠给药：1 次 0.3～0.6g，每天 0.9～1.8g；1～3 岁，每次 0.1g，每天 1 次；3～6 岁，每次 0.1～0.15g，每天 1～2 次；6 岁以上，每次 0.15～0.3g，每天 2 次。②抗风湿：每次 0.6～1g，每天 3～4g。服时宜嚼碎，并与碳酸钙、氢氧化铝或复方氢氧化铝合用以减少对胃的刺激。1 个疗程 3 个月左右。小儿每天 0.1g/kg，分 3 次服，前 3 天先服半量以减少反应。③抑制血小板聚集，预防心肌梗死、动脉血栓、动脉粥样硬化：每天 1 次，每次 40～

300mg。④胆道蛔虫病：每次 1g，每天 2～3 次，连用 2～3 天。⑤足癣：先用温开水或 1∶5000 的高锰酸钾溶液洗涤患处，然后用本品粉末撒布患处，一般 2～4 次可愈。⑥小儿皮肤黏膜淋巴结综合征：开始每天 80～100mg/kg，分 3～4 次服，热退 2～3 天后改为每天 30mg/kg，分 3～4 次服，连服 2 个月或更久，血小板增多、血液高凝状态期间，每天 5～10mg/kg，1 次顿服。⑦治疗 X 线照射或放疗引起的腹泻：每次服 0.6～0.9g，每天 4 次。⑧预防旁路移植术后再狭窄：每天服 50mg。⑨直肠给药：12 岁以上儿童及成人每次 1 粒。若持续发热或疼痛，可间隔 4～6 小时重复用药 1 次，24 小时不超过 4 次。

【不良反应】胃肠道反应，包括恶心、呕吐、上腹部不适或疼痛等，长期或大剂量服用可有胃肠道溃疡、出血和穿孔；0.2% 的患者可有过敏反应，表现为哮喘、荨麻疹、血管神经性水肿或休克，严重可致死亡；血药浓度达 200～300µg/L 后出现可逆性耳鸣、听力下降；血药浓度 250µg/ml 时易发生肝、肾功能损害。

【相互作用】①与其他水杨酸类药物、双香豆素抗凝血药、磺胺类降血糖药、巴比妥类、苯妥英钠、甲氨蝶呤等合用时，可增强它们的作用。②与糖皮质激素合用可能使胃肠出血加剧。③与碱性药（如碳酸氢钠）合用，可促进本品的排泄而降低疗效。④使布洛芬等非甾体抗炎药的血浓度明显降低，两者不应合用。

【注意事项】①仅能缓解症状，不能治疗引起疼痛和发热的病因，故需同时针对病因进行治疗。②年老体弱或体温在 40℃ 以上者，解热时宜用小量，以免大量出汗而引起虚脱。③饮酒前后不可服本品，因可损伤胃黏膜屏障而致出血。④误服大量本品可引起急性中毒，症状为头痛、眩晕、耳鸣、视力减退、呕吐、大量发汗、谵妄甚至高热、脱水、虚脱、昏迷而危及生命。⑤可引起胎儿异常，孕妇尽量避免使用。⑥10 岁左右儿童，病毒感染后忌用本品，否则可能诱发 Reye 综合征，严重者可致死。⑦禁用：活动性溃疡病或其他原因引起的消化道出血、血友病或血小板减少症、有阿司匹林或其他非甾体抗炎药过敏史者，尤其是出现哮喘、血管神经性水肿或休克者。⑧慎用：有哮喘及其他过敏性反应者、葡萄糖-6-磷酸脱氢酶缺陷者、痛风、血小板减少者。⑨肝功能不全时可加重肝脏毒性反应，加重出血倾向，肝功能不全和肝硬化患者易出现肾脏不良反应、心功能不全或高血压，大量用药时可能引起心力衰竭或肺水肿，肾功能不全时有加重肾脏毒性的危险。

【规格】①片剂：25mg，50mg，100mg，200mg，300mg，500mg。②泡腾片：300mg，500mg。③肠溶片（胶囊）：40mg，75mg，150mg，300mg，500mg。④散剂：100mg，500mg。⑤栓剂：100mg，300mg，450mg，500mg。

【贮藏】密封、防潮、遮光保存。

赖氨匹林 Lysine Acetylsalicylate

【别名】赖氨酸阿司匹林、赖氨酸乙酰水杨酸、Venopirin、Aspegic、Aspisol。

【药理作用】为阿司匹林与赖氨酸的复盐。作用同阿司匹林，因易溶于水，可用于肌内注射或静脉注射。肌内注射后35分钟约有50%被吸收，血药浓度可维持36～120分钟。对多种原因引起的发热与疼痛有较好疗效。

【适应证】①用于感冒发热、呼吸道感染等引起的发热。②风湿痛、关节痛、神经痛、手术后疼痛、癌症疼痛等。

【体内过程】静脉注射后血药浓度约为口服的1.8倍。

【用法用量】成人肌内注射或静脉注射0.9～1.8g，每天2次，儿童10～25mg/（kg·d）。临用时每支用4ml注射用水或0.9%氯化钠注射液溶解。

【不良反应】①偶有出汗、胃部不适、恶心、呕吐等。②少数患者可出现荨麻疹、哮喘等过敏反应。

【相互作用】①与其他非甾体抗炎药同用时，胃肠道不良反应增加。②抗酸药或尿碱化药可增加本品排泄率，使血药浓度降低。③与口服抗凝血药同用时，可能增加出血的危险。④可增强胰岛素或口服降血糖药的药效。

【注意事项】参见阿司匹林。

【规格】注射剂（粉）：每瓶0.9g（相当于阿司匹林0.5g），0.5g（相当于阿司匹林0.28g）。

【贮藏】密封保存。

双水杨酯 Salsalate

【别名】水杨酰水杨酸。

【药理作用】具有镇痛作用，对胃肠道的刺激性较小。本品为酯类，口服后在胃中不分解，在碱性肠液中逐渐分解成2分子的水杨酸而起作用，故水杨酸的含量高，即使小剂量也能达到较高血浓度。

【适应证】用于缓解轻至中度疼痛，如关节痛、神经痛、肌肉痛、偏头痛、头痛、痛经、牙痛。

【体内过程】尚不明确。

【用法用量】口服，成人每次0.3～0.6g，每天2～3次。

【不良反应】常见皮疹、恶心、眩晕、听力障碍等。

【相互作用】①可加强口服降血糖药和甲氨蝶呤的作用。②对血小板聚集的功能影响较小，但大剂量或与口服抗凝血药合用时，有发生出血的可能。

【注意事项】①对其他非甾体抗炎药过敏者禁用。②孕妇及哺乳期妇女禁用。③哮喘、严重肝病、出血性疾病（如血友病）或接受抗凝血药治疗的患者禁用。④动脉硬化伴高血压、近期脑出血或年老体弱者禁用。

【规格】片剂：0.3g。

【贮藏】遮光、密封保存。

水杨酸镁 Magnesium Salicylate

【别名】克湿灵。

【药理作用】为非乙酰水杨酸类镇痛抗炎药，是水杨酸胆碱和水杨酸镁的复合物。作用机制为抑制局部前列腺素的合成及释放。无抑制血小板聚集作用。

【适应证】用于风湿性关节炎、骨关节炎及其他关节炎。

【体内过程】口服半衰期为9～17小时。

【用法用量】口服，治疗风湿性关节炎及严重关节炎，每次1～1.25g，每天2次；骨关节炎及轻度或中度关节炎，每次0.75g，每天2次，餐后服用。

【不良反应】可产生皮肤烧灼感、目眩、耳鸣、皮疹、恶心，偶见胃肠出血。

【相互作用】①不宜与香豆素类药、茚满二酮、肝素等抗凝血药合用。②与非甾体抗炎药、糖皮质激素药物、乙醇同时服用有增加胃肠道溃疡的危险。

【注意事项】①对水杨酸过敏者禁用。②活动性溃疡患者禁用。③血友病患者禁用。④孕妇禁用。⑤12 岁以下儿童禁用。⑥服药期间如出现耳鸣应减药量。⑦慢性肾功能不全者慎用。

【规格】①片剂：0.25g。②胶囊剂：0.25g。

【贮藏】密封，在阴凉干燥处（不超过20℃）保存。

水杨酸二乙胺 Diethylamine Salicylate

【药理作用】为前列腺素合成抑制剂，具有抗炎、镇痛作用。局部应用时其有效成分可穿透皮肤到达炎症区域，缓解急、慢性非感染性炎症反应。

【适应证】缓解局部轻至中度疼痛，如肌肉痛、关节痛及拉伤、扭伤和运动损伤引起的疼痛和肿胀。

【体内过程】尚无参考资料。

【用法用量】外用。按照痛处大小，取该药品适量，轻轻揉搓，每天 2～3 次。

【不良反应】涂擦过多时可出现皮肤瘙痒、脱屑。停药后可自行消失。

【相互作用】尚不明确。

【注意事项】①如使用 7 天后症状未缓解请咨询医师。②孕妇及哺乳期妇女应在医师指导下使用。③不得用于皮肤破溃处。④避免接触眼睛和其他（如口、鼻等）黏膜。⑤用药部位如有烧灼感、瘙痒、红肿等情况应停药，并将局部药物洗净，必要时向医师咨询。⑥对该药品过敏者禁用，过敏体质者慎用。⑦该药品性状发生改变时禁止使用。⑧请将该药品放在儿童不能接触的地方。⑨儿童必须在成人监护下使用。

【规格】乳膏剂：10%，20%。

【贮藏】遮光、密封保存。

贝诺酯 Benorilate

【别名】扑炎痛、对乙酰氨基酚乙酰水杨酸酯、百乐来、康司达、沙普尔、科林。

【药理作用】为对乙酰氨基酚与阿司匹林的酯化产物，具有抗炎、解热、镇痛的作用。

【适应证】类风湿关节炎、急慢性风湿性关节炎、风湿痛、感冒发热、头痛、神经痛及术后疼痛等。

【体内过程】口服后不经变化直接由胃肠道吸收，迅速达到有效浓度。吸收后水解成水杨酸及对乙酰氨基酚，半衰期为 1 小时。主要以水杨酸和对乙酰氨基酚的代谢物形式从尿中排出。

【用法用量】类风湿关节炎、风湿性关节炎：口服每次 4g，每天早晚各 1 次；或每次 2g，每天 3～4 次。一般解热镇痛：每次 0.5～1.5g，每天 1.5～4.5g。

【不良反应】可引起皮疹、呕吐、胃灼热、便秘、嗜睡及头晕等，用量过大可致耳鸣、耳聋。长期用药可影响肝功能，并有肝细胞坏死的报道。

【相互作用】参见阿司匹林。

【注意事项】①交叉过敏：对阿司匹林过敏者或其他非甾体抗炎药过敏者对本品也过敏。②本品仅为对症药物，因此，在服用 3 天后仍发热或服用 10 天后仍疼痛者，必须就医检查。③必须在医师医嘱下方能作为抗风湿药物较长期应用。④肝、肾功能不全，阿司匹林过敏者禁用。

【规格】①片剂：0.5g，0.2g。②颗粒剂：0.5g。③分散片：0.5g。

【贮藏】密封、遮光保存。

二氟尼柳 Diflunisal

【别名】优尼森。

【药理作用】为水杨酸衍生物，属非甾体抗炎药，具有镇痛、抗炎及解热作用，其机制可能是抑制前列腺素合成。

【适应证】用于类风湿关节炎、骨关节炎，以及各种轻、中度疼痛。

【体内过程】口服吸收良好，服药后 2～3 小时可达血浆峰浓度。血浆蛋白结合率为99%，血浆半衰期为 8～12 小时。

【用法用量】餐后口服，成人每天 2 次，每次 0.5g，或遵医嘱。每天维持剂量不应超过 1.5g。

【不良反应】①部分患者出现恶心、食欲缺乏、腹痛、腹胀、便秘、腹泻、眩晕、头痛、嗜睡、失眠。②偶见皮疹、水肿、鼻炎、短暂视觉障碍。

【相互作用】①与口服抗凝血药同时服用，可延长凝血酶原时间，故应慎用，并应监测凝血酶原时间，适当调节口服抗凝血药剂量。②与吲哚美辛同时服用，可减少肾脏对吲哚美辛的清除而明显增加其血浆水平，可引起严重的胃肠道出血，故不应同时服用。③与萘普生同用时，可显著减少萘普生及代谢产物自尿中的排泄，故不宜与非甾体抗炎药同时应用。④与氢氯噻嗪同时服用，可显著增加后者的血浆水平。⑤与环孢素合用时，可增加环孢素的肾毒性，故应监测肾功能。

【注意事项】禁用于：①服用阿司匹林或其他非甾体抗炎药后诱发哮喘、荨麻疹或过敏反应的患者，胃肠道出血或穿孔病史的患者，有活动性消化道溃疡/出血，或者既往曾复发溃疡/出血的患者，重度心力衰竭患者。②冠状动脉旁路移植术（CABG）围术期疼痛的患者。

【规格】①片剂：0.25g。②胶囊剂：0.25g。

【贮藏】密封保存。

3.1.2 乙酰苯胺类

对乙酰氨基酚 Paracetamol

【别名】醋氨酚、扑热息痛、泰诺林、百服宁、必理通、解通、斯耐普-FR、安佳热、静迪。

【药理作用】为乙酰苯胺类解热镇痛药。通过抑制环加氧酶，选择性抑制下丘脑体温调节中枢前列腺素的合成，导致外周血管扩张、出汗而达到解热的作用，其解热作用强度与阿司匹林相似；通过抑制前列腺素等的合成和释放，提高痛阈而起到镇痛作用，属于外周性镇痛药，作用较阿司匹林弱，仅对轻、中度疼痛有效。无明显抗炎作用。

【适应证】用于发热、头痛、关节痛等。

【体内过程】口服后吸收迅速而完全，达峰时间为10～60分钟，作用时间为3～5小时。主要在肝脏代谢；半衰期为1～4小时。肝药酶可使本品产生少量羟化代谢产物。在正常情况下，可与肝内谷胱甘肽结合而解毒。应用本品过量时因谷胱甘肽贮存被耗竭，此代谢物即与肝细胞大分子结合，从而引起肝坏死。

【用法用量】口服每次0.3～0.6g，根据需要每天3～4次，每天用量不宜超过2g。退热治疗一般不超过3天，镇痛给药不宜超过10天。儿童每次10～15mg/kg，每4～6小时1次；12岁以下儿童每24小时不超过5次剂量，疗程不超过5天。不宜长期服用。

【不良反应】常规剂量下，对乙酰氨基酚的不良反应很少，偶尔可引起恶心、呕吐、出汗、腹痛、皮肤苍白等，少数病例可发生过敏性皮炎（皮疹、皮肤瘙痒等）、粒细胞缺乏、血小板减少、高铁血红蛋白血症、贫血、肝肾功能损害等，很少引起胃肠道出血。

【相互作用】①在长期饮酒或应用其他肝酶诱导剂，尤其是应用巴比妥类或抗惊厥药的患者，长期或大量服用本品时，更有发生肝脏毒性的危险。②与氯霉素合用，可延长后者的半衰期，增强其毒性。③与抗凝血药合用，可增强抗凝血作用，故要调整抗凝血药的用量。④长期大量与阿司匹林或其他非甾体抗炎药合用时，可明显增加肾毒性的危险。⑤与抗病毒药齐多夫定合用时，可增加其毒性，应避免同时应用。

【注意事项】①为对症治疗药，在使用的同时，应尽可能进行病因治疗；严重肝肾功能不全患者及对本品过敏者禁用。②可透过胎盘和在乳汁中分泌，故孕妇及哺乳期妇女不推荐使用。③3岁以下儿童因其肝、肾功能发育不全，应避免使用。④老年患者由于肝、肾功能发生减退，半衰期有所延长，易发生不良反应，应慎用或适当减量使用。

【规格】①片剂：0.5g。②溶液剂：5ml：160mg。③咀嚼片：160mg。④糖浆剂：60ml：1.44g。⑤泡腾颗粒剂：0.1g。

【贮藏】密封、遮光保存。

3.1.3 吡唑酮类

安乃近 Metamizole Sodium

【别名】诺清、诺瓦精、罗瓦尔精、Analgin、Novalgin。

【药理作用】为氨基比林和亚硫酸钠相结合的化合物。解热作用显著，镇痛作用较强，作用出现快。口服吸收完全，血药浓度达峰时间为2小时，半衰期为1～4小时。

【适应证】主要用于退热，小用于急性关节炎、头痛、风湿性痛、牙痛、肌肉痛等。

【体内过程】口服吸收完全，于2小时内达血药峰值。注射给药可迅速起效。半衰期1～4小时。主要经肝脏代谢、肾脏排泄。

【用法用量】口服每次0.25～0.5g，每天0.75～1.25g。肌内注射，成人深部臀肌内注射，0.25～0.5g/次，儿童每次5～10mg/kg。

【不良反应】可出现过敏性皮疹或药物热、荨麻疹，严重者可有剥脱性皮炎、大疱性表皮松解症而导致死亡。较长时间使用可引起粒细胞减少、血小板减少性紫癜，严重者可出现再生障碍性贫血甚至死亡。

【相互作用】注射剂不得与任何其他药物混合注射。

【注意事项】应严格控制剂量，成人每次不得超过0.5g，小儿每次以8～10mg/kg为宜。慎用于老年人及体弱者，因可偶致大汗和虚脱。

【规格】①片剂：0.25g，0.5g。②注射剂：1ml：0.25g，2ml：0.5g。

【贮藏】密封、遮光保存。

保泰松 Phenylbutazone

【别名】布他酮、布他唑立丁、布泰其安、苯丁唑啉。

【药理作用】作用类似氨基比林，但解热镇痛作用较弱，抗炎作用较强，对炎性疼痛效果较好。有促进尿酸排泄作用。

【适应证】用于类风湿关节炎、风湿性关节炎及痛风。常需连续给药或与其他药交互配合使用。用于丝虫病急性淋巴管炎。

【体内过程】口服易于吸收，2 小时可达血药峰值，约 98% 与血浆蛋白结合。全身广泛分布，可扩散进入滑膜液，透过胎盘，少量可进入脑脊液和乳汁中。主要在肝内经氧化代谢或与葡糖醛酸结合，半衰期约为 70 小时。主要随尿排出，约 25% 随粪便排出。

【用法用量】关节炎：开始每天 0.3～0.6g，餐后分 3 次服。每天不宜超过 0.8g。1 周后如无不良反应，可继续服用，并递减至维持量，每天 0.1～0.2g。丝虫病急性淋巴管炎：每次服 0.2g，每天 3 次，总量 1.2～3g，急性炎症控制后，再用抗丝虫病药治疗。

【不良反应】①可出现恶心、呕吐、腹痛、便秘等，如用时过长，剂量过大可致消化道溃疡。②可抑制骨髓引起粒细胞减少，甚至引起再生障碍性贫血，如及时停药可避免。③可见水钠潴留、血压升高、眩晕。

【相互作用】可引起双香豆素类抗凝血药、磺胺类药、口服降血糖药血浓度增加而药理作用和毒性增加。

【注意事项】①高血压、水肿、心力衰竭患者及孕妇、儿童禁用。②老年患者慎用。③用药期间应限制食盐摄入量。④如连用 1 周无效者不宜再用，用药超过 1 周者应定期检查血常规。

【规格】片（胶囊）剂：每片（粒）0.1g，0.2g。

【贮藏】密封、遮光贮存。

非普拉宗 Feprazone

【别名】戊烯保泰松、戊烯松。

【药理作用】为吡唑酮类非甾体抗炎药，具有抗炎、镇痛及一定的解热作用。其抗炎作用强度与保泰松、吲哚美辛相当或较优，镇痛作用稍强于等剂量的保泰松。

【适应证】用于类风湿关节炎及风湿性关节炎、骨关节炎、强直性脊柱炎、肌纤维组织炎等。

【体内过程】口服后经胃肠道迅速吸收，4～6 小时达到血药峰值。进入血液后大部分与血浆蛋白结合。血浆半衰期约 20 小时。在体内转化后，以代谢物的形式随尿液排泄。

【用法用量】口服，每次 200mg，每天 2～3 次。维持量每天 100～200mg。

【不良反应】少数患者服药后出现恶心、呕吐、头痛、皮疹、全身瘙痒、面部水肿、黄疸等。

【相互作用】可增强香豆素类口服抗凝血药、胰岛素、磺酰脲类口服降血糖药、甲氨蝶呤和苯妥英钠的作用，合用时须减量。

【注意事项】肝肾功能不全者、血液系统疾病患者、消化性溃疡患者慎用。

【规格】片剂：50mg，100mg，200mg。

【贮藏】遮光、密封保存。

3.1.4 邻氨基苯甲酸类

甲芬那酸 Mefenamic Acid

【别名】甲灭酸、扑湿痛。

【药理作用】本品为非甾体抗炎药，具有抗炎、镇痛和解热作用，其抗炎作用较强。

【适应证】用于轻度及中度疼痛，如牙科、产科或矫形科手术后的疼痛，以及软组织损伤性疼痛及骨骼、关节疼痛。此外，还用于痛经、血管性头痛及癌性疼痛等。

【体内过程】口服后迅速被吸收，约 2 小时可达血药峰值，半衰期为 2～4 小时。48 小时内约有用量的 50% 以结合的代谢物形式随尿排出。20% 以非结合型代谢物形式随粪便排出。

【用法用量】口服，开始 0.5g，继用 0.25g，每 6 小时 1 次，1 个疗程用药不超过 7 天。

【不良反应】①胃肠道反应较常见，如腹部不适、胃烧灼感、食欲缺乏、恶心、腹痛、腹泻、消化不良，严重者可发生消化性溃疡。②其他可见精神抑郁、头晕、头痛、易激惹、视物模糊、多汗、气短、睡眠困难等，过敏性皮疹少见。

【相互作用】①饮酒或与其他非甾体抗炎药同用时增加胃肠道不良反应，并有致溃疡的危险。长期与对乙酰氨基酚同用可增加对肾脏的毒性。②与阿司匹林或其他水杨酸类药物同用时，药效不增强，而胃肠道不良反应及出血倾向发生率增高。③与肝素、双香豆素等抗凝血药及血小板聚集抑制药同用可增加出血的危险。④与呋塞米同用时，后者的排钠和降压作用减弱；与维拉帕米、硝苯地平同用时，本品的血药浓度增高。⑤本品可增加地高辛的血浓度，同用时须注意调整地高辛的剂量。⑥本品可增强口服抗糖尿病药的作用；与抗高血压药同用时可影响后者的降压效果。⑦丙磺舒可降低本品的排泄，增加血药浓度，从而增加毒性，故同用时宜减少本品剂量。⑧本品可降低甲氨蝶呤的排泄，增高其血浓度，甚至可达中毒水平，故本品不应与中或大剂量甲氨蝶呤同用。

【注意事项】①对本品及其他非甾体抗炎药过敏者禁用。②妊娠期及哺乳期妇女禁用。③哮喘患者慎用。④活动性消化性溃疡者慎用。

【规格】片（胶囊）剂：0.25g。

【贮藏】密封、遮光贮存。

依托芬那酯 Etofenamate

【别名】优迈、氟灭酸酯、醇醚氟灭酸酯。

【药理作用】为非甾体抗炎药，具有抗炎、镇痛作用。作用机制为抑制缓激肽、环加氧酶、脂加氧酶、组胺、5-羟色胺、透明质酸和总补体的释放和作用，稳定溶酶体膜，减少对外来物质的反应。

【适应证】用于骨骼肌肉系统软组织风湿病，如肌肉风湿病、肩周炎、腰痛、坐骨神经痛、腱鞘炎、滑囊炎、各种慢性关节炎、脊柱和关节的各种软组织劳损、挫伤、扭伤、拉伤等。

【体内过程】使用乳膏剂 300mg 后 12～14 小时可达血药峰值，肾功能不全患者的血药峰值与健康者相同。外用本品的生物利用度具有高度的个体差异，在同一个体的不合用药部位，不同的皮肤湿度也有差异。在血液、尿液、滑液、滑膜组织中可检测到本品，药物对炎症部位及滑膜组织、滑液有高度亲和力，在滑膜组织中的浓度是血药浓度的 50%。半衰期约为 3.3 小时，在炎症组织中存在的时间更长。以代谢物及其结合物形式经肾、胆汁和粪便排出。

【用法用量】外用：根据疼痛部位大小，每次涂 5～10cm 长的霜剂，并用手轻轻按摩疼痛部位，每天 3～4 次。

【不良反应】罕见皮肤潮红，停药后可迅速消失。

【相互作用】尚不明确。

【注意事项】①不宜用于孕妇、哺乳期妇女和婴幼儿。②外用仅可用于完整皮肤，局部应用出现皮肤瘙痒、发红等症状时应停药。③对长期接受局部治疗的患者应进行全血细胞计数和肾功能检测。④禁用于对本品、氟芬那酸和其他非甾体抗炎药过敏者。

【规格】霜剂：10%，每支40g。

【贮藏】密闭，贮于阴凉处。

依托度酸 Etodolac

【别名】舒雅柯、依特、那止、依芬、罗丁。

【药理作用】为吲哚乙酸类非甾体抗炎药，有镇痛和抗炎作用。能在炎症部位选择性地抑制前列腺素合成。

【适应证】用于骨关节炎、类风湿关节炎。

【体内过程】口服后吸收良好，无明显的首过效应，生物利用度＞80%。12 小时内给药不超过 600mg 时，其血浆蛋白结合率＞99%。在肝内代谢，16%的给药量随粪便排出。血液透析不能清除本品。

【用法用量】①推荐剂量为 0.4～1g，每天 1 次。长期用药过程中，可根据临床疗效增减剂量，最大剂量可达每天 1g。②镇痛：急性疼痛的推荐剂量为 0.2～0.4g，每 8 小时 1 次，每天最大剂量不超过 1.2g。体重在 60kg 以下者，每天最大剂量不应超过 20mg/kg。慢性疾病，如骨关节炎、类风湿关节炎：推荐剂量为每天 0.4～1.2g，分次口服，每天最大剂量不应超过 1.2g，体重在 60kg 以上者，每天最大剂量不应超过 20mg/kg。

【不良反应】①常见高血压、充血性心力衰竭、面部潮红、心悸、晕厥、口渴、溃疡性口腔炎、厌食、肝功能酶指标升高、贫血、血小板减少、出血时间延长、水肿、血清肌酐增高、失眠、嗜睡、支气管哮喘、血管神经性水肿、多汗、荨麻疹、囊泡性皮疹、色素沉着过多、多形红斑、畏光、短暂性视觉障碍等。②少见腹痛、乏力、寒战、便秘、腹泻、消化不良、黑粪、恶心、呕吐、焦虑、抑郁、头晕；皮肤及附属器：瘙痒、皮疹、视物模糊、耳鸣；泌尿系统：排尿困难、尿频。③罕见过敏反应、胆汁淤积型肝炎、胆汁淤积型黄疸、十二指肠炎、肝坏死、肠道溃疡、胰腺炎、粒细胞缺乏症、溶血性贫血、全血细胞减少症、皮肤血管炎伴紫癜、尿素氮增高、肾衰竭等。

【相互作用】①不建议与阿司匹林同时服用。②合并使用华法林和非甾体抗炎药会增加消化道出血的风险。③非甾体抗炎药会竞争性地抑制甲氨蝶呤在肾脏的积聚，从而可能会增加甲氨蝶呤的毒性。④非甾体抗炎药会削弱 ACEI 的抗高血压作用。⑤利尿药在与非甾体抗炎药合用时，应仔细观察患者是否有肾衰竭迹象。⑥非甾体抗炎药物抑制肾前列腺素的合成，使用此类药物会导致血浆中锂离子水平增高，肾锂离子清除率降低。⑦非甾体抗炎药物对肾前列腺素的作用，导致环孢素和地高辛的血药浓度升高，毒性增加，与环孢素相关的中毒性肾损害也可能增加。⑧保泰松使本品游离形式增加约 80%。不建议两者同时使用。

【注意事项】①对本品过敏者、服用非甾体抗炎药发生过支气管哮喘、荨麻疹或其他过敏反应的患者禁用。②妊娠晚期者禁用。③有活动期消化性溃疡、与应用另一种非甾体抗炎镇痛药有关的胃肠溃疡或出血史者禁用。④在阿司匹林或其他非甾体抗炎镇痛药治疗期间出现哮喘、鼻炎、荨麻疹或其他过敏反应者，以及对本品过敏者禁用。⑤哺乳期妇女慎用。⑥肾功能损害、心力衰竭、肝功能不全的患者慎用。⑦患有体液潴留、高血压的患者慎用。

【规格】①片剂：200mg。②胶囊剂：200mg。③缓释片：400mg。

【贮藏】遮光、密封保存。

3.1.5 芳基乙酸类

双氯芬酸 Diclofenac

【别名】双氯灭痛、诺福丁、迪弗纳、英太青、迪络芬、戴芬、非言、迪克乐克、天新利德、劲通。

【药理作用】为非甾体抗炎药，起效较快，可能主要通过抑制前列腺素的合成而产生镇痛、抗炎、解热作用。常用其钠盐、钾盐及乙二胺盐。

【适应证】①缓解类风湿关节炎、骨关节炎、脊柱关节病、痛风性关节炎、风湿性关节炎等各种慢性关节炎的急性发作期或持续性的关节肿痛症状。②各种软组织风湿性疼痛。③急性的轻、中度疼痛如手术、创伤、劳损后等的疼痛，原发性痛经，牙痛，头痛等。

【体内过程】口服液、直肠栓剂，或通过肌内注射均可迅速吸收。当使用肠溶片时，尤其与食物同服时，吸收趋于缓慢，首过代谢明显，进入全身循环的药物仅 50%。本品也经皮吸收。在治疗浓度时，可渗进滑膜液中，一直可以保留到血药浓度下降时。可分布进入乳汁，但量很低，不至于将危害带给接受哺乳的婴儿。

【用法用量】①口服常释剂型：餐前服用。成人每天 100～150mg；症状较轻者每天 75～100mg，分 2～3 次服用。治疗原发性痛经，一般每天 50～150mg，根据病情可以提高至最大剂量，每天 200mg。②凝胶剂：每次 2～3g，每天 3～4 次，涂于患处。③滴眼剂：每天 4～6 次，每次 1 滴；眼科手术用药术前 3 小时、2 小时、1 小时和 0.5 小时各滴眼 1 次，每次 1 滴。白内障术后 24 小时开始用药，每天 4 次，持续用药 2 周；角膜屈光术后 15 分钟即可用药，每天 4 次，持续用药 3 天。④注射剂：臀部深部肌内注射，每次 75mg，每天 1 次，每日最大剂量 150mg，疗程不超过 2 天。

【不良反应】①胃肠道反应：为最常见的不良反应，主要包括胃不适、上腹痛、烧灼感、反酸、食欲缺乏、腹泻、恶心等，停药或对症处理即可消失。其中少数患者可出现溃疡、出血、穿孔。②神经系统：头痛、眩晕、嗜睡、兴奋等。③可引起水肿、少尿、电解质紊乱等严重不良反应。④其他少见的有血清氨基转移酶一过性升高，个别患者出现黄疸、皮疹、心律失常、粒细胞减少、血小板减少等。

【相互作用】①饮酒或与其他非甾体抗炎药同用时，增加胃肠道不良反应，并有致溃疡的危险。长期与对乙酰氨基酚同用时，可增加对肾脏的不良反应。②与肝素、双香豆素等抗凝血药及血小板聚集抑制药同用时，有增加出血的危险。③与保钾利尿药同用时，可引起高钾血症。④与维拉帕米、硝苯地平同用时，本品的血药浓度增高。⑤可增高地高辛、锂制剂的血浓度，同用时须注意调整地高辛、锂制剂的剂量。⑥与抗糖尿病药同用时，可影响后者的疗效，故需慎重考虑。⑦与抗高血压药同用时可影响后者的降压效果。⑧可降低甲氨蝶呤的排泄，增加血浓度，甚至可达中毒水平，故不应与中或大剂量甲氨蝶呤同用。⑨与环孢素合用时，可增加后者的毒性。

【注意事项】①对本品或其他非甾体抗炎药引起哮喘、荨麻疹或其他过敏反应的患者禁用。②有消化道溃疡者禁用。本品因含钠，对限制钠盐摄入量的患者应慎用；有肝、肾功能不全或溃疡病史者慎用。③交叉过敏：非甾体抗炎药过敏者对本品可有交叉过敏反应，对阿司匹林过敏的哮喘患者，可引起支气管痉挛。④可致血清氨基转移酶一过性升高，血清尿酸含量下降，尿酸含量升高。

【规格】①片剂：25mg。②缓释胶囊：100mg。③凝胶剂：20g∶0.2g。④滴眼剂：0.1%。⑤注射剂：50mg∶2ml。

【贮藏】密封、遮光贮存。

醋氯芬酸 Aceclofenac

【别名】乙酰氯芬酸、舒力、贝速清、美诺芬。

【药理作用】为非甾体抗炎药，作用类似双氯芬酸。还有促进软骨修复作用。

【适应证】用于类风湿关节炎、骨关节炎等症。

【体内过程】口服后吸收迅速而完全，生物利用度接近100%。血浆蛋白结合率大于99.7%。在滑膜液中的浓度为血药浓度的60%，分布容积约30L。在肝脏代谢，约2/3的药物主要以结合形式的羟基化代谢物随尿排泄，尿中原药仅占给药量的1%，清除率约为6L/h。平均消除半衰期为4~4.3小时。

【用法用量】每次100mg，每天2次。轻、中度肝功能不全患者减量，推荐初始剂量为每天100mg。

【不良反应】【相互作用】【注意事项】参见双氯芬酸。

【规格】片剂：100mg。

【贮藏】遮光、密闭保存。

右旋酮洛芬氨丁三醇 Dexketoprofen Trometamol

【别名】葵拉兰。

【药理作用】为非甾体抗炎药，具有抗炎、镇痛、解热作用，作用机制与抑制前列腺素合成有关。

【适应证】适用于治疗不同病因的轻中度疼痛如类风湿关节炎、骨性关节炎、强直性脊柱炎、痛风性关节炎的关节痛，以及痛经、牙痛、手术后痛、癌性疼痛、急性扭伤或软组织挫伤疼痛和感冒发热引起全身疼痛等各种急慢性疼痛。

【体内过程】可在胃肠道快速和完全吸收，食物影响其生物利用度。在血浆中主要以原药、羟化代谢物和相应的葡糖苷化代谢物形式存在。70%~80%的药物主要以葡糖醛酸结合物形式在服药后12小时从尿中排泄。

【用法用量】给药剂量可根据疼痛的类型、程度和时间长短而不同。通常每次12.5~25mg，每天3~4次，或遵医嘱。一般宜餐后服或与食物同服。每天最大剂量不超过100mg。

【不良反应】①服用后最常见的不良反应是胃烧灼感、胃痛、头痛及眩晕。②偶见恶心、呕吐、腹泻、便秘、瘙痒、心悸、失眠、寒战、四肢水肿及皮疹等，多为轻、中度。③极少出现或偶尔复发胃、十二指肠溃疡和消化道出血。

【相互作用】①饮酒或与其他非甾体抗炎药同用增加胃肠道不良反应及出血倾向。长期与对乙酰氨基酚同用可增加对肾脏的不良反应。②与肝素、双香豆素等抗凝血药及血小板聚集抑制药同用可增加出血的危险。③与呋塞米同用时，后者的排钠和降压作用减弱。④与维拉帕米、硝苯地平同用时，本品的血药浓度增高。⑤可增加地高辛的血浓度，同用须注意调整地高辛的剂量。⑥可增强口服抗糖尿病药的作用。⑦与抗高血压药同用可影响后者的降压效果。⑧不应与丙磺舒同用，因后者可明显降低本品肾脏清除率和蛋白结合率，导致血药浓度增高，而有引起中毒的危险。⑨可降低甲氨蝶呤的排泄，增高其血浓度，甚至可至中毒水平，故本品不应与中、大剂量甲氨蝶呤同用。

【注意事项】①老年患者应用时，血浆蛋白结合率及药物排出速度可减低，导致血药浓度升高和半衰期延长，因此需酌情减量。②轻度肾功能不全患者在必须服用时，应酌情减量。③长期用药时应定期随诊，检查血常规及肝、肾功能。④对驾驶车辆或操作机器的能力会产生轻微至中等程度的影响。⑤对本品中任何成分、非甾体抗炎药过敏者禁用。⑥有过敏史或过敏疾病、有消化道溃疡史、有哮喘病史、肝肾疾病及高血压患者慎用。

【规格】片剂：12.5mg。

【贮藏】遮光、密封保存。

酮咯酸 Ketorolac

【别名】酮洛来克、酮洛酸、痛力克、痛力消、Acular。

【药理作用】为吡咯酸的衍生物，属非甾体抗炎药，抑制前列腺素合成，具有镇痛、抗炎、解热及抑制血小板聚集作用。镇痛作用近似阿司匹林，肌内注射后镇痛作用近似中等量吗啡。

【适应证】用于中、重度疼痛如术后、骨折、扭伤、牙痛及癌性痛等的镇痛。若与吗啡或哌替啶合用，可减少后两者用量。

【体内过程】肌内注射或口服本品氨丁三醇盐后均可吸收，某些个体肌内注射比口服吸收缓慢。蛋白结合率为99%。不易透过血脑屏障，但可透过胎盘，小量药物可分布进乳汁中。终末半衰期为4~6小时，老年人为6~7小时，肾功能不全患者为9~10小时，约有90%原药和代谢物随尿排出，余随粪便排出。

【用法用量】①口服：每次10mg，每天1~4次；严重疼痛每次20~30mg，每天3~4次。②肌内注射：中度疼痛每次30mg；重度疼痛每次60mg，1次最大剂量90mg，每天不超过150mg。首次注射后，以后可每6小时肌内注射20~30mg。③静脉注射：每次10~30mg，用于重度疼痛。

【不良反应】①常见嗜睡、头晕、头痛、思维异常、抑郁、欣快、失眠。剂量过大可产生呼吸困难、苍白、呕吐。注射局部有刺激，偶见皮下出血、青紫等。②长期使用可引起皮疹、支气管痉挛、休克等过敏反应和肾功能不全。

【相互作用】①与其他非甾体抗炎药合用，不良反应增加，应避免合用。②与利尿药合用可使本品不良反应增加。

【注意事项】①忌空腹或长期服用，与其他非甾体抗炎药合用，不良反应增加。②慎用于老年人、哺乳期妇女、有消化性溃疡史及出血时间延长的患者，不宜用于分娩镇痛。③禁用于对阿司匹林过敏者及孕妇，肝肾疾病、心脏病、高血压患者。

【规格】①片剂：每片10mg。②注射液：每支30mg（1ml）。

【贮藏】密封、遮光贮存。

吲哚美辛 Indometacin

【别名】美达新、意施丁、万特力、消炎痛、吲哚新、久保新、Indomethacin、Indocin、Inteban。

【药理作用】通过抑制环加氧酶，减少前列腺素合成而产生解热、镇痛及消炎作用。

【适应证】①关节炎，可缓解疼痛和肿胀。②软组织损伤和炎症。③解热。④其他：用于治疗偏头痛、痛经、手术后痛、创伤后痛等。

【体内过程】①口服后吸收迅速而完全，约2小时可达血药峰值（口服控释胶囊约4小时达峰）。半衰期为2.6~11.2小时。②在肝脏和肾脏内代谢，主要以葡糖醛酸结合物形式随尿排出，小量随粪便排出，也可进入乳汁。早产新生儿口服本品吸收差且不完全，含铝和镁的抗酸药可减慢其吸收。

【用法用量】口服成人常用量：①抗风湿，初始剂量每次25~50mg，每天2~3次，每日最大量不应超过150mg，餐时或餐后立即服（可减少胃肠道不良反应）。②镇痛，首剂1次25~50mg，继之25mg，每天3次，直到疼痛缓解，可停药。③退热，每次6.25~12.5mg，每日不超过3次。栓剂1次50mg，每天50~100mg。小儿常用量：一日1.5~2.5mg/kg，分3~4次。待有效后减至最低量。

【不良反应】①胃肠道：消化不良、胃痛、胃烧灼感、恶心反酸等症状，出现溃疡、胃出血及胃穿孔。②神经系统：头痛、头晕、焦虑及失眠等，严重者可有精神行为障碍或抽搐等。③肾：血尿、水肿、肾功能不全，老年人多见。④各型皮疹，最严重的为重症多形红斑（史-约综合征）。⑤造血系统受抑制而出现再生障碍性贫血、白细胞减少或血小板减少等。⑥过敏反应、哮喘、血管性水肿及休克等。

【相互作用】①与氨苯蝶啶合用可引起肾功能损害。②与阿司匹林或其他非甾体抗炎药合用、饮酒或与皮质激素、促肾上腺皮质激素合用时，消化道溃疡发生率增高，并增加出血倾向。③可增强洋地黄、肝素及口服抗凝血药、胰岛素及口服降血糖药、硝苯地平、维拉帕米、甲氨蝶呤、碳酸锂、齐多夫定等药物的药理作用或毒性。④可减弱或降低呋塞米、布美他尼、吲达帕胺的利尿降压作用。

【注意事项】①长期应用可导致角膜沉着及视网膜改变，如有视物模糊应立即做眼科检查。②溃疡病、震颤麻痹、精神病、癫痫、支气管哮喘患者，肝肾功能不全者、孕妇及哺乳期妇女禁用；儿童、老年患者慎用。

【规格】①胶囊剂：75mg。②控释片：25mg。③控释胶囊：25mg。④栓剂：25mg，50mg，100mg。

【贮藏】密封、遮光贮存。

舒林酸 Sulindac

【别名】硫茚酸、奇诺力、枢力达、炎必灵、舒达宁。

【药理作用】为一种活性极小的前体药物，

进入人体后代谢为有活性的硫化物，其能够抑制环加氧酶，减少前列腺素的合成，从而具有镇痛、消炎和解热作用。

【适应证】适用于各种慢性关节炎的消炎、镇痛。尤其对老年人、肾血流量有潜在不足者，各种原因引起的疼痛，如痛经、牙痛、外伤和手术后疼痛等。

【体内过程】口服后约90%被吸收，24小时可达血药峰值。半衰期为16～18小时，血浆蛋白结合率为98%。约50%以砜及其结合物和原药及其代谢物随尿排出，后者也可从胆汁中排出，并存在肠肝循环。

【用法用量】口服。①抗风湿：成人每次0.2g，每天2次。②镇痛：成人首次0.2g，8小时后重复。2岁以上儿童，按每天4.5mg/kg，分2次口服，每天剂量不得超过6mg/kg。

【不良反应】①常见的是胃肠症状，如上腹痛、消化不良、恶心、腹泻、便秘、食欲缺乏、胃溃疡。少见头晕、头痛、嗜睡、失眠。②罕见骨髓抑制、急性肾衰竭、心力衰竭、无菌性脑膜炎、肝损害和史-约综合征。

【相互作用】①与华法林同时服用可致凝血酶原时间延长。②与降血糖药同服可使空腹血糖下降明显。③与阿司匹林同服可降低本品活性成分，即降低疗效，且可能出现周围神经病变。

【注意事项】①禁用于对阿司匹林或其他非甾体抗炎药过敏、有活动性消化性溃疡或出血、孕妇、哺乳期妇女及2岁以下幼儿。②慎用于肝功能异常者和肾结石患者，用药期间应定期监测服药者大便隐血、血常规及肝肾功能。

【规格】片剂：100mg，200mg。

【贮藏】密封、遮光保存。

3.1.6　芳基丙胺（酸）类

布洛芬　Ibuprofen

【别名】异丁苯丙酸、异丁洛芬、拔怒风、雅维、泰宝、芬必得、芬尼康、琴福。

【药理作用】通过抑制环加氧酶，减少前列腺素的合成，而产生镇痛、抗炎作用；通过下丘脑体温调节中枢而起解热作用。动物实验证明，其抗炎、镇痛、解热作用比阿司匹林、保泰松或对乙酰氨基酚强。

【适应证】抗风湿、镇痛。用于缓解轻至中度疼痛如头痛、关节痛、偏头痛、牙痛、肌肉痛、神经痛、痛经。也用于普通感冒或流行性感冒引起的发热。

【体内过程】口服迅速吸收，半衰期为1.9小时，血浆蛋白结合率为90%～99%。排出迅速，60%随尿排出，40%代谢物经胆汁随粪便排出，进入乳汁者极少，可经直肠或皮肤吸收。无蓄积。

【用法用量】抗风湿，每次0.4～0.8g，每天3～4次。镇痛，每次0.2～0.4g，每4～6小时1次。成人最大限量每天2.4g。解热，12岁以上儿童及成人一次0.2g，若持续疼痛或发热，可间隔4～6小时重复用药1次，24小时不超过4次。儿童用量：1～3岁，10～15kg，一次用量0.05g；4～6岁，16～21kg，一次用量0.1g；7～9岁，22～27kg，一次用量0.15g；10～12岁，28～32kg，一次用量0.2g。凝胶剂，依患处面积大小，用适量，轻轻揉搓，每天3～4次。

【不良反应】①少数患者可出现恶心、呕吐、胃烧灼感或轻度消化不良、胃肠道溃疡及出血、氨基转移酶升高、头痛、头晕、耳鸣、视物模糊、精神紧张、嗜睡、下肢水肿或体重骤增。②罕见皮疹、过敏性肾炎、膀胱炎、肾病综合征、肾乳头坏死或肾衰竭、支气管痉挛。

【相互作用】①与其他解热、镇痛、抗炎药物同用时可增加胃肠道不良反应，并可能导致溃疡。②与肝素、双香豆素等抗凝血药同用时，可导致凝血酶原时间延长，增加出血倾向。③与地高辛、甲氨蝶呤、口服降血糖药物同用时，能使这些药物的血药浓度增高，不宜同用。④与呋塞米同用时，呋塞米的排钠和降压作用减弱；与抗高血压药同用时，也降低其降压效果。

【注意事项】①为对症治疗药，不宜长期或大量使用，用于镇痛不得超过5天，用于解热不得超过3天。②服药期间饮酒或与阿司匹林、皮质激素、促肾上腺皮质激素合用，可增加胃肠道溃疡或出血危险。③禁用于对阿司匹林或其他非甾体抗炎药过敏者，孕妇和哺乳期妇女不宜用。④慎用于支气管哮喘、心肾功能不全、高血压、血友病和有消化道溃疡史者。

【规格】①片剂（胶囊）：0.1g，0.2g，0.3g。②缓释胶囊：0.3g。③控释片：200mg，300mg。④凝胶剂：15g：0.75g。

【贮藏】密封保存。

洛索洛芬　Loxoprofen

【别名】环氧洛芬、氯索洛芬、罗索普洛芬、倍珞、乐松、庆福、康威迪克。

【药理作用】非甾体抗炎药，为前体药物，经消化道吸收后在体内转化为活性代谢物，其活性代谢物通过抑制前列腺素的合成而发挥镇痛、抗炎及解热作用。

【适应证】用于类风湿关节炎、变形性关节炎、腰痛、肩关节周围炎、颈肩腕综合征，以及手术后、外伤后和拔牙后的镇痛抗炎，急性上呼吸道炎症的解热镇痛。

【体内过程】①口服后迅速吸收，血浆蛋白结合率约为97%，半衰期约为1.22小时。②主要分布于肝、肾和皮肤，其他细胞外间隙及四肢的炎性组织中浓度较高，在关节中的浓度持续时间较长，而在脑组织和骨骼肌中的浓度较低，80%随尿液排出，其余10%随粪便排出。③服药后8小时约可排出给药剂量的一半，服药24小时后血液中基本检测不到药物。连续给药未见蓄积。

【用法用量】餐后服用。慢性炎症疼痛：成人每次60mg，每天3次；急性炎症疼痛：顿服60～120mg。可根据年龄、症状适当增减，1日最大剂量不超过180mg。

【不良反应】①消化系统不适较多见，如腹痛、胃部不适、恶心、呕吐、食欲缺乏、便秘、胃灼热等。②有时会出现皮疹、瘙痒、水肿、困倦、头痛、心悸等。③偶见休克，急性肾功能不全，肾病综合征，间质性肺炎及贫血，白细胞减少，血小板减少，嗜酸性粒细胞增多，AST、ALT、ALP升高等。

【相互作用】①与香豆素类抗凝血药、磺酰脲类降血糖药同时应用时，会增加这些药物的作用，应减量使用。②与喹诺酮类抗菌药（依诺沙星等）合用有时会引起痉挛。③与噻嗪类利尿药合用，能减弱这些药物的利尿及降血压作用。④与锂制剂合用，可能增加血液中锂浓度而导致锂中毒，合用时应减量。

【注意事项】①要注意用解热镇痛药治疗是对症治疗。②慢性疾病，手术后及外伤时应避免同一种药物长期使用。③如长期用药，要定期进行尿液、血液学及肝、肾功能等临床检查，如发现异常应采取减量、停药等适当措施。④应用于因感染而引起的炎症时，要合用适当的抗菌药物，并仔细观察，慎重给药。⑤有消化性溃疡既往史，心、肝、肾功能不全及既往史，血液学异常及既往史，支气管喘息、过敏症既往史及高龄患者慎用。⑥孕妇、哺乳期妇女、儿童安全性尚未确立，不宜使用。

【规格】①片剂：60mg。②胶囊剂：60mg。③颗粒剂：2g∶60mg。

【贮藏】遮光、密封，贮于干燥处。

右布洛芬　Dexibuprofen

【别名】清芬。

【药理作用】为布洛芬中的有效成分。通过抑制前列腺素或其他炎症介质合成，显示抗炎、镇痛、解热作用。作用较布洛芬强，起效快。

【适应证】①感冒等疾病引起的发热、头痛。②减轻或消除以下疾病的轻、中度疼痛或炎症：扭伤、劳损、下腰疼痛、肩周炎、滑囊炎、肌腱或腱鞘炎；痛经、痛风、牙痛或手术后疼痛；类风湿关节炎、骨关节炎及其他血清阴性（非类风湿性）关节疾病。

【体内过程】血浆蛋白结合率99%，血浆半衰期约2小时，主要经肝脏代谢，60%～90%经肾排泄，原形约占1%。

【用法用量】成人：每日服用2～3次，每次1～2片；或遵医嘱。

【不良反应】一般表现为胃肠道不适或皮疹、头痛、耳鸣等，偶见氨基转移酶升高。

【相互作用】①口服降糖药、甲氨蝶呤、苯妥英、洋地黄、锂剂及饮酒等，可降低本品耐受性。②同时服用抗凝血药者，最初几日应监测凝血酶原时间。

【注意事项】①已知对本品过敏的患者禁用。②服用非甾体抗炎药后诱发哮喘、荨麻疹或过敏反应的患者禁用。③禁用于CABG围术期疼痛的治疗。④应用非甾体抗炎药后发生胃肠道出血或穿孔病史的患者禁用。⑤有活动性消化道溃疡/出血，或者既往曾复发溃疡/出血的患者禁用。⑥重度心力衰竭患者禁用。

【规格】片剂：0.2g。

【贮藏】遮光、密封，在阴凉（不超过20℃）干燥处保存。

芬布芬　Fenbufen

【别名】联苯丁酮酸、苯酮酸。

【药理作用】为一种长效的非甾体抗炎药。能抑制环加氧酶的活性，使前列腺素的合成减少而起作用。

【适应证】用于类风湿关节炎、风湿性关节炎、骨关节炎、脊柱关节病、痛风性关节炎的治疗。还可用于牙痛、手术后疼痛及外伤性疼痛。

【体内过程】口服后 2 小时左右 80%被吸收。活性代谢物的血浓度在 6~8 小时达峰值。半衰期较长，约 7 小时，但 72 小时仍在血中可以测到浓度。血浆蛋白结合率为 98%~99%。66%由尿排出，10%由呼吸道排出，10%由粪便排出。

【用法用量】口服，成人常用量每天 0.6g，分 1 次或 2 次服用。成人每天总量不超过 1.0g。

【不良反应】主要为胃肠道反应，表现为胃痛、胃烧灼感、恶心，少数出现严重不良反应包括胃溃疡、出血甚至穿孔。头晕、皮疹、白细胞计数轻度下降、血清氨基转移酶微升等较少见。

【相互作用】尚不明确。

【注意事项】①过敏者禁用。②消化性溃疡、严重肝肾功能损害、阿司匹林引起哮喘者禁用。

【规格】胶囊剂：0.15g

【贮藏】遮光、密封保存。

非诺洛芬钙 Fenoprofen Calcium

【别名】苯氧苯丙酸、苯氧布洛芬钙、苯醚洛芬。

【药理作用】为苯丙酸衍生物，属非甾体抗炎药；通过对环加氧酶的抑制而减少前列腺素的合成，减轻组织充血、肿胀，降低周围神经痛觉的敏感性。通过下丘脑体温调节中心而起解热作用。

【适应证】适用于各种关节炎，包括类风湿关节炎、骨关节炎、强直性脊柱炎、痛风性关节炎及其他软组织疼痛。亦用于其他疼痛如痛经、牙痛、损伤及创伤性痛等。

【体内过程】口服后吸收快，与食物、奶类同服时吸收减慢，蛋白结合率为 99%。半衰期为 3 小时，90%于 24 小时内从尿中排出，主要以葡糖醛酸结合物形式排出。

【用法用量】口服。①抗风湿：成人每次 0.3~0.6g（1~2 片），依病情轻重每天服 3~4 次。②镇痛（轻至中等度疼痛或痛经）：成人每次 0.2g，每 4~6 小时 1 次，一日最大限量为 3.2g。

【不良反应】①胃肠道症状最为常见，包括恶心、呕吐、胃灼热、便秘、消化不良等。严重者可有胃溃疡、出血和穿孔。②其他有头痛、头晕、困倦、下肢水肿。③偶见白细胞、血小板减少，有时肝酶可以一过性升高。④过敏性皮疹、皮肤瘙痒亦有发生。

【相互作用】①与其他非甾体抗炎药同用增加胃肠道反应，并有致溃疡的危险。②与肝素、双香豆素等抗凝血药及血小板聚集抑制药同用可增加出血风险。③与呋塞米同用，呋塞米的排钠和降压作用减弱。④与维拉帕米、硝苯吡啶同用，本品血药浓度升高。⑤可增高地高辛的血浓度，同用时须注意调整地高辛的剂量。⑥可增强抗糖尿病药（包括口服降糖药）的作用。⑦与抗高血压药同用可影响后者的降压效果。⑧丙磺舒可降低本品的排泄率，升高血药浓度，增加毒性，故同用时宜减少本品剂量。⑨可降低甲氨蝶呤的排泄率，升高血浓度。

【注意事项】①对该药过敏者禁用。②严重肾功能障碍者禁用。③阿司匹林及其他非甾体抗炎镇痛药诱发的哮喘、鼻炎、风疹等患者禁用。

【规格】片剂：0.3g。

【贮藏】密闭保存。

氟比洛芬 Flurbiprofen

【别名】欧可芬、Ocufen。

【药理作用】能抑制环氧加酶活性，阻断花生四烯酸向前列腺素转化，解除内源性前列腺素的致炎作用。

【适应证】用于抑制内眼手术时的瞳孔缩小及术后抗炎，治疗激光小梁成形术后的炎症反应和其他眼前段的炎症反应，预防及治疗术后的黄斑囊样水肿。

【体内过程】用药后 6~7 分钟达到血药峰值，半衰期为 5.8 小时。用药 24 小时后，约 50%随尿排出，主要代谢产物为 2-（4′-羟基-2-氟-4-联苯基）丙酸及其聚合物。

【用法用量】术前 2 小时开始滴眼，每半小时点 1 滴，共 4 次。

【不良反应】①可有短暂烧灼、刺痛或其他轻微刺激症状。②其他不良反应包括前房积血、瞳孔缩小、瞳孔散大、眼充血，可增加眼内手术出血倾向。

【相互作用】虽然临床及动物实验显示本品与氯乙酰胆碱及卡巴胆碱无相互影响，也无相互影响的药理基础，但有报道指出，外科患者在使用本品时，氯乙酰胆碱及卡巴胆碱无效。

【注意事项】①过敏者禁用。②当手术患者有出血倾向或服用其他使出血时间延长的药物时慎用。③可能与阿司匹林或其他非甾体抗炎药存在交叉过敏，因此，对这些药物过敏者应慎用。④儿童用药的安全性和有效性尚未确立。⑤是否通过乳汁分泌尚不清楚，哺乳期妇女使用应权衡利弊，选择停药或停止哺乳。⑥对孕妇尚无足够数据和对照试验，应权衡利弊。

【规格】滴眼液：0.03%，2.5ml。

【贮藏】原盒贮存于 15～25℃下。

酮洛芬 Ketoprofen

【别名】酮基布洛芬、苯酮苯丙酸、优洛芬、Profenid、Alrheumat、Airheumun。

【药理作用】具有镇痛、抗炎及解热作用。治疗类风湿关节炎、骨关节炎时，25mg，每天 4 次的疗效与同剂量的吲哚美辛相似，而不良反应较轻，用于类风湿关节炎时，口服 150mg/d 或布洛芬 1.2g/d，对减轻疼痛和关节肿胀效果为优，而对晨僵、握力与对乙酰氨基酚相比，两药无明显差别。能抑制血小板聚集，延长出血时间。

【适应证】①风湿性、类风湿关节炎、骨关节炎、强直性脊柱炎和急性痛风。②肌痛、外伤疼痛等轻、中度疼痛。③外用局部治疗由风湿或外伤引起的关节、肌腱、韧带和肌肉的疼痛以及炎症和创伤，包括关节炎、关节周炎、关节滑膜炎、肌腱炎、腱鞘滑膜炎、黏液囊炎、挫伤、扭伤、拉伤、脱位、膝半月板损伤、斜颈、腰痛。④也可用于治疗由静脉炎、静脉周炎、淋巴管炎、淋巴结炎、红斑和皮炎引起的疼痛和炎症。

【体内过程】口服后易于吸收，血药浓度达峰时间为 0.52 小时。进食时服药不改变总生物利用度，但吸收速率减慢。半衰期约为 1.54 小时。血浆蛋白结合率为 99%。滑膜液内可达一定浓度。主要与葡糖醛酸结合，大部分随尿排出，少量随粪便排出。肌内注射或直肠给药吸收良好，皮肤局部应用仅吸收少量。

【用法用量】①成人：口服 50～100mg，每天 2 次，或 50mg，每天 4 次，也可每 6～8 小时口服 25～50mg，饭后服。②缓释剂：每日总剂量不应超过 200mg，每天 1 次。③凝胶剂：每天在皮肤上搽涂 1～2 次或根据需要适当增加次数，每次 3～5cm 或更多，取决于所涉及区域的大小。轻轻按摩，以帮助吸收。④搽剂：均匀涂搽于患处，每次 1～3ml，每天 2～3 次。

【不良反应】①常见消化不良、恶心、呕吐、腹痛、便秘、厌食，偶见消化道溃疡及出血。②通常有头痛、头晕、耳鸣、听力障碍。③偶见粒细胞减少、再生障碍性贫血。④外用制剂可发生皮肤过敏反应，如皮炎、湿疹、日光性皮炎、荨麻疹。

【相互作用】①阿司匹林可降低血浆蛋白结合率，使血药浓度升高。丙磺舒也有阿司匹林的类似作用，故不宜与这两种药物合用。②与华法林合用可增加患者的出血倾向，故两者不宜合用。③与氢氯噻嗪合用可减少尿钾和氯的分泌，并且可导致肾血流减少而出现肾功能衰竭的可能。

【注意事项】①在使用所有非甾体抗炎药治疗过程中，可能出现胃肠道出血、溃疡和穿孔的不良反应。②可能引起严重心血管血栓性不良事件、心肌梗死和卒中的风险增加，其风险可能是致命的。③可导致新发高血压或使已有的高血压症状加重，有高血压和（或）心力衰竭（如液体潴留和水肿）病史的患者应慎用。④可能引起致命的、严重的皮肤不良反应，例如剥脱性皮炎、Stevens Johnson 综合征和中毒性表皮坏死溶解症。

【规格】①胶囊剂：25mg，50mg，75mg。②缓释胶囊：100mg，150mg，200mg。③片剂：25mg，50mg。④凝胶剂：30g∶0.9g，20g∶0.6g，10g∶0.3g。⑤搽剂：30ml∶0.9g。⑥缓释小丸：1g∶0.6964g。

【贮藏】密封、遮光保存。

萘普生 Naproxen

【别名】甲氧萘丙酸、消痛灵、金康普力、澳普利、适洛特、哎雅康、帕诺丁、那普洛、步生、惠可、希普生、芬斯汀、赛比林、Naprosyn、Proxen、Anapvox。

【药理作用】为非甾体抗炎药，其镇痛、抗炎、解热作用通过抑制前列腺素合成而实现。

【适应证】用于类风湿关节炎、骨关节炎、强直性脊柱炎、痛风、运动系统（如关节、肌肉及肌腱）的慢性变性疾病及轻、中度疼痛如痛经等。

【体内过程】口服后吸收迅速而完全，半衰期为 12～15 小时。在治疗浓度下，蛋白结合率在 99% 以上。约 95% 的用药量随尿排出，其中 10% 为原药，其余为代谢物。经肠道排出不到 5%。药物可渗进滑膜液和透过胎盘，少量可随乳汁分泌。食物可减少本品的吸收速率，但不影响吸收程度。

【用法用量】口服，成人常用量：①抗风湿，每次 0.25～0.5g，早晚各 1 次，或早晨服 0.25g，晚上服 0.5g。②镇痛，首次 0.5g，以后必要时 0.25g，每 6～8 小时 1 次。③痛风性关节炎急性发作，首次 0.75g，以后每次 0.25g，每 8 小时 1

次，直到急性发作停止。④痛经，首次 0.5g，以后必要时 0.25g，每 6～8 小时 1 次。小儿常用量：抗风湿，每次 5mg/kg，每天 2 次。肌内注射：每次 100～200mg，每天 1 次。直肠给药，成人一次 0.25g，每天 2 次。

【不良反应】①皮肤瘙痒、呼吸短促、呼吸困难、哮喘、耳鸣、下肢水肿、胃烧灼感、消化不良、胃痛或不适、便秘、头晕、嗜睡、头痛、恶心及呕吐等。②视物模糊或视觉障碍、听力减退、腹泻、口腔刺激或痛感、心慌及多汗等。③胃肠出血、肾脏损害（过敏性肾炎、肾病、肾乳头坏死及肾衰竭等）、荨麻疹、过敏性皮疹、精神抑郁、肌肉无力、出血或粒细胞减少及肝功能损害等较少见。

【相互作用】①与其他非甾体抗炎药同用时，胃肠道的不良反应增多，并有溃疡发生的危险。②与肝素及双香豆素等抗凝血药同用，出血时间延长，可有出血倾向，并可能导致胃肠道溃疡。③可降低呋塞米的排钠和降压作用。④可抑制锂随尿排泄，使锂的血药浓度升高。⑤与丙磺舒同用时，本品的血药浓度升高，半衰期延长，疗效增加，但毒性反应也相应加大。

【注意事项】①与阿司匹林等非甾体抗炎药有交叉过敏反应，禁用于对本品及阿司匹林过敏的患者。②哺乳期妇女、孕妇不宜应用。③有凝血机制或血小板功能障碍、哮喘、心功能不全或高血压、肝肾功能不全、消化性溃疡或有消化性溃疡病史者及老年人慎用。④长期用药应定期进行肝肾功能、血常规及眼科检查。

【规格】①片剂：0.1g，0.125g，0.25g。②胶囊剂：0.125g，0.2g，0.25g。③注射剂：100mg，200mg。④栓剂：0.25g。

【贮藏】密封、遮光保存。

奥沙普秦 Oxaprozin

【别名】奥克清、诺德伦、诺松。

【药理作用】为长效非甾体抗炎镇痛药。通过抑制环加氧酶抑制前列腺素的生物合成，具有抗炎、镇痛、解热作用。对消化道损伤轻微，而且药效具有持久性。

【适应证】用于治疗慢性风湿性关节炎、变形性关节炎、强直性脊柱炎、肩关节周围炎、颈肩腕综合征、痛风发作及外伤和手术后的抗炎、镇痛。

【体内过程】①口服后吸收良好，血药浓度

在 3～4 小时达峰值，食物能降低吸收速度而不影响吸收程度。每天 1 次服药和分 2 次服药的血药浓度、达稳态时间基本相似。②半衰期约为 50 小时，一次服药后 5 天内尿中排泄率为 31%～38%，15 天内为 60%，尿内含有原药及其他代谢物，连续多次服药后原药排泄逐渐减少。

【用法用量】口服，每次 0.4g，每天 1 次，餐后服用。极量每天 0.6g。

【不良反应】①主要为消化道症状，如胃痛、胃不适、食欲缺乏、恶心、腹泻、便秘、口渴和口炎，发生率为 5%～10%。②少见头晕、头痛、困倦、耳鸣、抽搐及一过性肝功能异常。

【相互作用】①与阿司匹林合用可能增加阿司匹林的毒性。②大剂量用于治疗肿瘤时，影响甲氨蝶呤的排出，使甲氨蝶呤血药浓度增高而致中毒。③降低利尿药利尿及排钠效果。

【注意事项】①禁用于消化性溃疡、严重肝肾疾病患者，以及对其他非甾体抗炎药过敏者、血液病患者、小儿及妊娠期、哺乳期妇女，慎于老年患者、出血病史患者，与口服抗凝血药合用时亦应慎重。②长期服用发生异常时，应减量或停药。

【规格】片剂：0.2g。

【贮藏】贮于 25℃，短程携带允许 15～30℃。

3.1.7　昔康类

吡罗昔康 Piroxicam

【别名】炎痛喜康、希普康、喜来通、基克凝胶、安尔克。

【药理作用】通过抑制环加氧酶使组织局部前列腺素的合成减少，抑制白细胞的趋化性和溶酶体酶的释放而发挥解热镇痛抗炎作用。

【适应证】用于缓解各种关节炎及软组织病变的疼痛和肿胀的对症治疗。

【体内过程】口服易于吸收，3～5 小时可达血药峰值。半衰期为 35～45 小时，血浆蛋白结合率约为 99%。约 90% 的用量在肝内经羟化及与葡糖醛酸结合而代谢，随尿和粪便排出。

【用法用量】①口服：成人常用量为每次 20mg，每天 1 次，或每次 10mg，每天 2 次，餐后服用。②肌内注射：每次 10～20mg。③外用凝胶：均匀涂于患处，每天 2～3 次。

【不良反应】①恶心、胃痛、食欲缺乏及消化不良等胃肠不良反应最为常见，服药量大于每天 20mg 时胃溃疡发生率明显增高，有的合并出血甚至穿孔。②中性粒细胞减少、嗜酸性粒细胞增多、血尿素氮增高、头晕、眩晕、耳鸣、头痛、全身无力、水肿、皮疹或瘙痒等。③肝功能异常、血小板减少、多汗、皮肤瘀斑、脱皮、多形红斑、中毒性表皮坏死、史-约综合征、皮肤的光过敏反应、视物模糊、眼部红肿、高血压、血尿、低血糖、精神抑郁、失眠及精神紧张等。

【相互作用】①饮酒或与其他抗炎药同服时，胃肠道不良反应增加。②与双香豆素等抗凝血药同用时，后者效应增强，出血倾向显著，用血量宜调整。③与阿司匹林同用时，本品的血药浓度可下降到一般浓度的 80%，同时胃肠道溃疡形成和出血倾向的危险性增加。

【注意事项】①交叉过敏。对阿司匹林或其他非甾体抗炎药过敏的患者，对本品也可能过敏。②餐后给药、与食物或抗酸药同服，以减少胃肠刺激。③每天量超过 20mg 时，发生胃肠溃疡的危险明显增加。④一般在用药开始后 7～12天，还难以达到稳定的血药浓度，因此，疗效的评定常须在用药 2 周后。⑤用药期间如出现过敏反应、血象异常、视物模糊、精神症状、水潴留及严重胃肠反应时，应立即停药。⑥过量中毒时应即行催吐或洗胃，并进行支持和对症治疗。⑦长期用药者应定期复查肝、肾功能及血常规。⑧为对症治疗药物，必须同时进行病因治疗。⑨能抑制血小板聚集，作用比阿司匹林弱，但可持续到停药后 2 周。术前和术后应停用。⑩对本品过敏者、消化性溃疡者、慢性胃病患者、儿童禁用。⑪有凝血机制或血小板功能障碍、哮喘、心功能不全、高血压、肾功能不全者及老年人慎用。

【规格】①片剂：10mg，20mg。②胶囊：10mg，20mg。③凝胶剂：10g∶50mg。④注射剂：20mg。

【贮藏】密封、遮光保存。

氯诺昔康 Lornoxicam

【别名】可塞风、正庭、达路、诺普伦。

【药理作用】属于非甾体抗炎镇痛药，系噻嗪类衍生物，具有较强的镇痛和抗炎作用。作用机制包括通过抑制环加氧酶活性进而抑制前列腺素合成；激活阿片神经肽系统，发挥中枢型镇痛作用。

【适应证】可用于妇产科和矫形手术后的急性疼痛、急性坐骨神经痛或腰痛。亦可用于慢性腰痛，治疗关节炎、类风湿关节炎和强直性脊柱炎。

【体内过程】口服后吸收迅速而完全。治疗牙痛于 2 小时可达最大效应，治疗骨关节炎、类风湿关节炎时，7～14 天可达最大效应，单次口服治疗牙痛时，药效可持续 8 小时。口服控释制剂的血药浓度达峰时间为 1.6～3 小时，口服溶液为 0.5 小时。肌内注射的生物利用度为 87%。本品主要分布于滑膜液中，主要在肝内经羟基化代谢成失活的 5-羟基氯诺昔康。肝功能不全时，可见主要代谢产物蓄积，重度肾功能不全时，可见肠肝循环增加。

【用法用量】①急性轻度或中度疼痛：每天 8～16mg，分 2～3 次服用；每天最大剂量为 16mg。②风湿性疾病引起的关节疼痛和炎症：每天 12mg，分 2～3 次服用；服用剂量不超过 16mg。在注射前须将本品用 2ml 注射用水溶解。静脉注射时须再用不少于 2ml 的氯化钠注射液稀释。起始剂量 8mg。如 8mg 不能充分缓解疼痛，可加用 1 次 8mg。有些病例在术后第一天可能需要另加 8mg，即当天最大剂量为 24mg。其后剂量为 8mg，每天 2 次。每日剂量不应超过 16mg。

【不良反应】①常见腹痛、腹泻、眩晕、头痛，以及血清尿素氮和肌酐升高、肝功能异常。②偶见失眠、嗜睡、脱发、斑疹、水肿、血压增高或降低、心悸、肝功能障碍、耳鸣。

【相互作用】①与其他非甾体抗炎药、抗凝血药或钙通道阻滞剂合用，出血的危险性增加。②与血管紧张素转换酶抑制剂（ACEI）、β受体阻滞剂同用，后两者降压作用减弱。③降低利尿药的利尿降压作用。④与左氧氟沙星合用，增加惊厥的发生率。⑤增加锂制剂的血药浓度。⑥增加甲氨蝶呤的血药浓度。⑦西咪替丁可增加本品的血药浓度，应减量。⑧与地高辛同用，增加地高辛中毒的危险性。

【注意事项】对年龄小于 18 岁或大于 65 岁患者缺乏临床经验。以下情况禁用：①对本品过敏者。②对非甾体抗炎药（如阿司匹林）过敏者。③有出血性体质、凝血障碍或手术中有出血危险或凝血机制不健全的患者。④急性胃/肠出血或急性胃肠溃疡。⑤中度到重度肾功能受损。⑥脑出血或疑有脑出血者。⑦大量失血或脱水者。⑧严重肝功能不全者。⑨严重心功能不全者。⑩妊娠或哺乳期妇女。

【规格】①片剂：4mg，8mg。②注射剂：8mg。③分散片：8mg。

【贮藏】片剂应遮光、密闭保存，注射剂应贮于25℃以下。

美洛昔康　Meloxicam

【别名】莫比可、宏强、统克、可伊、奈邦、则立、麦安、塞欧斯。

【药理作用】为烯醇酸类非甾体抗炎药。具有消炎、镇痛和解热作用。选择性抑制环加氧酶-2，对环加氧酶-1的抑制作用弱，因此胃肠反应弱。

【适应证】用于类风湿关节炎和疼痛性骨关节炎的对症治疗。

【体内过程】口服吸收较好，5~6小时达血药峰值，生物利用度为89%~94%。肌内注射后吸收完全，与口服给药相比，相对生物利用度约为100%。主要以代谢物的形式排出体外，原形药物随尿液和粪便的排泄量分别为0.2%和1.6%。血浆清除率为7~9ml/min，平均消除半衰期为15~20小时。

【用法用量】类风湿关节炎：成人 15mg，每天1次。骨关节炎：每天7.5mg。

【不良反应】包括胃肠道反应（常见消化不良、恶心、腹痛或腹泻，罕见溃疡、出血或穿孔）；贫血、白细胞减少和血小板减少、瘙痒、皮疹；口炎；轻微头晕、头痛；水肿、血压升高等。常见肝酶升高（10%），偶见肾损害（0.4%）。停药后大多消失。

【相互作用】①与甲氨蝶呤合用，增加甲氨蝶呤的血液毒性。②合用口服抗凝血药、溶栓药，有增加出血的可能。③可降低β受体阻滞剂、ACEI、祥利尿药（呋塞米除外）、噻嗪类药物的降压和利尿作用。④与保钾利尿药合用，降低利尿作用，可能导致高钾血症或中毒性肾损害。⑤与环孢素合用，环孢素中毒的危险性增加。⑥与左氧氟沙星、氧氟沙星合用，癫痫发作的危险性增加。

【注意事项】①可使锂的血药浓度增加，合用时应注意监测。②禁用于使用阿司匹林或其他非甾体抗炎药后出现哮喘、鼻腔息肉、血管神经性水肿或荨麻疹、活动性消化性溃疡、严重肝功能不全、非透析严重肾功能不全患者及15岁以下的患者、孕妇或哺乳期妇女。③慎用于有胃肠道疾病史和正在应用抗凝血药治疗的患者。

【规格】①片剂：7.5mg。②胶囊：7.5mg。③分散片：7.5mg。

【贮藏】遮光、密闭保存，存放于儿童不易触及处。

3.1.8　COX-2 抑制剂类

塞来昔布　Celecoxib

【别名】西乐葆、希乐森。

【药理作用】为非甾体抗炎药，是环加氧酶-2选择性抑制剂，通过抑制环加氧酶-2阻断花生四烯酸合成前列腺素而发挥抗炎镇痛作用。

【适应证】用于急、慢性骨关节炎和类风湿关节炎。

【体内过程】口服吸收快而完全，约3小时达血药峰值。在肝内通过CYP2C9代谢，随尿和粪便排出。半衰期约为11小时。

【用法用量】治疗骨关节炎，每天 200mg，分 2 次服或顿服；用于类风湿关节炎剂量为100mg或200mg，每天2次。

【不良反应】常见的不良反应为上腹疼痛、腹泻与消化不良，偶见肝、肾功能损害。

【相互作用】①与白三烯拮抗药扎鲁司特、抗真菌药氟康唑及他汀类调脂药同服时可使本品代谢减慢，血药浓度升高。②与β受体阻滞剂、抗抑郁药及抗精神病药合用可使血药浓度增加。

【注意事项】禁用于已知对阿司匹林（或其他非甾体抗炎药）过敏和对磺胺药过敏的患者。18 岁以下患者和哺乳期妇女不宜使用。

【规格】胶囊剂：100mg，200mg。

【贮藏】密封、遮光保存。

依托考昔　Etoricoxib

【别名】依他昔布、依托考西、依托昔布、安康信。

【药理作用】为选择性环加氧酶-2（COX-2）抑制剂，有镇痛、抗炎作用，而胃肠道不良反应发生率较低。

【适应证】用于治疗骨关节炎急性期和慢性期的症状和体征；治疗急性痛风性关节炎。

【体内过程】口服吸收良好，正常进餐对其吸收程度及吸收速率无明显影响。92%与血浆蛋白结合。本品代谢完全，随尿排泄的原药不足1%。主要代谢途径是由细胞色素 P450 酶催化，形成 6'-羟甲基衍生物。本品的清除几乎都是先经过代谢再由肾脏排泄。

【用法用量】①用于口服，可与食物同服或

单独服用。关节炎、骨关节炎推荐剂量为 30mg，每天 1 次。对于症状不能充分缓解的患者，可以增加至 60mg，每天 1 次。使用 60mg，每天 1 次，4 周以后疗效仍不明显时，应考虑其他治疗手段。②急性痛风性关节炎推荐剂量为 120mg，每天 1 次。本品 120mg 只适用于症状急性发作期，最长使用 8 天。

【不良反应】①血液、淋巴系统异常：血小板减少症。②免疫系统异常：过敏反应，包括过敏性或类过敏反应包括休克。③代谢和营养紊乱：高钾血症。④精神异常：失眠、意识错乱、幻觉、烦乱不安。⑤神经系统异常：味觉障碍。⑥呼吸、胸部和纵隔异常：支气管痉挛。⑦胃肠道异常：腹痛、口腔溃疡、消化道溃疡包括穿孔和出血（主要发生在老年患者）。⑧肝胆异常：肝炎、黄疸。⑨皮肤和皮下组织异常：血管性水肿、瘙痒、红斑、史-约综合征、中毒性表皮坏死松解症、风疹。⑩肾脏和泌尿系统异常：肾功能不全，包括肾衰竭。

【相互作用】①对接受华法林或类似药物治疗的患者，开始用本品治疗或改变治疗方案时，应当监测 INR 值，尤其是在初始的几天。②利福平是肝代谢的强诱导剂，当与利福平合用时应考虑到其相互作用。③当本品使用剂量大于 90mg/d 并与甲氨蝶呤合用时，应考虑监测甲氨蝶呤相关的毒性反应。④非甾体抗炎药（包括环加氧酶-2 选择性抑制剂）可以降低利尿药、ACEI 和血管紧张素 II 拮抗剂的降压效应。⑤可升高锂盐的血浆水平。⑥可以与预防心血管事件的小剂量阿司匹林同时应用，然而与小剂量阿司匹林合用时，胃肠道溃疡或其他并发症发生率比单独使用本品增加。⑦会增加口服避孕药相关不良事件（如女性发生静脉血栓性栓塞的危险）的发生率。

【注意事项】①过敏者禁用。②有活动性消化道溃疡（出血），或者既往曾复发溃疡（出血）的患者禁用。③服用阿司匹林或其他非甾体抗炎药后诱发哮喘、荨麻疹或过敏反应的患者禁用。④充血性心力衰竭、确诊的缺血性心脏病、外周动脉疾病和（或）脑血管病患者禁用；对于有明显的心血管事件危险因素（如高血压、高血脂、糖尿病、吸烟）或末梢动脉病患者，在接受本品治疗前应经过谨慎评估。

【规格】片剂：30mg。

【贮藏】遮光、密封，30℃以下干燥处保存。

帕瑞昔布 Parecoxib

【别名】帕瑞考昔、特耐。

【药理作用】是第一种注射用选择性环加氧酶-2 抑制剂。为前体药物，静脉注射或肌内注射后经肝脏酶水解，迅速转化为有药理学活性的伐地昔布。伐地昔布在临床剂量范围内是选择性环加氧酶-2 抑制剂。近年研究认为本品可以显著缓解术后疼痛，减少吗啡用量，减少阿片类不良反应的发生。

【适应证】用于手术后疼痛的短期治疗。

【体内过程】起效迅速，血浆半衰期为 0.3～0.7 小时，在体内被肝酯酶迅速水解为活性代谢物伐地昔布。静脉注射后伐地昔布的血药峰值比肌内注射后高，且达峰时间较早（分别为 0.5 小时和 1.5 小时）。

【用法用量】成人每次 40mg，静脉注射或深部肌内注射，随后视需要间隔 6～12 小时给予 20mg 或 40mg，总剂量不超过 80mg/d。疗程不超过 3 天；体重＜50kg 老年患者或中度肝功能不全的患者，初始剂量减至常规剂量的一半且最高剂量应减至 40mg/d。

【不良反应】常见不良反应有术后贫血、低钾血症、焦虑、失眠、感觉减退、高血压或低血压、呼吸功能不全、咽炎、干燥症、消化不良、胃肠气胀、瘙痒、背痛、少尿、外周水肿、肌酐升高。

【相互作用】①与抗凝血药物合用将增加发生出血并发症的风险。②与 ACEI 或利尿药合用将增加发生急性肾功能不全的风险。③与环孢素或他克莫司合用时，应监测肾功能。④与氟康唑合用时，应降低本品剂量。⑤慎与氟卡尼、普罗帕酮、美托洛尔、苯妥英、地西泮、丙米嗪、锂剂合用。

【注意事项】禁用于：①有严重药物过敏反应史，对磺胺类药物超敏者。②活动性消化道溃疡或胃肠道出血。③支气管痉挛、服用非甾体抗炎药后出现过敏反应。④妊娠晚期或哺乳期妇女。⑤严重肝功能不全。⑥炎性肠病。⑦充血性心力衰竭。⑧冠状动脉旁路移植术后的疼痛。⑨缺血性心脏疾病、外周动脉血管和（或）脑血管疾病。

【规格】注射剂：20mg，40mg。

【贮藏】贮于室温下。

尼美舒利 Nimesulide

【别名】美舒宁、尼蒙舒、孚美舒、赛扑达、瑞芝清、普菲特、瑞普乐、利诺刻。

【药理作用】属非甾体抗炎药，具有抗炎、镇痛、解热作用。作用机制为选择性抑制环加氧酶-2，而且能抑制炎症过程中的所有介质。

【适应证】用于慢性关节炎症（如类风湿关节炎和骨关节炎等）、手术和急性创伤后的疼痛和炎症、耳鼻咽部炎症引起的疼痛、痛经、上呼吸道感染引起的发热等症状的治疗。

【体内过程】口服 0.1g，其达峰时间为 1.22～2.75 小时，半衰期为 2～3 小时，作用可持续 6～8 小时。几乎全部通过肾脏排泄，即使多次服用也不会出现蓄积现象。

【用法用量】口服，成人每次 0.05～0.1g，每天 2 次，餐后服用，按病情的轻重和患者的需要，可以增加到每次 0.2g，每天 2 次，最大剂量不超过 10mg，疗程不超过 15 天。建议使用最小有效剂量、最短的疗程，以减少药品不良反应发生。

【不良反应】①主要有胃灼热、恶心、胃痛，但症状都很轻微、短暂，很少需要中断治疗。②极少情况下，患者服药后出现过敏性皮疹。可能产生头晕、嗜睡、胃溃疡或肠胃出血及史-约综合征。对中枢神经和肝脏造成损伤的案例时常出现。

【相互作用】①为高度蛋白质结合药物，可能置换其他蛋白质结合药物。②接受抗凝治疗或服用抗血小板药物的患者应减少用量。

【注意事项】①对本品、阿司匹林或对其他非甾体类药过敏者禁用。②活动性消化道出血、消化道溃疡活动期、严重的肝功能不全、严重的肾功能障碍患者禁用。③禁用于 12 岁以下儿童。④在并用其他非甾体抗炎药之后，如出现视力下降，应停止治疗，进行眼科检查。

【规格】①片剂：50mg，100mg。②胶囊剂：50mg，100mg。③颗粒剂：50mg，100mg。

【贮藏】密闭，在干燥处保存。

3.1.9 抗风湿及骨性关节炎药

金诺芬 Auranofin

【别名】醋硫葡金、金葡芬、瑞得。

【药理作用】可抑制抗体产生，减少免疫血清参与依赖抗体的细胞毒性和抗体依赖性初补体溶解能力。也抑制抗人 IgE 引起的组胺释放。能减少类风湿关节炎患者的类风湿因子，使血沉、抗链球菌溶血素 O 等指标恢复正常或转阴，也可恢复正常免疫球蛋白浓度。本品显效慢，一般需 3～4 个月，至 5～6 个月症状明显改变。

【适应证】主要用于活动性类风湿关节炎，对非甾体抗炎药效果不显著或无法耐受患者，可接受本品治疗。不能消除已出现的骨关节破坏，但有可能阻止或减缓关节的进一步损害。

【体内过程】口服后，约25%经胃肠道吸收，血浆半衰期为11～31天，体内半衰期为80天。主要经粪便（84%～92%）清除，服用量的9%～17%经尿液清除，在乳汁中浓度低。

【用法用量】口服：成人量每天 6mg，于早餐后服，或早、晚餐后各服 3mg。如 4～6 个月后疗效不佳，可增至每天 9mg，分 3 次服。若服药 3 个月后仍无效，应停药。

【不良反应】①常见腹泻、稀便，偶有腹痛、恶心或其他胃肠道不适。②其他较常见的不良反应有皮疹、瘙痒、口腔炎、结膜炎。

【相互作用】①与青霉胺合用有导致皮疹和骨髓抑制的报道。②细胞毒药物或抗疟药可引起与本品类似的毒性，合用时应注意。

【注意事项】①服用前应检查血、尿常规，血小板计数，肝、肾功能。前三项在服药后至少每月检查 1 次。其余化验也应定期检查。②对金化合物有特异性过敏反应者、小肠或结肠炎患者、肺纤维变性者禁用。③严重活动性肝炎、进行性肾炎患者禁用。④孕妇及哺乳期妇女慎用。

【规格】①片剂：3mg。②胶囊：3mg。

【贮藏】遮光、密闭，在阴凉干燥处（不超过 20℃）保存。

汉防己甲素 Tetrandrine

【别名】汉防己碱、金艾康。

【药理作用】通过降低过氧化物释放和吞噬细胞的活性而起到镇痛作用；还能通过抑制肿瘤耐药细胞表面 P-糖蛋白的过度表达，增加化疗药物在肿瘤细胞内的积聚，增强肿瘤细胞对化疗药物的敏感性。可使矽肺胶原纤维松散、降解，脂类减少，微管结构消失、解聚，前胶原转化受阻，在间隙内出现新的细胞。

【适应证】用于风湿痛、关节痛、神经痛；与小剂量放射合并用于肺癌；亦适用于单纯矽肺Ⅰ、Ⅱ、Ⅲ期及各期煤矽肺。

【体内过程】吸收后，主要分布于肝、肺、肾脏等组织器官，大部分以原药存在，少部分代谢转化为汉甲素-*N*-氧化物异构体和 *N*-2-去甲基汉防己甲素，体内半衰期为 90 分钟。

【用法用量】①抗风湿及镇痛：每次 20～40mg，口服，每天 3 次；肌内注射，每次 30mg，每天 1 次。②抗肺癌：每次 40～60mg，每天 3 次。③抗矽肺：每次 60～100mg，每天 3 次，服用 6 天，停药 1 天，疗程为 3 个月。也可静脉注射或静脉滴注，每天 200～300mg。

【不良反应】①少数人可有轻度嗜睡、乏力、恶心、腹或胃部不适等。②长期口服可引起面部等色素沉着，静脉注射时局部疼痛。

【相互作用】①能减轻化疗药物引起的消化道反应与肢体麻木症状，并对化疗引起的血红蛋白与白细胞的损害有保护作用。②使口服环孢素后的血药浓度增高。

【注意事项】①服药期间，应每 3 个月复查肝功能、心电图。②肝、肾等脏器发生器质性病变患者、孕妇、对本品过敏者禁用。

【规格】①片剂：20mg，50mg。②注射剂：30mg。

【贮藏】遮光、密封保存。

白芍总苷 Total Glycosides of Paeony

【别名】帕夫林。

【药理作用】为抗炎免疫调节药，能改善类风湿关节炎患者的病情，减轻患者的症状和体征，并能调节患者的免疫功能。

【适应证】类风湿关节炎。

【体内过程】尚不明确。

【用法用量】口服。每次 0.6g，每天 2～3 次，或遵医嘱。

【不良反应】偶有软便，不需处理，可以自行消失。

【相互作用】【注意事项】尚不明确。

【规格】胶囊剂：每粒 0.3g（以白芍总苷计）。

【贮藏】密封保存。

来氟米特 Leflunomide

【别名】来氟洛米、爱若华、乐瓦、妥抒、关平。

【药理作用】具有抗增殖活性的异唑类免疫调节剂，作用机制主要是抑制二氢乳清酸脱氢酶的活性，从而影响活化淋巴细胞的嘧啶合成。

【适应证】适用于成人类风湿关节炎、狼疮性肾炎；也用于器官移植抗排斥反应。

【体内过程】为前体药，口服后 95% 的药品在肝、肠壁和血浆转化为有活性的代谢物 A771726，其吸收不受食物的影响。A771726 在口服后 6～12 小时达到血浆最高浓度，其中 99.38% 与血浆蛋白结合，约 43% 代谢物由尿中排出，48% 随粪便排出。

【用量用法】口服。①成人类风湿关节炎：最初 3 天给予负荷剂量 50mg/d，之后给予维持剂量 20mg/d。②狼疮性肾炎：推荐剂量一天一次，一次 20～40mg，病情缓解后适当减量。③可与糖皮质激素联用，或遵医嘱。

【不良反应】主要表现为白细胞下降、瘙痒、食欲缺乏、乏力、头晕、腹泻、轻度肝损伤、皮疹和恶心等。

【相互作用】①合用考来烯胺和活性炭，本品血药浓度显著下降。②和肝毒性药物合用时，不良反应增强。③多剂量利福平和单剂量本品联合应用，血液中游离 M1 较单独使用本品提高 40%，随着利福平的使用，本品浓度可能继续升高。

【注意事项】①对本品过敏者、孕妇禁用。②严重免疫缺陷患者、骨髓发育不良者、乙型或丙型肝炎患者、严重或无法控制感染患者和活疫苗免疫时不宜使用本品。③如使用过程中，出现罕见不良反应，如骨髓抑制、史-约综合征，停止服用，同时服用考来烯胺或活性炭。④服用期间定期检查白细胞。⑤有血液异常病史或肝肾功能不全患者应慎用。

【规格】片剂：10mg。

【贮藏】遮光、密封保存。

双醋瑞因 Diacerein

【别名】安必丁、Artrodar、Diacetylrhein。

【药理作用】为骨关节白细胞介素（IL）-1 抑制剂。可诱导软骨生成，具有镇痛、抗炎及解热作用；对骨关节炎有延缓疾病进程的作用。

【适应证】用于治疗退行性关节疾病（骨关节炎及相关疾病）。

【体内过程】在动物和人体内，被口服后在进入体循环之前，先经脱乙酰基作用生成活性代谢产物大黄酸。健康成人单次口服给药后的达峰时间约为 2.4 小时，血浆半衰期约为 4.2 小时，代谢产物大黄酸主要经肾脏排泄，小部分也经胆汁排泄。

【用法用量】长期治疗（不短于 3 个月）：每天 1～2 次，每次 50mg，餐后服用。由于服用本品的最初 2 周可能引起轻度腹泻，因此建议在治疗的最初 4 周每天 50mg，晚餐后服用。患者对药物适应后，剂量可增加至每天 2 次。餐后口服。疗程不应短于 3 个月。由于本品起效慢（于治疗后 2～4 周显效）及良好的胃肠道耐受性，建议在给药的最初 2～4 周可与其他镇痛药或非甾体抗炎药联合应用。

【不良反应】最常见轻度腹泻，一般会在治疗后的最初几日内出现，多数情况下随着继续治疗而自动消失。上腹疼痛、恶心或呕吐的发生率较低。

【相互作用】①不应与泻药同服。②在服用改善肠道转运和（或）肠道内容物性质的药物时，禁服本品。③为提高本品的生物利用度，应避免同时服用含有氢氧化铝和（或）氢氧化镁的药物。④服用本品后会增加使用抗菌药和（或）化学疗法的患者患小肠结肠炎的可能性，因为抗菌药和化学疗法会影响肠道菌群。

【注意事项】①已知对本品过敏或有蒽醌衍生物过敏史的患者禁用。②禁用于 15 岁以下儿童。③不宜在妊娠期间、哺乳期间服用；CC ＜ 30ml/min 的患者应减少剂量。④超过 70 岁且伴有严重肾功能不全的老年患者，剂量须减半或遵医嘱。

【规格】胶囊剂：每粒 50mg。

【贮藏】密闭，贮于 15～25℃下。

氨基葡萄糖 Glucosamine

【别名】2-氨基脱氧葡萄糖、葡糖胺、氨基葡糖、培古力、维骨力、葡立。

【药理作用】可补充软骨基质的丢失成分，使受损的关节软骨恢复正常，抑制炎症过程，缓解疼痛，改善关节功能。对骨性关节炎有结构改善作用，抑制自由基的破坏作用，干扰、阻断骨性关节炎病理过程，有效防止骨性关节炎的病程发展。

【适应证】用于骨关节炎（手、腕、肩、膝、踝、髋、脊椎关节等）。

【体内过程】口服后约可吸收 90%，迅速分布于全身各组织，尤其对关节软骨组织的亲和力强，可弥散到关节软骨基质，到达软骨细胞。给药 4 小时后可达血药浓度峰值。口服本品硫酸盐后 1～8 小时，分布于肝、肾、胃壁、小肠、脑、骨骼、肌肉和关节软骨中的药物浓度呈递增趋势，24 小时后测出的浓度渐见下降。本品的代谢

在肝内进行。10%的用量随尿液排出，11%随粪便排出，其余部分以二氧化碳形式随呼气排出。半衰期约为 18 小时。

【用法用量】口服，每次 0.25～0.5g，每天 3 次，持续口服 4～12 周，治疗 2 周后症状改善。每年重复治疗 2～3 次。

【不良反应】①少见轻微而短暂的胃肠道症状，如恶心、便秘、腹胀和腹泻。②部分患者可能出现过敏反应，包括皮疹、皮肤瘙痒和皮肤红斑。③偶见轻度嗜睡。

【相互作用】①可增加四环素类药的胃肠道吸收。②可减少口服青霉素、氯霉素的吸收。③与利尿药合用时可能需增加利尿药的剂量。

【注意事项】①宜在餐时或餐后服用，可减少胃肠道不适，特别是有胃溃疡的患者。②严重肝、肾功能不全者慎用，在服药后应定期检查肝、肾功能。

【规格】①片剂：250mg，750mg，240mg。②胶囊剂：250mg。③粉剂：1500mg。

【贮藏】遮光、密闭，贮于室温下。

辣椒碱 Capsaicin

【别名】舒笑。

【药理作用】主要通过影响神经肽 P 物质的合成、释放和储藏而起镇痛和止痒作用。

【适应证】用于缓解骨关节炎、类风湿关节炎、强直性脊柱炎、纤维肌痛症、风湿性关节炎等所致的关节和肌肉的疼痛；运动扭伤、拉伤引起的疼痛。

【体内过程】尚不清楚。

【用法用量】软膏剂：成人及 2 岁以上儿童外用。均匀涂抹疼痛部位，每次 1～2 个黄豆粒大小的用量；每天 3～4 次。

【不良反应】偶有在用药部位产生灼烧感和刺痛感，但随时间的延长和反复用药会减轻或消失。

【相互作用】尚不明确。

【注意事项】①仅可用于完整皮肤，不能用于皮肤损伤部位。②按说明书规定的剂量和用药次数用药，但避免长期的大面积使用。③请勿与眼、黏膜接触，避免接触隐形眼镜，如不慎接触到眼部，用大量清水冲洗。④洗澡、游泳、日光浴或受热前后，不可立即使用。⑤用药后请用肥皂和水洗手，以免将手部残留药物接触到眼和身体其他敏感部位。⑥仅供外用，切勿入口。⑦如

使用 1 周后，局部疼痛仍无缓解，请向医师咨询。⑧带状疱疹发作期禁用，皮肤破损或开放性伤口禁用。

【规格】 软膏剂：10g：7.5mg。

【贮藏】 遮光，密闭保存。

3.1.10　复方制剂及其他解热镇痛药

复方阿司匹林　Compound Aspirin

【别名】 复方乙酰水杨酸片、止痛片、喜得宁、解热止痛片。

【药理作用】 为复方解热镇痛药。其中阿司匹林和非那西丁均具有解热镇痛作用，能抑制下丘脑前列腺素的合成和释放，恢复体温调节中枢感受神经元的正常反应性而起退热镇痛作用；阿司匹林还通过抑制外周前列腺素等的合成起镇痛作用。咖啡因为中枢神经兴奋药，能兴奋大脑皮质，提高对外界的感应性，并可收缩脑血管，加强前两药缓解头痛的效果。

【适应证】 用于发热、头痛、神经痛、牙痛、月经痛、肌肉痛、关节痛。

【体内过程】 口服后大部分在小肠上部吸收，约2小时达血药峰值，吸收后迅速分布到各组织。

【用法用量】 口服：成人，每次 1～2 片，每天 3 次，餐后服。

【不良反应】 ①为以阿司匹林和非那西丁为主组成的复方片剂。阿司匹林较常见的不良反应有恶心、呕吐、上腹部不适或疼痛等胃肠道反应，停药后多可消失。②长期或大量应用时可发生胃肠道出血或溃疡；在服用一定疗程后可出现可逆性耳鸣、听力下降。③少数患者可发生哮喘、荨麻疹、血管神经性水肿或休克等过敏反应，严重者可致死亡。④剂量过大时可致肝肾功能损害。非那西丁可引起肾乳头坏死、间质性肾炎并发急性肾衰竭，甚至可能诱发肾盂癌和膀胱癌。⑤非那西丁还易使血红蛋白形成高铁血红蛋白，使血液的携氧能力下降，引起发绀。⑥非那西丁还可引起溶血和溶血性贫血，对视网膜有一定毒性。⑦长期服用非那西丁，还可造成对药物的依赖性，引起肝脏损害。

【相互作用】【注意事项】 见阿司匹林和咖啡因。

【规格】 片剂：每片含阿司匹林 0.22g，非

那西丁 0.15g，咖啡因 35mg。

【贮藏】 密封，在干燥处保存。

复方氨基比林　Compound Aminophenazone

【别名】 安痛定、优散痛。

【药理作用】 为复方解热镇痛药。其中氨基比林和非那西丁能抑制下丘脑前列腺素的合成和释放，恢复体温调节中枢感受神经元的正常反应性而起退热作用；同时还通过抑制前列腺素等的合成而起镇痛作用。氨基比林能抑制炎症局部组织中前列腺素的合成和释放，稳定溶酶体酶，影响吞噬细胞的吞噬作用而起到抗炎作用。咖啡因为中枢神经兴奋药，能兴奋大脑皮质，提高外界的感应性，并可收缩脑血管，加强前两药缓解头痛的效果。苯巴比妥具有镇静、催眠、抗惊厥作用，可增强氨基比林和非那西丁的镇痛作用，并预防发热所致的惊厥。

【适应证】 主要用于发热、头痛、偏头痛、神经痛、牙痛及风湿痛。

【体内过程】 氨基比林半衰期为 1～4 小时，大部分在肝内去甲基成为 4-氨基安替比林，再经乙酰化变成 N-乙酰氨基安替比林，自尿排出。安替比林半衰期约 12 小时，肝中代谢羟化，与葡糖醛酸结合随尿排出，约 5% 以原形从尿中排出。

【用法用量】 口服：每次 1～2 片，每天 3 次。肌内注射，每次 2～4ml，必要时可重复给药。不宜连续使用。

【不良反应】 ①过敏性休克，表现为胸闷、头晕、恶心、呕吐、血压下降、大汗淋漓等症状，应立即停药并抢救。②粒细胞缺乏、紫癜，有时急性起病。③皮疹、荨麻疹、表皮坏死松解症等。

【相互作用】 巴比妥有抑制呼吸中枢作用，对能抑制呼吸中枢的药物（如硫酸庆大霉素等）有加强作用，应禁止同时使用。

【注意事项】 ①对吡唑酮类或巴比妥类药物过敏者禁用。②对本品有过敏史者禁用。③体质虚弱者防止虚脱。④偶见皮疹或剥脱性皮炎；极少数过敏者有粒细胞缺乏症，连用 1 周以上应定期检查血常规。⑤贫血、造血功能障碍患者忌用。⑥有严重不良反应，常用而不宜久用。

【规格】 ①片剂：每片含氨基比林 0.02g，非那西丁 0.2g，苯巴比妥 0.005g。②注射剂：每支含氨基比林 0.1g，安替比林 0.04g，巴比妥钠 0.02g。

【贮藏】 遮光，密闭保存。

复方氯唑沙宗　Compound Chlorzoxazone

【别名】鲁南贝特、莫愁。

【药理作用】氯唑沙宗为中枢性肌松药。主要作用于中枢神经系统，在脊髓和大脑下皮质区抑制多突触反射弧，从而对痉挛性骨骼肌产生肌肉松弛作用而镇痛。对乙酰氨基酚为非甾体解热镇痛药，通过抑制前列腺素的合成起镇痛作用。

【适应证】用于各种急慢性软组织（肌肉韧带、筋膜）扭伤、挫伤及运动后肌肉劳损所引起的疼痛。

【体内过程】氯唑沙宗经消化道完全吸收。口服后1小时内起效，作用持续3～4小时。1.5～2小时达血药峰值。消除半衰期约为1小时。对乙酰氨基酚口服后吸收迅速而完全。口服后0.5～2小时达血药峰值。

【用法用量】口服，每次1～2片，每天3～4次，疗程10天。

【不良反应】可见恶心等消化道症状为主，偶见嗜睡、头晕、轻度头痛，一般较轻微，可自行消失或停药后缓解。

【相互作用】①与吩噻嗪类、巴比妥类等中枢神经抑制剂及单胺氧化酶抑制剂合用时有增强药效的作用，应减少本品用量。②与氯霉素同服时可增强后者毒性。

【注意事项】①应用本品同时饮酒或含乙醇的药物、饮料等能增强药效，剂量应酌减。②孕妇及哺乳期妇女慎用。肝、肾功能不全者慎用。

【规格】片剂：①每片含氯唑沙宗0.125g，对乙酰氨基酚0.15g。②每片含氯唑沙宗0.25g，对乙酰氨基酚0.3g。

【贮藏】遮光、密封保存。

索米痛　Somedon

【别名】去痛片、索灭痛。

【药理作用】复方解热镇痛药。其中氨基比林和非那西丁能抑制下丘脑前列腺素的合成和释放，恢复体温调节中枢感受神经元的正常反应性而起退热作用；同时还通过抑制前列腺素等的合成而起镇痛作用。氨基比林能抑制炎症局部组织中前列腺素的合成和释放，稳定溶酶体酶，影响吞噬细胞的吞噬作用而起到抗炎作用。咖啡因为中枢神经兴奋药，能兴奋大脑皮质，提高对外界的感应性，并可收缩脑血管，加强前两药缓解头痛的效果。苯巴比妥具有镇静、催眠、抗惊厥作用，可增强氨基比林和非那西丁的镇痛作用，并预防发热所致的惊厥。

【适应证】用于发热及轻、中度的疼痛。

【体内过程】参见各成分的药物体内过程。

【用法用量】需要时服用，每次1～2片，每天1～3次。

【不良反应】本复方所含氨基比林和非那西丁均有明显不良反应。服用氨基比林可有呕吐、皮疹、发热、大量出汗及口腔炎等不良反应，少数可致中性粒细胞缺乏、再生障碍性贫血、渗出性红斑、剥脱性皮炎、龟头糜烂等。长期服用非那西丁可引起肾乳头坏死、间质性肾炎并发生急性肾衰竭，甚至可能诱发肾盂癌和膀胱癌，还可造成对药物的依赖性。非那西丁还易使血红蛋白形成高铁血红蛋白，使血液的携氧能力下降，导致发绀，还可引起溶血、肝脏损害，并对视网膜有一定毒性。

【相互作用】参见各成分的药物相互作用。

【注意事项】①不宜长期服用，因其可导致肾脏损害，严重者可致肾乳头坏死或尿毒症，甚至可能诱发肾盂癌和膀胱癌。②氨基比林在胃酸下与食物发生作用，可形成致癌性亚硝基化合物，特别是亚硝胺，因此有潜在的致癌性。③长期服用可造成依赖性，并产生耐受。④对各种创伤性剧痛和内脏平滑肌绞痛无效。⑤对氨基比林、非那西丁、咖啡因或苯巴比妥类药物过敏者禁用。老年人更易致肾功能损害，宜慎用。

【规格】片剂：每片含对乙酰氨基酚0.125g，氨基比林0.15g，咖啡因0.05g，苯巴比妥0.015g。

【贮藏】遮光、密封保存。

牛磺酸　Taurine

【别名】舒目眼宝、天天明、碧畅。

【药理作用】①为中药牛黄的成分之一。作为内源性氨基酸，是中枢抑制性递质，能调节神经组织兴奋性，亦能调节体温，故有解热、镇静、镇痛、抗炎、抗风湿、抗惊厥等作用。此外，可提高机体非特异性免疫功能。②含硫氨基酸，为成熟视网膜中主要的氨基酸。能促进视网膜生长发育，缓解睫状肌痉挛，在房水和玻璃体中与还原性糖竞争性结合，避免玻璃体中蛋白质糖化和氧化。

【适应证】①用于缓解感冒初期的发热。②牛磺酸代谢失调引起的白内障。③用于急慢性结膜炎、疱疹性结膜炎、病毒性结膜炎的辅助治疗。

【体内过程】尚不明确。

【用法用量】①口服，每次用量：1～2 岁 0.4g，3～5 岁 0.6g，6～8 岁 0.8g，9～13 岁 1.0～1.2g，14 岁以上儿童及成人 1.2～1.6g，每天 3 次。②滴眼，每次 1～2 滴，每天 3～5 次。

【不良反应】滴眼偶有一过性刺激反应。

【相互作用】如与其他药物同时使用可能会发生药物相互作用。

【注意事项】①为对症治疗药，连续应用不得超过 3 天，仅限用于发热初起、热度不高的患者，对本品过敏者禁用，过敏体质者慎用。②滴眼出现充血、眼痒、水肿等症状，应停药就医。③滴眼液打开后应在 4 周内用完，逾期请勿使用。

【规格】①片剂：0.4g。②胶囊剂：0.4g。③颗粒剂：0.4g。④滴眼液：10ml∶0.5g，8ml∶0.4g。

【贮藏】遮光、密封，在干燥处保存。

萘丁美酮　Nabumetone

【别名】瑞力芬、彤舒通、弘旭来、普来定。

【药理作用】为一种非酸性非甾体抗炎药，属前体药物，在肝脏内被迅速代谢为 6-甲氧基-2-萘乙酸，通过抑制前列腺素合成而具有解热、镇痛、抗炎作用。

【适应证】用于各种急、慢性关节炎及运动性软组织损伤、扭伤和挫伤、术后疼痛、牙痛、痛经等。

【体内过程】口服后易于吸收，血浆半衰期为 24 小时。在肝内代谢，80%代谢物随尿排出，10%见于粪便中。

【用法用量】成人常用量：口服，每次 1.0g，每天 1 次，睡前服。每天最大量为 2g，分 2 次服。体重不足 50kg 的成人每天 0.5g 的剂量起始。逐渐上调至有效剂量。

【不良反应】①胃肠道：恶心、呕吐、消化不良、腹泻、腹痛和便秘。②神经系统：头痛、头晕、耳鸣、多汗、失眠、嗜睡、紧张和多梦。③皮肤：皮疹和瘙痒。④少见或偶见的不良反应：黄疸、肝功能异常、焦虑、抑郁、感觉异常、震颤、眩晕、大疱性皮疹、荨麻疹、呼吸困难、哮喘、过敏性肺炎、蛋白尿、血尿及血管神经性水肿等。

【相互作用】与乙内酰脲类抗惊厥药及磺酰脲类降血糖药并用时应适当减少剂量。

【注意事项】①有消化性溃疡史的患者服用时，应对其症状的复发情况进行定期检查。②活动性消化性溃疡或出血、严重肝功能异常、对本品及其他非甾体抗炎药过敏者禁用。③孕妇在妊娠的后 3 个月及在哺乳期不主张使用，儿童禁用。④心力衰竭、水肿或高血压者应慎用。

【规格】①片剂：0.25g，0.5g。②胶囊：0.25g。③分散片：0.5g。④干混悬剂：0.5g，1g。

【贮藏】遮光保存。

奈福泮　Nefopam

【别名】平痛新、肌舒平、镇痛醚。

【药理作用】为一种新型的非麻醉性镇痛药，兼有轻度的解热和肌肉松弛作用。化学结构属于环化邻甲基苯海拉明。所以不具有非甾体抗炎药的特性，亦非阿片受体激动剂。

【适应证】用于术后镇痛、癌症痛、急性外伤痛。亦用于急性胃炎、胆道蛔虫病、输尿管结石等内脏平滑肌绞痛。

【体内过程】口服吸收迅速，达峰时间为 1～3 小时，首过效应明显。半衰期 4～8 小时，血浆蛋白结合率 71%～76%。由肝代谢而失去药理活性，大部分经肾脏排泄，原形药不足 5%，少量随粪便排出。

【用法用量】口服：每次 20～60mg（1～3 片），每天 60～180mg。

【不良反应】产生作用时常出现嗜睡、恶心、出汗、头晕、头痛等。但一般持续时间不长。偶见口干、眩晕、皮疹。

【相互作用】①不宜与抗惊厥药、单胺氧化化酶抑制剂联合应用。②与可待因、喷他佐辛、右丙氧酚镇痛药合用可增强其成瘾性。

【注意事项】①严重心血管疾病、心肌梗死或惊厥者禁用。②青光眼、尿潴留和肝、肾功能不全患者慎用。

【规格】片剂：20mg

【贮藏】遮光、密封保存。

3.2　抗痛风药

别嘌醇 Allopurinol

【别名】别嘌呤醇、柴罗列克、华风痛、全嘌呤、赛来力、赛洛克、赛洛力、痛风立克、痛风宁、维洛林、异嘌呤醇、易达通、奥迈必利、Adenock、Allopurinolum、Anzief、HPP、Isopurinol、Lopurim、Lopurin、Milurit、Valeric、Zyloprim、

Zyloric。

【药理作用】是抑制尿酸合成的药物。本品及其代谢产物氧嘌呤醇均能抑制黄嘌呤氧化酶，阻止次黄嘌呤和黄嘌呤代谢为尿酸，从而减少尿酸的生成，使血和尿中的尿酸含量降低到溶解度以下，防止尿酸形成结晶沉积在关节及其他组织内，也有助于痛风患者组织内的尿酸结晶重新溶解。本品亦通过对次黄嘌呤-鸟嘌呤磷酸核酸转换酶的作用抑制体内新的嘌呤合成。

【适应证】①原发性和继发性高尿酸血症，尤其是尿酸生成过多而引起的高尿酸血症。②反复发作或慢性痛风者。③痛风石。④尿酸性肾结石和（或）尿酸性肾病。⑤有肾功能不全的高尿酸血症。

【体内过程】口服后在胃肠道内吸收完全，2～6小时血药浓度可达峰值，在肝脏内代谢为有活性的氧嘌呤醇，两者都不能和血浆蛋白结合。半衰期为14～28小时，与氧嘌呤醇均由肾脏排出。并用促尿酸排泄药可促进氧嘌呤醇的排泄，但肾功能不全时其排出量减少。

【用法用量】口服。①成人常用量：初始每次50mg，每天1～2次，每周可递增50～100mg，至每天200～300mg，分2～3次服。每2周测血和尿中的尿酸水平，如已达正常水平，则不再增量，如仍高可再递增。但每天最大量不得大于600mg。②儿童治疗继发性高尿酸血症常用量：6岁以内每次50mg，每天1～3次；6～10岁，每次100mg，每天1～3次。剂量可酌情调整。

【不良反应】①皮疹：可呈瘙痒性丘疹或荨麻疹。如皮疹广泛而持久及经对症处理无效，并有加重趋势时必须停药。②胃肠道反应：包括腹泻、恶心、呕吐和腹痛等。③白细胞减少、血小板减少、贫血或骨髓抑制，应考虑停药。④其他有脱发、发热、淋巴结肿大、肝毒性、间质性肾炎及过敏性血管炎等。⑤国外曾报道数例患者在服用本品期间发生原因未明的突然死亡。

【相互作用】①饮酒、氯噻酮、依他尼酸、呋塞米、美托拉宗、吡嗪酰胺或噻嗪类利尿药均可增加血清中尿酸含量。控制痛风和高尿酸血症时，应用本品要注意用量的调整。对高血压或肾功能差的患者，与噻嗪类利尿药同用时，有发生肾衰竭及出现过敏的报道。②与氨苄西林同用时，皮疹的发生率增多，尤其是高尿酸血症患者。③与抗凝血药如双香豆素、茚满二酮衍生物等同

用时，抗凝血药的效应可加强，应注意调整剂量。④与硫唑嘌呤或巯嘌呤同用时，后者的用量一般要减少至1/4～1/3。⑤与环磷酰胺同用时，对骨髓的抑制可更明显。⑥与尿酸化药同用时，可增加肾结石形成的可能。

【注意事项】①不能控制痛风性关节炎的急性炎症症状，不能作为抗炎药使用，因为本品促使尿酸结晶重新溶解时可再次诱发并加重关节炎急性期症状。②必须在痛风性关节炎的急性炎症症状消失后（一般在发作后2周左右）方可开始应用。③服药期间应多饮水，并使尿液呈中性或碱性以利于尿酸排泄。④用于血尿酸和24小时尿尿酸过多、有痛风石或有泌尿系结石及不宜用促尿酸排出药者。⑤必须由小剂量开始，逐渐递增至有效量，维持正常血尿酸和尿尿酸水平，以后逐渐减量，用最小有效量维持较长时间。⑥与排尿酸药合用可加强疗效，不宜与铁剂同服。⑦用药前及用药期间要定期检查血尿酸及24小时尿尿酸水平，以此作为调整药物剂量的依据。⑧有肾、肝功能不全者及老年人应谨慎用药，并减少每天用量。⑨用药期间应定期检查血常规及肝肾功能。

【规格】①片剂：100mg，250mg，300mg。②胶囊剂：250mg。

【贮藏】遮光、密闭保存。

秋水仙碱 Colchicine

【别名】秋水仙素、舒风灵、Colchineos、COLC、Colcin。

【药理作用】①和中性粒细胞微管蛋白的亚单位结合而改变细胞膜功能，包括抑制中性粒细胞的趋化、黏附和吞噬作用。②抑制磷脂酶A2，减少单核细胞和中性粒细胞释放前列腺素和白三烯。③抑制局部细胞产生IL-6等，从而达到控制关节局部的疼痛、肿胀及炎症反应。

【适应证】治疗痛风性关节炎的急性发作，预防复发性痛风性关节炎的急性发作。

【体内过程】口服易于吸收，2小时可达血药峰值，血浆蛋白结合率为31%。半衰期为35～90分钟。部分在肝内去乙酰化，原药及其代谢物在胆汁中有很高的浓度，并经肠肝循环大部分随粪便排出，尿中排出10%～36%。

【用法用量】①急性期：成人常用量为每1～2小时服0.5～1mg，直至关节症状缓解，或出现腹泻或呕吐，达到治疗量一般为3～5mg，

24 小时内不宜超过 6mg，停服 72 小时后每天量为 0.5～1.5mg，分次服用，共 7 天。②预防：每天 0.5～1.0mg，分次服用，但疗程酌定，如出现不良反应应随时停药。③静脉注射，首剂 1～2mg，用 0.9%氯化钠注射液 20ml 稀释。必要时，以后每 6 小时静脉注射 0.5mg，24 小时药量不超过 4mg。

【不良反应】①胃肠道症状：腹痛、腹泻、呕吐及食欲缺乏为常见的早期不良反应，严重者可造成脱水及电解质紊乱等表现。长期服用者可出现严重的出血性胃肠炎或吸收不良综合征。②肌肉、周围神经病变：表现为麻木、刺痛和无力。③骨髓抑制：出现血小板减少，中性粒细胞减少甚至再生障碍性贫血，有时可危及生命。④休克：表现为少尿、血尿、抽搐及意识障碍。死亡率高，多见于老年人。⑤其他：脱发、皮疹、发热及肝损害等。

【相互作用】①可导致可逆性的维生素 B_{12} 吸收不良。②可使中枢神经抑制药增效，拟交感神经药的反应性加强。

【注意事项】①如发生呕吐、腹泻等反应，应减小用量，严重者应立即停药。②用药期间应定期检查血常规及肝、肾功能。③女性患者在服药期间及停药以后数周内不得妊娠。

【规格】①片剂：0.5mg。②注射剂：1ml：0.5mg，1mg：1ml。

【贮藏】密封、遮光保存。

苯溴马隆 Benzbromarone

【别名】苯溴香豆素、苯溴香豆酮、溴酚呋喃、痛风利仙、立加利仙、步利仙、尔同舒、龙诺、Desuric、Exurate、Hipuric、Normurat、Urinorm。

【药理作用】属苯骈呋喃衍生物，为促尿酸排泄药，主要通过抑制肾小管对尿酸的重吸收，从而降低血中尿酸浓度。

【适应证】单纯原发性高尿酸血症及痛风性关节炎非发作期。

【体内过程】口服后仅部分被吸收，6 小时可达血药峰值。在肝内代谢，主要随粪便排出，小量出现在尿中。

【用法用量】成人常用量由每天 25mg 开始，无不良反应可逐渐递增至每天 100mg。早餐后服，同时每天加服碳酸氢钠 3g，将尿液 pH 调至 6.2～6.8。治疗 1～2 周复查血尿酸值，再调节剂量。

【不良反应】①胃肠反应：恶心及腹部不适等。②引起肾结石和肾绞痛。③诱发关节炎急性发作。④罕见发热、皮疹和肝肾功能损害。

【相互作用】促尿酸排泄作用可因水杨酸盐而减弱，被抗结核药吡嗪酰胺（主要经肾小球滤过排泄）所抵消。

【注意事项】①服用过程中应多饮水，碱化尿液。对肾功能下降、血肌酐大于 130μmol/L 者仍然有效，但必须保持每天尿量在 2000ml 以上。②定期检测肾功能及血和尿尿酸的变化。③必须在痛风性关节炎的急性症状控制后方能应用本品。

【规格】片剂：50mg，100mg。

【贮藏】遮光保存。

丙磺舒 Probenecid

【别名】羧苯磺胺、Probexin、Solpurin、Benemid、Probalan。

【药理作用】①抑制尿酸盐在肾小管的主动重吸收，增加尿酸盐的排泄，降低血中尿酸盐的浓度，从而减少尿酸沉积。防止尿酸盐结晶的生成，减少关节的损伤，也可促进已形成的尿酸盐溶解。②可以竞争性抑制弱有机酸（如青霉素、头孢菌素）在肾小管的分泌，从而增加这些抗生素的血浓度和延长其作用时间。可作为抗生素治疗的辅助用药。

【适应证】用于高尿酸血症伴慢性痛风性关节炎及痛风石，但必须：①肾小球滤过率>50～60ml/min。②无肾结石或肾结石史。③非酸性尿。④不服用水杨酸类药物。还可作为抗生素治疗的辅助用药，与青霉素、氨苄西林、苯唑西林、邻氯西林、萘夫西林等抗生素同用，可抑制这些抗生素的排出，提高血药浓度并能维持较长时间。

【体内过程】口服易于吸收，血药达峰时间为 2～4 小时。血浆半衰期与剂量有关，口服 500mg 后为 4.2 小时，剂量加大时可为 6～12 小时。血浆蛋白结合率为 85%～95%。在肝内广泛代谢，主要以葡糖醛酸结合物形式及其他侧链氧化代谢物形式随尿排出。

【用法用量】口服。①慢性痛风的高尿酸血症：成人每次 0.25g，每天 2 次，1 周后可增至每次 0.5g，每天 2 次。②增强青霉素类的作用：成人每次 0.5g，每天 4 次。2～14 岁或体重在 50kg 以下儿童，首剂按体重 0.025g/kg 或按体表面积 $0.7g/m^2$，以后每次 0.01g/kg 或 $0.3g/m^2$，每天 4 次。

【不良反应】①胃肠道症状如恶心或呕吐等,见于约5%的服用者。偶可引起消化性溃疡。②能促进肾结石形成,应保证尿pH为6.0～6.5。大量饮水并同服碱化尿液的药物,以防肾结石。③与磺胺出现交叉过敏反应,包括皮疹、皮肤瘙痒及发热等,但少见。④偶引起白细胞减少、骨髓抑制及肝坏死等。

【相互作用】①饮酒,氯噻酮、依他尼酸、呋塞米、吡嗪酰胺及噻嗪类等利尿药可增加血清尿酸浓度,与这些药同用时需注意调整用量,以控制高尿酸血症。②与阿司匹林或其他水杨酸盐同用,可抑制本品的排尿酸作用。③本品与吲哚美辛、氨苯砜、萘普生等同用,后者的血药浓度增高,毒性加大。④与各类青霉素、头孢菌素同用时,后者的血药浓度增高,并维持较长时间,毒性加大,尤其是对肾脏的毒性。⑤与口服降血糖药同用时,后者的效应增强。⑥与甲氨蝶呤同用时,后者的血药浓度可能增高,毒性加大。⑦与呋喃妥因同用时,由于肾小管分泌作用受到抑制,使呋喃妥因在尿中抗感染的疗效减低。⑧与利福平同用时,因两药被肝脏摄取有竞争,故利福平的血药浓度可增高并随时间延长毒性加大。临床上一般不主张为了提高利福平的血药浓度而两药并用。⑨与磺胺药同用时,因后者由肾排泄减慢,血药浓度升高。长期合用时应定期检测磺胺药的血药浓度。

【注意事项】服用时应保持摄入足量水分(2500ml/d左右),防止形成肾结石,必要时同时服用碱化尿液的药物。定期检测血和尿 pH、肝肾功能及血尿酸和尿尿酸等。

【规格】片剂:0.25g,0.5g。

【贮藏】遮光保存。

磺吡酮 Sulfinpyrazone

【别名】硫氧唑酮、苯磺唑酮、苯磺保泰松、Anturane、Anturano、Anturidin。

【药理作用】为保泰松衍生物,可竞争性抑制尿酸盐在近曲小管主动再吸收,从而增加尿酸从尿中排泄,降低血中尿酸浓度。抑制血小板聚集,增加血小板存活时间。据研究治疗的前6个月中可减少心肌梗死突然死亡的危险。有微弱的抗炎和镇痛作用。半衰期约为3小时。大部分由肾排泄。

【适应证】用于治疗慢性痛风。减缓或预防痛风结节的形成和关节的痛风病变。

【体内过程】口服后吸收迅速而完全,约1小时达血药峰值。血浆蛋白结合率在95%以上。半衰期约3小时。2～4小时大部分(25%～50%)以原药形式排出,其余为羟基衍生物随尿排出。

【用法用量】①抗痛风:成人口服每次0.05～0.1g,每天2次,剂量可递增至每天400～600mg,时间可用至1周。②维持量:每次100mg,每天2次。

【不良反应】①10%～15%患者服后有胃肠道反应。②有报道,个别患者用药期间可引起肾衰竭。

【相互作用】①水杨酸类拮抗本品的促尿酸排泄作用,故不应合用。②本品能增强口服抗凝血药、磺酰脲类降血糖药的作用,如需合用,应谨慎对待。

【注意事项】①急性痛风关节炎控制后2周,始可使用本品。②与食物同服或同服碳酸氢钠可减少药物对胃肠刺激及减少尿酸在泌尿道沉着。③慎用于溃疡病患者。④不可与阿司匹林及其他水杨酸盐同用。

【规格】片剂:0.1g。

【贮藏】遮光保存。

非布司他 Febuxostat

【别名】Adenuric、Febutaz、Uloric、非布索坦。

【药理作用】①为 2-芳基噻唑衍生物,是一种黄嘌呤氧化酶抑制剂,通过抑制尿酸合成降低血清尿酸浓度。常规治疗浓度下不会抑制其他参与嘌呤和嘧啶合成与代谢的酶。②健康受试者服用后,24小时平均血清尿酸浓度出现剂量依赖性降低,黄嘌呤的血清平均浓度升高。此外,尿酸的每天总排泄量减少。同时,每天尿液中的黄嘌呤总排泄量增多。每天给药剂量为40mg和80mg时,24小时平均血清尿酸浓度的降低率为40%～55%。

【适应证】适用于痛风患者高尿酸血症的长期治疗。不推荐用于无临床症状的高尿酸血症。

【体内过程】吸收:口服给药后,吸收率至少为49%(根据尿液中总回收的放射性标志物计算)。服药后1～1.5小时达血药峰值。平均表观稳态分布容积(V_{ss})约是50L[变异系数(CV)约40%]。血浆蛋白结合率约99.2%。被广泛代谢,通过与尿苷二磷酸葡糖苷酸转移酶(UGT)结合,经细胞色素 P450 酶系统、非细胞色素 P450

酶系统进行氧化。通过肝、肾途径消除。口服80mg，约49%通过尿液排泄，包括原药（3%）、酰基葡糖醛酸代谢产物（30%）、已知的氧化代谢产物及其结合物（13%）、其他未知的代谢产物（3%）。除了随尿液排泄，约45%随粪便排泄，包括原药（12%）、酰基葡糖醛酸代谢产物（1%）、已知的氧化代谢产物及其结合物（25%）、其他未知的代谢产物（7%）。平均终末消除半衰期为5～8小时。

【用法用量】服用剂量为每天 1 次，每次40mg或80mg，不推荐用于无高尿酸血症的痛风患者。

【不良反应】大多轻微，具有自限性。常见的有腹泻、疼痛、背痛、头痛和关节痛。

【相互作用】①是黄嘌呤氧化酶（XO）抑制剂，与茶碱合用时应谨慎，XO抑制可能会提高这些药物在血浆中的浓度，从而导致中毒，禁用于正在接受硫唑嘌呤或巯嘌呤治疗的患者。②基于在健康受试者体内进行的药物相互作用研究，与秋水仙碱、萘普生、吲哚美辛、氢氯噻嗪、华法林、地昔帕明合用时无显著相互作用。

【注意事项】食物会影响本品的吸收，但并不显著影响其降血尿酸效果。

【规格】片剂：80mg，120mg。

【贮藏】遮光、密封，不超过25℃保存。

3.3 缓解感冒症状的
复方OTC制剂

<u>氨咖黄敏</u> Paracetamol, Caffein, Artificial Cow-bezoar and Chlorphenamine Maleate

【别名】速效伤风胶囊。

【药理作用】对乙酰氨基酚能抑制前列腺素合成，有解热镇痛作用；咖啡因为中枢兴奋药，能增强对乙酰氨基酚的解热镇痛效果，并减轻其他药物所致的嗜睡、头晕等中枢抑制作用；马来酸氯苯那敏为抗组胺药，能减轻流涕、鼻塞、打喷嚏症状；人工牛黄具有解热、定惊作用。

【适应证】适用于缓解普通感冒及流行性感冒引起的发热、头痛、四肢酸痛、打喷嚏、流鼻涕、鼻塞、咽痛等症状。

【体内过程】①对乙酰氨基酚口服后吸收迅速而完全。口服后0.5～2小时达血药峰值。在体内均匀分布，血浆蛋白结合率为 25%～50%。90%～95%在肝脏代谢。②马来酸氯苯那敏口服后吸收快而完全，但口服后首过效应强，血浆蛋白结合率为72%，药物可透过胎盘，也可分泌入乳汁，主要经肝脏代谢，中间代谢产物无药理活性，24小时内随尿液、粪便及汗液排泄。③咖啡因口服后，90分钟达血药峰值，而后迅速到达中枢神经系统，也可分布于唾液和乳汁中，血浆半衰期3～4小时，作用可维持12小时，在体内可蓄积。经肝脏代谢，代谢产物由肾脏排泄。

【用法用量】①片剂及胶囊剂：口服，成人每次1～2片（粒），每天3次。②颗粒剂：1～5岁每次半袋；6～9岁每次1袋；10～14岁每次1袋半，每天2次，温开水冲服。

【不良反应】有时有轻度头晕、乏力、恶心、上腹不适、口干、食欲缺乏和皮疹等，可自行恢复。

【相互作用】长期服用或与其他解热镇痛药同服有增加肾毒性的危险。

【注意事项】①服用期间不得饮酒或含有乙醇的饮料。②不能同时服用成分相似的其他抗感冒药。③前列腺肥大、青光眼等患者及老年人应在医师指导下使用。④肝、肾功能不全者慎用，孕妇及哺乳期妇女慎用。⑤服药期间不得驾驶机、车、船，不得从事高空作业、机械作业及操作精密仪器。

【规格】①胶囊剂：每粒含对乙酰氨基酚250mg，咖啡因 15mg，马来酸氯苯那敏 1mg，人工牛黄 10mg。②片剂：每片含对乙酰氨基酚250mg，咖啡因 15mg，马来酸氯苯那敏 1mg，人工牛黄 10mg。③小儿颗粒剂：每袋含对乙酰氨基酚 125mg，咖啡因 7.5mg，马来酸氯苯那敏0.5mg，人工牛黄 5mg。

【贮藏】密封、干燥处保存。

<u>酚麻美敏</u> Compound Hydrobromide Dextromethorphan

【别名】泰诺、祺尔百服咛、恺诺、彤贝得。

【药理作用】具有解热镇痛、减轻鼻黏膜充血、镇咳和抗组胺作用；配方中的对乙酰氨基酚为解热镇痛药，通过抑制前列腺素合成酶，减少前列腺素合成而产生解热镇痛作用；盐酸伪麻黄碱为拟肾上腺素药，可收缩鼻黏膜血管；氢溴酸右美沙芬为镇咳药，通过抑制延髓咳嗽中枢而产生镇咳作用；马来酸氯苯那敏为 H_1 受体拮抗剂，可对抗组胺引起的微血管扩张和毛细血管通透性增加。

【适应证】用于小儿,可减轻普通感冒或流行性感冒引起的发热、头痛、四肢酸痛、喷嚏、流涕、鼻塞、咳嗽咽痛等症状。

【体内过程】①对乙酰氨基酚、马来酸氯苯那敏的资料参见氨咖黄敏。②盐酸伪麻黄碱口服后有 0.4%~0.7%伪麻黄碱经由乳汁分泌,乳汁中的伪麻黄碱浓度为血浆浓度的 2~3 倍。③氢溴酸右美沙芬口服后从胃肠道完全吸收。口服后 24 小时内原形药及代谢产物随尿排出给药剂量的 43%。

【用法用量】①口服液:6~11 岁每次 10ml,2~5 岁每次 5ml,2 岁以下剂量酌减,每 4~6 小时服 1 次,24 小时内不超过 4 次。②片剂和胶囊剂:成人和 12 岁以上儿童,每次 1~2 片(粒),每 6 小时服 1 次。24 小时内不超过 4 次。③颗粒剂:每次 1 袋,每天 3 次,服用间隔不少于 6 小时,24 小时不超过 4 袋,温水冲服。

【不良反应】胃肠道不适、嗜睡,偶有头晕、皮疹等。

【相互作用】①勿与降血压药、镇静药或催眠药同服。②服药期间避免同时饮用含乙醇饮料。

【注意事项】①过敏者禁用。②心脏病、高血压、甲状腺疾病、糖尿病、慢性支气管炎、持续及慢性咳嗽并伴有哮喘者慎用。③在服药后发热仍持续 3 天,或疼痛持续 5 天以上,出现红疹及头痛时,应停药并速去医院诊治。

【规格】①口服液:120ml,每毫升含对乙酰氨基酚 32mg,氢溴酸右美沙芬 1mg,盐酸伪麻黄碱 3mg,马来酸氯苯那敏 0.2mg。②片剂及胶囊剂:含对乙酰氨基酚 325mg,盐酸伪麻黄碱 30mg,氢溴酸右美沙芬 15mg,马来酸氯苯那敏 2mg。③颗粒剂:每包含对乙酰氨基酚 650mg,盐酸伪麻黄碱 60mg,氢溴酸右美沙芬 30mg,马来酸氯苯那敏 4mg。

【贮藏】密闭,干燥,阴凉处保存。

氨酚伪麻美那敏 Compound Pseudoephedrine Hydrochloride

【别名】日夜百服宁。

【药理作用】有解热镇痛、镇咳及减轻鼻黏膜充血和抗组胺作用。对乙酰氨基酚具解热镇痛作用;盐酸伪麻黄碱可收缩鼻黏膜血管,减轻鼻塞症状;马来酸氯苯那敏为抗组胺药,能减轻流泪、打喷嚏、流涕等过敏症状;氢溴酸右美沙芬可对抗组胺引起的微血管扩张及通透性增加,能抑制咳嗽中枢,产生镇咳作用,但无成瘾性。

【适应证】用于普通感冒或流行性感冒引起的发热、头痛、周身四肢酸痛、打喷嚏、流涕、鼻塞、咳嗽等症状。

【体内过程】对乙酰氨基酚和盐酸伪麻黄碱:①参见氨咖黄敏。②氢溴酸右美沙芬参见酚麻美敏。

【用法用量】口服:成人和 12 岁以上儿童每 6 小时服 1 次,每次 1 片,24 小时不超过 8 片。

【不良反应】轻度嗜睡、多汗、头晕、乏力、恶心、上腹不适、口干、食欲缺乏和皮疹等。

【相互作用】①与其他解热镇痛药同用,可增加肾脏毒性。②不宜与抗抑郁药、降压药、解痉药、巴比妥类、氯霉素、洋地黄苷类药物等并用。

【注意事项】①每天剂量不超过 4 片,疗程不超过 7 天,症状不缓解请咨询医师或药师。②服用期间禁止饮酒,不能同时服用含有与本品成分相似的其他抗感冒药。③肾功能不全者慎用,驾驶机动车、操作机器的及高空作业者不宜使用。

【规格】片剂:对乙酰氨基酚 325mg,盐酸伪麻黄碱 30mg,氢溴酸右美沙芬 15mg,马来酸氯苯那敏 2mg。

【贮藏】遮光、密闭保存。

氨酚伪麻 Paracetamol and Pseudoephedrine Hydrochloride

【别名】时美百服咛、必停、达风、劲得。

【药理作用】对乙酰氨基酚能抑制前列腺素的合成,具有解热镇痛作用。盐酸伪麻黄碱为拟肾上腺素药,可选择性地收缩上呼吸道毛细血管,消除鼻咽黏膜充血,减轻鼻塞。

【适应证】适用于婴儿因感冒及其他上呼吸道过敏性疾病等引起的多种症状,如发热、鼻塞、流涕等。

【体内过程】参见氨咖黄敏。

【用法用量】口服:每 4~6 小时可重复用药,每 24 小时不超过 4 次。

【不良反应】偶有口干、胃部不适、皮疹等轻微症状,停药后可自行消失。

【相互作用】①与其他解热镇痛药同用,可增加肾毒性的危险。②不宜与氯霉素、巴比妥类(如苯巴比妥)、解痉药(如颠茄)合用。

【注意事项】服药 3 天后持续发热，请咨询医师。

【规格】滴剂：本品为复方制剂，每 8ml 含对乙酰氨基酚 80mg 和盐酸伪麻黄碱 7.5mg。

酚咖片　Compound Paracetamol Table

【别名】加合百服宁。

【药理作用】含有对乙酰氨基酚，能抑制前列腺素的合成而产生解热镇痛作用：咖啡因为中枢兴奋药，能够收缩脑血管，减轻其搏动的幅度，故与解热镇痛药配伍能增强镇痛效果。

【适应证】用于普通感冒或流行性感冒引起的发热。也用于缓解轻至中度疼痛，如头痛、偏头痛、牙痛、神经痛、肌肉痛、痛经及关节痛等。

【体内过程】参见氨咖黄敏。

【用法用量】口服。成人每次 1 片，若症状不缓解，间隔 4～6 小时可重复用药 1 次，24 小时内不超过 4 次。

【不良反应】较少，对胃无刺激性，不引起胃出血，偶见皮疹、荨麻疹、药物热及白细胞减少等不良反应，长期大量用药会导致肝、肾功能异常。

【相互作用】①应用巴比妥类（如苯巴比妥）或解痉药（如颠茄）的患者，长期应用本品可致肝损害。②与氯霉素同服，可增强后者的毒性。③长期大量与阿司匹林或其他非甾体抗炎药合用时，有明显增加肾毒性的危险。④与抗病毒药齐多夫定合用时，可增加其毒性，应避免同时应用。

【注意事项】①为对症治疗药，用于解热连续应用不得超过 3 天，用于镇痛不得超过 5 天，症状未缓解请咨询医师或药师。②不能同时服用含有对乙酰氨基酚及其他解热镇痛药的药品（如某些复方抗感冒药）。③出现皮疹、荨麻疹等过敏反应时，应立即停药就医。④肝肾功能不全患者、老年患者慎用。⑤对阿司匹林过敏者慎用。⑥服用期间禁止饮酒或含有乙醇的饮料。

【规格】片剂：每片含对乙酰氨基酚 500mg 和咖啡因 65mg。

【贮藏】避光，密封保存。

氨酚伪麻美芬片Ⅱ/氨麻苯美片
Paracetamol Pseudoephedrine Hydrochloride and Dextromethorphan Hydrobromide Tablets

【别名】白加黑、泰康新。

【药理作用】对乙酰氨基酚可抑制前列腺素合成而具有解热镇痛作用；盐酸伪麻黄碱具有收缩上呼吸道毛细血管，消除鼻咽黏膜充血，减轻鼻塞、流涕的作用；氢溴酸右美沙芬能抑制咳嗽中枢，具有止咳作用；盐酸苯海拉明为抗组胺药，能进一步减轻鼻塞、流涕、打喷嚏等症状，并有镇静安眠的作用。

【适应证】适用于缓解普通感冒及流行性感冒引起的发热、头痛、四肢酸痛、打喷嚏、流鼻涕、鼻塞、咳嗽、咽痛等症状。

【体内过程】参见酚麻美敏。

【用法用量】①日用片：口服，成人和 12 岁以上儿童，每次 1～2 片，每天 2 次或白天每 6 小时服 1 次。②夜用片：口服，成人和 12 岁以上儿童，睡前服 1～2 片。

【不良反应】有时有轻度头晕、乏力、恶心、上腹不适、口干、食欲缺乏和皮疹等症状，可自行恢复。

【相互作用】参见氨酚伪麻美那敏。

【注意事项】参见氨咖黄敏。

【规格】①氨酚伪麻美芬片Ⅱ（日用片）：对乙酰氨基酚 325mg，盐酸伪麻黄碱 30mg，氢溴酸右美沙芬 15mg。②氨麻苯美片（夜用片）：对乙酰氨基酚 325mg，盐酸伪麻黄碱 30mg，氢溴酸右美沙芬 15mg，盐酸苯海拉明 25mg。

【贮藏】遮光、密闭，在干燥处保存。

氨酚伪麻美芬片（日片）/氨麻美敏片Ⅱ（夜片）
Paracetamol, Pseudoephedrine Hydrochloride and Dextromethorphan Hydrobromide Tablets/ Paracetamol, Pseudoephedrine Hydrochloride, Dextromethorphan Hydrobromide and Chlorpheniramine Maleate Tablets

【别名】日夜百服咛。

【药理作用】对乙酰氨基酚可抑制前列腺素合成而具有解热镇痛作用；盐酸伪麻黄碱具有收缩上呼吸道毛细血管，消除鼻咽黏膜充血，减轻鼻塞、流涕的作用；氢溴酸右美沙芬能抑制咳嗽中枢，具有止咳作用；马来酸氯苯那敏为抗组胺药，能进一步减轻鼻塞、流涕、打喷嚏等症状，并有镇静安眠的作用。

【适应证】适用于缓解普通感冒及流行性感冒引起的发热、头痛、四肢酸痛、打喷嚏、流鼻涕、鼻塞、咳嗽、咽痛等症状。

【体内过程】参见酚麻美敏。

【用法用量】日片（氨酚伪麻美芬片）：口服，成人和 12 岁以上儿童，每次 1 片，白天每 6 小时服 1 次。夜片（氨麻美敏片Ⅱ）：口服，成人和 12 岁以上儿童，夜晚或临睡前服 1 片。

【不良反应】有时有轻度头晕、乏力、恶心、上腹不适、口干、食欲缺乏和皮疹等症状，可自行恢复。

【相互作用】参见氨酚伪麻美那敏。

【注意事项】参见氨咖黄敏。

【规格】复方制剂。①日片（氨酚伪麻美芬片）：含对乙酰氨基酚 500mg，盐酸伪麻黄碱 30mg，氢溴酸右美沙芬 15mg。②夜片（氨麻美敏片Ⅱ）：含对乙酰氨基酚 500mg，盐酸伪麻黄碱 30mg，氢溴酸右美沙芬 15mg，马来酸氯苯那敏 2mg。

【贮藏】遮光、密封保存。

复方氨酚烷胺 Compound Paracetamol and Amantadine Hydrochloride

【别名】快克、感康。

【药理作用】对乙酰氨基酚能抑制前列腺素合成，有解热镇痛的作用；金刚烷胺可抗"亚甲型"流感病毒，可抑制病毒繁殖；咖啡因为中枢兴奋药，能增强对乙酰氨基酚的解热镇痛效果，并能减轻其他药物所致的嗜睡、头晕等中枢抑制作用；马来酸氯苯那敏为抗过敏药，能减轻流涕、鼻塞、打喷嚏等症状；人工牛黄具解热、镇惊作用。上述诸药配伍制成复方，可增强解热、镇痛效果，解除或改善感冒所致的各种症状。

【适应证】用于缓解普通感冒及流行性感冒引起的发热、头痛、四肢酸痛、打喷嚏、流鼻涕、鼻塞、咽痛等症状，也可用于流行性感冒的预防和治疗。

【体内过程】①对乙酰氨基酚、马来酸氯苯那敏参见氨咖黄敏。②金刚烷胺在胃肠道吸收迅速且完全，吸收后分布于唾液、鼻腔分泌液中。在动物组织尤其是肺内的含量高于血清的含量。可通过胎盘及血脑屏障。肾功能正常者半衰期为 11～15 小时，肾衰竭者为 24 小时。长期透析的患者可达 7～10 天。口服后 2～4 小时血药浓度达峰值，约为 0.3μg/ml。每日服药者在 2～3 日可达稳态浓度，稳态血药浓度为 0.2～0.9μg/ml。主要由肾脏排泄。90% 以上以原形经肾小球滤过随尿排出，部分可被动再吸收，在酸性尿中排泄率可迅速增加，少量由乳汁排泄。血液透析的患者中只有少量（约 4%）可自血中清除。

【用法用量】口服。成人每次 1 粒（片），每天 2 次。

【不良反应】有时有轻度头晕、乏力、恶心、上腹不适。口干、食欲缺乏或皮疹等症状，可自行恢复。

【相互作用】参见氨酚伪麻美那敏。

【注意事项】参见氨咖黄敏。

【规格】胶囊剂或片剂：对乙酰氨基酚 250mg、盐酸金刚烷胺 100mg。

【贮藏】密封、在阴凉（不超过 20℃）干燥处保存。

复方氨酚美沙糖浆 Compound Paracetamol and Dextromethorphan Syrup

【别名】瑞可。

【药理作用】对乙酰氨基酚能抑制前列腺素合成，有解热镇痛作用；氢溴酸右美沙芬为中枢性镇咳药，可抑制延髓咳嗽中枢而起镇咳作用，其镇咳作用与可待因相等或稍强；盐酸甲基麻黄碱具有收缩血管作用，能消除鼻咽部黏膜充血、肿胀，减轻鼻塞症状；愈创甘油醚为祛痰药，能使呼吸道腺体分泌增加，使痰液稀释，易于咳出；马来酸氯苯那敏为抗组胺药，能减轻流涕、打喷嚏等症状。

【适应证】用于普通感冒或流行性感冒引起的发热、头痛、四肢酸痛、打喷嚏、流鼻涕、鼻塞、咳嗽、咳痰、咽痛等症状。

【体内过程】①对乙酰氨基酚、马来酸氯苯那敏参见氨咖黄敏。②氢溴酸右美沙芬参见酚麻美敏。③盐酸甲基麻黄碱口服吸收很快，15～60 分钟起效，持续作用 3～5 小时，半衰期为 3～6 小时，吸收后仅有少量经脱氨氧化，大部分以原形随尿排出。④愈创甘油醚中的氨基甲酸酯可从胃肠道吸收并在 1～3 小时达血药峰值，口服吸收不完全，大部分从肠道排出，少量被代谢成葡糖醛酸化合物从尿中排出。⑤马来酸氯苯那敏口服后吸收快而完全，首过效应强，血浆蛋白结合率 72%，药物可透过胎盘，也可分泌入乳汁，主要经肝脏代谢，中间代谢产物无药理活性，24 小时内随尿液、粪便及汗液排泄。

【用法用量】口服。成人每次 10ml，每天 3

次。餐后服用。必要时睡前加服一次。儿童用量见表 3-1。

见表 3-1。

表 3-1 儿童用量

年龄（岁）	体重（kg）	每次用量（ml）	每日次数（次）
2～3	12～15	2	3
4～6	16～21	3	3
7～9	22～27	4	3
10～12	28～32	5.5	3
13～15	34～40	6.5	3

【不良反应】有时有轻度头晕、乏力、恶心、上腹不适、口干、食欲缺乏和皮疹等症状，可自行恢复。

【相互作用】参见氨酚伪麻美那敏。

【注意事项】参见氨咖黄敏。

【规格】糖浆剂：每毫升含对乙酰氨基酚15mg，氢溴酸右美沙芬 0.75mg，盐酸甲基麻黄碱 0.45mg，愈创甘油醚 4mg，马来酸氯苯那敏0.12mg。

【贮藏】遮光、密封保存。

氨咖愈敏溶液 Paracetamol Caffeine Guaifenfsin and Chlorphenamine Maleate Solution

【别名】快安感冒液。

【药理作用】对乙酰氨基酚能抑制前列腺素合成，具有解热镇痛作用；马来酸氯苯那敏为抗组胺药，能减轻由感冒引起的流涕、打喷嚏等症状；愈创甘油醚是祛痰剂，使呼吸道腺体分泌增加，使痰液稀释，易于咳出；无水咖啡因为兴奋药，能增强解热镇痛作用。

【适应证】用于减轻由感冒或流行性感冒引起的发热、头痛、咽痛、鼻塞、流涕、打喷嚏、咳嗽、咳痰等症状。

【体内过程】①对乙酰氨基酚、马来酸氯苯那敏参见氨咖黄敏。②愈创甘油醚中的氨基甲酸酯可从胃肠道吸收并在1～3小时达血药峰值，口服吸收不完全，大部分从肠道排出，少量被代谢成葡糖醛酸化合物从尿中排出。

【用法用量】口服。成人每次 10～20ml，每天 3 次。

12 岁以下儿童用量见表 3-2。

表 3-2 12 岁以下儿童用量

年龄（岁）	体重（kg）	每次用量（ml）	服用频次
2～3	12～14	4～5	若发热或疼痛不
4～6	16～20	5～7	缓解，可间隔4～6
7～9	22～26	7～9	小时再服 1 次，24
10～12	28～32	9～10	小时内不超过 4 次

【不良反应】可见厌食、恶心、呕吐、皮疹等，偶见白细胞缺乏症。

【相互作用】①不宜与含有乙醇的饮料、氯霉素、巴比妥类药物、苯妥英、卡马西平同服。②不宜与其他解热镇痛药同服。

【注意事项】参见氨咖黄敏。

【规格】口服溶液：600ml。

【贮藏】遮光、密闭保存。

复方对乙酰氨基酚 Compound Paracetamol

【别名】复方醋氨酚片、复方扑热息痛片。

【药理作用】对乙酰氨基酚及阿司匹林能抑制前列腺素的合成而产生解热镇痛作用；咖啡因为中枢兴奋药，能收缩脑血管，减轻其搏动的幅度，与解热镇痛药配伍，能增加解热镇痛的效果。

【适应证】用于感冒发热、头痛、风湿痛、神经痛等的治疗。

【体内过程】①咖啡因对乙酰氨基酚参见氨咖黄敏。②阿司匹林在2～3小时达血药峰值；血浆蛋白结合率为50%～90%，游离型能迅速分布全身组织，在肝内代谢。90%以结合型、10%以游离型由肾脏排泄。

【用法用量】口服：每次 1～2 片，每天 2～3 次。

【不良反应】①常见恶心、呕吐、上腹部不适或疼痛等胃肠道反应。②少见胃肠道出血或溃疡、过敏性支气管哮喘、皮疹、荨麻疹、皮肤瘙痒、血尿、眩晕和肝脏损害。

【相互作用】①不应与含有乙醇的饮料、巴比妥类（如苯巴比妥）、解痉药类（如颠茄）同服，因可造成肝损害。②不应与抗凝血药（如双香豆素、肝素）、溶栓药及皮质激素类药物同用。③可加强口服降血糖药及甲氨蝶呤的作用，不应合用。

【注意事项】①本品中阿司匹林易通过胎

盘，并可由乳汁分泌，故妊娠期、哺乳期妇女禁用，血友病或血小板减少症、溃疡病活动期的患者禁用。②痛风、肝肾功能不全、心功能不全、鼻出血、月经过多等患者及有溶血性贫血史者慎用。③发热伴脱水的患儿慎用。④哮喘、鼻息肉综合征、对阿司匹林及同类解热镇痛药过敏者禁用。⑤不能同时服用含有与本品成分相似的其他抗感冒药。⑥服用本品期间禁止饮酒。

【规格】片剂：每片含阿司匹林 0.23g，对乙酰氨基酚（醋氨酚）0.1265g，咖啡因 0.03g。

【贮藏】遮光、密闭，在干燥处保存。

双扑伪麻 Paracetamol Pseudoephedrine Hydrochloride and Chlorpheniramine Maleate

【别名】双达林。

【药理作用】对乙酰氨基酚能抑制前列腺素的合成，具有解热镇痛的作用。盐酸伪麻黄碱具有收缩上呼吸道毛细血管作用，可消除鼻咽部黏膜充血，减轻鼻塞症状。马来酸氯苯那敏系抗组胺药，具有较强抗组胺及镇静作用，能减轻由感冒引起的鼻塞、流涕等症状。

【适应证】用于缓解普通感冒及流行性感冒引起的发热、头痛、关节痛、喷嚏、流鼻涕、鼻塞症状。

【体内过程】参见酚麻伪敏。

【用法用量】口服。成人每次 1 包，每天 3 次。

【不良反应】常见头晕、困倦、口干、恶心、多汗、皮疹等。

【相互作用】与其他非甾体抗炎药同用，可增加肾毒性的危险。不宜与氯霉素、巴比妥类、解痉药、酚妥拉明、洋地黄苷、单胺氧化酶抑制剂等并用。如正在服用其他药品，使用本品前请向医师或药师咨询。

【注意事项】一日剂量不得超过 4 包，疗程不超过 3～7 天。症状未改善请咨询医师或药师。

【规格】颗粒剂。每包含对乙酰氨基酚 325mg，盐酸伪麻黄碱 20mg，马来酸氯苯那敏 2mg。

【贮藏】遮光、密闭，在干燥处保存。

感冒灵 Coldrine

【别名】感冒灵颗粒、感冒灵胶囊。

【药理作用】①对金黄色葡萄球菌、白喉杆菌、类白喉杆菌、肺炎克雷伯菌、大肠埃希菌、表皮葡萄球菌、卡他球菌均有体外抑制生长作用，MIC 分别为25mg/ml、25mg/ml、50mg/ml、

12.5mg/ml、50mg/ml、25mg/ml、50mg/ml。②可降低感染甲型流感病毒小鼠的死亡率。③对细菌内毒素引起的家兔发热和2,4-二硝基苯酚引起的大鼠发热均有降低体温作用。

【适应证】解热镇痛。用于感冒引起的头痛、发热、鼻塞、流涕、咽痛。

【体内过程】尚不明确。

【用法用量】①颗粒：开水冲服，每次 10g，每天 3 次。②胶囊剂：口服，每次 2 粒，每天 3 次。

【不良反应】①偶见皮疹、荨麻疹、药物热及粒细胞减少。②可见困倦、嗜睡、口渴、虚弱感；长期大量用药会导致肝肾功能异常。

【相互作用】与其他解热镇痛药并用，有增加肾毒性的危险。

【注意事项】①忌烟、酒及辛辣、生冷、油腻食物，不宜在服药期间同时服用滋补性中成药。②服用本品期间不得饮酒或含有乙醇的饮料，不能同时服用与本品成分相似的其他抗感冒药。③肝、肾功能不全者慎用，膀胱颈梗阻、甲状腺功能亢进、青光眼、高血压和前列腺肥大者慎用。④孕妇及哺乳期妇女慎用。⑤服药期间不得驾驶机、车、船，不得从事高空作业、机械作业及操作精密仪器。⑥脾胃虚寒，症见腹痛、喜暖、泄泻者慎用。⑦服药 3 天后症状无改善，症状加重或出现新的严重症状如胸闷、心悸等应立即停药，并去医院就诊。

【规格】①颗粒剂：每袋重 10g（含对乙酰氨基酚 0.2g）。②胶囊剂：每粒重 0.5g（含对乙酰氨基酚 0.1g）。

【贮藏】密封。

氨酚曲麻 Paracetamol, Triprolidine Hydrochloride and Pseudoephedrine Hydrochloride

【别名】菲迪乐。

【药理作用】对乙酰氨基酚具有解热镇痛作用；水杨酰胺具有解热镇痛和抗炎作用；盐酸伪麻黄碱可选择性地收缩上呼吸道毛细血管，消除鼻咽部黏膜充血，减轻鼻塞症状；咖啡因为中枢兴奋药，可有加强对乙酰氨基酚治疗头痛的效果；盐酸曲普利啶为抗组胺药，可消除或减轻流泪、打喷嚏和流涕等症状。

【适应证】用于感冒引起的发热、头痛、全身酸痛、喷嚏、流涕、鼻塞、流泪等症状的对症治疗。

【体内过程】尚不明确。

【用法用量】口服，宜餐后服用。成人每次1～2片，每天3次；12岁以上儿童每次1片，每天2～3次；12岁以下儿童每次1/2片，每天2～3次，或遵医嘱。

【不良反应】嗜睡、上腹不适、头晕、恶心、食欲缺乏、口干、皮疹等，可自行缓解。

【相互作用】不宜与降压药或抗抑郁药同时服用。如与其他药物同时使用可能会发生药物相互作用，详情请咨询医师或药师。

【注意事项】①勿过量服用，疗程不得超过7天，超量服用可造成头晕、失眠及精神症状。②心脏病、高血压、甲状腺功能亢进、糖尿病、哮喘、青光眼、肺气肿伴呼吸困难、前列腺肥大合并排尿困难等患者不宜服用。③驾驶机动车辆、操作机器、高空作业及饮酒者不宜服用本品。④服用本品后症状若未改善或伴高热，应及时停药。⑤葡萄糖-6-磷酸脱氢酶（G6PD）缺乏患者及地中海贫血患者慎用。⑥12岁以下儿童遵医嘱，3岁以下儿童不宜服用。老年患者不宜服用或遵医嘱。

【规格】复方制剂，每片含对乙酰氨基酚200mg，水杨酰胺100mg，盐酸伪麻黄碱30mg，咖啡因15mg，盐酸曲普利啶1.2mg。

【贮藏】遮光、密封，在干燥处保存。

特酚伪麻 Terfenadine Paracetamol and Pseudoephedrine Hydrochloride

【别名】丽珠感乐。

【药理作用】为复方解热镇痛药。处方中特非那定具有特异的外周 H_1 受体拮抗作用，基本上无中枢神经抑制作用；盐酸伪麻黄碱为拟肾上腺素药，对收缩上呼吸道血管作用明显；对乙酰氨基酚具有解热镇痛作用。

【适应证】适用于感冒引起的头痛、发热、四肢酸痛、鼻塞、流鼻涕、流泪、打喷嚏等症状。

【体内过程】特非那定口服后吸收迅速，1～2小时达血浆峰值，血浆蛋白结合率为97%，广泛分布于全身各组织，其中肝、肺及胆囊中浓度较高，而脑组织浓度极低，仅小量以原形从尿中排出，而99.5%以代谢物形式从尿和粪便排出。参见氨咖黄敏。

【用法用量】口服：成人每次1～2片，每天3次，或遵医嘱。

【不良反应】常见口干、恶心、呕吐、头晕、头痛、失眠或轻度嗜睡、耳鸣、皮疹等。本品中的特非那定可致心律失常（QT间期延长），发生原因与用量较大有关。

【相互作用】不宜与单胺氧化酶抑制剂或降压药联合使用。与酮康唑及其他咪唑或三唑类药物、甲硝唑、红霉素、克拉霉素和三乙酰竹桃霉素同时使用时，应减少本品的剂量。

【注意事项】本品中的特非那定可致严重心律失常，故心脏病患者应慎用。高血压、糖尿病、甲状腺功能亢进、前列腺肥大、肝功能损害、眼压升高患者不宜服用。

【规格】每片含特非那定15mg，盐酸伪麻黄碱15mg，对乙酰氨基酚162.5mg。

【贮藏】遮光、密闭保存。

复方酚咖伪麻 Compound Paracetamol Caffeine and Pseudoephedrine Hydrochloride

【别名】力克舒。

【药理作用】对乙酰氨基酚能抑制前列腺素合成，具有解热镇痛作用；盐酸伪麻黄碱具有收缩上呼吸道毛细血管，消除鼻咽部黏膜充血，减轻鼻塞、流涕症状的作用；马来酸氯苯那敏为抗组胺药，能进一步减轻由感冒引起的鼻塞、流涕、打喷嚏等症状；咖啡因为中枢兴奋药，能增强解热镇痛作用；盐酸氯哌丁能抑制咳嗽中枢而起镇咳作用；菠萝蛋白酶能水解纤维蛋白及酪蛋白，口服后可改善局部循环，消除炎症与水肿。上述诸药组成复方，可缓解感冒或流行性感冒引起的各种症状。

【适应证】适用于缓解普通感冒及流行性感冒引起的发热、头痛、四肢酸痛、打喷嚏、流鼻涕、鼻塞、咽痛、咳嗽等症状。

【体内过程】尚不明确。

【用法用量】口服。成人每次2粒，每天3次。7～14岁儿童减半，餐后服用。

【不良反应】有时有轻度头晕、乏力、恶心、上腹不适、口干、食欲缺乏和皮疹等症状，可自行恢复。

【相互作用】①与其他解热镇痛药同用，可增加肾毒性的危险。②不宜与氯霉素、巴比妥类（如苯巴比妥）、解痉药（如颠茄）、酚妥拉明、洋地黄苷类并用。

【注意事项】参见氨咖黄敏。

【规格】复方制剂，每粒含对乙酰氨基酚150mg，马来酸氯苯那敏1.25mg，盐酸氯哌丁6mg，盐酸伪麻黄碱15mg，咖啡因12.5mg，菠萝蛋白酶 1.6 万 U。辅料为硬脂酸镁。

【贮藏】密闭、在阴凉干燥处（不超过 20℃）保存。

布洛伪麻 Ibuprofen and Pseudoephedrine Hydrochloride

【别名】诺合。

【药理作用】布洛芬通过抑制环加氧酶，减少前列腺素的合成，产生镇痛、抗炎作用；通过下丘脑体温调节中枢而起解热作用。盐酸伪麻黄碱具有收缩上呼吸道毛细血管，消除鼻咽部黏膜充血，减轻鼻塞、流涕症状的作用。

【适应证】由感冒、过敏性鼻炎引起的症状。

【体内过程】①布洛芬常释制剂达峰时间为 1.2～2.1 小时，血浆蛋白结合率为 99%。在肝脏代谢。24 小时内排泄完全，60%～90% 随尿液排泄（约 1% 为原形药物），其余随粪便排泄。②口服伪麻黄碱，参见氨咖黄敏。

【用法用量】成人每次 1 片，每天 3 次，口服。每天总量不得超过 8 片，疗程不得超过 7 天。

【不良反应】胃部不适、心悸、头痛、眩晕、口干。

【相互作用】避免与降压药或抗抑郁药同时服用。

【注意事项】孕妇、哺乳期妇女及老年人慎用。服药期间避免饮酒。

【规格】片剂：每片含布洛芬 200mg，盐酸伪麻黄碱 30mg。

【贮藏】密封保存。

酚氨咖敏 Paracetamol，Aminophenazone，Caffeine and Chlorphenamine Maleate

【别名】克感敏片。

【药理作用】氨基比林能抑制下丘脑前列腺素的合成和释放，恢复体温调节中枢感受神经元的正常反应性而起退热作用；同时还通过抑制前列腺素等的合成而起镇痛作用。氨基比林还能抑制炎症局部组织中前列腺素的合成和释放，稳定溶酶体酶，影响吞噬细胞的吞噬作用而起抗炎作用。对乙酰氨基酚属外周性镇痛药。作用机制是通过抑制下丘脑体温调节中枢前列腺素（PGE_1）的合成及释放，导致周围血管扩张，引起出汗以达到解热作用，同时能抑制 PGE_1、缓激肽和组胺等的作用，提高痛阈而产生镇痛效果。咖啡因为中枢神经兴奋药，能兴奋大脑皮质，提高对外界的感应性，并能收缩脑血管，加强前两药缓解头痛的效果。马来酸氯苯那敏具有较强的组胺 H_1 受体阻断作用，可减轻过敏引起的呼吸道其他症状，对中枢神经系统也有轻度抑制作用。

【适应证】用于感冒、发热、头痛、神经痛及风湿痛等症状。

【体内过程】参见氨咖黄敏。

【用法用量】口服。每次 1 片，每天 3 次或遵医嘱。

【不良反应】可见呕吐、皮疹、发热、大量出汗及发生口腔炎等，少数可致中性粒细胞缺乏、再生障碍性贫血、渗出性红斑、剥脱性皮炎、龟头糜烂等。

【相互作用】①异烟肼和甲丙氨酯能促使咖啡因增效，肝和肾内浓度则有所下降。②口服避孕药有可能减慢咖啡因的清除率。③同时饮酒或服用中枢神经抑制药，可促使抗组胺药药效增强。④可增强金刚烷胺、抗胆碱药、氟哌啶醇、吩噻嗪类及拟交感神经药等的作用。⑤与奎尼丁同用，其类似阿托品样的效应加剧。⑥与三环类抗抑郁药同时服用，可使后者增效。

【注意事项】①长期服用可导致肾脏损害，严重者可致肾乳头坏死或尿毒症，甚至可能诱发肾盂癌和膀胱癌。②氨基比林在胃酸下与食物发生作用，可形成致癌性亚硝基化合物，特别是亚硝胺，因此有潜在致癌性。不宜长久使用，以免发生中性粒细胞缺乏，用药超过 1 周要定期检查血常规。③长期服用可造成依赖性，并产生耐受。④下列情况慎用：膀胱颈部梗阻、幽门十二指肠梗阻、消化性溃疡所致幽门狭窄、心血管疾病、青光眼（或有青光眼倾向者）、高血压、高血压危象、甲状腺功能亢进、前列腺肥大体征明显。⑤驾驶机动车辆、操作机器及高空作业者不宜服用。

【规格】复方制剂，其组分为氨基比林 0.1g，对乙酰氨基酚 0.15g，咖啡因 30mg，马来酸氯苯那敏 2mg。

【贮藏】密闭，干燥处保存。

氯芬黄敏 Compound Diclofenac Sodium and Chlorphenamine Maleate

【别名】感冒通片。

【药理作用】双氯芬酸钠是一种衍生于苯乙酸类的非甾体抗炎镇痛药，其作用机制为抑制环加氧酶活性，从而阻断花生四烯酸向前列腺素的转化。同时，它也能促进花生四烯酸与三酰甘油结合，降低细胞内游离的花生四烯酸浓度，而间接抑制白三烯的合成。双氯芬酸钠是非甾体抗炎药中作用较强的一种，它对前列腺素合成的抑制作用强于阿司匹林和吲哚美辛等。马来酸氯苯那敏通过拮抗 H_1 受体而对抗组胺的过敏反应，不影响组胺代谢，不阻止体内组胺释放，尚有 M 胆碱受体阻断和中枢抑制作用。人工牛黄具有解热、镇痛、镇静、抗炎等作用。

【适应证】用于治疗感冒引起的头痛、发热、鼻塞、流涕、咽痛痰多等症。

【体内过程】口服吸收迅速且完全，血药浓度达峰时间约为 6 小时。在肝脏代谢，代谢产物主要经肾排出。

【用法用量】口服。每次 1～2 片，每天 3 次或遵医嘱。

【不良反应】用药后发生儿童血尿的病例报道较多；其次为胃不适，烧灼感；此外尚有头痛、头晕、嗜睡，以及皮疹、心悸、胸闷、咽喉痛等不良反应。

【相互作用】与阿司匹林或其他水杨酸类药同用时，药效不增加而胃肠道不良反应及出血倾向发生率增高。可降低胰岛素和其他降血糖药作用，使血糖升高。阿司匹林可降低本品的生物利用度。本品可增强金刚烷胺、抗胆碱药、吩噻嗪类及抗拟交感神经药等的作用。和三环类抗抑郁药同时服用时，可使后者增效。

【注意事项】①妊娠期避免使用。②小量氯苯那敏可由乳汁排出，并抑制泌乳。③有肝、肾功能损害或溃疡病史者慎用，尤其是老年人。④下列情况应慎用：膀胱颈部梗阻、幽门十二指肠梗阻、心血管疾病、青光眼、高血压等。⑤驾驶机动车辆、操作机械及高空作业者不宜服用。

【规格】片剂：每片含双氯芬酸钠 15mg，人工牛黄 15mg，马来酸氯苯那敏 2.5mg。

【贮藏】密封保存。

复方盐酸伪麻黄碱 Compound Pseudoephedrine Hydrochloride

【别名】新康泰克。

【药理作用】对乙酰氨基酚能抑制前列腺素合成，具有解热镇痛作用；盐酸伪麻黄碱能选择性收缩上呼吸道血管，消除鼻黏膜充血、减轻鼻塞、流涕打喷嚏等症状；氢溴酸右美沙芬能抑制咳嗽中枢而产生镇咳作用；马来酸氯苯那敏为抗组胺药，可消除或减轻因感冒引起的流泪、流涕

喷嚏等过敏症状。

【适应证】用于普通感冒或流行性感冒引起的发热、头痛、四肢酸痛、打喷嚏、流鼻涕、鼻塞、咳嗽、咽痛等症状。

【体内过程】缓释胶囊内容物中既含有速释小丸，也含有缓释小丸，其有效浓度可维持12小时。

【用法用量】口服：成人及 12 岁以上儿童，每次 1 片，每 6 小时服 1 次，24 小时内不超过 4 次。

【不良反应】主要有困倦、精神紧张、入睡困难、专注困难、协调性差、头痛、视物模糊，有时有轻度头晕、乏力、恶心或呕吐、上腹不适、口干、食欲缺乏和皮疹等，可自行恢复。

【相互作用】①与其他解热镇痛药同用，可增加肾毒性的危险。②不宜与氯霉素、巴比妥类、解痉药、酚妥拉明、洋地黄苷类并用。如与其他药物同时使用可能会发生药物相互作用，详情请咨询医师或药师。不应与单胺氧化酶抑制剂同时服用。

【注意事项】参见氨咖黄敏。

【规格】缓释剂：每片含对乙酰氨基酚500mg，氢溴酸右美沙芬 15mg，盐酸伪麻黄碱30mg 和马来酸氯苯那敏 2mg。

【贮藏】遮光、密封保存。

贝敏伪麻 Benorilate, Pseudoephedrine Hydrochloride and Chlorphenamine Maleate

【别名】备疏。

【药理作用】贝诺酯为阿司匹林与对乙酰氨基酚以酯键结合的中性化合物，其作用机制与阿司匹林及对乙酰氨基酚相同，具有解热镇痛作用；伪麻黄碱为拟肾上腺素药，有收缩上呼吸道毛细血管、消除鼻咽部黏膜充血、减轻鼻塞症状的作用；马来酸氯苯那敏为抗组胺药，能进一步减轻感冒及流行性感冒引起的鼻塞、流涕、打喷嚏等症状。上述诸药配伍组成复方制剂，可协同缓解感冒或流行性感冒引起的各种症状。

【适应证】用于由普通感冒或流行性感冒引起的发热、头痛、鼻塞、流涕、打喷嚏及全身酸痛等症状。

【体内过程】①贝诺酯口服后以原形在胃肠道吸收，迅速达有效血药浓度。吸收后水解为水杨酸、对乙酰氨基酚，其作用时间比阿司匹林、对乙酰氨基酚长。②盐酸伪麻黄碱、马来酸氯苯那敏参见氨咖黄敏。

【用法用量】口服，成人每次 1 片，每天 3 次。

【不良反应】少数患者有轻度胃肠道反应如恶心、呕吐、便秘、心悸、腹部不适等。可见嗜睡、头晕、定向障碍等。

【相互作用】①不宜与含有乙醇的饮料、巴比妥类、苯妥英、抗凝血药、卡马西平、氯霉素等同服。②与其他解热镇痛药同服，可增加不良反应。

【注意事项】①心脏病、高血压、甲状腺疾病、糖尿病、前列腺肥大、肝肾功能不全、有严重胃肠溃疡病史等患者，以及老年人慎用。②服药期间禁止饮酒。③服用期间，不能同时服用含有与本品成分相似的其他感冒药。

【规格】片剂：每片含贝诺酯 0.3g，盐酸伪麻黄碱 30mg，马来酸氯苯那敏 2mg。

【贮藏】遮光，密封保存。

铝镁司 Aspirin，Heavy Magnesium Carbonate and Dihydroxyaluminium Aminoacetate

【别名】铝镁匹林。

【药理作用】阿司匹林能抑制前列腺素合成，具有解热、镇痛作用；重质碳酸镁及甘羟铝为抗酸药，能减少阿司匹林对胃的刺激而引起的胃部不适、恶心、呕吐、食欲缺乏等不良反应。

【适应证】用于普通感冒或流行性感冒引起的发热，也用于缓解轻至中度疼痛如头痛、关节痛、偏头痛、牙痛、肌肉痛、神经痛、痛经。

【体内过程】口服后大部分在小肠上部吸收，吸收后迅速分布到各组织。在胃肠道、肝及血液内大部分很快水解为水杨酸，在肝脏代谢。代谢物主要为水杨酸及葡糖醛酸结合物，小部分为龙胆酸。大部分以结合的代谢产物，小部分以游离的水杨酸从肾脏排出。

【用法用量】口服。成人，每次 1～2 片，每天 3 次。餐后服。

【不良反应】①常见恶心、呕吐、上腹部不适或疼痛等胃肠道反应。②少见或罕见胃肠道出血或溃疡，表现为血性或柏油样便、胃部剧痛、呕吐血性或咖啡样物，多见于大剂量服药患者。③支气管痉挛性过敏反应，表现为呼吸困难或哮喘。④皮肤过敏反应，表现为皮疹、荨麻疹、皮肤瘙痒等。⑤血尿、眩晕和肝脏损害。

【相互作用】①不宜与抗凝血药（如双香豆素、肝素）及溶栓药（链激酶）同用。②抗酸药如碳酸氢钠等可增加本品自尿中的排泄，使血药浓度下降，不宜同用。③与糖皮质激素（如地塞米松等）同用，可增加胃肠道不良反应。④可加强口服降血糖药及甲氨蝶呤的作用，不应同用。

【注意事项】①不能同时服用其他含有解热镇痛药的药品（如某些复方抗感冒药）。②服用期间不得饮酒或含有乙醇的饮料。③痛风、肝肾功能不全、心功能不全、鼻出血、月经过多及有溶血性贫血史的患者慎用。发热伴脱水的患儿慎用。

【规格】片剂：每片含阿司匹林 0.33g，重质碳酸镁 0.1g，甘羟铝 50mg。

【贮藏】密封，置阴凉处。

第4章 镇 痛 药

芬太尼 Fentanyl

【别名】 Subsys、Abstral、Actiq、Duragesic、Fentora、Ionsys、Lazanda、Onsolis、Sublimaze。

【药理作用】 为阿片受体激动剂，属强效麻醉性镇痛药。

【适应证】 用于各种疼痛及外科、妇科等手术后和手术过程中的镇痛；也用于防止或减轻手术后出现的谵妄；还可与麻醉药合用，作为麻醉辅助用药；与氟哌利多配伍制成"安定镇痛剂"，用于大面积换药及进行小手术。

【体内过程】 比吗啡脂溶性大，静脉注射0.1mg后几乎立即起效，但最大的镇痛作用和呼吸抑制几分钟不可能出现。平均持效时间为30～60分钟，术前未给药者，镇痛作用仅能持续10～20分钟，如加量0.05mg，则可使疼痛减轻达4～6分钟。本品可自胃肠道吸收。在肝内通过脱烷基和羟基化进行代谢，原药和代谢物主要随尿排出。血浆蛋白结合率为80%～85%，半衰期约为4小时。其短效作用可能是由于药物的再分布，而非代谢和排泄所致。

【用法用量】 成人静脉注射。全身麻醉时初量①小手术0.001～0.002mg/kg（以芬太尼计，下同）。②大手术0.002～0.004mg/kg。③体外循环心脏手术时0.02～0.03mg/kg，维持量可每隔30～60分钟给予初量的一半或连续静脉滴注，一般每小时0.001～0.002mg/kg。④全身麻醉同时吸入氧化亚氮0.001～0.002mg/kg。⑤局部麻醉镇痛不全，作为辅助用药，给予0.0015～0.002mg/kg。成人麻醉前用药或手术后镇痛：按体重肌内或静脉注射0.0007～0.0015mg/kg。小儿镇痛：2～12岁0.002～0.003mg/kg。成人手术后镇痛：硬膜外给药，初量0.1mg，加0.9%氯化钠注射液稀释到8ml，每2～4小时可重复，维持量每次为初量的一半。⑥难治慢性疼痛：可使用透皮贴剂，每小时可用0.025～1mg。⑦口腔黏膜贴片：起始剂量为0.2mg，贴于口腔黏膜15分钟，可吸吮，不可咀嚼贴片，根据疼痛情况增加剂量。⑧舌下喷剂：起始剂量为0.1mg，喷于舌下，根据疼痛情况增加剂量。⑨口腔贴膜：起始剂量为0.2mg，贴于口腔黏膜，按压5秒，5分钟后可饮水，不可咀嚼或吞咽贴膜，贴膜在15～30分钟溶解，在此期间不可移动贴膜或进食。⑩舌下含片：舌下含服，直至片剂完全溶解，此前不能饮水与进食。

【不良反应】 静脉注射时可引起胸壁肌肉强直，需用肌松药对抗。静脉注射太快时，还能出现呼吸抑制，应注意。个别病例出现恶心、呕吐，还可引起视物模糊、发痒和欣快感。

【相互作用】 ①不宜与单胺氧化酶抑制剂（如苯乙肼、帕吉林等）合用。②中枢神经抑制药如巴比妥类、安定药、麻醉药，可加强本品的作用，如联合应用，本品的剂量应减少1/4～1/3。③烯丙吗啡、纳洛酮等减弱本品的作用。

【注意事项】 有成瘾性，应注意。贴片与其他阿片类及镇静剂合用时，后者剂量应减少1/3。贴片应从小剂量起，50μg以上规格仅用于已耐受阿片类药物治疗的患者。

【规格】 ①注射剂：2ml：0.1mg，5ml：0.5mg。②复方注射液（Innovar）：枸橼酸芬太尼0.2mg，氟哌啶醇10mg。③口腔黏膜贴片：0.2mg，0.4mg，0.6mg，0.8mg，1.6mg。④透皮贴剂：2.1mg，2.5mg，4.2mg，5mg，8.4mg，12.6mg。⑤舌下喷剂：0.1mg，0.2mg，0.4mg，0.6mg，0.8mg，1.6mg。⑥口腔贴膜：0.2mg，0.4mg，0.6mg，0.8mg，1.2mg。⑦鼻喷剂：0.1mg，0.4mg。⑧舌下含片：0.2mg，0.3mg，0.4mg，0.6mg，0.8mg。

【贮藏】 ①注射剂：遮光保存。②舌下喷剂、口腔黏膜贴片、透皮贴剂、舌下含片：贮于20～25℃下，短程携带允许15～30℃。③鼻喷剂：贮于不超过25℃下。

吗啡 Morphine

【别名】 美施康定、美菲康、路泰、Kadian、DepoDur、Duramorph、Roxanol、MS Contin。

【药理作用】 为纯粹的阿片受体激动剂，有强大的镇痛作用，同时也有明显的镇静作用，并有镇咳作用（因其可致成瘾而不用于临床）。对呼吸中枢有抑制作用，使其对二氧化碳张力的反应性降低，过量可致呼吸衰竭而死亡。兴奋平滑肌，增加肠道平滑肌张力引起便秘，并使胆道、输尿管、支气管平滑肌张力增加。可使外周血管扩张，尚有缩瞳、镇吐等作用（因其可致成瘾而不用于临床）。

【适应证】 为强效镇痛药，适用于其他镇痛药无效的急性锐痛，如严重创伤、战伤、烧伤、晚期癌症等疼痛。心肌梗死而血压尚正常者，应用本品可使患者镇静，并减轻心脏负担。应用于心源性哮喘可使肺水肿症状暂时有所缓解。麻醉和手术前给药可保持患者宁静进入嗜睡。对平滑肌的兴奋作用较强，故不能单独用于内脏绞痛（如胆、肾绞痛等），而应与阿托品等有效的解痉药合用。根据世界卫生组织和国家药品监督管理局提出的癌痛治疗三阶梯方案的要求，吗啡是治疗重度癌痛的代表性药物。

【体内过程】 ①口服易于吸收，但在肝和肠内进行广泛的首过代谢，生物利用度约为 25%，血药浓度不高。口服硫酸吗啡控释片后 2～3 小时可达血药峰值，作用持续时间为 12 小时，半衰期为 3.5 小时。②注射给药吸收迅速。肌内注射 10mg 后 20 分钟可达血药峰值。分布容积为 3.2L/kg，可分布于全身各组织，但主要分布于肾、肝、肺及脾，脑及肌肉浓度较低。可透过胎盘屏障。半衰期为 2.1～2.9 小时。蛋白结合率约为 35%。③主要在肝内与葡糖醛酸结合而失活。大部分以代谢物随尿排出，10% 经胆汁随粪便排出，亦可随乳汁排出。90% 的用量在 24 小时内排出体外。

【用法用量】 ①口服，常用量：每次 5～15mg。每天 15～60mg。极量：每次 30mg，每天 100mg。对于重度癌痛患者，应按时口服，个体化给药，逐渐增量，以充分缓解癌痛。首次剂量范围可较大，每天 3～6 次，临睡前一次剂量可加倍。②皮下注射，成人常用量：每次 5～15mg，每天 15～40mg；极量：每次 20mg，每天 60mg。③静脉注射，成人镇痛时常用量 5～10mg；用作静脉全身麻醉不得超过 1mg/kg，不足时加用作用时效短的本类镇痛药，以免苏醒延迟，术后发生血压下降和长时间呼吸抑制。④手术后镇痛注入硬膜外间隙，成人自腰脊部位注入，一次极限 5mg，胸脊部位应减为 2～3mg，按一定的间隔可重复给药多次。注入蛛网膜下腔，每次 0.1～0.3mg。原则上不再重复给药。⑤控释片个体差异较大，可从每 12 小时服 30mg 开始，必要时增加到 12

小时给予 60mg，视镇痛效果增减剂量。⑥注射用缓释脂质体用于大手术的镇痛，可在手术前或剖宫产术脐带结扎后于硬膜外给予，可不经稀释或用 0.9% 氯化钠注射液稀释至 5ml 后注射，推荐剂量为 10～15mg。⑦治疗腹泻可用无水吗啡 45% 乙醇口服液，儿童 0.25～0.5ml/kg，成人 5～10ml，每天 1～4 次。⑧栓剂经直肠给药，成人每次 10～20mg，每 4 小时给药 1 次。

【不良反应】 ①连用 3～5 天即产生耐药性，1 周以上可成瘾，需慎用。但对于晚期中重度癌痛患者，如果治疗适当，少见依赖及成瘾现象。②恶心、呕吐、呼吸抑制、嗜睡、眩晕、便秘、排尿困难、胆绞痛等。③偶见瘙痒、荨麻疹、皮肤水肿等过敏反应。

【相互作用】 ①与吩噻嗪类、镇静催眠药、单胺氧化酶抑制剂、三环抗抑郁药、抗组胺药等合用，可加剧及延长本品的抑制作用。②可增强香豆素类药物的抗凝血作用。③与西咪替丁合用，可能引起呼吸暂停、精神错乱、肌肉抽搐等。

【注意事项】 ①为国家特殊管理的麻醉药品，务必严格遵守国家对麻醉药品的管理条例。②根据 WHO《癌症疼痛三阶梯止痛治疗指导原则》中关于癌症疼痛治疗用药个体化的规定，癌症患者镇痛使用应由医师根据病情需要和耐受情况决定剂量。③未明确诊断的疼痛，尽可能不用，以免掩盖病情，贻误诊断。

【规格】 ①片剂：5mg，10mg，20mg，30mg。②控释片（硫酸盐）：10mg，15mg，30mg，60mg，100mg，200mg。③注射剂：0.5ml：5mg，1ml：10mg，1ml：20mg，5ml：50mg。④缓释片：30mg，60mg。⑤注射用缓释脂质体：1ml：10mg，1.5ml：15mg。⑥45% 乙醇口服液：2mg/5ml，473ml。⑦缓释胶囊剂：30mg，45mg，60mg，75mg，90mg，120mg。⑧口服液：20mg/10ml，30mg/10ml。⑨栓剂：10mg。

【贮藏】 ①片剂、缓释片：遮光、密封保存。②注射用缓释脂质体贮于 2～8℃。③口服液、控释片、胶囊剂：遮光，防潮，贮于 25℃下，短程携带允许 15～30℃。

哌替啶 Pethidine

【别名】 度冷丁、杜冷丁、麦啶、利多尔、地美露、Dolantin、Meperidine、Demerol。

【药理作用】 为阿片受体激动剂，是目前最常用的人工合成强效镇痛药。其作用类似吗啡。

效力为吗啡的 1/10～1/8，与吗啡在等效剂量下可产生同样的镇痛、镇静及呼吸抑制作用，但后者维持时间较短，无吗啡的镇咳作用。与吗啡相似，本品为中枢神经系统的 μ 及 κ 受体激动剂而产生镇痛、镇静作用。

【适应证】为强效镇痛药，适用于各种剧痛，如创伤性疼痛、手术后疼痛、麻醉前用药，或局部麻醉与静吸复合麻醉辅助用药等。对内脏绞痛应与阿托品配伍应用。

【体内过程】口服或注射均易于吸收。口服给药约 50% 经肝首过代谢，因此，口服的效果仅为注射的 1/2。口服或肌内注射后 1～2 小时可达血药峰值。约 40% 与血浆蛋白结合。半衰期约为3.2 小时。主要在肝内代谢为哌替啶酸和具有中枢兴奋作用的去甲哌替啶，而后以结合或非结合形式随尿排出。能透过胎盘屏障，并可随乳汁排出。

【用法用量】①注射，成人肌内注射常用量：每次 20～100mg，每天 100～400mg；极量：每次 150mg，每天 600mg。静脉注射，成人一次以0.3mg/kg 为限。②分娩镇痛：阵痛开始时肌内注射，常用量：25～50mg，每 4～6 小时按需重复；极量：一次以 50～100mg 为限。③麻醉前用药：30～60 分钟前肌内注射 1.0～2.0mg/kg。麻醉维持中，按 1.2mg/kg 计算 60～90 分钟总用量，稀释后成人以每分钟 1mg 静脉滴注，小儿滴速相应减慢。④手术后镇痛：硬膜外间隙注射，24 小时总用量按 2.1～2.5mg/kg 为限。⑤口服成人常用量：每次 50～100mg，每天 200～400mg；极量：每次 150mg，每天 600mg，小儿一次以 1.1～1.76mg/kg 为度。

【不良反应】①耐受性和成瘾性程度介于吗啡与可待因之间，一般不应连续使用。②治疗剂量时可出现轻度的眩晕、出汗、口干、恶心、呕吐、心动过速及直立性低血压等。

【相互作用】①能促进双香豆素、茚满二酮等抗凝药物增效，并用时后者应按凝血酶原时间酌减用量。②严禁与单胺氧化酶抑制剂同用。③注射液不能与氨茶碱、巴比妥类药钠盐、肝素钠、碘化物、碳酸氢钠、苯妥英钠、磺胺嘧啶、磺胺甲噁唑、甲氧西林配伍，否则发生浑浊。

【注意事项】①为国家特殊管理的麻醉药品，务必严格遵守国家对麻醉药品的管理条例。②未明确诊断的疼痛，尽可能不用本品，以免掩盖病情贻误诊治。③静脉注射后可出现外周血管扩张，血压下降，尤其与吩噻嗪类药物（如氯丙嗪等）及中枢神经抑制药并用时。④务必在单胺氧化酶抑制剂（如呋喃唑酮、丙卡巴肼等）停用14 天以上方可给药，而且应先试用小剂量（1/4常用量），否则会发生难以预料的、严重的并发症，临床表现为多汗、肌肉僵直、血压先升高后剧降、呼吸抑制、发绀、昏迷、高热、惊厥，终致循环虚脱而死亡。⑤注意勿将药液注射到外周神经干附近。否则产生局部麻醉或神经阻滞。

【规格】①片剂：25mg，50mg。②注射剂：1ml：50mg，2ml：100mg。

【贮藏】密封、遮光保存。

可待因 Codeine

【别名】甲基吗啡、Methylmorphine。

【药理作用】能直接抑制大脑的咳嗽中枢，止咳作用迅速而强大，咳嗽中枢受到抑制后，对呼吸道感受器传来的神经冲动不敏感，不能发出咳嗽冲动，而咳嗽是呼吸道受到刺激时（化学、物理、炎症因素）所引起的一种防御性反射活动，有利于呼吸道分泌物的排出。可待因口服吸收快而完全，一次服药后约 1 小时后达到最大效应，可维持 3～4 小时。

【适应证】用于各种原因引起的剧烈干咳；中度以上疼痛时镇痛；局部麻醉或全身麻醉时镇静。

【体内过程】口服后吸收快而完全，1 小时达血药峰值，生物利用度为 40%～70%。主要分布于肺、肝、肾和胰。易于透过血脑屏障，也能透过胎盘。蛋白结合率约为 25%。半衰期为 2.5～4 小时。在肝内代谢，主要随尿排出，其中 37%为葡糖醛酸结合物，10% 为原药。约有 10%的本品在体内脱甲基而成为吗啡。

【用法用量】口服或皮下注射：每次 15～30mg，每天 30～90mg；极量：每次 100mg，每天 250mg。小儿镇痛，每次口服 0.5～1mg/kg，每天 3 次；镇咳用量为上述剂量的 1/3～1/2。

【不良反应】幻想、呼吸微弱或不规则、心律失常较常见。少见惊厥、耳鸣、震颤或不能自控的肌肉运动，瘙痒、皮疹等过敏反应，精神抑郁和肌肉强直。长期应用可引起药物依赖性。典型戒断症状有食欲缺乏、腹泻、恶心呕吐、流涕、寒战、睡眠障碍、胃痉挛、多汗、衰弱无力、心率增加、情绪激动或不明原因的发热等。

【相互作用】①烯丙吗啡能拮抗本品的镇痛

作用和中枢性呼吸抑制作用。②与美沙芬或其他吗啡受体兴奋药合用时，可加重呼吸抑制作用。③与全身麻醉药或其他中枢神经抑制药合用时，可加重中枢性呼吸抑制及产生低血压。④与肌松药合用，呼吸抑制更显著。

【注意事项】①不能长期服用，否则可成瘾，也可产生耐受性，止咳作用逐渐减弱甚至消失，有的人会引起便秘。②可以抑制呼吸道腺体分泌和纤毛运动，不利于排痰，对有少量痰的剧烈咳嗽者应与祛痰药并用。③痰多的患者禁止使用本品止咳，因咳嗽中枢被抑制后，使大量痰液阻塞呼吸道，容易继发感染而使病情加重。

【规格】①片剂：15mg，30mg。②注射剂：1ml：15mg，1ml：30mg。③糖浆剂：0.5%（口服，每次2～5ml）。

【贮藏】遮光、密封保存。

氨酚待因 Paracetamol and Codeine Phosphate

【别名】安度芬-氨酚待因片（Ⅱ）、博那痛-氨酚待因片（Ⅰ）。

【药理作用】有镇痛作用，并有一定的解热、镇咳作用。对乙酰氨基酚主要通过抑制前列腺素的合成（抑制前列腺素合成酶）及阻断痛觉神经末梢的冲动而产生镇痛作用，后者可能与抑制前列腺素或其他能使痛觉受体敏感的物质（如5-羟色胺、缓激肽等）合成有关。解热作用是通过下丘脑体温调节中枢产生周围血管扩张，通过增加皮肤的血流、出汗及热散失而起作用。磷酸可待因为吗啡的甲基衍生物，对延髓的咳嗽中枢有直接抑制作用，镇咳作用强而迅速，强度约为吗啡的1/4。此外，还有镇痛和镇静作用，镇痛作用强度约为吗啡的1/10，但仍强于一般解热镇痛药。本品系中枢型弱阿片类镇痛药。两成分具有镇痛协同作用，同时又仍能发挥各自原有的作用。

【适应证】为中等强度镇痛药，适用于各种手术后疼痛、骨折、中度癌症疼痛、骨关节疼痛、牙痛、头痛、神经痛、全身痛、软组织损伤及痛经等。

【体内过程】①对乙酰氨基酚口服经胃肠道吸收迅速、完全，在体液中分布均匀，血药浓度0.5～1小时达到高峰，半衰期为2～3小时。②磷酸可待因口服后较易被胃肠道吸收，生物利用度为40%～70%，在体内主要分布于实质性器官，

如肺、肝、肾、胰。蛋白结合率为25%左右。可透过血-脑脊液屏障，但脑组织内的浓度相对较低；能透过胎盘，少量由乳汁分泌。口服用药后30～45分钟起效，1小时左右血药浓度达峰值，作用维持约4小时。在体内主要由肝脏代谢，大部分转化为可待因-6-葡糖醛酸，另外约有10%脱甲基转化为吗啡，然后与葡糖醛酸结合，代谢物主要随尿排泄。

【用法用量】口服。①成人，每次1～2片，每天3次；中度癌症疼痛每次2片，每天3次。②7～12岁儿童每次1/2～1片，每天3次（每天不超过2～4片）。

【不良反应】①服用常用剂量时，偶有头晕、出汗、恶心、嗜睡等反应，停药后可自行消失。②引起依赖性的倾向较其他吗啡类药弱，但反复给药可产生耐受性，久用有成瘾性。

【相互作用】①与抗胆碱药合用时，可加重便秘或尿潴留的症状。②与美沙酮或其他吗啡类药、肌松药合用时，可加重呼吸抑制作用。

【注意事项】①为国家特殊管理的第二类精神药品，必须严格遵守国家对精神药品的管理条例，按规定开写精神药品处方和供应、管理本类药品，防止滥用。②不明原因的急腹症、腹泻，应用本品后可能掩盖真相造成误诊，故应慎重。③连续使用一般不超过2周。

【规格】片剂：①磷酸可待因8.4mg，对乙酰氨基酚500mg。②磷酸可待因15mg，对乙酰氨基酚300mg。

【贮藏】遮光、密封保存。

苯噻啶 Pizotifen

【别名】新度美安、Pizotyline、Sandomigran、Mosegor、Sanomigran、Sandomigrin。

【药理作用】为抗偏头痛药，具有较强的抗5-羟色胺、抗组胺作用及较弱的抗胆碱作用。

【适应证】主要用于先兆性和非先兆性偏头痛的预防和治疗，能减轻症状及发作次数。

【体内过程】口服后易于吸收，约5小时可达血药峰值。蛋白结合率>99%。进行广泛代谢。用量的一半随尿排出，主要为代谢物，其余随粪便排出。主要代谢物（葡糖醛酸结合物）的半衰期约为23小时。

【用法用量】口服每次0.5～1mg，每天1～3次。为减轻嗜睡作用，第1～3天每晚服0.5mg，第4～6天每天中、晚各服0.5mg，第7天开始每

天早、中、晚各服 0.5mg。如病情基本控制，可酌情递减剂量。每周递减 0.5mg 到适当剂量维持。如递减后，病情发作次数又趋于增加，再酌情增量。

【不良反应】服药后 1～2 周可出现嗜睡、乏力、体重增加，偶有恶心、头晕、口干、面红、肌肉痛等现象，继续服用后症状可减轻或消失。

【相互作用】不宜与单胺氧化酶抑制剂配伍，且能拮抗胍乙啶的降压作用。

【注意事项】①驾驶员及高空作业者慎用。②长期使用应注意血象变化。

【规格】片剂：0.5mg。

【贮藏】密封、遮光，贮于室温下。

布桂嗪 Bucinnazine

【别名】布新拉嗪、丁酰肉桂哌嗪、强痛定、布桂利嗪、Bucinperazine、Fortanodyn。

【药理作用】为速效镇痛药，镇痛作用为吗啡的 1/3，但比解热镇痛药强，为氨基比林的 4～20 倍。对皮肤、黏膜、运动器官（包括关节、肌肉、肌腱等）的疼痛有明显抑制作用，对内脏器官疼痛的镇痛效果较差。无抑制肠蠕动作用，对平滑肌痉挛的镇痛效果差。与吗啡相比，本品不易成瘾，但有不同程度的耐受性。

【适应证】为中等强度的镇痛药。适用于偏头痛、三叉神经痛、牙痛、炎症性疼痛、神经痛、月经痛、关节痛、外伤性疼痛、手术后疼痛，以及癌症痛（属二阶梯镇痛药）等。

【体内过程】皮下注射 10 分钟起效，镇痛效果维持 3～6 小时。皮下注射后 20 分钟血药浓度达峰值。主要以代谢物形式从尿与粪便中排出。

【用法用量】①口服成人每次 30～60mg，每天 90～180mg；小儿每次 1mg/kg；疼痛剧烈时用量可酌增。对于慢性中重度癌痛患者，剂量可逐渐增加。首次及总量可以不受常规剂量的限制。②皮下或肌内注射，成人每次 50～100mg，每天 1～2 次。疼痛剧烈时用量可酌增。对于慢性中重度癌痛患者，剂量可逐渐增加，首次及总量可以不受常规剂量的限制。

【不良反应】①少数患者可见恶心、眩晕或困倦、黄视、全身发麻感等，停药后可消失。②引起依赖性的倾向低于吗啡类药，据临床报道，连续使用本品，可耐受和成瘾，不可滥用。

【相互作用】参考各成分。

【注意事项】本品为国家特殊管理的麻醉药品，必须严格遵守国家对麻醉药品的管理条例，按规定开写麻醉药品处方和供应、管理本类药品，防止滥用。

【规格】①片剂：30mg，60mg。②注射剂：2ml：50mg，2ml：100mg。

【贮藏】遮光，贮于 15～30℃下，避免过热。

丁丙诺啡 Buprenorphine

【别名】叔丁啡、布诺啡、Temegesic。

【药理作用】为部分μ受体激动剂，属激动-拮抗药。镇痛作用强于哌替啶、吗啡。与μ受体亲和力强，故可置换出结合于μ受体的其他麻醉性镇痛药，从而产生拮抗作用。起效慢，持续时间长。

【适应证】为强效镇痛药，用于各类手术后疼痛、癌症疼痛、烧伤后疼痛、脉管炎引起的肢痛、心绞痛和其他内脏痛。作用持续 6～8 小时。也可作为戒瘾的维持治疗。

【体内过程】通过不同的给药途径均易于吸收。口服后首过效应大，生物利用度仅 16%。舌下含服 2 小时可达血药峰值，15～45 分钟起效，持效 6～8 小时。生物利用度 50%。肌内注射后血药浓度迅速达到峰值，5 分钟可起效，持效 4～6 小时。蛋白结合率为 96%。能透过血脑屏障和胎盘。主要以原药经胆汁排出，在肝内代谢为 N-脱烷基丁丙诺啡随尿排出。

【用法用量】①肌内注射或缓慢静脉注射：成人每次 0.3～0.6mg，必要时 6～8 小时重复 1 次。②舌下给药：每 6～8 小时含服 0.4～0.8mg。③透皮贴剂：用于不能口服的患者，5～20mg，每 24 小时更换 1 贴。④经皮释药贴膏：起始剂量为 5μg/h，口服吗啡 30～80mg/d 者，起始剂量为 10μg/h，口服吗啡＞80mg/d 者，起始剂量为 20μg/h，均为每 7 天更换一次贴膏。

【不良反应】不良反应类似吗啡。常见头晕、嗜睡、恶心、呕吐、出汗、头痛、皮疹等。

【相互作用】如与另一种阿片受体激动剂合用，可引起这些药物的戒断症状。与单胺氧化酶抑制剂有协同作用。

【注意事项】为国家特殊管理的第一类精神药品，有一定依赖性，必须严格遵守国家对精神药品的管理条例，按规定开写精神药品处方和供应、管理本类药品，防止滥用。

【规格】①注射剂：0.15mg/1ml，0.3mg/1ml，0.6mg/2ml。②舌下含片：0.2mg，0.4mg，0.5mg，

1mg，2mg。③透皮贴剂：5mg，10mg，20mg。④经皮释药贴膏：5μg/h，10μg/h，15μg/h，20μg/h。

【贮藏】遮光贮存。

美沙酮 Methadone

【别名】美散痛、阿米酮、非那酮、Metadone、Phenadone。

【药理作用】为阿片受体激动剂。主要作用于μ受体。药理作用与吗啡相似，镇痛效能和持续时间也与吗啡相当。能产生呼吸抑制、镇咳、降温、缩瞳的作用，镇静作用较弱，但重复给药可引起明显的镇静作用。其特点为口服有效，抑制吗啡成瘾者戒断症状的作用期长，重复给药仍有效。耐受性及成瘾发生较慢，戒断症状略轻，但脱瘾较难。

【适应证】①起效慢、作用时效长，适用于慢性疼痛。但其镇痛常不够完全；对急性创伤疼痛常缓不济急，故少用。②采用替代递减法，用于各种阿片类药物的戒毒治疗，尤其是用于海洛因依赖；也用于吗啡、阿片、哌替啶、二氢埃托啡等的依赖。

【体内过程】①易于从胃肠道吸收，口服后约4小时达血药峰值，71%～87%与血浆蛋白结合，半衰期约为15小时。广泛分布于各组织中，并能透过胎盘。②可与某些组织包括脑组织的蛋白质牢固结合，反复用药后产生一定的蓄积作用。③主要在肝内通过N-脱甲基进行代谢，代谢物随尿、粪便排出，约21%以原药随尿排出。尿偏酸性（pH为5.2）时比偏碱性（pH为7.0）有利于药物清除。

【用法用量】口服：成人每次5～10mg，每天10～15mg；极量：每次10mg，每天20mg。脱瘾治疗期，剂量应根据戒断症状严重程度和患者躯体状况及反应而定。开始剂量为15～20mg，可酌情加量。肌内注射或皮下注射每次2.5～5mg，每天10～15mg。三角肌内注射血浆峰值高，作用出现快，因此可采用三角肌内注射。极量：每次10mg，每天20mg。

【不良反应】①主要有性功能减退，男性使用后精液少，且可有乳腺增生。女性与避孕药同用，可终日迷倦乏力，逾量可逐渐进入昏迷，并出现右束支传导阻滞、心动过速或（和）低血压。②亦有眩晕、恶心、呕吐、出汗、嗜睡等，也可引起便秘及药物依赖。

【相互作用】①与碱性液、氧化剂、碘化物、糖精钠及苋菜红等接触，药液显浑浊。②苯妥英钠和利福平等能促使肝细胞微粒体酶的活动增强，使本品在体内的降解代谢加快，用量应相应增加。

【注意事项】本品为国家特殊管理的麻醉药品，仅供皮下或肌内注射，不得静脉注射，能释放组胺，忌作麻醉前和麻醉中用药。

【规格】①片剂：2.5mg，5mg，7.5mg，10mg。②注射剂（粉）：7.5mg。③口服液：10ml：2mg，10ml：5mg，10ml：10mg。

【贮藏】密封、遮光保存。

曲马多 Tramadol

【别名】反胺苯环、曲马朵、反胺苯环醇、马伯龙、奇曼丁、舒敏、曲通、格兰泰、Tramal、Mabron、Tramcontin、Zumadol、Trodon。

【药理作用】主要作用于中枢神经系统与疼痛相关的特异性受体，无致平滑肌痉挛作用。在推荐剂量下，不会产生呼吸抑制作用，对血流动力学亦无显著影响。耐药性和依赖性很低。

【适应证】用于急、慢性疼痛，中重度癌症疼痛，骨折或各种术后疼痛、牙痛。亦用于心脏病突发性痛、关节痛、神经痛及分娩镇痛。

【体内过程】口服吸收迅速，吸收相半衰期约30分钟，2小时可达血药峰值。口服生物利用度为64%，栓剂的生物利用度为70%。半衰期约6小时。在肝内代谢，24小时内约有80%代谢物及原药随尿排出。

【用法用量】①口服常释剂型：每次50～100mg，必要时可重复。日剂量不超过400mg。②缓释剂型：吞服，勿嚼碎。用量视疼痛程度而定。一般成人及14岁以上中度疼痛的患者，单剂量为50～100mg。体重不低于25kg的1岁以上儿童服用剂量为1～2mg/kg，最低剂量为50mg（1/2片）。每天最高剂量通常不超过400mg。治疗癌性痛时也可考虑使用相对大剂量。肝肾功能不全者，应酌情使用。老年患者的剂量要考虑有所减少。两次服药的间隔不得少于8小时。③注射剂：肌内注射、皮下注射、静脉注射，每次50～100mg，必要时可重复，也可稀释后静脉滴注。日剂量不超过400mg。④滴剂：用于急性及慢性疼痛，口服及肛门给药均有效，每次50～100mg，每天2～3次，每天剂量不超过400mg，严重疼痛初次可给予100mg。⑤直肠栓剂：每次100mg，每日不超过4次。

【不良反应】偶见出汗、恶心、呕吐、食欲缺乏、头晕、无力、思睡等。罕见皮疹、心悸、直立性低血压，在患者疲劳时更易产生。

【相互作用】与乙醇、镇静剂、镇痛药或其他精神药物合用会引起急性中毒，与中枢神经抑制药（如地西泮）合用时有强化镇静作用和镇痛作用，应适当减量，与巴比妥类药物合用可延长麻醉时间。

【注意事项】长期使用本品，应注意耐药性或药物依赖性的形成，疗程不应超过治疗需要，并不适合用作替代治疗药物。常用量情况下，本品也可能影响患者的驾驶或机械操作的反应能力。

【规格】①片剂：50mg。②胶囊剂：50mg。③注射剂（粉）：50mg，100mg。④注射剂：50mg：2ml，100mg：2ml。⑤大容量注射液：50ml 含盐酸曲马多 50mg 与氯化钠 0.45g，100ml 含盐酸曲马多 100mg 与氯化钠 0.9g，100ml 含盐酸曲马多 50mg 与氯化钠 0.9g，50ml 含盐酸曲马多 50mg 与葡萄糖 2.5g，100ml 含盐酸曲马多 0.1g 与葡萄糖 5g。⑥缓释片：50mg，150mg。⑦栓剂：100mg。⑧泡腾颗粒：50mg。⑨缓释胶囊：50mg，100mg。⑩滴剂：500mg：5ml。

【贮藏】密封，置于 30℃ 以下。

舒芬太尼 Sufentanyl

【别名】苏芬太尼、噻哌苯胺、新芬太尼、噻甲醚酚太尼、Sufenta。

【药理作用】是一种强效的阿片类镇痛药，同时也是一种特异性 μ 阿片受体激动剂，对 μ 受体的亲和力比芬太尼强 7～10 倍，而且有良好的血流动力学稳定性，可同时保证足够的心肌氧供应。

【适应证】①用作麻醉辅助用药。②用作全静脉麻醉主药，心血管作用和芬太尼相似。在平衡麻醉中，本品可使循环保持稳定。用于气管内插管，使用人工呼吸的全身麻醉：作为复合麻醉的镇痛用药；作为全身麻醉大手术的麻醉诱导和维持用药。③作为疼痛治疗的复合成分之一。

【体内过程】注射后起效快，但持效时间短。能从脑等组织迅速再分布于脂肪组织，终末消除半衰期约为 2.5 小时。血浆蛋白结合率为 92.5%，主要在肝内和小肠内代谢。用量的 80% 于 24 小时内排出体外。

【用法用量】①麻醉时间长约 2 小时，总剂量 2μg/kg，维持量：10～25μg。麻醉时间长 2～8 小时，总剂量 2～8μg/kg，维持量：10～50μg。②心血管手术麻醉：5μg/kg。作为复合麻醉的一种镇痛成分应用时，剂量为 0.5～5.0μg/kg，静脉注射或者加入输液管中，在 2～10 分钟滴完。当临床表现显示镇痛效应减弱时，可按 0.15～0.7μg/kg 追加维持剂量。③作为单独的麻醉药用于静脉给药诱导时，剂量为 8～30μg/kg。当临床表现显示麻醉效应减低时，可按 0.35～1.4μg/kg 追加维持剂量。

【不良反应】①典型的阿片样症状：如呼吸抑制、呼吸暂停、骨骼肌强直（胸肌强直）、肌阵挛、低血压、心动过缓、恶心、呕吐和眩晕、缩瞳和尿潴留。②在注射部位偶有瘙痒和疼痛。其他较少见的不良反应有咽部痉挛、过敏反应和心搏停止，因在麻醉时使用其他药物，很难确定这些反应是否与本品有关，偶尔可出现术后恢复期的呼吸再抑制。

【相互作用】①同时使用巴比妥类制剂、阿片类制剂、镇静剂、神经安定类制剂、乙醇及其他麻醉剂或其他对中枢神经系统有抑制作用的药物，可能导致本品对呼吸和中枢神经系统抑制作用加强。②同时给予高剂量的本品和高浓度的一氧化氮可导致血压、心率降低及心排血量减少。③一般建议麻醉或外科手术前 2 周，不应该使用单胺氧化酶抑制剂。④本品主要由 CYP3A4 代谢。临床上尚未观察到两者有相互作用，但实验资料提示 CYP3A4 抑制剂，如红霉素、酮康唑、伊曲康唑会抑制舒芬太尼的代谢，从而延长呼吸抑制作用。如果必须与上述药物同时应用，应该对患者进行特殊监测，并且降低本品的剂量。

【注意事项】①本品按麻醉药品管理，只能由受过训练的麻醉医师在医院和其他具有气管插管和人工呼吸设施的条件下进行。②使用后患者不能驾车与操作机械。③对甲状腺功能低下、肺病、肝肾功能不全、肥胖、酒精中毒者和老年人、使用过其他已知对中枢神经系统有抑制作用药物的患者，在使用本品时需特别注意。

【规格】注射剂：1ml：50μg，1ml：75μg，2ml：100μg，5ml：250μg。

【贮藏】遮光保存。

双氢可待因 Dihydrocodeine

【别名】西盖克。

【药理作用】为阿片受体弱激动剂，主要药

理作用为镇痛和镇咳。

【适应证】用于各种疼痛。包括创伤性及外科术后疼痛，癌症引起的中度疼痛，肌肉疼痛如腰痛、背痛、风湿痛，头痛、牙痛、痛经、神经痛及劳损、扭伤、鼻窦炎等引起的持续性疼痛。还可用于各种剧烈咳嗽，尤其是非炎性干咳及感冒引起的头痛、发热和咳嗽症状。

【体内过程】据文献报道，健康成人口服酒石酸双氢可待因 30mg 后，达峰时间为 1.6 小时。迅速在体内代谢，血中酸性代谢产物比原形含量高得多。

【用法用量】口服。成人及 12 岁以上儿童：每 4～6 小时 30～60mg,每天最大剂量为 240mg。老年人酌减。

【不良反应】可见恶心、头痛、眩晕及头晕症状。如出现便秘，可用缓泻药治疗。

【相互作用】①与中枢神经抑制药（如吩噻嗪类药物、巴比妥酸类药物等）、三环类抗抑郁药、吸入性麻醉药、单胺氧化酶抑制剂、β受体阻滞剂（如盐酸普萘洛尔）、乙醇等有协同作用，会增强中枢抑制作用。②与香豆素类抗凝剂合用，会增强抗凝血作用。③与抗胆碱能药物合用，会增强抗胆碱作用。

【注意事项】慢性肝炎及甲状腺功能减退的患者应减量。

【规格】片剂：30mg。

【贮藏】遮光、密封保存。

四氢帕马丁 Tetrahydropalmatine

【别名】四氢巴马丁、消旋四氢棕榈碱、延胡索乙素。

【药理作用】有镇痛、镇静、催眠作用。镇痛作用不及哌替啶，但比一般解热镇痛药强。

【适应证】胃肠、肝胆系统疾病的钝痛、分娩镇痛及痛经。

【体内过程】口服吸收好，吸收率达 50%～60%,作用持续 2～5 小时。在体内以脂肪组织中分布最多，肺、肝、肾次之，主要经肾脏排泄。

【用法用量】①镇痛：口服每次 100～150mg,每天 2～4 次；皮下注射每次 60～100mg。②痛经：口服每次 50mg。③催眠：口服每次 100～200mg。

【不良反应】偶有眩晕、恶心。大剂量对呼吸中枢有一定抑制作用。有时可引起锥体外系症状。

【相互作用】尚不明确。

【注意事项】①妊娠妇女慎用。②老年人、儿童及哺乳期妇女慎用。③大剂量使用对呼吸中枢有一定的抑制作用。

【规格】①片剂：50mg。②注射剂：60mg,100mg。

【贮藏】遮光、密封保存。

瑞芬太尼 Remifentanil

【别名】瑞捷、瑞米芬太尼、Ultiva。

【药理作用】为芬太尼类μ受体激动剂，在人体内 1 分钟左右迅速达到血-脑平衡，在组织和血液中被迅速水解，故起效迅速，维持时间短，与其他芬太尼类似物明显不同。

【适应证】用于全身麻醉诱导、全身麻醉中维持镇痛。

【体内过程】应用后发挥最大镇痛效应的时间为 1～3 分钟，单次静脉给药后，镇痛作用可持续 3～10 分钟。蛋白结合率为 92%,分布半衰期约 1 分钟。在血液和组织中迅速被酯酶代谢为失活代谢物。体内无积蓄，90%随尿液排出，能否被分泌进入乳汁尚不清楚。原药的消除半衰期为 3～10 分钟。

【用法用量】①麻醉诱导：应与催眠药一并给药。成人按 0.5～1μg/kg 的输注速率持续静脉滴注。②麻醉维持：由于本品起效快，作用时间短，麻醉中的给药速率可以每 2～5 分钟增加 25%～100%或减小 25%～50%,以获得满意的μ受体的药理反应。不能于硬膜外和鞘内给药。

【不良反应】具有μ受体类药物的典型不良反应，有恶心、呕吐、呼吸抑制、心动过缓、低血压和肌肉强直。上述不良反应在停药或降低滴注速度后数分钟内即可消失。

【相互作用】①μ受体激动作用可被纳洛酮拮抗。②与其他麻醉药有协同作用，与硫喷妥、异氟烷、丙泊酚及咪达唑仑同时给药时，剂量可减至 75%。③中枢神经系统抑制药物与本品也有协同作用，合用时应慎重，并酌情减量。④禁与单胺氧化酶抑制剂合用。禁与血、血清、血浆等血制品经同一路径给药。

【注意事项】①能引起呼吸抑制和窒息，须在呼吸和心血管功能监测及辅助设施完备的情况下由有经验的麻醉师给药。②不能单独用于全身麻醉诱导，即使大剂量使用也不能保证使意识消失。③处方中含有甘氨酸，不能用于硬膜外和鞘内给药。

【规格】注射剂：1μg。

【贮藏】贮于 2～25℃。

阿芬太尼 Alfentanil

【别名】埃芬人尼、阿芬他尼、四唑芬太尼、奥芬太尼、Alfenta、Rapifen、R-39209。

【药理作用】为阿片受体激动剂，是静脉注射的速效麻醉镇痛药。起效快，注射后 1 分钟即达峰值；维持时间短，约为 10 分钟，仅为芬太尼的 1/3，镇痛作用比芬太尼弱 1/4，注射后 1 分钟镇痛作用最强。对呼吸频率和经肺泡供氧的抑制作用一般仅持续数分钟，比芬太尼短。其镇痛作用和呼吸抑制作用的持续时间与剂量有关，通常镇痛作用持续时间长。本品可使瞳孔缩小，有时出现肌强直（特别是胸部）和欣快感。开始时出现轻度心动过缓，且平均脉压略有下降。但用本品麻醉时可保持稳定的心血管参数。术后很少出现恶心呕吐。体内无蓄积，苏醒快。

【适应证】用于麻醉前、中、后的镇静与镇痛，适用于心脏 CABG 的麻醉。

【体内过程】在体内分布过程属于三室模型，尤其在单次大剂量注射时。单剂量 100μg/kg 静脉注射，消除半衰期为 1～2 小时，年龄超过 40 岁的患者，随年龄增长其清除率和从深部组织的再分布呈线性降低。血浆蛋白结合率为 92%。肝硬化者的清除率明显低于正常人。本品几乎全部经肝脏代谢，以原药随尿液排出的剂量小于 1%，肝排泄系数为 0.3～0.6。妊娠期妇女应用时，半衰期和肝排泄系数与正常妇女无明显区别。

【用法用量】静脉注射：按手术长短决定剂量。手术 10 分钟以内完成者 7～15μg/kg；手术 60 分钟，40～80μg/kg；手术超过 60 分钟者，80～150μg/kg。剂量超过 120μg 引起睡眠和镇痛，可改为每分钟 1μg/kg，连续静脉滴注，至手术结束前 10 分钟停止给药。

【不良反应】与所有阿片类镇痛药一样可引起呼吸抑制或窒息。

【相互作用】①中枢神经系统药物（如巴比妥类、苯二氮䓬类和精神类药）加强本品的作用。②烯丙吗啡、纳洛酮减弱本品的作用。③红霉素、地尔硫草、酮康唑、伊曲康唑减慢本品的代谢，使其作用增强。④美索比妥、硫喷妥钠增加呼吸抑制作用。⑤与纳曲酮竞争阿片受体，引起

阿片戒断症状。⑥丙泊酚改变本品的代谢，增加本品的毒性。⑦利福布汀加快阿芬太尼的代谢，减弱本品的作用。⑧乙醇增强本品代谢，降低治疗效果。

【注意事项】①慎用于肝功能不全者、老年和体弱患者。必须使用时应减量，以防止药物蓄积。②药物过量时可引起呼吸抑制和严重低血压。

【规格】注射剂：2ml∶1mg，5ml∶2.5mg，10ml∶5mg，20ml∶10mg。

【贮藏】贮于 20～25℃。

二氢埃托啡 Dihydroetorphine

【别名】盐酸二氢埃托啡舌下片。

【药理作用】具有高效镇痛作用，镇痛强度为吗啡的数百倍至数千倍，临床的有效量仅为吗啡的 1/1000～1/500。有较强的镇静及平滑肌解痉作用。呼吸抑制作用相对轻于吗啡。反复用药可产生耐受性和依赖性，主要表现为精神依赖性。口服效果差。

【适应证】用于各种急性疼痛的镇痛。作为麻醉性镇痛药，用于静脉麻醉或静脉复合全身麻醉。适用于各种晚期癌症疼痛使用吗啡或哌替啶无效者。用于平滑肌痉挛引起的疼痛如胰腺炎急性发作、胆结石、尿结石及胃肠痉挛。内镜检查的术前用药。

【体内过程】口服首过代谢明显，收效差。起效较快，维持时间较短，肌内注射和舌下给药 10～15 分钟起效，维持 1～3 小时。

【用法用量】①舌下含服时，注意勿将药片吞咽，否则无效。②常用剂量每次 20～40μg，15 分钟后疼痛可明显减轻。可视需要 2～3 小时后重复给药。有时允许使用每次极量 60μg，180μg/d。连续用药不得超过 3 天。晚期癌症不得超过 1 周。③用于麻醉诱导，缓慢静脉注射 0.1～0.2μg/kg 及氟哌啶醇 2.5～5mg，用于静脉复合麻醉，首次缓慢静脉注射 0.3～0.6μg/kg，以后每 60 分钟追加半量，手术结束前 60 分钟停止给药。④内镜检查术前肌内注射 1 次（10μg），极量 15μg。术后应让患者坐或卧 30 分钟。

【不良反应】①可有嗜睡、恶心、出汗、头晕甚至呕吐等反应，用药后走动容易出现。出现这些反应时，应让患者卧床休息，一般无须特殊处理，可自行缓解。②偶见呼吸减慢（9～11 次/分），用呼吸兴奋药尼可刹米或吸氧可纠正。个别老年人可出现尿潴留。③超量用药可产生急性

中毒，主要表现为呼吸抑制、瞳孔缩小、昏迷。呼吸停止是其致死原因。

【相互作用】①与司可巴比妥（100mg）或地西泮（5mg）合用，明显延长晚期癌痛的镇痛时间。②阿片受体拮抗剂能对抗本品的作用。

【注意事项】本品过量致中毒时，应及时进行人工呼吸，加压给氧，必要时肌内注射或静脉注射盐酸纳洛酮0.4mg或氢溴酸烯丙吗啡10mg，以对抗本品的呼吸抑制作用。

【规格】①片剂：20μg，40μg（供舌下含服）。②注射剂（粉）：10μg，20μg。

【贮藏】密封、遮光保存。

喷他佐辛 Pentazocine

【别名】镇痛新、戊唑星、Fortal。

【药理作用】为阿片受体的部分激动剂。镇痛效力较强，皮下注射30mg约相当于吗啡10mg的镇痛效应。呼吸抑制作用约为吗啡的1/2。增加剂量，其镇痛和呼吸抑制作用并不成比例增加。对胃肠道平滑肌作用与吗啡相似，但对胆道括约肌作用较弱。大剂量可引起血压上升、心率加快，可能与升高血浆中儿茶酚胺含量有关。口服及注射均易吸收。

【适应证】适用于各种慢性剧痛。

【体内过程】口服易于吸收，但有明显的首过代谢，生物利用度仅为11%～32%。口服后1～3小时可达血药峰值。皮下或肌内注射吸收良好，15～60分钟可达血药峰值。血浆蛋白结合率约为60%。半衰期约为2.1小时（肌内注射）。主要在肝内代谢，60%～70%以代谢物随尿排出，小部分以原药随尿排出。

【用法用量】静脉注射、肌内注射或皮下注射，每次30mg。口服，每次25～50mg。必要时每3～4小时1次。

【不良反应】有眩晕、恶心、呕吐、出汗等。大剂量可引起呼吸抑制、血压上升及心率加速。

【相互作用】①与环孢素合用可使后者血药浓度增高。②与吗啡衍生物、巴比妥类合用可增加呼吸抑制的危险性。③与吗啡拮抗药合用可诱发戒断综合征。④对吗啡有耐受性的患者，使用本品能减弱吗啡的镇痛作用，并可促使成瘾者产生戒断症状。⑤与西布曲明合用可导致5-羟色胺综合征。

【注意事项】①国外认为本品不易成瘾，故列为非成瘾性镇痛药，不作为麻醉药品管理。但据报道，有2例连续用药1年以上，也出现成瘾现象，因此仍应注意，切不可滥用。②慎用于颅内压增高，胰腺，胆道疾病，肝肾功能不全者及孕妇。

【规格】①片剂：25mg，50mg。②胶囊剂：25mg。③注射剂（乳酸盐，粉）：15mg，30mg，45mg，60mg。④注射液：1ml：30mg。

【贮藏】密封、遮光保存。

羟考酮 Oxycodone

【别名】羟氢可待因酮、氢考酮、酯氢可酮、羟二氢可待因。

【药理作用】为半合成的纯阿片受体激动剂，药理作用及作用机制与吗啡相似，主要通过激动中枢神经系统内的阿片受体而起镇痛作用，镇痛效力中等。也可通过直接作用于延髓的咳嗽中枢而起镇咳作用。此外，还具有抗焦虑、镇静作用。

【适应证】适用于缓解中至重度疼痛，如关节痛、背痛、癌性疼痛、牙痛、手术后疼痛等。

【体内过程】口服可吸收。在体内被代谢为去甲羟考酮和较少的羟氢吗啡酮。两种代谢物均与葡糖醛酸结合，连同原药随尿排出。消除半衰期为2～3小时。

【用法用量】

（1）成人常规剂量：口服给药。①一般镇痛：使用控释片，每12小时1次，剂量取决于患者疼痛严重程度和既往镇痛药用史。调整剂量时，只调整每次用药剂量而不改变用药次数，调整幅度是在上一次用药剂量上增减25%～50%。首次服用阿片类药物或曾用弱阿片类药物的重度疼痛患者，初始剂量一般为5mg，每12小时1次。然后根据病情调整剂量直至理想效果。大多数患者的最高剂量为每12小时200mg，少数患者可能需要更高的剂量（临床报道的最高剂量为每12小时520mg）。已接受口服吗啡治疗的患者，改用本品的日剂量换算比例为口服本品10mg相当于口服吗啡20mg。②术后疼痛：使用复方胶囊，每次1～2粒（每粒含盐酸羟考酮5mg、对乙酰氨基酚500mg），间隔4～6小时可重复用药1次。③癌症、慢性疼痛：使用复方胶囊，每次1～2粒，每天3次。老年患者（年龄大于65岁）的清除率仅较成人略低，成人剂量和用药间隔时间亦适用于老年患者。

（2）儿童常规剂量：口服给药。常用剂量

为 1 次 0.05~0.15mg/kg，每 4~6 小时 1 次。1 次用量最多可达 5mg。

【不良反应】可能产生耐受性和依赖性。常见便秘、恶心、呕吐、头晕、瘙痒、头痛、口干、多汗、嗜睡和乏力。罕见眩晕、抽搐、胃炎、定向障碍、面红、情绪改变、心悸（在戒断综合征的情况下）、幻觉、支气管痉挛、吞咽困难、嗳气、气胀、肠梗阻、味觉反常、激动、遗忘、张力过高、感觉过敏、张力过低、肌肉不自主收缩、言语障碍、震颤、视觉异常、戒断综合征、闭经、性欲减退、阳痿、低血压、室上性心动过速、晕厥、脱水、水肿、外周性水肿、口渴、皮肤干燥、过敏反应、类过敏反应、瞳孔缩小和绞痛。可能发生排尿困难、胆道痉挛或输尿管痉挛。

【相互作用】①可加强镇静药、催眠药、全身麻醉药、吩噻嗪类药、中枢性止吐药的中枢抑制作用。起始剂量应为常规用量 1/3~1/2。②CYP2D6 抑制剂如西咪替丁、氟西汀、帕罗西汀、氟哌啶醇、普罗帕酮等可抑制本品代谢。

【注意事项】①肾功能不全患者根据临床情况适当调整。②肝功能不全患者使用本品控释片时起始剂量应为常规剂量的 1/3~1/2。③使用本品复方制剂时需注意其他成分的每天极量，如对乙酰氨基酚每天用量不应超过 4g。④1%亚洲人缺乏 CYP2D6，使用本品镇痛效果甚微或无效。⑤对本品产生或可疑产生生理依赖性的患者，慎用纳洛酮解救过量中毒。⑥不能与抗胆碱能药合用。

【规格】①片剂：5mg。②控释片：5mg，10mg，20mg，40mg。

【贮藏】密封贮存。

地佐辛 Dezocine

【别名】加罗宁。

【药理作用】镇痛作用强于喷他佐辛，是 κ 受体激动剂，也是 μ 受体拮抗剂。成瘾性小。

【适应证】用于术后痛、内脏痛及癌性疼痛。

【体内过程】注射可完全快速吸收，肌内注射 10mg 达峰时间为 10~90 分钟。5 分钟内静脉注射 10mg，平均终末半衰期为 2.4 小时。给药剂量的 2/3 由尿排泄，其中 1%为原药，剩余的是葡糖苷酸共轭物。未对本品的蛋白结合率进行研究。静脉注射 10mg 本品，肝硬化患者的全身清除率无变化，但分布容积与半衰期比正常者延长 30%~50%，主要是以葡糖苷酸共轭物形式由尿排泄，故肾功能不全患者应减量慎用。

【用法用量】肌内注射：开始时 10mg，以后每隔 3~6 小时，2.5~10mg。静脉注射：开始 5mg，以后每隔 2~4 小时，2.5~10mg。

【不良反应】常见恶心、呕吐、镇静、头晕、厌食、定向障碍、幻觉、出汗、心动过速。静脉注射可引起呼吸抑制，纳洛酮可对抗此抑制作用。

【相互作用】①能增强镇静催眠药、抗焦虑药及抗忧郁药的作用。②能减弱其他麻醉性镇痛药的麻醉镇痛作用，但不能拮抗吗啡或哌替啶中毒，甚至可加重中枢抑制。

【注意事项】冠心患者慎用。

【规格】注射液：1ml：5mg；1ml：10mg。

【贮藏】遮光，密闭保存。

阿片酊 Opium Tincture

【药理作用】为纯粹的阿片受体激动剂，有强大的镇痛作用，同时也有明显的镇静作用，并有镇咳作用（因其可致成瘾而不用于临床）。

【适应证】适用于各种急性剧痛，偶用于腹泻、镇咳。

【体内过程】尚不明确。

【用法用量】口服。常用量：每次 0.3~1ml，每天 1~4ml；极量：每次 2ml，每天 6ml。

【不良反应】最常见的合并症为便秘，老年人还可有排尿困难，除吗啡因素外，其内含的罂粟碱和那可丁促使胃肠道平滑肌松弛而加剧上述不良反应。

【相互作用】尚不明确。

【注意事项】可致依赖性。

【规格】酊剂：含无水吗啡 1.0%±0.05%。

【贮藏】密封，在 30℃以下保存。

烯丙吗啡 Nalorphine

【别名】醋托啡、纳洛芬、丙烯去甲吗啡、那诺啡、丙烯吗啡、丙吗啡、氢溴酸烯、Lethidrone。

【药理作用】为阿片受体激动-拮抗药，拮抗 μ 受体和 δ 受体而激动 κ_1 和 κ_3 受体。小剂量具有阻断吗啡的作用，可使吗啡成瘾者出现戒断症状；使用大剂量时显示有一定的镇痛作用，但也出现烦躁和焦虑等精神反应。在应用纳洛酮前，本品不作为镇痛药，而作为吗啡过量的解毒药。

【适应证】用作吗啡、芬太尼、哌替啶、二氢埃托啡等过量时的对抗药。分娩前防止由于使用吗啡类或哌替啶引起的新生儿呼吸抑制。

【体内过程】口服吸收较差，静脉、皮下或肌内注射时则吸收迅速，可通过血-脑脊液屏障和胎盘屏障。皮下注射后90分钟脑内浓度为相同剂量吗啡的3～4倍。一般1～3分钟起效，经肝内代谢，肾排泄，给药量的2%～6%以原形随尿排出。清除较吗啡迅速，半衰期为2～3小时，且随用量增加大而半衰期延长。

【用法用量】静脉注射或肌内注射：成人可用5～10mg，必要时，10～15分钟以后可重复，总量不应超过40mg。吗啡类药物引起的新生儿呼吸抑制：可予肌内注射0.2mg，必要时可再给予1次0.2～0.3mg。

【不良反应】①可见眩晕、嗜睡、乏力、出汗、感觉异常、幻觉、幻视、恶心。②还可引起惊恐、幻觉（尤其是幻视）、醉感、出汗增多、恶心和眼聚焦困难等。③长期使用后突然停药会出现特异的戒断症状，如头部不适、流泪、发冷、呵欠、腹泻、食欲缺乏和体重下降。

【相互作用】本品可加重乙醇或其他类阿片药物引起的呼吸抑制。

【注意事项】①吗啡类药成瘾的诊断结果判断：注射后，结果阳性时缩小的瞳孔放大，戒断症状提早出现，并可于尿中检测出。②对喷他佐辛和其他阿片受体激动-拮抗药引起的呼吸抑制无拮抗作用，对巴比妥类或其他全身麻醉药引起的呼吸抑制亦无拮抗作用，若使用反可使呼吸抑制明显加重，故近年来已被纳洛酮取代。

【规格】注射剂（粉）：5mg，10mg。

【贮藏】通风、低温、干燥。

布托啡诺 Butorphanol

【别名】环丁羟吗喃、环丁甲二羟吗喃、Moradol、Stadol。

【药理作用】为阿片受体部分激动剂，主要激动κ₃受体，对μ受体有弱的阻断作用。作用与喷他佐辛相似。镇痛效力为吗啡的3.5～7倍，可缓解中度和重度的疼痛。

【适应证】①中度至重度疼痛，如术后、外伤、癌症、肾或胆绞痛等的镇痛。②麻醉前用药。

【体内过程】口服可吸收，但首过效应明显。肌内注射后吸收迅速而完全，10～15分钟起效，持效3～4小时。肌内注射后30～60分钟可达血药峰值。稳态分布容积为50L/kg。半衰期为2.5～4小时。血浆蛋白结合率为80%。主要在肝内代谢为无活性的羟布托啡诺，大部分随尿排出，11%经胆道排出，5%以原药随尿排出。可透过胎盘，进入乳汁。

【用法用量】①肌内注射：每次1～4mg，必要时4～6小时重复用药。②麻醉前用药：手术前60～90分钟肌内注射2mg。③儿童用药量尚未确定。④静脉注射：每次0.5～2mg。⑤经鼻给药：一次1mg，1小时后可再次给药1mg。

【不良反应】主要为瞌睡、头晕、恶心、呕吐。较少见头痛、眩晕、漂浮感、精神错乱、心悸等。偶见幻觉、异常、皮疹。

【相互作用】①在使用布托啡诺的同时，使用中枢神经抑制药（如乙醇、巴比妥类、安定药和抗组胺药）会导致抑制中枢神经系统的作用加强。②目前还不能确定与影响肝脏代谢的药物（如西咪替丁、红霉素、茶碱等）合用是否影响本品的作用，但应减小起始剂量并延长给药间隔时间。

【注意事项】①对阿片类药物依赖的患者，本品可诱发戒断症状。②心肌梗死患者不宜应用。

【规格】①注射液：1ml∶1mg，1ml∶2mg。②鼻喷剂：2.5ml∶25mg。

【贮藏】密封、遮光保存。

对乙酰氨基酚羟考酮（氨酚羟考酮）Paracetamol and Oxycodone

【别名】泰勒宁。

【药理作用】主要成分羟考酮是一种与吗啡作用类似的半合成麻醉类镇痛成分，为作用于中枢神经系统和器官平滑肌止痛和镇静药，与可待因和美沙酮类似，对乙酰氨基酚是苯胺类解热镇痛药。

【适应证】适用于各种原因引起的中、重度急、慢性疼痛。

【体内过程】羟考酮口服吸收快，血药浓度达峰时间约2小时；对乙酰氨基酚血药浓度达峰时间约65分钟。6小时后二者血液浓度分别保留19%和16%，主要由肝代谢，经肾排泄。

【用法用量】术后疼痛每次1～2粒，间隔4～6小时可重复用药一次；癌症、慢性疼痛，每次1～2粒，每天3次，勿空腹服用。

【不良反应】最常见的不良反应包括轻微头痛、头晕、嗜睡、恶心、呕吐，运动时加重，休息时减轻。偶见精神亢奋、烦躁不安、便秘、皮疹和皮肤瘙痒。大剂量应用时，会产生与吗啡类似的不良反应，包括呼吸抑制等。

【相互作用】与其他麻醉类镇痛药、普通麻醉药、吩噻嗪类药、镇静催眠药或其他抑制中枢神经系统的物质（如乙醇）同时服用，可能会导致中枢神经系统抑制加重。

【注意事项】本品为第二类精神药品，应按国家有关规定管理，防止滥用。

【规格】①片剂：盐酸羟考酮 5mg 和对乙酰氨基酚 325mg。②胶囊剂：盐酸羟考酮 5mg 和对乙酰氨基酚 500mg。

【贮藏】室温（10～30℃）保存，密闭。

对乙酰氨基酚双氢可待因 Paracetamol and Dihydrocodeine

【别名】路盖克。

【药理作用】对乙酰氨基酚具有镇痛和解热作用，双氢可待因为阿片受体的弱激动剂，较可待因有更强的镇痛作用，不易成瘾，其镇痛作用主要是由于口服后有 10%的双氢可待因转换为双氢吗啡。双氢可待因可以直接作用于咳嗽中枢，起镇咳效果。

【适应证】可广泛适用于各种疼痛：创伤性疼痛，外科手术后疼痛及计划生育手术疼痛，重度癌痛，肌肉疼痛如腰痛、背痛、风湿性肌痛，头痛、牙痛、痛经、神经痛，以及劳损、扭伤、鼻窦炎等引起的持续性疼痛。还可用于各种剧烈咳嗽，尤其是非炎性干咳及感冒引起的头痛、发热和咳嗽症状。

【体内过程】对乙酰氨基酚口服吸收快，在0.5～1 小时达血药峰值。在肝脏代谢，半衰期为2～3 小时。双氢可待因口服后胃肠吸收良好，0.5～1 小时达血药峰值，在肝脏代谢，血浆半衰期为 3～4 小时，主要以葡糖醛酸结合物的形式从尿中排出。

【用法用量】口服。成人及 12 岁以上儿童：每 4～6 小时 1～2 片，每次不得超过 2 片，每天最大剂量为 8 片。

【不良反应】少数患者会出现恶心、头痛、眩晕及头晕症状。也可能出现皮疹、瘙痒、便秘。

【相互作用】服用多潘立酮或甲氧氯普胺、抗凝血药的患者须在医师或药师指导下使用。

【注意事项】①服用本品期间应忌酒。②孕妇及哺乳期妇女慎用。③12 岁以下儿童不宜服用。④老年患者需减量服用。⑤为第二类精神药品，应按国家有关规定管理，防止滥用。

【规格】片剂：每片含酒石酸双氢可待因10mg，对乙酰氨基酚 500mg。

【贮藏】遮光、密封保存。

复方丙氧氨酚 Propoxyphene Napsylate and Paracetamol

【别名】达宁、同立妥。

【药理作用】本复方制剂中的对乙酰氨基酚成分主要通过抑制前列腺素的合成及阻断痛觉神经末梢的冲动而产生镇痛作用，右丙氧芬抑制前列腺素或其他能使痛觉受体敏感物质（如 5-羟色胺、缓激肽等）的合成。2 种成分在镇痛效应方面显示出协同作用。

【适应证】用于治疗各种中轻度癌性疼痛。也可治疗神经性疼痛、手术后疼痛、血管性头痛、骨关节痛，用于二线脱瘾等，但不宜长期连续服用。

【体内过程】右丙氧芬经胃肠道吸收很快，有首过效应，达峰时间为 1～2 小时，很快分布于肝、肺和肾脏，本品主要经肝脏消除，代谢生成去甲基丙氧芬，经肾脏排泄，半衰期为 6 小时左右。其中的对乙酰氨基酚口服经胃肠道吸收迅速、完全，在体液中分布均匀，血药浓度 0.5～1 小时达到高峰。半衰期为 2～3 小时，肾功能不全时半衰期不变，但超量用药者、某些肝病患者、老年人和新生儿可有延长，儿童则缩短。约 25%与血浆蛋白结合，小量时（血药浓度<60μg/ml）与蛋白结合不明显，大量或中毒剂量则结合率较高，可达 43%，90%～95%在肝脏代谢，60%以葡糖醛酸化合物的形式、35%以硫酸盐化合物的形式迅速从尿中排出，中间代谢产物对肝脏有毒性，对肾脏可能也有毒性。不到 5%以原形由尿排出。

【用法用量】口服。成人每次 1～2 片，每天 3～4 次，餐后服。儿童酌减或遵医嘱。

【不良反应】少数病例出现消化道反应，如恶心、呕吐、腹上区不适。偶见头晕、嗜睡、便秘、食欲缺乏、口干、无力。

【相互作用】①与乙醇合用有协同作用，易引起过量中毒反应。②与中枢神经抑制药并用时，可致相加作用。

【注意事项】本品中的右丙氧芬为麻醉药品，应遵照规定使用。

【规格】片剂：每片含无水萘磺酸右丙氧芬50mg，对乙酰氨基酚 250mg。

【贮藏】遮光、密封保存。

洛芬待因　Ibuprofen and Codeine

【别名】布洛芬可待因、可普芬、思为普。

【药理作用】为中枢性镇痛药可待因和非甾体抗炎镇痛药布洛芬组成的镇痛复方制剂。可待因与布洛芬合并用药，作用于机体的不同部位和受体，产生相同的镇痛效应，显示有协同作用。

【适应证】用于中度的手术后疼痛、癌痛、脊柱僵硬痛、头痛、牙痛、痛经、关节痛和骨骼肌痛等镇痛。

【体内过程】磷酸可待因口服后较易被胃肠吸收，主要分布于肺、肝、肾和胰。易于透过血脑屏障，又能透过胎盘。布洛芬口服易吸收，与食物同服时吸收减慢，但吸收量不减少，与含铝和镁的抗酸药同服不影响吸收。血浆蛋白结合率为99%。服药后1.2～2.1小时血药浓度达峰值。

【用法用量】口服。成人首次剂量1片，如需再服，每4～6小时服用1～2片，最大剂量每天6片，连续服用不超过7天。

【不良反应】偶有轻微不良反应，如恶心、乏力、多汗、便秘等，停药后可自行消失。

【相互作用】①饮酒或与其他非甾体抗炎药同用时增加胃肠道副作用，并有致溃疡的危险，长期与对乙酰氨基酚同用可增加对肾脏的毒副作用。②与阿司匹林或其他水杨酸类药物同用时，药效不增强，而胃肠道不良反应及出血倾向发生率增高。③与肝素、双香豆素等抗凝血药及血小板聚集抑制药同用有增加出血的危险。④与呋塞米同用时，后者的排钠和降压作用减弱。⑤与维拉帕米、硝苯地平同用时，洛芬待因的血药浓度增高。⑥洛芬待因可增高地高辛的血药浓度，同用时须注意调整地高辛的剂量。⑦洛芬待因可增强抗糖尿病药（包括口服降血糖药）的作用。⑧与抗高压药同用时可影响后者的降压效果。⑨丙磺舒可减少洛芬待因的排泄，增加血药浓度，从而增加毒性，故同用时宜减少洛芬待因剂量。⑩洛芬待因可减少甲氨蝶呤的排泄，增加其血药浓度，甚至可使其血药浓度达中毒水平，故洛芬待因不应与中或大剂量甲氨蝶呤同用。⑪与抗胆碱药合用时，可加重便秘或尿潴留的不良反应。⑫与美沙酮或其他吗啡类药合用时，可加重中枢性呼吸抑制作用。⑬与肌松药合用时，呼吸抑制更为显著。

【注意事项】①不明原因的疼痛应在医师诊断后遵医嘱服用。②有胃炎、胃肠道溃疡者不宜经常服用。

【规格】片剂：每片含布洛芬200mg，磷酸可待因12.5mg。

【贮藏】遮光、密封保存。

氯芬待因　Diclofenac Sodium and Codeine Phosphate

【别名】舒尔芬

【药理作用】其中双氯芬酸钠为苯基乙酸衍生物，具有镇痛、抗炎、解热作用。其镇痛作用比阿司匹林和吲哚美辛强，为阿司匹林的26～50倍，系外周型镇痛药。特点为药效强，不良反应轻，剂量小，个体差异小。磷酸可待因为吗啡的甲基衍生物，对延髓的咳嗽中枢有直接抑制作用，镇咳作用强而迅速，强度约为吗啡的1/4。此外，还有镇痛和镇静作用，镇痛作用强度约为吗啡的1/10，但仍强于一般解热镇痛药。系中枢型弱阿片类镇痛药。服用本品，有可能出现消化道反应，呼吸抑制很弱，成瘾性较低。

【适应证】用于各种手术后疼痛、癌性疼痛、骨病痛等中度疼痛。

【体内过程】双氯芬酸钠在服用后1～2小时血药浓度达峰值，血浆蛋白结合率大于99%，其浓度与剂量呈线性关系，半衰期为1～2小时。按推荐剂量和间隔时间给药，无蓄积现象。双氯芬酸钠具有明显的首过效应，口服后进入体循环仅为60%，所以口服给药的AUC约是同等剂量非肠道给药AUC的1/2。磷酸可待因口服后较易被胃肠道吸收，生物利用度为40%～70%，在体内主要分布于实质性器官，如肺、肝、肾、胰脏。蛋白结合率为25%左右。其可透过血-脑脊液屏障，但脑组织内的浓度相对较低；能透过胎盘，可少量由乳汁分泌。口服用药后30～45分钟起效，1小时左右血药浓度达峰值，作用维持约4小时。本品口服1小时内起效，可持续4小时左右。

【用法用量】口服。成人每次1～2片，每天3次。儿童每天3.5～6mg/kg，在医师指导下，多次服用。连续使用不超过7天。

【不良反应】主要为胃肠道症状，如胃部不适、恶心、呕吐等，发生率为10%左右。文献报道还可有头晕、困倦、皮疹、瘙痒、水肿、黄疸、便秘或出血倾向等。

【相互作用】①磷酸可待因与中枢神经抑制药并用时，可致相加作用。②阿司匹林可降低双氯芬酸钠的血药浓度。

【注意事项】①应注意消化道溃疡、肾损害或成瘾性的发生，但这些现象大都是长期、大剂量应用时才有出现的可能。②可引起肝、肾损害，有消化性溃疡病史者慎用。

【规格】复方制剂，组分为每片含双氯芬酸钠 25mg，含磷酸可待因 15mg。

【贮藏】遮光、密封保存。

草乌甲素 Bulleyaconitine A

【别名】滇西嘟拉碱甲、必可泰、拜力克、凯瑶、必可泰。

【药理作用】具有较强的镇痛及明显的抗炎作用，镇痛作用是中枢性的，并与脑内 5-羟色胺水平密切联系，起效时间比吗啡慢，但维持时间长，无成瘾性；抗炎作用不通过肾上腺体系，而与抑制前列腺素水平有关；有解热和局部麻醉作用。

【适应证】适用于治疗癌症晚期疼痛、风湿性关节炎及类风湿关节炎、肩周炎、肩臂痛、落枕、骨关节炎、良性关节痛、腰及四肢关节扭伤、挫伤、腰肌劳损及腰背痛、坐骨神经痛、肌纤维炎及肋软骨炎、带状疱疹、感冒头痛、牙痛等。

【体内过程】在肝及肾上腺含量最高，其次为肾、肺、脾及心脏，脑含量很低。给药后 4 小时各脏器内含量降低 50%。一次剂量在 6 天内从尿内排出 46%，从粪便内排出 21.9%，尿液经检测未发现有代谢峰，表明进入人体内的本品均以原药排除。

【用法用量】①肌内注射：每次 0.2mg，每天 2 次。②口服：每次 0.4mg，每天 3 次，10 天为 1 个疗程。

【不良反应】偶有短暂性轻度头晕、恶心、口干、出汗、唇舌发麻、心悸、荨麻疹等，但可自行消失。

【相互作用】尚不明确。

【注意事项】①两次用药时间间隔不宜少于 6 小时。②出现不良反应时，可静脉注射高渗葡萄糖加维生素 C，也可注射阿托品，并应减量或停用，反应极重者，可按乌头碱中毒处理，并停药。

【规格】①片剂：0.4mg。②注射剂：2ml：0.2mg。③胶丸：0.2mg。

【贮藏】遮光、在阴凉处保存。

齐考诺肽 Ziconotide

【别名】Prialt。

【药理作用】是一种内注射型、用于治疗对全身镇痛药等不能耐受或无效的严重慢性疼痛患者的进口药。是由 25 个氨基酸组成的多肽。动物实验结果显示，本品结合并阻断脊髓背角浅层内的初级伤害感受性传入神经上的 N 型钙通道，从而阻止初级传入神经末梢兴奋性神经递质的释放，对抗伤害感受。

【适应证】用于适合鞘内注射并且对其他治疗（如全身镇痛药、辅助治疗或鞘内注射吗啡）不能耐受或无效的严重慢性疼痛患者。

【体内过程】在给慢性疼痛患者鞘内（IT）输液 1～10μg 后进行了脑脊液（cerebrospinal fluid，CSF）的药动学研究，并在静脉注射（Ⅳ）本品 0.3～10μg/（kg·d）后进行药动学研究，结果见表 4-1。

表 4-1 本品的药动学参数

途径	液体	例数	CL（ml/min）	V_d（ml）	半衰期（h）
IT	CSF	23	0.38 ± 0.56	155 ± 263	4.6 ± 0.9
Ⅳ	血浆	21	270 ± 44	$30\,460\pm6366$	1.3 ± 0.3

在 IT 输注 1～10μg 1 小时后，CSF 中的 AUC 为 83.6～608ml，变异较大，且具有剂量依赖性。在慢性疼痛患者中，以 0.1～7.0μg/h 的输注速度持续输注 5 天或 6 天，有 56% 的患者血药浓度低于检测限。可以预知，如能以较快的速度进行 IT 输注，较有可能测得血药浓度。在追踪测定达 9 个月的患者中，在 IT 输注本品数月后，其血药浓度一直保持不变。本品的蛋白结合率为 50%，其 V_d 接近 140ml。

本品在多个肽的位点上通过内肽酶分解。在持续 IT 输注期间，从 CSF 中进入全身循环后，可通过广泛分布于大多数器官和组织（如肾、肺、肝、肌肉等）的不同肽酶和蛋白酶而降解成肽及多种游离氨基酸。体外证实，本品极少在人和动物的 CSF 和血液水解。静脉输注后仅从人尿中收集到 <1% 的本品。

【用法用量】IT 滴注，初始剂量根据患者情况而定，最高初始剂量为每天 2.4mg（0.1mg/h），以后剂量可提高，但每周不超过 2～3 倍，直到第 21 天时达到最高推荐剂量 19.2mg/d（0.8mg/h）。通过调整给药泵的滴速达到确定的给药剂量。剂量的调整应根据患者的疼痛程度及不良事件的发生情况而定，在临床试验中，21 天时的平均药物剂量为 6.9～19.2mg/d（0.29～0.8mg/h）。

【不良反应】①心血管系统反应，如心搏缓

慢和直立性低血压，呈剂量依赖性。②中枢神经系统反应，眩晕、眼球震颤、共济失调、兴奋、幻觉、镇静和昏迷等均有报道，其中部分不良反应在减量或停药后数日至数周才消除。③胃肠道反应，如恶心、呕吐和腹泻等。④其他尚有皮疹、结膜充血、鼻充血、肝功能异常和尿潴留等。

【相互作用】与中枢神经抑制药合用可使意识抑制的风险增加。

【注意事项】用药过程中应密切监测患者是否出现认知损害，幻觉或情绪、意识改变的迹象。当出现严重的神经学或精神病学体征或症状时可以停用本品，不会产生停药效应。

【规格】注射剂：5ml：500μg，20ml：500μg。

【贮藏】贮于2～8℃。

罗通定 Rotundine

【别名】颅痛定、左旋四氢巴马汀、左旋延胡索乙素、L-Tetrahydropalmatine。

【药理作用】具有镇痛、镇咳、催眠等作用。毒性低，不良反应少，应用安全。当达到镇痛作用时，能同时出现轻度的催眠作用，因而特别适用于因疼痛而不能入睡的患者。对慢性持续性痛及内脏钝痛效果较好，对急性锐痛、癌症晚期疼痛效果较差。

【适应证】胃肠道及肝胆系统疾病引起的疼痛、月经痛、分娩后疼痛。轻度的外伤和手术后疼痛。头痛性失眠和痉挛性咳嗽。适用于各种原因所致心律失常。

【体内过程】口服吸收完全，15分钟可吸收40%～50%。10～30分钟起效，持效2～5小时。体内分布依次为脂肪、肺、肝和肾。皮下注射12小时后随尿排出约80%。

【用法用量】①镇痛：口服60～120mg，每天1～4次，皮下或肌内注射，每次60～90mg。②催眠：30～90mg，睡前服。③镇咳：口服30mg，每天2～3次，显效后维持用药1～2天再停药。④治疗心律失常（新用途）：以本品注射液1.5～2.0mg/kg加入50%葡萄糖注射液稀释至20ml，于2分钟内缓慢静脉注射，7天为1个疗程，治疗期间每天用Ⅱ导联心电图监测。总有效率88%。

【不良反应】①可有嗜睡、眩晕、乏力、恶心等。②大剂量对呼吸中枢有抑制作用，有时可引起锥体外系症状。

【相互作用】与其他中枢神经抑制药（如一些镇静催眠药）同服，可引起嗜睡及呼吸抑制现象。

【注意事项】①为对症治疗药，用于镇痛不超过5天，若症状未缓解，请咨询医师或药师。②驾驶机、车、船，从事高空作业、机械作业及操作精密仪器者工作期间慎用。③长期服用本品可致耐受性。④孕妇和哺乳期妇女慎用，对本品过敏者禁用，过敏体质者慎用。

【规格】①片剂：30mg，60mg（盐酸盐）。②注射剂：60mg（硫酸盐）。

【贮藏】密封，贮于室温下。

佐米曲普坦 Zolmitrptan

【别名】天疏、帝宁。

【药理作用】是一种选择性5-HT$_{1B/1D}$受体激动剂。通过激动颅内血管（包括动静脉吻合处）和三叉神经系统交感神经上的5-HT$_{1B/1D}$受体，引起颅内血管收缩并抑制前炎症神经肽的释放。

【适应证】适用于成人伴或不伴先兆症状的偏头痛的急性治疗。

【体内过程】口服后吸收迅速，1小时内可达血药浓度峰值的75%，随后血浆浓度维持4～6小时。其吸收不受食物的影响，主要经肝脏生物转换，然后代谢物从尿中排泄。多次给药后不产生蓄积。

【用法用量】治疗偏头痛发作的推荐剂量为2.5mg。如果24小时内症状持续或复发，再次服药仍有效。如需二次服药，时间应与首次服药时间最少相隔2小时。服用本品2.5mg，头痛减轻不满意者，在随后的发作中，可用5mg。通常服药1小时内效果最明显。偏头痛发作期间无论何时服用本药，都同样有效，建议发病后尽早服用。反复发作时，建议24小时内服用总量不超过15mg。本品不作为偏头痛的预防性药物。肾损害患者使用本品无须调整剂量。

【不良反应】包括恶心、头晕、嗜睡、温热感、无力、口干、感觉异常或感觉障碍，咽喉部、颈部、四肢及胸部可能出现沉重感、紧缩感和压迫感（心电图上没有缺血改变的证据），还可出现肌痛、肌肉无力。

【相互作用】①使用本品治疗12小时内应避免使用其他5-HT$_{1D}$受体激动剂。②使用单胺氧化酶A抑制剂的患者，建议24小时内服用本品的最大量为7.5mg。③与普萘洛尔合用可延缓本品的代谢。

【注意事项】 本药仅应用于已诊断明确的偏头痛患者。要注意排除其他严重潜在性神经科疾病。尚无偏瘫性或基底动脉性偏头痛患者使用本品的资料，不推荐使用。症状性帕金森综合征患者或与其他心脏旁路传导有关的心律失常者不应使用本品。此类化合物（5-HT$_{1D}$ 受体激动剂）与冠状动脉的痉挛有关，临床试验中未包括缺血性心脏病患者，故此类患者不推荐使用本品。由于还可能存在一些未被识别的冠状动脉疾病患者，所以建议开始使用 5-HT$_{1D}$ 受体激动剂，治疗前先做心血管的检查。与使用其他 5-HT$_{1D}$ 受体激动剂类似，服用佐米曲普坦后，心前区可出现非典型心绞痛的感觉；但是临床试验中，此类症状与心律失常或心电图上显示的缺血改变无关。目前尚无肝损害者使用本品的临床或药动学经验，不推荐使用。对驾驶及机械操纵能力无明显损害，患者服用 20mg 时，在精神运动测试中，操纵项目未见明显的损害。使用本品不会损害患者驾驶及机械操纵的能力，但仍要考虑到其可能引起嗜睡。

【规格】 片剂：2.5mg。

【贮藏】 密封，在阴凉干燥处保存。

琥珀酸舒马曲坦 Sumatriptan Succinate

【别名】 尤舒。

【药理作用】 作用机制是高度选择性激动血管 5-HT$_{1D}$ 受体，使颅内动脉收缩血液重新分布，使脑血流供应得以改善。血管 5-HT$_{1D}$ 受体在颈动脉循环中占优势，且药物的收缩作用集中在此循环内的动静脉吻合处，故能减轻硬脑膜中神经源性炎症，也有助于改善偏头痛。

【适应证】 用于成人有先兆或无先兆偏头痛的急性发作。

【体内过程】 根据国外文献报道，本品口服后能迅速吸收，但吸收不完全，因首过效应绝对生物利用度约为 15%。消除半衰期约为 2.5 小时。

【用法用量】 对急性发作的偏头痛，应尽可能快地使用本品。通过任何给药途径，如 1 次用药无效，就不再次给药。①口服：起始口服 50mg，个别患者需用 100mg。肝功能不全患者给予 50mg 是合适的。一般在给药后 30 分钟见效。用药有效，但偏头痛复发时，可进一步给药，24 小时的用量可达到 300mg。在美国，用量较低，起始只给予 25mg，如难获疗效，第 2 次的用量可达到 100mg。②鼻腔给药：可望在用药后 15 分钟左右见效。英国建议一个鼻孔给药 20mg，美国用药则分 3 个层次——5mg、10mg、20mg 喷入一个鼻孔。如症状复发，在首次给药后至少 2 小时再使用下一个 24 小时的用量。24 小时内不应超过 40mg。③皮下注射：可采取患者自我皮下注射 6mg，一般在 10～15 分钟见效。如症状重现，至少在首次注射后 1 小时再注射 6mg；24 小时内不超过 12mg。注射剂仅供皮下注射使用。④治疗丛集性头痛，可采用皮下注射，剂量与偏头痛治疗相似。⑤离子渗透经皮给药贴剂：将离子渗透经皮给药贴剂贴于上臂或大腿，按下开始按钮，红色 LED 灯被点亮，表示治疗开始。必须在贴敷后 15 分钟内开始。治疗结束后，开始灯会熄灭，可去除贴剂。使用完的贴剂不能再用。如头痛未完全缓解，可在其他部位再用一次。24 小时内不能超过 2 次，每月使用超过 4 次的安全性和有效性尚未确定。

【不良反应】 ①常见头晕、面红、无力、嗜睡、疲劳。②可能发生恶心、呕吐。③疼痛或刺痛感、沉重、发热、压抑、紧缩感也有报道。可能影响身体任一部位如喉和胸，而且可能是剧烈的。这些症状都可能是由于血管痉挛引起的，在偶然情况下，可导致严重的心血管事件，如心律失常、心肌缺血甚至心肌梗死。④个别患者出现脑血管症状，给药后很快出现血压短暂性上升、低血压、心动过缓或心动过速，心悸也有报道。⑤视力障碍也有发生。⑥偶见肝功能受损，引起癫痫发作（主要是有癫痫病史者）。⑦过敏反应轻者皮疹，重者出现全身过敏反应。⑧皮下注射局部疼痛常见。⑨使用皮贴剂可发生用药部位疼痛、刺痛、瘙痒、灼热而不适。

【相互作用】 ①不可与含麦角胺制剂合用，以防产生血管痉挛反应，用本品间隔 6 小时才能服用含麦角胺制剂，而使用含麦角胺制剂后要间隔 24 小时才可使用本品。②5-HT$_1$ 受体激动剂不可合用单胺氧化酶抑制剂，在停用后者 2 周后才能使用前者。

【注意事项】 ①对于存在冠心病风险因素的患者，首次使用本品须在医师的监护下进行，并应同时进行心电图的监测及心血管功能的评价。②服用后可能导致胸部不适、颌及颈部紧缩感和心绞痛的症状，对出现此症状的患者应排除冠心病和变异型心绞痛后方可再次给药。③患者服药后如果出现其他症状或体征提示动脉血流量下降（如肠缺血综合征或雷诺综合征），应排除动脉硬化和血管痉挛。④对于尚未确诊为偏头痛或偏头痛症状不典型者，治疗头痛前须排除潜在的严重神经系统病变。⑤对于病情发作的患者，如果首剂使用舒马曲坦无效，再次用药前应重新考虑偏头痛的诊断。

【规格】①片剂：25mg，50mg，100mg。②胶囊剂：50mg。③注射剂：6mg/0.5ml。④鼻喷剂：5mg，20mg。⑤注射笔：每次注射提供4mg、6mg剂量。⑥离子渗透经皮给药贴剂：每小时释放6.5mg，可持续4小时。

【贮藏】离子渗透经皮给药贴剂贮于20～25℃，短程携带允许15～30℃。不能置于冰箱中冷藏或冷冻。其他剂型避热、避光，贮于2～30℃。

第5章 麻醉用药物

5.1 全身麻醉药

5.1.1 吸入性麻醉药

恩氟烷 Enflurane

【别名】安氟醚、易使宁、安利醚、Ethrane、Alyrane。

【药理作用】血/气分配系数为1.9。麻醉诱导和苏醒均较快，有较好的肌肉松弛和镇痛作用。不增加心肌对肾上腺素和去甲肾上腺素的敏感性。不增加呼吸道腺体分泌，有扩张支气管作用。

【适应证】为吸入性麻醉药，对黏膜无刺激性。一般用于复合全身麻醉，可与多种静脉全身麻醉药和全身麻醉辅助用药联用或合用。

【体内过程】吸入本品后，80%以上原药随呼气排出；极少部分（2.5%～10%）在肝内转化为无机和有机氟化物随尿排出。

【用法用量】吸入：一般情况下，维持麻醉用0.5%～2%浓度。

【不良反应】术后有恶心症状，少数患者全身麻醉后会出现后遗性中枢神经兴奋。在脑电图上偶见癫痫样波。

【相互作用】①同时使用麻醉药和ACEI、单胺氧化酶抑制剂（MAOI）、抗高血压药、三环类抗抑郁药、抗精神病药或β受体阻滞剂可能引起明显低血压。②吸入麻醉药可能加重竞争性神经肌肉阻滞药的不良反应。③同时使用麻醉药和中枢神经系统抑制药（如术前用药）可能产生协同作用，因此，应使用较小剂量的全身麻醉药。④有增强非去极化型肌松药的作用，合用时，应减少肌松药的用量。⑤不能与麻黄碱或儿茶酚胺类合用。

【注意事项】①对子宫平滑肌有松弛作用，用于分娩、剖宫产或引产时，可使失血增多。②麻醉期中不宜过度通气，以免引起动脉二氧化碳分压（$PaCO_2$）过低。③最好能使用专用蒸发器，以便准确指示并调节吸入浓度。④使用氟烷后，短期内不宜使用本品。

【规格】溶液剂：50ml，100ml，250ml。

【贮藏】室温下保存。

异氟烷 Isoflurane

【别名】异氟醚、活宁、易而迷、Forane。

【药理作用】与恩氟烷相似。停吸后苏醒更快。血/气分配系数为1.4。本品对脑血流量与颅内压的影响小于氟烷和恩氟烷。对心肌的抑制弱，使周围血管阻力降低，血压下降。呼吸抑制作用较恩氟烷轻，对肝肾功能的影响较恩氟烷小。有肌肉松弛作用，能增强肌松药的作用。

【适应证】用于全身麻醉，尤其适用于癫痫、嗜铬细胞瘤、支气管哮喘、糖尿病、心血管疾病及重症肌无力等患者的手术麻醉。

【体内过程】在血液和组织中的溶解度低，经肺摄入和排出都很迅速，在体内代谢很少，仅占吸入量的0.17%～0.20%，代谢产物主要为无机氟化物，次为氟化乙酸，均随尿排出。

【用法用量】吸入，用于诱导麻醉一般为1.5%～3%；维持麻醉时气体内浓度为1%～1.5%。

【不良反应】较少。但深麻醉时，也可发生呼吸抑制、低血压及心律失常，术后可有恶心及呕吐等反应。

【相互作用】与常规麻醉剂合用，有协同作用。

【注意事项】合用巴比妥类、镇痛药、肌松药均应适当减量。如与氧化亚氮、静脉麻醉药和肌松药复合使用，可减轻呼吸抑制、低血压、心律失常和恶性高热。冠心病患者如有必要使用本品，必须保证充分供氧，并避免深麻醉。

【规格】溶液剂：100ml。

【贮藏】避光贮于冷暗处，用后将盖拧紧。

七氟烷 Sevoflurane

【别名】七氟醚、七氟异丙甲醚、喜保福宁、凯利特、Sevofrane。

【药理作用】作用强度与恩氟烷相似，相当于氟烷的1/2。血/气分配系数为0.63。诱导时间比恩氟烷、氟烷短，苏醒时间三者差异不大。其镇痛、肌肉松弛作用与恩氟烷和氟烷相同。呼吸抑制作用较氟烷小，对心血管系统的影响比异氟烷小，对脑血流量、颅内压的影响与异氟烷相似。

【适应证】为含氟的吸入性麻醉药。诱导和苏醒较现有的强效麻醉药快。对心血管影响比异氟烷小，心律失常少见，与肾上腺素合用无妨；有良好的肌肉松弛作用，随麻醉加深，呼吸抑制加重，但较氟烷轻；对脑血流量、颅内压影响与异氟烷相似，未见明显的肝损害。

【体内过程】血浆消除半衰期呈三相，主要经呼气排泄，停吸后 1 小时约有 40%以原药随呼气排出。一部分在体内被代谢为无机氟随尿排出，代谢率为 2.89%，高于恩氟烷，低于氟烷。

【用法用量】麻醉诱导时，以 50%～70%氧化亚氮与本品 2.5%～4%吸入。使用睡眠量的静脉麻醉时，本品的诱导量通常为 0.5%～5%。麻醉维持，应以最低有效浓度维持外科麻醉状态，常为 4%以下。

【不良反应】主要为血压降低、心律失常、恶心及呕吐。

【相互作用】本品有增强肌松药的作用，合用时后者应减量。

【注意事项】①对卤化麻醉药过敏者禁用。②禁用于已知或怀疑有恶性高热遗传史的患者。③肝胆疾病及肾功能低下者、产科麻醉时慎用。

【规格】溶液：250ml。

【贮藏】避光贮于冷暗处，用后将盖拧紧。

氧化亚氮　Nitrous Oxide

【别名】笑气、一氧化二氮。

【药理作用】①麻醉诱导和苏醒均很迅速。对呼吸道无刺激性，不损害内脏。②镇痛作用较强，但麻醉效力弱，肌肉松弛不完全，多与其他麻醉药合用。③可使肾血流量减少，有α肾上腺素能作用，但不增加心肌对儿茶酚胺的敏感性。

【适应证】因全身麻醉效果差，目前常与氟烷、甲氧氟烷、乙醚或静脉全身麻醉药合用。现已少用。

【体内过程】极易被摄取进入血液，几乎不在体内分解，绝大部分以原药迅速经肺呼出，少量经皮肤排出。

【用法用量】吸入：用量视手术需要和患者情况而定。

【不良反应】①吸入浓度过高，可带来缺氧的危险。②吸入超过 12 小时可产生骨髓抑制，导致巨幼细胞贫血。吸入 3～4 天可致白细胞减少，而多形核白细胞和血小板减少最先出现。③吸入后可弥散进入含有气体的腔，使腔内压力升高、容积增大。④麻醉后，有较高的恶心、呕吐发生率。⑤有可能导致周围神经病。⑥有兴奋交感神经的作用。

【相互作用】与其他药合用时能改变与其合用药的作用，如与含氟麻醉药合用时，可减轻对心血管的抑制作用；与吗啡或芬太尼合用时，可加重后者对循环的抑制作用，可减少本品的浓度、用量。

【注意事项】①大手术需配合硫喷妥钠及肌松药等；吸入气体中氧气浓度不应低于 20%；麻醉终止后，应吸入纯氧 10 分钟，以防止缺氧。②当患者有低血容量、休克或明显的心脏病时，可引起严重的低血压。氧化亚氮对肺血管栓塞症患者可能也是有害的。

【规格】气体：用耐压铁筒装。

【贮藏】置于耐压钢瓶内，在凉暗处保存。

5.1.2　静脉麻醉药

硫喷妥钠　Thiopental Sodium

【别名】戊硫巴比妥钠、Sodium Pentothal。

【药理作用】脂溶性较高，易透过血脑屏障，麻醉作用迅速。静脉注射后 10～30 秒，脑内即达有效浓度，意识丧失，但持续时间短，为 10～30 分钟。

【适应证】为超短时作用的巴比妥类药。单用，适合于小手术或抗惊厥。

【体内过程】静脉注射后，血液灌注丰富的组织如脑、心、肝、肾在 1 分钟内，药物即可达峰值。静脉注射后，即与血浆蛋白结合，血液呈酸性时结合较少，一般结合率在 80%以上。可通过胎盘屏障，亦可分泌进入乳汁。成人的半衰期为 10～12 小时（儿童为 6 小时）。在肝内代谢，经脱烃、脱硫转化为巴比妥酸随尿排出，以原药排出者仅占 1%～2%。

【用法用量】①静脉麻醉：一般多用 5%或 2.5%溶液，缓慢注入。成人，每次 4～8mg/kg，经 30 秒左右即进入麻醉。极量为 1 次 1g（即 5%溶液 20ml）。②基础麻醉：用于小儿、甲状腺功能亢进及精神紧张患者。每次灌肠 30mg/kg（多用于小儿）；或肌内注射，成人每次 0.5g，小儿 15～20mg/kg，以 2.5%溶液做深部肌内注射。③诱导麻醉：一般用 2.5%溶液缓慢静脉注射，每次 0.3g（每次不超过 0.5g），继以乙醚吸入。④抗惊厥：每次静脉注射 0.05～0.1g。

【不良反应】使用本品后无呕吐、头痛等不良反应，但常引起喉痉挛、支气管收缩，故麻醉前最好给予阿托品预防。若心搏减少、血压降低，需立即注射肾上腺素或麻黄碱。

【相互作用】①习惯饮酒或使用其他中枢神经抑制药的患者，使用常用量的本品可能难以起到预期的麻醉效果，必须另外加用其他麻醉药。②不可同时使用吗啡，以免加深呼吸抑制。③与吩噻嗪类抗精神病药物合用，可引起低血压。④本品能提高心肌对肾上腺素的敏感性，可致心律失常。⑤巴比妥类可使吩噻嗪类（尤其是异丙嗪）引起兴奋的发生率升高，与抗组胺药赛克力嗪（cyclizine）合用亦然。⑥同时合用氧化亚氮，必须大大降低为麻醉而使用的本品剂量。⑦正在接受磺胺异噁唑治疗的患者，必须降低本品的用量。

【注意事项】①容易引起呼吸抑制及喉痉挛，故注射宜缓慢。②药液不可漏出血管外或皮下。

【规格】注射剂：0.5g，1g（含无水碳酸钠6%）。

【贮藏】避光、避热，置于阴凉处。

氯胺酮 Ketamine

【别名】凯他敏、氯苯甲氨环己酮。

【药理作用】作用与巴比妥类不同，可选择性地阻断痛觉传导，主要抑制大脑的联络路径和阻断丘脑皮质间的通路，激活边缘系统，而对脑干网状结构影响较轻。给药后，表情迅速淡漠，或呈浅睡眠和近事遗忘。镇痛作用明显，但意识却基本或部分存在，称为"分离-麻醉"。麻醉过程中，患者处于不动状态，体位反射消失，肌张力却见增强，称为"倔强状态"或"僵柱状态"。

【适应证】为一种新的非巴比妥类静脉麻醉药。①各种小手术或诊断操作时，可单独使用本品进行麻醉。②作为其他全身麻醉的诱导剂使用。③辅助麻醉性能较弱的麻醉剂进行麻醉，或与其他全身或局部麻醉复合使用。

【体内过程】静脉注射本品后，其半衰期α相为 10～15 分钟，表明本品麻醉作用是通过从中枢神经系统到周围组织的再分配和肝的生物转化成活性代谢物去甲氯胺酮（其作用相当于氯胺酮的 1/3）而终止的。稳态分布容积为 3L/kg，蛋白结合率为 45%～50%。其他代谢途径包括环己酮（cyclohexanone）环的水解及与葡糖醛酸的

结合。其半衰期β相约为 2.5 小时。代谢物主要随尿排出，出现在尿中的原药仅占 5%。

【用法用量】①成人常用量：诱导麻醉，静脉注射 1～2mg/kg，注射较慢（60 秒以上）。全身麻醉维持，每次静脉注射 0.5～1mg/kg。②小儿基础麻醉，肌内注射，每次 4～8mg/kg。③极量：静脉注射每分钟 4mg/kg；肌内注射，每次 13mg/kg。

【不良反应】麻醉恢复期中少数患者会出现恶心或呕吐，个别患者可呈现幻梦、错觉甚至幻觉，有时伴有谵妄、躁动现象，为减少此种不良反应，需避免外界刺激（包括语言等）。必要时，静脉注射少量短效巴比妥（但注意巴比妥与本品不可使用同一注射器）。

【相互作用】①先用地西泮，后给予本品，可使本品的半衰期延长。②可增强巴比妥类、麻醉镇痛剂的中枢抑制作用。③可增强氯化筒箭毒碱的神经肌肉阻滞作用。

【注意事项】①过量时，可产生呼吸抑制。此时应施行辅助（或人工）呼吸，不宜使用呼吸兴奋剂。②对咽喉或支气管的手术或操作，不应单用本品，必须加用肌松药。

【规格】注射剂：1ml∶10mg，1ml∶50mg，2ml∶100mg，10ml∶100mg，20ml∶200mg。

【贮藏】贮于冷暗处，如有沉淀禁用。

丙泊酚 Propofol

【别名】二异丙酚、异丙酚、静安、乐维静、丙扑拂、力蒙欣、得普利麻、普鲁弗尔、普鲁泊福、Disoprofol、Diprivan。

【药理作用】麻醉强度为硫喷妥钠的 1.8 倍，作用快（用药后 40 秒左右入睡），持续时间短（约 8 分钟苏醒）。对循环系统有抑制作用，表现在血压下降，但对心率影响不大。使颅内压降低，脑耗氧量及血流量减少。镇痛作用极微弱，与其他中枢神经抑制药合用有协同作用。可降低眼压。无肝肾毒性，不释放组胺，不抑制皮质功能。

【适应证】为烷基酚类的短效静脉麻醉药。用于全身麻醉的诱导和维持，常与脊髓麻醉和硬脊膜外麻醉同时应用，并和通常的麻醉前给药如神经肌肉阻滞药、吸入麻醉药及镇痛药同用，适用于门诊患者。

【体内过程】静脉注射后 2 分钟，即可达血药峰值并分布全身，10 分钟后血药浓度迅速下降。半衰期α相为 1.8～8.3 分钟，主要在肝内与

葡糖醛酸结合而被代谢，半衰期β相为30～60分钟，代谢物随尿排出。可透过胎盘屏障，进入胎儿体内。

【用法用量】静脉注射。诱导麻醉：每10秒钟注射40mg，直至产生麻醉。大多数成人用量2～2.5mg/kg。维持麻醉：常用量为每分钟0.1～0.2mg/kg。

【不良反应】偶见肌阵挛、肺水肿、恶心、呕吐和头痛；罕见支气管痉挛、红斑、低血压、一过性皮肤潮红。

【相互作用】①与芬太尼合用，可使本品的血药浓度升高，增强本品的镇静、麻醉和心肺的抑制作用。②与阿曲库铵或琥珀胆碱合用可导致心动过缓和心搏停止。③与阿片类药物合用可使呼吸抑制加深。④如与氧化亚氮或氟烷合用，本品应减量。

【注意事项】①诱导麻醉时有时可出现轻度兴奋现象。②如产生低血压或暂时性呼吸停止时，需加用静脉输液或减慢给药速度。③静脉注射局部可产生疼痛，但罕见血栓形成或静脉炎。④心脏病、呼吸系统疾病、肝肾疾病及衰弱患者应慎用，大于55岁患者用量宜减少20%。⑤由于本品的注射液为脂肪乳剂，脂肪代谢紊乱者慎用。

【规格】注射剂：2ml：20mg，5ml：50mg，10ml：100mg。

【贮藏】贮于15～30℃下。

咪达唑仑 Midazolam

【别名】咪唑二氮䓬、速眠安、美多康、美多康针、弗赛得、Dormicum、Hypnovel。

【药理作用】与地西泮相似，尚有较强的致遗忘作用。当用于术前给药或神志清醒镇静时，镇静起效时间约在肌内注射后15分钟，最佳药效时间为20～60分钟。而静脉注射的最佳药效时间为3～5分钟。当静脉注射作为麻醉诱导时，在2～2.5分钟引起麻醉。

【适应证】用于各种失眠和睡眠节律障碍，特别适用于入睡困难者，手术或诊断性操作前用药，麻醉前给药。用于全身麻醉诱导和维持，椎管内麻醉及局部麻醉的辅助用药，重症监护治疗病房（ICU）患者的镇静。

【体内过程】口服或肌内注射迅速吸收，达血药峰值时间为20～60分钟。口服后的全身生物利用度较低。肌内注射的生物利用度高，通常

高于80%～90%。血浆蛋白结合率约为90%。半衰期为2小时。可透过血脑屏障和胎盘。新生儿、老年人及有肝病的患者消除半衰期延长。在肝内代谢，主要代谢产物1-羟甲基咪达唑仑比原药活性低，其半衰期约为1小时。本品的代谢产物主要以葡糖醛酸结合形式随尿排出。

【用法用量】①用于安眠，成人7.5～15mg，睡前服用。②麻醉前给药，在麻醉诱导前20～60分钟使用，剂量为0.05～0.075mg/kg，肌内注射。老年患者剂量酌减。③全身麻醉诱导，常用5～10mg（0.1～0.15mg/kg）。④ICU患者镇静，先静脉注射2～3mg，继之以0.05mg/（kg·h）静脉滴注维持。肌内注射用0.9%氯化钠注射液稀释。静脉给药用0.9%氯化钠注射液、5%或10%葡萄糖注射液、5%果糖注射液、林格液稀释。

【不良反应】个别患者在服药后的最初2～3小时可能发生记忆丧失，忘记日常活动。

【相互作用】与中枢镇静药或乙醇合用时，有相互增强药效的作用。

【注意事项】①老年、体弱者，或与阿片类镇痛药合用时应降低剂量。②给药过程中应监测患者的呼吸和心功能，谨慎控制剂量和速度。

【规格】①片剂：15mg。②注射剂：2ml：2mg，1ml：5mg，2ml：10mg。

【贮藏】避光贮存。

羟丁酸钠 Sodium Hydroxybutyrate

【别名】γ-羟基丁酸钠、羟基丁酸钠、Xyrem。

【药理作用】抑制中枢神经系统，静脉注射10分钟后即可进入类似自然睡眠的麻醉状态，作用一般持续2小时，有时可达5～7小时。本品虽可使呼吸频率减慢，但呼吸量却见增大，不影响脑血流量，不升高颅内压。可兴奋副交感神经，使心率明显减慢，唾液和呼吸道分泌物增多。肌肉松弛作用不佳，无镇痛作用，对肝、肾无毒性。可增加子宫收缩的频率和强度。

【适应证】常用于全身麻醉或诱导麻醉，作为局部麻醉、脊椎麻醉的辅助用药。适用于老年人、儿童及脑、神经外科手术，外伤、烧伤患者的麻醉。

【体内过程】口服吸收后大部分迅速在肝内代谢为二氧化碳和水，前者经肺呼出，仅有2%以原药形式在尿中出现。终末半衰期为20～23分钟。体内基本无蓄积。可透过血脑屏障和胎盘。

【用法用量】①诱导麻醉：一次静脉注射，成人 60mg/kg，注射速度 1g/min。②维持麻醉：静脉注射，每次 12～80mg/kg。③极量为每次 300mg/kg。

【不良反应】可引起低血钾、谵妄、肌肉抽搐、呼吸困难等。

【相互作用】①可增强阿片类镇痛药和肌松药的作用。②苯二氮䓬类和抗精神病药可增强本品的作用。③使用期间禁止饮酒。

【注意事项】①单用或注射过快可出现运动性兴奋、谵妄、肌肉抽动甚至呼吸停止。②本品能抑制氮的分解代谢，促进钾离子进入细胞而引起血钾过低，故需同时给予钾盐。

【规格】注射剂：10ml：2.5g，1ml：0.25g。

【贮藏】贮于 3～25℃下。

依托咪酯 Etomidate

【别名】乙咪酯、甲苯咪唑、嘧羧酯、福尔利、宜妥利、Hypnomidate。

【药理作用】可抑制脑干网状上行激活系统，阻断与乙酰胆碱相关的突触传递，对脊髓神经元有易化或脱阻抑作用。无肌肉松弛作用。可使颅内压和脑血流量下降。静脉注射后 20 秒即产生麻醉作用（强度为硫喷妥钠的 12 倍），持续 5 分钟；作用随剂量的增加而相应延长。大剂量快速静脉注射可出现呼吸抑制，收缩压略下降，心率稍增快，对冠状动脉有轻度扩张作用，无镇痛作用。对肝肾无毒性。可抑制肾上腺皮质的功能。不引起组胺释放。可降低眼压。

【适应证】为非巴比妥类静脉麻醉药。主要用于诱导麻醉。

【体内过程】静脉注射后，迅速从中枢神经系统再分配到体内其他组织。药动学复杂，呈二室或三室模型。静脉注射本品后，约有 76.5%与血浆蛋白结合，在肝内和血浆内迅速代谢为无活性的酸性产物。代谢物绝大部分随尿排出，约 10%经胆道排泄，仅 3%以原药随尿排出。半衰期为 4 小时。

【用法用量】静脉注射：成人 0.3mg/kg，于 30～60 秒静脉注射完毕。合用琥珀酰胆碱或非去极化型肌松药，便于气管内插管。术前给予镇静药，或在全身麻醉诱导 1～2 分钟注射芬太尼 0.1mg，应酌减本品用量。10 岁以上儿童用量可参照成人。

【不良反应】常见恶心、呕吐、呃逆、肌肉痉挛、疼痛。

【相互作用】芬太尼能增加本品的效能，与琥珀胆碱合用有协同作用。

【注意事项】给药后有时可发生恶心呕吐，麻醉前给予东莨菪碱或阿托品以预防误吸。

【规格】注射剂：1ml：2mg。

【贮藏】宜避光贮存。

5.2　局部麻醉药

利多卡因 Lidocaine

【别名】赛罗卡因、赛洛卡因、恩纳、好得快、利舒卡、利度卡因、Lignocaine、Aritmal、Lidoderm。

【药理作用】对神经细胞穿透力强，扩散性广，起效快。作用强度比普鲁卡因高 4 倍。持续时间较其长 1 倍。对中枢神经系统有兴奋和抑制作用。还具有抗心律失常作用。2%本品溶液用于硬膜外麻醉时，作用持续时间为 100 分钟。1%～2%溶液用于骶管麻醉时，作用持续时间为 75～135 分钟。5%溶液 1ml 用于脊麻时，运动麻醉可持续 100 分钟，感觉麻醉可持续 140 分钟；用量为 1.5～2ml 时可提供有效脊麻 2 小时。可增加心肌细胞膜对 K^+ 的通透性，促进 K^+ 外流，故能：①降低自律性，明显抑制浦肯野纤维自律性。②缩短有效不应期，从而减少或消除折返的发生。③提高心室的致颤阈。④通过阻滞 Na^+ 内流，可使单向传导阻滞变为双向传导阻滞而中断折返通路，但对缺血组织或室内传导早已有阻滞者，本品可减慢传导速度甚或加重传导阻滞。

【适应证】①为局部麻醉药及抗心律失常药，主要用于阻滞麻醉、硬膜外麻醉、室性心动过速及频发室性期前收缩（又称早搏）。②贴片用于缓解疱疹后神经痛。③凝胶剂用于经尿道施行检查和治疗需局部麻醉者。④胶浆剂主要用于表面麻醉（包括在胸腔镜检查或腹腔手术时作黏膜麻醉用）。⑤气雾剂用于皮肤和黏膜的局部麻醉，可用于口、鼻腔黏膜小手术，口腔科拔牙手术，脓肿切开术，可使咽喉气管等部位表面麻醉以降低反应性，使气管镜、喉镜、胃镜的导管易于插入。⑥漱口剂用于缓解口腔、咽部黏膜刺激或炎症引起的疼痛，如扁桃体切除术后，支气管镜、食管镜检查的表面麻醉，上消化道的疼痛如食管炎。

【体内过程】可通过胃肠道、黏膜和受损的

皮肤迅速吸收，肌内注射也可迅速吸收，完好的皮肤吸收极少。静脉注射后，迅速且广泛分布到高度灌注的组织中，再分布到骨骼肌和脂肪丰富的组织中。静脉注射本品后，血药浓度迅速下降，半衰期α相为 10 分钟，半衰期β相为 1～2 小时。如输注给药超过 24 小时，半衰期可见延长。心力衰竭、酒精性肝硬化或慢性肝炎患者的肾清除率下降。可透过血脑屏障和胎盘，还可进入乳汁中。

【用法用量】

（1）局部麻醉用

1）表面麻醉：咽喉区可用 2%～4%溶液喷雾，一次用量不得超过 100mg。尿道灌注可用 1%～2%溶液，一次不得超过 200mg。

2）浸润麻醉：可用 0.25%～0.5%溶液（可加入肾上腺素），一次用量不超过 0.4g。

3）神经传导阻滞与硬膜外麻醉：可用本品 1%～2%溶液（可加入肾上腺素）。

4）为了将毒性反应可能性限制在最小限度，儿童使用浓度以 0.5%～1%为宜；在施行静脉区域麻醉时，可用不含肾上腺素的 0.5%溶液，剂量应为 50～300mg（10～60ml）。美国建议成人最大剂量为 4mg/kg，儿童为 3mg/kg。

5）贴剂：贴于患处 12 小时后去除，每 24 小时 1 次，最多可同时使用 3 贴。

6）凝胶剂：用于经尿道检查的麻醉，先用少量凝胶涂于尿道外口，约 1 分钟后，将管头插入尿道外口，按需要剂量缓缓注入尿道。男性患者同时按摩尿道球部 3～5 分钟后再次注入。使用剂量：膀胱镜检查术，膀胱镜下的活检、插管、取异物、激光、电灼及碎石治疗术等为 20ml。男性尿道扩张术、留置导尿术及拔除导尿管术等一般用量为 10～15ml。

7）胶浆剂：成人常用来涂抹于食管、咽喉气管或尿道等导管的外壁；妇女做阴道检查时可用棉签蘸 5～7ml 涂于局部；尿道扩张术或膀胱镜检查时用量为 200～400mg。

8）气雾剂：口、鼻腔、咽喉部小手术，局部喷雾 2 次，间隔 1～2 分钟，每次 3 揿，每揿 4.5mg，总量 27mg。喷雾 1～2 分钟后手术；胃镜、喉镜镜检插管，咽喉部喷雾 2 次，间隔 3 分钟，每次 2 揿，总量 18mg；气管镜检查，咽喉部喷雾 3 次，间隔 1～2 分钟，每次 2 揿，总量 27mg。成人一次用量不得超过 100mg（22 揿）。

9）眼用凝胶剂：眼科检查前，滴眼，每次 2 滴，如操作时间长，可重复使用。

10）漱口剂：用于口腔麻醉，漱口后吐出，或徐徐咽下。用于咽部麻醉，漱口后咽下。

（2）用于黏膜疼痛：成人推荐剂量为 5～10ml，每天 6 次，日最大剂量不超过 60ml；用于插管前麻醉，插管前 10～15ml；上消化道病症，每次 5～15ml，一口吞服，6 次/日。12 岁以下儿童，用于黏膜疼痛不超过 4mg/kg，不超过每天 4 次；3 岁以下儿童可用棉签蘸取本品涂于患处，每天不超过 4 次。

（3）抗心律失常

1）静脉注射、输注先以 50～100mg 或 1～2mg/kg 静脉注射，见效后再给予 1～4mg/min 静脉输注，以 2mg/min 最为适宜，持续输注一般不超过 24 小时。静脉注射时可快速（30 秒内）注入，注射后无效时，再每隔 5～10 分钟注射 1 次，至效应出现为止，但 1 小时内总量不可超过 200～300mg。

2）肌内注射可对心肌梗死患者入院前进行急救，于上臂三角肌注射 4mg/kg。

【不良反应】①可作用于中枢神经系统，引起嗜睡、感觉异常、肌肉震颤、惊厥昏迷及呼吸抑制等不良反应。②可引起低血压及心动过缓。血药浓度过高，可引起心房传导速度减慢、房室传导阻滞，抑制心肌收缩力，导致心排血量下降。

【相互作用】①与西咪替丁及与β受体阻滞剂（如普萘洛尔、美托洛尔、纳多洛尔）合用，本品经肝脏代谢受抑制，血药浓度升高，可发生心脏和神经系统不良反应，应调整本品剂量，并应心电图监护及监测本品血药浓度。②与下列药品有配伍禁忌：两性霉素 B、氨苄西林、美索比妥、磺胺嘧啶。

【注意事项】①非静脉给药时，应防止误入血管，并注意局部麻醉药中毒症状的诊治。②用药期间应注意检查血压、监测心电图，并备有抢救设备；出现心电图 PR 间期延长或 QRS 波增宽，以及其他心律失常或原有心律失常加重者应立即停药。

【规格】①凝胶剂：10g∶0.2g，20g∶0.4g。②气雾剂：2.4%。③注射剂：2ml∶4mg，1ml∶20mg，5ml∶100mg，20ml∶400mg。④眼用凝胶剂：5ml∶17.5mg。⑤漱口剂：100ml∶200mg。⑥胶浆剂：20g∶0.4g。⑦贴剂：0.5%。

【贮藏】密闭，室温下保存。

普鲁卡因 Procaine

【别名】奴佛卡因、Novocaine。

【药理作用】为酯类局部麻醉药，能暂时阻断神经纤维的传导而具有麻醉作用，对皮肤、黏膜穿透力弱，不适于表面麻醉。

【适应证】局部麻醉药。用于浸润麻醉、阻滞麻醉、腰椎麻醉、硬膜外麻醉及封闭疗法等，还可用于纠正四肢血管舒缩功能障碍。

【体内过程】用药 2～5 分钟后局部麻醉作用开始出现，平均作用持续时间约 1 小时。因本品可使局部血管扩张，故常配用肾上腺素，以减缓本品的吸收。肝肾功能不全患者水解代谢较慢。

【用量用法】浸润麻醉：0.25%～0.5%水溶液，每小时不得过 1.5g。阻滞麻醉：1%～2%水溶液，每小时不得过 1.0g。硬膜外麻醉：2%水溶液，每小时不得过 0.75g。胃肠疼痛和幽门痉挛，每天 1～2g，分次口服。

【不良反应】可有高敏反应和过敏反应，个别患者可出现高铁血红蛋白症，剂量过大、吸收速度过快或误入血管可致中毒反应。

【相互作用】①本品的代谢可受到胆碱酯酶的抑制，而出现全身毒性。②在体内会被水解成氨基苯甲酸衍生物，可能拮抗氨基水杨酸和磺胺类的活性，故不可与氨基水杨酸或磺胺类合用。

【注意事项】给药前必须做皮试，遇周围有较大红晕时应谨慎，必须分次给药，有丘肿者应进行较长时间观察，每次不超过 30～50mg，证明无不良反应时，方可继续给药，有明显丘肿主诉不适者，立即停药。

【规格】①注射剂（粉）：0.15g，0.5g，1g。②注射剂：10ml：25mg，2ml：40mg，5ml：0.1g，20ml：100mg，10ml：100mg。③大容量注射液：250ml 含本品 2.5g 与氯化钠 2.25g，250ml 含本品 5g 与氯化钠 2.25g。④片剂：0.1g。

【贮藏】室温下保存。

布比卡因 Bupivacaine

【别名】麻卡因、丁吡卡因、雅布比卡因、丁哌卡因、Marcaine、Sensorcaine。

【药理作用】为酰胺类长效局部麻醉药，麻醉时间比盐酸利多卡因长 2～3 倍。弥散度与盐酸利多卡因相仿。

【适应证】用于局部浸润麻醉、外周神经阻滞和椎管内阻滞。

【体内过程】半衰期为 1.5～5.5 小时，新生儿为 8 小时。胎儿药物浓度为母体的 1/4。还可弥散进入脑脊液中。

【用法用量】①臂丛神经阻滞，0.25%溶液 20～30ml，或 0.375%溶液 20ml（50～75mg）。②骶管阻滞，0.25% 溶液 15～30ml（37.5～75.0mg），或 0.5%溶液 15～20ml（75～100mg）。③硬脊膜外间隙阻滞时，0.25%～0.375%可以镇痛，0.5%可用于一般的腹部手术等。④局部浸润，总用量一般以 175～200mg（0.25%，70～80ml）为限，24 小时内分次给药，一日极量 400mg。⑤交感神经节阻滞的总用量 50～125mg（0.25%，20～50ml）。⑥蛛网膜下腔阻滞，常用量 5～15mg，并加 10%葡萄糖制成高密度液或用脑脊液稀释成近似等密度液。

【不良反应】可见头痛、恶心、呕吐、尿潴留及心率减慢等。

【相互作用】与碱性药物配伍产生沉淀失去作用。

【注意事项】毒性较利多卡因大 4 倍，过量或误入血管可产生严重的毒性反应，一旦发生心肌毒性几无复苏希望。

【规格】①注射剂：10ml：10mg，5ml：12.5mg，5ml：25mg，5ml：37.5mg，10ml：75mg，2ml：37.5mg。②注射用脂质体：10ml：133mg，20ml：266ml。

【贮藏】注射剂遮光、密闭保存；注射用脂质体贮于 2～8℃，禁止冷冻和过热。

丁卡因 Tetracaine

【别名】地卡因、的卡因、潘托卡因、四卡因、Amethocaine、Dicaine、Pantocaine。

【药理作用】局部麻醉作用的强度是盐酸普鲁卡因的 16 倍，作用持续时间是盐酸普鲁卡因的 8 倍。0.5%溶液所产生的局部麻醉作用与丙美卡因相似。滴药后 25 秒内产生局部麻醉作用，局部用于黏膜表面则在 5～10 分钟产生作用，作用可持续半小时。

【适应证】用于硬膜外阻滞、蛛网膜下腔阻滞、神经传导阻滞、黏膜表面麻醉。

【体内过程】可经黏膜及破损的皮肤处吸收，大部分药物经肝代谢为对丁氨基苯甲酸和二甲氨基乙醇，然后再降解或结合而随尿排出。

【用法用量】①局部注射：阻滞麻醉用 0.2%～0.3%溶液，极量为 0.1g。②硬膜外麻醉：

用 0.3%溶液，极量为 0.1g。③表面麻醉用 0.5%～2%溶液。④滴眼：1～2 小时 1 次。⑤外用：每次 2～5g，插管、镜检或手术前使用。⑥片剂，每次 10mg，于上消化道内镜检查前口含溶化。

【不良反应】可引起高热、过敏性休克。剂量过大可导致死亡。

【相互作用】①不得与碱性药液合用。②不宜与磺胺类药物同时服用。

【注意事项】①大剂量时可抑制心脏传导系统及中枢神经系统，禁用于浸润局部麻醉、静脉注射和静脉滴注。②肝功能不全、血浆胆碱酯酶作用减弱时应减量。

【规格】①注射剂（粉）：10mg，25mg，50mg。②片剂：10mg。③胶浆剂：1.5g：70mg，1%。

【贮藏】室温下保存。

罗哌卡因 Ropivacaine

【别名】耐乐品、恒洛、博静、达卡、力托、蒙安达、赛乐品、Narop、Naropin。

【药理作用】为长效的酰胺类局部麻醉药，有局部麻醉和镇痛双重效应。

【适应证】用于硬膜外麻醉，包括剖宫产术、区域阻滞，急性疼痛控制，持续硬膜外输注或间歇性单次用药，如术后或分娩疼痛、区域阻滞。

【体内过程】主要在肝内通过 CYP1A 介导的芳烃羟化作用进行代谢，蛋白结合率约为 94%。半衰期为 1.8 小时。可透过胎盘。

【用法用量】①用于硬膜外阻滞麻醉，包括骨科、妇科、泌尿科等下腹部及下肢手术，常用浓度为 0.5%～1.0%。②用于手术后镇痛及分娩镇痛，常用浓度为 0.125%～0.2%。③外周神经阻滞：剂量越大，起效时间越快，常用浓度为 0.5%～0.75%。

【不良反应】一般是低血压、恶心、心动过缓、焦虑、感觉减退。神经并发症、急性全身性毒性极少见。

【相互作用】①氟伏沙明和维拉帕米可抑制 CYP1A 同工酶，使本品血药浓度升高。②合用全身麻醉药、阿片类镇痛药、结构与酰胺类局部麻醉药相似的药物，均可使本品的不良反应加重。

【注意事项】过量或意外注入血管会引起中枢神经系统毒性反应（惊厥、意识障碍）和（或）心血管系统毒性反应（心律失常、血压下降、心肌抑制）。

【规格】注射液：10ml：20mg，10ml：50mg，10ml：75mg，10ml：100mg，20ml：40mg，20ml：150mg，20ml：200mg。

【贮藏】室温下保存。

5.3　麻醉辅助药

5.3.1　肌肉松弛药

氯化琥珀胆碱 Suxamethonium Chloride

【别名】琥胆、司可林、Scoline、Anectine。

【药理作用】与烟碱样受体结合后，产生稳定的除极作用，引起骨骼肌肉松弛。

【适应证】可用于全身麻醉时气管插管和术中维持肌肉松弛。

【体内过程】成人静脉注射 10～30mg，0.5～1 分钟肌肉即可完全松弛，作用持续时间约 3 分钟，肌内注射后在 2～3 分钟起效，作用持续 10～30 分钟。本品透过胎盘的量很小，临床经验证明可用于产科。

【用法用量】必须在具备辅助或控制呼吸的条件下使用：①气管插管时，1～1.5mg/kg，最高 2mg/kg；小儿 1～2mg/kg，用 0.9%氯化钠注射液稀释到每毫升含 10mg，静脉或深部肌内注射，肌内注射一次不可超过 150mg。②维持肌肉松弛，每次 150～300mg 溶于 500ml 5%～10%葡萄糖注射液或 1%盐酸普鲁卡因注射液混合溶液中静脉滴注。

【不良反应】①使用本品后常有术后疼痛及肩部、肋下、颈部和背部肌肉僵硬，特别是在 20～50 岁的患者中。②约 40%的青春期前儿童可出现肌红蛋白尿。也可引起高钾血症、心脏作用、胃内压升高、恶性高热等。

【相互作用】①抗肿瘤药如环磷酰胺、氮芥、噻替哌和曲他胺（tretamine）均可延长本品的作用持续时间。②由于甲氧氯普胺、班布特罗或苯乙肼均对胆碱酯酶具有强的抑制作用，故本品可因合用甲氧氯普胺或苯乙肼等使松弛作用增强，导致呼吸暂停时间延长。

【注意事项】①忌与硫喷妥钠配伍。②呼吸麻痹时，不能用新斯的明对抗。

【规格】注射剂：1ml：50mg，2ml：100mg。

【贮藏】应贮于 2～8℃下。

苯磺阿曲库铵　Atracurium Besilate

【别名】阿曲可宁、卡肌宁、Tracrium。

【药理作用】系对称的双季铵酯，为中时效非去极化型肌松药，作用同筒箭毒碱。

【适应证】用于各种手术时需肌肉松弛或控制呼吸时。

【体内过程】静脉注射 0.4～0.5mg/kg 后约 2 分钟开始起效，作用持续 15～30 分钟。正常成人在给予单剂量 0.3mg/kg 或 0.6mg/kg 后，分布容积平均为 160ml/kg（120～188ml/kg）。约有 82% 与血浆蛋白结合，透过胎盘的药量很小。血浆浓度以双相方式下降。平均半衰期α相为 2～3.4 分钟，平均半衰期β相为 20 分钟。代谢产物 N-甲四氢罂粟碱（laudanosine）的消除半衰期为 3 小时。大部分以代谢物形式分别在 5 小时和 7 小时内经尿和胆汁排出。肝肾功能正常的患者对本品的清除率为 5.1～6.1ml/（kg·min），肾功能不全患者为 6.3～6.7ml/（kg·min）。

【用法用量】静脉注射起始剂量 0.3～0.6mg/kg，然后可以静脉滴注每分钟 5～10µg/kg 维持。

【不良反应】快速静脉注射时可引起低血压和心动过速，以及支气管痉挛。某些过敏体质的患者可能有组胺释放，引起一过性皮肤潮红。

【相互作用】①与吸入麻醉气体如卤代烷、异氟烷及恩氟烷同时使用可能增强其神经肌肉阻断作用。②与氨基糖苷类、多肽类抗生素、锂盐、奎尼丁或普鲁卡胺同时使用，可能增强其神经阻断作用。③不宜与去极化型肌松剂如氯化琥珀胆碱合用，因可能发生延长的复合性阻断作用而难以用抗胆碱酶药物逆转。

【注意事项】①只可静脉注射，肌内注射可引起肌肉组织坏死。②一次剂量不宜太大，因可致肌张力增高。③用于危重患者抢救，保持轻度肌肉松弛，配合呼吸机治疗，但持续时间不宜超过 1 周。④须冷藏，以免发生 Hofmann 降解。

【规格】注射剂：2.5ml∶10mg；5ml∶10mg。

【贮藏】避光贮于 2～8℃下。

泮库溴铵　Pancuronium Bromide

【别名】潘可龙、派复朗、溴化潘可罗宁、潘龙、本可松、潘佛隆、巴活朗、Pavulon、Mioblock。

【药理作用】为长效的非去极化型肌松药。肌肉松弛作用类似筒箭毒碱。

【适应证】用于气管插管、术中肌肉松弛维持。

【体内过程】静脉注射 0.06mg/kg 后，在 2～3 分钟即可达到适合内镜插管的肌肉松弛程度。使用 0.06mg/kg 后，其骨骼肌肉松弛作用于 35～45 分钟开始减弱。正常成人的终末半衰期约为 2 小时，肝和（或）肾功能不全患者的半衰期可能延长。小量的药物在肝内代谢成微具肌肉松弛作用的代谢物，大部分以原药随尿排出。

【用法用量】静脉注射。成人常用量 40～100µg/kg；儿童常用量 60～100µg/kg，建议初始剂量 10～20µg/kg。与乙醚、氟烷合用时应酌减剂量。

【不良反应】可引起血压升高、心率加快、唾液腺分泌增多等，敏感患者可出现灼烧感。

【相互作用】①可使吸入麻醉剂、其他非去极化型肌松药等增效。②可使新斯的明、去甲肾上腺素、茶碱、氯化钾、氯化钙等减效。

【注意事项】过量可延长神经肌肉阻断作用，患者只能在机械作用下呼吸，可适当地给予拮抗药，如新斯的明、依酚氯铵等，直到患者自主呼吸恢复为止。

【规格】注射剂：1ml∶1mg，1ml∶2mg。

【贮藏】避光贮于 2～8℃下。

维库溴铵　Vecuronium Bromide

【别名】诺科隆、溴化万科罗宁、万可松、潘佛隆、仙林、Norcuron、Musculax。

【药理作用】为单季铵类固醇类中效非去极化型肌松药，结构与泮库溴铵相似。

【适应证】用于插管时使肌肉松弛。

【体内过程】静脉注射后 1.5～2 分钟开始起效，作用持续时间 20～30 分钟，个体间存在差异。透过胎盘的药量很小。

【用法用量】成人静脉注射：常用量为 70～100µg/kg。

【不良反应】偶见支气管痉挛和过敏反应，恢复时间延长。

【相互作用】①利多卡因、普鲁卡因胺、奎尼丁、维拉帕米和镁均可增强本品的神经肌肉阻滞作用，甚至导致呼吸抑制和窒息。②某些抗感染药物可增强本品的神经肌肉阻滞作用，最常涉及的有氨基糖苷类、林可胺类、多黏菌素类和两性霉素 B，其次还有四环素类。③抗胆碱酯酶药物如新斯的明和依酚氯铵对本品有拮抗作用。④与其他肌松药合用可增强肌肉松弛作用。氟烷、恩氟烷、异氟烷和七氟烷均可增强本品的肌肉松弛作用。

【注意事项】参见泮库溴铵。

【规格】注射剂：4mg，10mg。

【贮藏】避光，防潮贮于 15～30℃下。

罗库溴铵 Rocuronium Bromide

【别名】爱可松、Esmeron、Zemuron。

【药理作用】为维库溴铵的衍化物，作用与之相同。

【适应证】常用气管插管，也可用于各种手术中肌肉松弛的维持。

【体内过程】静脉注射后 1～2 分钟起效，作用持续 30～50分钟。消除半衰期约为 1.4 小时，大部分经代谢后随胆汁排出。

【用法用量】①插管：0.6mg/kg 单次静脉注射。②维持量：0.15mg/kg，单次静脉注射，每分钟 5～10μg/kg 连续静脉滴注。吸入麻醉下应适当减量。

【不良反应】大剂量时偶可引起心率增快及低血压。

【相互作用】参见维库溴铵。

【注意事项】参见泮库溴铵。

【规格】注射剂：5ml：50mg，10ml：100mg。

【贮藏】避光于 2～8℃下。

哌库溴铵 Pipecuronium Bromide

【别名】溴哌雄醋酯、哌可松、阿端、匹布可罗宁、Arduan。

【药理作用】为长效非去极型肌松药，是泮库溴铵的衍化物，作用与之相似。

【适应证】主要用作外科手术麻醉的辅助用药。

【体内过程】静脉注射后 2～3 分钟起效，作用时间 30～120 分钟。主要（约 85%）随尿排出。

【用法用量】静脉注射：一般剂量是 0.04～0.05mg/kg，给药后 2～3 分钟后行插管法。重复给药时每次给首剂的 1/4，不超过 1/3～1/2。

【不良反应】偶有过敏反应发生，使用氟烷或芬太尼进行诱导麻醉的患者偶见心动过缓和血压降低现象。

【相互作用】卤化吸入全身麻醉药可增强本品的肌肉松弛作用。

【注意事项】参见泮库溴铵。

【规格】注射剂：5ml：10mg，10ml：20mg。

【贮藏】避光贮于 2～8℃下

氯化筒箭毒碱 Tubocurarine Chloride

【别名】氯筒箭毒碱、管箭毒碱、Curarin、Tubarine、d-Tubocurarine Chloride。

【药理作用】为竞争性烟碱样受体阻断剂，能与运动终板上的烟碱样受体结合，阻止乙酰胆碱对运动终板膜所起的除极作用，使骨骼肌肉松弛。

【适应证】①使进行外科、产科和耳科全身麻醉手术患者达到肌肉完全松弛。②为气管插管和内镜插管提供帮助。③缓解破伤风的肌痉挛和惊厥。还可用于狂犬病或士的宁中毒。④诊断肌无力。因具有一定的危险性，仅在其他诊断难以确定时才使用本品进行试验。

【体内过程】静脉注射单剂常用量后，迅速产生肌肉松弛作用，2～5 分钟作用最强；肌内注射后，松弛作用可能在 10～25 分钟开始。静脉注射单剂量后足以产生完全的松弛作用，持续 25～90 分钟。

【用法用量】①常在 1～1.5 分钟静脉注射，婴儿和其他不能进行静脉注射的患者可肌内注射与静脉注射相同的用量。②作为全身麻醉的辅助用药，成人一般开始静脉注射 6～9mg；必要时，可在 3～5 分钟后再给予 3～4.5mg；如需延长肌肉松弛作用，可再给予 3mg。一般情况下，按 0.165mg/kg 计算用量。作用持续 20～40 分钟。当吸入乙醚或甲氧氟烷进行全身麻醉时，仅用常用量的 1/3；吸入环丙烷时则仅用常用量的 1/5。③辅助电休克可缓慢静脉注射 0.165mg/kg，辅助通气用 0.0165mg/kg。④诊断重症肌无力可给予 0.004～0.033mg/kg，如用药后明显的肌无力症状持续存在，应给予拮抗药。严密观察可能出现的呼吸抑制。⑤儿童用量为 0.045mg/kg，新生儿和早产儿仅用 0.02～0.025mg/kg，继后的补充剂量为开始剂量的 20%。

【不良反应】低血压、流涎、注射部位出现风团并发热、支气管痉挛、胃肠活动和张力减弱，罕见恶性高热。

【相互作用】参见维库溴铵。

【注意事项】①应准备好急救药品和器械。如出现长时间的呼吸暂停，应尽快给氧和气管插管，直至自主呼吸充分恢复。此外，还可使用新斯的明或依酚氯铵抢救，同时合用硫酸阿托品。

②主要随尿排出，肾功能不全患者使用剂量应低于常用量。③烧伤患者对本品耐药，应根据具体情况适当增加剂量。④如发生严重低血压，应补充液体，并慎用升压药，应使患者保持有利于静脉回流的体位。⑤使用神经肌肉阻滞药之前先给予抗组胺药，在阻止发生哮喘或支气管痉挛方面具有明显作用。⑥呼吸性酸中毒和低钾血症可使本品的药效增强。⑦所有神经肌肉阻滞药均不可与碱性溶液（如硫喷妥钠）配伍。⑧合用卤化吸入全身麻醉药时，本品应适当减量。⑨给予本品前先用适量阿托品，可防止过多流涎。肝功能不全患者能对抗本品的作用，用量应适当增加。

【规格】注射剂：1ml：3mg。

【贮藏】贮于 15～30℃下，避免冰冻。

第6章 维生素及矿物质缺乏症用药

6.1 维生素类

维生素 B$_1$ Vitamin B$_1$

【别名】硫胺、硫胺素、维生素乙 1、Thiamine。

【药理作用】在体内与焦磷酸结合成辅羧酶，是糖代谢所必需；维生素 B$_1$ 能抑制胆碱酯酶的活性，缺乏时胆碱酯酶活性增强，乙酰胆碱水解加速，致神经冲动传导障碍，影响胃肠、心肌功能。

【适应证】用于维生素 B$_1$ 缺乏症（脚气病）防治及各种疾病的辅助治疗（如全身感染、高热、糖尿病、甲状腺功能亢进等）。

【体内过程】口服在小肠吸收，吸收不完全并有一定限度，每天最多吸收 8～15mg，吸收后分布于各组织中，体内贮存有限，部分在体内代谢失活，代谢物及部分原形物经肾排出。肌内注射吸收快而完全。

【用法用量】成人每天的最小必需量为 1mg，孕妇及小儿因发育关系需要较多。口服：治疗脚气病及消化不良时，可根据病情，每次 10～30mg，每天 3 次；肌内注射或皮下注射：每次 50～100mg，每天 1 次。本品不宜静脉注射。

【不良反应】注射时偶有过敏反应，个别甚至可发生过敏性休克，故除急需补充的情况外很少采用注射。

【相互作用】①抗酸药如碳酸氢钠，碱性药物如苯巴比妥、氨茶碱等，均可同本品发生化学反应，引起分解变质。②乙醇可影响吸收。

【注意事项】①增大口服剂量时，并不增加吸收量。②过敏者用前需做皮试：取 0.1ml 稀释成 1ml，再取 0.1ml 皮下注射后 20 分钟观察反应结果。

【规格】①片剂：5mg，10mg。②注射剂：1ml：50mg，1ml：100mg。

【贮藏】常温保存。

维生素 B$_2$ Vitamin B$_2$

【别名】核黄素、维生素乙 2、Riboflavin、Vitamine G。

【药理作用】为体内黄素酶类辅酶的组成部分（黄素酶在生物氧化还原中发挥递氢的作用）。

【适应证】可用于口角炎、唇炎、舌炎、眼结膜炎和阴囊炎等疾病的防治。

【体内过程】口服和注射均易吸收。口服后从上部肠道吸收，吸收后分布于各组织中，但浓度较低，贮存量很少，摄入过多，以原形经肾排出。

【用法用量】①口服：成人每天的需要量为 2～3mg，治疗口角炎、舌炎、阴囊炎等时，每次服 5～10mg，每天 3 次。②皮下注射或肌内注射，每次 5～10mg，每天 1 次，连用数周，直至病势减退为止。

【不良反应】在正常肾功能状况下几乎不产生毒性。服用后尿呈黄绿色。

【相互作用】①不宜与甲氧氯普胺合用。②治疗缺铁性贫血时，可与铁剂合用。因维生素 B$_2$ 缺乏时常伴有其他 B 族维生素不足，故需要同时给予其他 B 族维生素。

【注意事项】①宜在进食时或进食后立即服用。②不宜与甲氧氯普胺合用。

【规格】①片剂：5mg，10mg。②注射剂：1ml：1mg，2ml：5mg，2ml：10mg，5ml：15mg。③注射剂（粉）：5mg，10mg，15mg，20mg。④复合维生素 B 片剂：含维生素 B$_1$ 3mg，维生素 B$_2$ 1.5mg，维生素 B$_6$ 0.2mg，烟酸胺 10mg。⑤复合维生素 B 注射剂：2ml 含维生素 B$_1$ 20mg，维生素 B$_2$ 2mg，维生素 B$_6$ 2mg，烟酰胺 30mg。

【贮藏】遮光保存。

核黄素磷酸钠 Riboflavin Sodium Phosphate

【别名】维生素 B$_2$ 磷酸钠。

【药理作用】核黄素（维生素 B$_2$）是人体的重要维生素，在能量代谢中起关键作用。本品为黄素单核苷酸（FMN）和黄素腺嘌呤二核苷酸（FAD）的前药，而 FMN 和 FAD 是黄素酶家族的重要辅助因子。黄素酶催化很多生化反应，如氧化还原反应。FAD 和 FMN 在线粒体转动链中递氢，在此过程中产生细胞能量。缺乏时可影响机体的生物氧化，使代谢发生障碍，其病变多表现为口、眼、外生殖器部位的炎症。

【适应证】用于由核黄素缺乏引起的口角炎、唇炎、舌炎、眼结膜炎及阴囊炎等疾病的治疗。

【体内过程】口服后主要在近段小肠吸收，食物能促进吸收，超过身体需要量的核黄素主要从肾脏排泄，部分代谢产物也从肾脏排出。口服或肌内注射的半衰期为 66～84 分钟。

【用法用量】皮下、肌内注射或静脉注射，每次 5～30mg，每天 1 次。

【不良反应】偶有过敏反应。

【相互作用】甲氧氯普胺可降低本品吸收，故不宜合用。

【注意事项】大量使用本品后尿液呈黄色（或黄绿色），也可引起类似甲状腺功能亢进症状。

【规格】①注射液：5ml：15mg。②注射剂（粉）：5mg，10mg。

【贮藏】遮光、密闭保存。

泛酸钙 Calcium Pantothenate

【别名】D-泛酸钙。

【药理作用】泛酸是辅酶 A 的前体，在糖异生中的乙酰化作用、糖类释放能量过程、脂肪酸的合成和降解及固醇和皮质激素、卟啉类、乙酰胆碱和其他化合物的合成中是必需的。泛酸对维持正常的上皮功能也是必不可少的。除与糙皮病和其他缺乏性疾病有关外，临床上尚无法识别出膳食中泛酸对人体的重要性。试验结果表明，泛酸缺乏可导致嗜睡，疲劳，头痛，手、足感觉异常，继而引起腿部反射亢进和肌无力、心血管功能不稳定、胃肠道功能紊乱、性情改变，并增加对感染的易感性。在动物中，膳食中泛酸缺乏导致不孕、流产、新生仔死亡、生长发育迟缓、神经肌肉疾病、胃肠道功能障碍、肾上腺皮质功能不全、猝死及皮肤、毛发和羽毛异常。

【适应证】适用于泛酸钙缺乏（如吸收不良综合征、热带口炎性腹泻、乳糜泻、局限性肠炎或应用泛酸钙拮抗药物时）的预防与治疗。还可用于维生素 B 缺乏症的辅助治疗。

【体内过程】口服泛酸后很容易从胃肠道吸收。正常血清中的泛酸浓度为 100μg/ml 或更高。泛酸主要以辅酶 A 的形式广泛分布于人体组织，肝脏、肾上腺、心脏和肾脏中的浓度最高。正常饮食的哺乳期妇女的乳汁中的泛酸浓度约为 2μg/ml。口服剂量的泛酸约 70%以原药随尿排出，粪便中约占 30%。

【用法用量】口服，①预防用药：刚出生至 3 岁的儿童中，每天 2～3mg；4～6 岁，每天 3～4mg；7～10 岁，每天 4～5mg。②泛酸钙缺乏时应根据严重程度给药，一般每次 10～20mg，每天 30～60mg。

【不良反应】无不良反应，在肾功能正常时几乎没有毒性。

【相互作用】虽然在临床上的重要性尚未确定，但有报道泛酸可能会增强抗胆碱酯酶眼用制剂（如碘化二乙氧膦酰硫胆碱、异氟磷）的缩瞳作用。

【注意事项】①患热带口炎性腹泻、乳糜泻或局限性肠炎所致的吸收不良综合征时，本品需要量增加。②血友病患者用药时应谨慎，因本品可延长出血时间。

【规格】片剂：5mg。

【贮藏】遮光、密封，在干燥中保存。

烟酰胺 Nicotinamide

【别名】烟碱胺、维生素 B₃、维生素 PP、尼克酰胺、Vitamin B₃、Vitamin PP、Nicotinic Acid Amide。

【药理作用】是辅酶 I 和辅酶 II 的组成部分，成为许多脱氢酶的辅酶。缺乏时可影响细胞的正常呼吸和代谢而引起糙皮病。

【适应证】用于防治糙皮病等烟酸缺乏病。

【体内过程】口服易服收，吸收后广泛分布于各种组织中，大部分在体内代谢转化为 N-甲基烟酰胺。代谢物及少量原药随尿排出。

【用法用量】防治糙皮病、口炎及舌炎：口服，每次 50～200mg，每天 3 次。如口服吸收不良，可加入葡萄糖注射液静脉滴注，每次 25mg，每天 2 次。同时加服其他 B 族维生素及维生素 C。

【不良反应】个别有头晕、恶心、上腹不适、食欲缺乏等，可自行消失。肌内注射可引起局部疼痛。

【相互作用】①异烟肼与烟酰胺化学结构相似，两者有拮抗作用，长期使用异烟肼应补充烟酰胺。②与氯丙嗪合用于治疗精神分裂症，可加强氯丙嗪的疗效。

【注意事项】无扩张血管作用，高血压患者需要时可用烟酰胺。

【规格】①片剂：50mg，100mg。②注射剂：

1ml：50mg，1ml：100mg。③注射剂（粉）：50mg，200mg。④大容量注射剂：250ml 含烟酰胺 300mg 与葡萄糖 25g。

【贮藏】密封保存。

烟酸 Nicotinic Acid

【别名】尼古丁酸、尼克酸。

【药理作用】在体内变为烟酰胺。作用同烟酰胺。

【适应证】①有较强的扩张周围血管作用，用于治疗血管性偏头痛、头痛、脑动脉血栓形成、肺栓塞、内耳眩晕症、冻伤、中心性视网膜脉络膜炎等。②用于治疗糙皮病。

【体内过程】易于胃肠吸收，吸收后在体内首先转化成辅酶Ⅰ及辅酶Ⅱ，主要代谢产物是 N-甲基烟酰胺，大剂量使用时可以原形排出体外。

【用法用量】口服。①成人：糙皮病，常用量为每次 50～100mg，每天 500mg，如有胃部不适，宜与牛奶同服或进餐时服，一般同时服用维生素 B_1、维生素 B_2、维生素 B_6 各 5mg；抗高血脂，开始口服 100mg，每天 3 次，4～7 天后可增加至每次 1～2g，每天 3 次。②儿童：糙皮病，常用量为每次 25～50mg，每天 2～3 次。肌内注射：一次 50～100mg，每天 5 次。静脉注射：一次 25～100mg，每天 2 次或多次，缓慢注射。

【不良反应】有皮肤潮红、热感、瘙痒，有时可引起荨麻疹、恶心、呕吐、心悸、轻度肝功能不全、视觉障碍。

【相互作用】①异烟肼可阻止烟酸与辅酶Ⅰ结合，故服异烟肼时宜适量补充烟酸或烟酰胺。②在服用本品前后应避免摄入酒精或热饮。③与胆酸螯合剂应分开服用。④会加强神经节阻滞药（如经皮吸收的尼古丁）或血管活性药物（如硝酸盐、钙通道阻滞和肾上腺素受体阻滞药）的降血压作用。

【注意事项】溃疡病患者禁用。餐后服可减少不良反应。

【规格】①片剂：50mg，100mg。②注射剂：1ml：50mg，1ml：10mg。

【贮藏】遮光、密闭保存。

维生素 B_6 Vitamin B_6

【别名】吡哆辛、吡哆醇、Pyridoxine。

【药理作用】在红细胞内转化为磷酸吡哆醛，作为辅酶对蛋白质、碳水化合物、脂类的各种代谢功能起作用。色氨酸转化成烟酸需本品参与。

【适应证】①防治因大量或长期服用异烟肼、肼屈嗪等引起的周围神经炎、失眠、不安，减轻抗癌药和放射治疗引起的恶心、呕吐或妊娠呕吐等。②治疗婴儿惊厥或孕妇服用以预防婴儿惊厥。③白细胞减少症。④新生儿遗传性维生素 B_6 依赖综合征。⑤局部涂搽治疗痤疮、酒渣鼻、脂溢性湿疹等。

【体内过程】口服易吸收，主要存在于肝内，大部分代谢为吡哆酸，代谢物和少量原药随尿中排泄。

【用法用量】①口服，每次 10～20mg，每天 3 次。②皮下注射、肌内注射、静脉注射：每次 50～100mg，每天 2 次。治疗白细胞减少症时，以本品 50～100mg 加入 5%葡萄糖注射液 20ml 中，静脉注射，每天 1 次。③外用，将药膏涂抹于洗净的患者，一日 2～3 次。

【不良反应】偶可发生过敏反应。长期用药可抑制抗凝系统。

【相互作用】与左旋多巴合用时，可降低左旋多巴的药效。

【注意事项】①罕见过敏反应。②如长时间服用，每天 2～6g，可能引起感觉神经病变或神经病性综合征等，开始步态不稳和足麻，以后手亦麻木、笨拙、口周发麻。停药后数月症状即可消失。

【规格】①片剂：10mg。②缓释片：50mg。③注射剂：1ml：25mg，2ml：50mg，2ml：100mg。④乳膏剂：每支含维生素 B_6 12mg。

【贮藏】遮光保存。

维生素 B_{12} Vitamin B_{12}

【别名】钴胺素、维斯克。

【药理作用】为抗贫血药。维生素 B_{12} 参与体内甲基转换及叶酸代谢，促进 5-甲基四氢叶酸转变为四氢叶酸。缺乏时，导致 DNA 合成障碍，影响红细胞的成熟。

【适应证】主要用于巨幼细胞贫血，也可用于神经炎的辅助治疗。

【体内过程】口服维生素 B_{12} 在胃中与胃黏膜壁细胞分泌的内因子形成维生素 B_{12}-内因子复合物。当该复合物进入至回肠末端时，与回肠黏膜细胞微绒毛上的受体结合，通过胞饮作用进入肠黏膜细胞，再吸收入血液。口服后 8～12 小时血药浓度达峰值；肌内注射 40 分钟时，约 50%

吸收入血液。肌内注射维生素 B_{12} 1mg 后，血药浓度在 1ng/ml 以上的时间平均为 2.1 个月。维生素 B_{12} 吸收入血液后即与转钴胺结合，转入组织中。转钴胺有三种，其中转钴胺 II 是维生素 B_{12} 转运的主要形式，占血浆中维生素 B_{12} 总含量的 2/3。肝脏是维生素 B_{12} 的主要贮存部位。人体内维生素 B_{12} 贮存总量为 3～5mg，其中 1～3mg 贮存于肝脏。口服维生素 B_{12}，24 小时后肝中维生素 B_{12} 的浓度达到高峰。5～6 日后，用量的 60%～70% 仍集中在肝脏。主要经肾排泄，除机体需求量外，几乎均以原形随尿排出。肌内注射维生素 B_{12} 1mg，72 小时后，总量的 75% 以原形随尿排出。尿排出量随注入量而增加，肌内注射 5μg 后，8 小时排出 3～4μg；肌内注射 1mg 后，8 小时排出量可达 330～470μg。

【用法用量】①肌内注射，成人，每天 0.025～0.1mg 或隔日 0.05～0.2mg。用于神经炎时，用量可酌增。②口服：每次 25～100μg 或隔日 50～200μg，分次服用。③滴眼：每次 2～3 滴，每天 3 次。

【不良反应】肌内注射偶可引起皮疹、瘙痒、腹泻及过敏性哮喘，但发生率低，极个别有过敏性休克。

【相互作用】①应避免与氯霉素合用，否则可抵消维生素 B_{12} 具有的造血功能。②体外实验发现，维生素 C 可破坏维生素 B_{12}，同时给药或长期大量摄入维生素 C 时，可使维生素 B_{12} 血浓度降低。③氨基糖苷类抗生素、对氨基水杨酸类、苯巴比妥、苯妥英钠、扑米酮等抗惊厥药及秋水仙碱等可减少维生素 B_{12} 从肠道的吸收。④考来烯胺可结合维生素 B_{12}，减少其吸收。

【注意事项】①对恶性肿瘤患者可促进肿瘤生长。②维生素 C、重金属盐类均能使本品失效。

【规格】①注射剂：1ml：0.05mg，1ml：0.1mg，1ml：0.25mg，1ml：0.5mg，1ml：1mg。②片剂：25μg。③滴眼剂：10ml：2mg。

【贮藏】遮光、密封保存。

甲钴胺 Mecobalamin

【别名】弥可保、甲基钴胺素、钴宾酰胺、甲基维生素 B_{12}、Methycobal、Methylcobalamin。

【药理作用】对神经元的传导有良好改善作用。可通过甲基转换反应促进核酸-蛋白-脂质代谢。为甲硫氨酸合成酶的辅酶，可使高半胱氨酸转化为甲硫氨酸，还参与脱氧核苷合成胸腺嘧啶的过程。可促进核酸、蛋白合成，促进轴索内输送和轴索的再生及髓鞘的形成，防止轴突变性。注射剂可促进正红母细胞的成熟、分裂，改善贫血。

【适应证】①用于治疗多种外周末梢神经代谢功能障碍和自主神经病变，改善患者自觉症状，如麻木、自发性疼痛、感觉异常、直立性眩晕、多汗、口渴等。②用于促进再植手指神经吻合，促进感觉恢复。③可改善椎间盘突出症、坐骨神经痛、面瘫、带状疱疹等所致的神经症状，缩短恢复时间。④用于治疗维生素 B_{12} 缺乏所致的巨幼细胞贫血。

【体内过程】口服后 3 小时达血药峰值，给药 72 小时后，可从血液、肾、肾上腺、胰、肝、胃组织中依次检测出本品，且浓度较高，而肌肉、睾丸、脑神经等处的浓度则较低。

【用法用量】①口服：每次 500μg，每天 3 次，可根据年龄、临床症状酌情增减剂量。②肌内注射：每次 500μg，隔日 1 次。

【不良反应】口服给药偶有食欲缺乏、恶心、呕吐、腹泻等，少见过敏反应，如皮疹。注射给药偶见皮疹、头痛、出汗、发热等。

【相互作用】尚不明确。

【注意事项】①避免在同一部位反复注射。②从事汞及其化合物工作的人员，不宜长期大量服用本品。③如用药 1 个月以上仍无效者，应停药。④见光易分解，应防止安瓿外露使药物见光分解，含量减低。注射液开封后应立即使用。⑤若出现过敏反应，应立即停药。尚无用药过量的报道。如出现药物过量，应进行对症和支持治疗。

【规格】①片剂：500μg。②胶囊剂：500μg。③注射剂：1ml：500μg。

【贮藏】遮光、密封保存。

维生素 C Vitamin C

【别名】丙素、丙种维生素、抗坏血酸、维生素丙、维他命 C、果味 VC、力度伸、高喜、德维喜、维体康、嘉欣、Ascorbic Acid。

【药理作用】参与氨基酸代谢、神经递质的合成、胶原蛋白和组织细胞间质的合成。

【适应证】①坏血病的预防及治疗。②急慢性传染病时，消耗量增加，应适当补充本品，以增强机体抵抗力。病后恢复期，创伤愈合不良者，也应适当补充本品。③克山病患者在发生心源性休克时，可用本品大剂量治疗。④用于肝硬化、急性肝炎和砷、汞、铅、苯等慢性中毒时的肝脏损害。⑤其他：用于各种贫血、过敏性皮肤病、口疮，促进伤口愈合等。

【体内过程】口服易于吸收，小肠对其吸收能力很强，每天可吸收 20g。吸收后经血液分布于全身各组织中，主要代谢产物为草酸及其硫酸酯，代谢物及部分原药随尿排出。

【用法用量】①一般应用：口服（餐后），每次 0.05～0.1g，每天 2～3 次；亦可静脉注射、肌内注射或以 5%～10%葡萄糖注射液稀释进行静脉滴注，每天 0.25～0.5g（小儿 0.05～0.3g），必要时可酌增剂量。②克山病：首剂 5～10g，加入 25%葡萄糖注射液中，缓慢静脉注射。③口疮：将本品 0.1g 压碎撒于溃疡面上，嘱患者闭口片刻，每天 2 次，一般 3～4 次即可治愈。

【不良反应】①每天服 1～4g，可引起腹泻、皮疹、胃酸增多、胃液反流，有时尚可见泌尿系结石、尿内草酸盐与尿酸盐排出增多、深静脉血栓形成、血管内溶血或凝血等，有时可导致白细胞吞噬能力降低。②每天用量超过 5g 时，可导致溶血，重者可致命。孕妇服用大量时，可产生婴儿坏血病。

【相互作用】①不宜与含碱性药物（如氨茶碱、碳酸氢钠、谷氨酸钠等）、维生素 B_2、三氯叔丁醇、铜、铁离子（微量）的溶液配伍，以免影响疗效。②与维生素 K_3 配伍，后者有氧化性，可产生氧化还原反应，使两者疗效减弱或消失。③与肝素或华法林并用，可引起凝血酶原时间缩短。

【注意事项】①大量长期服用突然停药，可能出现坏血病症状，宜逐渐减量停药。②可破坏食物中维生素 B_{12}，与食物中的铜、锌离子络合，妨碍其吸收，从而可能产生维生素 B_{12} 或铜、锌缺乏症状。

【规格】①片剂：25mg，50mg，100mg。②注射剂：2ml：0.1g，2ml：0.25g，5ml：0.5g，10ml：2g。③注射剂（粉）：1g。④大容量注射剂：100ml 含维生素 C 1.0g 与葡萄糖 5.0g，250ml 含维生素 C 2.5g 与葡萄糖 12.5g，100ml 含维生素 C2g 与葡萄糖 5g。

【贮藏】遮光、密封保存。

腺苷钴胺 Cobamamide

【别名】辅酶维 B_{12}、辅酶维生素 B_{12}。

【药理作用】为维生素类药，是氰钴型维生素 B_{12} 的同类物，即其氰基被腺嘌呤核苷取代成为 5′-脱氧腺苷钴胺。是体内维生素 B_{12} 的两种活性辅酶形式之一，是细胞生长增殖和维持神经髓鞘完整所必需的物质。

【适应证】主要用于巨幼细胞贫血，营养不良性贫血、妊娠期贫血、多发性神经炎、神经根炎、三叉神经痛、坐骨神经痛、神经麻痹。也可用于营养性疾病及放射线和药物引起的白细胞减少症的辅助治疗。

【体内过程】口服可直接吸收利用，活性强，与组织细胞亲和力强，排泄较慢。肌内注射后吸收迅速而且完全，1 小时后血浆浓度达峰值，贮存于肝脏，主要从肾排出，大部分在最初 8 小时排出。

【用法用量】①口服，成人每次 0.5～1.5mg，每天 1.5～4.5mg。②肌内注射，每天 0.5～1mg。

【不良反应】①口服偶可引起过敏反应。②肌内注射偶可引起皮疹、瘙痒、腹泻、过敏性哮喘，长期应用可出现缺铁性贫血。

【相互作用】本品含维生素 K，可与香豆素类、肝素等抗凝血药发生相互作用，不宜合用。

【注意事项】①氯霉素减少其吸收。②考来烯胺可结合维生素 B_{12} 减少其吸收。

【规格】①片剂：0.25mg。②注射剂：1ml：5μg。

【贮藏】遮光、密封保存。

维生素 C 钙 Calcium Ascorbate

【别名】维体因。

【药理作用】补充适量的维生素 C 可促进机体营养代谢和能量产生，增强免疫功能，提高血管适应性，改善皮肤、血管和其他组织的弹性和张力，并提高机体对应激（如感染等）的反应能力。

【适应证】①治疗维生素 C 缺乏症。②提供人体免疫系统所需的高含量维生素 C，以减少病毒性感染的持续时间和发病次数。③满足人体孕期、哺乳期、手术后、抗生素治疗阶段及消化吸收功能紊乱者、经常吸烟者对维生素 C 的额外需求。

【体内过程】口服后迅速自胃肠道吸收，并分解为维生素 C 和钙离子。

【用法用量】口服，每次 0.12～0.35g，每天 1～3 次。

【不良反应】参见维生素 C。

【相互作用】①口服大剂量（一日量大于 10g）维生素 C 可干扰抗凝血药的抗凝效果。②与巴比妥或扑米酮等合用，可促使维生素 C 的排泄增加。③纤维素磷酸钠可促使维生素 C 代谢为草酸盐。④长期或大量应用维生素 C 时，能干扰双硫仑对乙醇的作用。⑤水杨酸类能增加维生素 C 的排泄。⑥与左旋多巴合用，可降低左旋多巴的药效。⑦与肝素或华法林并用，可引起凝血酶原时间缩短。

【注意事项】参见维生素 C。

【规格】胶囊剂：0.12g 和 0.426g（分别相当于维生素 C 0.1g 和 0.35g）。

【贮藏】遮光、密封保存。

维生素 C 钠 Sodium Ascorbate

【别名】新维熹。

【药理作用】补充适量的维生素 C 可促进机体营养代谢和能量产生，增强免疫功能，提高血管适应性，改善皮肤、血管和其他组织的弹性和张力，并提高机体对应激（如感染等）的反应能力。

【适应证】用于预防和治疗坏血病及各种急、慢性传染病或其他疾病，以增强机体抵抗力，为病后恢复期、创伤愈合期及过敏性疾病的辅助治疗。

【体内过程】口服后，迅速自胃肠道吸收，并分解为维生素 C 和钠离子。

【用法用量】口服，每次 0.112～0.336g，每天 1～3 次。

【不良反应】【相互作用】【注意事项】参见维生素 C。

【规格】胶囊剂：0.112g。

【贮藏】遮光、密封，阴凉（不超过 20℃）干燥处保存。

复方维生素 C 钠 Compound Sodium Vitamin C

【药理作用】参与体内糖的代谢及氧化还原过程；参与细胞间质的生成和血液凝固，减低毛细血管脆性；参与解毒功能，增加对感染的抵抗力；能促进叶酸形成四氢叶酸，增加铁在肠道的吸收。

【适应证】用于防治坏血病、特发性高铁血红蛋白血症，以及各种急慢性传染性疾病及紫癜等辅助治疗。

【体内过程】经胃肠道吸收，主要在空肠。蛋白结合率低。少量贮藏于血浆和细胞，以腺体组织白细胞、肝、眼球、晶体内的浓度为最高。于肝内代谢，极少数以原形物或代谢物经肾排泄；当血浆浓度＞14μg/ml 时，尿内排出量增多。可经血液透析清除。

【用法用量】坏血病：按医嘱。特发性高铁血红蛋白血症：每次 0.5g，每天 1 次，或遵医嘱。成人一般每次 50～200mg，每天 3 次。

【不良反应】①长期服用（每天 2～3g）可引起停药后坏血病。②长期应用大量维生素 C 偶可引起尿酸盐、半胱氨酸盐或草酸盐结石。③大量应用（每天 1g 以上）可引起腹泻、皮肤红而亮、头痛、尿频（每天 600mg 以上）、恶心、呕吐、胃痉挛。④过多应用可致牙釉质损坏。

【相互作用】①口服大剂量维生素 C 可干扰抗凝血药的抗凝效果。②与巴比妥或扑米酮等合用，可促使维生素 C 的排泄增加。③纤维素磷酸钠可促使维生素 C 代谢为草酸盐，长期或大量应用维生素 C 时，能干扰双硫仑对乙醇的作用。④水杨酸类能增加维生素 C 的排泄。

【注意事项】①可通过胎盘，并分泌入乳汁。②大量服用将影响以下诊断性试验的结果：大便隐血可致假阳性；能干扰血清乳酸脱氢酶和血清氨基转移酶浓度的自动分析结果；尿糖（硫酸铜法）、葡萄糖（氧化酶法）均可致假阳性。③下列情况慎用：半胱氨酸尿症、痛风、高草酸盐尿症；草酸盐沉积症；尿酸盐性肾结石；糖尿病（因维生素 C 可能干扰血糖定量）；葡萄糖-6-磷酸脱氢酶缺乏症（可引起溶血性贫血）；血色病；铁粒幼细胞贫血或地中海贫血（可致铁吸收增加）；镰状细胞贫血（可致溶血危象）。

【规格】片剂：每片含维生素 C 0.25g、维生素 C 钠 0.28g。

【贮藏】遮光、密闭保存。

复合维生素 B Compound Vitamin B

【药理作用】维生素 B_1 是糖代谢所需辅酶的重要组成成分。维生素 B_2 为组织呼吸所需的重要辅酶组成成分，烟酰胺为辅酶Ⅰ及辅酶Ⅱ的组分，是脂质代谢、组织呼吸的氧化作用所必需。维生素 B_6 为多种酶的辅基，参与氨基酸及脂肪代谢。泛酸钙为辅酶 A 的组分，参与糖、脂肪、蛋白质的代谢。

【适应证】能促进心、智力、骨骼的发育，

帮助消化,增进食欲,增加疾病抵抗力,预防近视及补给营养。

【体内过程】复合维生素 B 参与机体新陈代谢过程,为体内多种代谢环节所必需的辅酶和提供组织呼吸的重要辅酶原料。烟酰胺为辅酶 I 及 II 的组成部分,参与生物氧化,起递氢作用。维生素 B_6 在体内与 ATP 生成具有生理活性的物质,为多种酶的辅基,参与氨基酸及脂肪的代谢。泛酸钙为辅酶 A 前体,参与糖、脂肪、蛋白质代谢,在代谢中起传递酰基作用。B 族维生素,包括烟酰胺吸收后,分布于各组织,肝内代谢,经肾排泄,少量原形从尿中排除。泛酸钙吸收后分布于各组织,在体内不被代谢,70%以原形随尿排出,30%随粪便排出。

【用法用量】①口服液:成人每次 5ml,儿童每次 2.5ml,每天 3 次,或遵医嘱。餐后直接服用或用适量开水稀释后服用。②片剂:成人每次 1~3 片,每天 3 次;小儿每次 1 片,每天 3 次。③注射剂:皮下或肌内注射,成人每天 2~4ml,每天 1 次;小儿每天 2ml,每天 1 次。

【不良反应】①大剂量服用可出现烦躁、疲倦、食欲缺乏等。②偶见皮肤潮红、瘙痒。③尿液可能呈黄色。

【相互作用】如与其他药物同时使用可能会发生药物相互作用,详情请咨询医师或药师。

【注意事项】用于日常补充和预防时,宜用最低量;用于治疗时,应咨询医师。对本品过敏者禁用,过敏体质者慎用。本品性状发生改变时禁止使用。

【规格】溶液剂:60ml,120ml;片剂:100 片;注射剂:2ml。片剂:含维生素 B_1(3mg),维生素 B_2(1.5mg),维生素 B_6(0.2mg),烟酰胺(10mg);注射剂:含维生素 B_1(20mg),维生素 B_2(2mg),维生素 B_6(2mg),烟酰胺(30mg)。

【贮藏】遮光、密闭保存。

干酵母 Dried Yeast

【别名】食母生。

【药理作用】为维生素类药。含有丰富蛋白质、转糖酶和烟酸、叶酸、维生素 B_1、维生素 B_2、维生素 B_6、维生素 B_{12} 等 B 族维生素。

【适应证】用于防治消化不良、营养不良、食欲缺乏及 B 族维生素缺乏症,如脚气病、多发性神经炎、糙皮病等。

【体内过程】尚无参考资料。

【用法用量】口服,每次 1~2g,每天 3 次。

【不良反应】过量服用可致腹泻。

【相互作用】①含有丰富的对氨基苯甲酸,还含有大量的酪胺,合用单胺氧化酶抑制剂如帕吉林时,可使酪胺不被分解灭活而进入血液循环,可引起高血压等不良反应,因此不宜与磺胺药和单胺氧化酶抑制剂合用。②与乳酶生合用,可提高疗效。③不宜与碱性药物合用,否则其所含维生素可能会被破坏。④与复合维生素 B 联合使用,有助于消化。

【注意事项】餐后嚼碎服用。

【规格】片剂:0.2g,0.3g,0.5g。

【贮藏】密闭、在干燥处保存。

水溶性维生素 Water-soluble Vitamin

【别名】水乐维他。

【药理作用】是静脉营养的一部分,用以补充每天各种水溶性维生素的生理需要,使机体各有关生化反应能正常进行。

【适应证】本品系肠外营养不可缺少的组成部分之一,用以满足成人和儿童每天对水溶性维生素的生理需要。

【体内过程】在体内参与酶系统的组成,多数维生素作为辅酶或辅基的组成成分参与体内的代谢过程。

【用法用量】静脉滴注。成人和体重 10kg 以上儿童,每天 1 瓶;新生儿及体重不满 10kg 的儿童,每天 1/10 瓶。

【不良反应】对本品中任何一种成分过敏的患者,使用时均可能发生过敏反应。

【相互作用】①维生素 B_6 能降低左旋多巴的作用。②叶酸可能降低苯妥英钠的血浆浓度和掩盖恶性贫血的临床表现。③维生素 B_{12} 对大剂量羟钴胺治疗某些神经疾病有不利影响。

【注意事项】某些高敏患者可发生过敏反应。本品加入葡萄糖注射液中进行输注时,应注意避光。

【规格】注射剂:每瓶含硝酸硫胺(维生素 B_1)3.1mg,核黄素磷酸钠(维生素 B_2)4.9mg,烟酰胺 40mg,盐酸吡哆辛(维生素 B_6)4.9mg,泛酸钠 16.5mg,维生素 C 钠 113mg,生物素 60μg,叶酸 0.4mg。

【贮藏】遮光,不超过 25℃。

维生素 D₃ Vitamin D₃

【别名】烟碱酸胺、胆钙化醇、Colecalciferol。

【药理作用】维生素类药。维生素 D₃ 促进小肠黏膜刷状缘对钙的吸收及肾小管重吸收磷，提高血钙、血磷浓度，协同甲状旁腺激素、降钙素，促进旧骨释放磷酸钙，维持及调节血浆钙、磷正常浓度。

【适应证】用于佝偻病、骨软化症及婴儿手足搐搦症，佝偻病兼有龋齿者也可用本品防治。

【体内过程】注射或口服均易吸收。口服时在肠道内吸收需有胆汁的协同，吸收后多以脂蛋白复合体形式在乳糜微粒中沿淋巴系统进入循环中；皮肤内合成的维生素 D₃ 可经过微血管直接进入血液循环。维生素 D 随血流进入肝脏进一步转化或进入肌肉和脂肪中贮存，其血浆半衰期为 19～20 天。维生素 D 必须在肝内转化为 25-羟基维生素 D，再在肾脏中形成 1, 25-二羟基维生素 D 后，才具有生物活性，发挥其生理作用。1,25-二羟基维生素 D 的生成除自身反馈调节外，还受血钙、血磷浓度及甲状旁腺激素和降钙素的调节。维生素 D 及其代谢物主要从胆汁排泄，少量可随尿液或乳汁中排泄。

【用法用量】①预防佝偻病：口服每天 2500～5000U，1～2 个月后待症状开始消失时即改为预防量。不能口服者、重症患者，肌内注射 1 次 30 万～60 万 U，如需要，1 个月后再肌内注射 1 次，两次总量不超过 90 万 U。用大剂量维生素 D 时如缺钙，应口服 10%氯化钙，每次 5～10ml，每天 3 次，用 2～3 日。②婴儿手足搐搦症：口服每天 2500～5000U，1 个月后改为每天 400U。③预防维生素 D 缺乏症：用母乳喂养的婴儿每天 400U，妊娠期必要时每天 400U。

【不良反应】大量久服，如长期每天给予 10 万～15 万 U，可引起高血钙、食欲缺乏、呕吐、腹泻甚至软组织异位骨化等。若肾功能不全，可出现多尿、蛋白尿、肾功能损害等。

【相互作用】肝酶诱导剂如苯妥英钠和苯巴比妥等，可加速维生素 D 在肝内的灭活，长期应用这类药物者可引起维生素 D 缺乏。

【注意事项】市售鱼肝油制剂中，内含大量维生素 A，长期大量使用，易引起维生素 A 慢性中毒，故在治疗佝偻病时，宜用纯维生素 D 制剂。注射本品比口服易发生中毒，特别是在长期口服基础上再注射给药时。

【规格】①注射液：0.5ml：15 万 U，1ml：30 万 U，1ml：60 万 U。②滴剂（胶囊型）：含维生素 D₃ 400U。

【贮藏】遮光、密封，于阴凉处保存。

维生素 D₂ Vitamin D₂

【别名】丁二素、钙化醇、骨化醇、抗佝偻素、麦角骨化醇、麦角钙化醇、Ergocalciferol。

【药理作用】为维生素类药。与维生素 D₃ 相同。

【适应证】用于维生素 D 缺乏症的预防与治疗。用于慢性低钙血症、低磷血症、佝偻病及伴有慢性肾功能不全的骨软化症、家族性低磷血症及甲状旁腺功能低下（术后、特发性或假性甲状旁腺功能低下）的治疗。用于治疗急、慢性及潜在手术后手足抽搐症及特发性手足抽搐症。

【体内过程】作用开始时间为 12～24 小时，治疗效应需 10～14 天。半衰期为 19～48 小时，在脂肪组织内可长期贮存。作用持续时间最长达 6 个月，重复给药有累积作用。

【用法用量】肌内注射，每次 7.5～15mg（30 万～60 万 U），病情严重者可于 2～4 周后重复注射 1 次。治疗佝偻病，每日口服 2500～5000U，1～2 个月后待症状开始消失即可改用预防量每日 400～800U。

【不良反应】①大量久服（儿童超过 20 000U/d，成人超过 60 000U/d 连续数月），可引起高钙血症，导致食欲缺乏、口干、恶心、头痛、无力、过敏、酸中毒、呕吐、腹泻甚至软组织异位骨化等。②肾功能不全患者，可出现多尿、蛋白尿、肾功能损害等。③孕妇使用过量，可致胎儿瓣膜上主动脉狭窄、脉管受损、甲状旁腺功能抑制而使新生儿长期处于低血糖性抽搐。

【相互作用】①抗酸药中的镁剂与维生素 D 同用，特别对慢性肾衰竭患者可引起高镁血症。②巴比妥、苯妥英钠、抗惊厥药、扑米酮等可降低维生素 D₂ 的效应，长期服用抗惊厥药时应补给维生素 D 以防骨软化症。③降钙素与维生素 D 同用可抵消前者对高钙血症的疗效。④大剂量钙剂或利尿药与常用量维生素 D 同用，有发生高钙血症的危险。⑤考来烯胺、考来替泊、矿物油、硫糖铝等均能减少小肠对维生素 D 的吸收。⑥洋地黄类与维生素 D₂ 同用时应谨慎，因维生素 D₂ 引起高钙血症，容易诱发心律失常。⑦大量的含磷药物与维生素 D 同用，可诱发高磷血症。

【注意事项】①治疗低钙血症前，应先控制血清磷的浓度，并定期复查血钙等有关指标；除非遵医嘱，避免同时应用钙、磷和维生素D制剂。血液透析时可用碳酸铝或氢氧化铝凝胶控制血磷浓度，维生素 D_2 疗程中磷的吸收增多，铝制剂的用量可以酌增。②由于个体差异，维生素 D_2 用量应依据临床反应调整。③维生素 D_2 可促使血清磷酸酶浓度降低，血清钙、胆固醇、磷酸盐和镁的浓度可能升高，尿液内钙和磷酸盐的浓度亦增高。④下列情况应慎用：动脉硬化、心功能不全、高胆固醇血症、高磷血症；对维生素D高度敏感及肾功能不全。⑤非肾脏病用维生素 D_2 治疗时，如患者对维生素 D_2 异常敏感，也可产生肾脏毒性。⑥疗程中应注意检查：血清尿素氮、肌酐和肌酐清除率、血清碱性磷酸酶、血磷、24 小时尿钙、尿钙与肌酐的比值、血钙（用治疗量维生素 D_2 时应定期监测，维持血钙浓度 2.00～2.50mmol/L）及骨 X 线片等。

【规格】①片剂：0.125mg，0.25mg。②软胶囊：0.125mg，0.25mg。③注射剂：1ml：5mg，1ml：10mg。

【贮藏】遮光，密封，阴凉处保存。

骨化三醇 Calcitriol

【别名】1，25-羟基维生素 D_3、溦纯、钙化三醇、钙三醇、罗钙全、海卡洛、1，25-Dihydroxycholecalciferol、Rocaltrol。

【药理作用】为维生素 D_3 经肝、肾羟化酶代谢为抗佝偻病活性最强的 1，25-双羟代谢物。作用同维生素 D_3。

【适应证】应用于甲状旁腺功能低下症及血液透析患者的肾性营养不良。

【体内过程】口服吸收快，3～6 小时可达高峰。半衰期为 3～6 小时。7 小时后尿钙浓度可升高。单次口服作用可维持 3～5 天。

【用法用量】血液透析患者的肾性营养不良：①口服每天 0.25μg。大多数血液透析患者用量在每天 0.5～1μg。甲状旁腺功能低下者：儿童 1～5 岁，每天 0.25～0.75μg，6 岁以上和成人，每天 0.5～2μg（用量须个体化）。②注射剂：推荐剂量 0.5μg（0.01μg/kg），每周 3 次，隔天 1 次，可静脉推注，在透析后从血液导管给予。

【不良反应】用药过量可引起高钙血症，严重可导致心律失常等。

【相互作用】巴比妥类或苯妥英钠可加速本

品代谢。考来烯胺可减少本品吸收。

【注意事项】用药过程中应定期测血钙、血磷浓度。不能与其他维生素D类同时应用。

【规格】①胶囊剂：0.25μg。②注射剂：1ml：1μg，1ml：2μg。

【贮藏】室温保存。

阿法骨化醇 Alfacalcidol

【别名】1α-Hydroxycholecalciferel、龙百利、萌格旺、霜叶红、法能、维尔凡、立庆、阿法迪三、依安凡、奥司惠、延迪诺、盖诺真。

【药理作用】为骨化三醇类似物，只需在肝脏羟基化成为具有活性的 1α，25-二羟基维生素 D_3。

【适应证】应用于慢性肾衰竭合并骨质疏松症、甲状旁腺功能低下及抗维生素 D 的佝偻病患者。

【体内过程】口服易吸收，在肝内迅速代谢为具有活性的 1，25-二羟基维生素 D_3，8～24 小时可达血药峰值，大部分随尿、粪便排出，半衰期为 2～4 天。

【用法用量】①慢性肾衰竭合并骨质疏松症：成人，口服每次 0.5μg，每天 1 次。②甲状旁腺功能低下及抗维生素 D 的佝偻病，成人每天口服 1.0～4.0μg。本品可静脉注射，在透析后从血液透析导管给予。如果不能观察到理想的生化指标和临床反应，每隔 2～4 周可增加 0.25～0.5μg。在增加剂量期间，至少每周检测两次血清钙和磷水平，一旦发现高钙血症，应该立即停药直到血钙恢复正常。

【不良反应】①少数出现胃肠道反应、肝功能异常、精神和神经系统症状等。②长期大剂量服用或肾功能不全的患者可能出现恶心、头晕、皮疹、便秘、厌食、呕吐、腹泻等高血钙征象，停药后可恢复正常。

【相互作用】①高血钙患者服用洋地黄制剂可能加速心律失常，所以与洋地黄制剂同时应用时必须严密监视患者的情况。②服用巴比妥酸盐或其他酶诱导的抗惊厥药的患者，需要较大剂量本品才能产生疗效。③同时服用矿物油（长期）、考来烯胺、硫糖铝和抗酸铝制剂时，可能减少阿法骨化醇的吸收。④含镁的抗酸制剂或轻泻剂与阿法骨化醇同时服用可能会导致高镁血症，因而对慢性肾透析患者应谨慎使用。⑤阿法骨化醇与含钙制剂及噻嗪类利尿药同时服用时，可能会增加高血钙的危险。⑥由于阿法骨化醇是一种强效的维生素 D 衍生物，应避免同时使用药理剂量的维生素 D 及其类似物，以免产生可能的加合作用及高钙血症。

【注意事项】①用药过程中应注意监测血钙、血尿素氮、肌酐及尿钙、尿肌酐。②出现高钙血症时须停药，待血钙恢复正常，按末次剂量减半给药。

【规格】①片剂：0.25μg，0.5μg。②胶囊剂：0.25μg，0.5μg，1.0μg，2.0μg。③注射剂：1ml：1.0μg，1ml：2.0μg。

【贮藏】室温保存。

维生素 A Vitamin A

【别名】维生素甲、甲种维生素、视黄醇、维生素 A 醇、抗干眼病维生素、Retinol。

【药理作用】为维生素类药。具有促进生长、维持上皮组织如皮肤、结膜、角膜等正常功能的作用，并参与视紫红质的合成，增强视网膜感光力；参与体内许多氧化过程，尤其是不饱和脂肪酸的氧化。

【适应证】用于维生素 A 缺乏症，如夜盲症、眼干燥症、角膜软化症和皮肤粗糙等。

【体内过程】口服极易吸收。食物中的脂肪、蛋白质、胆盐和维生素 E 与其吸收有着密切的关系，缺乏上述物质吸收可能降低。吸收后贮存于肝脏中，正常机体维生素 A 的贮存量足够机体利用数月。本品几乎全部在体内代谢分解，随尿及粪便排出。不易透过胎盘，但乳汁中含量丰富。

【用法用量】①严重维生素 A 缺乏症：成人每天口服 10 万 U，3 天后改为每天 5 万 U，给药 2 周，然后每天 1 万～2 万 U，再用药 2 个月。②轻度维生素 A 缺乏症：每天 3 万～5 万 U，分 2～3 次口服，症状改善后减量。患者如有呕吐、恶心或手术前后、吸收不良综合征、眼损害较严重时，可肌内注射。每天 6 万～10 万 U，连用 3 天，之后每天 5 万 U 口服，共 2 周。小儿每天 0.5 万～1 万 U（1500～3000RE），共 10 天。于 8 岁小儿剂量与成人同。

【不良反应】连服 6 个月可引起慢性中毒，表现为食欲缺乏、呕吐、腹泻、皮肤发痒、干燥和脱屑、颅内压增高。

【相互作用】①大剂量（25 000IU/d）应避免与口服抗凝血药合用，因可增强后者降低凝血酶原的作用。②与钙合用可能引起高钙血症，新霉素、矿物油、硫糖铝可干扰维生素 A 的吸收。③维生素 E 可促进维生素 A 吸收、贮存和利用，但过量可能耗竭维生素 A 在体内的贮存。④与异维 A 的合用可增加维生素 A 的毒性。

【注意事项】妊娠期对维生素 A 需要量略增多，但每天不宜超过 6000U，孕妇摄入大量维生素 A 时有报道可能致胎儿畸形，如泌尿道畸形、生长延缓、早期骨骺愈合等。

【规格】①维生素 A 胶丸：5000U，2.5 万 IU。②维生素 AD 胶丸：含维生素 A 3000U，维生素 D 300U。③浓维生素 AD 胶丸：含维生素 A 10 000U，维生素 D 1000U。④浓维生素 AD 滴剂：含维生素 A 50 000U/g，维生素 D 5000U/g。⑤维生素 AD 滴剂：含维生素 A 5000U/g，维生素 D 500U/g。

【贮藏】贮存于棕色瓶内，遮光保存。

β胡萝卜素　β-Carotene

【别名】倍他胡萝卜素、贝西迪、克瑞特。

【药理作用】维生素类药。是维生素 A 的前体，对日光照射原卟啉所产生的过氧化基有清除作用。在人体内β胡萝卜素通过氧化酶的作用，游离出两分子维生素 A，而发挥维生素 A 的作用。

【适应证】①防治肿瘤，用于肿瘤的辅助治疗。②防治血管硬化，防治冠心病、脑卒中、白内障、老年性痴呆。③防治维生素 A 缺乏症。④治疗红细胞生成性原卟啉症引起的光敏性皮炎。⑤免疫性疾病辅助用药。

【体内过程】分子结构相当于两分子的维生素 A，进入机体后，在肝脏及小肠黏膜内经过酶的作用，其中 50%变成维生素 A。

【用法用量】口服，每次 60mg，每天 3 次，剂量为每天 30～200mg，餐后服用，1 个疗程 8 周左右。小儿每天 30～150mg，分 2～3 次服用。

【不良反应】服药期间可能出现不同程度的皮肤黄染、稀便，个别患者有瘀斑和关节痛，停药后均可自行消失。

【相互作用】考来烯胺和普罗布考是用于降低胆固醇的药物。根据瑞典的一项为期 3 年的实验表明，它们可以降低血液中 30%～340%β胡萝卜素含量。考来替泊（降脂树脂二号）是一种类似于考来烯胺的降胆固醇药物，同样可以降低β胡萝卜素的含量。

【注意事项】大多在服药后 2～6 周出现疗

效。如 6 周后未见疗效可适当加大剂量，直至掌心皮肤出现黄染，然后逐渐减量。

【规格】软胶囊：15mg。

【贮藏】遮光、密闭保存。

烟酸生育酚酯 Vitamin E Nicotinicate

【别名】维生素 E 烟酸酯。

【药理作用】可舒张周围血管，增加血流量，降低毛细血管通透性，还能抑制胆固醇的合成。大剂量可降低血清胆固醇及二酰甘油浓度。

【适应证】适用于治疗脑动脉硬化、脑卒中、脑外伤后遗症、脂质代谢异常、高血压、冠心病及循环障碍引起的各种疾病。其疗效显著，毒性很低，不良反应小，无烟酸样面部潮红等。

【体内过程】维生素 E 有 50%～80%在肠道吸收，吸收需要胆盐和饮食中脂肪的存在，以及有正常的胰腺功能，与血中 β-脂蛋白结合，贮存于全身组织，尤其是在脂肪组织中，贮存量可供 4 年所需，在肝内代谢，经胆汁和肾排泄。烟酸在胃肠道吸收，治疗量的烟酸仅有小量以原形及代谢物由尿排出，用量超过需要时，绝大部分经肾排出。食物中色氨酸通过肠道细菌作用转换为烟酸，烟酸有扩张周围血管的作用。

【用法用量】口服：每次 100～200mg，每天 3 次，餐后服用。

【不良反应】偶有轻微头晕、胃部不适等反应，尚可有便秘、腹泻、胃痛、食欲缺乏、恶心等。

【相互作用】①大量氢氧化铝可使小肠上段的胆酸沉淀，降低脂溶性维生素 E 的吸收。②避免香豆素及其衍生物与大量本品同用，以防止低凝血酶原血症发生。③降血脂药考来烯胺和考来替泊、矿物油及硫糖铝等药物可干扰本品的吸收。④缺铁性贫血补铁时对维生素 E 的需要量增加。⑤可促进维生素 A 的吸收，使肝内维生素 A 的贮存和利用增加，并降低维生素 A 中毒的发生，但超量时可减少维生素 A 的体内贮存。⑥异烟肼可阻止烟酸与辅酶Ⅰ结合，而致烟酸缺少。⑦烟酸与胍乙啶等肾上腺素受体阻滞型抗高血压药合用，其血管扩张增强，并可产生直立性低血压。

【注意事项】①可使荧光测定尿中儿茶酚胺浓度呈假阳性，尿糖本尼迪克特试剂测定呈假阳性，血尿酸测定可增高（仅在应用大剂量烟酸时发生）。②下列情况应慎用：动脉出血、糖尿病（烟酸用量大可影响糖耐量）、青光眼、痛风、高尿酸血症、肝病、溃疡病（用量大可引起溃疡活动）、低血压。③给药过程中应注意检查肝功能、血糖。④烟酸在儿童中降血脂作用未经临床试验，2 岁以下小儿胆固醇为正常发育所需，不推荐应用烟酸降低血脂。

【规格】胶囊剂：100mg。

【贮藏】遮光、密封保存。

维生素 E Vitamin E

【别名】产妊酚、生育酚、来益、RRRα-生育酚、Tocopherol。

【药理作用】是一种基本营养素，属于抗氧化剂，亦可能为某些酶系统的辅助因子。

【适应证】用于习惯性流产或先兆流产、女性不育、脂肪吸收异常等维生素 E 缺乏症，防止动脉硬化、肌肉萎缩，调整性功能，延缓衰老。

【体内过程】口服易吸收，吸收过程需要胆汁存在。吸收后广泛分布于各组织，贮存于脂肪组织中，在肝脏代谢，与葡糖醛酸结合后，经胆汁排入肠道，由粪便排出。维生素 E 不易透过胎盘，但能进入乳汁。

【用法用量】口服，一般每次 5～10mg，亦可用 100mg，每天 1 次。肌内注射，每次 5～10mg。

【不良反应】①长期应用本品，亦引起血小板聚集和血栓的形成。②大剂量长期服用可见恶心、头痛、月经过多、闭经等。③偶见低血糖、血栓性静脉炎、凝血酶原降低。

【相互作用】①可促进维生素 A 的吸收、利用和肝脏贮存，防止各种原因引起的维生素 A 过多症；同时可增加维生素 AD 的需要量。②影响脂肪吸收的药物，如液状石蜡、新霉素等，可影响维生素 E 的吸收。③考来烯胺因有吸附作用，可降低本品的吸收率。④同雌激素合用，如用量较大，疗程较长，可诱发血栓静脉炎。⑤具有抗维生素 K 的作用，使凝血时间延长。与口服抗凝血药合用，增加抗凝作用。⑥口服避孕药可以加速本品的代谢。⑦同洋地黄合用，洋地黄的作用增强。

【注意事项】①辅助治疗药，第一次使用前应咨询医师，治疗期间应定期到医院检查。②由于维生素 K 缺乏而引起的低凝血酶原血症患者慎用。缺铁性贫血患者慎用。

【规格】①片剂：50mg，100mg。②胶囊剂：5mg，50mg，100mg。③注射剂：5mg，50mg。

【贮藏】遮光、密封保存。

脂溶性维生素（Ⅰ）Fat-soluble Vitamin（Ⅰ）

【别名】注射用脂溶性维生素（Ⅰ）。

【药理作用】提供每天生理需要的脂溶性维生素，包括维生素 A、维生素 D_2、维生素 E、维生素 K_1。

【适应证】为肠外营养不可缺少的组成部分之一，用以满足儿童每天对脂溶性维生素 A、维生素 D_2、维生素 E、维生素 K_1 的生理需要。

【体内过程】未进行该项实验且无可靠参考文献。

【用法用量】适用于 11 岁以下儿童及婴儿，每天 1ml/kg，每天最大剂量 10ml。使用前在无菌条件下，将本品加入到脂肪乳注射液内（100ml或以上量），轻摇摇匀后输注，并在 24 小时内用完。

【不良反应】偶见体温上升和寒战；经 6～8 周输注后，可能出现血清氨基转移酶、碱性磷酸酶和胆红素升高，减量或停药即可恢复正常。

【相互作用】本品含维生素 K，可与香豆素类、肝素等抗凝血药发生相互作用，不宜合用。

【注意事项】①必须稀释后静脉滴注。②用前 1 小时配制，24 小时内用完。

【规格】注射剂：每瓶含维生素 A 310～415.0μg，维生素 D_2 4.50～6.00μg，维生素 E 2.90～3.50mg，维生素 K_1 90.0～120.0μg。

【贮藏】遮光，于阴凉（不超过 20℃）干燥处保存。

脂溶性维生素（Ⅱ）Fat-soluble Vitamin（Ⅱ）

【别名】知维保、维他利匹特。

【药理作用】可提供人体每天生理需要的脂溶性维生素，包括维生素 A、维生素 D_2、维生素 E、维生素 K_1。

【适应证】为肠外营养不可缺少的组成部分之一，用以满足成人每天对脂溶性维生素 A、维生素 D_2、维生素 E、维生素 K_1 的生理需要。

【体内过程】未进行该项实验且无可靠参考文献。

【用法用量】适用于 11 岁以上儿童，每天 2 支。使用前在无菌条件下，加入到 0.9%氯化钠注射液或 5%葡萄糖注射液内，轻摇摇匀后输注，并在 24 小时内用完。

【不良反应】偶见体温上升和寒战；经 6～8 周输注后，可能出现血清氨基转移酶、碱性磷酸

酶和胆红素升高，减量或暂停药即可恢复正常。

【相互作用】含维生素 K，可与香豆素类、肝素等抗凝血药发生相互作用，不宜合用。

【注意事项】①必须稀释后静脉滴注。②用前 1 小时配制，24 小时内用完。

【规格】注射剂：每瓶含维生素 A 990μg、维生素 D_2 5μg、维生素 E 9.1mg、维生素 K_1 150μg。

【贮藏】避光，于阴凉（不超过 20℃）干燥处保存。

维生素 AD Vitamin AD

【药理作用】维生素 A 和维生素 D 是人体生长发育的必需物质，尤其对胎儿、婴幼儿的发育，上皮组织的完整性，视力，生殖器官，血钙和磷的恒定，骨骼、牙的生长发育有重要作用。

【适应证】治疗佝偻病和夜盲症。治疗小儿手足抽搐症。预防维生素 AD 缺乏症。

【体内过程】尚无参考资料。

【用法用量】口服：成人，每次 1 丸，每天 3～4 次。儿童用量请咨询医生。

【不良反应】按推荐剂量服用，无不良反应。

【相互作用】①口服避孕药可提高血浆维生素 A 的浓度。②维生素 E 可促进本品中维生素 A 的吸收，增加肝内贮存量，加速利用和降低毒性，但服用大量维生素 E 可耗尽维生素 A 在体内的贮存。③抗酸药（如氢氧化铝）可使小肠上段胆酸减少，影响本品中维生素 A 的吸收。大量维生素 A 与抗凝血药（如香豆素或茚满二酮衍生物）同服，可导致凝血酶原降低。④考来烯胺、矿物油、新霉素、硫糖铝能干扰本品中维生素 A 的吸收。⑤不应与含大量镁、钙的药物合用，以免引起高镁血症、高钙血症。

【注意事项】应按推荐剂量使用，不可超量服用。

【规格】滴丸剂：每丸含维生素 A 1500U 和维生素 D 500U。

【贮藏】密闭，在凉暗干燥处保存。

脂溶性维生素（Ⅱ）/水溶性维生素组合包 Fat-soluble Vitamin（Ⅱ）/Water-soluble Vitamin Collective Packing

【别名】思路嘉

【药理作用】是静脉营养的一部分，可以提供人体每天生理需要的脂溶性维生素和水溶性维生素，保证机体各有关生化反应的正常进行。

【适应证】是肠外营养不可缺少的组成部分之一，用以满足成人和 11 岁以上儿童每天对脂溶性维生素和水溶性维生素的生理需要。

【体内过程】同脂溶性维生素。

【用法用量】成人和 11 岁以上儿童每天使用 2 支注射用脂溶性维生素（Ⅱ）和 1 支注射用水溶性维生素（一盒装）。在无菌条件下，将注射用水溶性维生素以注射用水 10ml 加以溶解，将注射用脂溶性维生素（Ⅱ）用 2ml 注射用水溶解，将上述溶解后的无菌溶液加入到 5%葡萄糖注射液或 0.9%氯化钠注射液内，轻轻摇匀后输注，应在 24 小时内用完。

【不良反应】对本品中任何一种成分过敏的患者均可能发生过敏反应。

【相互作用】①所含维生素 B_6 能增加左旋多巴的代谢，从而降低其效能。②含维生素 K_1 可与香豆素类抗凝血药发生相互作用，不宜合用。③叶酸可降低苯妥英钠的血浆浓度和掩盖恶性贫血的临床表现。④维生素 B_{12} 对大剂量羟钴胺治疗某些神经疾病有不利影响。

【注意事项】必须稀释后静脉滴注。用前 1 小时内配制，24 小时内用完。

【规格】为复方制剂的组合包装：注射用脂溶性维生素（Ⅱ）组分为每瓶含维生素 A 0.495mg、维生素 D_2 2.5μg、维生素 E 4.55mg、维生素 K_1 0.075mg。注射用水溶性维生素组分为每瓶含硝酸硫胺 3.1mg、核黄素磷酸钠 4.9mg、烟酰胺 40mg、盐酸吡多辛 4.9mg、泛酸钠 16.5mg、维生素 C 钠 113mg、叶酸 0.4mg、生物素 60μg、维生素 B_{12} 5.0μg。

【贮藏】避光、严封，在 15℃以下保存。

6.2　矿物质缺乏症用药

氯化钙 Calcium Chloride

【药理作用】为钙补充剂。钙离子可以维持神经肌肉的正常兴奋性，促进神经末梢分泌乙酰胆碱，血清钙降低时可出现神经肌肉兴奋性升高，发生抽搐，血钙过高则兴奋性降低，出现软弱无力等。钙离子能改善细胞膜的通透性，增加毛细管的致密性，使渗出减少，起抗过敏作用。钙离子能促进骨骼与牙齿的钙化形成，高浓度钙与镁离子间存在竞争性拮抗作用，可用于镁中毒的解救；钙离子可与氟化物生成不溶性氟化钙，用于氟中毒的解救。

【适应证】①可用于血钙降低引起的手足搐搦症及肠绞痛、输尿管绞痛等。②可用于荨麻疹、渗出性水肿、瘙痒性皮肤病。③用于解救镁盐中毒。④用于维生素 D 缺乏性佝偻病、软骨病、孕妇及哺乳期妇女钙盐补充。

【体内过程】血浆中约 45%钙与血浆蛋白结合，正常人血清钙浓度 2.25～2.50mmol/L（9～11mg/dl），甲状旁腺激素、降钙素、维生素 D 的活维生素 D 的活性代谢物维持血钙含量的稳定性。钙主要随粪便排出（约 80%），部分（20%～80%）随尿排出。

【用法用量】将 5%氯化钙液 10～20ml，以 25%葡萄糖注射液稀释 1 倍后缓慢静脉注射。

【不良反应】静脉注射可有全身发热，静脉注射过快可产生恶心、呕吐、心律失常甚至心搏停止。

【相互作用】在心脏方面的作用与洋地黄有协同作用。

【注意事项】①静脉注射时，可有全身发热感。注射宜缓慢（不超过 2ml/min），因钙盐兴奋心脏，注射过快会使血钙浓度突然增高，引起心律失常甚至心搏骤停。②在应用强心苷期间或停药后 7 日以内，禁用本品。③有强烈刺激性，5%溶液不可直接静脉注射，应在注射前以等量葡萄糖注射液稀释。也不宜做皮下注射或肌内注射。④注射液不可漏于血管外，否则导致剧痛及组织坏死。如有外漏于血管外应立即用 0.5%普鲁卡因液进行局部封闭。

【规格】①氯化钙注射液：10ml：0.3g，10ml：0.5g，10ml：0.6g，10ml：1g。②氯化钙葡萄糖注射液：俗称"葡萄糖钙"，含 5%氯化钙及 25%葡萄糖。每支 20ml。③氯化钙-溴化钠注射液（痒苦乐民注射液）：每支 5ml，含氯化钙 0.1g，溴化钠 0.25g。

【贮藏】密闭、遮光保存。

葡萄糖酸钙 Calcium Gluconate

【别名】Calciofon、Calglucon、E-bucin、Glucal。

【药理作用】同氯化钙，但含钙量较氯化钙低，对组织刺激性较小，注射比氯化钙安全，常与镇静药并用。

【适应证】①可用于血钙降低引起的手足搐搦症及肠绞痛、输尿管绞痛等。②可用于荨麻疹、渗出性水肿、瘙痒性皮肤病。③用于解救镁盐中毒。④用于维生素 D 缺乏性佝偻病、软骨病、孕妇及哺乳期妇女钙盐补充。

【体内过程】参见氯化钙。

【用法用量】①口服：成人每次 0.5～2g，每天 3 次；儿童每次 0.5～1g，每天 3 次。②静脉注射：每次 10%葡萄糖酸钙溶液 10～20ml。对小儿手足搐搦症，每次 5～10ml，加等量 5%～25%葡萄糖注射液稀释后缓慢静脉注射（每分钟不超过 2ml）。

【不良反应】静脉注射可有全身发热，静脉注射过快可产生恶心、呕吐、心律失常甚至心搏停止。

【相互作用】参见氯化钙。

【注意事项】注射宜缓慢，应用强心苷期间禁用。

【规格】①片剂：0.1g，0.5g。②注射液：10ml∶1g。③口服液：10ml∶1g。④含片：0.1g，0.15g，0.2g。

【贮藏】密闭保存。

碳酸钙 Calcium Carbonate

【别名】健骨钙、纳诺卡、盖森、兰达、固元、凯思立、协达利。

【药理作用】钙补充剂。可防治骨质疏松，还可用于中和或缓冲胃酸，肾衰竭时纠正低钙高磷血症。

【适应证】用于胃酸过多、胃及十二指肠溃疡。

【体内过程】参见氯化钙。

【用法用量】①补钙：每天 1～2.5g，分 2 次服用。②抗酸：每次 0.5～1g，每天 3～4 次。③高磷血症：每天 1.5g，最高可用至 17g，或与氢氧化铝合用。

【不良反应】偶有便秘。服用过大剂量可发生高钙血症。

【相互作用】①不宜与洋地黄类药物合用。②大量饮用含乙醇和咖啡因的饮料及大量吸烟，均会抑制钙剂的吸收。③大量进食富含纤维素的食物能抑制钙的吸收（因钙与纤维素结合成不易吸收的化合物）。④与苯妥英钠及四环素类合用，可使两者吸收减少。⑤维生素 D、避孕药、雌激素能增加钙的吸收。⑥与含铝的抗酸药同服时，铝的吸收增多。⑦与噻嗪类利尿药合用时，易发生高钙血症（因增加肾小管对钙的重吸收）。⑧与含钾药物合用时，应注意心律失常的发生。

【注意事项】可引起嗳气、便秘。与氧化镁合用，可防止便秘。

【规格】①片剂：0.25g，0.5g。②胶囊剂：0.25g。③口服混悬液：11.84g∶148ml。④颗粒剂：0.625g。

【贮藏】密闭、遮光保存。

碳酸钙维生素 D₃ Calcium Carbonate and Vitamin D₃

【别名】逸得乐、凯思立 D、盖笛欣、迪巧。

【药理作用】钙是维持人体神经、肌肉、骨骼系统、细胞膜和毛细血管通透性正常功能所必需的。维生素 D 能参与钙和磷的代谢，促进其吸收并对骨质形成有重要作用。

【适应证】补充钙剂，主要治疗低钙血症、佝偻病、骨质疏松，用于孕期或绝经期补钙。

【体内过程】参见氯化钙。维生素 D 可促进钙的吸收，钙可分泌入汗液、胆汁、唾液、乳汁、尿、粪等。

【用法用量】治疗量，每次 1 片，每天 3 次。预防量，每天 1～2 片。

【不良反应】过量可引起高钙血症、便秘。

【相互作用】参见碳酸钙。

【注意事项】宜餐后服用，每天不超过 2 片。

【规格】片剂：600mg。

【贮藏】密封，在 25℃以下的干燥处保存。

磷酸氢钙 Calcium Hydrogen Phosphate

【别名】二碱式磷酸钙、Dibasic Calcium Phosphate、Bicalcic Phosphate、Secondary Calcium Phosphate、Dicalcium Ortho Phosphate、Bibasic Calcium Phosphate。

【药理作用】能够补充钙质的不足。

【适应证】用于治疗佝偻病、软骨病、骨发育不全、手足搐搦症等。

【体内过程】参见氯化钙。

【用法用量】口服，每次 0.6～2g，每天 3 次。

【不良反应】口服几乎无不良反应及毒性。

【相互作用】参见碳酸钙。

【注意事项】心、肾功能不全者慎用。

【规格】①片剂：0.3g。②咀嚼片：0.15g。

【贮藏】密封、遮光在阴凉处保存。

复方葡萄糖酸钙 Compound Calcium Gluconate

【药理作用】葡萄糖酸钙与碳酸钙相比，对胃酸需要较小，不影响食物消化吸收，便秘问题较小。乳酸钙比其他钙盐易溶于水，在国外被广泛应用于饮料制品和食品，安全性高，且乳酸钙能使溶液更稳定，利用率和吸收率更高。乳酸具有很好的防腐保鲜作用，同时具有抗微生物和改善口感的作用。

【适应证】用于预防和治疗钙缺乏症，如骨质疏松、手足抽搐症、骨发育不全、佝偻病，以及儿童、妊娠期和哺乳期妇女、绝经期妇女、老年人钙的补充。

【体内过程】参见氯化钙。

【用法用量】口服。成人每次 10～20ml，每天 2～3 次，餐后服用。

【不良反应】偶见便秘。

【相互作用】参见磷酸氢钙。

【注意事项】心、肾功能不全者慎用。

【规格】10ml：0.11g（钙元素）。

【贮藏】密封保存。

硒酵母 Selenious Yeast

【别名】西维尔、富希康。

【药理作用】硒是人体必需的微量元素，适量摄入硒能够提高体内硒水平，使体内谷胱甘肽过氧化物酶（GSH-Px）活性增加，由于 GSH-Px 在体内可保护细胞膜完整性，消除自由基，增强体内免疫功能等，因而起到防病治病的作用。

【适应证】补硒药。适用于低硒的肿瘤、肝病、心脑血管疾病或其他低硒引起的疾病。

【体内过程】硒在人体内经胃肠、呼吸道黏膜和皮肤吸收，硒吸收后主要由血浆中的蛋白等运送到全身各组织，人类不存在吸收的平衡机制，故安全范围较窄。硒在体内的含量分布以肾最高，依次为肝、脾、胰、睾丸、心肌、肠、肺、肌肉、脑，肌肉组织中硒虽然较低，但在总体硒中所占比例最高。

【用法用量】口服，每次 100～200μg，每天 1～2 次或遵医嘱。

【不良反应】长期过量服用，可致肝损害、指甲变形和毛发脱落。

【相互作用】可加强维生素E的抗氧化作用。

【注意事项】用于低硒营养状态的人群，按本用法用量服用。

【规格】①片剂：50μg。②胶囊剂：100μg。③混悬液：5μg：1ml。

【贮藏】密封保存。

葡萄糖酸锌 Zinc Gluconate

【别名】水合葡（萄）糖酸锌。

【药理作用】为抗缺锌症药。能加速儿童生长发育，增进食欲，促进伤口愈合，有助于大脑发育和提高智力，促进性器官发育和增强性功能，提高机体免疫功能等。

【适应证】用于治疗因缺锌引起的生长发育迟缓、营养不良、厌食症、复发性口腔溃疡、痤疮等。

【体内过程】口服后主要由小肠吸收，血清锌浓度可于 1 小时达高峰，约 2 小时开始下降。能广泛分布于肝、肠、脾、胰、心、肾、肺、肌肉及中枢神经系统、骨骼等。由粪便排泄，少量随尿、乳汁排泄。在含锌量相近的剂量下，本品的生物利用度约为硫酸锌的 1.6 倍。

【用法用量】口服剂量均以锌计算，餐后服。成人每天 2 次，每次 10～25mg；小儿 2～3 岁，每天 10mg；3～4 岁，每天 12.5mg；4～6 岁，每天 15mg；6 岁以上每天 20mg，均分 2～3 次服用。

【不良反应】①轻度恶心、呕吐、便秘等反应。②应避免空腹服药，必要时可减少用量或者停药以减轻不良反应。

【相互作用】①与铝盐、钙盐、锶盐、氢氧化物等不可同服。②本品可降低青霉胺及四环素类药物的作用。

【注意事项】①糖尿病患者慎用。②宜餐后服用以减少胃肠刺激。③应在确诊为缺锌时使用，如需长期服用，必须在医师指导下使用。④本品不能与牛奶同服。

【规格】①片剂：含锌 10mg。②胶囊剂：含锌 25mg。③口服液：10ml：10mg。

【贮藏】密闭、遮光保存。

硫酸锌 Zinc Sulfate

【别名】锌矾、皓矾、Whitecopperas、Zincvitriol、Zincate。

【药理作用】锌为体内多种酶的重要组成成分，具有促进生长发育、改善味觉等作用。

【适应证】主要为外用，利用其收敛作用，治疗慢性结膜炎。口服用于老年缺锌患者，可增强免疫力，对心脑动脉硬化等老年性疾病有一定的疗效。

【体内过程】锌在十二指肠与小肠吸收，胃吸收少，入血后绝大部分与血清蛋白结合，主要由粪便排出，微量经尿、汗、皮肤脱屑、毛发脱落排出。

【用法用量】①滴眼，每天 3～4 次。②口服：每天 200～300mg，分 2～3 次服，1～2 周后血清锌可恢复至正常值，也可每天口服 200mg，连服 4 天，然后停药 10 天后再服。服片剂、胶囊剂或 10%溶液均可。

【不良反应】可见轻度恶心、呕吐和便秘等反应。

【相互作用】①勿与牛奶同服，勿与铝盐、钙盐、碳酸盐、鞣酸等同时使用。②可降低青霉胺、四环素类药品的作用。

【注意事项】宜餐后服用以减少胃肠道刺激。

【规格】①口服液：100ml∶0.2g。②滴眼液：0.25%。

【贮藏】密封保存。

甘油磷酸钠 Sodium Glycerophosphate

【别名】格利福斯、天临、Glycophos。

【药理作用】可补充人体对磷的需要。磷参与骨质的形成和细胞膜磷脂的组成，还与许多代谢中的酶活性有关，在能量代谢中的作用至关重要。

【适应证】防治低磷血症，可作为成人静脉营养的磷补充剂，以及用于磷缺乏患者。

【体内过程】进入人体后，释放出磷离子，12%游离磷与血浆蛋白结合，约 90%的药物经肾排泄，10%的药物从粪便排出。

【用法用量】静脉输注：通常每天 2.16g（对接受静脉营养治疗者应根据实际需要酌情增减）加入复方氨基酸注射液或 5%（或 10%）葡萄糖注射液 500ml 中（注射用甘油磷酸钠应先用注射用水 10ml 溶解），在 4～6 小时缓慢静脉输注，滴速为每小时 1.7～2.5mmol 或 360～540mg。

【不良反应】长期使用可导致高血磷、低血钙。

【相互作用】维生素 D 可增加磷的吸收。降钙素可抑制磷的吸收。

【注意事项】①用药前后及用药时应当检查或监测血磷，长期用药应监测血磷、血钙浓度。②在体外配制营养液时，不易与其他电解质发生沉淀。③注射液为高渗溶液，必须在使用前 1 小时内稀释后再使用，且稀释后应 24 小时内用完，以避免发生污染。④药物过量可致高磷血症、低钙血症、胃肠道不适及肌肉震颤、痉挛等中毒表现，出现以上情况时应立即停药。

【规格】注射液：10ml∶2.16g（以无水甘油磷酸钠计，相当于磷 10mmol、钠 20mmol）。

【贮藏】贮于 25℃以下，不得冰冻。

第7章 营养治疗药

7.1 肠内营养药

氨基酸型肠内营养剂 Enteral Nutrition of Aminoacid-Type

【别名】爱伦多、高能要素、维沃、Elental、Vivonex、Vivonexten。

【药理作用】具有良好的营养作用，以水解蛋白为氮源的成分所组成，也含有少量谷氨酰胺成分，口服经肠黏膜可吸收。

【适应证】适用于重症代谢障碍及胃肠道功能障碍患者的肠内营养支持，如短肠综合征患者、胰腺炎患者、慢性肾病患者、手术后患者、血浆白蛋白低下者（血浆白蛋白浓度低于25g/L）、发生放射性肠炎的癌症患者、消化道瘘管患者、克罗恩病患者、溃疡性大肠炎患者、消化不良综合征者、大面积烧伤者及不能接受含蛋白质的肠内营养剂的患者。

【体内过程】在体内完全吸收，粪便排出量很少。氨基酸、糖及脂肪等营养素在体内被利用，以供人体新陈代谢所需。

【用法用量】管饲或口服：成人每天 480～640g，可根据年龄、体重、病情适量增减。管饲滴注速度一般为 50～100ml/h。

【不良反应】①不良反应少而轻，极少数患者出现 ALT、AST、尿素氮及血糖轻度升高。②给药浓度过高或速度过快可引起腹泻、腹胀、恶心、腹痛等胃肠道反应。

【相互作用】与活性炭等吸附剂或多价金属阳离子螯合剂（如四环素、诺氟沙星、环丙沙星）合用，两者疗效均减弱。

【注意事项】勿静脉注射使用，4 岁以下儿童避免使用。配制时应防止污染。

【规格】粉剂：80g。

【贮藏】密闭，避潮，常温 5～25℃保存。

短肽型肠内营养剂 Enteral Nutrition of Short-peptide Type

【别名】百普力、百普素、Peptison、Pepti 2000 Variant。

【药理作用】具有良好的营养作用，以水解蛋白为氮源的成分所组成，也含有少量谷氨酰胺成分，口服经肠黏膜可吸收。

【适应证】适用于胃肠道功能有损伤，而不能或不愿进食足够数量的常规食物的患者，以满足机体营养需求。

【体内过程】同常规食物。

【用法用量】一般患者，每天给予 2000kcal（4 瓶或袋）即可满足机体对营养成分的需求。高代谢患者（烧伤、多发性创伤），每天可用到 2500kcal（5 瓶或袋）以适应机体对能量需求的增加。对初次胃肠道喂养的患者，剂量最好从每天 1000kcal（2 瓶或袋）开始，在 2～3 天逐渐增加至需要量。

【不良反应】个别患者有腹胀或腹泻症状。

【相互作用】不宜与其他药物混合使用。

【注意事项】见氨基酸型肠内营养剂。

【规格】①混悬液：500ml。②粉剂：126g/袋（500kcal）。

【贮藏】密闭，置干燥处保存。

整蛋白型肠内营养剂 Intacted Protein Enteral Nutrition

【别名】安素、能全素。

【药理作用】是一种以酪蛋白、植物油和麦芽糖糊精为基质的肠内营养制剂，其营养素全面、容易消化、吸收完全、生物利用度高。

【适应证】用于有胃肠道功能或部分胃肠道功能而不能或不愿吃足够分量的常规食物以满足机体营养需求的患者。

【体内过程】同常规食物。

【用法用量】口服或鼻饲：取 5 量匙（约55g），加入开水溶解至 250ml，按 1ml 标准稀释液提供 1kcal 热量计算决定患者用量。

【不良反应】少数患者可能有腹胀、腹泻、腹痛等。

【相互作用】不宜与其他药物混合使用。

【注意事项】用药不当如营养液温度过低，浓度过高、滴速过快、细菌污染等，易导致不良反应。

【规格】粉剂：320g/听，400g/听。

【贮藏】密闭，置干燥处保存。

肠内营养混悬液 Enteral Nutritional Suspension

【别名】益菲佳、能全力。

【药理作用】为肺病型肠内营养混悬液，为浓缩热量的配方（>1.0cal/ml），比标准 1.0cal/ml 配方的渗透压要高。是专门用于肺部疾病患者的营养制剂，是高脂、低糖类的肠内营养配方，可减少二氧化碳的生成，从而减少慢性阻塞性肺疾病（COPD）或急性呼吸衰竭引起的二氧化碳滞留。

【适应证】用于慢性阻塞性肺疾病、呼吸衰竭、呼吸机依赖、囊性纤维化患者的营养支持。

【体内过程】同常规食物。

【用法用量】使用前仔细振摇，使悬液内容物充分混合。可口服或鼻饲。一般患者，每天给予 2000kcal；高代谢患者，每天可用到 4000kcal；对初次胃肠道喂养的患者，初始剂量最好从 1000kcal 开始。

【不良反应】给药速度太快或过量时，可能发生恶心、呕吐或腹泻等胃肠道不良反应。

【相互作用】不能与其他药物混合使用，以免因物理化学性质的改变而使本品稳定性发生变化。

【注意事项】①使用过程中应注意避免污染。②胃内给药或持续性给药每 2～4 小时要检查胃的残留，如出现不适要降低到能耐受的速度。③1 岁以下儿童不能使用，4 岁以下儿童慎用。④为保证有足够的液体摄入，必须仔细监控液体和电解质的平衡，提供所需额外的水和电解质。

【规格】混悬剂：237ml，500ml。

【贮藏】室温，密闭贮藏。

7.2 肠外营养药

7.2.1 氨基酸类

精氨酸 Arginine

【别名】阿及宁、盐酸精氨酸。

【药理作用】能降低血氨水平，是必需氨基酸。

【适应证】用于肝性脑病，适于忌钠患者，也适用于其他原因引起血氨过高所致的精神病患者。

【体内过程】正常基础血浆精氨酸的浓度通常是 2μmol/ml。成人静脉输注 30g，开始注射后 20～30 分钟血浆中精氨酸浓度达到峰值，诱导的以下物质的达峰时间分别为血清胃泌素 10～20 分钟，血糖 20 分钟，血浆胰岛素 20～30 分钟，血浆中胰高血糖素 30～45 分钟，血浆中生长激素 1～2 小时。本品口服吸收良好，达峰时间约 2 小时。

【用法用量】静脉滴注：每次 15～20g，以 5%葡萄糖注射液 500～1000ml 稀释，滴注宜慢（每次 4 小时以上）。

【不良反应】3%的患者出现恶心、呕吐、头痛、面红、麻木和局部静脉刺激。上市后的不良反应有渗液导致烧灼样反应和（或）皮肤坏死、过敏反应、血尿。

【相互作用】①雌激素类、含有雌激素和黄体酮的复方口服避孕药可使本品的生长激素样反应增强，刺激胰高血糖素和胰岛素分泌的反应降低。也有报道，醋酸甲羟孕酮可降低本品的生长激素样反应，炔诺酮可降低本品的胰岛素刺激反应。②本品刺激后噻嗪类利尿药、木糖醇和氨茶碱可使血浆中胰岛素浓度进一步升高。木糖醇和氨茶碱可使本品的胰高血糖素刺激反应下降。③长期使用磺酰脲类口服降血糖药可抑制本品的胰高血糖刺激反应。一项研究表明苯妥英可减弱本品的胰岛素刺激反应。④近期用过螺内酯的几例严重肝病患者使用本品治疗代谢性碱中毒，发生了严重的甚至致死的高钾血症。本品与保钾利尿药合用发生高钾血症的风险升高，因此，应避免合用。⑤与苯乙酸钠和苯甲酸钠可在同一容器中混合，其他药品不可与本品混合。

【注意事项】①本品盐酸盐可引起高氯性酸血症，肾功能不全者禁用。②滴注太快可引起流涎、潮红、呕吐等不良反应。

【规格】注射剂：300ml：30g，20ml：5g。

【贮藏】25℃下遮光保存，切勿冻结。

复方α-酮酸 Compound α-Keto Acid

【别名】开同、肾灵。

【药理作用】含有 5 种必需氨基酸（赖氨酸、苏氨酸、色氨酸、组氨酸和酪氨酸），以土豆-鸡蛋模型及α-酮酸（或带有碳链结构的α-羟基酸）为比例设计。这种酮酸或α-羟基酸以 4 种氨基酸相应的酮酸及羟基甲硫氨酸的钙盐形式存在，在酶的转氨基作用下，可合成相应的左旋氨基酸以分解尿素。在低蛋白饮食情况下，本品可补充必需氨基酸而不增加氮负荷。可重复利用含氮的代谢产物，促进蛋白质合成，同时降低血尿素氮，从而改善氮平衡和血氨基酸的不平衡状态，也可降低血中钾离子和磷酸根离子浓度，进而改善尿毒症的症状，并可延迟某些肾功能不全患者开始使用透析治疗的时间。酮或羟氨基酸不引起残存肾单位的高滤过，可改善肾性高磷血症、继发性甲状旁腺功能亢进及肾性骨营养不良。

【适应证】①补充本品和必需氨基酸促进蛋白合成。②配合低蛋白饮食，减缓慢性肾衰竭恶化。③降低血磷和甲状旁腺素水平，改善继发性甲状旁腺亢进引起的一系列症状。④通过重复利用含氮代谢产物，改善氮平衡和氨基酸的不平衡状态，从而改善尿毒症的症状。⑤配合低蛋白饮食，预防和治疗慢性肾衰竭的蛋白代谢失调。

【体内过程】α-酮酸为氨基酸的前体，与L-氨基酸可相互转换，在体内经转氨基作用转化为相应的L-氨基酸，为蛋白合成提供原料。健康者口服本品 10 分钟后，酮（或羟）氨基酸血药浓度可升至初始水平的 5 倍［与相对应的氨基酸浓度同时升高，表明酮（或羟）氨基酸的转氨作用很快］，20～60 分钟后达峰浓度，90 分钟后又降至正常水平。

【用法用量】每次 4～8 片，每天 3 次，用餐期间整片服下。

【不良反应】个别患者服用后偶有上中腹饱满感。

【相互作用】①与氢氧化铝合用，可加重或加速低磷血症，故两者合用时，应减少氢氧化铝的摄入量。②与其他含钙的药物合用，可能发生高钙血症，故应监测血钙水平，并据此调整用药剂量。③与可络合钙的药物（如四环素类、环丙沙星等）合用，可影响本品的吸收，故与这些药合用的间隔时间至少为 2 小时。

【注意事项】①宜在用餐时服用，使其充分吸收并转化为相应的氨基酸。②应定期监测血钙水平，并保证摄入足够的热量。

【规格】片剂：630mg。本品为复方制剂，含 4 种酮氨基酸钙、1 种羟氨基酸钙和 5 种氨基酸。其组分为每片含消旋酮异亮氨酸钙 67mg，酮亮氨酸钙 101mg，酮苯丙氨酸钙 68mg，酮缬氨酸钙 86mg，消旋羟蛋氨酸钙 59mg，L-赖氨酸醋酸盐 105mg，L-苏氨酸 53mg，L-色氨酸 23mg，L-组氨酸 38mg，L-酪氨酸 30mg。

【贮藏】25℃以下，防潮保存。

复方氨基酸（3AA） Compound Amino Acid（3AA）

【别名】肝脑清。

【药理作用】缬氨酸、亮氨酸及异亮氨酸为支链氨基酸，进入体内后能纠正血浆中支链氨基酸和芳香氨基酸失衡，防止因脑内芳香氨基酸浓度过高引起的肝性脑病。能促进蛋白质合成和减少蛋白质分解，有利于肝细胞的再生和修复，并可改善低蛋白血症。直接在肌肉、脂肪、心、脑等组织代谢，产生能量供机体利用。

【适应证】用于各种原因引起的肝性脑病、重症肝炎及肝硬化、慢性活动性肝炎。亦可用于肝胆外科手术前后。

【体内过程】对正常个体，口服 10 分钟后，酮（或羟）氨基酸血浆水平将升高，血药浓度可升至初始水平的 5 倍，并于 20～60 分钟后达峰值，90 分钟后又降至正常水平。血浆中酮（或羟）氨基酸和相对应的氨基酸浓度同时升高，表明酮（或羟）氨基酸的转氨作用很快。由于在体内酮（或羟）氨基酸有其自身的分布途径，外来的摄入能很快进入代谢循环，其分解代谢途径与氨基酸相同。

【用法用量】静脉输注，每天 250～500ml 或用适量 5%～10%葡萄糖注射液混合后缓慢静脉输注。不超过 40 滴/分。

【不良反应】静脉输注过快可致心悸、恶心、呕吐、发热等反应，故静脉输注不宜过快。

【相互作用】与其他含钙药物同时使用，可使血钙水平升高。在尿毒症患者服用本品进行治疗时，如同时使用氢氧化铝药物，需减少氢氧化铝的服用量。注意血磷水平的下降。为了不影响药物吸收，与钙结合形成难溶性复合物的药物（如四环素、喹诺酮类如环丙沙星及诺氟沙星、铁剂、氟化物和含雌莫司汀的药物等），不应与本品同时服用，间隔时间至少为 2 小时。血钙升高可增加强心苷药物的敏感性，因此也增加发生心律失常的风险。

【注意事项】使用时，应注意水和电解质平衡。

【规格】注射剂：250ml：10.65g（总氨基酸）。

【贮藏】贮于 25℃以下。

复方氨基酸（6AA） Compound Amino Acid（6AA）

【药理作用】为氨基酸类药，主要含亮氨酸、异亮氨酸、缬氨酸 3 种支链氨基酸。缬氨酸、亮氨酸及异亮氨酸为支链氨基酸，进入体内后能纠正血浆中支链氨基酸和芳香氨基酸失衡，防止因脑内芳香氨基酸浓度过高引起的肝性脑病。能促进蛋白质合成和减少蛋白质分解，有利于肝细胞的再生和修复，并可改善低蛋白血症。直接在肌肉、脂肪、心、脑等组织代谢，产生能量供机体利用。本品除以支链氨基酸为主外，还含有精氨酸、谷氨酸及天冬氨酸，可以加强去氨作用。此外，肝功能不全时，补充本类氨基酸有利于肝组织的修复和肝细胞的再生，降低血浆非蛋白氮和尿素氮的含量，保持氮的正平衡。

【适应证】可用于肝性脑病、慢性迁延性肝炎、慢性活动性肝炎及亚急性与慢性重型肝炎引起的氨基酸代谢紊乱。

【体内过程】氨基酸参与人体新陈代谢及多种生理功能，在代谢过程中连续分解和合成，保持动态平衡。氨基酸均有共同的 α-氨基与羧基基团，有相似的代谢过程，即脱去氨基生成氨和 α-酮酸，氨生成尿素经肾排泄，α-酮酸提供能量生成水及二氧化碳，也可转化为糖或脂肪。

【用法用量】对紧急或危重患者，每天 2 次，每次 250ml，同时与等量 10%葡萄糖稀释后缓慢静脉输注，不超过 40 滴/分，病情改善后每天 250ml，连用 1 周为 1 个疗程；对于其他肝病引起的氨基酸代谢紊乱者，每天 1 次，每次 250ml，加等量 10%葡萄糖注射液缓慢静脉输注。

【不良反应】①静脉输注速度过快可引起恶心、呕吐、头痛和发热等反应，尤其以危重和老年患者多见。②再次使用时可引起过敏反应，临床表现为发热、恶心、呕吐、低血压、少尿、胸闷、呼吸急促、口唇发绀、腹泻及皮疹；严重者可致过敏性休克，发生率低，但很难纠正。

【相互作用】尚不明确。

【注意事项】本品不加稀释或静脉输注速度过快时可引起患者胸闷、恶心、呕吐，甚至引起呼吸、循环衰竭，表现比较严重，故静脉输注速度宜慢。

【规格】注射剂：250ml：21.1g（总氨基酸）。

【贮藏】密闭，置凉暗处保存，切勿横卧或倒置。

复方氨基酸注射液（9AA） Compound Amino Acid（9AA）

【药理作用】氨基酸类药。可补充体内必需氨基酸，使蛋白质合成显著增加而改善营养状况。慢性肾衰竭时，体内大多数必需氨基酸血浆浓度下降，而非必需氨基酸血浆浓度正常或升高。本品可使下降的必需氨基酸血浆浓度恢复。如同时供给足够能量，可加强同化作用，使蛋白质无须作为能源被分解利用，不产生或极少产生氮的终末代谢产物，有利于减轻尿毒症的症状。亦有降低血磷、纠正钙磷代谢紊乱的作用。

【适应证】用于急性和慢性肾功能不全患者的肠道外支持，手术、外伤或脓毒血症引起的严重肾衰竭及急性和慢性肾衰竭。

【体内过程】参见复方氨基酸（6AA）。

【用法用量】静脉输注，成人每天 250～500ml，缓慢静脉输注。小儿用量遵医嘱。进行透析的急、慢性肾衰竭患者，每天 1000ml，最大剂量不超过 1500ml。静脉输注速度不超过 15 滴/分。

【不良反应】静脉输注速度过快能引起恶心、呕吐、心悸、寒战等反应。

【相互作用】尚不明确。

【注意事项】用药过程中，应监测血糖、血清蛋白、肾功能、肝功能、电解质、二氧化碳结合力、血钙、血磷等，必要时检查血镁和血氨。如出现异常，应注意纠正。

【规格】注射剂：250ml：21.1g（总氨基酸）。

【贮藏】密闭，置凉暗处（遮光并不超过 20℃）保存。

复方氨基酸（17AA） Compound Amino Acid（17AA）

【别名】绿甘安。

【药理作用】含必需氨基酸与非必需氨基酸比为 1：2.5，其中丙氨酸、脯氨酸含量较高，为创伤患者氨基酸代谢所必需。具有促进人体蛋白质代谢正常、纠正负氮平衡、补充蛋白质、加快伤口愈合的作用。

【适应证】用于手术、严重创伤、大面积烧伤引起的严重氨基酸缺乏，以及各种疾病引起的低蛋白血症。

【体内过程】参见复方氨基酸（6AA）。

【用法用量】中心静脉插管或由周围静脉输注。常用量为每天 250～1000ml。成人滴速 40

滴/分，儿童、老年人及重病者滴速宜更慢。应按年龄、病情和体重增减剂量。

【不良反应】静脉输注本品过快可致心悸、恶心、呕吐等反应。

【相互作用】尚不明确。

【注意事项】不宜与磺胺类药物、对氨基水杨酸配伍使用。

【规格】注射剂：250ml：19.133（总氨基酸），500ml：38.26g（总氨基酸）。

【贮藏】密闭，置凉暗处（遮光并不超过20℃）保存。

复方氨基酸（18AA）　Compound Amino Acid（18AA）

【别名】安米诺。

【药理作用】氨基酸输液在能量供给充足的情况下，可进入组织细胞，参与蛋白质的合成代谢，获得正氮平衡，并生成酶类、激素、抗体、结构蛋白，促进组织愈合，恢复正常生理功能。

【适应证】用于蛋白质摄入不足、吸收障碍等氨基酸不能满足机体代谢需要的患者。亦用于改善手术后患者的营养状况。

【体内过程】参见复方氨基酸（6AA）。

【用法用量】静脉输注，每次250～500ml。

【不良反应】静脉滴注速度过快能引起恶心、呕吐、心悸、寒战等反应。应及时减慢给药速度（静脉滴注每分钟15滴为宜），老年人和危重患者尤其要注意。

【相互作用】不宜与磺胺类等碱性药物配伍。

【注意事项】大量输入可能导致酸碱失衡；大量应用或合用电解质输液时，应注意电解质与酸碱平衡。

【规格】注射剂：250ml：25g（总氨基酸）。

【贮藏】密闭，置凉暗处（遮光并不超过20℃）保存。

赖氨酸　Lysine

【别名】朗德、君傲、舒朗、普乐康、甘络、智迈欣、怡宁适、步文、威赛来、镇通、爱欣威。

【药理作用】L-赖氨酸是人体8种必需氨基酸之一，能促进人体发育，增强免疫功能，并有提高中枢神经组织功能的作用。

【适应证】用于颅脑损伤综合征、脑血管病、记忆力减退等。

【体内过程】尚不明确。

【用法用量】①口服：成人每次0.3g，每天1～2次，可溶于水、牛奶或稀粥中服用。②静脉输注：成人每天1次，每天3g，以0.9%氯化钠注射液或5%葡萄糖注射液250ml稀释后，缓慢静脉输注，20次为1个疗程。

【不良反应】少数患者出现轻度胃肠道反应。

【相互作用】尚不明确。

【注意事项】过量使用可能出现严重的新陈代谢中毒危险，一旦出现过量，应给予支持和对症治疗。

【规格】①注射剂（粉）：1.5g，3g。②注射剂：10ml：3g。③大容量注射剂：100ml含盐酸赖氨酸3g与葡萄糖5g，250ml含盐酸赖氨酸3g与葡萄糖12.5g。④片剂：0.15g。⑤散剂：3g。

【贮藏】密闭，置阴凉处（不超过20℃）保存。

复方氨基酸（18AA-Ⅰ）　Compound Amino Acid（18AA-Ⅰ）

【别名】凡命。

【药理作用】在能量供给充足的情况下，氨基酸输液可进入组织细胞，参与蛋白质的合成代谢，获得正氮平衡，并生成酶类、激素、抗体、结构蛋白，促进组织愈合，恢复正常生理功能。

【适应证】用于改善手术前后患者的营养状况及各种原因所致低蛋白血症。

【体内过程】参复方氨基酸（6AA）。

【用法用量】①周围静脉输注时，成人一般250～750ml/d，缓慢静脉输注。每小时静脉输注氨基酸相当于10g左右（本品100ml），25滴/分缓慢静脉输注。老年人及重症患者更需缓慢静脉输注。从氨基酸的利用考虑，应与葡萄糖液或脂肪乳剂合用。②经中心静脉输注时，成人500～750ml/d，按一般胃肠外营养支持的方法，与葡萄糖、脂肪乳剂及其他营养要素混合后经中心或周围静脉连续静脉输注（16～24小时连续使用），并应根据年龄、症状、体重等情况，按医嘱适当增减用量。

【不良反应】静脉注射本品速度过快时，可产生恶心、呕吐、发热等反应。

【相互作用】尚不明确。

【注意事项】①重度肝功能不全、重度肾功能不全及尿毒症患者、氨基酸代谢障碍者禁用。②本品含60mmol/L的醋酸，大量应用或合用电解质输液时，应注意电解质与酸碱平衡。③外周静脉输注时，因加有葡萄糖而呈高渗状态，静脉输注速度必须缓慢。④遇冷可能出现结晶，可将药液加热到 60℃，缓慢摇动使结晶完全溶解后再用。

【规格】注射剂：500ml：35g（总氨基酸），250ml：17.5g（总氨基酸）。

【贮藏】密闭，置凉暗处（遮光并不超过 20℃）保存。

复方氨基酸（18AA-Ⅱ）　Compound Amino Acid（18AA-Ⅱ）

【别名】乐凡命。

【药理作用】可提供完全、平衡的 18 种必需和非必需氨基酸（包括酪氨酸和胱氨酸），用以满足机体合成蛋白质的需要，改善氮平衡。

【适应证】对于不能口服或经肠道补给营养不能满足需要的患者，可静脉输注本品，以满足机体合成蛋白质的需要。

【体内过程】氨基酸为人体合成蛋白质和其他组织提供了氮源，是维持人类生命的基本物质。氨基酸除为合成蛋白质提供氮源外，部分经氧化分解可作为供能物质，少量氨基酸还能转化成一些生理活性物质，维持组织的活动。各种氨基酸可通过血液在各组织之间转运，保证各组织中的氨基酸代谢。

【用法用量】①根据患者的需要，每 24 小时可静脉输注本品 500～2000ml。每天最大剂量：5% 的本品为每天 50ml/kg；8.5% 为每天 29ml/kg；11.4% 为每天 23ml/kg，约合每天输入氮 0.4g/kg。一般剂量为每天输入氮 0.15～0.2g/kg。②5% 与 8.5% 的本品可经中心静脉或周围静脉输注，11.4% 单独使用须经中心静脉输注，但与其他营养制剂混合使用也可经周围静脉输注。使用本品时静脉输注速度应缓慢。一般 5% 的本品 1000ml 的适宜静脉输注时间为 5～7 小时，35～50 滴/分；8.5% 或 11.4% 的本品 1000ml 的适宜静脉输注时间为至少 8 小时，30～40 滴/分。③本品和脂肪乳注射液（如英脱利匹特）可通过 Y 形管混合后输入体内。两种输液通过同一输液管输入静脉时，可降低本品的渗透压，从而减少经周围静脉输注可能发生血栓性静脉炎的风险，同时应根据需要调整各溶液的滴速。④为使氨基酸在体内被充分利用并合成蛋白质，应同时给予足够的能量（如脂肪乳注射液和葡萄糖注射液）、适量的电解质和微量元素及维生素。一般情况下推荐的非蛋白热量和氮之比为 150∶1。

【不良反应】①由于含有抗氧化剂焦亚硫酸钠或亚硫酸氢钠，因此可能会诱发过敏反应（尤其是哮喘患者），表现为皮疹、瘙痒等，严重者可发生过敏性休克，如发生应立即停药。②高渗溶液，经周围静脉输注或滴注速度过快时，可能导致血栓性静脉炎和注射部位疼痛。③过量或快速输注可能引起代谢性酸中毒，可影响肝及肾功能。

【相互作用】尚不明确。

【注意事项】药液开瓶后一次用完，切勿贮存。

【规格】注射剂：250ml：12.5g，500ml：25g，250ml：21.25g，500ml：42.5g，250m：128.5g，500ml：57g。

【贮藏】密闭，置凉暗处（遮光并不超过 20℃）保存。

复方氨基酸（18AA-Ⅲ）　Compound Amino Acid（18AA-Ⅲ）

【别名】复方氨基酸（18-F）、三联利民［复方氨基酸（18AA-Ⅲ）］、双燕［复方氨基酸（18AA-Ⅲ）］。

【药理作用】氨基酸在能量供给充足的情况下，可进入组织细胞，参与蛋白质的合成代谢，获得正氮平衡，并生成酶类、激素、抗体、结构蛋白，促进组织愈合，恢复正常生理功能。

【适应证】氨基酸类静脉营养药，用于临床营养支持，用于外科。

【体内过程】参见复方氨基酸（6AA）。

【用法用量】①周围静脉输注时，成人一般每天 250～750ml，缓慢静脉输注。每小时静脉输注氨基酸相当于 10g 左右（本品 100ml），约 25 滴/分缓慢静脉输注。老年人及重症患者更需缓慢静脉输注。为了提高氨基酸的利用率，应与葡萄糖液或脂肪乳剂合用。②经中心静脉输注时，成人每天 750～1000ml，按完全胃肠外营养支持的方法，与葡萄糖、脂肪乳剂及其他营养要素混合后经中心静脉连续静脉输注（24 小时连续使用），并应根据年龄、症状、体重等情况，按医嘱适当增减用量。

【不良反应】参见复方氨基酸（18AA-Ⅱ）。

【相互作用】尚不明确。

【注意事项】①含 60mEq/L 的醋酸，大量应用或合用电解质输液时，应注意电解质与酸碱平衡。②外周静脉输注时，因加有葡萄糖而呈高渗状态，静脉输注速度必须缓慢。③遇冷可能出现结晶，可将药液加热到60℃，缓慢摇动使结晶完全溶解后再用。

【规格】注射剂：250ml：25.9g。

【贮藏】密闭，置凉暗处（遮光并不超过20℃）保存。

复方氨基酸（18AA-Ⅳ） Compound Amino Acid（18AA-Ⅳ）

【别名】爱欣森［复方氨基酸（18AA-Ⅳ）］。

【药理作用】氨基酸是人体合成蛋白质的基本单位，也是合成其他组织的氮源，系维持生命的基本物质。葡萄糖是最符合人体生理需要的热量源，对危重患者有维持热量的作用，与氨基酸一起输入后，葡萄糖有明显改善氨基酸代谢作用，提供蛋白质合成的能量，并抑制氨基酸异生糖原的浪费，促使氨基酸的充分利用。

【适应证】改善外科手术前后患者的营养状态。用于各种疾病引起的营养不良，补充营养。

【体内过程】参见复方氨基酸（6AA）。

【用法用量】成人，一般每天500～1000ml。由周围静脉缓慢静脉输注。注射速度为每小时100～200ml。可根据年龄、症状、体重等情况按医嘱适当增减用量。

【不良反应】参见复方氨基酸（18AA-Ⅱ）。

【相互作用】尚不明确。

【注意事项】①肝性脑病或有肝性脑病先兆的患者、严重肾衰竭或尿毒症的患者、对氨基酸有代谢障碍的患者禁用。②含有葡萄糖（7.5%），糖尿病患者应慎用。

【规格】注射剂：250ml：8.7g，500ml：17.4g。

【贮藏】密闭，置凉暗处（遮光并不超过20℃）保存。

胱氨酸 Cystine

【别名】双巯丙氨酸。

【药理作用】能促进细胞氧化还原功能，使肝脏功能旺盛，并能中和毒素，促进白细胞增生，阻止病原菌发育。

【适应证】主要用于病后和产后继发性脱发症、慢性肝炎的辅助治疗。

【体内过程】尚不明确

【用法用量】口服，每次50～100mg，每天3次。

【不良反应】【相互作用】尚不明确。

【注意事项】当药品性状发生改变时禁止使用。

【规格】片剂：25mg，50mg。

【贮藏】遮光、密闭保存。

7.2.2　脂肪乳

长链脂肪乳 Long Chain Fat Emulsion

【别名】力邦英特。

【药理作用】系一种能源，可用于预防和纠正人体必需脂肪酸缺乏，为需要进行静脉营养的患者提供能量和必需脂肪酸。

【适应证】用于口服或肠内营养摄取不能、不足或禁忌的患者，进行肠外营养，补充脂肪。

【体内过程】用于补充人体必需脂肪酸时，给药1～2周后起效；用于治疗皮肤损伤或增加体重时，给药5～7天起效。本品入血后与血浆载脂蛋白C结合，分布于全身各组织，主要是肌肉和皮下组织。在血液、骨骼肌中广泛代谢，代谢产物为无活性的游离脂肪酸，后者可被机体按通常的营养方式用作非蛋白质性热量。血浆清除率取决于脂蛋白脂肪酶的浓度。机体在80分钟内能清除约80%的药物，血清半衰期约为30分钟。高剂量时从肾脏排泄，但多数情况下不会出现脂肪尿；另外，磷脂与三酰甘油的比值（PL/TG）会影响脂肪的代谢，如果PL/TG值较低，脂肪乳的清除就较快。浓度越高的脂肪乳PL/TG值越低。不同浓度的脂肪乳PL/TG值：10%脂肪乳为0.12，20%脂肪乳为0.06，30%脂肪乳为0.04。有报道，摄入PL/TG值较高的脂肪乳可引起血清胆固醇、三酰甘油及脱辅基蛋白E升高和磷脂蓄积；过低的PL/TG值可能导致脂蛋白X（一种异常的、有潜在毒性的脂蛋白）的生成。

【用法用量】成人：剂量为每天1～2g/kg。新生儿和婴儿：每天0.5～4g/kg。本品用于配制含糖类、脂肪、氨基酸、电解质、维生素和微量元素等的"全合一"营养混合液，也可与其他营养基质串输。

【不良反应】过快输注能引起体温升高，偶见恶心、呕吐。长期输注本品，婴儿可能发生血小板减少。

【相互作用】严格禁止将任何药品加入长链脂肪乳中。

【注意事项】严重肾功能不全、失代偿性糖尿病、重症胰腺炎、甲状腺功能低下及败血症者输注本品时，应密切观察血清三酰甘油水平。

【规格】注射剂：100ml（含大豆油 10g、20g、30g 和卵磷脂 1.2g），250ml（含大豆油 25g、50g、75g 和卵磷脂 1.5g、3g），500ml（含大豆油 50g、100g 和卵磷脂 3g、6g）。

【贮藏】25℃以下保存，避免冷冻。

中长链脂肪乳 Medium and Long Chain Fat Emulsion

【别名】力能、力保肪宁。

【药理作用】胃肠外给药，可补充人体热能，避免必需脂肪酸缺乏。具有易于氧化水解、氧化完全、有生酮作用和对肝功能影响较少等特点。

【适应证】用于需要接受胃肠外营养和（或）必需脂肪酸缺乏的患者。适用于创伤及肝功能不全患者。

【体内过程】正常人静脉输注后的三酰甘油半衰期为 16 分钟，短于单纯静脉输注长链脂肪乳后的三酰甘油半衰期（约 33 分钟）。

【用法用量】建议剂量为每天静脉输注 10% 的本品 10～20ml/kg 或 20% 的本品 5～10ml/kg，相当于脂肪 1～2g（2g 为最大推荐剂量）/kg。

【不良反应】过快输注能引起体温升高，偶见恶心、呕吐。长期输注本品，婴儿可能发生血小板减少。

【相互作用】不可将电解质溶液直接加入脂肪乳剂，以防乳剂被破坏而使凝聚脂肪进入血液。

【注意事项】参见长链脂肪乳。

【规格】注射剂：250ml 含大豆油 12.5g、中链三酰甘油 12.5g 与卵磷脂 1.5g；500ml 含大豆油 25g、中链三酰甘油 25g 与卵磷脂 3g；250ml 含大豆油 25g、中链甘油三酸酯 25g 与卵磷脂 3g；500ml 含大豆油 50g、中链三酰甘油 50g、卵磷脂 6g。

【贮藏】贮于 25℃下，不可冷冻。

7.2.3 其他营养药物

多种微量元素（Ⅰ）Multi-trace Elements（Ⅰ）

【别名】派达益儿、彼诺。

【药理作用】微量元素的重要生理功能有参与酶的构成与激活；构成体内重要的载体及电子传递系统；参与激素及维生素的合成；调控自由基的水平。本品含多种人体必需微量元素，含量与患者正常饮食的摄取量相当，用于维持正常生理功能，满足人体对微量元素的需要。锌参与多

种酶的合成与激活，在核酸代谢和蛋白合成中有重要作用，也是生长、性成熟和功能、食欲和味觉及创口愈合等所必需的物质。锌对蛋白质、核酸合成、肠道蛋白的吸收和消化发挥重要生理功能，能促进生长发育，通过促进味蕾中味觉素的合成及防止颊黏膜上皮细胞角化不全，维持正常食欲及味觉，增强吞噬细胞吞噬能力、趋化活力及杀菌功能；并且通过超氧化物歧化酶保持吞噬细胞内自由基水平，自由基能破坏微生物的细胞膜，发挥杀菌作用，加速创伤、烧灼、溃疡的愈合；锌还对维生素 A 的代谢及视觉起重要作用，促进及维持性功能，稳定细胞膜，改善组织能量代谢及组织呼吸。

【适应证】用于新生儿和婴（幼）儿全胃肠外营养的添加剂，补充电解质和微量元素的日常消耗。

【体内过程】尚无可靠参考文献。

【用法用量】新生儿和婴儿：一般每天 4ml/kg，可根据患儿对电解质和微量元素需要的不同而调整用量。

【不良反应】推荐剂量未见不良反应的报道。含锌制剂有胃肠道刺激性，口服可能引起轻度恶心、呕吐和便秘。服用 0.2～2g 可催吐。

【相互作用】锌剂与铝、钙、锶炎、硼砂、碳酸盐和氢氧化物（碱）、蛋白银和鞣酸有配伍禁忌。锌剂与青霉胺合用可使后者作用降低。

【注意事项】①须用 5%～10% 葡萄糖注射液稀释后输注，输注速度要很慢，须在监护下使用。②不可添加其他药物，以免发生沉淀。须在输液前 1 小时内，将本品加入葡萄糖注射液（每 10ml 加入葡萄糖注射液量不宜少于 42ml），输注时间不超过 12 小时，以免污染。

【规格】注射剂：10ml。

【贮藏】0～25℃下，避光保存。

多种微量元素（Ⅱ）Multi-trace Elements（Ⅱ）

【别名】安达美、灵流旷、易佳林、Addamel。

【药理作用】为微量元素的复方制剂，能满足成人对铬、铜、铁、锰、钼、硒、锌、氟、碘的日常需要。用作复方氨基酸注射液和葡萄糖注射液的添加剂，可发挥电解质及微量元素的特有作用，促进机体内有关生化反应的正常进行。

【适应证】为肠外营养的添加剂。10ml 能满足成人每天对铬、铜、铁、锰、钼、硒、锌、氟和碘的基本和中等需要。妊娠妇女对微量元素的

需要量轻度增高，所以本品也适用于妊娠妇女补充微量元素。

【体内过程】尚不明确。

【用法用量】成人推荐剂量为每天 10ml。在配伍得到保证的前提下用本品 10ml 加入 500ml 复方氨基酸注射液或葡萄糖注射液中，静脉滴注 6～8 小时。在无菌条件下，配制好的输液必须在 24 小时内输注完毕，以免被污染。

【不良反应】未进行该项实验且无可靠参考文献。

【相互作用】在配伍得到保证的前提下可用复方氨基酸注射液或葡萄糖注射液稀释本品。使用时不可直接添加其他药物，以避免可能发生沉淀。

【注意事项】①微量元素代谢障碍、胆道功能明显减退及肾功能障碍者慎用。②具有高渗透压和低 pH，故未稀释不能输注。③经外周静脉输注时，每 500ml 复方氨基酸注射液或葡萄糖注射液最多可加入本品 10ml。④不可添加其他药物，以避免发生沉淀。⑤必须在静脉注射前 1 小时内加入稀释液中，输注时间不超过 24 小时，以免发生污染。⑥输注速率不宜过快，按用法用量中推荐时间进行。⑦长期使用中，注意监测各微量元素缺乏或过量的有关症候，进行相应的药物调整。

【规格】①注射液：10ml（含氯化铬 53.3μg、氯化锰 990μg、氯化铁 5.4mg、氯化锌 13.6mg、氯化铜 3.4mg、氟化钠 2.1mg、钼酸钠 48.5μg、碘化钾 166μg、亚硒酸钠 105μg、山梨醇 3.0g）。②注射剂（粉）：每瓶含氯化铬 53.3μg、氯化锰 990μg、氯化铁 5.4mg、氯化锌 13.6mg、氯化铜 3.4mg、氟化钠 2.1mg、钼酸钠 48.5μg、碘化钾 166μg、亚硒酸钠 105μg、山梨醇适量。

【贮藏】遮光、密闭，于阴凉处（<20℃）保存。

木糖醇 Xylitol

【别名】雅清宁。

【药理作用】在体内代谢不需要胰岛素参与，可直接进入细胞进行糖代谢。不增高血糖浓度，但可刺激胰岛释放胰岛素。

【适应证】用作糖尿病患者的糖代用品，为尿毒症患者、胰岛素抵抗者补充热量。

【体内过程】未进行该项实验且无可靠参考文献。

【用法用量】①口服，每天 25～50g 分次给予。②静脉输注：每次 25～50g。

【不良反应】口服吸收较差，过量可引起腹痛、腹胀、腹泻。静脉输注浓度过高，速度过快，可发生代谢性酸中毒。低血糖患者禁用本品。

【相互作用】尚不明确。

【注意事项】肝肾功能不全患者慎用。

【规格】①注射剂：500ml：25g；500ml：50g；250ml：12.5g，250ml：25g。②粉剂：500g。③颗粒剂：9.85g。

【贮藏】密闭保存。

第8章 激素及调节内分泌功能药

8.1 下丘脑垂体激素及其类似物

鞣酸加压素 Vasopressin Tannate

【别名】长效尿崩停。

【药理作用】为神经垂体制剂，主要成分为抗利尿激素，有抗利尿作用。

【适应证】用于中枢性尿崩症。

【体内过程】注射液吸收慢，具有长效抗尿崩症的作用，可减少用药次数。一次注射0.3ml，可维持2～6天；注射1ml，可维持10天左右。在肝、肾脏内失活，以代谢产物及药物原形随尿排出。

【用法用量】肌内注射，成人开始每次0.2ml，以后渐增至每次0.5～0.7ml，隔1～5天注射1次或根据治疗效应决定；小儿每次0.1～0.3ml，隔3～6天注射1次或根据疗效决定。老年人参考剂量：首次0.2ml，以后渐增至每次0.3～0.7ml，隔1～5天注射1次。

【不良反应】可有苍白、胸闷、腹泻、肠绞痛等。

【相互作用】尚不清楚。

【注意事项】切勿过量，以免引起水中毒。

【规格】注射剂：5ml：300U。

【贮藏】避光，置凉处保存。

绒促性素 Chorionic Gonadotrophin

【别名】绒毛膜促性腺激素、普罗兰、波热尼乐、Pregnyl、Profasi、Chorex、Choragon。

【药理作用】为一种促性腺激素。药理作用与黄体生成素相似，而促卵泡激素样作用甚微。

【适应证】临床用于不孕症、黄体功能不足、功能失调性子宫出血（简称功血）、先兆流产或习惯性流产、隐睾症、男性性腺功能减退症等。

【体内过程】肌内注射后6小时可达血药峰值，而皮下注射后达峰时间较长，为16～20小时。主要分布在性腺。消除呈双相方式时，半衰期分别为6～11小时和23～38小时。有10%～12%肌内注射用量于24小时内随尿排出。

【用法用量】①无排卵性不育症：于经期第10天起每天肌内注射1次。②黄体功能不足：于经期第15～17天（基础体温上升3天后），每天肌内注射500～1000U，连续5天。③功血：每天肌内注射300～1500U，连续3～5天。④隐睾症：10岁以下，每次肌内注射500～1000U；10～14岁，每次肌内注射1500U，每周2～3次，连用4～8周。⑤男性性功能减退症：每次肌内注射1000～4000U，每周3次。⑥先兆流产或习惯性流产：每天或隔天1次，肌内注射3000～5000U，共5～10次。

【不良反应】①头痛、疲倦、情绪变化、水肿（男性多见）。②注射部位可能发生疼痛。③治疗隐睾时可能出现性早熟。④由于卵巢的过度刺激，可引起卵巢增大或形成囊肿、急腹痛、腹水、胸腔积液、循环血容量减少和休克。⑤有报道严重者可发生血栓栓塞性疾病。⑥骨骺提前闭合也有报道。⑦可能发生过敏反应。

【相互作用】与脑下垂体促性腺激素（如尿促性素）合用可能使不良反应增加，合用时应谨慎。

【注意事项】①溶液极不稳定，而且不耐热，配成后4天之内用完为宜。②注射前需做过敏试验。③不宜长期应用，以免产生抗体和抑制垂体促性腺功能。④如连用8周不见效，应立即停药；若性欲早熟或亢进，也应停用。

【规格】注射剂（粉）：500U，1000U，2000U，3000U，5000U。

【贮藏】遮光，贮于2～8℃条件下。

尿促性素 Menotrophin

【别名】乐宝得、普格纳、Human Menopausal Gonadotrophin、Pergonal、HMG。

【药理作用】含促卵泡激素（FSH）与黄体生成素（LH），促进卵泡发育和成熟，产生雌激素使子宫内膜增生。二者合用对男性低促性腺激素性男性性功能减低有生精作用。

【适应证】与绒毛膜促性腺激素或氯米芬配合使用治疗无排卵性不孕症；亦用于原发性或继发性闭经、男性精子缺乏症及卵巢功能试验等。

【体内过程】肌内注射能吸收，血药浓度达峰时间为4～6小时，给药后血清雌二醇在18小时达峰（升高88%）。静脉注射150U后15分钟，血药浓度达峰值，约为24U/L。药物消除为双相，主要经肾脏排出。

【用法用量】肌内注射：开始时每天75～150U，连续7～12天，至此激素水平增高后，肌内注射绒毛膜促性腺激素（每天1000U，连用5天，或每次3000U），经12小时即排卵。用于精子缺乏症：每周200～1200U（分3次肌内注射），总量为3200～19 200U。

【不良反应】可能发生卵巢过度刺激综合征、多胎妊娠。

【相互作用】①与曲普瑞林合用时，可能引起腹腔和（或）盆腔的疼痛。②与环丙贝特联合使用，可增加横纹肌溶解和肌红蛋白尿的风险。

【注意事项】如果出现骨盆疼痛、腹胀等症状或卵巢增大，或者雌激素测定或超声检查提示过度的雌激素反应，应中止本品的治疗，并不再用绒毛膜促性腺激素治疗，同时避免性交以防止发生卵巢的过度刺激。

【规格】注射剂（粉）：FSH和LH各含75U。

【贮藏】遮光，贮于2～8℃下。

促皮质素 Corticotrophin

【别名】Adrenocorticotropic Hormone、ACTH。

【药理作用】能使肾上腺增生并增重，促进腺体分泌肾上腺皮质激素，以氢化可的松为主，还有一些盐皮质激素如皮质酮和少量的雄激素。

【适应证】用于活动性风湿病、类风湿关节炎、红斑狼疮等胶原性疾病；亦用于严重的支气管哮喘、严重皮炎等过敏性疾病及急性白血病、霍奇金淋巴瘤等。

【体内过程】局部使用或口服均无效。静脉注射后可迅速起效。半衰期约为15分钟。静脉注射后3小时肾上腺分泌可达峰值，在第2个3小时后作用即消失。肌内注射本品后4小时分泌可达血药峰值，8～12小时作用消失。皮下或肌内注射长效制剂，作用可持续24小时。

【用法用量】①肌内注射：每次12.5～25U，每天2次。②静脉滴注：以12.5～25U溶于5%～10%葡萄糖注射液500ml内于6～7小时滴完，每天1次。促皮质素试验：将25U溶于5%葡萄糖注射液中静脉滴注，维持8小时，连续2日，留24小时尿检查17酮类固醇及17羟皮质激素。

【不良反应】①大量应用时可出现高血压、月经障碍、头痛、糖尿、精神异常等。②可引起过敏反应甚至过敏性休克，尤其静脉注射时更易发生。还能引起电解质紊乱，导致妇女发生痤疮、多毛症和闭经。

【相互作用】①与排钾利尿药合用会加重失钾。②长期使用时，与水杨酸类药物、吲哚美辛等合用可发生或加重消化道溃疡。③可使口服抗凝血药的作用降低。

【注意事项】①静脉滴注时，不宜与中性、偏碱性的注射剂如氯化钠、谷氨酸钠、氨茶碱等配伍，以免产生浑浊。②本品易被胃蛋白酶破坏，故不能口服。

【规格】注射剂：25U，50U。

【贮藏】遮光，贮于2～8℃下。

重组人生长激素 Recombinant Human Growth Hormone

【别名】安苏萌、海之元、基因重组人生长激素、健高宁、健豪宁、诺浩、诺泽、诺展、齐天、人生长激素、赛高路、赛增、思真、优猛苗、尤得盼、珍怡、重组生长激素、Genheal、Genotonorm、Genotropin、Human Somatotrophin、Humatrope、Jintropin、Maxomat、Norditropin、Recombinant Somatropin、Saizen、Serono、Somatonormum、Somatotrophin、Somatropin、Umatrope。

【药理作用】为DNA重组技术生产的人体生长激素，具有与人体生长激素同等作用，即促进骨骼内脏和全身生长，促进蛋白质合成，影响脂肪和蛋白质代谢。

【适应证】用于内源性生长激素分泌不足或先天性性腺发育不全（特纳综合征）所引起的生长发育障碍、青春期前慢性肾功能不全所引起的生长发育障碍、作为成人生长激素不足的替代疗法（用于心功能不全等）。

【体内过程】皮下注射本品8U后，80%被吸收，5.3小时达血药峰值，半衰期约为4小时；静脉注射后，半衰期约为30分钟。注射剂量约90%在肝脏代谢，仅约0.1%以原形经胆道及肾排泄。

【用法用量】成人。①生长激素不足：每周0.125U/kg。②先天性子宫发育不全：每周1U/kg。以上剂量均分7天皮下注射。

【不良反应】可能会有甲状腺功能减退、液

体潴留，伴周围水肿，曾有少数良性颅内高压病例的报道。

【相互作用】①与糖皮质激素合用，其促进生长的效能可被抑制，如以氢化可的松计，在生长激素治疗中，糖皮质激素用量通常不得超过 $10\sim15mg/m^2$。②与蛋白同化激素、雄激素、雌激素合用时，可加速骨骺提前闭合。

【注意事项】配制药液时不可振荡，以免变性。

【规格】①注射剂（粉）：4mg，5mg，5.8mg，6mg，10mg，12mg。②健豪宁双腔药筒：5mg/ml，12mg/ml。③袖珍笔式注射器：每次注射提供 0.2mg，0.4mg，0.6mg，0.8mg，1.0mg，1.2mg，1.4mg，1.6mg，1.8mg，2.0mg。④笔芯：5mg，6mg，10mg，12mg，20mg，24mg。⑤注射液：2ml：5mg，2ml：10mg，2ml：20mg。

【贮藏】遮光、密闭，2～8℃下保存。

生长抑素 Somatostatin

【别名】思他宁、乙己苏、GHRIH。

【药理作用】可抑制生长激素、促甲状腺素、胰岛素和胰高血糖素的分泌，并抑制胃酸分泌。还影响胃肠道吸收及动力、内脏血流和营养功能。

【适应证】可治疗消化道出血、食管静脉曲张出血，作为胰瘘、胆瘘、肠瘘的辅助治疗药物，还可用于胰腺手术后并发症的预防和治疗及糖尿病酮症酸中毒的治疗。

【体内过程】健康人内源性生长抑素的血浆浓度低于 175ng/L。静脉滴注 75μg/h，15 分钟内可达血药峰值（1250ng/L），代谢清除率为 1L/min。在肝脏通过肽链内切酶和氨肽酶的作用被迅速代谢。半衰期为 1.1～3 分钟，肝病患者为 1.2～4.8 分钟，慢性肾衰竭者为 2.6～4.9 分钟。

【用法用量】①严重急性上消化道出血：首先缓慢静脉注射 250μg，而后立即进行每小时 250μg 的静脉滴注给药。通常治疗时间是 120 小时。②胰瘘、胆瘘、肠瘘的辅助治疗：以 250μg/h 的速度静脉滴注给药，直到瘘管闭合继续静脉滴注 1～3 天，而后逐渐停药。③胰腺手术后：以 250μg/h 的速度静脉滴注持续给药 5 天。④糖尿病酮症酸中毒：以 100～500μg/h 的速度静脉滴注同时配合胰岛素治疗。

【不良反应】常见恶心、眩晕、面部潮红。

【相互作用】可延长环己烯巴比妥导致睡眠的时间，而且加剧戊烯四唑的作用，所以不应与这类药物或产生同样作用的药物同时使用。

【注意事项】胰岛素依赖型糖尿病患者使用后应监测血糖。

【规格】注射剂（粉）：0.25mg，0.75mg，2mg，3mg。

【贮藏】遮光、密闭，在冷处（2～10℃下）保存。

亮丙瑞林 Leuprorelin

【别名】亮丙脯林、Enantone、Leupron、抑那通、利普安、亮脯利特、Lupron、Leuprolide、Enanton。

【药理作用】是高活性的促黄体素释放素（LHRH）衍生物，由于它对蛋白分解酶的抵抗力和对 LHRH 受体的亲和力都比 LHRH 强，所以能有效抑制垂体-性腺系统的功能。

【适应证】用于子宫内膜异位症，伴有月经过多、下腹痛、腰痛及贫血等的子宫肌瘤、绝经前乳腺癌（雌激素受体阳性）、前列腺癌、中枢性性早熟症。

【体内过程】口服后失活，皮下或肌内注射易于吸收。消除半衰期约为 3 小时。

【用法用量】①前列腺癌、闭经前乳腺癌、子宫内膜异位症、子宫肌瘤：成人每 4 周 1 次，皮下注射 3.75mg。②中枢性性早熟症：通常每 4 周 1 次，皮下注射 30mg/kg，根据患者症状可增量至 90mg/kg。

【不良反应】可见恶心、呕吐、食欲缺乏、皮疹、瘙痒、发热、颜面潮红、发汗、性欲减退、阳痿、男子乳房女性化、睾丸萎缩、会阴不适、骨痛、肩腰四肢疼痛、排尿障碍、血尿、心电图异常、心胸比例增大、注射局部疼痛、硬结、发红、水肿、胸部压迫感、寒战、疲倦、体重增加、知觉异常、听力衰退、耳鸣、头部多毛及尿酸及 BUN、LDH、ALT 和 AST 升高等。

【相互作用】与促卵泡激素同用时，因其诱导垂体脱敏则可能导致卵巢反应不充分，故需要增加促卵泡素的剂量以达到适当的卵巢反应。

【注意事项】需长期给药或再次给药时，应尽可能检查骨密度。

【规格】注射剂（缓释微球）：1.88mg，3.75mg，11.25mg。

【贮藏】遮光，贮于 2～8℃保存。

戈舍瑞林 Goserelin

【别名】高瑞林、诺雷德、Zoladex。

【药理作用】可抑制性激素产生。

【适应证】适用于可用激素治疗的前列腺癌及绝经前和绝经期的乳腺癌、子宫内膜异位症。

【体内过程】口服不被吸收，皮下注射吸收迅速。治疗前列腺癌的起效时间为 2～4 周，血清睾酮水平可降至男性睾丸切除的水平。治疗乳腺癌的起效时间为 3 周，黄体酮水平显著下降，血清雌二醇水平可被抑制而达到绝经后妇女的水平。前列腺体积缩小的最大效应出现在给药后第 3 个月。多次给药后的作用持续时间可达 12 个月。

【用法用量】每 28 天皮下注射 1 次，注射于腹壁。治疗前列腺癌应从开始用药前数日给予抗雄激素药环丙孕酮或氟他胺，使用连续 3 周以上，以免病情加重。子宫内膜异位症患者疗程为 6 个月。

【不良反应】①皮疹、男性患者可见潮红和性欲下降，偶见乳房肿胀，治疗初期前列腺癌患者可有骨骼疼痛暂时加剧，尿道梗阻及脊髓压迫症状可见于个别病例。②女性患者可见潮红、出汗、性欲下降、头痛、情感变化如抑郁、阴道干燥及乳房大小变化，治疗初期乳腺癌患者可出现症状加剧。

【相互作用】使用戈舍瑞林时接种活疫苗（轮状病毒疫苗、风疹减毒活疫苗、腮腺炎减毒活疫苗、卡介苗活菌、伤寒疫苗等）将增加活疫苗感染的风险。

【注意事项】①子宫内膜异位症的治疗时间不宜超过 6 个月，否则应监测骨密度。治疗期间，应加入激素替代疗法（连续给予雌激素和黄体酮），以减少骨矿质丢失，减轻血管运动性综合征。②肝、肾功能不全或老年人不必调整剂量。③肥胖患者的体重每增加 1kg，本品的 AUC 就下降 1%～2.5%，因此，对治疗无反应的肥胖患者，应监测血清睾酮水平。

【规格】缓释植入剂：3.6mg，10.8mg。

【贮藏】贮于 25℃以下。

曲普瑞林 Triptorelin

【别名】色氨瑞林、达必佳、达菲林、Triptorelinum。

【药理作用】为促性腺素释放素（GnRH）类似物。抑制 FSH 和 LH 的释放，使雌激素长期处于低水平状态。

【适应证】用于子宫内膜异位症或子宫肌瘤，亦用于激素依赖性前列腺癌。

【体内过程】给雄性动物肌内注射本品混悬液后，可维持治疗浓度达 1 个月。接受本品常用量的雄性动物，其血清睾酮水平的降低与手术阉割后所呈现的水平具有可比性。继后，有赖睾酮维持的生理功能和组织就受到了遏制。这些作用在停药后都可逆转。皮下注射后快速吸收，40 分钟可达血药峰值。生理半衰期约为 7.5 小时，前列腺癌患者可见延长，有些健康受试者则见缩短。

【用法用量】①皮下注射，每次 0.1mg，每天 1 次。②缓释注射剂，每 28 天注射 1 次，皮下注射，也可深部肌内注射。

【不良反应】阴道分泌物减少、潮红、头痛、疲倦、睡眠障碍及皮疹等。男性可见面色潮红、阳痿、性欲下降、发热、头痛、疲乏等。

【相互作用】在治疗期间，禁止近期或同时使用含雌激素的药物。

【注意事项】用药期间要采取非药物性的避孕措施。密切监测血清性类固醇水平。

【规格】①注射剂：1ml∶0.1mg。②缓释注射剂：3.75mg，11.25mg，22.5mg。

【贮藏】遮光，贮于 2～8℃下。

戈那瑞林 Gonadorelin

【别名】促黄体激素释放因子、Lutrepulse、Factrel。

【药理作用】为人工合成的 GnRH，临床主要用作促排卵药以治疗下丘脑性闭经所致不育、原发性卵巢功能不足，特别是对氯米芬无效的患者；还用于小儿隐睾症及雄激素过多、垂体肿瘤等。

【适应证】可用于治疗激素依赖性前列腺癌和乳腺癌，也适用于子宫内膜异位症、不孕症、小儿隐睾症。

【体内过程】口服后吸收极少。静脉注射后的终末半衰期仅 10～40 分钟。在血浆中被水解，以失活代谢物随尿排出。

【用法用量】①不孕症：静脉滴注，于周期第 2～4 天，每分钟 5～20μg，共 90 分钟。如无排卵（测基础体温），可重新给药；排卵后肌内注射绒毛膜促性腺激素，1 次 1500U，隔 3 天再 1 次 1500U，一般 2～4 个周期后会妊娠。②前列腺癌和乳腺癌：皮下注射，开始每周 1 次，每次 0.5mg，之后每天 1 次，每次 0.1mg。③小儿隐睾症：喷鼻液每天 3 次，每次 0.2mg，餐前喷用，连用 4 周为 1 个疗程，必要时可间隔 3 个月后重复使用。

【不良反应】注射部位瘙痒、疼痛或肿胀及全身性或局部性过敏、腹部或胃部不适；骨质疏松；血栓性静脉炎及性欲减退等。

【相互作用】①影响垂体促性腺激素分泌的药物，可能改变本品的效应。②其他的激素疗法和皮质激素可能影响本品的效应。③螺内酯和左旋多巴可刺激促性腺激素，而吩噻嗪类、多巴胺拮抗剂、地高辛和性激素则抑制促性腺激素的分泌。

【注意事项】用药初期可刺激促性腺激素及性激素的分泌，于治疗的第 1 周内可见肿瘤症状加剧，严重者甚至造成尿道梗阻；如有脑转移者，问题更为严重；为了防止肿瘤症状加剧，可加用氟他胺或醋酸环丙孕酮。

【规格】①喷鼻液：10g：20mg。②注射剂：25μg，50μg，100μg，200μg，500μg。

【贮藏】遮光，贮于 2～8℃下。

加尼瑞克　Ganirelix

【别名】Antagon。

【药理作用】为合成的与内源性 GnRH（又称 LHRH）类似的十肽化合物，是 GnRH 的拮抗剂。竞争性拮抗 GnRH 受体，减少性激素的产生。

【适应证】治疗妇女不孕症（人工取卵、受精、植入）。

【体内过程】本品 0.25mg 单次皮下给药后，血药浓度在 1～2 小时达到血药峰值，消除半衰期约为 13 小时。药动学分析显示，体重与本品血药浓度成反比。

【用法用量】皮下注射，每天 1 次，每次 250μg。

【不良反应】中性粒细胞增多、腹痛、胎儿死亡、头痛、卵巢过度刺激综合征、阴道出血、恶心、呕吐。

【相互作用】尚未进行与其他药物相互作用的研究。不能排除本品与常规药物，包括组胺释放药物相互作用的可能性。

【注意事项】①使用前，必须先做妊娠试验，以免发生流产或其他意外。②要由富有治疗不育症经验的医师指导使用，这是治疗有效的保证。

【规格】注射剂：0.5ml：250μg。

【贮藏】贮于 25℃下，短程携带允许 15～30℃。

8.2　肾上腺皮质激素类

泼尼松　Prednisone

【别名】强的松、去氢可的松、Deltacortisone、Deltadehydrocortisone。

【药理作用】具有抗炎、抗过敏作用，能抑制结缔组织的增生，减少炎性渗出，并能抑制组胺及其他毒性物质的形成与释放。还能促进蛋白质分解转变为糖，减少葡萄糖的利用，因而使血糖和肝糖原都增加。同时增加胃液分泌，增进食欲。

【适应证】主要用于各种急性严重细菌感染、严重过敏性疾病、胶原性疾病（红斑狼疮、结节性动脉周围炎等）、风湿病、类风湿关节炎、肾病综合征、严重支气管哮喘、血小板减少性紫癜、粒细胞减少症、急性淋巴细胞白血病、各种肾上腺皮质功能不足症、剥脱性皮炎、天疱疮、神经性皮炎、湿疹等。

【体内过程】须在肝内将 11-酮基还原为 11-羟基后方可发挥药理作用。体内分布以肝中含量最高，依次为血浆、脑脊液、胸腔积液、腹水、肾，在血中本品大部分与血浆蛋白结合。游离和结合型的代谢物随尿液排泄，部分以原形排出，少部分可随乳汁排泄。生物半衰期为 60 分钟。

【用法用量】①补充替代疗法：口服，每天 5～15mg，早晨起床后服用 2/3，下午服用 1/3。②抗炎：口服，每天 5～60mg。剂量及疗程因病种及病情不同而异。根据皮质激素昼夜分泌的节律，采用隔日 1 次的给药法，以减少不良反应。③眼膏剂：涂适量于结膜囊内，每天 2～4 次，不宜过早停药。④乳膏剂：局部外用，适量涂患处，每天 2～3 次。

【不良反应】长期大量服用可引起库欣综合征（Cushing sydrome），诱发神经精神症状及消化系统溃疡、骨质疏松，使生长发育受抑制，并发和加重感染。

【相互作用】①合用强心苷或排钾利尿药可加重低钾血症。②合用非甾体抗炎药可升高消化性溃疡的发生率。③与维生素 K 合用易发生菌群失调。④苯巴比妥等可诱导肝药酶的药物可减弱本类激素的作用。⑤可升高血糖水平，必须合用口服降血糖药时，应增加后者用量。

【注意事项】①需经肝脏代谢活化为泼尼松龙才有效，故严重肝功能不全者不宜使用。②因本品盐皮质激素活性很弱，故不适用于原发性肾上腺皮质功能不全症。长期服用后，停药前应逐渐减量。

【规格】①片剂：1mg，5mg。②眼膏剂：0.5%。③乳膏剂：10g：50mg。

【贮藏】遮光贮存。

泼尼松龙 Prednisolone

【别名】强的松龙、去氢氢化可的松、Dehydrohydrocortisone。

【药理作用】作用同氢化可的松，其盐皮质激素样作用较弱，抗炎作用较强。本品5mg相当于氢化可的松20mg的抗炎活性，相当于可的松25mg的抗炎活性。

【适应证】主要用于各种急性严重细菌感染、严重过敏性疾病、胶原性疾病（红斑狼疮、结节性动脉周围炎等）、风湿病、类风湿关节炎、肾病综合征、严重支气管哮喘、血小板减少性紫癜、粒细胞减少症、急性淋巴细胞白血病、各种肾上腺皮质功能不足症、剥脱性皮炎、天疱疮、神经性皮炎、湿疹等。

【体内过程】口服后易于吸收，1～2小时可达血药峰值，食物对吸收有影响。血浆半衰期为2～4小时。蛋白结合率略低于氢化可的松，生物半衰期介于氢化可的松和地塞米松之间。可透过胎盘，少量进入乳汁中。

【用法用量】①口服：成人开始每天10～40mg，分2～3次。维持量每天5～10mg；儿童口服0.14～2mg/（kg·d），分4次服。②肌内注射：每天10～30mg，儿童0.04～0.25mg/kg。③静脉滴注：每次10～25mg，溶于5%～10%葡萄糖溶液500ml中应用；儿童0.04～0.25mg/kg，每天1～2次。④关节腔或软组织内注射（混悬液），每次5～50mg，用量依关节大小而定。⑤滴眼剂：每次1～2滴，每天2～4次。治疗开始的24～48小时，剂量可酌情加大至每小时2滴。⑥软膏剂：每天2～4次，涂于患处，并轻揉片刻。

【不良反应】长期大量服用可引起库欣综合征，诱发神经精神症状及消化系统溃疡、骨质疏松，使生长发育受抑制，并发和加重感染。

【相互作用】参见泼尼松。

【注意事项】①严重的精神病（过去或现在）和癫痫、活动性消化性溃疡病、新近胃肠吻合手术、骨折、创伤修复期、角膜溃疡、肾上腺皮质功能亢进症、高血压、糖尿病、孕妇、抗菌药物不能控制的感染如水痘、麻疹、真菌感染、较重的骨质疏松症等不推荐使用。②心脏病或急性心力衰竭、糖尿病、憩室炎、情绪不稳定和有精神病倾向、全身性真菌感染、青光眼、肝功能不全、眼单纯性疱疹、高脂蛋白血症、高血压、甲状腺功能减退（此时糖皮质激素作用增强）、重症肌无力、骨质疏松、胃溃疡、胃炎或食管炎、肾功能减退或结核病等患者慎用。③长期应用糖皮质激素者应定期检查血糖、血清电解质和大便隐血、血压和骨密度，尤其老年人。

【规格】①片剂：5mg。②注射剂：1ml：25mg。③混悬液：5ml：125mg。④乳膏剂：4g：20mg，10g：50mg。⑤滴眼剂：1%。

【贮藏】密封、遮光贮存。

甲泼尼龙 Methylprednisolone

【别名】甲基强的松龙、甲强龙。

【药理作用】具有抗炎、抗过敏作用，能抑制结缔组织的增生，减少炎性渗出，并能抑制组胺及其他毒性物质的形成与释放。还能促进蛋白质分解转变为糖，减少葡萄糖的利用，因而使血糖和肝糖原都增加。同时增加胃液分泌，增进食欲。

【适应证】用于危重疾病的急救，还可用于内分泌失调、风湿性疾病、胶原性疾病、皮肤疾病、过敏反应、眼科疾病、胃肠道疾病、血液疾病、休克、脑水肿、多发性神经炎、脊髓炎的治疗及防止癌症化疗引起的呕吐等。

【体内过程】口服生物利用度为82%，血浆蛋白结合率为40%～60%，半衰期约2.5小时。甲泼尼龙琥珀酸钠的血浆半衰期约为30分钟。

【用法用量】

（1）口服给药：成人初始剂量为每次4～48mg，每天1次。具体用量可根据病种和病情确定。某些患者可能需要较高的初始剂量，如多发性硬化症（每天200mg）、器官移植（每天可达7mg/kg）及脑水肿患者。维持剂量为每天4～8mg。

（2）静脉给药：①危重病症的辅助药物甲泼尼龙琥珀酸钠，推荐剂量为每次15～30mg/kg，静脉注射至少30分钟。根据临床需要，可于48

小时内每隔 4～6 小时重复 1 次。②类风湿关节炎，每天 1g，连用 1～4 天；或每月 1g，使用 6 个月。③预防肿瘤化疗引起的恶心及呕吐。轻至中度呕吐，在化疗前 1 小时，静脉注射甲泼尼龙琥珀酸钠 250mg（至少注射 5 分钟）。首剂可同时给予氯化吩噻嗪以增强效果。重度呕吐，静脉注射甲泼尼龙琥珀酸钠 250mg（至少注射 5 分钟），于化疗前 1 小时、化疗开始时及化疗结束后给药。④急性脊髓损伤：初始剂量为 30mg/kg（静脉注射 15 分钟），应在损伤后 8 小时内开始给药。大剂量注射后暂停 45 分钟，随后以每小时 5.4mg/kg 的速度持续静脉滴注 23 小时。⑤其他适应证：初始剂量 10～500mg，随临床疾病不同而变化。≤250mg 的初始剂量应至少用 5 分钟静脉注射；＞250mg 的至少 30 分钟静脉注射。婴儿和儿童可减量，但依据应是疾病的严重程度及患者的反应，而不是年龄和体型。每天总量不少于 0.5mg/kg。用药数天后，必须逐步递减用药剂量或逐步停药。

【不良反应】长期大量服用可引起库欣综合征，诱发神经精神症状及消化系统溃疡、骨质疏松，使生长发育受抑制，并发和加重感染。

【相互作用】参见泼尼松。

【注意事项】注射液在紫外线和荧光下易分解破坏，应避光。

【规格】①注射剂：40mg，500mg。②片剂：4mg。

【贮藏】密封，15～25℃保存。

曲安西龙 Triamcinolone

【别名】去炎松、阿塞松、氟羟氢化泼尼松、氟羟强的松龙、Fluoxyprednisolone、Kenacort。

【药理作用】抗炎作用较氢化可的松、泼尼松均强。水钠潴留作用则较轻微。

【适应证】适用于类风湿关节炎、其他结缔组织疾病、支气管哮喘、过敏性皮炎、神经性皮炎、湿疹等，尤适用于对皮质激素禁忌的伴有高血压或水肿的关节炎患者。仅用于口服。其双醋酸酯除口服外，尚可采用肌内注射、皮下注射或关节腔内注射，以缓解局部炎症。注射作用缓慢而持久，一般可维持疗效达 2～3 周或以上。

【体内过程】口服后易于吸收，血浆半衰期为 2～5 小时，蛋白结合率较氢化可的松低得多。由本品的多种酯制成的混悬剂，经肌内注射后吸收极为缓慢。

【用法用量】①口服：成人 4～48mg/d，分 4 次服，根据病情轻重确定用量。儿童给予 0.117～1.66mg/(kg·d)，分 4 次服。②肌内注射：成人和＞12 岁儿童可给予 60mg，在体征和症状再现时，可加用 20～100mg（常用 40～80mg）；最好在 6 周的间期对下丘脑-垂体-肾上腺达到最低的抑制程度。③损害部位注射：成人局部注射 12.5～25mg。④关节腔内、滑囊内和软组织内注射：根据受损部位的面积大小和病情，可给予 2.5～40mg，当症状重现时可重复给药。⑤吸入法：成人常给予 2 喷，每天 3～4 次，严重哮喘可用 4 喷，每天 3～4 次；最大剂量为 16 喷。6～12 岁儿童常用 1～2 喷，每天 3～4 次，最大日剂量为 12 喷。剂量可根据患者效应予以调整。⑥皮肤局部使用：外用乳膏和软膏。

【不良反应】①可引起厌食、眩晕、头痛、嗜睡等，但一般不引起水肿、高血压、满月脸等反应。②长期使用或用量较大时可致胃溃疡、血糖升高、骨质疏松、肌肉萎缩、肾上腺功能减退及诱发感染等。

【相互作用】参见泼尼松。

【注意事项】①下列情况应慎用：心脏病或急性心力衰竭、糖尿病、憩室炎、情绪不稳定或有精神病倾向、青光眼、肝功能损害、眼单纯性疱疹、高脂蛋白血症、高血压、甲状腺功能减低、重症肌无力、骨质疏松、胃溃疡、胃炎或食管炎、肾功能损害或结石、结核病、凝血酶原减少。②妊娠及哺乳期妇女慎用，儿童长期使用可抑制生长和发育，应慎用。③定期检测血压、体重、血糖和尿糖、血清电解质、大便隐血，并进行眼科检查。④长期、大剂量应用时，需定期追查双侧髋关节相。⑤对不能排除感染（包括结核感染者）者，应合并使用有效的抗菌药物。⑥长期大剂量用药后撤药前应进行下丘脑-垂体-肾上腺轴受抑制的检查。

【规格】①片剂：2mg，4mg。②注射剂：10mg，25mg，40mg。③吸入剂：100μg/喷（20g）。④复方乳膏剂：每 10g 含醋酸曲安西龙 10mg 与尿素 1g。

【贮藏】遮光贮存。

曲安奈德 Triamcinolone Acetonide

【别名】去炎松 A、去炎舒松、曲安缩松、康宁克通-A、珍德、同息通、Kenacort A。

【药理作用】作用与曲安西龙相似，其抗炎

和抗过敏作用较强且更持久。

【适应证】适用于各种皮肤病（如神经性皮炎、湿疹、牛皮癣等）、支气管哮喘、过敏性鼻炎、关节痛、肩周围炎、急性扭伤、慢性腰腿痛及眼科炎症等。

【体内过程】口服后易于吸收，血浆半衰期为 2～5 小时，蛋白结合率较氢化可的松低得多。由本品的多种酯制成的混悬剂，经肌内注射后吸收极为缓慢。

【用法用量】

（1）注射剂。①支气管哮喘：见呼吸系统用药。②过敏性鼻炎：肌内注射，每次 1ml（40mg），每 3 周 1 次，5 次为 1 个疗程。③各种关节痛：每次 10～20mg，每周 2～3 次或隔日 1 次，症状好转后每周 1～2 次，4～5 次为 1 个疗程。④皮肤病：直接注入皮损部位，通常每个部位用 0.2～0.3mg，每处不超过 0.5mg，必要时每隔 1～2 周重复使用。

（2）鼻喷剂：用前须振摇 5 次以上，每鼻孔 2 喷，每天 1 次，症状控制时，可每鼻孔 1 喷，每天 1 次。

【不良反应】全身荨麻疹、支气管痉挛、月经紊乱、视力障碍，少数患者出现双颊潮红。

【相互作用】①与降血钾药（如两性霉素 B、排钾利尿药、刺激性泻药、洋地黄类）合用，增加低血钾的危险性。②与抗凝血药合用可影响口服抗凝血药的代谢及凝血因子的作用，增加出血的危险性。③与胰岛素、二甲双胍、磺酰脲类降血糖药合用时，可降低降血糖的作用，应调整降血糖药的用量。④与镁、铝、钙的盐、氧化物及氢氧化物合用可降低本品的吸收。与干扰素α合用可能抑制干扰素的作用。⑤与阿司匹林类合用可降低水杨酸的吸收，应调整水杨酸的使用剂量。⑥酶诱导剂可降低本品的疗效，与其合用时应调整曲安奈德的剂量。

【注意事项】不能静脉注射。孕妇不宜长期使用。

【规格】①注射剂（混悬）：5mg，10mg，50mg，200mg。②乳膏剂、软膏剂、洗剂：0.025%，0.1%，0.5%。③鼻喷剂：每毫升含曲安奈德 1.1mg，每撳含曲安奈德 55μg。

【贮藏】遮光贮存。

地奈德 Desonide

【别名】莱索文、地索奈德、力言卓、Desowen。

【药理作用】具有抗炎、抗过敏、止痒及减少渗出作用；可以减轻和防止组织对炎症的反应，能消除局部非感染性炎症引起的发热、发红及肿胀，从而减轻炎症的表现；具有防止或抑制细胞免疫反应、抑制免疫应答的免疫抑制作用。

【适应证】适用于对皮质激素治疗有效的各种皮肤病，如接触性皮炎、神经性皮炎、脂溢性皮炎、湿疹、银屑病、扁平苔藓、单纯性苔藓、汗疱症等引起的皮肤炎症和皮肤瘙痒的治疗。

【体内过程】糖皮质激素一般经肝脏代谢，经肾排出。局部吸收后，代谢及排泄与其他糖皮质激素相似。

【用法用量】①凝胶剂：均匀涂搽于患处，每天 2～4 次。银屑病及其他顽固性皮肤病可采用封包治疗，若发生感染则应结束封包，并使用适当抗菌药物治疗。②洗剂：将本品在患处涂一薄层，每天 2～3 次。

【不良反应】局部使用偶可引起灼热、瘙痒、刺激、皮肤干燥、毛囊炎、多毛症、痤疮样皮疹、色素脱失、口周炎、继发感染及皮肤萎缩等。

【相互作用】肝药酶诱导剂如苯巴比妥、苯妥英钠等可使糖皮质激素的代谢加快。

【注意事项】使用不能超过 2 周，并只能小面积使用。儿童由于体表面积和体重的比值比成人更大，所以外用此类药品时应在有效前提下选择最低的剂量，长期使用此类药品可导致儿童生长发育迟缓。

【规格】①凝胶剂：0.05%（60g）。②洗剂：0.05%。

【贮藏】贮于 25℃以下。

布地奈德 Budesonide

【别名】普米克、雷诺考特、普米克都保、普米克令舒、Rhinocort、Pulmicort、Entocort。

【药理作用】是具有高效局部抗炎作用的糖皮质激素。能增强内皮细胞、平滑肌细胞和溶酶体膜的稳定性，抑制免疫反应和降低抗体合成，从而使组胺等过敏活性介质的释放减少、活性降低，并能减轻抗原抗体结合时激发的酶促过程，抑制支气管收缩物质的合成和释放而减轻平滑肌的收缩反应。

【适应证】用于糖皮质激素依赖性或非依赖性的支气管哮喘和哮喘性慢性支气管炎。轻中度结肠克罗恩病、溃疡性结肠炎局限在乙状结肠者可用本品灌肠。

【体内过程】口服后快速且几乎完全被吸收，但由于在肝内经过广泛的首过代谢，其生物利用度极低。终末半衰期约为 4 小时。

【用法用量】按个体化给药。①严重哮喘和停用或减量使用口服糖皮质激素的患者开始使用气雾剂的剂量：成人每天 200～1600μg，分 2～4 次使用。一般每次 200μg，早、晚各 1 次；病情严重时，每次 200μg，每天 4 次。小儿，2～7 岁：每天 200～400μg，分 2～4 次使用；7 岁以上：每天 200～800μg，分 2～4 次使用。②鼻喷吸入，用于鼻炎，每天 256μg，可于早晨一次喷入（每侧鼻腔 128μg），或早晚分 2 次喷入。奏效后减至最低有效量。③粉吸入剂：成人每次 200～400μg，每天 1 次；儿童每次 100～200μg，每天 2 次。④雾化混悬液：治疗量为成人每次 1～2mg，每天 2 次；儿童每次 0.5～1mg，每天 2 次。维持量为成人每次 0.5～1mg，每天 2 次；儿童每次 0.25～0.5mg，每天 2 次。

【不良反应】可能发生轻度喉部刺激、咳嗽、声嘶；口咽部念珠菌感染；速发或迟发的过敏反应，包括皮疹、接触性皮炎、荨麻疹、血管神经性水肿和支气管痉挛；精神症状，如紧张、不安、抑郁和行为障碍等。

【相互作用】①主要通过 CYP 3A4 代谢，与强效 CYP3A4 抑制剂（如酮康唑）合用可能引起本品血药浓度明显升高，应避免合用；若无法避免，应尽可能延长给药时间间隔，同时应考虑减少本品用量。②与阿地白介素合用，阿地白介素的毒性反应可能减弱，但药理作用也可能降低。

【注意事项】①长期使用本品气雾剂的局部和全身作用尚不完全清楚。一旦哮喘被控制，就应该确定用药剂量至最小有效剂量。②肝功能不全可轻度影响本品的清除。肺结核患者使用本品可能需慎重考虑。

【规格】①吸入用混悬液：2ml∶0.5mg。②气雾剂：100μg/揿，200μg/揿。③吸入粉雾剂：100μg/吸，400μg/吸。④鼻喷雾剂：32μg/喷，64μg/喷。

【贮藏】遮光贮存。

地塞米松 Dexamethasone

【别名】氟美松、氟甲去氢氢化可的松、利美达松、意可贴、氟甲强的松龙。

【药理作用】抗炎、抗过敏和抗毒作用较泼尼松更强，水钠潴留不良反应更小。

【适应证】与泼尼松龙相似，临床更常用于减轻脑水肿、高原反应和癌症化疗所引起的呕吐。预防早产儿呼吸窘迫综合征和支气管肺的发育不良。用于诊断库欣综合征。

【体内过程】口服后易于吸收。生物半衰期约 190 分钟。蛋白结合率比其他同类药低。24 小时内随尿排出用量的 65%。早产新生儿的清除率与妊娠月成比例，大多数早产儿的消除速率都有所下降。可透过胎盘。

【用法用量】

（1）用于成人

1）抢救各种类型的休克：静脉注射 2～6mg/kg，缓慢注射，如必要，2～6 小时可重复 1 次。此种用量，不可超过 3 天。

2）抗炎：口服，每天 0.75～9mg，1 次或分 3～4 次服；也可肌内注射或静脉注射 0.5～24mg/d。

3）治疗脑水肿：立即静脉注射 10mg，以后每 6 小时肌内注射 4mg，以期达到最高的疗效，然后转为口服 1～3mg，每天 3 次；最后缓慢减量停药。

4）治疗哮喘或使用其他药物无效的支气管痉挛：开始吸入本品磷酸盐 300μg，每天吸入 3～4 次，根据患者的效应，使用最小有效剂量。

（2）用于儿童

1）抗炎：口服 0.024～0.34mg/（kg·d），分 4 次；也可肌内注射或静脉注射，6～40μg/kg，每 12～24 小时一次。

2）吸入：每次两吸，每天 3～4 次，治疗支气管痉挛和哮喘。

3）用于新生儿：缓慢分次静脉注射 0.3～1mg/kg，每 8～12 小时一次，连用 1～3 个剂量；也可给予 0.5mg/（kg·d），分 4 次，每 4 小时一次。

4）关节腔内注射：可用混悬剂每次 8～16mg，1～3 周一次；或用注射剂 0.8～4mg，3～5 天一次。

5）体表局部病灶注射每次 0.8～4mg。

（3）滴眼剂：用于虹膜睫状体炎、虹膜炎、角膜炎、过敏性结膜炎、眼睑炎、泪囊炎等。滴入结膜囊内，每天 3～4 次。

（4）软膏剂：用于过敏性和自身免疫性炎症性疾病，涂患处，每天 2～3 次。

【不良反应】长期大量服用可引起库欣综合征，诱发神经精神症状及消化系统溃疡、骨质疏松，抑制生长发育，并发和加重感染。

【相互作用】①合用强心苷或排钾利尿药可加重低钾血症。②合用 NSAID 可升高消化性溃疡的发生率。③与维生素 K 合用易发生菌群失调。④苯巴比妥等可诱导肝药酶的药物可减弱本类激素的作用。⑤可升高血糖水平，必须合用口服降血糖药时，应增加后者用量。

【注意事项】①需经肝脏代谢活化为泼尼松龙才有效，故严重肝功能不全者不宜使用。②因本品盐皮质激素活性很弱，故不适用于原发性肾上腺皮质功能不全症。③长期服用后，停药前应逐渐减量。

【规格】①片剂：0.25mg，0.5mg，0.75mg，1mg，2mg，4mg，6mg。②注射剂：1ml：1mg，1ml：2mg，1ml：5mg。③注射剂（混悬液）：5mg，25mg。④滴眼剂：5ml：1.25mg。⑤软膏剂：0.05%。

【贮藏】遮光贮存。

倍他米松 Betamethasone

【别名】倍氟米松、倍他美松、Betnelan、Betnovat。

【药理作用】抗炎、抗过敏和抗毒作用较泼尼松更强，水钠潴留不良反应更小。

【适应证】现多用于治疗活动性风湿病、类风湿关节炎、红斑狼疮、严重支气管哮喘、严重皮炎、急性白血病等。也用于某些感染的综合治疗。

【体内过程】口服吸收，血浆半衰期为 190 分钟，血浆蛋白结合率较其他皮质激素类药物低。

【用法用量】①口服：成人开始每天 0.5～2mg，分次服用。维持量为每天 0.5～1mg。②肌内注射、静脉注射或静脉滴注：每天 2～20mg，分次给药。③外用：每天 2～4 次，涂于患处，并轻揉片刻。

【不良反应】长期大量服用可引起库欣综合征，诱发神经精神症状及消化系统溃疡、骨质疏松，抑制生长发育，并发和加重感染。

【相互作用】①非甾体抗炎药可增强本品致溃疡作用，本品可增强对乙酰氨基酚的肝毒性，还可降低水杨酸盐的血药浓度。②避孕药、雌激素可增强本品的疗效和不良反应。③蛋白质同化激素可增加水肿的发生率，使痤疮加重。④两性

霉素 B、排钾利尿药（如碳酸酐酶抑制药）可加重低钾血症。长期与碳酸酐酶抑制药合用，易发生低钙血症和骨质疏松。水钠潴留作用可减弱利尿药的排钠利尿效应。⑤与三环类抗抑郁药合用可加重精神症状。⑥与抗胆碱能药（如阿托品）长期合用，可致眼压升高。⑦与免疫抑制剂合用可增加感染的发生风险，并可能诱发淋巴瘤或其他淋巴细胞增生性疾病。⑧与强心苷合用可增加洋地黄毒性及心律失常的发生风险。⑨甲状腺激素可增加本品的代谢清除率，与甲状腺激素或抗甲状腺药合用时，应适当调整本品剂量。⑩麻黄碱可增加本品的代谢清除率。⑪可降低降血糖药（如胰岛素）的效果，合用时应适当调整降血糖药的剂量。⑫可降低异烟肼的血药浓度和疗效。⑬可降低美西律的血药浓度。⑭可抑制生长激素的促生长作用。

【注意事项】参见地塞米松。

【规格】①片剂：0.5mg。②注射剂（粉）：2mg，4mg。③注射剂：1ml：2mg，1ml：4mg。④乳膏剂：0.1%。

【贮藏】遮光贮存。

卤米松 Halometasone

【别名】澳能、氟氯米松、卤甲松、卤美地松、卤美他松、氯二氟美松、三卤米他松、适确得、Halometasone、Sicorten。

【药理作用】为含卤基强效外用糖皮质激素药物，具有良好的抗炎、抗表皮增生、抗过敏、收缩血管及止痒等作用。

【适应证】对皮质激素治疗有效的非感染性炎性皮肤病，如脂溢性皮炎、接触性皮炎、异位性皮炎、局限性神经性皮炎、钱币状皮炎和寻常性银屑病。

【体内过程】在健康志愿者背部皮肤 400cm^2 范围，外用 2g 本品乳膏或软膏并进行封包，乳膏的经皮吸收率为 1.4%，软膏的经皮吸收率为 7%。吸收程度还取决于用药部位、局部皮肤状况、患者年龄、给药方法和药物的剂型等。

【用法用量】以薄层涂于患处，依症状每天 1～2 次，并缓和地摩擦。

【不良反应】偶发用药部位刺激性症状，如烧灼感、瘙痒。罕见皮肤干燥、红斑、皮肤萎缩、毛囊炎、痤疮或脓疱。

【相互作用】目前尚无相互作用的报道。

【注意事项】避免长期连续使用，慎用于面

部或溃破的部位。不能与眼结膜或黏膜接触。

【规格】乳膏剂：1g∶0.5mg，10g∶5mg。

【贮藏】阴凉密闭保存。

氟替卡松 Fluticasone

【别名】辅舒酮、辅舒良。

【药理作用】系最新推出的治疗哮喘病的糖皮质激素吸入剂。通过增强肥大细胞和溶酶体膜的稳定性，抑制免疫反应所致炎症，减少前列腺素和白三烯的合成等。

【适应证】预防和治疗季节性变应性鼻炎（包括花粉症）和常年性变应性鼻炎。

【体内过程】鼻腔给予本品糠酸盐，大部分剂量最后被吞服，并经不完全吸收和广泛的首过效应，故全身暴露量可忽略不计。连续鼻腔每天给药110μg长达12个月，血药浓度低于HPLC-MS定量分析检测限（10pg/ml）。丙酸盐口服生物利用度<1%，吸入性溶胶通过肺部可吸收30%，吸入880μg后，血药峰值为0.1～1.0ng/ml。两种盐主要经CYP3A4代谢，代谢产物仅很少部分随尿排出。

【用法用量】

（1）鼻喷剂

1）糠酸盐：①成人和≥12 岁的青少年推荐起始剂量为110μg/d，每鼻孔 2 喷（糠酸盐 27.5μg/喷）。当用至最大药效并控制症状后，降低剂量至每鼻孔 1 喷，每天 1 次。若症状复发，可相应增加剂量，每日最大剂量为每个鼻孔不超过 4 喷。②2～11 岁儿童推荐起始剂量是 55μg/d，每鼻孔 1 喷，无明显缓解的患儿可调整剂量至110μg/d，每个鼻孔 2 喷。当症状得到控制后，应减少用量至 55μg，每天 1 次。4～11 岁的儿童：每天 1 次，每个鼻孔各 1 喷。某些患者需每天 2 次，每鼻孔各 1 喷，最大剂量为每鼻孔不超过每天 2 喷。

2）丙酸盐：①成人推荐起始剂量为每鼻孔 2 喷（50μg/喷），每天 1 次。当最大药效已控制症状后，应降低剂量至每鼻孔 1 喷，每天 1 次。②≥4 岁儿童和青少年推荐起始剂量，每鼻孔 1 喷，每天 1 次。100μg 尚未明显缓解的患者可调整剂量至 200μg（每个鼻孔 2 喷），每天 1 次。当症状得到控制后，应减少用量至 100μg，每天 1 次。最大剂量为每鼻孔不超过每天 2 喷。

（2）吸入性粉末（丙酸盐）

1）之前仅使用支气管扩张剂的成年患者，推荐起始剂量为 100μg，每天 2 次，最大剂量为 500μg，每天 2 次。

2）之前使用吸入性皮质激素成年患者，推荐起始剂量为 100～250μg，每天 2 次，最大剂量为 500μg，每天 2 次。

3）之前口服皮质激素成年患者，推荐起始剂量为 500～1000μg，每天 2 次，最大剂量为 1000μg，每天 2 次。

4）使用支气管扩张剂或吸入性皮质激素的 4～11 岁的患者，推荐起始剂量为 50μg，每天 2 次，最大剂量为 100μg，每天 2 次。

（3）吸入性气溶胶（丙酸盐）

1）之前仅使用支气管扩张剂的 12 岁以上患者，推荐起始剂量为 88μg，每天 2 次，最大剂量为 500μg，每天 2 次。

2）之前使用吸入性皮质激素的 12 岁以上患者，推荐起始剂量为 88～220μg，每天 2 次，最大剂量为 440μg，每天 2 次。

3）之前口服皮质激素成年患者，推荐起始剂量为 440μg，每天 2 次，最大剂量为 880μg，每天 2 次。

4）使用支气管扩张剂或吸入性皮质激素的 4～11 岁的患者，推荐起始剂量为 88μg，每天 2 次，最大剂量 880μg，每天 2 次。

（4）乳膏剂涂于患处，每天 1～2 次。

（5）洗液涂于患处一薄层，每天 1 次。

【不良反应】可引起鼻、喉部干燥、刺激，产生令人不愉快的味道和气味，曾有发生鼻中隔穿孔的报道，但极为罕见，通常见于做过鼻手术的患者。长期、大剂量经鼻腔给予皮质激素可能会导致全身性反应。

【相互作用】强效 CYP3A4 抑制剂（如利托那韦、阿扎那韦、克拉霉素、茚地那韦、伊曲康唑、萘法唑酮、奈非那韦、沙奎那韦、酮康唑、泰利霉素）可增加本品的暴露量，从而增加全身用皮质激素的不良反应，不推荐合用。

【注意事项】①鼻喷剂可导致局部念珠菌感染，可能需局部治疗及暂停鼻喷剂使用。长期使用鼻喷剂者应定期检查鼻黏膜念珠菌感染或其他不良反应的证据。乳膏剂和软膏剂可导致皮肤真菌感染。②最近发生过鼻溃疡、鼻外伤或做过鼻手术的患者，应禁用鼻喷剂，直至伤口愈合。③鼻喷剂及吸入剂可导致青光眼和（或）白内障，密切监测有视力改变者或有眼压升高、青光眼和（或）白内障病史者。④可引起过敏反应，包括血管神经性水肿、皮疹及荨麻疹，如发生，应停药。⑤可致免疫抑制，活动性或静止期呼吸道结核感染、未经治疗的局部或全身真菌感染、全身性病毒或寄生虫感染、眼带状疱疹的患者慎用，因可加重病情。⑥大剂量鼻腔、吸入及全身给药，可致肾上腺功能亢进和肾上腺抑制，如发生，应缓慢减量停药，同时采取适当步骤停用口服皮质激素。⑦儿童使用可导致生长速度减慢，应常规监测其生长。为使局部使用皮质激素的影响降至最低，应滴定患者剂量至最小有效剂量。

【规格】①鼻喷剂：27.5μg/喷（糠酸盐），50μg/喷×120喷（丙酸盐）。②乳膏剂（丙酸盐）：0.05%（15g、30g、60g）。③洗液：0.05%（60ml）。④吸入性粉末（丙酸盐）：50μg/吸、100μg/吸、250μg/吸。⑤吸入性气溶胶（丙酸盐）：44μg/喷、110μg/喷、220μg/喷。

【贮藏】①鼻喷剂：贮于15～30℃下，保持直立，禁冷冻或冷藏。②乳膏剂：贮于2～30℃下。③洗液：贮于15～30℃下，不可冷冻。④吸入性粉末：遮光贮于室温（20～25℃）干燥处。⑤吸入性气溶胶：贮于25℃，短程携带允许15～30℃下。

氢化可的松 Hydrocortisone

【别名】考的索、皮质醇、皮质酮、氢可的松、Cortisol。

【药理作用】原是一种天然糖皮质激素，现已人工合成。

【适应证】主要用于各种急性严重细菌感染、严重过敏性疾病、胶原性疾病（红斑狼疮、结节性动脉周围炎等）、风湿病、类风湿关节炎、肾病综合征、严重支气管哮喘、血小板减少性紫癜、粒细胞减少症、急性淋巴细胞白血病、各种肾上腺皮质功能不足症、剥脱性皮炎、天疱疮、神经性皮炎、湿疹等。

【体内过程】口服后易自胃肠道吸收，约1小时可达血药峰值，生物半衰期约为100分钟。肌内注射水溶性氢化可的松磷酸钠或琥珀酸钠吸收迅速，不含乙醇的盐酸盐肌内注射则不易吸收，其醋酸盐向关节腔内或软组织内注射，吸收也缓慢。外用可经皮吸收，尤其在创面上，大部分在肝内代谢，代谢物随便排出。

【用法用量】①替代疗法：口服，每天20～30mg，早晨和傍晚分服。②急性病治疗（如艾迪生病或肾上腺次全切除术后等）可静脉注射或输注水溶性本品，按病情轻重和患者对治疗的效应确定用量，一般为每次100～500mg，每天3～4次；年龄达到1岁的儿童每次25mg，2～5岁儿童每次50mg，6～12岁儿童每次100mg，病情好转后减量或停药。③关节腔内注射按关节大小，可给予5～50mg。④用于肾上腺皮质功能不全患者的手术一般在术前静脉注射或肌内注射本品的琥珀酸钠或磷酸钠注射液100mg，每8小时1次，5天内逐渐减量达到维持剂量每天20～30mg。⑤用于抢救过敏性休克：糖皮质激素用于过敏性休克只有辅助价值，因其起效缓慢，可先使用肾上腺素，辅以糖皮质激素，以防止严重患者的病情进一步加重。一般静脉注射本品100～300mg。⑥局部用于软组织：可用本品磷酸酯或琥珀酸酯，常用量为100～200mg。⑦局部用于各种过敏性、非感染性皮肤病和一些增生性皮肤疾病：可用本品的乳膏剂、软膏剂，涂于患处，每天2～4次。⑧还可制成0.5%眼膏，用于过敏性结膜炎，涂于眼睑内，每天3次。

【不良反应】长期大量服用可引起库欣综合征，诱发神经精神症状及消化系统溃疡、骨质疏松，抑制生长发育，并发和加重感染。

【相互作用】①合用强心苷或排钾利尿药可加重低钾血症。②合用NSAID可升高消化性溃疡的发生率。③与维生素K合用易发生菌群失调。④苯巴比妥等可诱导肝药酶的药物可减弱本类激素的作用。⑤可升高血糖水平，必须合用口服降血糖药时，应增加后者用量。

【注意事项】类激素用于临床只可能发挥减轻症状的作用，不可能治愈和阻止疾病的进展。

【规格】①片剂：10mg，20mg。②注射剂（醇溶液）：10mg，25mg，100mg。③注射剂（粉）：100mg。④混悬剂（醋酸酯）：125mg（供腔内使用）。⑤软膏剂：0.25%，1%。⑥眼膏剂：0.5%。

【贮藏】遮光，贮于室温下。

可的松 Cortisone

【别名】Cortone、Cortisyl、Cortate。

【药理作用】本身并无活性，须在体内代谢成氢化可的松才能起到治疗作用。也有一定程度的盐皮质激素样作用。

【适应证】主要用作替代疗法，在更优的合

成产品上市后，临床已少用。眼用制剂用于过敏性结膜炎。

【体内过程】口服后易于吸收，约 1 小时达血药峰值。进入肝脏后迅速被代谢成氢化可的松，生物学半衰期仅约 30 分钟。肌内注射本品比口服吸收慢。

【用法用量】①口服或肌内注射，每天 25～30mg。②滴眼剂，将本品滴入结膜囊内，每次 2 滴，每天 3～4 次；眼膏，涂于眼睑内，每天 2～3 次，最后 1 次宜在睡前使用。

【不良反应】①库欣综合征。②停药反应、激素戒断综合征。③诱发和加重消化性溃疡：常引起上腹不适、恶心、呕吐、嗳气、胀气、酸痛。④诱发和加重感染：长期应用可致对感染的抵抗力降低，可诱发感染和使原有的感染加重，因此，在使用本类激素时应加强抗感染治疗。⑤医源性肾上腺皮质功能减退症：如突然停药，或者在停药 1～2 年出现紧急情况（如重症感染、创伤、手术、分娩或过度疲劳）会突然出现头晕、恶心、呕吐、休克和低血糖性昏迷，如不及时抢救可危及生命。这里所说的皮质功能减退症和激素戒断综合征有必要予以区分。⑥其他：还可能诱发精神异常、胰腺炎，延迟伤口愈合，延迟儿童生长，导致血栓性静脉炎（可能伴栓塞）、血糖升高和头痛。

【相互作用】参见倍他米松。

【注意事项】①长期用药者，应行眼科检查，以排除青光眼和白内障，并定期检查血糖，特别是已患有糖尿病的患者。②为了防止消化性溃疡复发，可以让患者使用抗酸药。③长期使用可掩盖发热和感染的症状，长期大量局部使用可继发细菌、真菌感染，局部可发生痤疮、酒渣样皮炎、皮肤萎缩及毛细血管扩张。④细菌性、真菌性及病毒性皮肤病禁用本品外用制剂，不宜长期使用，且应避免全身大面积使用。

【规格】①片剂：5mg，10mg，25mg。②注射剂：5ml：125mg。③眼膏：0.25%，0.5%，1%。④滴眼液：3ml：15mg。

【贮藏】遮光贮存。

沙美特罗氟替卡松　Salmeterol and Fluticasone

【别名】舒利迭。

【药理作用】含有沙美特罗与丙酸氟替卡松，两者有不同的作用方式。沙美特罗起控制症状的作用，而丙酸氟替卡松可改善肺功能并预防病情恶化。

【适应证】用于可逆性阻塞性气道疾病的常规治疗，包括成人和儿童哮喘。还适用于慢性阻塞性肺疾病，包括慢性支气管炎及肺气肿的常规治疗。

【体内过程】①沙美特罗：单次吸入 50μg 或 400μg 后，5～15 分钟达血药峰值（因本品在呼吸道发挥作用，故血药浓度并不能显示治疗效果），大剂量给药血药浓度可成比例增加。支气管扩张作用第 1 秒用力呼气容积［（FEV_1）改善超过 15%］通常在用药后 10～20 分钟后，持续 12 小时。与人体血浆的体外蛋白结合率为 96%。在体内经羟化作用而广泛代谢，并以代谢产物形式随粪便和尿液排出体外。大部分于 72 小时内消除，7 天内分别随尿液和粪便中排出 25% 和 60%。②氟替卡松：经口吸入的绝对生物利用度因采用的吸入装置不同而异。由于被吞咽的吸入剂量经消化道后所产生的生物利用度几乎为零，故药物全身的吸收可由药物到达肺部的量来决定。经鼻给予本品每次 110μg，每天 1 次，血药浓度通常未达检测限（<10pg/ml）以上，绝对生物利用度为 0.50%，故给药后的全身利用度小于 1μg。血浆蛋白结合率大于 99%。体内广泛分布，稳态平均分布容积为 608L。局部给药可从正常完整皮肤吸收，封闭性敷裹、皮肤炎症和（或）其他皮肤病可增加透皮吸收。血浆蛋白结合率为 91%。吸收后在肝脏经 CYP3A4 介导的 5-氟甲基硫代羰酸酶水解，形成无活性的 17-β-羧酸代谢物。大部分药物（87%～100%）随粪便排出，其中 75% 为原形药物。1%～5% 的药物以代谢物形式随尿液排出。未观察到明显蓄积。

【用法用量】成人和 12 岁及以上的青少年：每次 1 吸，每天 2 次；4 岁及以上儿童：每次 1 吸，每天 2 次。

【不良反应】声嘶/发音困难、咽部刺激、头痛、口咽部念珠菌病及心悸。

【相互作用】尽管舒利迭气雾剂的血浆浓度很低，但与其他基质或 CYP3A4 抑制剂的潜在相互作用不容忽略。除非必要，哮喘患者应避免使用非选择性和选择性受体阻滞剂。与其他含肾上腺素的药物合用会产生潜在的叠加效果。

【注意事项】不可突然中断本品的治疗，否则可能导致哮喘急性加重。治疗应在医师指导下遵循阶梯治疗方案，应逐渐调至可有效控制病情的最小维持剂量。

【规格】吸入剂：50μg/100μg，50μg/250μg，50μg/500μg

【贮藏】气雾剂应在不超过30℃保存。避免冷冻和阳光直射。与多数压力容器中的吸入型药物相同，若容器冷却，则治疗效果降低。当药物用完后，容器不可被刺破、打碎或燃烧。

8.3　雄激素、抗雄激素及同化激素类

苯丙酸诺龙　Nandrolone Phenylpropionate

【别名】苯丙酸去甲睾酮、多乐宝灵、Durabolin。

【药理作用】为蛋白同化激素，雄激素作用较弱。能促进蛋白质合成和抑制蛋白质异生，并有使钙磷沉积和促进骨组织生长等作用。

【适应证】用于慢性消耗性疾病、严重灼伤、手术前后、骨折不易愈合、骨质疏松症及早产儿、儿童发育不良等。尚可用于不能手术的乳腺癌、功血、子宫肌瘤等。

【体内过程】肌内注射100mg后，1～2天达血药峰浓度，药效可维持1～2周。

【用法用量】肌内注射：成人每1～2周1次，每次25mg；儿童每次10mg，婴儿每次5mg。

【不良反应】妇女使用后，可有轻微男性化作用，如痤疮、多毛症、声音变粗、阴蒂肥大、闭经或月经紊乱等不良反应，应立即停药。

【相互作用】①与双香豆素类或茚满二酮衍生物合用时，使抗凝血活性增强，合用时应减量。②与口服降血糖药或胰岛素合用时，降血糖作用增强，必要时调整降血糖药物和胰岛素的剂量。③与肾上腺皮质激素（尤其是盐皮质激素）合用时，可使水肿和痤疮的发生率增加。④与肝毒性药物合用，可加重对肝脏的损害。

【注意事项】长期使用后可能引起黄疸及肝功能障碍，也可能使水钠潴留而造成水肿。

【规格】注射液（油溶液）：1ml：10mg，1ml：25mg。

【贮藏】遮光、密闭保存。

甲睾酮　Methyltestosterone

【别名】甲基睾酮、甲基睾丸素、甲基睾丸酮。

【药理作用】为人工合成的雄激素，能促进男性器官及副性征的发育、成熟；对抗雌激素，抑制子宫内膜生长及卵巢、垂体功能；促进蛋白质合成及骨质形成；刺激骨髓造血功能，使红细胞和血红蛋白增加。

【适应证】用于男性性腺功能减退症、无睾症及隐睾症；妇科疾病，如月经过多、子宫肌瘤、子宫内膜异位症；老年性骨质疏松症及小儿再生障碍性贫血等。

【体内过程】口服可吸收，也可从口腔黏膜吸收。与丙酸睾酮相比，首过代谢较少，半衰期则较长。

【用法用量】①男性雄激素缺乏症：口服，开始每天30～100mg，维持量为每天20～60mg。②月经过多或子宫肌瘤：舌下含服，每次5～10mg，每天2次。③治疗晚期乳腺癌、卵巢癌、子宫肌瘤、多发性骨髓瘤等：舌下含服，每次10mg，每天3次，连服2～3个月。④小儿再生障碍性贫血：每天1～2mg/kg，分1～2次。⑤软膏剂：外用于老年阴道炎。

【不良反应】大剂量（每个月300mg以上）可引起女性男性化、水肿、肝损害、黄疸、头晕、痤疮等。有过敏反应者应停药。

【相互作用】①与肾上腺皮质激素，尤其是盐皮质激素合用时，可增加水肿的危险。②合并用促肾上腺皮质激素或糖皮质激素，可加速痤疮的产生。③因雄激素和蛋白同化类固醇可降低凝血因子前体的浓度（由于凝血因子前体的合成和分解改变），以及增加抗凝物质与受体的亲和力，故可使抗凝活性增强，与双香豆素类或茚满二酮衍生物合用时要减少用量。④与口服降血糖药和胰岛素合用时，因雄激素可使血糖下降，故必须密切注意低血糖的发生，必要时应调整降血糖药物和胰岛素用量。⑤与环孢素合用时，后者血药浓度可升高而增加肾脏毒性。⑥与具有肝毒性的药物合用时，可加重对肝脏的损害，尤其是长期应用，以及对于原来有肝病的患者。

【注意事项】口服后能为肝脏破坏，故以舌下含服为宜。

【规格】片剂：5mg，10mg。

【贮藏】遮光、密闭保存。

丙酸睾酮　Testosterone Propionate

【别名】丙酸睾丸素。

【药理作用】作用与甲睾酮相同。

【适应证】用于无睾症、隐睾症、男性性腺功能减退症；妇科疾病如月经过多、子宫肌瘤；老年性骨质疏松及再生障碍性贫血等。

【体内过程】肌内注射后，吸收较慢，起效时间为 2～4 天。98%的药物与血浆蛋白结合，仅 2%为游离状态。大部分在肝内代谢转化成活性较弱的雄酮及无活性的 5β-雄酮，代谢产物的 90%与葡萄醛酸及硫酸结合后随尿排出，约 6%的非结合代谢产物随胆汁排出，其中少部分仍可再吸收，形成肠肝循环。半衰期为 10～20 分钟。

【用法用量】①雄激素缺乏症：肌内注射 1 次 10～50mg，每周 2～3 次。②月经过多或子宫肌瘤：每次肌内注射 25～50mg，每周 2 次。③功血：配合黄体酮使用，每次肌内注射 25～50mg，隔日 1 次，共 3～4 次。④再生障碍性贫血：每天或隔日肌内注射 1 次 100mg，连用 6 个月以上。⑤老年性骨质疏松症：每次肌内注射 25mg，每周 2～3 次，连用 3～6 个月。⑥女性乳腺癌及乳癌骨转移：每次肌内注射 50～100mg，隔日 1 次，用药 2～3 个月。

【不良反应】大剂量可引起女性男性化、水肿、肝损害、黄疸、头晕等。有过敏反应者应立即停药。

【相互作用】①与抗凝血药合用可增强抗凝作用，甚至可引起出血。②与肾上腺皮质激素合用可加重水肿。③与胰岛素合用对蛋白同化有协同作用。④与巴比妥类药物合用可使本品疗效降低。

【注意事项】①用药过程中应定期检查肝功能，如发现有损害应及时停药。②注射液如有结晶析出，可加温溶解后再用。③应进行深部肌内注射，不能用于静脉滴注。④用于乳腺癌治疗时，3 个月内应有效果，若病情仍进展，应立即停药。⑤一般不与其他睾酮制剂换用，因它们的作用时间不同。

【规格】注射剂：1ml：10mg，1ml：25mg，1ml：50mg。

【贮藏】遮光、密闭保存。

达那唑 Danazol

【别名】炔睾酮、炔睾醇、安宫唑、Danocrine、Danol。

【药理作用】可以抑制垂体-卵巢轴，抑制垂体促性腺激素的分泌和释放，使 FSH 和 LH 的释放均减少。能直接抑制卵巢甾体激素的生成，作用于子宫内膜细胞的雌激素受体部位，有抑制雌激素的效能，使子宫正常和异常内膜萎缩和不活动，导致不排卵及闭经，可持续达 6～8 个月之久。另外，还能治疗纤维性乳腺病，可使结节消失，减轻疼痛和触痛。

【适应证】用于子宫内膜异位症的治疗，也可用于治疗纤维囊性乳腺病、自发性血小板减少性紫癜、遗传性血管性水肿、系统性红斑狼疮、男性女型乳房、青春期性早熟。

【体内过程】口服后可被吸收，在肝内代谢。如与食物同服，吸收可见明显增加。半衰期约为 4.5 小时。

【用法用量】

（1）口服：①子宫内膜异位症，每天 400～800mg，分次服用，连服 3～6 个月，如停药后症状再出现，可再给药 1 个疗程（在肝功能正常情况下）。②纤维囊性乳腺病，于月经开始后第一天服药，每次 50～200mg，每天 2 次，如停药后一年内症状复发，可再给药。③遗传性血管性水肿，开始每次 200mg，每天 2～3 次，直到疗效出现，维持量一般是开始量的 50%或更少，在 1～3 个月或更长一段的间隔时间递减，根据治疗前发病的频率而定。④男子乳腺发育，每天 200～600mg。⑤系统性红斑狼疮，每天 200～600mg。⑥性早熟，每天 200～600mg。⑦血小板减少性紫癜，每次 200mg，每天 2～4 次。

（2）栓剂：阴道给药，每次 1 粒，每天 1～2 次，月经期停用 3～4 天，3～6 个月为 1 个疗程。

【不良反应】①较多见：闭经、不规则阴道出血、乳房缩小、音哑、毛发增多、痤疮、皮肤或毛发的油脂增多、下肢水肿或体重增加。②少见：血尿、鼻出血、牙龈出血、白内障（视力逐渐减退）、肝功能异常、颅内压增高、白细胞增多症、急性胰腺炎、多发性神经炎等。③罕见：女性阴蒂增大、男性睾丸缩小，肝脏功能损害严重时，男女均可出现巩膜或皮肤黄染。

【相互作用】①与胰岛素同用时，容易产生耐药性。②与华法林并用时抗凝增效，容易发生出血。

【注意事项】治疗期间注意检查肝功能。男性用药时，需检查精液量、黏度、精子数和活动力，每 3～4 个月检查一次，特别是青年患者。

【规格】①胶囊剂：100mg。②栓剂：500mg。

【贮藏】密封、遮光贮存。

十一酸睾酮 Testosterone Undecanoate

【别名】十一酸睾素、安雄、安特尔。

【药理作用】作用同睾酮，为肌内注射长效雄激素。

【适应证】用于男性雄激素缺乏症，睾丸切除术后、性功能低下、生殖功能不足、更年期；女子进行性乳腺癌及再生障碍性贫血。

【体内过程】口服后以乳糜微粒形式在小肠淋巴管被吸收，经胸导管进入体循环，酯键裂解后释出睾酮。这一吸收形式避免了肝脏的首过效应和肝毒性。口服后血清的达峰时间有明显的个体差异，平均约 4 小时，连续服用后，血清睾酮水平逐渐升高，在 2～3 周后达到稳态；单剂量肌内注射后血清睾酮达峰时间约在第 7 天，21 天后恢复到肌内注射前水平。本品为亲脂性药物，口服后与类脂质一起经淋巴系统吸收，个体差异大，血药浓度达峰时间为 1～8 小时，平均为 4 小时。

【用法用量】①口服：开始 2～3 周，每天 120～160mg，早、晚各 1 次，餐后吞服。维持量为每天 40～120mg。②肌内注射：每次 250mg，每月 1 次，疗程 4～6 个月。

【不良反应】注射部位出现硬结。可见痤疮增多、体毛增加，女性发音变粗、闭经等。

【相互作用】为提高疗效，可同时服用适量蛋白质、糖和维生素等。

【注意事项】①发生严重不良反应时，应立即停止治疗，待症状消失后，再从较低的剂量重新开始。②患者如有心力衰竭（包括无症状型）、肾衰竭、前列腺肥大、高血压、癫痫或三叉神经痛（或有上述疾病史者）慎用，应严密观察，因雄激素可能引起水、钠潴留。③青春期前男孩应慎用，以免骨骺早闭或性早熟。④有水肿倾向的肾脏病、心脏病患者慎用。

【规格】①注射剂：2ml∶0.25g。②胶囊剂：40mg。

【贮藏】①软胶囊：遮光，30℃以下保存，不得冷藏或冷冻。②注射液：遮光、密封保存。

司坦唑醇 Stanozolol

【别名】司坦唑、康力龙、Anabol、Stanozol。

【药理作用】同化作用与睾酮相近，但男性化作用比睾酮轻。

【适应证】用于慢性消耗性疾病。还用于长期使用皮质激素引起的肾上腺皮质功能减退。

【体内过程】在肝内进行广泛的首过代谢。作为睾酮的酯类，通过水解代谢后，以与睾酮相似的途径被排出体外。

【用法用量】口服，每次 2mg，每天 3 次，3～6 个月为 1 个疗程。

【不良反应】长期用可引起黄疸。

【相互作用】①与环孢素合用可减少后者的代谢速率，使其血药浓度升高，产生毒性。②与羟基保泰松合用，可减缓后者的代谢速率，使其血药浓度升高。③与茴香二酮、双香豆素等抗凝血药合用可增加出血的危险。④与格列本脲合用，可能降低后者的血药浓度。

【注意事项】①患胃溃疡，肝、肺、心等功能不全者慎用。②如长期使用可出现肝功能障碍、黄疸等。如出现痤疮等男性化反应应停药。

【规格】①片剂：2mg。②注射剂（粉）：2mg。

【贮藏】遮光、密封保存。

替勃龙 Tibolone

【别名】甲异炔诺酮、更佳宁、递宝龙、利维爱、紫竹爱维、Livial。

【药理作用】兼有雌激素、孕激素和轻度雄激素活性，针对不同的靶组织器官分别具有雌激素、孕激素、雄激素样活性。能抑制绝经后妇女促性腺激素过度分泌和抑制生育期妇女排卵。另外，可重建脑内啡肽正常水平，抑制绝经后骨丢失。对更年期综合征，血管舒缩功能不稳定的症状，如潮热、出汗及头痛有明显改善作用。

【适应证】适用于更年期妇女综合征及骨质疏松的防治。自然绝经和手术绝经所引起的各种症状。

【体内过程】口服后吸收迅速而完全，口服后半小时即可从血中测出，1.5～4 小时可达血药峰值。在肝内代谢，不存在肠肝循环，本品及其代谢物的消除半衰期＜2 天。

【用法用量】口服，成人剂量：每次 2.5mg，每天 1 次，待症状消失后改为每次 1.25mg，每天 1 次，可连服 3 个月或更长时间，服用时最好每天固定在同一个时间服用。

【不良反应】偶有体重增加、胃肠道不适、肝功能损害、阴道出血、头痛、皮脂分泌过多、面部汗毛增生、胫骨前水肿等。

【相互作用】可降低糖耐量，故在合用胰岛素或口服降血糖药时，应增加血降糖药的用量。

可增强抗凝血药的效力，谨防发生出血。与肝药酶诱导剂（如巴比妥类、卡马西平、海洛因、利福平等）合用，可加速本品的代谢，使活性降低。

【注意事项】①本品不可作为避孕药使用。②酶诱导剂可加速本品的代谢，从而降低其活性。

【规格】片剂：2.5mg。

【贮藏】密封，贮于阴凉处。

普拉睾酮 Prasterone

【别名】普拉雄酮。

【药理作用】原是来源于尿液的人体激素，本品硫酸酯钠盐为肾上腺皮质产生的甾体激素，给药后在胎盘中能转化为雌激素，富集于子宫颈管组织，使血管扩张、通透性增加、水潴留，间质水肿而使宫颈变软。另一方面使宫颈骨胶原酶活性和碱性蛋白酶活性增强，使纤维囊间隙扩大，耐断裂的组织纤维重新排列，同时增加其伸展性，使颈管退缩，宫口开大而成熟。本品除能促进宫颈成熟外，还能缩短分娩发动时间，缩短产程和提高引产成功率。

【适应证】可用于晚期子宫颈管成熟不全。

【体内过程】在妊娠末期经静脉注射 5 分钟后血药浓度剧增。15 分钟时血浆药物浓度为给药前的 1.3～13.6 倍，半衰期为 2 小时。进入体内先经肝脏代谢为脱氢表雄酮，再经 Δ5，4 异构酶作用后转化为雄烯二酮，经卵巢内芳香化酶作用转化成雌酮及雌二醇。转化后的雌激素和雄激素在血液中 95%都与性激素结合球蛋白（SHBG）或睾酮雌二醇结合球蛋白（TEBG）特异结合，只有游离部分才能与靶细胞特异受体结合形成"活化"复合体而产生生物学效应。主要分布于肝、肾、肺和消化道，96 小时后经粪、尿完全排出。

【用法用量】对妊娠晚期的孕妇，将 100mg 溶于 10ml 的注射用水或 20ml 5%葡萄糖注射液中缓慢静脉注射。每次 100～200mg，每天 1 次，每周 2～3 次。

【不良反应】可引起皮疹、恶心、呕吐、腹泻、眩晕、耳鸣、手指麻木、手水肿等。

【相互作用】吸烟可以使内源性普拉睾酮水平明显增高。以促进子宫颈管成熟为主要作用，因此，应在使用阵痛诱发促进剂（前列腺素、缩宫素等）之间用药为宜。

【注意事项】不能用 0.9%氯化钠注射液溶解，因可产生浑浊。<20℃时难以溶解，可在 30～40℃条件下加温。临用时配制，并尽快使用。

【规格】注射剂：100mg。

【贮藏】遮光、密闭保存。

8.4　雌激素、抗雌激素、孕激素及抗孕激素类

8.4.1　雌激素及抗雌激素类

雌二醇 Estradiol

【别名】求偶二醇、爱斯妥、康美华、诺坤复、更乐、松奇、Oestradiol、Oestrogel、Happier。

【药理作用】为天然雌激素，能促进和调节女性性器官及副性征的正常发育。①促使子宫内膜增生。②增强子宫平滑肌收缩。③促使乳腺导管增生，但较大量能抑制垂体前叶催乳素的释放，从而减少乳汁的分泌。④抗雄激素作用。⑤降低血中胆固醇，并能增加钙在骨中的沉着。

【适应证】用于卵巢功能不全或卵巢激素不足引起的各种症状，主要是功血、原发性闭经、绝经期综合征及前列腺癌等。还可用于产后退奶。

【体内过程】口服后的生物利用度仅为 5%。一般采取肌内注射或外用（贴膏和凝胶）。代谢物为活性较弱的雌激素如雌酮和雌三醇，以及硫酸酯和葡糖酸酯，均随尿排出。

【用法用量】①控释贴片：有正常月经的妇女应在月经期 5 天内开始用第 1 贴片，停经或月经不规则的妇女可随时开始治疗，每 3～4 天贴 1 片，每周 2 次，维持治疗时应选择最低有效剂量。②肌内注射：每次 0.5～1.5mg，每周 2～3 次。③凝胶剂：已绝经妇女，每天早晨或晚上涂 2.5g 于手臂、肩部、头颈部、腹部或大腿部及面部，涂后约 2 分钟即干，沐浴后使用最好。连用 24 天，自第 13 天开始加服黄体酮每天 100mg，连用 12 天，休息 1 周，再重复治疗。尚未绝经妇女，于月经周期第 6 天开始，每天涂 2.5g 于皮肤，连用 25 天，后 13 天加服黄体酮，每天 100mg。④口服，每天 1～2mg。用于缓解雌激素缺乏症状时，如果上述剂量仍未能缓解血管舒缩症状，则可增加至口服每天 4mg。⑤贴片：每次 1 片，每片可用 7 天。

【不良反应】可引起恶心、呕吐、乳房胀痛、子宫内膜过度增生等不良反应。

【相互作用】①对乙酰氨基酚可能增加本品的生物利用度。②CYP3A4 抑制剂（如红霉素、

克拉霉素、酮康唑、伊曲康唑）可升高本品的血药浓度，增加不良反应。③本品可增加钙剂的吸收。④大剂量雌激素可加重三环类抗抑郁药的不良反应，同时降低其疗效。⑤CYP3A4 诱导药（如卡马西平、苯巴比妥、苯妥英钠、扑米酮、利福平）可减弱雌激素疗效。⑥青霉素、四环素可使本品的血药浓度降低。⑦可降低抗凝血药、降血糖药的疗效，如必须合用，应调整合用药物的剂量。⑧可降低抗高血压药、他莫昔芬的疗效。

【注意事项】 在开始用任何雌激素替代治疗前，应进行全面的体格检查，并记录既往完整的病史和家族病史，特别应进行血压测量及乳房、腹部和妇科检查。

【规格】 ①注射剂：2mg。②控释贴片：$2mg/5cm^2$。③凝胶剂：30g。④阴道片：0.025mg。⑤片剂：1mg。

【贮藏】 所有制剂均应密封、遮光，置于室温下。

雌三醇 Estriol

【别名】 欧维婷、Ovestin、Oestriol。

【药理作用】 是体内雌二醇的代谢物，为主要存在于尿中的一种天然雌激素。

【适应证】 ①用于宫颈炎，尤适用于绝经期综合征、老年性阴道炎。②可用作中期引产及人工流产的辅助药物。③用于前列腺肥大、前列腺癌等。④对化疗或放疗引起的白细胞减少有效。⑤能降低血管的通透性和脆性，可用于多种出血的治疗。

【体内过程】 经阴道给药后 1～2 小时可达血药峰值，90%与血浆中白蛋白结合，但与其他雌激素不同，与性激素结合球蛋白不结合。主要通过肠肝循环内的结合与解离代谢，以结合的形式随尿液排出，仅有少部分（±2%）以非结合型随粪便排出。

【用法用量】 ①绝经期综合征：每天口服每次 1mg，每月连用 14～21 天为 1 个疗程。②早期人工流产：肌内注射 1～2 次，每次 10mg。③前列腺肥大症：口服每次 2mg，每天 3 次，连用 3 周左右。④扁桃体摘除和子宫切除等出血：术前 2 天，每天肌内注射 10mg。⑤胃肠道肿瘤等癌性出血，每天肌内注射 10mg，用药 2～3 天。⑥化疗或放疗所致白细胞计数骤降，肌内注射每次 10mg，每周 2～3 次。⑦栓剂：每次 1 粒（0.5mg）置于阴道后穹窿处，7 天为 1 个疗程。

【不良反应】 ①暂时性乳房肿胀或硬块、月经紊乱，停药后会自行消退和恢复。②口服时，偶有食欲缺乏、恶心、呕吐、下腹痛等不良反应。③还可能引起乳腺增生、妇科肿瘤、再生障碍性贫血。

【相互作用】 ①可增强琥珀胆碱、茶碱、三乙酰夹竹桃霉素的疗效。②巴比妥类、卡马西平、灰黄霉素、苯妥英钠、利福平可能降低本品疗效。③本品可能改变口服抗凝血药的有效性。

【注意事项】 激素替代疗法与静脉血栓栓塞的相关危险升高有关，尤其是肺栓塞。

【规格】 ①片剂：1mg，5mg。②注射剂：1ml：10mg。③阴道乳膏：0.01%～0.1%。④栓剂：0.5mg，1mg，2mg。

【贮藏】 贮于<25℃条件下。

尼尔雌醇 Nilestriol

【别名】 戊炔雌三醇、炔雌三醇环戊醚、维尼安、Weinian。

【药理作用】 为雌三醇类衍生物，属长效雌激素类。能选择性作用于阴道和子宫颈管，而对子宫实体、子宫内膜作用很小。

【适应证】 用于雌激素缺乏引起的绝经期或更年期综合征。

【体内过程】 口服后吸收良好，可储存在脂肪组织中缓慢释放。在肝内通过多功能氧化酶（MFO）及 17β-羟甾脱氢酶（HSD）作用，依次转化为乙炔雌三醇与雌三醇，以雌三醇形式作用于靶器官。动物实验表明，给药 2～6 小时，血浆中原药的比例最高，为 35%～44%；给药 24 小时内，血浆中原药浓度最高。药物衰减速率较为缓慢，24 小时后乙炔雌三醇含量相对减少而雌三醇成倍增加。口服 1 次，药效可维持 20～25 天。本品及其代谢物主要经肾脏排出，尿中排出量以原药最多，其余依次为乙炔雌三醇及雌三醇。

【用法用量】 口服，每次 5mg，每月 1 次。症状改善后维持量为每次 1～2mg，每月 2 次，3 个月为 1 个疗程。

【不良反应】 少数有白带增多、乳胀、恶心、头痛、腹胀、突破性出血等。

【相互作用】 ①可增加钙剂的吸收。②大量的雌激素可增强三环类抗抑郁药的不良反应，同时降低其药效。③卡马西平、苯巴比妥、苯妥英钠、扑米酮、利福平等可降低雌激素的药效。④可降低抗凝血药的抗凝效应，若必须合用，应调整抗凝血药用量。⑤可降低抗高血压药的作用。⑥可降低他莫昔芬的疗效。

【注意事项】①雌激素活性虽较低，但仍有使子宫内膜增生的风险，故应每 2 个月给予孕激素 10 天，抑制雌激素的内膜增生作用，一般在孕激素停用后即可产生撤药性子宫出血。对已切除子宫者不需加用孕激素。②治疗前应做全面体检，长期用药妇女至少每年体检 1 次，包括血压、乳腺、腹腔与盆腔器官、宫颈细胞学检查。

【规格】片剂：每片 1mg，2mg，5mg。

【贮藏】密封、在干燥处保存。

己烯雌酚 Diethylstilbestrol

【别名】乙蔗酚、乙烯酚、人造求偶素、Stilbestrol。

【药理作用】为人工合成的非甾体雌激素物质，能产生与天然雌二醇相同的所有药理与治疗作用。

【适应证】用于卵巢功能不全或垂体功能异常引起的各种疾病、闭经、子宫发育不全、功血、绝经期综合征、老年性阴道炎及退乳等。

【体内过程】口服后迅速从胃肠道吸收。在肝内缓慢被灭活，主要以葡糖醛酸的结合形式随尿和粪便排出。

【用法用量】①闭经：口服小剂量可刺激垂体前叶分泌促性腺激素，每天不超过 0.25mg。②用于人工月经周期：每天服 0.25mg，连服 20 天，待月经后再用同法治疗，共 3 个周期。③用于月经周期延长及子宫发育不全，每天服 0.1～0.2mg，持续 6 个月，经期停服。④治疗功血：每晚服 0.5～1mg，连服 20 天。⑤用于绝经期综合征：每天服 0.25mg，症状控制后改为每天 0.1mg（如同时每天舌下含服甲睾酮 5～10mg，效果更好）。⑥退乳：每次服 5mg，每天 2～3 次，连服 3 天，或肌内注射每天 1 次 4mg，连用 3～5 天，同时紧束双乳，少进液体。⑦老年性阴道炎：阴道用药，每晚 0.2～0.4mg，共用 7 天。⑧配合手术用于前列腺癌：每天 6～10mg，分 3 次服，连用 2～3 个月。⑨用于因子宫发育不良及子宫颈分泌物黏稠所致不育症：以小剂量促使宫颈黏液稀薄，精子易透入，于月经后每天服 0.1mg，共 15 天，1 个疗程为 3～6 个月。⑩用于稽留流产（妊娠 7 个月以内死胎，经 2 个月或 2 个月以上仍未娩出）：每次服 5mg，每天 3 次，

5～7 天为 1 个疗程，停药 5 天，如无效可重复 1 个疗程。⑪肌内注射：每次 0.5～1mg，每天 0.5～6mg。

【不良反应】可有恶心、呕吐、厌食、头痛等不良反应，长期应用可使子宫内膜增生过度而导致子宫出血与子宫肥大。

【相互作用】参见尼尔雌醇。

【注意事项】①应按指定方法服药，尽量避免漏服现象，且不宜中途停药，以避免导致子宫出血。②宜短程并以最低有效量用药，以减少可能发生的不良反应。③长期或大量用药者，若需停药或减量应逐量递减。④男性患者及子宫切除后的女性患者，通常采用周期治疗，即用药 3 周停药 1 周，相当于自然月经周期中雌激素的变化情况；有子宫的女性，若长期应用本品而无孕激素保护，其子宫内膜增生的风险可能增加，故应周期性用药，并在用药周期的后半期加用孕激素 7～10 天。⑤使用雌激素治疗前应做全面体检，包括血压、乳腺、腹腔器官、盆腔器官及宫颈细胞学检查。⑥长期服用雌激素者必须定期检查盆腔、子宫内膜的厚度、乳房结节、血清雌激素水平、阴道脱落细胞、血压、肝功能；体检每 6～12 个月 1 次，宫颈防癌刮片每年 1 次。

【规格】①片剂：0.1mg，0.25mg，0.5mg，1mg，2mg。②注射剂：1ml∶1mg，1ml∶2mg，1ml∶3mg。

【贮藏】密封、遮光贮存。

苯甲酸雌二醇 Estradiol Benzoate

【别名】苯甲酸求偶二醇。

【药理作用】为酯化的活性较强的雌激素，作用与雌二醇相同。

【适应证】用于卵巢功能不全、闭经、绝经期综合征、退奶及前列腺癌等。

【体内过程】主要在肝脏代谢，分解为雌二醇，部分与性激素结合球蛋白结合，未结合的游离部分到靶组织与雌激素受体结合，通过转录、蛋白合成，产生雌激素效应。在肝或肾中，雌激素与葡糖醛酸或硫酸基结合，成为水溶性盐很快从肾排出。

【用法用量】①用于绝经期综合征，肌内注射，每次 1～2mg，每 3 天 1 次。②子宫发育不良，肌内注射，每次 1～2mg，每 2～3 天 1 次。③子宫出血，肌内注射，每天 1 次，每次 1mg，1 周后继续用黄体酮。

【不良反应】可有恶心、呕吐、头痛、乳房胀痛等。

【相互作用】①对乙酰氨基酚可能增加本品的生物利用度。②与CYP3A4抑制剂（如红霉素、克拉霉素、酮康唑、伊曲康唑）合用，可使雌激素浓度升高，增加其不良反应。③可增加钙剂的吸收。④大剂量雌激素可加重三环类抗抑郁药的不良反应，同时降低其疗效。⑤CYP3A4诱导剂（如卡马西平、苯巴比妥、苯妥英钠、扑米酮、利福平）可减弱雌激素疗效。⑥青霉素、四环素可使本品血药浓度降低。⑦可降低抗凝血药、降血糖药的疗效，如必须合用，应调整以上药物用量。⑧可降低抗高血压药、他莫昔芬的疗效。⑨用药期间快速摄入乙醇可导致血液循环中本品的浓度升高。

【注意事项】严重肝肾功能不全、乳腺癌患者及孕妇禁用。

【规格】注射剂：1ml：1mg；1ml：2mg。

【贮藏】①片剂：30℃以下保存。②贴片：30℃以下保存。③缓释贴片：密闭，在阴凉（不超过20℃）处保存。④阴道片：遮光、密闭，25℃以下保存，不可冷藏。⑤阴道胶囊：遮光、密闭保存。⑥凝胶：遮光、密闭，于阴凉处保存。⑦透皮喷雾剂：20～25℃（15～30℃）保存，不可冷冻。⑧乳剂：20～25℃（15～30℃）保存。⑨软膏：遮光、密闭保存。⑩阴道环：15～30℃保存。⑪注射液：遮光、密闭保存。

结合雌激素 Conjugated Estrogens

【别名】结合型雌激素、倍美力、共轭雌激素、妊马雌酮、Premarin。

【药理作用】雌激素通过直接作用使子宫、输卵管和阴道生长发育。雌激素与其他激素，如脑下垂体激素和黄体酮，共同通过促进乳腺管生长、基质发育和脂肪合成使乳房增大。雌激素有助于骨骼成形，维持女声及保持泌尿生殖器结构的弹性。雌激素可促使长骨骨骺发生变化，从而影响青春期生长和结束，并使乳晕和阴道色素沉着。雌激素有多种形式。在周期正常的成年妇女中，雌激素的主要来源是卵泡。根据月经周期相，卵泡每天可分泌70～500μg雌二醇。雌二醇主要转变成雌酮和少量雌三醇。雌酮在循环中的比例大致与雌二醇相似。绝经后，大多数内源性雌激素是雄烯二酮转变而来的。雄烯二酮由肾上腺皮质分泌，并在周围组织中转变成雌酮。因此，雌酮（尤其是其硫酸酯形式）是绝经后妇女循环中含量最高的雌激素。虽然循环中雌激素存在代谢转换的动态平衡，但雌二醇是主要的人体细胞内雌激素，它对受体的作用能力比雌酮或雌三醇更强。可补充外源性的雌激素。

【适应证】①用于卵巢功能不全、子宫发育不良、功血、绝经期综合征、老年性阴道炎及前列腺癌等。②用于鼻出血、妇产科出血及手术时出血。

【体内过程】为水溶性雌激素，经胃肠道吸收良好。口服后4～10小时各种结合及非结合型雌激素达血药峰值。也可通过皮肤和黏膜吸收。当局部使用时，吸收通常足以产生全身作用。血循环中天然雌激素大部分与性激素结合球蛋白和白蛋白结合，但仅有非结合型雌激素才能进入靶组织细胞内（结合雌激素主要与白蛋白结合；非结合型雌激素与白蛋白和球蛋白结合）。各种雌激素的表观终末相分布半衰期因本品的吸收缓慢而延长，为10～24小时。所用雌激素及其酯在体内的代谢与内源性激素基本相同。雌激素的代谢转化主要在肝脏（首过效应）进行，也可在局部靶组织转化。雌二醇、雌酮和雌三醇主要以葡糖醛酸苷和硫酸共轭物的形式随尿液排出。

【用法用量】①口服：通常每次0.5～2.5mg，每天1～3次。用于绝经期综合征，每天0.625～3.75mg。用于前列腺癌，每天7.5mg。②肌内注射：通常1次20mg。对功血，注射生效后改口服每天2.5～7.5mg，连服20天（最后5天加用孕激素）。③软膏剂：阴道给药，每天0.5～2g，应短期、周期性使用。

【不良反应】可有恶心、乳房触痛、头痛、眩晕、视物模糊、体重增加、阴道有分泌物和点滴状出血。大剂量服用的患者可能发生子宫内膜增生。

【相互作用】参见苯甲酸雌二醇。

【注意事项】较长时间和较大剂量服用，增加患子宫内膜癌和乳腺癌的危险，应采用能控制病症的最低剂量。

【规格】①片剂：0.25mg，0.3mg，0.625mg，1.25mg，2.5mg。②注射剂：1ml：20mg。③软膏剂：1g。

【贮藏】密封，贮于室温下。

戊酸雌二醇 Estradiol Valerate

【别名】补佳乐。

【药理作用】为天然雌二醇的戊酸盐，具有雌二醇的药理作用，能促进和调节女性生殖器官和副性征的正常发育。

【适应证】适用于绝经后的更年期症状，或卵巢切除后、非癌性疾病放射性去势后雌激素不足的症状，如潮热、阵发性出汗、睡眠障碍、情绪抑郁、易怒、头痛及头晕。

【体内过程】吸收迅速而且完全。在吸收和首次通过肝脏的过程中，分解为雌二醇和戊酸。同时，雌二醇进一步代谢为雌酮、雌三醇和硫酸雌酮。口服戊酸雌二醇后，只有约 3% 的雌二醇得到生物利用。食物不影响本品的生物利用度。服药后通常 4～9 小时达到雌二醇的最高血清浓度，约为 15pg/ml。服药后 24 小时内血清雌二醇浓度下降至约 8pg/ml。雌二醇与白蛋白和性激素结合球蛋白（SHBG）结合。血清中未结合的雌二醇为 1%～1.5%，与 SHBG 结合的部分为 30%～40%。雌二醇在单次静脉给药后的表观分布容积约为 1L/kg。外源性给予戊酸雌二醇的酯分解后，药物的代谢遵循内源性雌二醇的生物转化途径。雌二醇主要在肝脏代谢，但也在肝外，如肠道、肾、骨骼肌及靶器官代谢。这些过程包括雌酮、雌三醇、儿茶酚雌激素及这些化合物的硫酸盐、葡糖醛酸化物轭合物的形成，这些物质的雌激素活性明显降低，甚至无雌激素活性。单次静脉内给药后，雌二醇的总血清清除率显示高度的变异性，为 10～30ml/（min·kg）。一定量的雌二醇代谢产物可以分泌到胆汁中，进入肠肝循环。最终的雌二醇代谢产物主要以硫酸盐及葡糖醛酸化物的形式从尿液中排出。

【用法用量】餐后，每天 1mg，用水吞服，遵医嘱可酌情增减，按周期序贯疗法，每经过 21 天的治疗后，须停药至少 1 周。

【不良反应】少数患者可有乳房胀感、胃部不适、恶心、头痛、体重增加及子宫出血。

【相互作用】①苯妥英钠、巴比妥酸盐、卡马西平、利福平等酶诱导剂可降低本品的血药浓度。②唑类抗真菌药（酮康唑、伏立康唑、伊曲康唑等）、大环内酯类抗菌药物（红霉素、克拉霉素）、地尔硫䓬、维拉帕米、葡萄柚汁等酶抑制剂可升高雌激素的血药浓度。③某些抗生素（如青霉素类和四环素类）可降低雌二醇的水平。④由于对糖耐量有影响，个别患者的口服降糖药或胰岛素的用量会发生变化。⑤摄入酒精可以导致血液循环中雌二醇水平升高。⑥可增强丙米嗪的效应和不良反应。

【注意事项】①在雌激素替代治疗前应进行全面的体格检查，并记录既往完整的病史和家族病史，进行血压测量、乳房、腹部和妇科检查。②有完整子宫的妇女出现原因不明的生殖道流血，在开始用本品之前，应该特别注意检查是否有子宫内膜过度刺激或恶变状况。③患有急性、慢性肝病的妇女或有肝病史的妇女，其肝功能未恢复正常，在用本品 1mg 治疗时，应定期检查肝功能。④有静脉血栓栓塞或曾有因使用雌激素出现血栓栓塞的妇女，应定期检查，特别是凝血功能的检验。⑤接受高血压治疗的妇女或有癫痫、偏头痛、糖尿病、哮喘病或心力衰竭的妇女，需要进行定期检查。⑥在激素治疗期间，原有的子宫肌瘤可能增大，子宫内膜异位症状可能加剧。⑦若在治疗期间或治疗停止后短期内出现异常或不规则阴道流血，应做诊断性吸宫或刮宫活检以排除恶性子宫肿瘤的可能性。⑧长期用本品预防骨矿物质丢失应限于骨折危险增加的妇女。⑨如出现静脉血栓栓塞、黄疸、偏头痛、视力障碍、血压显著升高等，应立即停药并就医。

【规格】片剂：1mg。

【贮藏】30℃以下保存。

雷洛昔芬 Raloxifene

【别名】易维特、贝邦。

【药理作用】选择性雌激素受体调节剂，对雌激素作用的组织有选择性的激动或拮抗活性。是一种骨骼和胆固醇代谢的激动剂，但对下丘脑、子宫和乳腺组织无作用。

【适应证】主要用于预防和治疗绝经后妇女的骨质疏松，能显著降低椎体骨折发生率。

【体内过程】口服后吸收迅速，吸收率约为 50%。药物吸收后分布广泛，蛋白结合率约为 95%。具有广泛的肝首过效应，半衰期约为 27.7 小时。

【用法用量】每天口服 60mg，可以在一天中的任何时候服用且不受进餐的限制。

【不良反应】血管扩张（潮热）的发生轻度增加，小腿痛性痉挛、深静脉血栓、肺栓塞和视网膜静脉血栓等。

【相互作用】①与考来烯胺合用并结合后，可使本品的吸收和肠肝循环下降 60%，导致本品的疗效降低。如有必要合用，服用两者的间隔时间至少要 2 小时以上。②可降低华法林和左甲状腺素的疗效。

【注意事项】①用药期间，应定期检查骨密度（bone mineral density，BMD）、血常规和血生化，并监测血脂和脂蛋白比值。②应同时补钙和维生素 D。③不推荐同时系统性使用雌激素或进行激素替代疗法。④为防止血栓性疾病，在术前或制动前 72 小时及长期制动期间，应停用本品，在患者完全恢复活动后才能再次使用。

【规格】片剂：60mg。

【贮藏】片剂：遮光、密闭，30℃以下干燥处保存。

氯米芬 Clomiphene

【别名】氯底酚胺、法地兰、舒经芬、克罗米芬、氯蔗酚胺、Clomide。

【药理作用】具有较强的抗雌激素作用和较弱的雌激素活性。低剂量能促进垂体前叶分泌促性腺激素，从而诱发排卵；高剂量明显抑制垂体促性腺激素的释放，对男性则有促进精子生成的作用，对精子减少症有效。

【适应证】临床用于避孕药引起的闭经及月经紊乱。对无排卵性不育症、黄体功能不全、多囊卵巢等亦有一定疗效。对经前紧张症、溢乳症可改善症状。尚用于精子缺乏的男性不育症，对有精索静脉曲张，在静脉切除术后 1 年仍不生育者，可用本品治疗。

【体内过程】口服可吸收，在肝内代谢，缓慢随胆汁排泄。原药和代谢物均随粪便排出。生物半衰期为 5 天，用药 6 周后仍可从粪便中检出痕量，存在肠肝再循环，E-异构体不易被吸收，且比 Z-异构体消除更迅速。

【用法用量】口服每天 50mg，共 5 天。自月经周期的第 5 天开始服药。若患者系闭经，则应先用黄体酮，撤退性出血的第 5 天开始服用本品。患者在治疗后有排卵但未受孕，可重复原治疗的疗程，直到受孕，或重复 3～4 个疗程。若患者在治疗后无排卵，在下一次的疗程中剂量可增加到每天 100mg，共 5 天。个别患者药量可达每天 150mg 时，才能排卵。

【不良反应】可有面部潮红、恶心、头晕、乏力、腹胀、乳胀、皮疹、肝功能障碍等，停药后可消失。

【相互作用】①与达那唑合用会抑制氯米芬的作用。②与炔雌醇合用会抑制炔雌醇的作用。

③与苯海拉明抗组胺药合用，可加强前者抑制作用，影响驾驶员或机械操作者的工作。

【注意事项】如果出现视觉症状，如模糊、阴影或闪视（罕见盲点）时应停药。如果患者的视觉受到不利的影响，则不应驾驶或操作机器。

【规格】片剂：50mg。

【贮藏】遮光贮存。

烯丙雌醇 Allylestrenol

【别名】多力玛、Turinal。

【药理作用】为一种口服保胎药物。可改善胎盘功能，促使胎盘分泌内源性黄体酮及其他甾体类激素；同时还可以升高缩宫素酶的浓度及活性；抑制前列腺素对子宫的刺激作用。对垂体功能没有抑制作用。

【适应证】临床上用于先兆流产、习惯性流产、先兆早产。

【体内过程】口服后吸收完全，服药后 2 小时可达血药峰值。主要与白蛋白和性激素结合球蛋白结合。在肝内代谢为失活的孕烷二酮。大部分代谢物与葡糖醛酸结合后随尿液于 24～30 小时完全排出。血浆消除半衰期为 16～18 小时。

【用法用量】先兆流产每天 5～10mg，持续用药 5～7 天或至症状消失。习惯性流产应在明确妊娠后立即用药，每天服 5～10mg 直到危象期后 1 个月，通常至妊娠的第 5 个月末。先兆早产剂量需个体化，通常高于上述剂量（每天 10～20mg）。

【不良反应】偶见体液潴留、恶心和头痛。

【相互作用】肝药酶诱导剂可能加速本品的代谢，使疗效降低。

【注意事项】在动物慢性毒理实验中，每天给予 25mg/kg（远远高于临床），观察到的唯一改变是性腺功能和胆固醇水平轻度下降。由于本品可降低糖耐量，故糖尿病孕妇应定期测定血糖水平。

【规格】片剂：5mg。

【贮藏】遮光，贮于 15～30℃干燥处。

氯烯雌醚 Chlorotrianisene

【别名】泰舒、Tace。

【药理作用】为一种非甾体雌激素类。活性较己烯雌酚弱，约为己烯雌酚的 1/10。能调节垂体前叶释放促性腺激素，但其引起垂体前叶和肾上腺皮质功能亢进的作用较雌激素弱，长期服用不会引起垂体肿大和肾上腺的增生，作用比较温和，耐受性较好。口服后有一定的长效作用。大鼠口服氯烯雌醚 5mg 后能持续作用 17 天；皮下注射 1mg 作用能维持 53 天。人口服 6mg 初始有效，大于 18mg 时才有长效作用。

【适应证】①用于萎缩性阴道炎、女性性腺功能低下、青春期功血、女阴干枯症、更年期综合征。②近年来已试用于治疗前列腺肥大与晚期前列腺癌。

【体内过程】口服后能储藏于脂肪组织内，并缓慢释放，经肝脏代谢为含有雌激素作用的物质，故有雌激素前体之称。给药后在肝脏代谢，主要通过粪便中排泄，并能测出其活性物质。

【用法用量】①用于妇女更年期综合征：每次 4mg，每天 2～3 次，连续 20～22 天为 1 个疗程，停药后 5～6 天，再开始另一个疗程，症状改善后剂量可逐渐减少。②用于青春期功血：每次 1～20mg，每天 2～3 次，止血后酌情递减，每天维持量 8mg。③用于妇女性腺功能不全：每天剂量 8～12mg，可按各人情况增减，连续 21 天为 1 个疗程，停药 7 天再开始下一个疗程。④用于男性前列腺增生：每次 4～8mg，每天 2～3 次，连续 4～8 周为 1 个疗程，必要时可延长或遵医嘱。

【不良反应】偶有轻微胃部不适、恶心、头痛、乳房胀痛等不良反应，大多数在继续用药中会自行好转。

【相互作用】①与抗凝血药合用使抗凝作用减弱，必须合用时，应根据凝血酶原时间测定调节抗凝血药的用量。②与苯巴比妥、苯妥英或扑米酮等合用，肝药酶正诱导能促进雌激素的代谢，使雌激素的效应降低。③与三环类抗抑郁药合用时，后者的不良反应增多，效应减弱。

【注意事项】①有血栓史者、胆石症、哮喘、肝功能损害、高血压患者慎用。②用药期间应注意检查血压、肝功能，做巴氏试验检查。

【规格】滴丸剂：每粒 4mg。

【贮藏】密封保存。

醋酸丙氨瑞林 Alarelin Acetate

【别名】阿拉瑞林。

【药理作用】为人工合成的 GnRH 的九肽类似物，用药初期可刺激垂体释放 LH 和 FSH，引起卵巢源性甾体激素短暂升高；重复用药可抑制垂体释放 LH 和 FSH，使血中的雌二醇水平下降，这种抑制作用可用于治疗子宫内膜异位症等激素依赖性疾病。

【适应证】用于治疗子宫内膜异位症。

【体内过程】动物实验表明，本品与血浆蛋白结合率为 27%～35%，组织分布中以肾脏最高，其次是肝脏、性腺和垂体，药物可从胆汁分泌，24 小时内在体内完全代谢分解，并全部从尿和粪中排出，其中 80% 由尿中排出。

【用法用量】皮下或肌内注射：月经来潮的第 1～2 天开始治疗，每次 150μg，每天 1 次，或遵医嘱。制剂在临用前用 2ml 灭菌生理盐水溶解，3～6 个月为 1 个疗程。

【不良反应】可出现因低雌激素状态引起的症状，如潮热、阴道干燥、性欲改变、情绪改变、体重变化、乳房缩小或胀痛、色素沉着，以及口干、头晕乏力、胸闷、恶心、皮疹、注射部位硬结等。停药后症状消失。

【相互作用】尚不明确。

【注意事项】①除因子宫内膜异位症引起的不孕症患者可采用突然停药外，其余患者均须采用逐步撤药的方法。②如用药期间出现淋漓出血，应咨询医师调整剂量，剂量可调至每天 200μg，皮下注射或肌内注射。③用药期间应采取有效的避孕措施（但禁用甾体激素避孕药）。④如疗程超过 6 个月以上应注意可能发生骨质丢失。对于以往曾使用过本品或其他（LHRH）类似物治疗患者、有长期饮酒或吸烟史等患者，有骨质疏松症家族史者或长期服用可导致骨质丢失药物（如皮质激素或抗惊厥药物）患者，若需使用本品应慎重权衡利弊。⑤对于有抑郁症的患者，使用时应密切注意情绪的变化。⑥出现全身性皮疹应立即停药。

【规格】注射剂：25μg，150μg。

【贮藏】遮光、密闭保存。

8.4.2　孕激素及抗孕激素类

黄体酮 Progesterone

【别名】孕酮、助孕素、安琪坦、益玛欣、Progestin、Crinone。

【药理作用】为卵巢分泌的天然孕激素。①在月经周期后期使子宫内膜内腺体生长，为受精卵植入做好准备。②在与雌激素共同作用下促使乳房充分发育，为产乳做准备。③可使子宫颈口闭合，导致精子不易穿透；大剂量时产生抑制排卵作用。

【适应证】主要用于习惯性流产、痛经、经血过多或血崩症、闭经等。

【体内过程】口服虽可被吸收，但迅速在肝内被灭活。可经舌下、直肠或阴道给药。肌内注射可迅速被吸收。血浆半衰期仅数分钟。代谢物孕二醇和其葡糖醛酸结合物随尿排出。

【用法用量】

（1）肌内注射。①习惯性流产：肌内注射每次 10～20mg，每天 1 次或每周 2～3 次，持续到妊娠第 4 个月。②痛经：在月经之前 6～8 天每天注射 5～10mg，共 4～6 天，疗程可重复若干次。对子宫发育不全所致的痛经，可与雌激素配合使用。③经血过多和血崩症：每天肌内注射 10～20mg，5～7 天为 1 个疗程，可重复 3～4 个疗程，每个疗程间隔 15～20 日。④闭经：先给予雌激素 2～3 周后，立即给予本品每天 3～5mg，6～8 天为 1 个疗程，总剂量不宜超过 300～350mg，疗程可重复 2～3 次。

（2）口服。①与雌激素（如结合雌激素）联合使用治疗更年期综合征：口服结合雌激素 1.25mg，每天 1 次，共 22 天；服用结合雌激素第 13 天起服用本品，口服，200mg，每天 2 次，共 10 天。②用于先兆流产和习惯性流产、经前期紧张综合征、无排卵型功血和无排卵型闭经，常用剂量为每天 200～300mg，1 次或分 2 次服用。每次剂量不得超过 200mg，服药时间最好远隔进餐时间。③阴道给药：每天 1 次，每次 90mg，持续治疗至胎盘有自主功能，达到 10～12 周。

【不良反应】①偶见恶心、呕吐、头痛及乳胀，大剂量可致水钠潴留。②孕期用药可致女胎男性化。

【相互作用】①酶诱导剂（卡马西平、灰黄霉素、苯巴比妥、苯妥英和利福平）可加快本品的清除，降低单用本品避孕的效果。②由于黄体酮和其他孕激素可影响糖尿病控制，有必要调整抗糖尿病药的剂量。③孕激素可抑制环孢素代谢，导致后者的血药浓度上升并有中毒的危险。④氨鲁米特明显降低甲羟孕酮和甲地孕酮的血药浓度，可能是诱导肝药酶的结果，须增加孕激素的用量。

【注意事项】对早期流产以外的患者给药前应进行全面检查，确定属于黄体功能不全再使用。

【规格】①注射剂：1ml：10mg，2ml：20mg。②胶囊剂：50mg，100mg。③阴道栓：25mg。

④阴道用缓释凝胶：8%。

【贮藏】遮光保存。

甲羟孕酮 Medroxyprogesterone

【别名】甲孕酮、安宫黄体酮、狄波-普维拉、法禄达。

【药理作用】为孕激素类药，无雌激素活性。孕激素的活性在皮下注射时为黄体酮的 20～30 倍，肌内注射有长效作用。

【适应证】用于痛经、功能性闭经、功血、先兆流产或习惯性流产、子宫内膜异位症等。大剂量可用作长效避孕针，肌内注射 1 次 150mg，可避孕 3 个月。

【体内过程】可从胃肠道吸收。具有很好的蛋白结合率（主要结合白蛋白）。在肝内代谢，主要以葡糖醛酸结合物随粪排出。口服后的半衰期为 24～30 小时，肌内注射后可能达到 50 天。可被分布进入乳汁。

【用法用量】①功能性闭经：每天口服 4～8mg，连用 5～10 天。②子宫内膜癌或肾癌：口服，每次 100mg，每天 3 次；肌内注射，起始 0.4～1g，一周后可重复 1 次，待病情改善和稳定后，剂量改为 400mg，每月 1 次。③避孕：肌内注射，每 3 个月 1 次，每次 150mg，于月经来潮第 2～7 天注射。

【不良反应】部分妇女有不规则出血等反应。如发生出血，可根据出血量加服炔雌醇 0.05～0.1mg，连服 3 天，即可止血。偶有恶心、呕吐及头痛等不良反应。

【相互作用】①与化疗药物合用可增强抗癌效果。②与肾上腺皮质激素合用可增加血栓栓塞性疾病的风险。

【注意事项】①有精神抑郁者慎用。②治疗前应全面体检（特别是乳腺与盆腔检查），长期用药需注意检查肝功能，特别注意乳房检查。③孕激素可引起一定程度体液潴留、癫痫、偏头痛、哮喘等情况，应严密观察。④在应用过程中有血栓形成的征象，如突发视力障碍、复视、偏头痛，应立即检查。如有视盘水肿或视网膜血管病变，应立即停药。⑤长期使用甲羟孕酮的妇女不宜吸烟。⑥肾功能不全患者，脑梗死、心肌梗死、血栓性静脉炎等血栓病史患者，未确诊的性器官出血、尿路出血及对本品过敏者禁用。⑦心脏病、癫痫、抑郁症、糖尿病、偏头痛、哮喘者禁用。⑧可经乳汁分泌，哺乳期妇女使用时暂停哺乳。

【规格】①片剂：2mg，4mg，10mg。②注射剂：1ml：0.5mg，1ml：1mg。

【贮藏】密封、遮光贮存。

己酸羟孕酮　Ethisterone

【别名】长效黄体酮。

【药理作用】为长效孕激素，活性为黄体酮的 7 倍，无雌激素活性。

【适应证】可用于治疗习惯性流产、月经不调、功血、子宫内膜异位症等。与戊酸雌二醇配伍作长效注射避孕药，具有排卵抑制作用，每月肌内注射 1 次，避孕效果肯定。

【体内过程】肌内注射后，缓慢吸收。主要在肝脏代谢，随粪便和尿液排出。

【用法用量】①一般深部肌内注射，每次 0.25～0.5g，每周 1～2 次。②习惯性流产：正常妊娠 8 周后，每周肌内注射 0.25g。③月经不调：试栓性诊断，肌内注射，每日 0.25g，共 8～14 天。④子宫内膜异位：每次肌内注射 0.25g，每周 2 次，连续 5 周。⑤功血：每次肌内注射 0.25～0.5g，每周 2 次，可长期应用。

【不良反应】少数患者在用药后有恶心、呕吐、头晕、乏力、乳胀、疲乏等反应，一般较轻，不需处理。

【相互作用】①酶诱导剂（如卡马西平、灰黄霉素、苯巴比妥、苯妥英钠和利福平等）可提高本品的清除率，降低药效。②可抑制环孢素的代谢，导致环孢素血药浓度增加，有发生药物中毒风险。

【注意事项】①有血栓病史、乳房肿块者不宜使用；为防止过敏性休克，注射后应留看观察 15～20 分钟。②定期体检，包括乳腺、肝功能、血压和宫颈刮片的检查，发现异常者应即停药。③子宫肌瘤、高血压患者慎用。

【规格】注射剂：1ml：0.125g，1ml：0.25g，2ml：0.25g。

【贮藏】遮光、密闭保存。

地屈孕酮　Dydrogesterone

【别名】去氢孕酮、达芙通、Biphaston。

【药理作用】是一种口服孕激素，可使子宫内膜进入完全的分泌期，从而防止由雌激素引起的子宫内膜增生和癌变风险。

【适应证】可用于治疗内源性黄体酮不足引起的疾病，如痛经、子宫内膜异位症、继发性闭经、月经周期不规则、功血、经前期综合征、孕激素缺乏所致先兆流产或习惯性流产、黄体不足所致不孕症。

【体内过程】口服后迅速吸收，可在体内被完全代谢，主要代谢物为 20α-地屈孕酮（20α-dehydrogesterone，DHD），其结构保持着 4,6-二烯-3-酮构型而不会产生 17α-羟基化，这种特性决定了本品无雌激素和雄激素作用。原药及代谢物 DHD 分别在 0.5 小时和 2.5 小时达到血药峰值，在血浆中的 DHD 浓度高于原药浓度。本品和代谢物的半衰期分别为 5～7 小时和 14～17 小时。约有 63%随尿液排出，约在 72 小时内从体内完全被清除。

【用法用量】①痛经：从月经周期的第 5～25 天，每天 2 次，每次口服本品 1 片（以地屈孕酮计 10mg）。②子宫内膜异位症：从月经周期的第 5～25 天，每天 2～3 次，每次口服本品 1 片（以地屈孕酮计 10mg）。③功血：止血每次口服本品 1 片（以地屈孕酮计 10mg），每天 2 次，连续 5～7 天；预防出血从月经周期的第 11～25 天，每次口服本品 1 片（以地屈孕酮计 10mg），每天 2 次。④闭经：从月经周期的第 1～25 天，每天服用雌二醇，每天 1 次。从月经周期的第 11～25 天，联合使用本品，每天 2 次，每次 1 片（以地屈孕酮计 10mg）。⑤经前期综合征：从月经周期的第 11～25 天，每次口服 2 片（以地屈孕酮计 20mg）。⑥月经不规则：从月经周期的第 11～25 天，每次口服 2 片（以地屈孕酮计 20mg）。⑦先兆流产：起始剂量为 1 次口服 4 片（以地屈孕酮计 40mg），随后每 8 小时服 1 片（以地屈孕酮计 10mg）至症状消失。⑧习惯性流产：每天口服 2 片（以地屈孕酮计 20mg），至妊娠 20 周。⑨内源性孕酮不足导致的不孕症：月经周期的第 14～25 天，每天口服 1 片（以地屈孕酮计 10mg）。治疗应至少持续 6 个连续的周期，建议在妊娠的前几个月里连续采用该方法治疗，剂量应参照习惯性流产治疗剂量或遵医嘱。

【不良反应】可能发生轻微出血、经期血量改变、闭经不适、呕吐、腹痛、肝功能改变、黄疸（少见）、乳房疼痛瘙痒、皮肤过敏、荨麻疹、抑郁情绪、头痛、偏头痛、精神紧张、水肿、性欲改变等。

【相互作用】与雌激素联合使用时，如发生肝功能异常、血栓栓塞或血压大幅度升高，应停药。

【注意事项】用药前，需排除器质性疾病；用药时，可能有突破性出血或点滴出血；有血压升高风险；可能发生静脉血栓栓塞。

【规格】片剂：10mg。

【贮藏】贮于15～30℃干燥处。

炔诺酮 Norethisterone

【别名】妇康、炔诺酮探亲片、避孕一号、复方炔诺酮膜、复方炔诺酮片、Norethindrone、Conludag、Primolutnor.

【药理作用】为合成口服孕激素药物。有较强的孕激素活性和轻度的雄激素活性。

【适应证】①为短效口服避孕药。②用于治疗功血、妇女不育症、痛经、闭经、子宫内膜异位症、子宫内膜增生过度等。

【体内过程】口服易于吸收，1～2小时可达血药峰值。消除半衰期≥8小时。血浆蛋白结合率约60%。作用持续24小时以上。在肝内代谢，生物利用度平均为64%。大部分随尿排出。

【用法用量】①用作短效口服避孕药：包括复方炔诺酮片、膜或纸片及口服避孕片（膜）0号，从月经周期第5天开始服药，每天1片，晚餐后服用为宜（上夜班者早餐后服），连服22日，不能间断，服完等月经毕第5天继续服药。②用作探亲避孕药：探亲避孕丸，于同居当晚开始服用，每晚1丸（5mg），同居10天之内，必须连服10丸；同居半个月，连服14丸；超过半个月者，服完14丸后接着改服短效口服避孕药，直至探亲期结束。③治疗功血：每8小时服1片炔诺酮片、膜或纸片（2.5mg）（紧急情况下每3小时服药1次，待出血明显减少后改为8小时1次），然后逐渐减量，直至维持量每天1次1片，再连服20天；也可在出血停止后，每天加服炔雌醇0.05mg或己烯雌酚1mg，共20天。④不育症：口服炔诺酮2.5mg和炔雌醇0.05mg，每天1次，连服20天，共3个周期。⑤痛经、子宫内膜异位症：于月经第5～7天开始，每天口服1次2.5mg，连服20天。

【不良反应】少数妇女可有恶心、呕吐、头晕、乏力、嗜睡等类早孕反应及不规则出血、闭经、乳房胀、皮疹等，一般可自行消失。

【相互作用】①与利福平、氯霉素、氨苄西林、苯巴比妥、苯妥英、扑米酮、甲丙氨酯、氯氮䓬、对乙酰氨基酚及吡唑酮类镇痛药（保泰松）等同服可产生肝微粒体酶效应，加速炔诺酮和炔雌醇在体内的代谢，导致避孕失败，突破性出血发生率增高。②维生素C能增强口服避孕药的作用，每天口服维生素C 1g可使炔雌醇生物利用度从40%提高到60%～70%。

【注意事项】①漏服或迟服时避孕会失败，故必须每天定时服药；如漏服，应在24小时内补服1次。②吸烟妇女（特别是年龄超过35～40岁者）不宜服避孕药。

【规格】①复方炔诺酮片（避孕片一号）、复方炔诺酮膜（避孕膜一号）或复方炔诺酮纸片（薄型避孕片一号）：含炔诺酮0.6mg和炔雌醇0.035mg。②复方炔诺孕酮片-330：每片含炔诺酮0.3mg、甲基炔诺酮0.3mg、炔雌醇0.03mg。③口服避孕片0号或口服避孕膜0号：含炔诺酮0.3mg、甲地孕酮0.5mg和炔雌醇0.035mg。④炔诺酮双相片（Ortho-Novum10/11）：开始10天，每片含炔诺酮0.5mg和炔雌醇0.035mg，继后11天，每片含相应药物1mg和0.035mg。⑤炔诺酮三相片（Ortho-Novum7/7/7）：分为三个7天，每个7天每片含炔诺酮分别为0.5mg、0.75mg、1mg和炔雌醇0.035mg。⑥炔诺酮探亲片（探亲避孕丸）：每丸含炔诺酮5mg。⑦炔诺酮（妇康）片、炔诺酮（妇康）膜或炔诺酮纸片（薄型妇康片）：0.652mg，2.5mg。⑧醋炔诺酮片：含有醋炔诺酮1.5mg和炔雌醇0.03mg。

【贮藏】遮光、密封保存。

甲地孕酮 Megestrol

【别名】去氢甲孕酮、米托索、梅格施、宜利治、艾诺克。

【药理作用】为孕激素，对垂体促性腺激素释放有一定的抑制作用，但比左炔诺孕酮和炔诺酮弱。不具有雌激素和雄激素样活性，但有明显的抗雌激素作用。与雌激素合用，抑制排卵。

【适应证】为短效复方口服避孕片的孕激素成分；亦可用于治疗月经不调、功血、子宫内膜异位症；晚期乳腺癌和子宫内膜腺癌。

【体内过程】口服可吸收，1～3小时可达血药峰值。高度与蛋白结合，在肝内代谢。主要以代谢物随尿排出。

【用法用量】口服：①治疗闭经（雌激素水平足够时），每次4mg，每天2～3次，连服2～3天，停药2周内即有撤退性出血。②治疗功血，自月经第5天开始服，每天4～8mg，共20天。③治疗子宫内膜异位症，自月经第5天服，每次

4～8mg，每天 1～2 次，连服 3～6 个月。④乳腺癌，每次 40mg，每天 4 次，每天 160mg，连续 2 个月。⑤子宫内膜癌，每次 10～80mg，每天 4 次，每天 40～320mg；或每次 160mg，每天 1 次。

【不良反应】①主要为恶心、头晕、倦怠。②突破性出血。③妊娠期服用有比较明确的增加女性后代男性化的作用。

【相互作用】与肝药酶诱导剂如利福平、氯霉素、氨苄西林、苯巴比妥、苯妥英钠、扑米酮、氯氮䓬、对乙酰氨基酚及保泰松同服可加速本品代谢，导致避孕失败。

【注意事项】长期用药注意检查肝功能、乳房。

【规格】片剂：1mg，4mg。

【贮藏】遮光、密封保存。

孕三烯酮 Gestrinone

【别名】18-甲三烯炔诺酮、强诺酮、去氢炔诺酮、内美通、三烯高诺酮、R2323、Methylnorgestrienone。

【药理作用】是一种人工合成的化合物，具有激素和抗激素的复杂特性，即具有较强的抗孕激素和抗雌激素活性，又有很弱的雌激素和雄激素作用。

【适应证】用于子宫内膜异位症。也用作探亲避孕或事后避孕药；对于早期妊娠，如与前列腺素合用，可提高引产成功率。

【体内过程】口服几乎完全吸收，主要通过羟基作用在肝内代谢，由肾脏排出。

【用法用量】口服。①用于子宫内膜异位症：一般为每次 2.5mg，每周 2 次，第 1 次于月经第 1 天服用，3 天后服用第 2 次，以后每周相同时间服用。②探亲避孕：探亲当天服 3mg，以后每次房事时服 1.5mg。③事后避孕：从月经第 5～7 天开始服药，每周 2 次（间隔 3～4 天），每次 2.5mg。

【不良反应】①头晕、乏力、胃部不适、痤疮、多毛及脂溢性皮炎、腿肿、体重增加、乳房缩小松弛等。②也有月经周期缩短或延长、闭经、经量减少、不规则出血，但一般会自行减少。

【相互作用】利福平可以加速本品的代谢。

【注意事项】服药期间要定期检查肝功能。氨基转移酶轻度升高者服用保肝药后可继续治疗。如氨基转移酶明显升高且服保肝药无效时则应停止治疗。

【规格】①片剂：1.5mg，2.5mg。②胶囊剂：2.5mg。

【贮藏】遮光、密封，贮于干燥处。

米非司酮 Mifepristone

【别名】息隐、含珠停、司米安。

【药理作用】为新型抗孕激素，无孕激素、雌激素、雄激素及抗雌激素活性，能与黄体酮受体及糖皮质激素受体结合，对子宫内膜黄体酮受体的亲和力比黄体酮强 5 倍，对受孕动物各期妊娠均有引产效应，可作为非手术性抗早孕药。

【适应证】用于终止早期妊娠，停经日数在 49 日以内的正常宫内妊娠；手术人工流产的高危对象，如剖宫产半年内、人工流产或产后哺乳期妊娠、宫内发育不全或坚韧而无法探子宫腔者；对手术流产有恐惧心理者。

【体内过程】口服吸收良好，半衰期20～25 小时，主要经粪便排泄，尿中发现的量小于10%。

【用法用量】停经≤49 天的健康早孕妇女，空腹或进食 2 小时后，口服 25～50mg 片剂，每天 2 次，连服 2～3 天，总量 150mg，每次服药后禁食 2 小时，第 3～4 天清晨于阴道后穹窿处放置卡前列甲酯栓 1 枚（1mg），或使用其他同类前列腺素药物。卧床休息 1～2 小时，门诊观察 6 小时。注意用药后出血情况，有无妊娠产物和不良反应。

【不良反应】①部分早孕妇女服药后，有轻度恶心、呕吐、眩晕、乏力和下腹痛、肛门坠胀感和子宫出血。②个别妇女可出现皮疹。使用前列腺素后可出现腹痛，部分对象可发生呕吐、腹泻。少数有潮红和发麻现象。

【相互作用】不能与利福平、卡马西平、灰黄霉素、巴比妥类、苯妥英钠、非甾体抗炎药、肾上腺皮质激素并用。

【注意事项】①确认为早孕者，停经天数不应超过 49 天，妊娠期越短，效果越好。②必须在具有急诊、刮宫手术和输液、输血条件下使用。③服药前必须向服药者详细告知治疗效果及可能出现的不良反应。治疗或随诊过程中，如出现大量出血或其他异常情况，应及时就医。服药后，一般会较早出现少量阴道出血，部分妇女流产后出血时间较长。少数早孕妇女服用本品后，即可自然流产。约 80% 的孕妇在使用前列腺素类药物后，6 小时内排出绒毛胎囊，约 10% 孕妇在服药后 1 周内排出妊娠物。

【规格】片剂：每片 10mg，25mg，200mg。

【贮藏】遮光、密封保存。

左炔诺孕酮 Levonorgestrel

【别名】保仕婷、左旋甲炔诺酮、d-甲炔诺酮、毓停、d-Norgestrel。

【药理作用】为速效、短效避孕药，避孕机制是显著抑制排卵和阻止孕卵着床，并使宫颈黏液稠度增加，精子穿透阻力增大，从而发挥速效避孕作用。

【适应证】用于女性紧急避孕，即在无防护措施或其他避孕方法偶然失误时使用。

【体内过程】口服易吸收。口服1mg，2小时、8小时及24小时测定血药浓度，依次为8.1ng/ml、3.8ng/ml及1.3ng/ml。半衰期为5.5～10.4小时。口服后主要分布于肝、肾、卵巢及子宫。主要在肝内代谢。代谢物主要为3α,5β-四氢甲基炔诺酮。24小时即可排出绝大部分，且体内无滞留。

【用法用量】在无防护性性生活或避孕失败72 小时以内，服药越早，预防妊娠效果越好，单次口服 1.5mg；或首次服 0.75mg，间隔 12 小时服再服 0.75mg。

【不良反应】偶有轻度恶心、呕吐，一般不需处理，可自行消失。

【相互作用】参见苯甲酸雌二醇。

【注意事项】①用于避孕失误的紧急补救避孕药，不是引产药。②不宜作为常规避孕药，服药后至下次月经前应采取可靠的避孕措施。③如服药后 2 小时内发生呕吐，应立即补服 1 片。④可能使下次月经提前或延期，如逾期 1 周月经仍未来潮，应立即到医院检查，以排除妊娠。

【规格】片剂：0.75mg。

【贮藏】避光、密封保存。

地诺孕素 Dienogest

【别名】Visanne。

【药理作用】是一种混合孕激素，同时具有天然和合成孕激素的药理学优点，抑制排卵的作用主要是通过其外周机制如抑制预排卵和卵巢17β-雌二醇峰等，而非影响促性腺激素分泌的中枢机制来实现的。

【适应证】用于治疗子宫内膜异位症。

【体内过程】口服吸收完全且迅速，绝对生物利用度大于 90%，达到最大血清和血浆浓度的时间分别约为 2 小时和 1～2 小时。本品的血浆半衰期较其他孕激素短，仅 6.5～12 小时，故每

天给药亦无蓄积性。

【用法用量】通常成人每天 2mg，分 2 次服用，从月经周期的第 2～5 天开始。

【不良反应】偶有恶心、呕吐、头痛、乏力等症状，一般较轻。

【相互作用】①一些药物或草药可能会降低激素避孕药的有效性，包括苯妥英钠、巴比妥酸盐、卡马西平、博森坦、非巴曼特、灰黄霉素、奥卡西平、利福平、托吡酯和含有圣约翰草的产品。②会降低拉莫三嗪血药浓度，需调整拉莫三嗪用量。

【注意事项】①有动静脉血栓事件患者禁用。②乳腺癌和生殖器官癌患者禁用。③高血压的患者使用本品需监测血压或停止使用。

【规格】片剂：1mg。

【贮藏】密闭保存。

壬苯醇醚 Nonoxynol

【别名】壬苯醇醚-9、Nonoxynol-9、Patentex、Semicid。

【药理作用】通过降低精子脂膜表面张力、改变精子正常渗透压使精子不能游动，无法进入宫颈口，直至破裂死亡。

【适应证】用于育龄女性避孕。

【体内过程】本避孕薄膜放入阴道后穹窿，约 5 分钟溶解成凝胶体，作用保持 2 小时；栓剂经 10 分钟生效，作用保持 24 小时。为子宫颈口的机械屏障，当精液与凝胶体或海绵接触即被吸收，同时释放杀精剂，达到避孕效果。

【用法用量】①薄膜：于房事前 3～5 分钟，将薄膜揉成松软小团推入阴道深处；男用时，将薄膜折成双折，贴在阴茎头上，推入女方阴道深处，约 5 分钟后进行房事。每次用新薄膜一张。②海绵剂：临用时用清洁水浸湿，挤去过量水分，深置阴道中，房事后保留 6 小时，但不超过 30 小时，不能重复使用。③栓剂：房事前 1 小时放入阴道中 1 粒（75mg 或 100mg）。④凝胶剂：房事前阴道给药，一次 3g。

【不良反应】阴道局部刺激反应，可出现阴道分泌物增多及烧灼感。

【相互作用】尚不明确

【注意事项】房事后 6～8 小时不要冲洗阴道。

【规格】①膜剂：50mg。②海绵剂（直径5.5cm×厚 2.5cm）：每块 1g。③栓剂：75mg，100mg。④凝胶剂：4%（3g），4%（30g）。

【贮藏】密闭，阴凉干燥处保存。

左炔诺孕酮炔雌醇（三相）片 Levonorgestrel and Ethinylestradiol Tablets （Triphasic）

【别名】特居乐。

【药理作用】所含左炔诺孕酮为口服强效孕激素，作用较炔诺酮强，并有雄激素、雌激素和抗雌激素的作用，既可以抑制卵巢排卵，又可增加宫颈黏液稠度和抑制子宫内膜发育。另一成分炔雌醇亦能抑制促性腺激素分泌，从而抑制卵巢排卵，两药配伍既提高避孕效果，又减少了不良反应。

【适应证】用于女性口服避孕。

【体内过程】参见左炔诺酮和炔雌醇。

【用法用量】口服，首次服药从月经的第 3 日开始，每晚 1 片，连续 21 天，先服棕色片 6 天，继服白色片 5 天，最后服黄色片 10 天。以后各服药周期均于停药第 8 天按上述顺序重复服用，不得漏服。若停药 7 天，连续两个月闭经者，应咨询医师。首次服药从月经的第 3 天开始时，推荐在第一个治疗周期服药的最初 7 天内，加用屏障避孕法。

【不良反应】①常见的有恶心、呕吐、头痛、乳房痛、经间少量出血。②较少见的有抑郁、皮疹及不能耐受隐形眼镜；较严重的不良反应尚有血栓形成、高血压、肝病、黄疸及过敏反应等。

【相互作用】①可使本品避孕效果降低的药物：抗菌药尤其是广谱抗菌药，肝药酶诱导剂如利福平、苯巴比妥、苯妥英等，应避免同时服用。②影响其他药物的疗效，作用减弱的有抗高血压药、抗凝血药及降血糖药，疗效增强的有三环类抗抑郁药。

【注意事项】①开始服药前请咨询医师，包括体检，采集完整的个人和家庭病史，特别注意检查血压。服用时应当每年进行体检，在体检过程中向医师说明正在服用本品。②必须按规定方法服药，若漏服药不仅可发生突破性出血，还可导致避孕失败。一旦发生漏服，除按规定服药外，应在 24 小时内加服 1 片。③出现下列症状时应停药：怀疑妊娠、血栓栓塞病、听力或视力障碍、高血压、肝功能异常、精神抑郁、缺血性心脏病、胸部锐痛或突然气短、偏头痛、乳腺肿块、癫痫发作次数增加、严重腹痛或腹胀、皮肤黄染或全身瘙痒等。④吸烟可使服用本品的妇女发生心脏病和脑卒中的危险性增加，尤其是 35 岁以上的

（含 35 岁）妇女，故服药期间应戒烟。⑤如欲妊娠，应停药并采取其他避孕措施，直到出现第一个月经周期后再妊娠。

【规格】①棕色片：每片含左炔诺孕酮 0.05mg 与炔雌醇 0.03mg。②白色片：每片含左炔诺孕酮 0.075mg 与炔雌醇 0.04mg。③黄色片：每片含左快诺孕酮 0.125mg 与炔雌醇 0.03mg。

【贮藏】密闭，阴凉干燥处保存。

左炔诺孕酮炔雌醚 Levonorgestrel and Quinestrol

【别名】月悦安。

【药理作用】炔雌醚（炔雌醇环戊醚）为长效雌激素，口服后经胃肠道吸收，贮存于脂肪组织内，缓慢释放出炔雌醇，通过抑制丘脑下部-垂体-卵巢轴来抑制卵巢排卵，达到长效避孕作用，孕激素与其配伍，对抑制排卵既有协同作用，又可使子宫内膜转化，呈现分泌现象，导致撤退性出血，形成周期性改变。每月服药 1 次，避孕率可达 98% 以上。

【适应证】有抑制排卵的作用，为女用长效口服避孕药。

【体内过程】参见左炔诺酮和炔雌醚。

【用法用量】于月经的当天算起，第 5 天午餐后服药 1 次，间隔 20 天服第二次，或月经第 5 天及第 10 天各服 1 片，以后均以第二次服药日期，每月服 1 片，一般在服药后 6～12 天有撤退性出血。原服用短效口服避孕药改服长效避孕药时，可在服完 22 片后的第二天接服长效避孕药 1 片，以后每月按开始服长效避孕药的同一日期服药 1 片。

【不良反应】①类早孕反应：和短效口服避孕药表现相似，但比较严重，开始服药的前几个周期表现较重，反应发生时间一般在服药后 8～12 小时，因此将服药时间定于午餐后，使反应高潮恰在熟睡中，可使之减轻。②白带增多：为长效口服避孕药最常见的不良反应。多发生在 3～6 周期之后。少数人发生月经过多或闭经。③其他有胃痛、水肿、乳房胀痛、头痛等。

【相互作用】①抗生素类药抑制肠内细菌繁殖，减少激素结合物的分解，减少肠肝循环。②诱导肝药酶的药物如利福平、卡马西平、苯妥英可降低本品的药效，导致避孕失败。③可降低降压药、抗凝血药、降血糖药（如胰岛素）及口服降血糖药的疗效。④可增强三环类抗抑郁药的

效果。

【注意事项】①适用于长期同居夫妇避孕，每月只需服药一次，但必须在医务人员指导下按规定用药。初次服药后 10～15 天来一次月经，开始服药的两次月经周期有些缩短，属于正常现象，第三次转为正常。②服药期间个别人因体内雌激素不足而发生阴道出血，可加服炔雌醇片，每天每次 1 片（0.005～0.01mg）或遵医嘱。③服药期间定期体检，发现异常及时停药。④如需生育，应停药或采取其他避孕措施，半年后再妊娠。⑤急慢性肝炎、肾功能不全、肿瘤、子宫肌瘤、乳房肿块、糖尿病、血栓性疾病、心脏病、哺乳期妇女、严重高血压禁用。⑥既往月经不调、有闭经史者，产后或流产后未恢复正常月经者，不宜服用。⑦服避孕药的吸烟妇女并发心血管病（脑卒中、心肌梗死等）较不吸烟者多，因此服避孕药妇女应停止吸烟，或吸烟妇女（特别是年龄超过 35～40 岁者）不宜服避孕药。⑧出现下列症状时应停药：怀疑妊娠、血栓栓塞病、视觉障碍、原因不明剧烈性头痛或偏头痛、高血压、肝功能异常、精神抑郁、缺血性心脏病等。⑨严格按照规定方法服药，漏服药不仅可以发生突破性出血，还可导致避孕失败。服药期限以连续 3～5 年为宜，停药观察数月，体检正常者可再服用。

【规格】片剂：每片含左炔诺孕酮 6mg，炔雌醚 3mg。

【贮藏】遮光、密封保存。

炔孕酮 Ethisterone

【别名】乙炔睾酮、妊娠素。

【药理作用】孕激素类药，其作用与黄体酮相似，能使增生期子宫内膜转化为分泌期，并促进乳腺发育。抑制 LH，抑制排卵、子宫内膜萎缩，抑制子宫肌肉收缩作用，口服作用比黄体酮强 15 倍，而雄激素作用很小，为睾酮的 1/10。

【适应证】用于功血、月经异常、闭经、痛经等的治疗，以及防止先兆性流产和习惯性流产，但由于维持妊娠作用较弱，效果并不好，与雌激素炔雌醇合用疗效较好。

【体内过程】易从口腔黏膜吸收，舌下含用也有效，合成孕激素在肝内破坏缓慢，作用时间比黄体酮长，部分孕激素代谢物可从胆道分泌入肠中，少量由粪便排出。

【用法用量】①口服，每次 10mg，每天 3 次。②舌下含服：每次 10～20mg，每天 2～3 次。

【不良反应】可有恶心、呕吐、厌食等胃肠道反应及头痛、嗜睡、水肿、体重增加、肝功能障碍等。

【相互作用】参见左炔诺孕酮炔雌醚片。

【注意事项】出现过敏反应立即停药。心、肝、肾病患者慎用。

【规格】片剂：5mg，10mg，25mg。

【贮藏】遮光、密封保存。

炔雌醇 Ethinylestradiol

【药理作用】为雌激素类药，对下丘脑和垂体有正、负反馈作用。小剂量可刺激促性腺激素分泌；大剂量则抑制其分泌，从而抑制卵巢的排卵，达到抗生育作用。

【适应证】补充雌激素不足，治疗女性性腺功能不良、闭经、更年期综合征等；用于晚期乳腺癌（绝经期后妇女）、晚期前列腺癌的治疗；与孕激素类药合用，能抑制排卵，可作为避孕药。

【体内过程】口服可被胃肠道吸收，血药浓度达峰时间为 1～2 小时，半衰期为 6～14 小时，能与血浆蛋白中度结合，在肝内代谢，大部分以原形排出，约 60% 由尿排出。

【用法用量】①性腺发育不全，每次 0.02～0.05mg，每晚 1 次，连服 3 周，第三周配用孕激素进行人工周期治疗，可用 1～3 个周期。②更年期综合征，每天 0.02～0.05mg，连服 21 天，间隔 7 天再用，有子宫的妇女，于周期后期服用孕激素 10～14 天。③乳腺癌，每次 1mg，每天 3 次。④前列腺癌，一次 0.05～0.5mg，每天 3～6 次。

【不良反应】可有恶心、呕吐、头痛、乳房胀痛、腹胀等。偶有不规则阴道出血、闭经、尿频、尿痛、头痛、血压升高、皮疹、乳腺小肿块等。

【相互作用】口服 1g 维生素 C 能使单次口服炔雌醇生物利用度提高到 60%～70%。与孕激素类药合用，具有抑制排卵的协同作用，可用作避孕药。

【注意事项】肝、肾、心脏病患者，子宫肌瘤、癫痫、糖尿病患者慎用。不明原因的阴道出血者不宜使用。

【规格】片剂：5μg，20μg，50μg，500μg。

【贮藏】遮光、密封保存。

复方己酸羟孕酮 Compound Hydroxyprogesterone Caproate

【别名】避孕针 1 号。

【药理作用】雌激素避孕药通过抑制排卵、改变子宫内膜状态、干扰受精卵着床和输卵管的功能、改变宫颈黏液的理化性质等多个环节达到避孕效果。

【适应证】与雌激素类配伍，用于长效避孕。

【体内过程】肌内注射后局部沉积贮存，缓慢释放，发挥长效作用，维持时间1～2周以上。

【用法用量】深部肌内注射，第一次于月经周期的第 5 日注射 2ml，以后于每个月经周期的第 10～12 天注射 1ml（若月经周期短，宜在月经来潮第 10 天注射，即药物必须在排卵前 2～3 天注射，以提高避孕效果）。必须按月注射，注射液若有固体析出，可在热水中温热溶化后摇匀再用。

【不良反应】长效避孕注射剂的类早孕反应比口服药轻，其他有不规则阴道出血、乳房胀痛、心悸、腹痛、高血压等，甚至可发生过敏性休克。

【相互作用】①巴比妥类、扑米酮、苯妥英、卡马西平、利福平、氨苄西林、四环素和灰黄霉素等均可诱导同工酶，从而降低避孕药的药效，导致避孕失败。②激素避孕药可降低抗凝血药（醋硝香豆素、苯茚二酮和华法林）、抗抑郁药、降血糖药、降压药、利尿药和β受体阻滞剂的活性。

【注意事项】①为防止过敏性休克，注射后应观察 15～20 分钟。②发生不规则阴道出血时，可于注射后 10 天，每天服短效口服避孕药 1～2 片，连续 5 天以延长周期，减少经量或缩短周期。③肝、肾功能不全及乳房肿块患者禁用。④定期体检，包括乳腺、肝功能、血压和宫颈刮片的检查，发现异常者应即停药。⑤子宫肌瘤、高血压患者慎用。⑥注射后，一般维持 14 天左右月经来潮，如注射后闭经，可隔 28 天再注射一次。如闭经达 2 个月，应停止注射，等待月经来潮，闭经期间要采用其他方法避孕，待月经来后再按上法，重新开始注射。

【规格】每支含己酸羟孕酮 250mg，戊酸雌二醇 5mg。

【贮藏】密闭、闭光保存。

复方左炔诺孕酮 Compound Levonorgestrel

【别名】乐婷、多日纳。

【药理作用】为全合成强效孕激素，其孕激素作用约为炔诺酮的 100 倍，并有雄激素和抗雌激素活性，几乎不具有雌激素活性。抗排卵作用较炔诺酮强，还能改变宫颈黏液稠度和抑制子宫内膜发育等。

【适应证】临床主要与炔雌醇组成复方短效口服避孕药，也可通过剂型改变作为长效避孕药，还可用于治疗痛经、月经不调。

【体内过程】参见左炔诺酮和炔雌醇。

【用法用量】口服复方左炔诺孕酮滴丸，从月经第 5 天开始每天服 1 丸，连服 22 天，不能间断，服完后 3～4 天即来月经，并于月经的第 5 天再服下一个月的剂量。

【不良反应】可有恶心、呕吐、头晕、乏力、嗜睡等类早孕反应及不规则出血，偶有乳房胀、皮疹、痤疮、体重增加、高密度脂蛋白含量降低。

【相互作用】参见复方己酸羟孕酮。

【注意事项】①不能漏服，否则避孕会失效，如发生漏服时，应在 24 小时内补服。②如发生突破性出血，可加服炔雌醇每天 0.005～0.015mg。服药 22 天后如 7 天内不来月经应即开始服下一个月的药。

【规格】每丸含左炔诺孕酮 150mg，炔雌醇 30mg。

【贮藏】遮光、密封保存。

复方庚酸炔诺酮 Compound Norethisterone Enanthate

【药理作用】避孕药，主要通过抑制垂体促性腺激素分泌而抑制排卵，达到避孕作用，宫颈黏液和子宫内膜的直接作用与其避孕机制有关。经小鼠、大鼠、犬及猴的急性与慢性毒性实验，未见明显毒性。无致畸及致突变作用。

【适应证】用于健康育龄妇女避孕，尤其适用于不能耐受或坚持服用口服避孕片及放置宫内节育器易脱落者。

【体内过程】肌内注射后可贮存于注射局部组织，逐步释放而发挥长效作用，主要通过肝脏代谢及肾脏排出。

【用法用量】肌内注射每月一次可以避孕一个月。首次给药时，可于月经来潮第 5 天同时注射 2ml。自第二个月起，均在月经第 10～12 天注射 1ml。

【不良反应】少数使用者可发生月经改变，如周期缩短、经量减少、不规则出血及闭经。偶有恶心、头晕、乳胀等，一般均较轻微，不需处理。必要时可对症处理。

【相互作用】参见复方己酸羟孕酮。

【注意事项】必须按时注射，并注意将药液抽取干净完全注入，做深部肌内注射。本品在气温低流动性差时，置热水中温热，待恢复流动性后即可使用。

【规格】注射剂：1ml 中含庚酸炔诺酮50mg，戊酸雌二醇 5mg。

【贮藏】遮光、密闭保存。

复方炔诺孕酮 Compound Norgestrel

【别名】口服避孕片 1 号、复方甲基炔诺孕酮。

【药理作用】炔诺孕酮能阻止孕卵着床，并使宫颈黏液黏稠度增加，阻止精子穿透；炔雌醇能抑制促性腺激素分泌，从而抑制卵巢排卵。两种成分配伍既可增强避孕作用，又减少了不良反应。

【适应证】用于女性口服避孕。

【体内过程】参见炔诺酮和炔雌醇。

【用法用量】口服。从月经周期第 5 天开始用药，每天 1 片，连服 22 天。服完等下次月经来后第 5 天重复服药。

【不良反应】①类早孕反应：表现为恶心、呕吐、困倦、头晕、食欲缺乏。②突破性出血（多发生在漏服药时，必要时可每晚加服炔雌醇0.01mg）、闭经。③精神压抑、头痛、疲乏、体重增加、面部色素沉着。④肝功能损害，或使肝良性腺瘤相对危险性增高，偶见过敏反应。

【相互作用】参见复方己酸羟孕酮。

【注意事项】①服用时应当每年进行体检，在体检过程中向医师说明正在服用本品。出现下列症状时应停药：怀疑妊娠、血栓栓塞、视觉障碍、高血压、肝功能异常、精神抑郁、缺血性心脏病等。②按规定方法服药，漏服药不仅可发生突破性出血，还可导致避孕失败。一旦发生漏服，除按常规服药外，应在 24 小时内加服 1 片。③哺乳期妇女应于产后半年开始服用。④如欲妊娠，应停药并采取其他避孕措施，停药半年后再妊娠。⑤35 岁以上的吸烟妇女服用本品，患缺血性心脏病危险性增加。可能引起高血压。

【规格】片剂：每片含炔诺孕酮 0.3mg，炔雌醇 0.03mg。

【贮藏】遮光、密封保存。

复方醋酸甲地孕酮 Compound Megestrol Acetate

【别名】口服避孕片 2 号。

【药理作用】由孕激素与雌激素的衍生物组成的复方制剂。孕激素的衍生物醋酸甲地孕酮能阻止孕卵着床，并使宫颈黏液稠度增加，阻止精子穿透。雌激素的衍生物炔雌醇能抑制促性腺激素分泌，从而抑制卵巢排卵。两种成分配伍，增强避孕作用，又减少了不良反应。

【适应证】用于女性口服避孕。

【体内过程】参见醋酸甲地孕酮和炔雌醇。

【用法用量】口服，于每次月经第 5 天开始，每天 1 片，连服 22 天。停药后 3～7 天行经，于行经的第 5 天再服下一周期的药。产后或流产后在月经来潮再服。服药 1 个月可以避孕 1 个月，因此需要每个月服药。一般在睡前服，可减少不良反应。

【不良反应】参见复方炔诺孕酮。

【相互作用】参见复方己酸羟孕酮。

【注意事项】参见复方炔诺孕酮。

【规格】片剂：每片含主要成分醋酸甲地孕酮 1mg，炔雌醇 0.035mg。

【贮藏】遮光、密封保存。

8.5 胰岛素及其他影响血糖的药物

8.5.1 胰岛素及其类似物

8.5.1.1 胰岛素

胰岛素 Insulin

【别名】正规胰岛素、普通胰岛素。

【药理作用】①通过影响葡萄糖的贮存、释放和利用过程而有助于糖类的代谢。②影响脂类转化为脂肪、氨基酸转化为蛋白质。③应用胰岛素有助于控制高血糖、糖尿病及酮症酸中毒，并控制糖尿病并发症的发生。④促进钾离子向细胞内转运，有利于纠正细胞缺钾症状。

【适应证】①主要用于 1 型糖尿病患者。②也可用于 2 型糖尿病有严重感染、进行手术或外伤的患者。③还用于中度 2 型糖尿病经饮食疗法或口服降糖药无效的患者。④治疗酮症酸中毒和糖尿病昏迷，纠正酸血症、电解质失衡、循环和肾衰竭。⑤纠正细胞内缺钾，可合用氯化钾进行输注，促进钾吸收，防止心肌梗死、心肌缺血所致的心律失常。

【体内过程】分子中含有酸性蛋白，很容易被蛋白水解酶水解而失活，故不宜口服。皮下注射后迅速被吸收，0.3～0.7 小时起效，2～4 小时可达最高作用阶段，持效 5～8 小时。血浆半衰期极短，仅几分钟。肌内注射较皮下注射吸收更快。主要在肝、肾内代谢并消除，重度肾功能不全时会延长本品的消除时间。

【用法用量】①皮下注射多用于规律性的治疗。一般每天 2～4 次，早晚餐前 15～20 分钟注射，或早、中、晚三餐前，或睡前再加 1 次。剂量应在住院的情况下根据血糖情况而定，一般开始使用 4U，在用药过程中，观察血糖和尿糖情况，调整用量。②静脉注射多用于糖尿病酮症酸中毒和高血糖高渗性昏迷的治疗。当前主张小剂量持续给药，因大剂量常致严重低血糖。一般成人给予 4～6U/h，儿童 0.1U/（kg·h）。病情较重的患者，可先给予静脉注射 10U，然后再用上面的方法持续输注。同时测定电解质的状况，持续补液，纠正电解质失衡和酸中毒。

【不良反应】①最常见低血糖，出现的早或晚和持续时间长短随着使用的制剂而各异，常与超量、禁食或过度活动有关。有时，低血糖的出现并无先兆。低血糖可引起一些症状，如饥饿、面色苍白、出汗、心悸、焦虑、震颤、头痛、视物模糊、复视、发音不清、口和手指感觉异常、行为改变、精神不振，如不立即治疗，就可能引起惊厥和昏迷。注意与高血糖所致昏迷鉴别。②注射胰岛素的部位不予轮换，就会发生皮下脂肪萎缩、硬结，表面发红，并干扰胰岛素的吸收。提纯品较传统制品较少发生。

【相互作用】许多药物对血糖水平具有影响，可能改变胰岛素的需求，这些药物有 ACEI、乙醇、同化激素、阿司匹林、β受体阻滞剂（还可能掩盖低血糖的表现）、丙吡胺、芬氟拉明、胍乙啶、某些单胺氧化酶抑制剂、甲苯咪唑、奥曲肽、某些四环素和三环类抗抑郁药阿普替林。还有些药物如氯氮䓬、氯丙嗪，某些钙通道阻滞剂如地尔硫䓬或硝苯地平，皮质激素、二氮嗪、锂、噻嗪类利尿药和甲状腺素，可以提高对胰岛素的需求。环磷酰胺、异烟肼和口服避孕药有可能增加或减少胰岛素的需求量。

【注意事项】应将低血糖的症状和自我感觉告知患者，随身常备糖果、葡萄糖粉之类，便于患者自我救治。

【规格】注射剂：10ml：400U。

【贮藏】密闭，在冷处（2～10℃）保存，避免冷冻。

低精蛋白锌胰岛素　Isophane Insulin

【别名】中效胰岛素、NPH。

【药理作用】参见胰岛素。

【适应证】用于一般轻中度糖尿病患者，重症须与胰岛素合用。

【体内过程】于皮下注射后 1～1.5 小时起效，最佳作用时间 8～12 小时，持效 24 小时。

【用法用量】①单用早餐前 30～60 分钟皮下注射，每天 1 次，开始给予 8U，然后根据病情调整。②常与胰岛素合用，本品占 10%，胰岛素占 30%。也可根据病情组合。

【不良反应】参见胰岛素。

【相互作用】①糖皮质激素、促肾上腺皮质激素、胰高血糖素、雌激素、口服避孕药、甲状腺素、肾上腺素、噻嗪类利尿药、二氮嗪、$β_2$ 受体激动剂、H_2 受体拮抗剂、钙通道阻滞剂、可乐宁、苯妥英钠等可升高血糖水平，合用时应调整这些药或胰岛素的剂量。②口服降血糖药与胰岛素有协同降血糖作用。③抗凝血药、水杨酸盐、磺胺类药及抗肿瘤药甲氨蝶呤等可与胰岛素竞争和血浆蛋白结合，从而使血液中游离胰岛素水平增高，非甾体抗炎药可增强胰岛素降血糖作用。④β受体阻滞剂如普萘洛尔可阻止肾上腺素升高血糖的反应，干扰机体调节血糖功能，与胰岛素合用可增加低血糖的危险，并可掩盖某些低血糖症状，延长低血糖时间，合用时应注意调整胰岛素剂量。⑤氯喹、奎尼丁、奎宁等可延缓胰岛素的降解，使血中胰岛素浓度升高从而加强其降血糖作用。⑥ACEI、溴隐亭、氯贝特、酮康唑、锂、甲苯咪唑、吡多辛、茶碱等可通过不同方式直接或间接影响致血糖降低，胰岛素同上述药物合用时应适当减量。⑦ 奥曲肽可抑制生长激素、胰高糖素及胰岛素的分泌，并使胃排空延迟及胃肠道蠕动减缓，引起食物吸收延迟，从而降低餐后高血糖，在开始用奥曲肽时胰岛素应适当减量，以后再根据血糖调整。

【注意事项】①作用缓慢，不能用于抢救糖尿病酮症酸中毒、高糖高渗性昏迷患者。②不能用于静脉注射。

【规格】注射剂：10ml：400U。

【贮藏】密闭，在冷处（2～10℃）保存，避免冷冻。

精蛋白锌胰岛素 Protamine Zincin Sulin

【别名】慢效胰岛素、PZI。

【药理作用】同胰岛素。皮下注射后须经酶解后才逐渐释放出游离胰岛素而被机体吸收。

【适应证】用于一般轻中度糖尿病患者，重症须与胰岛素合用。

【体内过程】在低精蛋白锌的基础上加大鱼精蛋白的比例，使其更接近人的体液pH，溶解度更低，释放更加缓慢，作用持续时间更长。皮下注射后3～4小时起效，12～20小时达血药峰值，作用维持时间24～36小时。

【用法用量】可于早餐前 30～60 分钟，皮下注射 8U，根据病情和用药的效应调整用量。必要时晚餐前加注 1 次，剂量应根据病情个体化，一般日剂量为 10～20U。

【不良反应】参见胰岛素。

【相互作用】参见低精蛋白锌胰岛素。

【注意事项】①本品作用缓慢，不能用于抢救糖尿病酮症酸中毒、高糖高渗性昏迷患者。②不能用于静脉注射。

【规格】注射剂：10ml：400U。

【贮藏】密闭，在冷处（2～10℃）保存，避免冷冻。

精蛋白锌胰岛素（30R） Protamine Zinc Insulin（30R）

【药理作用】是猪胰岛素制剂。药理作用与胰岛素相同，主要药效作用为降血糖。

【适应证】用于一般轻中度糖尿病患者，重症须与胰岛素合用。

【体内过程】参见胰岛素。

【用法用量】应由皮下注射，因每位糖尿病患者的具体情况不同，使用胰岛素的剂型、剂量、注射时间也不同，另外胰岛素的用量也受食物、从事的工作或运动量的影响，所以必须在医师的指导下用药，按病情需要由医师决定使用剂量和使用时间。

【不良反应】低血糖反应，为胰岛素使用不当所致，胰岛素过量、注射胰岛素后未及时进餐或进行较剧烈的体力活动（肌肉摄取葡萄糖增加）时，易发生低血糖反应。低血糖反应的早期症状为无力、饥饿、眼花、出冷汗、皮肤苍白、心悸、兴奋、手抖、神经过敏、头痛、颤抖等类似交感神经兴奋的症状；进一步发展为抑郁、注意力不集中、嗜睡、缺乏判断和自制力、健忘，也可有偏瘫、共济失调、心动过速、复视、感觉异常，严重者可惊厥和昏迷。

【相互作用】糖皮质激素、促肾上腺皮质激素、胰高血糖素、雌激素、口服避孕药、甲状腺素、肾上腺素、噻嗪类利尿药、二氮嗪、β_2受体激动剂、H_2受体拮抗剂、钙通道阻滞剂、可乐定、苯妥英钠等可升高血糖浓度，合用时应调整这些药或胰岛素的剂量。

【注意事项】不能用于静脉注射。

【规格】注射剂：3ml：300U。

【贮藏】密闭，在冷处（2～10℃）保存，避免冷冻。

重组人胰岛素 Recombinant Human Insulin

【别名】优泌林 R、重合林 R、诺和灵 R、万邦林 R、甘舒霖 R、苏泌啉、优思灵。

【药理作用】为重组 DNA 技术得到的由 51 个氨基酸残基组成的蛋白质，药理作用同胰岛素。

【适应证】适用于须采用胰岛素治疗的糖尿病患者，也可用于妊娠期的糖尿病患者。

【体内过程】参见胰岛素。

【用法用量】参照胰岛素的剂量与用法。特别的情况时本品可通过静脉给药。

【不良反应】【相互作用】参见胰岛素。

【注意事项】从动物胰岛素改为人胰岛素、糖尿病病程长、糖尿病神经病变或同时服用β受体阻滞剂的患者早期的低血糖症状不易被发现，而且表现不同，应注意。

【规格】①注射剂（瓶装）：10ml：400U。②注射剂（笔芯）：3ml：300U。

【贮藏】密闭，在冷处（2～10℃）保存，避免冷冻。

精蛋白重组人胰岛素（预混 30/70）Isophane Protamine Recombinant Human Insulin（Premixed 30/70）

【别名】优泌林 70/30、重合林 M30、诺和灵 30R、万邦林 30R、甘舒霖 30R、苏泌啉 30R、优思灵 30R。

【药理作用】参见胰岛素。

【适应证】适用于须采用胰岛素治疗的糖尿病患者，也可用于妊娠期的糖尿病患者。

【体内过程】皮下注射因个体差异，药物的起效和持续时间差异较大，一般注射后 30 分钟起效，2～8 小时达高峰，持续约 24 小时。

【用法用量】临床医师根据患者的实际胰岛素需求量，确定给予患者胰岛素的治疗剂量。应该采用皮下注射的方式给药，也可以进行肌内注射，但不推荐。

【不良反应】【相互作用】参见胰岛素。

【注意事项】①作用缓慢，不能用于抢救糖尿病酮症酸中毒、高糖高渗性昏迷患者。②不能用于静脉注射。

【规格】①注射剂（瓶装）：10ml：400U。②注射剂（笔芯）：3ml：300U。

【贮藏】遮光，贮于 2～8℃下。

精蛋白生物合成人胰岛素（预混 50R）
Isophane Protamine Recombinant Human Insulin（Pre-mixed 50/50）

【别名】诺和灵 50R、甘舒霖 50R。

【药理作用】含有人胰岛素和中效人胰岛素各 50%，为笔芯制剂。

【适应证】适用于须采用胰岛素治疗的糖尿病患者，也可用于妊娠期的糖尿病患者。

【体内过程】经皮下注射后，在2～18小时达到最大血药浓度。

【用法用量】临床医师根据患者实际胰岛素需求量，确定给予患者胰岛素的治疗剂量。

【不良反应】【相互作用】参见胰岛素。

【注意事项】①过量可导致低血糖症。②如果不进餐或进行无计划的、高强度体力活动，可导致低血糖症。③换用不同品牌和类型的胰岛素制剂，必须在严密的医疗监控下进行。以下方面的变化均可能导致剂量改变：药物浓度、品牌（生产商）、类型（短效、双效或长效等）、种类（动物、人胰岛素或胰岛素类似物）和（或）生产工艺（基因重组、动物源性的胰岛素）。④少数由动物源性胰岛素改用本品有发生过低血糖反应的报告。⑤有可能在某些泵导管中产生沉淀，所以不能用于胰岛素泵做连续皮下胰岛素输注治疗。⑥所含的间甲酚可能会导致过敏反应。

【规格】注射剂：3m：300U。

【贮藏】密闭，在冷处（2～10℃）保存，避免冷冻。

8.5.1.2 胰岛素类似物

赖脯胰岛素 Insulin Lispro

【别名】优泌乐。

【药理作用】与人胰岛素等效，但起效更快，作用持续时间更短。主要作用是调节葡萄糖代谢。另外对多种不同的组织有一些同化作用和抗异化作用。在肌肉组织中这些作用包括增加糖原、脂肪酸、甘油、蛋白质合成和氨基酸摄取，而减少糖原异生、糖异生、酮体生成、脂解作用、蛋白质分解和氨基酸产生量。

【适应证】用于需控制高血糖的糖尿病患者。

【体内过程】和人胰岛素具有相同的生物利用度（55%～77%），不同的是本品吸收更迅速，因而较早见到血糖恢复到原来的水平（5 小时），而人胰岛素则须经过 6 小时。皮下注射本品后 30～90 分钟可达血药峰值。半衰期为 46～60 分钟。由于较快地使餐后血糖水平下降，所以应在餐前 15 分钟给药。

【用法用量】可在将要进餐之前给药。必要时，也可以在餐后马上给药。可通过皮下注射或持续皮下输液泵用药，也可以肌内注射（但不推荐这种用法）。必要时还可以静脉内给药，如用于控制酮症酸中毒和急性疾病期间的血糖水平，或者用于控制手术中和手术后的血糖水平。皮下给药应当在上臂、大腿、臀部或腹部。注射部位应当轮流使用，同一个注射部位的注射一般每月不要超过 1 次。

【不良反应】①低血糖是最常见的不良反应。严重的低血糖可能导致意识丧失，非常严重的情况下可能导致死亡。②患者的局部过敏偶有发生，表现为注射部位红、肿和发痒，这种情况常常在几天到几周时间内缓解。③注射部位可能发生脂肪营养不良。

【相互作用】参见胰岛素。

【注意事项】①一旦开始使用，不可再存放于冰箱中保存，应在 30℃ 以下贮藏，避免直接光照和过热。如果发现本品已被冰冻，则不得使用。②笔芯一旦开始使用，最多可使用 28 天，即使 28 天后可能还有剩余药物，也必须扔掉。③患者换用另一种类型或品牌的胰岛素应当在严格的医疗监督下进行。胰岛素效价、品牌（生产商）、类型（普通、低精蛋白锌胰岛素 NPH、长效胰岛素等）、种系（动物、人、人胰岛素类似物）和（或）生产方法（重组 DNA 来源还是动物来源胰岛素）的改变可能导致所需剂量的改变。

【规格】注射剂：3ml：300U，10ml：1000U。

注：精蛋白锌重组赖脯胰岛素（25R）含赖脯胰岛素 25%、精蛋白锌赖脯胰岛素 75%；精蛋

白锌重组赖脯胰岛素（50R）含赖脯胰岛素 50%、精蛋白锌赖脯胰岛素 50%。

【贮藏】密闭，在冷处（2～10℃）保存，避免冷冻。

甘精胰岛素 Insulin Glargine

【别名】格拉胰岛素、来得时、Lantus。

【药理作用】是一种在中性 pH 液中溶解度低的人胰岛素类似物。在本品酸性 pH（pH=4）注射液中，完全溶解。注入皮下组织后，因酸性溶液被中和而形成的微细沉积物可持续释放少量本品，从而产生可预见的、有长效作用的、平稳、无峰值的血药浓度/时间特性。

【适应证】用于需控制高血糖的糖尿病患者。

【体内过程】每日 1 次注射，在第 1 次注射后 2～4 天血清胰岛素浓度达到稳态。当静脉注射时，本品半衰期和人胰岛素近似。在人体中，部分在皮下组织中降解，在 β 链的羧酸端，形成 21A-甘氨酸胰岛素和 21A-甘氨酸-脱-30B-苏氨酸胰岛素活性代谢产物。血浆中也存在原形及其降解产物。

【用法用量】用量与胰岛素相似，只供皮下注射，不能静脉注射或输注。成年人和 >6 岁的儿童均可于睡前皮下注射，每天 1 次。当以本品每天 1 次替换其他同类产品每天 2 次时，第 1 周应减少本品用量 20%，以免引起低血糖。

【不良反应】①低血糖是最常见的不良反应。严重的低血糖可能导致意识丧失，非常严重的情况下可能导致死亡。②患者的局部过敏偶有发生，表现为注射部位红、肿和发痒，这种情况常常在几天到几周时间内缓解。③注射部位可能发生脂肪营养不良。

【相互作用】参见胰岛素。

【注意事项】①是胰岛素类似物。具有长效作用，应该每天一次在固定的时间皮下注射给药。②必须个体化，对预期的血糖水平、降血糖药的剂量及给药时间进行确定及调整。③不可与其他胰岛素制剂混合。其余参见赖脯胰岛素。

【规格】注射剂：300U：3ml（笔芯），10ml：1000U。

【贮藏】遮光，贮于 2～8℃ 下。

门冬胰岛素 Insulin Aspart

【别名】诺和锐。

【药理作用】是通过生物技术让人胰岛素氨基酸链 B28 位上的脯氨酸被门冬氨酸所取代。其药理作用是通过本品分子与肌肉和脂肪细胞上的胰岛素受体结合后，促进葡萄糖吸收，同时抑制肝糖原释放而实现的。由于门冬氨酸取代了 B28 位上的脯氨酸，使可溶性人胰岛素中形成六聚体的倾向在本品中被降低了。与可溶性人胰岛素相比，皮下注射后的吸收速度更快。

【适应证】用于需控制高血糖的糖尿病患者。

【体内过程】与可溶性人胰岛素相比，其皮下吸收速度更快。门冬胰岛素达到最高血药浓度的平均时间为可溶性人胰岛素的 50%。

【用法用量】由于起效快，应在餐前即时皮下注射。除剂量个体化外，还应配合中效或长效胰岛素使用，至少每天 1 次。胰岛素需求量一般为 0.5～1.0U/（kg·d），其中 2/3 用量是餐时胰岛素，1/3 为基础胰岛素。在监测血糖水平情况下，调整适合的用量。由于皮下注射本品后 10～20 分钟即可起效，因此，给药后必须进食，否则，易致低血糖。

【不良反应】①低血糖是最常见的不良反应。严重的低血糖可能导致意识丧失，非常严重的情况下可能导致死亡。②患者的局部过敏偶有发生，表现为注射部位红、肿和发痒，这种情况常常在几天到几周时间内缓解。③注射部位可能发生脂肪营养不良。

【相互作用】参见胰岛素。

【注意事项】①应在监测血糖水平的情况下使用适合而充足的剂量，特别在使用此种新产品时。②起效快，如过量，出现低血糖症状的时间也会提前，在准确的个体化用量尚未稳定之前，应严密观察患者的反应。

【规格】注射剂：3ml：300U（笔芯）。

【贮藏】遮光，贮于 2～8℃ 下。

注：门冬胰岛素 30 注射液、门冬胰岛素 50 注射液，含 30% 或 50% 可溶性门冬胰岛素和 70% 或 50% 精蛋白门冬胰岛素。注射剂：3ml：300U（笔芯）。

地特胰岛素 Insulin Detemir

【别名】诺和平。

【药理作用】主要作用是调节葡萄糖代谢，和所有的胰岛素一样，本品是一种可溶的、长效的人胰岛素类似物。本品延长的药效是由于强大的自身分子结构在注射部位的强烈聚合作用，可以减慢全身吸收，还通过减慢向周围靶组织分布，使血流中的本品与蛋白高度结合。

【适应证】适用于每天 1～2 次，皮下注射治疗成人和儿童的 1 型糖尿病或需要长效胰岛素控制高血糖的成人 2 型糖尿病。

【体内过程】皮下注射后，可以在 24 小时内较缓慢地、较长时间地吸收。给药后 6～8 小时可达血药峰值，绝对生物利用度接近 60%。蛋白结合率＞98%。分布容积仅接近 0.1L/kg。皮下注射后，终末半衰期为 5～7 小时，具有剂量依赖性。老年人的 AUC 较年轻人增加 35%，肝、肾功能不全患者应进行剂量调整。

【用法用量】本品可 1 次注射或分 2 次注射，用量应根据血糖水平个体化。每天 1 次者可于晚餐时或睡眠前给药，每天 2 次给药者傍晚的剂量可于晚餐时、睡眠前或早餐后 12 小时给药。和所有胰岛素的用法一样，可选股部、上臂和腹部进行皮下注射，并经常交换部位。

【不良反应】①常见过敏反应、瘙痒、皮疹和注射部位轻度反应，一般在几天至几周消退。②可见营养障碍，也和其他胰岛素一样，会引起低血糖。③还可能引起全身过敏反应，除全身皮疹外，还会发生危及生命的过敏性休克。

【相互作用】①皮质激素、达那唑、利尿药、拟交感神经药（如肾上腺素、沙丁醇胺、特布他林）、异烟肼、吩噻嗪衍生物、生长激素、甲状腺粉、雌激素、口服避孕药中所含的黄体酮等可降低本品的降血糖作用。②口服降血糖药、ACEI、丙吡胺、贝特类降血脂药、氟西汀、单胺氧化酶抑制剂、右丙氧芬、水杨酸盐类、生长抑素类似物（奥曲肽）和磺胺类药物可增强本品的降血糖作用。③β受体阻滞剂、可乐定、锂盐和乙醇，可增强或减弱胰岛素的降血糖作用。④喷他脒可能引起低血糖，接着又可能出现高血糖。⑤在抗交感神经药物（如β受体阻滞剂、可乐定、胍乙啶和利血平）的影响下可使低血糖的体征减弱或缺如。

【注意事项】肝、肾功能不全患者应调整剂量。用药过程中应定期监测血糖、糖化血红蛋白（HbA1c）和肝、肾功能。

【规格】注射剂：3ml：300U（笔芯），10ml：1000U。

【贮藏】贮于 2～8℃下。

谷赖胰岛素 Insulin Glulisine

【别名】格鲁辛胰岛素、艾倍得。

【药理作用】用非病原的大肠埃希菌实验室毒株经重组 DNA 技术合成，与人胰岛素结构不同之处是将 B3 位上的天冬酰胺置换成赖氨酸，B29 位上的赖氨酸置换成谷氨酸。作用与胰岛素相同，主要调节葡萄糖代谢，静脉给药的降糖作用与正规人胰岛素相当，皮下注射比正规人胰岛素起效快，而维持时间短。

【适应证】用于控制糖尿病患者的高血糖。

【体内过程】吸收速度约为常规胰岛素的2倍，其峰浓度也约为常规胰岛素的2倍。经皮下注射后，谷赖胰岛素的消除要快于常规人胰岛素。经静脉注射后的分布和消除与常规人胰岛素相似。

【用法用量】皮下注射或经胰岛素泵给药，其效价与正规人胰岛素相当，就餐前 15 分钟或进餐开始后 20 分钟内给药，根据个体情况确定给药剂量，应对患者血糖进行监测。

【不良反应】①最常见为低血糖。②其他有瘙痒、药疹等过敏反应、注射部位反应和脂肪营养障碍。③注射部位发红、肿、痛和瘙痒。④全身过敏反应很少见，包括呼吸急促、喘鸣、血压降低、脉搏加快和出汗，严重时可危及生命。

【相互作用】参见胰岛素。

【注意事项】①皮下给药比正规人胰岛素起效快，但维持时间短，应与饮食控制、长效胰岛素或胰岛素类似物同时使用，以维持正常血糖水平。②给药剂量应根据体力活动及饮食改变进行调整，也需要根据病情、情绪紊乱或紧张状态进行改变。③肝、肾功能降低患者对本品的需要量会降低。④过量可引起低血糖，轻度至中度低血糖患者应口服葡萄糖治疗，必要时调整给药剂量、饮食结构或体力活动。严重低血糖引起的昏迷、癫痫发作或神经功能缺损可肌内注射或皮下注射胰高血糖素，或静脉注射高浓度葡萄糖。

【规格】注射剂：3ml：300U（笔芯），10ml：1000U。

【贮藏】①未开启时：保存在冰箱内（2 ～8℃）。保存在外包装内以避免光照，不能冷冻。②开启后：在不超过25℃条件下最多可保存4周，保存在外包装内以避免光照和加热。使用中的笔不要保存在冰箱里，每次注射完成时要将笔帽重新盖回笔身上以避光，不可冷冻。

8.5.2　胰高血糖素样肽-1（GLP-1）类似物

艾塞那肽　Exenatide

【别名】百泌达、Byetta。

【药理作用】①氨基酸序列与人的 GLP-1 部分重叠，体外证实其可结合到人的 GLP-1 受体上，通过环磷腺苷（cAMP）和（或）其他细胞内信号通道的机制，导致葡萄糖依赖的胰岛素合成和体内来自胰岛 B 细胞的胰岛素分泌增加。在体内葡萄糖水平上升的情况下，可促使 B 细胞释放胰岛素。在向体内给药时，可模拟 GLP-1 的某种抗高血糖作用。②可通过降低 2 型糖尿病患者空腹和餐后的葡萄糖水平改善血糖控制，其作用在于葡萄糖依赖的胰岛素分泌。在胰岛素 B 细胞对葡萄糖的反应上具有积极的作用，在仅有葡萄糖水平升高的情况下就可导致胰岛素释放。当血糖水平降低和接近正常时，胰岛素分泌就会下降。合用二甲双胍和（或）磺酰脲类 30 周可见 HbA1c、空腹血糖和餐后血糖均明显下降。

【适应证】对于单用二甲双胍或磺酰脲类无效的患者，合用二甲双胍和（或）磺酰脲类可有效治疗 2 型糖尿病。

【体内过程】2 型糖尿病患者接受皮下注射后 2 小时可达血药峰值。主要通过肾小球过滤及之后的水解蛋白降解。在人体内的平均表观清除率为 9.1L/h，平均终末半衰期为 2.4 小时。

【用法用量】①推荐开始剂量为 5μg，于早餐和晚餐前（每天 2 次）60 分钟内的任一时间皮下注射于腹部、股部或上臂。根据临床效应，可于用药 1 个月后加量至 10μg，每天 2 次。②在患者原来使用二甲双胍和磺酰脲类药物无效时，推荐使用本品与一种磺酰脲类药物或二甲双胍合用。

【不良反应】①可见恶心、呕吐、腹泻、头晕、精神紧张、头痛、消化不良。②导致撤药的不良反应有恶心（3%）和呕吐（1%）。③可能产生针对本品的抗体，但未见不良反应增多。

【相互作用】①反复给予 10μg，每天 2 次，可降低合用的地高辛（0.25mg，每天 1 次）的血药峰值约 17%，达峰时间延迟约 2.5 小时，但 AUC 无改变。②合用本品可使洛伐他汀（单剂量 40mg）的 AUC 和血药峰值分别减少 40% 和 28%，达峰时间约延迟 4 小时，在 30 周的临床研究中已经

接受 β-羟-β-甲戊二酸单酰辅酶 A（HMG-CoA）还原酶抑制剂的患者使用本品，与基线相比，血脂未见明显的下降。③合用于乙酰氨基酚时，两药的给药时间应错开 1 小时。

【注意事项】①不能代替胰岛素，不适用于 1 型糖尿病患者。②餐后不应使用。③当合用磺酰脲类药物时，一定要注意突发的低血压。④用药期间，可能出现畏食和（或）体重下降，但不必降低剂量。

【规格】注射剂（预装填笔）：1.2ml（内含 5μg×60 次），2.4ml（内含 10μg×60 次）。

【贮藏】贮于 2～8℃下。

利拉鲁肽　Liraglutide

【别名】诺和力、Victoza。

【药理作用】是一种 GLP-1 类似物，与人 GLP-1 具有 97% 的序列同源性，人 GLP-1 可以结合并激活 GLP-1 受体。降血糖机制还包括轻微延长胃排空时间。能够通过减轻饥饿感，减少能量摄入以降低体重和体脂量。

【适应证】适用于成人 2 型糖尿病患者控制血糖；单用二甲双胍或磺酰脲类药物最大可耐受剂量治疗后血糖仍控制不佳的患者，与二甲双胍或磺酰脲类药物联合应用。

【体内过程】经皮下注射后的吸收比较缓慢，在给药后 8～12 小时达血药峰值，皮下注射后的绝对生物利用度约为 55%，消除半衰期约为 13 小时。与健康受试者相比，重度肝、肾功能不全的受试者暴露量明显降低。

【用法用量】起始剂量为每天 0.6mg。至少 1 周后，剂量应增加至 1.2mg。据临床应答情况，为了进一步改善降糖效果，在至少 1 周后可将剂量增加至 1.8mg。推荐每天剂量不超过 1.8mg，且于每天同一时间注射，应该选择每天最为方便的时间。不可静脉或肌内注射。

【不良反应】①可见恶心、呕吐、腹泻、头晕、精神紧张、头痛、消化不良。②导致撤药的不良反应有恶心（3%）和呕吐（1%）。③可能产生针对本品的抗体，但未见不良反应增多。

【相互作用】接受华法林治疗的患者开始接受本品治疗后，推荐进行更为频繁的国际标准化比值（INR）监测。

【注意事项】①已有少数急性胰腺炎的报道。应当告知患者急性胰腺炎的特征性症状，包括持续、严重的腹痛。如果怀疑发生了胰腺炎，

应该停用本品和其他潜在的可疑药物。②尚未研究本品对驾驶和机械操作能力的影响。应告知患者在驾驶和操作机械时预防低血糖发生，特别是当本品与磺酰脲类药物合用时。

【规格】注射剂：3ml：18mg。

【贮藏】贮于 2~8℃下，不能冷冻。

利西拉肽 Lixisenatide

【别名】Lyxumia。

【药理作用】为选择性 GLP-1 受体激动剂，GLP-1 受体是内源性肠促胰岛素，当血糖升高时，能促进胰岛 B 细胞葡萄糖依赖性分泌胰岛素，血糖正常时无此作用，故可降低低血糖风险。可特异性作用于 GLP-1 受体，导致细胞内 cAMP 升高；同时，胰高血糖素分泌受到抑制，一旦出现低血糖，胰高血糖素分泌保护机制则启动。

【适应证】用于成人 2 型糖尿病，与口服降血糖药和（或）基础胰岛素合用，用于饮食控制及锻炼不能足够控制血糖的患者。

【体内过程】2 型糖尿病患者接受本品皮下注射后，吸收迅速，吸收速度与剂量无关，达峰时间为 1~3.5 小时，注射部位不同使本品的吸收速度不同，无临床意义的差异。多剂量给药后，终末半衰期约为 3 小时，重度肾功能不全患者 AUC 升高 64%。

【用法用量】①起始剂量 10μg，每天 1 次，共 14 天；维持剂量第 15 天起 20μg，每天 1 次。最大剂量 30μg，每天 2 次。皮下注射于大腿、腹部或上臂，禁止静脉注射或肌内注射。②每天于早餐或晚餐前 1 小时注射，如错过 1 次剂量，下次进餐前 1 小时注射。

【不良反应】①最常见恶心、呕吐及腹泻，常为轻度及一过性，与磺酰脲类和（或）基础胰岛素合用可见头痛、低血糖。②常见流行性感冒、上呼吸道感染、膀胱炎、病毒感染、头晕、困倦、消化不良、背痛、注射部位瘙痒。③少见过敏反应、皮肤瘙痒。

【相互作用】可延迟胃排空的作用，降低口服药物的吸收度，如有服用需与食物同服的药物时，应避开本品注射的时间段。

【注意事项】①GLP-1 受体激动剂与急性胰腺炎发作有关，患者应知晓急性胰腺炎的特异性症状：持久的严重腹痛。如怀疑胰腺炎，停用，如确诊急性胰腺炎，永久停止使用。②间甲酚有导致过敏反应的可能。③对驾车或操纵机械无影响，与磺酰脲类或基础胰岛素合用的患者，在驾车或操作机械时，应注意低血糖的风险。

【规格】一次性使用注射笔：10μg×14 剂/3ml，20μg×14 剂/3ml。

【贮藏】贮于 2~8℃下，不能冷冻，第一次使用后可于 30℃以下保存 14 天。盖好注射笔帽以遮光。

阿必鲁肽 Albiglutide

【别名】Tanzeum、Eperzan。

【药理作用】为选择性 GLP-1 受体激动剂，能促进胰岛 B 细胞葡萄糖依赖性分泌胰岛素，并延缓胃排空。

【适应证】用于成人 2 型糖尿病，饮食控制及锻炼不能足够控制血糖的患者。

【体内过程】2 型糖尿病患者接受本品皮下注射 30mg，3~5 天达血药峰值，每周皮下注射 1 次，4~5 周后达稳态。清除率为 67ml/h，消除半衰期约 5 天。主要经肾排泄，重度肾功能不全患者暴露量增加 30%~40%。

【用法用量】①推荐起始剂量 30mg，每周 1 次，皮下注射于大腿、腹部或上臂，如血糖控制不理想增加每周 50mg 的剂量。禁止静脉注射或肌内注射。②每周应在同一天注射，如要改变注射日期，据下次注射至少 4 天时，可以进行更改；如果忘记注射，距下次注射 3 天以上，立即补充注射，如距下次注射仅剩不足 3 天，跳过这次剂量，按预定时间注射。

【不良反应】①常见恶心、呕吐、腹泻、咳嗽、关节痛、鼻窦炎、流行性感冒、低血糖、注射部位反应。②严重的有甲状腺 C 细胞肿瘤的风险、低血糖、急性胰腺炎、过敏反应、肾损害。

【相互作用】【注意事项】参见利西拉肽。

【规格】注射剂（粉）：30mg，50mg。

【贮藏】密闭，在冷处（2~10℃）保存，避免冷冻。开始使用后，应贮存于不超过30℃处，保存期为28天。一旦开始使用，不可再放入冰箱保存。

8.5.3 口服降糖药

罗格列酮 Rosiglitazone

【别名】罗西格列酮、圣奥、太罗、文迪雅、Avandia。

【药理作用】属噻唑烷二酮类，为胰岛素增敏剂，作用机制与特异性激活（γ型过氧化物酶体增殖物激活受体）PPARγ有关。

【适应证】适用于治疗非胰岛素依赖型糖尿病。单一服用本品，并辅以饮食控制和运动，可控制 2 型糖尿病患者的血糖。

【体内过程】口服后绝对生物利用度为99%，达峰时间为 1 小时，约 99.8%的本品与血浆蛋白（主要为白蛋白）结合。可被完全代谢，消除半衰期为 3~4 小时，与剂量无关。单服本品，女性患者的疗效较男性患者显著。肝功能不全的患者与健康受试者相比，伴有中至重度肝功能不全的 2 型糖尿病患者服药后，未结合药物的口服清除率明显降低，从而导致血中未结合药物的血药浓度和 AUC 分别增加 2 倍和 3 倍，且消除半衰期延长 2 小时。

【用法用量】初始剂量为每天 4mg，单次或分 2 次服用；最大剂量为每天 8mg，单次或分 2 次服用。

【不良反应】可引起轻中度水肿、贫血、低血糖、肝功能异常（均为轻中度氨基转移酶升高并且可逆）、血脂增高等。

【相互作用】①与 CYP2C8 抑制剂（如吉非贝齐）合用，可能升高本品的血药浓度，故合用时需要减少本品的剂量。②与 CYP2C8 诱导剂（如利福平）合用，可能降低本品的血药浓度。合用时，应密切监测血糖变化，调整糖尿病的治疗方案。

【注意事项】①鉴于罗格列酮仅在胰岛素存在的条件下才可发挥作用，故本品不宜用于1型糖尿病或糖尿病酮症酸中毒患者。②噻唑烷二酮类药物可引起液体潴留，有加重充血性心力衰竭的危险。对有心力衰竭危险的患者（尤其是合用胰岛素治疗者）应严密监测其心力衰竭的症状和体征。③患者应定期检查血糖和HbA1c。开始服用前，应检测肝酶，之后宜定期检测。

【规格】①片剂（以罗格列酮计）：2mg，4mg，8mg。②胶囊剂（以罗格列酮计）：4mg。

【贮藏】密封，30℃以下干燥处保存。

吡格列酮 Pioglitazone

【别名】艾汀、瑞彤。

【药理作用】为高选择性 PPARγ激动剂。

【适应证】适用于治疗非胰岛素依赖型糖尿病。可单一服用本品，当饮食控制、体育锻炼和单药治疗不能满意控制血糖时，可与磺酰脲、二甲双胍或胰岛素合用。

【体内过程】在使用本品期间，血中胰岛素水平可见下降。在肝内主要通过 CYP2C8 和 CYP3A4 同工酶广泛代谢，也涉及其他几个同工酶如 CYP1A1。

【用法用量】口服：初始剂量一般为 15~30mg，每天 1 次；可根据病情加量，直至 45mg，每天 1 次。

【不良反应】呼吸道感染、头痛、鼻窦炎、肌痛、牙痛、糖尿病加重和咽炎。轻度水肿和贫血。偶见肌酸激酶一过性升高。ALT 可增高 1~2.5 倍。

【相互作用】参见罗格列酮。

【注意事项】①噻唑烷二酮类药物可引起液体潴留，有加重充血性心力衰竭的危险。对有心力衰竭危险的患者（尤其是合用胰岛素治疗者）应严密监测其心力衰竭的症状和体征。②关注膀胱癌风险。

【规格】①片剂：15mg，30mg，45mg。②胶囊剂：15mg，30mg。

【贮藏】遮光，贮于 15~20℃条件下。

二甲双胍 Metformin

【别名】格华止、Glucophage、Diabex。

【药理作用】作用尚不十分清楚。虽然并不刺激胰岛素释放，但根据其所发挥的降糖作用，某种程度的胰岛素需求是存在的。可能的作用是抑制葡萄糖从胃肠道吸收，增加胰岛素的敏感程度和葡萄糖被摄取进入细胞，并抑制肝糖原异生。通常不会降低血糖水平，而常在磺酰脲类药物未能产生理想降糖作用时作为辅助用药。由于本类药物不会引起体重增加，故适用于服用磺酰脲而导致体重增加的患者。

【适应证】用于单纯饮食控制及体育锻炼治疗无效的 2 型糖尿病，特别是肥胖的 2 型糖尿病。与胰岛素合用，可减少胰岛素用量，防止低血糖发生。可与磺酰脲类降糖药合用，具协同作用。

【体内过程】口服后缓慢而不完全吸收。单剂量口服 500mg 后的绝对生物利用度为 50%~60%，食物对吸收稍有影响。几乎不与血浆蛋白结合，以原药随尿排出。消除半衰期为 2~6 小时。

【用法用量】成人开始口服 500mg，每天 2~3 次，或 850mg，每天 1~2 次，餐后服。如有必要，可加量至每天 2~3g。每天用量超过 2g 时，有可能增加胃肠道不良反应的发生率。

【不良反应】①可能引起厌食、恶心和腹泻。患者感到金属味，体重减轻。②使用本类药物会引起乳酸性酸中毒，有时可能致死，主要由苯乙双胍所致。使用二甲双胍发生乳酸性酸中毒的患者，一般应当禁用本品，尤其是肾功能不全患者。

【相互作用】①与其他降糖药合用可能出现低血糖，而升高血糖水平的药物会降低本类药物的疗效。②乙醇可能增加乳酸性酸中毒和低血糖的风险。

【注意事项】①用药期间，应随时监测肝、肾功能，稍有受损情况，立即停药。尤其对发生肾功能损害者更应警惕，因可导致乳酸性酸中毒。长期应用本类药物时，应定期监测维生素 B_{12} 的血浓度，必要时补充维生素 B_{12}。②在进行血管造影等检查时，可能会导致急性肾功能改变，需暂停服用本品 48 小时，待肾功能检查显示正常后，重新使用。手术期间（饮食与液体摄入不受限制的小手术除外），应暂停服药。

【规格】片剂：0.5g，1g。

【贮藏】遮光，贮存于密闭容器中。

盐酸二甲双胍格列本脲 （Ⅰ） Metformin Hydrochloride and Glibenclamide （Ⅰ）

【别名】爽能。

【药理作用】为口服抗高血糖药格列本脲和盐酸二甲双胍组成的复方制剂。盐酸二甲双胍可减少肝糖原的产生，降低肠对糖的吸收，并且可通过增加外周糖的摄取和利用提高胰岛素的敏感性。格列本脲为磺酰脲类降糖药，主要通过刺激胰岛 B 细胞分泌胰岛素产生降血糖作用。

【适应证】用于单纯饮食控制和（或）运动疗法血糖水平未得到满意控制的 2 型糖尿病患者。可作为单用磺酰脲类或盐酸二甲双胍治疗，血糖水平未得到满意控制的 2 型糖尿病患者的二线用药。

【体内过程】参见二甲双胍项和格列本脲。

【用法用量】对于饮食与运动疗法已不能满意控制血糖的 2 型糖尿病患者，推荐开始剂量为每天 1 次，每次 1 粒（格列本脲/二甲双胍：1.25mg/250mg），与餐同服。对于基线 HbA1c 9% 或空腹血糖（FPG）200mg/dl 的初次治疗患者，开始剂量为每天 2 次，每次 1 粒（1.25mg/250mg），早、晚餐时服。每隔两周，可增加本品的每天剂量，以达到最小的有效治疗剂量。用于以前已服用过其他降糖药的患者，推荐开始剂量为每天 2 次，每次 2 粒（2.5mg/500mg）。

【不良反应】①胃肠道反应可有腹泻、恶心、呕吐、胃痛不适、口中金属味。②有时有乏力、疲倦、头晕、头痛、皮疹。③乳酸性酸中毒发生率很低，临床表现为呕吐、腹痛、过度换气、神志障碍及血液中乳酸浓度增加而不能用尿毒症、酮症酸中毒解释。④少见而严重的有黄疸、肝功能损害、骨髓抑制、粒细胞减少（表现为咽痛、发热、感染）、血小板减少症（表现为出血、紫癜）等。可减少肠道吸收维生素 B_{12}，使血红蛋白减少，产生巨幼细胞贫血。

【相互作用】①与噻嗪类和其他利尿药、皮质激素类、吩噻嗪类、甲状腺制剂、性激素类、口服避孕药、苯妥英钠、烟酸、拟交感神经药、钙通道阻滞剂、异烟肼可产生难以控制的高血糖，应注意观察患者血糖水平的变化。②非甾体抗炎药、其他强蛋白抑制剂、水杨酸类、磺胺类可增强磺酰脲类的降血糖作用。③阿米洛利、地高辛、吗啡、普鲁卡因胺、奎尼丁、奎宁、雷尼替丁、氨苯蝶啶、甲氧苄啶、万古霉素因竞争肾小管转换系统而增强二甲双胍的药理作用。④口服西咪替丁可使二甲双胍血药峰值及整个血药浓度都增加 60%，血浆和全血 AUC 增加 40%，合用时应密切监测并调整本品的剂量。

【注意事项】①可能引起低血糖，当热量摄取不足、剧烈运动没有及时补充热量，同时使用其他降血糖药或乙醇时，发生低血糖的危险增加。②肾或肝功能不全者可升高格列本脲和二甲双胍的血药浓度，而肝功能不全可能减弱糖异生作用，所有这些都增加低血糖的危险性。③服药期间患者应该经常检查肝肾功能、血糖，并进行眼科检查等。④在进行血管造影等检查时，可能会导致急性肾功能改变，需暂停服用本品 48 小时，待肾功能检查显示正常后，重新使用。手术期间（饮食与液体摄入不受限制的小手术除外），应暂停服药。

【规格】片剂：每片含盐酸二甲双胍 500mg，格列本脲 2.5mg。

【贮藏】遮光、密封保存。

盐酸二甲双胍格列本脲（Ⅱ） Metformine Hydrochloride and Glibenclamide （Ⅱ）

【别名】君复乐。

【药理作用】参见盐酸二甲双胍格列本脲片（Ⅰ）。

【适应证】对于饮食控制和运动加服二甲双胍或磺酰脲类药物未能满意控制血糖水平的2型糖尿病患者，可作为二线治疗药物。

【体内过程】参见二甲双胍和格列本脲。

【用法用量】口服，就餐时服用。仅用于2型糖尿病的二线治疗：推荐开始剂量为每天2次，每次1片（2.5mg/500mg）。但是，对于以前服用过格列本脲和（或）二甲双胍的患者，本品的首次剂量不应超过以前服用的格列本脲和（或）二甲双胍的剂量，以避免发生低血糖。剂量应逐渐增加，直至达到对患者高血糖良好控制的最低剂量。一日最大剂量不超过4片（10mg/2000mg）。

【不良反应】①低血糖反应，本品含有磺酰脲类药物，所有磺酰脲类药物都有可能导致严重的低血糖。②胃肠道反应：食欲缺乏、恶心、呕吐、上腹胀满、腹痛、胃灼热感、口中金属味、黄疸、肝功能损害等。③皮肤反应：皮肤过敏如瘙痒、红斑、荨麻疹、丘疹、光过敏等。④血液系统反应：粒细胞减少、血小板减少症、溶血性贫血、再生障碍性贫血等。⑤其他反应：关节痛、肌肉痛、血管炎、甲状腺功能低下、头晕、乏力、疲倦、体重减轻等。

【相互作用】【注意事项】参见盐酸二甲双胍格列本脲片（Ⅰ）。

【规格】复方制剂，其组分为每片含盐酸二甲双胍250mg与格列本脲片2.5mg。

【贮藏】遮光、密封保存。

甲苯磺丁脲 Tolbutamide

【别名】甲磺丁脲、甲糖宁、D860、Butamidum。

【药理作用】可刺激胰岛B细胞分泌胰岛素，从而降低血糖水平。在反复用药中，可使胰岛B细胞增生，增加分泌胰岛素的功能。这类药物还能刺激受体，使之更充分、更有效地利用胰岛素，发挥其生理效应。还能促进肌肉组织对葡萄糖的吸收和利用。

【适应证】适用于限制饮食（主要指糖类）不能降低血糖水平的2型糖尿病患者。对胰岛素产生耐药的患者，合用本类药物可增加胰岛素的治疗效应。在某些2型糖尿病老年人中，合用本类药物可增加胰岛素的利用率。

【体内过程】口服后迅速吸收，广泛与蛋白结合。半衰期为4～7小时，可能更长。持效时间约10小时。在肝内代谢，主要以代谢物形式随尿排出。可进入乳汁。

【用法用量】成人开始口服0.5g，每天2～3次，进餐前服。继而根据病情和血糖水平逐渐加量至每天1.5g，最大日剂量为3.0g。

【不良反应】①恶心、呕吐、胃灼热、厌食、腹泻和金属味、食欲增加、体重上升、皮疹、荨麻疹和光敏反应可能发生。②使用本类药物（尤其是氯磺丙脲），如饮酒可引起面红。③过量治疗，在进食后4小时或更久可能发生低血糖症。④其他严重的不良反应可能是过敏反应的表现，包括胆汁淤积性黄疸、白细胞减少、血小板减少、再生障碍性贫血、粒细胞减少、溶血性贫血、多形红斑或史-约综合征、剥脱性皮炎和结节性红斑。⑤偶会引起抗利尿激素分泌异常综合征，表现为水潴留、低钠血症和中枢神经系统的反应。

【相互作用】①合用肾上腺素、氨鲁米特、氯丙嗪、皮质激素、二氮嗪、口服避孕药、利福平和噻嗪类利尿药时应加大本类药物的用量。②ACEI、乙醇、别嘌醇、某些镇痛药（阿扎丙宗、保泰松和水杨酸类）、咪唑类抗真菌药（氟康唑、酮康唑、咪康唑）、氯霉素、西咪替丁、氯贝丁酯和有关的化合物、香豆素类抗凝血药、肝素、单胺氧化酶抑制剂、奥曲肽、雷尼替丁、磺吡酮、磺胺类、四环素类、三环类抗抑郁药和甲状腺素会增加本类药物的降糖作用。

【注意事项】①同时饮用含有乙醇的饮料会产生双硫仑样反应，应予以避免。②用药期间，应定期监测血糖。长时间的运动或饮食减少可能产生低血糖。患者随身携带一些糖果和干点是必要的。

【规格】片剂：0.25g，0.5g。

【贮藏】遮光、密封保存。

那格列奈 Nateglinide

【别名】唐力、Starlix。

【药理作用】是由美格列奈（meglitinide）衍生的抗糖尿病药。其结构与磺酰脲类无关。和口服磺酰脲类一样，必须要在胰岛内存在有功能的B细胞时才起作用。

【适应证】治疗2型糖尿病患者。

【体内过程】主要经CYP2C9和小部分CYP3A4的作用而广泛代谢。体外证实，本品具有抑制甲苯磺丁脲代谢的能力，因此，可以推测本品是CYP2C9酶的抑制剂。

【用法用量】成人开始口服120mg，每天3

次，餐前半小时服。维持量视疗效而定。如测知患者的 HbA1c 接近目标值，仅给予 50mg，每天 3 次。

【不良反应】常见上呼吸道感染、腰痛、流感样综合征、眩晕、关节痛、腹泻、意外创伤、支气管炎、咳嗽及低血糖。

【相互作用】CYP2C9 和 CYP3A4 同工酶的诱导剂和抑制剂可能和本品产生相互作用，影响药物代谢。可能增加降糖作用的药物有单胺氧化酶抑制剂、非选择性β受体阻滞剂、非甾体抗炎药、水杨酸盐。可能降低降糖作用的药物有皮质激素、拟交感药、格列本脲、二甲双胍、华法林。

【注意事项】①应在餐前给药，如因故误餐就不必给药。②在应激状态下，血糖水平会突然上升，应临时使用胰岛素；在整个应激期间，本品的效应可能会减低。应定期监测肝功能、血糖和 HbA1c。

【规格】片剂：60mg，120mg。

【贮藏】遮光，贮于 15～20℃条件下。

阿卡波糖 Acarbose

【别名】拜糖苹、Glucobay。

【药理作用】对小肠壁细胞刷状缘的α-葡萄糖苷酶活性具有抑制作用，从而导致肠道内多糖、寡糖或双糖的降解，使来自碳水化合物的葡萄糖降解和吸收入血速度减慢，降低了餐后血糖水平，使平均血糖值下降。

【适应证】配合饮食疗法治疗 2 型糖尿病。

【体内过程】口服后，大部分具有活性的原药留在胃肠内发挥药理作用，并经消化酶和肠道细菌分解，其降解产物可于小肠下段被吸收。最后大约有 35% 的用量以代谢物的形式从肠道吸收。随尿和粪便排出。

【用法用量】一般起始剂量为 25mg 或 50mg，每天 3 次，以后逐渐加量至 0.1g，每天 3 次；个别可加至 0.2g，每天 3 次。应在餐前即刻整片吞服，或随前几口食物一起服用，剂量个体化。

【不良反应】①常发生胃肠胀气和肠鸣音，偶见腹泻，极少出现腹痛。如不控制饮食，胃肠道不良反应可能加重，如控制饮食后症状仍严重，应暂时或长期减量。②个别出现过敏反应，可见红斑、皮疹和荨麻疹。罕有水肿报道。

【相互作用】①具有抗高血糖的作用，但本身不会引起低血糖。如与其他降糖药合用就可能

产生低血糖，应减少合用降糖药的剂量。②个别情况下，可影响地高辛的生物利用度，应调整后者的剂量。③服用期间，应避免合用新霉素、考来烯胺肠道吸附剂和消化酶类。

【注意事项】①如用药 4～8 周后疗效不显，可视其耐受性增加剂量。②个别患者在大剂量用药后会引起氨基转移酶升高，因此，应在用药的最初 6～12 个月中定期监测肝功能。不过，停药后可见恢复。③如出现低血糖，应口服葡萄糖，因本品分解蔗糖为果糖和葡萄糖的速度很慢。④用药期间，如食用蔗糖会使肠内酵解增加，引起腹部不适，并导致腹泻。

【规格】片剂：50mg。

【贮藏】密封，贮于凉暗处。

格列本脲 Glibenclamide

【别名】优降糖、Glyburide、Diabeta、Micronase。

【药理作用】可刺激胰岛 B 细胞分泌胰岛素，从而降低血糖水平。在反复用药中，可使胰岛 B 细胞增生，增加分泌胰岛素的功能。这类药物还能刺激受体，使之更充分、更有效地利用胰岛素，发挥生理效应。还能促进肌肉组织对葡萄糖的吸收和利用。

【适应证】适用于单用饮食控制疗效不满意的轻、中度非胰岛素依赖型糖尿病，患者胰岛 B 细胞有一定的分泌胰岛素功能，并且无严重的并发症。用于非胰岛素依赖型（成年型、肥胖型）的糖尿病患者。

【体内过程】口服后迅速吸收，2～4 小时可达血药峰值，广泛与蛋白结合。高血糖患者吸收较慢，根据所使用制剂粒子的大小也有差别。半衰期约为 10 小时。持效 24 小时。

【用法用量】成人开始于早餐之前顿服 2.5～5mg，间隔 1 周递增 2.5mg/d，最大日剂量为 15mg，用量＞10mg 时，应于早餐前 2 次分服。

【不良反应】①偶见腹或胃部不适、发热、皮肤过敏、低血糖、胃肠道不适、血象改变等。②可引起血小板减少性紫癜、过敏性血管炎。③少见无黄疸性或细胞溶解性肝炎、胆汁淤积性黄疸，其症状易与病毒性肝炎混淆。

【相互作用】①不宜与水杨酸类、磺胺类、普萘洛尔、单胺氧化酶抑制剂、青霉素、丙磺舒、保泰松、吲哚美辛、双香豆素类抗凝血药、甲氨蝶呤等合用，合用会增强降血糖的作用，引起低

血糖反应。②氯霉素、香豆素类、多西环素、肌松药非尼拉多（fenyramidol）、保泰松、丙磺舒、磺胺苯吡唑等能抑制磺酰脲类的代谢和排泄，延长降血糖的作用。③与乙醇同服时，可以引起腹部绞痛、恶心、呕吐、头痛、面部潮红和低血糖。④与β受体阻滞剂合用，可增加发生低血糖的危险，而且可掩盖低血糖的症状，如脉率增快、血压升高，小量用选择性β受体阻滞剂如阿替洛尔和美托洛尔，造成此种情况的可能性较小。

【注意事项】少数患者有胃肠道不适、发热、皮肤过敏及低血糖症状，应减量或停药。肝功能不全者慎用。严重代偿失调性酸中毒、糖尿病性昏迷、肾功能不全、糖尿病酮症及青年、儿童和妊娠者不宜应用。此药有轻度利尿作用。胰岛素依赖型糖尿病合并急性并发症、妊娠及肝肾功能不全者禁用。

【规格】片剂：2.5mg。

【贮藏】密封保存。

格列齐特　Gliclazide

【别名】1-（3-氮杂双环［3，3，0］辛基）-3-对甲苯磺酰脲、甲磺双环脲、达美康、格里克那萨、甲磺吡脲、格列奇特、Diamicron。

【药理作用】可刺激胰岛 B 细胞分泌胰岛素，从而降低血糖水平。在反复用药中，可使胰岛 B 细胞增生，增加分泌胰岛素的功能。这类药物还能刺激受体，使之更充分、更有效地利用胰岛素，发挥其生理效应。还能促进肌肉组织对葡萄糖的吸收和利用。

【适应证】适用于单用饮食控制疗效不满意的轻、中度非胰岛素依赖型糖尿病，患者胰岛 B 细胞有一定的分泌胰岛素功能，并且无严重的并发症。主要用于成年后发病单用饮食控制无效的且无酮症倾向的轻、中型糖尿病患者，还能改善糖尿病患者眼底病变及代谢、血管功能的紊乱。可与双胍类口服降血糖药合用于单用不能控制的患者，与胰岛素合用治疗胰岛素依赖型糖尿病，可减少胰岛素用量。

【体内过程】口服后迅速吸收，广泛与蛋白结合。半衰期为 10～12 小时，持效 12 小时或更久。

【用法用量】常释剂型：成人开始口服每天40～80mg，早餐前顿服。间隔 1 周可逐渐加量至 320mg，当剂量＞160mg 时，应分 2 次服。缓释剂型：30～120mg，每天 1 次，建议于早餐时服用。

【不良反应】偶有轻度恶心、呕吐、上腹痛、便秘、腹泻、红斑、荨麻疹、血小板减少、粒细胞减少、贫血等，大多数于停药后消失。

【相互作用】①与噻嗪类利尿药、肾上腺皮质激素和雌激素制剂合用可能减弱本品的降血糖作用。②与氯霉素、双香豆素、保泰松、羟基保泰松、氯贝丁酯和磺胺苯吡唑等合用能抑制本品的代谢而增强降血糖作用，甚至可能引起低血糖反应。③阿司匹林、保泰松、磺胺苯吡唑能和本品竞争与血浆蛋白的结合，从而增强本品的降血糖作用。④与非甾体抗炎药（特别是水杨酸盐）、磺胺类抗菌药、香豆素类抗凝血药、单胺氧化酶抑制剂、β受体阻滞剂、苯二氮䓬类、四环素、氯霉素、哌克昔林、氯贝丁酯、乙醇等药合用时，本品用量应减少。

【注意事项】①妊娠妇女禁用。②服用本药期间应经常检查血常规。③幼年型糖尿病，伴有酮症糖尿病、糖尿病性昏迷等，均需要注射胰岛素，不能单独应用本品。

【规格】①片剂：40mg，80mg。②缓释片：30mg，60mg。③胶囊剂：40mg，80mg。④缓释胶囊剂：30mg，60mg。

【贮藏】遮光、密闭保存。

格列吡嗪　Glipizide

【别名】1-环己基-3-{4-［2-（5-甲基吡嗪-2-酰胺）-乙基］苯磺酰}脲、格力吡嗪、格列甲嗪、捷贝、迪沙、吡磺环己脲、格列匹散得、优糖灵、洛厄尔巴、瑞易宁、依必达、美吡达、优哒灵、灭糖尿、Glucotrol。

【药理作用】可刺激胰岛 B 细胞分泌胰岛素，从而降低血糖水平。在反复用药中，可使胰岛 B 细胞增生，增加分泌胰岛素的功能。这类药物还能刺激受体，使之更充分、更有效地利用胰岛素，发挥其生理效应，还能促进肌肉组织对葡萄糖的吸收和利用。

【适应证】主要用于单用饮食控制治疗未能达到良好效果的轻、中度非胰岛素依赖型患者。

【体内过程】口服后迅速吸收，1～3 小时达血药峰值。广泛与蛋白结合。半衰期为 2～4 小时，持效 24 小时。主要在肝内代谢。大量失活代谢物随尿排出。

【用法用量】常释剂型：成人开始于早餐前顿服，每天 2.5～5mg，继而间隔数日加量每天

2.5~5mg，最大日剂量 30mg。日剂量＞15mg 时，应分 2 次服。缓释剂型：起始剂量为每次 5mg，每天 1 次，早餐前 30 分钟服用。根据血糖水平和糖化血红蛋白的情况调整剂量，最大剂量为每天 20mg。

【不良反应】①少数患者可出现轻度恶心、头晕。个别病例有低血糖出现，恶心、呕吐、腹泻、腹痛、头痛、暂时性皮疹。②若服药期间饮酒，可能发生潮红、心悸等反应。③有肝脏毒性，并且是剂量相关的。

【相互作用】①与磺胺类、水杨酸类、保泰松、吲哚美辛、双香豆素、单胺氧化酶抑制剂、氯霉素、普萘洛尔等合用时，可增强本品的降血糖作用，诱发低血糖反应。②氯霉素、香豆素类、多西环素、肌松药非尼拉多、保泰松、丙磺舒、磺胺苯吡唑等能抑制磺酰脲类的代谢和排泄，延长降血糖的作用。

【注意事项】①对本品过敏者禁用。②胰岛素依赖型糖尿病、有酮症倾向、合并严重感染及伴有肝肾功能不全者禁用。

【规格】①片剂：2.5mg，5mg。②胶囊剂：2.5mg，5mg。③缓释片：5mg。④缓释胶囊剂：5mg，10mg。

【贮藏】遮光，贮存于密闭容器中。

格列美脲 Glimepiride

【别名】安尼平、迪北、佳和洛、Amarel、Amaryl。

【药理作用】作用机制与格列本脲相似，但与磺酰脲类受体上的 65kDa 亚基相结合，而非与 14kDa 亚基相结合。有改善组织对胰岛素敏感性的作用，且较少引起低血糖，这可能与其结合及离解磺酰脲类受体的速度均较格列本脲快速有关。

【适应证】经饮食控制、体育锻炼未能满意地控制的 2 型糖尿病。

【体内过程】口服后吸收迅速而完全，进食对吸收无明显影响。给药后 2~3 小时可达血药峰值。半衰期为 5~8 小时。

【用法用量】根据定期监测到的空腹血糖水平和糖化血红蛋白值以确定最小有效剂量，通常成人起始剂量为每天 1~2mg，早餐或首次主餐时给药。起始最大剂量不宜超过每天 2mg，维持剂量为每天 1~4mg，根据患者的血糖变化调整剂量，每 1~2 周增加剂量不应超过每天 2mg。

最大的推荐维持剂量为每天 6mg，极个别可达到每天 8mg。老年患者应从小剂量（1mg/d）开始，以策安全。

【不良反应】①可能引起低血糖症，尤其是老年患者，或者在治疗初期、不规则进食、饮酒以及肝、肾功能不全患者。②使用初期，由于血糖水平改变，可能对视力产生暂时性影响。③少见恶心、呕吐、腹痛、腹泻，偶有上腹压迫感或胀满感。④少见瘙痒、红斑、荨麻疹等过敏反应，严重时可导致呼吸困难、血压下降甚至发生休克。

【相互作用】本品合用胰岛素或其他口服降血糖药（如二甲双胍、阿卡波糖等）、ACEI、别嘌醇、促蛋白合成类固醇或雄激素、氯霉素、香豆素类抗凝血药、环磷酰胺、丙吡胺、氯氟拉明、苯吡胺醇、纤维素衍生物、氟西汀、胍乙啶、异环磷酰胺、单胺氧化酶抑制剂、环氯苯咪唑、对氨基水杨酸、（胃肠外高剂量使用）己酮可可碱、保泰松等非甾体抗炎药、丙磺舒、喹诺酮类、磺吡酮、磺胺类、四环素类、三乙氯喹、氯乙环磷酰胺、奎尼丁、纤维酸类降血脂药及咪康唑等会导致低血糖。

【注意事项】①给药期间，应定期监测血常规、血糖和糖化血红蛋白（一般 3~6 个月一次）、尿糖、尿酮体、肝肾功能及进行眼科检查。②每天 1 次，进餐时服药，当血糖水平已达到满意程度时，可试着减量，找准最低有效量。由其他降血糖药换用本品时，应从小剂量开始，逐渐调整。③整片吞服，不应嚼碎，并以半杯水送服。若有漏服，不必补量。服用本品时，仍应配合饮食疗法和体育锻炼。④用药者如出现严重低血糖，应立即快速静脉注射 50%葡萄糖注射液，然后持续静脉输注 10%葡萄糖注射液，以维持血糖水平＞100mg/dl。

【规格】①片剂：1mg，2mg，3mg。②胶囊剂：2mg。③滴丸：2mg。④口腔崩解片：2mg。

【贮藏】密闭，贮于 25℃的干燥处。

格列喹酮 Gliquidone

【别名】Glurenorm。

【药理作用】可刺激胰岛 B 细胞分泌胰岛素，从而降低血糖水平。在反复用药中，可使胰岛 B 细胞增生，增加胰岛素分泌。这类药物还能刺激受体，使之更充分、更有效地利用胰岛素，发挥其生理效应。还能促进肌肉组织对葡萄糖的吸收和利用。

【适应证】用于单用饮食疗法不能满意控制的成年型糖尿病，特别是用于肾功能不全的糖尿病患者。

【体内过程】口服后快速吸收，广泛与蛋白结合。半衰期约为 1.5 小时。在肝内广泛代谢而失活。主要随粪便排出，随尿排出者仅占 5%。

【用法用量】根据血糖水平开始于餐前半小时顿服 15mg，如不足，可逐渐增加每次 15mg，直到每次 45～60mg，分 3 次不等量分服，一般早餐前用量最高。最高日剂量可达 180mg，但不能超过。

【不良反应】极少数人有皮肤过敏反应、胃肠道反应、轻度低血糖反应及血液系统方面改变的报道。

【相互作用】①与水杨酸类、磺胺类、保泰松类、抗结核病药、四环素类、单胺氧化酶抑制剂、β受体阻滞剂、氯霉素、双香豆素类和环磷酰胺等合用可增强本品作用。②氯丙嗪、拟交感神经药、皮质激素类、甲状腺激素、口服避孕药和烟酸制剂等可降低本品的降血糖作用。③本品可以减弱患者对乙醇的耐受力，而乙醇亦可能加强药物的降血糖作用。

【注意事项】①糖尿病患者合并肾脏疾病，肾功能轻度异常时，尚可使用，但是当有严重肾功能不全时，则宜改用胰岛素治疗。②治疗中若有不适，如低血糖、发热、皮疹、恶心等应从速就医。改用本品时如未按时进食或过量用药都可以引起低血糖。若发生低血糖，一般只需进食糖、糖果或甜饮料即可纠正，如仍不见效，应立即就医。

【规格】①片剂：30mg。②胶囊剂：30mg。

【贮藏】遮光，贮存于密闭容器中。

氯磺丙脲 Chlorpropamide

【别名】Diabinese。

【药理作用】可刺激胰岛 B 细胞分泌胰岛素，从而降低血糖水平。在反复用药中，可使胰岛 B 细胞增生，增加分泌胰岛素的功能。这类药物还能刺激受体，使之更充分、更有效地利用胰岛素，发挥其生理效应，还能促进肌肉组织对葡萄糖的吸收和利用。

【适应证】适用于单用饮食控制疗效不满意的轻、中度 2 型糖尿病，患者胰岛 B 细胞有一定的胰岛素分泌功能，并且无严重的并发症，还可

用于中枢性尿崩症。

【体内过程】口服后迅速吸收，广泛与蛋白结合。半衰期约为 35 小时，至少持效 24 小时。可透过胎盘，也可进入乳汁。

【用法用量】成人开始于早餐前顿服 0.1～0.2g。间隔 1 周加量 0.05g，每天达到 0.3g。最大日剂量为 0.5g。

【不良反应】是本类药物中不良反应较多的一种。突出的是引起抗利尿激素分泌异常综合征，表现为水潴留、低钠血症和中枢神经系统反应。

【相互作用】与乙醇同服时，可以引起腹部绞痛、恶心、呕吐、头痛、面部潮红和低血糖。与β受体阻滞剂同用，可增加低血糖的危险，而且可掩盖低血糖的症状，如脉率增快、血压升高；小量用选择性β受体阻滞剂如阿替洛尔和美托洛尔造成此种情况的可能性较小。氯霉素、胍乙啶、胰岛素、单胺氧化酶抑制剂、保泰松、羟布宗、丙磺舒、水杨酸盐、磺胺类与本品同用，可加强降血糖作用。肾上腺皮质激素、肾上腺素、苯妥英钠、噻嗪类利尿药、甲状腺素可增加血糖水平，与本类药同用时，可能需增加本类药的用量。香豆素类抗凝血药与本类药同用时，最初两者血浆浓度皆升高，但以后血浆浓度皆减少，故需要调整两者的用量。

【注意事项】①下列情况应慎用：体质虚弱、高热、恶心和呕吐、甲状腺功能亢进、老年人。②用药期间应定期监测血糖、尿糖、尿酮体、尿蛋白和肝、肾功能，并进行眼科检查等。③排泄较慢，不要在晚上（尤其不进食情况下）服药，易发生低血糖，引起低血糖反应时间持久而严重，纠正低血糖后也要注意观察 3～5 天。

【规格】片剂：0.1g，0.25g。

【贮藏】遮光、密封保存。

瑞格列奈 Repaglinide

【别名】诺和龙、Novonorm、Prandin、GlucoNorm、Surepost。

【药理作用】是短效促胰岛素分泌的降血糖药，刺激胰岛释放胰岛素，使血糖水平快速下降。此作用依赖于胰岛中有功能的 B 细胞。本品与其他口服促胰岛素分泌降血糖药的不同在于，其通过与不同的受体结合以关闭 B 细胞膜中 ATP 依赖性钾通道，使 B 细胞去极化，打开钙通道，使钙的流入增加。此过程可诱导 B 细胞分泌胰

岛素。

【适应证】 饮食控制、降低体重和运动都不能有效控制的 2 型糖尿病患者。

【体内过程】 口服后迅速吸收，1 小时内可达血药峰值。继而血药浓度迅速下降，4～6 小时被清除。半衰期约为 1 小时。蛋白结合率＞98%。几乎全部被 CYP3A4 同工酶代谢失活。

【用法用量】 在每次进餐前 15～30 分钟，口服 0.5mg，如有必要，1～2 周后可以加大用量，最大剂量为每次 4mg，每天 16mg。接受其他口服降血糖药的患者可以直接转用本品，其推荐起始量为每次 1mg。

【不良反应】 ①可引起低血糖、腹痛、腹泻、恶心、呕吐和便秘。②可见氨基转移酶升高，多数较轻且为一过性。③过敏反应可见皮肤发红、瘙痒、荨麻疹。

【相互作用】 ①合用二甲双胍可发挥协同作用，但应防止低血糖。如仍不能降低血糖水平，应考虑换用胰岛素。②下列药物可增强本品的降血糖作用：单胺氧化酶抑制剂、非选择性β受体阻滞剂、ACEI、非甾体抗炎药、其他水杨酸盐、奥曲肽、乙醇及促合成代谢的激素。③β受体阻滞剂还可能掩盖低血糖症的症状，乙醇会加重或延长低血糖症状。④口服避孕药、噻嗪类利尿药、皮质激素、达那唑、甲状腺素和拟交感药可减弱本品的降糖作用。⑤CYP3A4 抑制剂如酮康唑、伊曲康唑、氟康唑、红霉素等可升高本品的血药浓度。⑥CYP3A4 诱导剂如利福平、苯妥英等会降低本品的血药浓度。

【注意事项】 ①对于老年人、体弱者和营养不良者应谨慎调整用量。②发生应激反应时，血糖可能会升高，应注意观察患者的症状表现。

【规格】 片剂：0.5mg，1mg，2mg。

【贮藏】 遮光，贮于 15～20℃条件下。

8.6　甲状腺激素及抗甲状腺药

8.6.1　甲状腺激素类

甲状腺　Powered Thyroid

【别名】 甲状腺素、干甲状腺。

【药理作用】 维持正常生长发育；促进代谢和增加产热；提高交感-肾上腺系统的感受性。

【适应证】 主要用于治疗呆小病、黏液性水肿及其他甲状腺功能减退症等。

【体内过程】 尚不明确。

【用法用量】 用药应高度个体化，正确掌握剂量，每天按时服药。①常用量：口服，每次 10～40mg，每天 20～180mg。②用于黏液性水肿：开始口服每天不超过 15～30mg，以后逐渐增加至每天 90～120mg。病情稳定后，改用维持剂量，每天 60～80mg。③用于呆小病：剂量随年龄而异，1 岁以内每天 8～15mg，1～2 岁为 20～45mg，2 岁以上为 30～120mg，均分 3 次服用。④单纯性甲状腺肿：开始每天 60mg，逐渐增至每天 90～160mg，疗程一般为 3～6 个月。

【不良反应】 ①年老、心脏病者可诱发心绞痛、心肌梗死、心律失常。②过量可引起甲状腺功能亢进表现。

【相互作用】 ①与苯妥英钠、丙米嗪、阿司匹林、双香豆素等竞争与血浆蛋白的结合，使血浆中游离药物增加，作用加强，不良反应增加。②与三环类抗抑郁药合用，两类药的作用和不良反应均有所增强。③服用雌激素或避孕药者，因血液中甲状腺素结合球蛋白水平增加，合用时甲状腺素剂量应适当增加。④考来烯胺或考来替泊可以减弱甲状腺激素的作用，合用时应间隔 4～5 小时服用，并定期测定甲状腺功能。⑤β受体阻滞剂可减少外周组织甲状腺素（T_4）向三碘甲状原氨酸（T_3）的转化，合用时应予以注意。

【注意事项】 ①本品含量不恒定，更换批号需注意观察其作用和不良反应。②本品中 T_3 半衰期短，浓度不稳定，宜分次服用。

【规格】 片剂：10mg，40mg，60mg。

【贮藏】 密封、遮光贮存。

碘塞罗宁　Liothyronine

【别名】 甲碘安、T_3、碘甲腺氨酸、三碘甲状腺原氨酸、三碘甲状腺素、L-Triiodothyronine。

【药理作用】 维持正常生长发育；促进代谢和增加产热；提高交感-肾上腺系统的感受性。与甲状腺素相似，而效力为甲状腺素的 3～5 倍。

【适应证】 常用于黏液性水肿及其他严重甲状腺功能不足状态，还可用作甲状腺功能诊断药。

【体内过程】 口服后易于吸收。蛋白结合率高，主要与甲状腺素结合球蛋白结合，而以较低程度与甲状腺素结合前白蛋白或白蛋白结合。半衰期为 1～2 天，甲状腺功能亢进者可见缩短，甲状腺功能减退者可见延长。本品通过脱碘代谢为失活的 2-碘塞罗宁和 1-碘塞罗宁。通过脱碘释放的碘在甲状腺细胞中大量被重新利用。

【用法用量】口服成人开始时每天 10～20µg，分 2～3 次口服。每 1～2 周递增 15～20µg，直至甲状腺功能恢复正常，维持量每天 25～50µg。儿童体重在 7kg 以下者开始时每天 2.5µg，7kg 以上者每天 5µg。以后每隔 1 周，用量增加，维持量为每天 15～20µg，分 2～3 次口服。

【不良反应】①年老、心脏病者应用可诱发心绞痛、心肌梗死、心律失常。②过量可引起甲状腺功能亢进表现。

【相互作用】可增强抗凝血药的抗凝作用，增强三环类抗抑郁药的作用。糖尿病患者服用应适当增加胰岛素或口服降血糖药剂量。

【注意事项】①含量不恒定，更换批号需注意观察其作用和不良反应。②T_3 半衰期短，浓度不稳定，宜分次服用。

【规格】片剂：20µg。

【贮藏】密封、遮光，贮于 2～8℃下。

左甲状腺素 Levothyroxine

【别名】T_4、优甲乐、特洛新、加衡、雷替斯。

【药理作用】维持正常生长发育，促进代谢和增加产热，提高交感-肾上腺系统的感受性。

【适应证】用于甲状腺激素的替代治疗。

【体内过程】口服左甲状腺素钠后，吸收可达 80%以上，达峰时间为 5～6 小时。口服给药后 3～5 天发生作用。与特定的转运蛋白结合率极高，约为 99.97%。平均半衰期为 7 天。对甲状腺功能亢进患者，半衰期缩短（3～4 天），对甲状腺功能减退患者，本品的半衰期延长（9～10 天）。肝脏中含有 1/3 的非甲状腺分泌的完整左甲状腺素，它能够迅速与血清中的左甲状腺素进行交换。甲状腺素主要在肝、肾、脑和肌肉中进行代谢。代谢物经尿和粪便排泄。本品的总代谢清除率大约为 1.2L/d。

【用法用量】①口服：成人甲状腺功能减退症，一般开始剂量为每天 25～50µg，每 2 周增加 25µg，直到完全替代剂量，一般为 100～150µg，成人维持剂量为每天 75～125µg。婴儿及儿童甲状腺功能减退症，每天完全替代剂量为 6 个月以内 6～8µg/kg；12 个月 6µg/kg；1～5 岁 5µg/kg；6～12 岁 4µg/kg。开始时应用完全替代量的 1/3～1/2，以后每 2 周逐渐增量。②静脉注射：

用于黏液性水肿昏迷，首次剂量宜较大，200～400µg，以后每天 50～100µg，直到患者清醒改为口服。

【不良反应】剂量过大的表现有心绞痛、心律失常、心悸、腹泻、呕吐、震颤、兴奋、头痛、不安、失眠、多汗、潮红、体重减轻、骨骼肌痉挛等，通常在减少用量或停药数日后，上述表现消失。

【相互作用】①会增加抗凝血药的作用。②会升高血中苯妥英钠水平。③也会增加拟交感性药物的作用。④增加儿茶酚胺受体敏感性，从而增强三环抗抑郁药的作用。

【注意事项】有垂体功能减低或肾上腺皮质功能减退者，如需补充甲状腺制剂，在给本品前数日应先用肾上腺皮质激素。

【规格】①注射剂：1ml：100µg，1ml：200µg。②片剂：25µg，50µg，100µg

【贮藏】密封、遮光贮存。

8.6.2 抗甲状腺素药

丙硫氧嘧啶 Propylthiouracil

【别名】丙基硫氧嘧啶、PTU。

【药理作用】阻碍甲状腺素的生物合成，对已合成的甲状腺素没有作用，只有等已经合成的激素消耗后才能生效，故作用较慢。

【适应证】①甲状腺功能亢进的内科治疗：适用于轻症和不适宜手术或放射性碘治疗者，如儿童、青少年及手术后复发而不适于放射性碘治疗者。也可作为放射性碘治疗时的辅助治疗。②甲状腺危象的治疗：除应用大剂量碘剂和采取其他综合措施外，大剂量本品可作为辅助治疗以阻断甲状腺素的合成。③术前准备：为了减少麻醉和术后合并症，防止术后发生甲状腺危象，术前应先服用本品使甲状腺功能恢复到正常或接近正常，并于术前 2 周左右加服碘剂。

【体内过程】口服易吸收，分布于全身，服后20～30分钟达甲状腺。60%在肝内代谢。半衰期为2小时。可通过胎盘和乳汁排出。

【用法用量】用药剂量应个体化，根据病情、治疗反应及甲状腺功能检查结果随时调整。①成人甲状腺功能亢进：口服常用量，每次 0.05～0.1g，每天 0.15～0.3g；极量为每次 0.2g，每天 0.6g。待症状缓解后，改用维持量每天 25～80mg。②甲状腺危象：口服每天 0.4～0.8g，分 3～4 次服，疗程不超过 1 周为综合治疗措施之一。③甲状腺功能亢进的术前准备：术前服用本品使甲状腺功能恢复到正常或接近正常，然后加服 2 周碘剂再进行手术。

【不良反应】一般不良反应有荨麻疹、瘙痒、食欲缺乏、思睡、头痛等，个别可出现严重不良反应，如白细胞减少症和粒细胞缺乏症，故服药期间应定期检查血常规。

【相互作用】与磺胺类、对氨基水杨酸、保泰松、巴比妥类、酚妥拉明、妥拉唑林、维生素B_{12} 等合用有抑制甲状腺功能和引起甲状腺肿大的作用。在使用前避免服用碘剂。

【注意事项】①应定期检查血常规及肝功能。②可使凝血酶原时间延长，AST、ALT、碱性磷酸酶、胆红素升高。③外周血白细胞偏低、肝功能异常患者慎用。

【规格】片剂：50mg，100mg。

【贮藏】密封、遮光贮存。

甲巯咪唑 Thiamazole

【别名】甲硫噻唑、赛治、他巴唑、Tapazole、Methimazole。

【药理作用】作用较丙硫氧嘧啶强，且奏效快而代谢慢，维持时间长。

【适应证】①甲状腺功能亢进的内科治疗：适用于轻症和不适宜手术或放射性碘治疗者，如儿童、青少年及手术后复发而不适于放射性碘治疗者。也可作为放射性碘治疗时的辅助治疗。②甲状腺危象的治疗：除应用大剂量碘剂和采取其他综合措施外，大剂量本品可作为辅助治疗以阻断甲状腺素的合成。③术前准备：为了减少麻醉和术后合并症，防止术后发生甲状腺危象，术前应先服用本品使甲状腺功能恢复到正常或接近正常，并于术前 2 周左右加服碘剂。

【体内过程】口服后由胃肠道迅速吸收，吸收率为 70%～80%，广泛分布于全身各细胞，但浓集于甲状腺，半衰期约 3 小时（也有报道为 4～14 小时），其生物学效应能持续相当长时间。

【用法用量】①成人：开始时每天 30mg，可按病情轻重调为每天 15～40mg，每天最大量 60mg，分次口服。病情控制后，逐渐减量，维持量每天 5～15mg，疗程一般为 12～18 个月。②儿童：开始剂量为每天 0.4mg/kg，分次口服。维持量约减半或按病情轻重调节。

【不良反应】可见白细胞减少、粒细胞缺乏、氨基转移酶升高、黄疸、皮疹。

【相互作用】磺胺类、对氨基水杨酸、保泰松、巴比妥类、酚妥拉明、妥拉唑林、维生素B_{12} 等都有抑制甲状腺功能和引起甲状腺肿大的作用，故合用本品时需注意。此外，在用本品前避免服用碘剂。

【注意事项】①在治疗开始前和治疗后，特别是在以前发生过轻度粒细胞减少的病例中，推荐对血细胞计数进行严密监测。如果确诊为粒细胞缺乏症，则必须停药。②在治疗期间，如果出现骨髓毒性，需要停止给药，如果有必要，应转换为其他类型的抗甲状腺药物。

【规格】片剂：5mg，10mg，20mg。

【贮藏】密封、遮光贮存。

复方碘溶液 Compound Iodine Solution

【别名】卢戈液。

【药理作用】碘剂随着剂量的不同，其作用有质的不同。小剂量碘是合成甲状腺激素的原料，可促进甲状腺激素的合成和释放，用于防治单纯性甲状腺肿。大剂量碘剂具有抗甲状腺作用。

【适应证】小剂量碘可用于防治单纯性甲状腺肿，大剂量碘剂具有抗甲状腺作用，用于：①甲状腺功能亢进术前准备，可使腺体缩小、变硬、血管减少，有利于手术进行。②治疗甲状腺危象，大剂量碘剂静脉滴注（碘化钠）或多次口服（复方碘溶液），可迅速改善症状。但同时还必须配合硫脲类药物治疗。

【体内过程】在胃肠道内吸收迅速而完全，在血液中碘以无机碘离子形式存在，由肠道吸收的碘约30%被甲状腺摄取，其余主要由肾脏排出，少量由乳汁和粪便排出，极少量由皮肤与呼吸排出。碘可以通过胎盘到达胎儿体内，影响胎儿甲状腺功能。

【用法用量】①预防地方性甲状腺肿：剂量根据缺碘而定。②治疗地方性甲状腺肿：每天 0.1～0.5ml，两周；或每天 1～2 滴，30 天。停用 10 天后再服用，总疗程为 3～6 个月。③术前准备：每天 3 次，每次从 5 滴开始，以后每天每次增加 1 滴，10～14 天后手术。④甲状腺危象：初次 30～45 滴，以后每次 30 滴，6 小时 1 次。

【不良反应】①具有刺激性，如鼻塞、咳嗽、喉头烧灼感、鼻炎、额窦炎、结膜炎、流泪、腮腺肿大等。②有少数对碘过敏的患者可立即或数小时后发生皮疹、剥脱性皮炎、喉头水肿窒息等。

【相互作用】与 ACEI 等合用可致高血钾。

【注意事项】①影响摄 ^{131}I 的测定和扫描。②不可直接接触口腔黏膜，应放在食物中或用水稀释后冲服。③不可常规治疗甲状腺功能亢进症，久用有脱逸现象。④地方性甲状腺肿者用量过大、过久时，可致甲状腺功能亢进。

【规格】溶液剂：含碘 5%，碘化钾 10%。

【贮藏】密封、遮光贮存。

卡比马唑 Carbimazole

【别名】甲亢平。

【药理作用】作用机制是抑制甲状腺内过氧化物酶，从而阻碍吸聚到甲状腺内碘化物的氧化及酪氨酸的偶联，阻碍 T_4 和 T_3 的合成。动物实验观察到可抑制 B 淋巴细胞合成抗体，降低血循环中甲状腺刺激性抗体的水平，使抑制性 T 细胞功能恢复正常。

【适应证】适用于各种类型的甲状腺功能亢进症，尤其适用于：①病情较轻，甲状腺轻至中度肿大患者。②青少年及儿童、老年患者。③甲状腺手术后复发，又不适于用放射性 ^{131}I 治疗者。④手术前准备。⑤作为 ^{131}I 放疗的辅助治疗。

【体内过程】口服后，在体内逐渐水解成甲巯咪唑后发挥作用，故作用缓慢，疗效维持时间较长，半衰期约 9 小时。

【用法用量】成人开始口服 15～40mg，一般 1～3 周显效，1～2 个月甲状腺功能亢进症状得到控制。然后视病情减至维持剂量 5～15mg/d，顿服或分次服。疗程一般为 0.5～2 年。儿童开始 0.4mg/（kg·d），维持剂量减半。

【不良反应】较多见皮疹或皮肤瘙痒及白细胞减少；较少见严重的粒细胞缺乏症；可能出现再生障碍性贫血；还可能致味觉减退、恶心、呕吐、上腹部不适、关节痛、头晕头痛、脉管炎、红斑狼疮样综合征。罕见肝炎、间质性肺炎、肾炎和累及肾脏的血管炎，少见血小板减少、凝血酶原减少或因子Ⅶ减少。

【相互作用】①与抗凝血药合用，可增强抗凝血作用。②高碘食物或药物的摄入，可使甲状腺功能亢进病情加重，使抗甲状腺药需要量增加或用药时间延长，故在服用本品前避免服用碘剂。③磺胺类、对氨基水杨酸、保泰松、巴比妥类、酚妥拉明、妥拉唑林、维生素 B_{12}、磺酰脲类等都有抑制甲状腺功能和甲状腺肿大的作用，

故合用本品须注意。

【注意事项】因本品须在体内逐渐水解，转化成甲巯咪唑而起作用，所以在开始应用时可能短期内疗效不如丙硫氧嘧啶、甲巯咪唑显著，但不宜应用过大剂量，防止出现不良反应。

【规格】片剂：5mg。

【贮藏】密封、遮光贮存。

碘化钾 Potassium Iodide

【药理作用】为补碘药。防治地方性（单纯性）甲状腺肿时，给予小剂量碘制剂，作为供给碘原料以合成甲状腺素，纠正原来垂体促甲状腺素分泌过多，而使肿大的甲状腺缩小。大剂量碘剂作为抗甲状腺药暂时控制甲状腺功能亢进症。这可能通过抑制甲状腺球蛋白水解酶，阻止游离甲状腺激素释放入血，作用快而强，但不持久。短暂地抑制甲状腺激素合成，连续给药后抑制作用又可消失，导致甲状腺功能亢进症状更剧。故仅用于甲状腺危象，以迅速改善症状，且必须同时配合应用硫脲类药物。大剂量碘剂亦可对抗垂体的促甲状腺素作用，使甲状腺组织缩小、变硬及血管减少，以利于手术。此种作用在用药 2 周达到高峰，故甲状腺功能亢进患者宜于手术前先服一段时间的硫脲类药物，使症状和基础代谢率基本控制后，术前 2 周开始用药。用药后还可以改善突眼症状，减慢心率，降低代谢率。

【适应证】用于地方性甲状腺肿的预防与治疗、甲状腺功能亢进症手术前准备及甲状腺亢进危象。

【体内过程】由胃肠黏膜吸收入血，在血中以无机碘离子形式存在。甲状腺对碘有特殊亲和力，比其他组织的吸碘能力强数百倍。每天生理摄入量的碘有一半由甲状腺摄取，其余一半在体内分布，其分布方式与氯化物及溴化物相似。主要随尿排泄，且较氯化物及溴化物的排泄更为迅速，一部分亦出现于唾液、泪液、胆汁及乳汁中。

【用法用量】预防地方性甲状腺肿：剂量根据当地缺碘情况而定，一般 100μg/d 即可。治疗地方性甲状腺肿：对早期患者给予每天 1～10mg，连服 1～3 个月，中间休息 30～40 天。1～2 个月后，剂量可渐增至每天 20～25mg，总疗程为 3～6 个月。

【不良反应】①过敏反应，可在服药后立即发生，或数小时后出现血管性水肿，表现为上肢、下肢、颜面部、口唇、舌或喉部水肿。②也可出

现皮肤红斑或风团、发热、不适、关节疼痛、嗜酸性细胞增多、淋巴结肿大。③长期服用，可出现口腔、咽喉部烧灼感、金属味和牙龈疼痛及流涎、胃部不适、剧烈头痛等碘中毒症状。④也可出现高钾血症，表现为神志模糊、心律失常、手足麻木刺痛、下肢沉重无力。⑤少见腹泻、恶心、呕吐和胃痛等消化道不良反应。⑥罕见动脉周围炎，类白血病样嗜酸性粒细胞增多。

【相互作用】①与抗甲状腺药物合用，可能致甲状腺功能低下和甲状腺肿大。②与ACEI或保钾利尿药合用时，易致高钾血症，应监测血钾。③与锂盐合用时，可能引起甲状腺功能减退和甲状腺肿大。④与^{131}I合用时，将减少甲状腺组织对^{131}I的摄取。

【注意事项】①对碘化物过敏者应禁用。②婴、幼儿使用碘液易致皮疹，影响甲状腺功能，应禁用。③有口腔疾病患者慎用，浓碘液可致唾液腺肿胀、触痛，口腔、咽喉部烧灼感、金属味、牙和牙龈疼痛，唾液分泌增加。④急性支气管炎、肺结核、高钾血症、甲状腺功能亢进、肾功能受损者慎用。⑤影响甲状腺功能，或影响甲状腺吸碘率的测定与甲状腺核素扫描显像结果，这些检查均应安排在应用本品前进行。

【规格】片剂：10mg。

【贮藏】避光、密封，在干燥处保存。

碘酸钾 Potassium Iodate

【药理作用】所含碘可参与甲状腺素的构成，缺碘时可致甲状腺肿及功能减退。此外，动物实验表明本品对碘缺乏所致脑细胞发育障碍具有一定的作用。

【适应证】可用于缺碘人群预防地方性甲状腺肿和地方性克汀病等碘缺乏病。

【体内过程】尚不明确。

【用法用量】口服，每天1次，4岁以上及成人、孕妇及哺乳期妇女每次0.3～0.4mg，或遵医嘱；4岁以下儿童减半。

【不良反应】高浓度反复多次使用可引起腐蚀性灼伤。

【相互作用】尚不明确。

【注意事项】甲状腺功能亢进及对碘过敏者禁用。

【规格】片剂：0.3mg，0.4mg。

【贮藏】遮光、密封保存。

8.7 甲状旁腺及钙代谢调节药

依替膦酸二钠 Etidronate Disodium

【别名】依膦。

【药理作用】为第一代双膦酸盐类骨代谢调节药，具有双向作用。对体内磷酸钙有较强的亲和力，能抑制人体异常钙化和过量骨吸收，减轻骨痛；降低血清碱性磷酸酶和尿羟脯氨酸的浓度。在低剂量（每天5mg/kg）时，可直接抑制破骨细胞形成及防止骨吸收，降低骨转换率，增加骨密度等达到骨钙调节作用，大剂量（每天20mg/kg）时抑制骨形成。

【适应证】用于治疗绝经后妇女的骨质疏松症，也可用于原发性及各种继发性骨质疏松症。

【体内过程】口服后吸收不稳定，具有剂量依赖性。使用常用量可吸收1%～6%。吸收随同服的食物而减少。可从血中迅速消除，半衰期为1～6小时，在体内不被代谢，24小时随尿排出约50%原药，其余被骨吸收后再缓慢消除。在骨中的半衰期超过90天。

【用法用量】口服，每次200mg，每天2次，餐前或餐后2小时服用。

【不良反应】可出现腹部不适、腹泻、软便、呕吐、口炎、头痛、咽喉灼热感、皮肤瘙痒、皮疹等。

【相互作用】①食物会进一步阻碍双膦酸盐的吸收。②含有铝、铁、钙、镁的抗酸药、矿物补充剂及某些渗透性泻药都有可能减少双膦酸盐的吸收。③合用非甾体抗炎药可增加胃肠道和肾脏病的发病率。④合用氨基糖苷类可能加重低钙血症的作用。

【注意事项】①服药2小时内，应避免食用高钙食品及含矿物质的维生素或抗酸药。②若出现皮肤瘙痒、皮疹等过敏症状时应停止用药。

【规格】片剂：0.2g。

【贮藏】密封、遮光贮存。

氯屈膦酸二钠 Clodronate Disodium

【别名】骨膦、德维、迪盖纳、二氯甲双磷酸钠、固令、氯得磷酸、氯得磷酸二钠、氯甲双磷酸二钠、氯甲双磷酸钠、氯屈膦酸二钠、氯屈膦酸钠、洛屈、雅坤宇、Bonefos、Difosfonal、Ostac。

【药理作用】为第二代双膦酸盐类化合物。主要作用于骨组织，作用机制是防止羟基磷灰石结晶溶解并直接抑制破骨细胞活性，从而抑制骨吸收。对钙及骨矿物质具有极强的吸附性，故主要分布在骨骼中发挥疗效。在一般用量范围内，不影响骨组织中矿物质的正常代谢。

【适应证】主要用于治疗恶性肿瘤骨转移所致的疼痛和高钙血症，避免或延迟由肿瘤引致的溶骨性骨转移，并减少这种骨转移所引起的骨折。

【体内过程】口服吸收较少，且易受高钙食物的影响，口服后生物利用度为1%~2%。血浆蛋白结合率较低，同时服用钙剂可影响本品蛋白结合率。单次静脉给药后，20%~40%药物沉积在骨骼中。血浆半衰期约为2小时，在动物（大鼠）骨内半衰期至少为3个月。

【用法用量】①方案一：第1~5天，每天300mg，溶于500ml 0.9%氯化钠注射液或5%葡萄糖注射液中，缓慢静脉滴注，3~4小时滴完。②方案二：第1天静脉滴注1500mg，滴注时间应超过4小时，停药4天。以上两种方案自第6天开始至第19天，每天口服8~12粒片剂或胶囊（1.6~2.4g）。

【不良反应】可发生轻度的恶心、呕吐或腹泻，但多见于大剂量给药时。

【相互作用】本品可与二价金属阳离子形成复合物，故本品与牛奶、抗酸药及含二价阳离子的药物同时口服时，会显著降低生物利用度。与非甾体抗炎药合用有引起肾功能不全的报道。与氨基糖苷类合用应谨慎。

【注意事项】静脉给药剂量显著高于推荐剂量时，可能引起严重的肾功能损害，尤其在输注速度过快时。

【规格】①胶囊剂：400mg，800mg。②注射剂：300mg。

【贮藏】常温保存。

帕米膦酸钠　Pamidronate Sodium

【别名】博宁、阿可达、丙氨磷酸钠。

【药理作用】为第二代双膦酸盐类药物。为破骨细胞活性抑制剂，体外实验证明，它能与羟基磷灰石结合，抑制这些结晶体在体外的形成和溶解。在体内，能牢固地吸附在骨小梁的表面，形成一层保护膜，阻止破骨前体细胞吸附于矿物质性的骨基质上，并抑制破骨前体细胞转化为成熟破骨细胞的过程。

【适应证】可用于Paget骨病变及多种原因引起的骨质疏松症，也可用于恶性肿瘤及其骨转移引起的高钙血症及骨质破坏溶解，可消除疼痛，改善运动能力，减少病理性骨折，减少患者对放疗的要求，延缓骨溶解性病变的发展。也可用于甲状旁腺功能亢进症。

【体内过程】静脉给药后，72小时内随尿排出的原药占给药量的20%~55%。其余的主要被骨吸收并缓慢消除。重度肾功能不全患者的肾消除减慢，因此，输注的速度应减慢。本品很难从胃肠道吸收（1%~3%）。

【用法用量】成人及老年人一般用量为30~90mg，加入500ml 0.9%氯化钠注射液或5%葡萄糖注射液250~500ml中，静脉滴注1~4小时以上。治疗肿瘤引起的高钙血症，滴注速率不应大于15~30mg/2h，浓度不应大于15mg/125ml。

【不良反应】①可出现感冒样症状、发热、寒战、头痛、肌肉酸痛和胃肠道反应，如厌食、腹痛、便秘或腹泻等。②偶可发生过敏反应和静脉滴注部位的局部反应。

【相互作用】不应与其他双膦酸盐类药物合用。

【注意事项】①治疗期间，应定期监测血常规、血电解质、钙和磷酸盐浓度。②用药期间可能出现头晕、嗜睡，患者不应驾车或操作机械。

【规格】注射剂：15mg，30mg，60mg。

【贮藏】密封、遮光贮存。

伊班膦酸钠　Ibandronate Monosodium

【别名】艾本。

【药理作用】为双膦酸盐类骨吸收抑制剂，主要与骨内羟基磷灰石结合，抑制羟基磷灰石的溶解和形成，从而产生抗骨吸收的作用。

【适应证】主要用于伴有或不伴有骨转移的恶性肿瘤引起的高钙血症。

【体内过程】静脉给药4mg时，半衰期为1.56小时，主要排泄途径为肾脏，大部分药物以原药随尿排泄。中度肾损害者暴露量增加55%，重度肾损害者暴露量可增加2倍以上。

【用法用量】①口服：每次150mg，每月1次。②静脉滴注：在本品治疗前，应给予0.9%氯化钠注射液进行水化治疗。将本品1~4mg稀释于不含钙离子的0.9%氯化钠注射液或5%葡萄糖注射液中，静脉缓慢滴注，滴注时间不得少于2小时。

【不良反应】①少数患者可出现体温升高或类似流感样症状，如发热、寒战、类似骨骼或肌肉疼痛等症状，多数情况不需特殊治疗。②个别患者还有胃肠道症状。

【相互作用】与氨基糖苷类药物同用时，可能导致血钙水平长时间下降，同时可能还存在血镁过低的情况。

【注意事项】不得与其他双膦酸盐类药物合用。

【规格】①片剂：150mg。②注射剂：1ml：1mg，2ml：2mg。

【贮藏】遮光、密闭保存。

阿仑膦酸钠　Alendronate Sodium

【别名】福善美、天可、固邦、Maxmarvil。

【药理作用】为第三代氨基双膦酸盐类骨吸收抑制剂，与骨内羟基磷灰石有强亲和力，通过抑制破骨细胞的活性而发挥抗骨吸收作用。

【适应证】用于治疗绝经后妇女的骨质疏松症。

【体内过程】与骨具有高度亲和力，约有50%吸收的药物与骨化组织结合，并在体内保留很长的时间。在体内不被代谢，原药随尿排出。

【用法用量】推荐剂量为每天 1 次，每次10mg，早餐前 30 分钟用至少 200ml 温开水送服，不要咀嚼或吮吸药片。服药前后 30 分钟内不宜饮用牛奶、奶制品、含钙较高的饮料、橘子汁和咖啡。为避免药物刺激食管，服药后 30 分钟内不要躺卧。

【不良反应】①少数患者可见胃肠道反应，如恶心、腹胀、腹痛、消化不良，偶有头痛、骨骼肌疼痛，罕见皮疹和红斑。②本品上市后有食管炎、食管糜烂、食管溃疡等不良反应发生。

【相互作用】如果同时服用钙补充剂、抗酸药和其他口服药物可能会干扰本品的吸收。因此患者在服用本品后，必须等待至少半小时后，才可服用其他药物。

【注意事项】应选在每天早上起床、空腹，在早餐或服用任何药物之前 30 分钟取坐立位，整片吞服本品，不可咀嚼，至少用 200ml 的水送服，服后应保持站立或坐位至少 30 分钟，在当天进食第 1 餐之后半小时始可躺下，这是为了让药物尽可能不接触食管，避免损伤食管黏膜。此服药法也同样适用于其他口服双膦酸盐。在开始使用双膦酸盐之前，必须先纠正低钙血症。

【规格】①片剂：10mg。②复方片剂：含本品 70mg 及维生素 D 32 800U 或 5600U，每周服用 1 次。

【贮藏】密封、遮光贮存。

利塞膦酸钠　Risedronate Sodium

【别名】Actonel。

【药理作用】为第三代的双膦酸盐类骨吸收抑制剂，主要与骨内羟基磷灰石结合，抑制羟基磷灰石的溶解和形成，从而产生抗骨吸收的作用。

【适应证】用于治疗和预防绝经后妇女的骨质疏松症、糖皮质激素诱导的骨质疏松症、变形性骨炎。

【体内过程】和其他双膦酸盐一样，口服难吸收。在空腹状态下，平均生物利用度为 0.63%，在早餐前 1 小时给药生物可利用度下降30%，在早餐前 1.5 小时给药则下降 55%。未吸收的药物以原药随粪便排出。24 小时未吸收的 50%的原药随尿排出。其余的原药则贮于骨骼中，缓慢消除。

【用法用量】口服用药，需至少餐前 30 分钟直立位服用，一杯（200ml 左右）清水送服，服药后 30 分钟内不宜卧床。用量为每天 1 次，每次 5mg。

【不良反应】①消化系统可引起上消化道紊乱，表现为吞咽困难、食管炎、食管或胃溃疡，还可以引起腹泻、腹痛、恶心、便秘等。②其他如流感样综合征、头痛、头晕、皮疹、关节痛等。

【相互作用】食物会进一步阻碍双膦酸盐的吸收。含有铝、铁、钙、镁的抗酸药、矿物补充剂及某些渗透性泻药都有可能减少双膦酸盐的吸收。合用非甾体抗炎药可增加胃肠道和肾脏病的发病率。合用氨基糖苷类可能加重低钙血症的作用。

【注意事项】①服药后 2 小时内，避免食用高钙食品（如牛奶或奶制品）及服用补钙剂或含铝、镁等的抗酸药。②不宜与非甾体抗炎药同服。③饮食中钙、维生素 D 摄入不足者，应加服这些药品。④勿嚼碎或吸吮本品。

【规格】片剂：5mg，30mg。

【贮藏】密封、遮光贮存。

降钙素　Calcitonin

【别名】鲑鱼降钙素、密盖息、益钙宁、鳗鱼降钙素、依降钙素、Calcimar、Cibacalcin。

【药理作用】主要通过对骨骼、肾脏和胃肠道的调节使血钙降低。

【适应证】①治疗乳癌、肺癌或肾癌、骨

髓瘤和其他恶性肿瘤骨转移所致的大量骨溶解。②甲状旁腺功能亢进、甲状旁腺癌和甲状腺功能亢进或维生素 D 中毒导致的变应性骨炎。③高钙血症和高钙血症危象。④各种骨代谢疾病所致的骨病。

【体内过程】口服后迅速被灭活。注射后迅速被吸收，主要分布在肾脏，也分布于血液的周围组织，原药和失活的代谢物随尿排出。人降钙素的半衰期约为 60 分钟，鲑鱼降钙素的半衰期为 70～90 分钟。还可通过鼻和直肠的黏膜吸收。静脉注射本品后可立即发挥作用，持效时间为 0.5～12 小时，皮下或肌内注射则在 15 分钟后显效，最大作用时间为 4 小时，持效 8～24 小时。

【用法用量】①停经后骨质疏松症：皮下注射、肌内注射或喷鼻，每天 5～100IU 或隔日 100IU；鼻内用药，每天 1～2 次，或 50IU，每天 2～4 次，或隔日 200IU。②变形性骨炎：每天 100IU，皮下注射或肌内注射。③高钙血症：高钙血症危象，每天 5～10IU/kg，溶于 500ml 的 0.9%氯化钠注射液中，静脉滴注至少 6 小时，或每天剂量分 2～4 次缓慢静脉注射。慢性高钙血症的长期处理，每天 5～10IU/kg，1 次或分 2 次皮下注射或肌内注射。④痛性神经营养不良症：皮下注射或肌内注射，每天 100IU，连续 2～4 周，然后每次 100IU，每周 3 次，维持 6 周以上。

【不良反应】常见面部潮红、恶心、呕吐、腹泻、食欲缺乏、头痛、眩晕、步态不稳、低钠血症、局部疼痛、血清氨基转移酶升高等；偶见腹痛、口渴、手足抽搐、耳鸣、哮喘、发汗、指端麻木、尿频及寒战等。

【相互作用】①由于本品对血钙的影响，在接受强心苷的患者中用本品时有必要调整强心苷的剂量。②和某些其他肽类药物一样，本品可能被吸收到静脉给药的塑料装置中，可在静脉输液中加入一些蛋白质，以阻止其吸收。

【注意事项】降钙素有 3 个不同的品种，使用剂量各不相同，必须予以明确。本品为蛋白质制剂，可能出现过敏，应准备好严重过敏反应的抢救措施。降钙素（猪）可能含有微量的甲状腺素，但大多数患者没有临床反应。

【规格】①人降钙素注射剂：0.5mg。②鲑鱼降钙素注射剂：1ml：40IU。③鲑鱼降钙素注射剂（粉）：50IU，100IU。④喷鼻剂：2ml：4400IU。

【贮藏】贮于 2～8℃条件下。

依普黄酮 Ipriflavone

【别名】固苏桉、双锐安、异普黄酮、伊普黄酮。

【药理作用】可直接作用于骨骼，能改善骨质疏松症所致的骨量减少，具有雌激素样的抗骨质疏松特性，但无雌激素对生殖系统的影响，其抗骨质疏松的机制：①促进成骨细胞的增殖、骨胶原合成及骨基质的矿化，增加骨量。②减少破骨细胞前体细胞的增殖和分化，抑制成熟破骨细胞活性，从而降低骨吸收。③通过雌激素样作用增加降钙素的分泌，间接产生抗骨吸收作用。

【适应证】用于改善原发性骨质疏松症的症状，可能提高骨量减少者的骨密度。

【体内过程】口服后在小肠形成 7 种代谢物，并与原药一起被吸收，约 1.3 小时原药达峰浓度，其中 4 种代谢物具有生物活性。药物主要分布在胃、肠、肝及骨中，经门静脉进入肝脏代谢。其半衰期为 9.8 小时。继续服药后，原药及代谢物无体内蓄积，血药浓度不再升高。进餐时服药，可提高本品的生物利用度。

【用法用量】口服，每次 200mg，每天 3 次，餐后服用，应根据患者的年龄及症状适当调整剂量。

【不良反应】①偶见眩晕、轻微头痛、胆红素、ALT、AST、碱性磷酸酶、乳酸脱氢酶升高、口炎、口干、舌炎、味觉异常、恶心、呕吐、食欲缺乏、胃部不适、反酸、腹痛、腹胀、腹泻、便秘、贫血、红细胞及白细胞减少等。②罕见男子乳腺发育、尿素氮、肌酐升高、黄疸、γ-GT 升高、消化性溃疡、胃肠道出血或症状恶化、粒细胞减少、舌唇麻木。

【相互作用】①与茶碱、香豆素类抗凝血药合用，可使以上药物的作用增强，故合用应谨慎，应减少以上药物的用量。②对摘除卵巢的动物，合用雌酮，可增强雌激素的作用，故本品与雌激素制剂合用应谨慎。③与他莫昔芬合用，可使后者的疗效降低，对雌激素敏感型乳腺癌患者，在绝经后服用他莫昔芬治疗时，应避免服用本品，可用其他药物替代本品以控制他莫昔芬的不良反应。

【注意事项】①用药后如出现消化性溃疡、胃肠道出血或症状恶化、黄疸、男子乳腺发育、皮疹及皮肤瘙痒等，应立即停药，必要时给予对症处理。②服药期间需同时补钙。建议对绝经后骨质疏松症患者，可给予碳酸钙或葡萄糖酸钙1g/d。③本品多用于预防绝经后骨质疏松，对男性骨质疏松症目前尚无用药经验。④用药期间，应定期监测全血细胞计数，如长期治疗应监测血生化。

【规格】①片剂：200mg。②胶囊剂：200mg。

【贮藏】密封，于室温保存，开封后注意防潮。

第9章 调节免疫功能药

9.1 免疫抑制剂

环孢素 Ciclosporin

【别名】环孢菌素、环孢霉素 A、环孢灵、赛斯平、新山地明、田可、丽珠环明。

【药理作用】主要抑制 T 细胞功能。可选择性及可逆性地改变淋巴细胞功能，抑制淋巴细胞在抗原或分裂原刺激下的分化、增殖，抑制其分泌白细胞介素及干扰素等，抑制自然杀伤细胞的杀伤活力。

【适应证】①主要用于肝、肾、心、肺、骨髓移植的抗排斥反应，可与肾上腺皮质激素合用，但不得与其他免疫抑制剂合用。②也可用于治疗类风湿关节炎、系统性红斑狼疮、肾病型慢性肾炎、自身免疫性溶血性贫血、银屑病、葡萄膜炎等自身免疫性疾病。③眼干燥症。

【体内过程】口服吸收慢而不完全。生物利用度为 20%～50%。口服后 3～4 小时可达血药峰值。血中药物 41%～58% 进入红细胞，10%～20% 进入白细胞，血浆蛋白结合率约 90%。主要在肝内代谢，经胆汁排出，仅 6% 由尿中排出。半衰期为 10～27 小时，儿童较快。

【用法用量】①口服：用于器官移植，于术前 4～12 小时起每天服 15mg/kg，到手术后 1～2 周，每天减量 25mg/kg，达到每天 6～8mg/kg 的维持量。②口服：用于自身免疫性疾病，开始每天 2.5～5mg/kg，缓解后可减量维持。③静脉滴注：仅用于不能口服的患者，于移植前 4～12 小时起每天给予 5～6mg/kg，以 5% 葡萄糖或 0.9% 氯化钠注射液稀释成 1：100 至 1：20 的浓度，缓慢地于 2～6 小时滴完，手术后可改为口服。④滴眼：用于眼干燥症，每天 2 次，每次 1～2 滴。

【不良反应】①肾毒性：肾小球血栓、肾小管受阻、蛋白尿、管型尿。②肝毒性：低蛋白血症、高胆红素血症、血清氨基转移酶升高。③神经系统：运动性脊髓综合征，小脑样综合征及精神紊乱、震颤、感觉异常等。④胃肠道：厌食、恶心、呕吐。⑤有高血压、多毛症。⑥静脉给药

偶可见胸、面部发红，呼吸困难，喘息及心悸等过敏反应。

【相互作用】①雌激素、雄激素、西咪替丁、地尔硫草、红霉素和酮康唑，可升高本品的血浓度，增加肝、肾毒性。②与非甾体抗炎药合用，发生肾衰竭的危险性增加。③与保钾利尿药和含高钾的药物合用，可使血钾增高。④肝药酶诱导剂可增加本品的代谢。⑤与肾上腺皮质激素、硫唑嘌呤、苯丁酸氮芥、环磷酰胺等免疫抑制剂合用时，可能会增加感染和淋巴增生性疾病的危险性，故应谨慎。⑥与洛伐他汀合用于心脏移植患者，可能增加横纹肌溶解症和急性肾衰竭的危险性。

【注意事项】1 岁以下儿童不宜用。

【规格】①胶囊剂：10mg，25mg，50mg。②口服液：50ml：5g。③注射剂：5ml：250mg。④滴眼剂：0.5%：8ml。

【贮藏】遮光、密封保存。

雷公藤总苷 Tripterygium Glycosides

【别名】雷公藤苷、雷公藤内酯。

【药理作用】具有较强的抗炎及免疫抑制作用。

【适应证】可用于类风湿关节炎、红斑狼疮、皮肌炎、白塞综合征、肾小球肾炎等。

【体内过程】尚无资料。

【用法用量】口服：每次 10～20mg，每天 3 次，1 个月为 1 个疗程。病情控制后应减量或间歇给药。

【不良反应】①偶有胃肠道反应，一般可耐受。②罕有血小板减少，且程度较轻，一般无须停药。③可致月经紊乱及精子活力降低，数量减少。

【相互作用】尚不明确。

【注意事项】①孕妇禁用，服此药时应避孕。②老年有严重心血管病者慎用。

【规格】片剂：10mg。

【贮藏】密封、遮光贮存。

吗替麦考酚酯 Mycophenolate Mofetil

【别名】霉酚酸吗啉乙酯、霉酚酸酯、骁悉、

MMF。

【药理作用】抑制 T 淋巴细胞和 B 淋巴细胞的增殖反应，抑制 B 细胞抗体形成和细胞毒 T 细胞的分化。

【适应证】主要用于预防和治疗肝、肾、心脏及骨髓移植的排斥反应。也可用于治疗类风湿关节炎、系统性红斑狼疮、原发性肾小球肾炎、银屑病等自身免疫性疾病。

【体内过程】MMF 口服后迅速被肠道吸收，经过肠壁、肝脏及其他周围组织的脱酯化，迅速转化为霉酚酸（MPA）。口服平均生物利用度为静脉注射的 94%。由于存在肠肝循环，服药后 6～12 小时将出现第 2 个血药峰值，不过，其峰值远比第 1 次小。在临床有效浓度下，97%的 MPA 与血浆蛋白结合。MPA 的终末平均半衰期约为 17.9 小时。口服后血浆清除率为 11.6L/h（193ml/min）。MMF 的代谢物主要通过肾小管分泌来排泄，随尿排出者占 92.8%，见于粪便者仅占 5.5%。血液透析极少或不会清除 MPA。

【用法用量】空腹口服。①用于器官移植：成人每天 2000～2500mg，小儿 30mg/kg，分 2 次服。②用于自身免疫性疾病：成人每天 1000～1500mg。

【不良反应】可见厌食、腹泻、食管炎、胃炎、胃肠道出血、干咳、呼吸困难。偶见血小板减少、贫血及中性粒细胞减少、发热、皮疹、腿痛、头痛等。

【相互作用】①口服 MMF 如同时给予考来烯胺，可使 MPA 的 AUC 减少约 40%。②同时服用抗酸药时，可使 MMF 吸收减少。③合用阿昔洛韦，MPA 葡糖醛酸结合物和阿昔洛韦的 AUC 分别升高 12.0%和 21.9%。④合用丙磺舒或其他经肾小管排泄的药物，可以与 MPA 葡糖醛酸结合物竞争，从而使两者的血药浓度升高。

【注意事项】①对本品过敏者、孕妇禁用。②已有严重感染者慎用。③哺乳期妇女应权衡本品对其的重要性，选择停药或停止哺乳。

【规格】①片剂：500mg。②胶囊剂：250mg。

【贮藏】遮光，贮于儿童接触不到的地方。

咪唑立宾 Mizoribine

【别名】优青糖苷、咪唑糖苷、布雷青霉素、布累迪宁、Bredinin。

【药理作用】为抑制核酸嘌呤合成途径的抗代谢物，除能抑制淋巴细胞增殖外，还能对免疫应答中的多个阶段起作用，从而延长移植物的存活时间。

【适应证】用于抑制肾移植的排斥反应。也可用于肝移植和自身免疫性疾病。

【体内过程】口服后 2 小时可达血药峰值（2.83μg/ml）。肾功能正常的患者半衰期约为 2.2 小时，肾功能不全患者的消除半衰期显著延长。体内分布以肾脏和胃壁最多，肝脏、小肠壁、脾脏和胸腺次之。80%以原药随尿排出。

【用法用量】口服：初剂量每天 2～3mg/kg，维持量每天 1～2mg/kg，分 2～3 次服用。

【不良反应】偶见发热、脱毛、恶心、呕吐、肝功能损害、血尿素氮上升、消化道出血和出血性膀胱炎等。

【相互作用】尚不明确。

【注意事项】①有严重过敏史、白细胞计数在 $3×10^9$/L 以下的患者、孕妇禁用。②骨髓功能被抑制，合并有细菌、病毒等感染，有出血性因素及肾衰竭的患者慎用。

【规格】片剂：25mg，50mg。

【贮藏】遮光贮存。

他克莫司 Tacrolimus

【别名】他克罗姆、普乐可复、普特彼。

【药理作用】免疫抑制作用机制与环孢素相似，但活性比环孢素强。

【适应证】①主要用于器官移植的抗排斥反应，尤其适于肝移植，还可用于肾、心、肺、胰脏、骨髓及角膜移植。②外用用于治疗特异性皮炎。

【体内过程】口服吸收无规律，生物利用度为 15%～20%。静脉给予后广泛分布至各组织中，以肝脏中的量最多，血中药物 80%与红细胞结合。几乎全部在肝脏经细胞色素 P450 代谢，代谢产物经胆汁和尿排出。半衰期为 3.5～40.5 小时。

【用法用量】口服、静脉滴注或外用。①用于抗排斥反应：通常开始采用每天 0.05～0.1mg/kg，分为 2 次，每次采用 4～12 小时静脉滴注。能进行口服时，改为口服，开始剂量为每天 0.15～0.3mg/kg，分 2 次服；再逐渐减至维持量，每天 0.1mg/kg，分 2 次服。②用于特异性皮炎：外用，每天 1 次。

【不良反应】主要为肾毒性。也可见头痛、失眠、震颤、肌痛、乏力、腹泻、恶心、高血压、高血钾、低血镁、高尿酸血症和高血糖等。

【相互作用】①肝药酶诱导剂和抑制剂均可影响本品的血药浓度，使之降低或升高。②避免与有肾毒性的药物合用。③避免与保钾利尿药合用。

【注意事项】①孕妇禁用。②用药过程中监测血压、电解质、心电图及肝肾功能。

【规格】①胶囊剂：1mg，5mg。②注射剂：1ml：5mg。③软膏剂：0.1%，0.03%。

【贮藏】遮光、密封保存。

西罗莫司 Sirolimus

【别名】雷帕霉素、雷帕鸣。

【药理作用】是一种新型大环内酯类免疫抑制剂。通过不同的细胞因子受体阻断信号传导，阻断 T 淋巴细胞及其他细胞由 G_1 期至 S 期的进程，从而发挥免疫抑制效应。

【适应证】适用于接受肾移植的患者，预防器官排斥。

【体内过程】口服吸收迅速，生物利用度约为 14%，约 2 小时可达血药峰值。为 CYP3A4 和 P-糖蛋白的作用底物，在肝内经 O-去甲基化和水解大量代谢。主要随粪便排泄，消除半衰期约为 72 小时（男性）和 61 小时（女性）。

【用法用量】口服。应在术后 72 小时之内和环孢素及皮质激素一起应用，每天 1 次。①成人：开始口服负荷剂量为 6mg/d，维持量为 2mg/d。②>13 岁儿童：口服维持量为 1mg/m²，最大不超过 2mg/m²，其负荷量为维持量的 3 倍。③肝功能受损的患者维持剂量应减少 1/3，而负荷量不变。④肾功能异常的患者不需要调整剂量。⑤应在环孢素口服液或环孢素胶囊给药后 4 小时服用，宜加入水或果汁中搅拌后立即服用，但不可加入葡萄柚汁，因其会改变本品的药动学。

【不良反应】①较常见的有淋巴囊肿、外周性水肿、腹痛、低血钾、乳酸脱氢酶升高。②在较高剂量时较常见的有贫血、高胆固醇血症、血小板减少症、高三酰甘油血症（高脂血症）。

【相互作用】①合用他汀类调血脂药可能会发生横纹肌溶解症。②肝药酶诱导剂（如利福平等）可使本品的血药浓度降低。③肝药酶抑制剂（如地尔硫草等）可使本品的血药浓度升高。④合用环孢素会加重肾毒性。

【注意事项】①过敏者、孕妇禁用。②有关节痛病史者慎用。③哺乳期妇女应权衡本品的重要性，选择停药或停止哺乳。

【规格】①片剂：1mg。②口服溶液：50ml：50mg，20ml：20mg。

【贮藏】贮于 2～8℃条件下。

硫唑嘌呤 Azathioprine

【别名】依木兰、义美仁、AZP。

【药理作用】为巯嘌呤的衍生物，在体内分解为巯嘌呤而起作用。对 T 淋巴细胞的抑制作用较强，较小剂量即可抑制细胞免疫。

【适应证】①主要用于异体移植时抑制免疫排斥，多与皮质激素并用。②用于自身免疫性疾病的治疗，如类风湿关节炎、系统性红斑狼疮、多发性肌炎和硬皮病等。③用于治疗急、慢性白血病，对慢性粒细胞白血病近期疗效较好，作用快，但缓解期短。

【体内过程】口服吸收良好，服药后 1 小时血药浓度达峰值，3～4 小时血中浓度降低一半，并广泛被代谢为巯嘌呤。和巯嘌呤的血浆蛋白结合率均为 30%。主要以代谢物形式排出，少量以原药和巯嘌呤随尿排出。

【用法用量】口服。①每天 1～5mg/kg，一般每天 100mg，可连服数月。②用于器官移植：每天 2～5mg/kg，维持量每天 0.5～3mg/kg。

【不良反应】①骨髓抑制表现为白细胞缺乏和血小板减少。②长期服用本品者易患感染，恶性肿瘤的发病率也会增高。③可有口腔炎、皮炎、胰腺炎、发热、胃肠道反应等。

【相互作用】与别嘌醇合用时，本品的剂量应降低 75%。

【注意事项】①肝功能不全者禁用。②肾功能不全者应减量，用药期间应监测血常规。③孕妇慎用。

【规格】片剂：50mg，75mg，100mg。

【贮藏】遮光、密封保存。

9.2　生物反应调节药

重组人干扰素α2a　Recombinant Human Interferon α2a

【别名】罗荛愫、因特芬、安达芬、贝尔芬、福慷泰、奥平、淑润、长生德佳、忆林。

【药理作用】具有广谱抗病毒、抗肿瘤及免疫调节功能。干扰素与细胞表面受体结合，诱导细胞产生多种抗病毒蛋白，抑制病毒在细胞内繁殖。本品抗肿瘤机制尚不明确，但能使人类肿瘤细胞 DNA、RNA 和蛋白合成减少。提高免疫功能，包括增强巨噬细胞的吞噬功能，增强淋巴细胞对靶细胞的细胞毒性和天然杀伤细胞的功能。

【适应证】①病毒性疾病：伴有 HBV DNA、DNA 聚合酶阳性或乙型肝炎 e 抗原（HBeAg）阳性等病毒复制标志的成年慢性活动性乙型肝炎，伴有 HCV 抗体阳性和 ALT 增高但不伴有肝功能代偿失调（Child 分类 A）的成年急慢性丙型肝炎、尖锐湿疣、带状疱疹、小儿病毒性肺炎、上呼吸道感染、慢性宫颈炎、丁型肝炎等。②肿瘤：毛细胞白血病、多发性骨髓瘤、非霍奇金淋巴瘤、慢性白血病及卡波西肉瘤、肾癌、喉乳头状瘤、黑素瘤、蕈样肉芽肿、膀胱癌、基底细胞癌等。

【体内过程】肌内注射后的吸收率可达 80%，肌内注射 3600 万 IU 后，平均达峰时间为 3.8 小时，皮下注射 3600 万 IU 后，平均达峰时间为 7.3 小时，人体药动学在 300 万～19 800 万 IU 时呈线性表现。总体清除率为 2.14～3.62（ml·kg）/min。

【用法用量】皮下、肌内注射或外用。①毛细胞白血病：起始剂量为每天 300 万 IU，皮下或肌内注射，用 16～24 周。维持剂量：每次 200 万 IU，每周 3 次，皮下或肌内注射。疗程：应用该药大约 6 个月以后，再由医师决定是否对疗效良好的患者继续用药或是对疗效不佳的患者终止用药。②多发性骨髓瘤：每次 300 万 IU，每周 3 次，皮下或肌内注射。③低度恶性非霍奇金淋巴瘤：作为化疗的辅助治疗（伴随或不伴随放疗），可以延长低度恶性非霍奇金淋巴瘤患者的无病生存期和无恶化生存期。在常规化疗结束后（伴随或不伴随放疗），每周 3 次，每次 300 万 IU，皮下注射，至少维持治疗 12 周。④慢性髓细胞性白血病：建议对年满 18 岁或以上的患者，皮下或肌内注射 8～12 周。推荐逐渐增加剂量的方案如下：第 1～3 天每天 300 万 IU；第 4～6 天每天 600 万 IU；第 7～84 天每天 900 万 IU。患者必须接受治疗至少 8 周，要取得更好的疗效至少需要治疗 12 周。⑤慢性活动性乙型肝炎：推荐剂量通常以 500 万 IU 每周 2 次，皮下注射，共用 6 个月。如用药 1 个月后病毒复制标志或 HBeAg 无下降，则可逐渐加大剂量并可进一步将剂量调整至患者能够耐受的水平，如治疗 3～4 个月后没有改善，则应考虑停止治疗。⑥急慢性

丙型肝炎：起始剂量为 300 万～500 万 IU，每周 3 次，皮下或肌内注射 3 个月作为诱导治疗。维持剂量：血清 ALT 正常的患者需要再以本品 300 万 IU，每周 3 次，注射 3 个月，作为完全缓解的巩固治疗。患者血清 ALT 不正常者必须停止本品治疗。⑦尖锐湿疣：100 万～300 万 IU，每周 3 次，皮下或肌内注射，共 1～2 个月，或于患处基底部隔日注射 100 万 IU，连续 3 周。⑧阴道栓剂置于阴道后穹窿处，每次 1 枚，隔日 1 次，睡前使用，6～10 次为 1 个疗程。⑨以凝胶剂局部涂抹患处，感染较重时每天 4 次，好转后可减少到每天 2 次，单纯性疱疹连续使用 7 天，尖锐湿疣每 2 周为 1 个疗程，可连续使用 2～3 个疗程。尖锐湿疣患者清除疣体后，预防复发，可连续使用 2～8 周。

【不良反应】①使用后少数患者可有发热、寒战、乏力、肌痛、厌食等反应。不良反应多在注射 48 小时后消失。②其他可能出现的不良反应有头痛、关节痛、食欲缺乏、恶心等，个别患者可能出现粒细胞减少、血小板减少等，停药后可恢复。

【相互作用】①可能会通过降低肝微粒体细胞色素酶 P450 的活性使体内茶碱的清除率降低。②在以前或近期服用过的药物所产生的神经毒性、血液毒性及心脏毒性，都会由于使用本品而使毒性增加。③与具有中枢作用的药物合用时会产生相互作用。

【注意事项】①治疗已有严重骨髓抑制的患者时应极为谨慎，因为本品有骨髓抑制作用，使白细胞，特别是粒细胞、血小板减少，还导致血红蛋白降低，从而增加感染及出血的危险。②本品冻干制剂为白色疏松体，溶解后为无色透明液体，如遇有浑浊、沉淀等异常现象，则不得使用。③以注射用水溶解时应沿瓶壁注入，以免产生气泡，溶解后宜于当日用完，不得放置保存。

【规格】①注射剂：100 万 IU，300 万 IU，600 万 IU。②栓剂：6 万 IU/枚，50 万 IU/枚。③凝胶剂：100 万 IU/5g，200 万 IU/10g。

【贮藏】避光、贮于 2～8℃下。

重组人干扰素α1b　Recombinant Human Interferon α1b

【别名】赛若金、上生、运德素、长生扶明。

【药理作用】同重组人干扰素α2a。

【适应证】适用于治疗病毒性疾病和某些恶

性肿瘤。①主要用于治疗慢性乙型肝炎、丙型肝炎和毛细胞白血病。②对病毒性疾病如带状疱疹、尖锐湿疣、流行性出血热和小儿呼吸道合胞病毒性肺炎等均有效。③可用于治疗恶性肿瘤如慢性粒细胞白血病、黑素瘤、淋巴瘤等。④滴眼液用于眼部急性或复发性单纯疱疹感染。

【体内过程】尚无资料。

【用法用量】每支用灭菌注射用水 1ml 溶解，肌内注射或皮下注射。剂量和疗程如下：①慢性乙型肝炎：每次 30～60μg，隔日 1 次，皮下注射或肌内注射，疗程 4～6 个月，可根据病情延长疗程至 1 年。可进行诱导治疗，即在治疗开始时，每天用药 1 次，0.5～1 个月后改为隔日一次，直至疗程结束。②慢性丙型肝炎：每次 30～60μg，隔日 1 次，皮下或肌内注射。治疗 4～6 个月，无效者停用。有效者可继续治疗至 12 个月。根据病情需要，可延长至 18 个月。在治疗的第 1 个月，每天 1 次。疗程结束后随访 6～12 个月。急性丙型肝炎应早期使用本品治疗，可减少慢性化。③慢性粒细胞白血病：每次 30～60μg，每天 1 次，皮下注射或肌内注射，连续用药 6 个月以上。可根据病情适当调整，缓解后可改为隔日注射。④毛细胞白血病：每次 30～60μg，每天 1 次，皮下注射或肌内注射，连续用药 6 个月以上。可根据病情适当调整，缓解后可改为隔日注射。⑤尖锐湿疣：每次 10～30μg，皮下注射或肌内注射，或一次 10μg，疣体下局部注射，隔日 1 次，连续 3 周为 1 个疗程。可根据病情延长或重复疗程。⑥肿瘤：一次 30～60μg，每天 1 次或隔日 1 次，连续用药 6 个月以上。视病情可延长疗程。如患者未出现病情迅速恶化或严重不良反应，应在适当剂量下继续用药。⑦滴眼液于结膜囊内滴一滴，滴后闭眼 1～2 分钟。急性炎症期，每天滴用 4～6 次，随病情好转逐渐减为每天 2～3 次，基本痊愈后改为每天 1 次，继续用药一周后停药。有多次复发史的单疱性角膜炎患者，每遇感冒、发热或其他诱因，如疲劳、生活不规律可滴用本品，每天 2 次，连续 3 天，以预防复发。

【不良反应】①最常见的是发热、疲劳等反应，常在用药初期出现，多为一次性和可逆性反应。②其他可能有头痛、肌痛、关节痛、食欲缺乏、恶心等。③少数患者可能出现白细胞减少、血小板减少等血象异常，停药后可恢复。

【相互作用】慎与催眠药及镇静药合用。

【注意事项】①凡有明显过敏体质，特别是对抗生素有过敏史者，应慎用本品，在使用过程中如发生严重过敏反应应立即停药，并给予相应治疗。②使用前应仔细检查瓶子，如瓶或瓶塞有裂缝、破损不可使用。③在加入灭菌注射用水后稍加振摇，制品应溶解良好，如有不能溶解的块状或絮状物，不可使用。④溶解后应一次用完，不得分次使用。

【规格】①注射剂：10μg，30μg，50μg。②滴眼液：2.0ml∶20 万 IU。

【贮藏】避光、贮于 2～8℃下。

重组人干扰素α2b　Recombinant Human Interferon α2b

【别名】甘乐能、干扰能、利分能、安达芬、安福龙、迪飞、长生扶康、盖普、捷扶、捷抚、克冠、里亚美、利能、隆化诺、清菲、萨斯请、爽因洁、万复因、辛化诺、辛天力、龙靖安、尤尼隆、远策素。

【药理作用】同重组人干扰素α2a。

【适应证】①用于治疗某些病毒性疾病，如急慢性病毒性肝炎、带状疱疹、尖锐湿疣。②用于治疗某些肿瘤，如毛细胞白血病、慢性髓细胞性白血病、多发性骨髓瘤、非霍奇金淋巴瘤、恶性黑素瘤、肾细胞癌、喉乳头状瘤、卡波西肉瘤、卵巢癌、基底细胞癌、膀胱癌等。③滴眼液用于眼部急性或复发性单纯疱疹感染。

【体内过程】口服不被吸收。皮下注射或肌内注射干扰素（IFNα），大于 80% 的剂量可被吸收，一般 4～8 小时可达血药峰值，半衰期为 3～8 小时。静脉给药可产生更迅速的分布和清除，半衰期为 2～3 小时；不能透过血脑屏障。通过肾进行分解和代谢，在尿内的排泄量可被忽略。

【用法用量】①慢性乙型肝炎：皮下注射或肌内注射，（3～6）×10⁶IU/d，连用 4 周后改为每周 3 次，连用 16 周以上。②急慢性丙型肝炎：皮下注射或肌内注射，（3～6）×10⁶IU/d，连用 4 周后改为每周 3 次，连用 16 周以上。③丁型肝炎：皮下或肌内注射，（4～5）×10⁶IU/d，连用 4 周后改为每周 3 次，连用 16 周以上。④带状疱疹：肌内注射，1×10⁶IU/d，连用 6 天，同时口服阿昔洛韦。⑤尖锐湿疣：可单独应用，肌内注射，（1～3）×10⁶IU/d，连用 4 周，也可与激光或电灼等合用，一般采用疣体基底部注射，

每次 1×10^6IU。⑥毛细胞白血病：$(2 \sim 8) \times 10^6$IU/ $(m^2 \cdot d)$，连用至少 3 个月。⑦慢性粒细胞白血病：$(3 \sim 5) \times 10^6$IU/ $(m^2 \cdot d)$，肌内注射，可与化疗药物羟基脲、阿糖胞苷等合用。⑧多发性骨髓瘤：作为诱导或维持治疗，$(3 \sim 5) \times 10^6$IU/m^2，肌内注射，每周 3 次，并与 VMCP（长春新碱、美法仑、环磷酰胺、泼尼松）等化疗方案合用。⑨非霍奇金淋巴瘤：作为诱导或维持治疗，$(3 \sim 5) \times 10^6$IU/m^2，肌内注射，每周 3 次，并与 CHVP（环磷酰胺、多柔比星、鬼臼毒素、泼尼松）等化疗方案合用。⑩恶性黑素瘤：6×10^6IU，肌内注射，每周 3 次，与化疗药物合用。⑪肾细胞癌：6×10^6IU，肌内注射，每周 3 次，与化疗药物合用。⑫喉乳头状瘤：3×10^6IU/m^2，肌内注射或皮下注射，每周 3 次（隔日 1 次）。⑬卡波西肉瘤：50×10^6IU/ $(m^2 \cdot d)$，连续 5 天，每次静脉滴注 30 分钟。至少间隔 9 天再进行下一个 5 天的治疗期。⑭基底细胞癌：5×10^6IU，瘤灶内注射，每周 3 次，3 周。⑮卵巢癌：$(5 \sim 8) \times 10^6$IU，肌内注射，每周 3 次，与化疗药物合用。⑯外用乳膏剂和软膏剂涂患处，每天 4 次。尖锐湿疣连续用药 6 ~ 8 周，口唇疱疹及生殖器疱疹连续用药 1 周。⑰栓剂直接将本品放置于阴道后穹窿接近宫颈口处，睡前使用。每次 1 粒，隔日一次，6 ~ 9 粒为 1 个疗程。⑱滴眼液直接滴于患眼的结膜囊内，每天 6 次，每次 1 ~ 2 滴，滴后闭眼 1 ~ 2 分钟，一般 2 周为 1 个疗程，必要时可遵医嘱。⑲外用凝胶剂涂患处，每天 4 次。每次涂药后按摩患处 2 ~ 3 分钟以帮助药物吸收。尖锐湿疣连续用药 2 周，口唇疱疹及生殖器疱疹连续用药 1 周。

【不良反应】同重组人干扰素α1b。

【相互作用】①干扰素可能会改变某些酶的活性，尤其可减低细胞色素 P450 酶的活性，因此西咪替丁、华法林、茶碱、地西泮、普萘洛尔等药物代谢受到影响。②与具有中枢作用的药物合并使用时，会产生相互作用。

【注意事项】①本品冻干制剂为白色疏松体，溶解后为无色透明液体，如遇有浑浊、沉淀等异常现象，则不得使用。②以注射用水溶解时应沿瓶壁注入，以免产生气泡，溶解后宜于当日用完，不得放置保存。

【规格】①注射剂：300 万 IU，500 万 IU，600 万 IU。②乳膏剂：5g。③软膏剂：5g，10g。④栓剂：50 万 IU/枚。⑤滴眼液：5ml：300 万。⑥凝胶剂：5g，10g。

【贮藏】避光，贮于 2 ~ 8℃下。

重组人干扰素γ Recombinant Human Interferon γ

【别名】伽玛、上生雷泰。

【药理作用】具有较强的免疫调节功能，能增强抗原呈递细胞功能，加快免疫复合物的清除和提高吞噬异物功能，对淋巴细胞具有双向调节功能，提高抗体依赖的细胞毒反应，增强某些免疫活性细胞人白细胞抗原（HLA）- Ⅱ类表达。对肝星状细胞（HSC）的活化、增生和分泌细胞外基质具有很强的抑制作用，并能抑制胶原合成，促进胶原降解。对类风湿关节炎患者的滑膜成纤维细胞有抑制作用。

【适应证】用于治疗肝纤维化、类风湿关节炎。

【体内过程】尚无资料。

【用法用量】每瓶制品用灭菌注射用水 1ml 溶解，皮下或肌内注射。①肝纤维化：前 3 个月，每天注射 100 万 IU；后 6 个月，隔天注射 100 万 IU；总疗程 9 个月。②类风湿关节炎：开始时每天注射 50 万 IU，连续 3 ~ 4 天后，无明显不良反应，将剂量增到每天 100 万 IU，第二个月开始改为隔天注射 150 万 ~ 200 万 IU，总疗程 3 个月，如能延长疗程为 6 个月效果更好或遵医嘱。

【不良反应】同重组人干扰素α1b。

【相互作用】本制品在临床应用中，应注意不要与抑制骨髓造血功能的药物同时使用。

【注意事项】同重组人干扰素α1b。

【规格】注射剂：50 万 IU，100 万 IU。

【贮藏】避光，贮于 2 ~ 8℃下。

聚乙二醇干扰素α2a Peginterferon α2a

【别名】派罗欣。

【药理作用】是聚乙二醇（PEG）与重组干扰素α2a 结合形成的长效干扰素。干扰素与细胞表面的特异性受体结合，触发细胞内复杂的信号传递途径并迅速激活基因转录，调节多种生物效应，包括抑制感染细胞内的病毒复制，抑制细胞增殖，并具有免疫调节作用。

【适应证】①适用于治疗成人慢性乙型肝炎。②适用于治疗之前未接受过治疗的慢性丙型肝炎成年患者。

【体内过程】剂量在 90 ~ 270μg，血药峰值（C_{max}）、AUC 呈非线性升高。达峰时间（T_{max}）

为 72～96 小时。用药达 48 周时,血药谷值(C_{min})(16ng/ml, 范围 4～28ng/ml)出现在给药后第 168 小时, 比第 1 周时的 C_{min} 高 2 倍。每周 1 次给药, 5～8 周可达稳态。系统清除率为 94ml/h, 为干扰素α2a 的 1%。慢性乙型肝炎患者皮下注射后, 半衰期为 160 小时（84～353 小时）。

【用法用量】推荐剂量为每次 180μg, 每周 1 次, 共 48 周, 腹部或大腿皮下注射。

【不良反应】不良反应的频率和严重性与普通干扰素α2a 相似。只是本品的血液学不良反应更常见。

【相互作用】同重组人干扰素α2a。

【注意事项】不能与其他药物混合使用。

【规格】注射剂: 0.5ml : 180μg, 0.5ml : 135μg。

【贮藏】避光, 贮于 2～8℃下。

胸腺素 Thymosin

【别名】胸腺肽、胸腺因子、康司艾、迪赛、奇莫欣、艾欣舒、安珐布、百扶太、路麦、沙也金、万原、新状泰。

【药理作用】是由胸腺分泌的一类促细胞分裂的含 28 个氨基酸残基的具有生理活性的多肽激素。可诱导造血干细胞发育为 T 淋巴细胞, 具有增强细胞免疫功能和调节免疫平衡等作用。

【适应证】①用于慢性乙型肝炎患者。②各种原发性或继发性 T 细胞缺陷病（如儿童先天性免疫缺陷病）。③某些自身免疫性疾病（如类风湿关节炎、系统性红斑狼疮、儿童支气管哮喘和哮喘性支气管炎等）。④各种细胞免疫功能低下的疾病（如病毒性肝炎, 预防上呼吸道感染、顽固性口腔溃疡等）。⑤肿瘤的辅助治疗。

【体内过程】尚无资料。

【用法用量】皮下注射、肌内注射、静脉滴注或口服。①皮下或肌内注射: 每次 10～20mg, 每天 1 次或遵医嘱。②静脉滴注: 每次 20～80mg, 溶于 500ml 0.9%氯化钠注射液或 5%葡萄糖注射液中, 每天 1 次或遵医嘱。③口服:每次 5～30mg, 每天 1～3 次或遵医嘱。

【不良反应】常见发热。少数患者出现荨麻疹、皮疹, 个别患者出现头晕等。

【相互作用】①与干扰素合用, 对于改善免疫功能有协同作用。②与抗生素合用, 可增强抗菌作用。③与化疗药合用, 可减少化疗药的不良反应。

【注意事项】①注射前或停药后再次注射时须做皮试。②对过敏者及时停药。③治疗期间应定期检查肝功能。

【规格】①注射剂: 2ml : 2mg, 2ml : 5mg, 5ml : 50mg。②注射剂（粉）: 2mg, 4mg, 5mg, 10mg, 20mg, 50mg, 60mg, 80mg。③片剂: 5mg, 20mg。④胶囊剂: 5mg。

【贮藏】密闭, 在干燥凉暗处（遮光且不超过 20℃）保存。

白细胞介素-2 Interleukin-2

【别名】白介素-2、IL-2、T 细胞生长因子、Proleukin。

【药理作用】可促进和维持 T 细胞的增殖与分化; 诱导及增强自然杀伤细胞的活力; 能诱导及增强对自身肿瘤具有细胞毒样活力的杀伤细胞; 诱导及增强杀伤性 T 细胞、单核细胞、巨噬细胞的活力; 增强 B 淋巴细胞的增殖及抗体分泌; 增加依赖抗体细胞毒杀能力。

【适应证】①用于多种癌症（特别是伴有转移的肾癌、黑素瘤及癌性胸腔积液、腹水）的免疫治疗。②先天或后天免疫缺陷病, 如艾滋病等。③细菌、真菌及病毒感染, 如慢性活动性乙型肝炎、慢性活动性 EB 病毒感染、麻风病、肺结核、白念珠菌感染等。

【体内过程】经静脉给药, 其血药峰值与用药剂量大小成比例。静脉注射后, 分布至肾脏的药量最多, 其次为血浆、甲状腺、骨髓、脾脏、颌下腺、肺及肝中。体内消除迅速, 主要随尿排出。清除呈双相, α相的半衰期为 0.12～0.21 小时, β相的半衰期为 0.88～1.21 小时。临床多采用连续输注或间断输注给药。

【用法用量】①皮下注射, 每天 20 万～40 万 U/m^2, 每周连用 4 天, 4 周为 1 个疗程。②肌内注射, 每次 20 万 U, 隔日 1 次。③静脉滴注, 20 万～40 万 U/m^2, 加入 0.9%氯化钠注射液 500ml, 每天 1 次, 每周连用 4 天, 4 周为 1 个疗程。④腔内灌洗, 先抽去腔内积液, 再将 40 万～50 万 U/m^2 本品加入 0.9%氯化钠注射液 200ml 注入, 每周 1～2 次, 3～4 周为 1 个疗程。⑤瘤内注射, 10 万～30 万 U, 每周 2 次, 连用 2 周为 1 个疗程。

【不良反应】①常见发热、畏寒、疲乏, 与用药剂量有关, 一般是一过性的发热, 也可有寒战高热, 停药后 3～4 小时多可自行恢复正常。②皮下注射后局部可出现轻度红肿、硬结、疼痛。

③个别可出现恶心、呕吐。④大剂量使用时，可出现低血压、末梢水肿、暂时性肾功能不全等，应立即停用，积极对症处理。

【相互作用】皮质激素可降低本品的抗癌活性，应避免合用。

【注意事项】①必须在有经验的肿瘤专科医师指导下慎重使用。②溶解后应一次使用完毕，不得多次使用。③使用时要从小剂量逐渐增大补量或遵医嘱。注射前或停药后，再次注射时须做皮试。

【规格】①注射剂（粉）：220 万 U/瓶（美国产）。②注射剂：180 万 U/ml（英国产）。

【贮藏】置于阴凉、遮光处保存。

乌苯美司　Ubenimex

【别名】抑氨肽酶素、抑氨肽酶 B。

【药理作用】增强 T 细胞的功能，使自然杀伤细胞的杀伤活力增强，且可使集落刺激因子合成增加而刺激骨髓细胞的再生及分化。还能干扰肿瘤细胞的代谢，抑制肿瘤细胞增生，使肿瘤细胞凋亡。

【适应证】可增强免疫功能，用于抗癌化疗、放疗的辅助治疗，老年性免疫功能缺陷等。

【体内过程】口服后易于吸收，约 1 小时可达血药峰值，24 小时几乎全部被清除。大量以原药排出，小量以代谢物随尿排出。

【用法用量】成人，每天 30mg，1 次（早晨空腹口服）或分 3 次口服；儿童酌减。症状减轻或长期服用，也可每周服用 2～3 次，10 个月为 1 个疗程。

【不良反应】①偶有皮疹、瘙痒、头痛、面部水肿和一些消化道反应，如恶心、呕吐、腹泻、软便。②个别可出现一过性轻度 AST 升高。一般在口服过程中或停药后消失。

【相互作用】尚不明确。

【注意事项】①儿童、孕妇及哺乳期妇女禁用。②老年患者慎用。

【规格】胶囊剂：10mg，30mg。

【贮藏】密封保存。

转移因子　Transfer Factor

【别名】新然、金花、孚泰、柏龄康。

【药理作用】免疫调节剂。可增强或抑制体液免疫和细胞免疫功能；增加辅助性 T 细胞数。

【适应证】①临床用于治疗某些抗生素难以控制的病毒性或真菌性细胞内感染（如带状疱疹、流行性乙型脑炎、白念珠菌感染、病毒性心肌炎等）。②对恶性肿瘤可作为辅助治疗剂（主要用于肺癌、鼻咽癌、乳腺癌、骨肉瘤等）。③对免疫缺陷病（如湿疹、血小板减少、多次感染综合征及慢性皮肤黏膜真菌病）有较好的疗效。

【体内过程】口服后主要通过上消化道吸收，并在血中停留较长时间（24 小时以上）。免疫活性不受胃蛋白酶及胃酸的影响。口服或注射都能转移抗原依赖性细胞免疫效应。

【用法用量】①口服：每次 3～6mg，每天 2～3 次。②口服液：每次 10ml，每天 1～2 次。③皮下注射：每次 2ml，每周或两周 1 次。

【不良反应】一般无毒副反应，部分病例注射部位红肿、疼痛、轻度皮疹、皮肤瘙痒及一过性发热。对出现局部反应明显者，应及时更换注射部位或处理。

【相互作用】尚不明确。

【注意事项】①皮下注射在淋巴回流较丰富的上臂内侧或大腿内侧腹股沟下端为宜，也可皮下注射于上臂三角肌处。②服药期间忌食鱼、虾、酒、绿豆、番茄等食物，以免影响疗效。

【规格】①胶囊剂：3mg（多肽）：100μg（核糖）。②口服液：10ml：10mg（多肽）：300μg（核糖）。③注射剂：2ml：3mg（多肽）：100μg（核糖）。

【贮藏】密闭，在凉暗处（不超过 20℃）保存。

甘露聚糖肽　Mannatide

【别名】多抗甲素。

【药理作用】非特异性免疫增强剂，能升高外周白细胞，增强网状内皮细胞的吞噬功能，活化巨噬细胞和淋巴细胞，改善机体免疫能力；并有一定抗癌活性。

【适应证】用于多种癌肿的辅助治疗，对再生障碍性贫血、感染过敏性关节炎、口腔溃疡、宫颈糜烂等也有效。

【体内过程】吸收快而安全，吸收后可被机体利用，参与机体的代谢活动。

【用法用量】①口服：每次 5～10mg，每天 3 次。②肌内注射：每次 5mg，每天 1～2 次。③静脉滴注：每次 5～10mg，加入 100ml 生理盐水中，每天 1 次，7 日为 1 个疗程。

【不良反应】①片剂、口服液无发热反应。②注射剂给药后有部分患者发热，并随药量增加而加重,但大多数能耐受,持续 4～7 小时后均可自然消失。③偶有一过性心悸、气急、皮疹等反应。

【相互作用】尚不明确。

【注意事项】①过敏体质患者、风湿性心脏病者禁用。②自身免疫病患者慎用。

【规格】①片剂:5mg。②口服液:10ml:10mg。③注射剂:2ml:5mg。

【贮藏】密闭,在阴凉干燥处保存。

草分枝杆菌 F.U.36 Mycobacterium Phlei F.U.36

【别名】乌体林斯。

【药理作用】系多功能免疫增强剂,主要成分是灭活的分枝杆菌,属分枝杆菌类,它对人类是一种非病源性细菌,主要通过影响免疫应答反应而调节机体免疫功能,从而达到治疗的目的。

【适应证】用于肺和肺外结核病及其他免疫功能低下性疾病。

【体内过程】尚无资料。

【用法用量】每周 1 次,每次 1 支(1ml:1.72μg),深部肌内注射,一般 10 支为 1 个疗程。

【不良反应】①耐受性好,偶尔会出现疲倦感、痰多。②在局部或在病灶的皮肤部位有轻微疼痛并伴有轻微烧灼感,局部可能出现红肿、硬结,特别是注射方法不当的情况下会加重此不良反应。

【相互作用】①本品同其他药物及疫苗是相容的(疫苗注射后间隔 2 周再注射本品为佳),与抗生素、抗结核药、口服降糖药配伍使用,从疗效看有协同作用。②同时使用免疫抑制药物,会降低本品药效。

【注意事项】①使用前摇匀。②注意注射部位,如出现红肿、硬结应暂停使用,待消失后再使用,可选择臀部的上外侧用 50mm 或 60mm注射针进行深部肌内注射。③注射本品患者应平卧。

【规格】混悬注射液:1ml:1.72μg。

【贮藏】在室温、干燥、阴暗处保存。

胸腺五肽 Thymopentin

【别名】和信、替波定、欣复特、胸腺喷丁、胸腺增生素、Immunox、Mepentil、Pentapeptide、Sintomodulina、Thymopoietin Pentapeptide、Timopentin、Timunox。

【药理作用】具有与胸腺素相同的调节免疫系统的功能,可诱导前 T 细胞分化、成熟,调节成熟 T 细胞的免疫活性。对多种免疫失调,如先天无胸腺、胸腺切除、老年胸腺萎缩性功能减退、感染、肿瘤及自身免疫性疾病中因不同 T 细胞亚群的比例和功能改变而引起的免疫功能低下等,都有使免疫反应趋向正常的调节作用。

【适应证】①用于原发性或继发性免疫缺陷病的治疗,如 T 细胞缺陷病。②可作为免疫功能增强剂,用于改善恶性肿瘤患者因放疗、化疗所致的免疫功能低下。③用于某些自身免疫性疾病,如类风湿关节炎、系统性红斑狼疮等。④本品尚可用于 18 岁以上的慢性乙型肝炎患者。

【体内过程】在人血浆中很快被蛋白酶和氨肽酶降解,半衰期约为 30 秒,而在腹腔存留时间比血浆长,可达 3.5～7 分钟。服药 10 分钟后,人唾液中能保留 25%不被降解。尽管本品代谢较快,但单次注射后,药物很快作用于靶细胞,通过第二信使作用,能使体内活性维持数日至数周。

【用法用量】①原发性免疫缺陷:肌内注射,用前加灭菌注射用水 1ml 溶解,开始时 0.5～1mg/(kg·d),连续 2 周,维持量为每次 0.5～1mg/kg,每周 2～3 次。②改善恶性肿瘤患者的免疫功能低下:溶于 0.9%氯化钠注射液 250ml中,缓慢静脉输注,每次 1mg,每天 1～2 次,15～30 天为 1 个疗程,或遵医嘱。

【不良反应】①常见注射部位疼痛和硬结。②个别患者用药后可见恶心、发热、头晕,但不影响继续用药。③慢性乙型肝炎患者使用时可见ALT 水平短暂上升,如无肝衰竭预兆出现,仍可继续使用本品。

【相互作用】①与干扰素合用,对于改善免疫功能,有协同作用。②与许多常用药物合并使用,未发现明确相互作用,其中包括非甾体抗炎药、抗生素、激素、镇痛药、降压药、利尿药、治疗心血管疾病的药物、中枢神经系统药物及避孕药。

【注意事项】①不宜与其他任何药物混合注射。②使用前应做皮试(浓度1:100),过敏者禁用。③用药期间应监测免疫功能。

【规格】①注射剂:1ml:1mg、1ml:10mg。②注射剂(粉):1mg,2mg,4mg,5mg,10mg,50mg。

【贮藏】密闭、在凉暗处保存。

胸腺法新 Thymalfasin

【别名】日达仙、赛特定、胸腺肽α1、胸腺肽 7-α1、重组人胸腺素α1、Recombinant Human Thymosin α1、Zadaxin。

【药理作用】多项体外实验显示，本品通过刺激周围血淋巴细胞丝裂原而促进 T 淋巴细胞的成熟，增加抗原或丝裂原激活后 T 细胞分泌干扰素α、干扰素γ、白细胞介素-2、白细胞介素-3 等淋巴因子，同时增加 T 细胞表面淋巴因子受体。还可通过激活 CD4 细胞，增强异体和自体的人类混合淋巴细胞反应。此外，有研究认为，本品对预防恶性肿瘤患者化疗所致的不良反应有作用。在外科感染性疾病中使用本品可提高患者免疫功能。

【适应证】①用于治疗慢性乙型肝炎。②用于增强机体免疫，可增强免疫损害患者对病毒疫苗（如流感疫苗或乙肝疫苗）的免疫应答。③可用于治疗非小细胞肺癌及恶性黑素瘤。

【体内过程】皮下注射吸收良好。单次皮下注射 1.6mg，1.67 小时达血药峰值。在 $900\mu g/m^2$ 剂量下，峰浓度约持续 2 小时，18 小时内可恢复到基础水平。反复给药无蓄积现象。约 60% 药物经肾随尿液排出，半衰期约为 1.65 小时。

【用法用量】皮下注射。①慢性乙型肝炎：常用剂量为每次 1.6mg （或 $0.9mg/m^2$），每周 2 次，可持续治疗 1 年。②丙型肝炎：每次 1.6mg，每周 2 次，同时联合使用基因工程干扰素α2b（每周 300 万 U，每周 3 次），持续 6 个月，单用本品治疗无效。③恶性黑素瘤：采用本品、达卡巴嗪和白细胞介素-2 联合治疗的方案。首日给予达卡巴嗪 $850mg/m^2$，此后的第 4～7 天给予本品 2mg，皮下注射；第 8～12 天给予白细胞介素-2，

每天 1800 万 U/m^2。每 3 周重复一个给药周期，最多使用 6 个周期。④非小细胞肺癌：每次 $0.9mg/m^2$，每周 2 次，连续用药 1 年。⑤作为慢性肾衰竭患者的免疫增强剂，用于增强疫苗的免疫应答：在每次接种乙型肝炎疫苗后皮下注射本品 5 次（每次 $0.9mg/m^2$，每周 2 次）；在流感疫苗接种后皮下注射本品 8 次（每次 $0.9mg/m^2$，每周 2 次）。⑥作为接受流感疫苗的免疫应答增强药，老年人每次 $0.9mg/m^2$，每周 2 次，皮下注射 8～10 次（4～5 周）。首剂应在接种流感疫苗后立即给予。77 岁以上患者的反应最佳。⑦作为慢性透析患者的免疫增强剂，用于增强疫苗的免疫应答。用法用量同肾功能不全时剂量。

【不良反应】①偶见注射部位红肿、不适。②慢性乙型肝炎患者用药后，可出现血清 ALT 水平暂时波动至基础值 2 倍以上。③在临床试验中可见发热和轻度恶心。

【相互作用】与干扰素联合使用，可增强免疫应答。

【注意事项】①为避免引起过敏反应，注射前或停药后再次注射时应根据产品说明书确定是否需进行皮试。②用药前每瓶（1.6mg）以 1ml 注射用水溶解后立即皮下注射，不应做肌内注射或静脉注射。③不应与其他任何药物混合注射。④慢性乙型肝炎患者用药期间若出现血清 ALT 水平波动，通常应继续使用，除非出现肝衰竭的征兆。⑤乙型肝炎患者用药期间应定期（如每月）进行血清 ALT、AST、碱性磷酸酶、胆红素及乙型肝炎病毒抗原抗体检测。

【规格】注射剂（粉）：1.6mg。

【贮藏】密封、遮光，贮于 2～8℃下。

第 10 章　抗肿瘤药物

10.1　细胞毒药物

10.1.1　作用于 DNA 化学结构的药物

10.1.1.1　烷化剂

环磷酰胺　Cyclophosphamide

【别名】癌得星、环磷氮芥、安道生、Endoxan、Cytoxan、CTX。

【药理作用】在体外无活性，进入体内被肝脏或肿瘤内存在的过量磷酰胺酶或磷酸酶水解，变为活化作用型的磷酰胺氮芥而起作用。作用机制与氮芥相似，与 DNA 发生交叉联结，抑制 DNA 的合成，也可干扰 RNA 的功能，属细胞周期非特异性药物。

【适应证】①主要治疗伯基特（Burkitt）淋巴瘤（未分化的淋巴瘤）、其他恶性淋巴瘤、某些白血病、多发性骨髓瘤和蕈样肉芽肿病（蕈样真菌病）。②用于治疗妊娠滋养层肿瘤，脑、乳腺、子宫内膜、肺、前列腺和卵巢的癌症。③用于治疗儿童的恶性肿瘤，如成神经细胞瘤、视网膜母细胞瘤、Wilms 瘤（肾胚胎瘤）和肉瘤。④还用于治疗多种自身免疫性疾病，如类风湿关节炎、系统性红斑狼疮等。⑤用于抑制骨髓移植中的排斥反应。

【体内过程】口服后易于从胃肠道吸收，其生物利用度高于 75%，约在口服后 1 小时达血药峰值。体内分布广，可透过血脑屏障，肝和肿瘤组织中的分布浓度较高。蛋白结合率为 56%。在肝内通过 CYP2B 将本品代谢为 4-羟基环磷酰胺及其无环互变异构体醛磷酰胺（aldophosphamide）。两者还可进一步代谢，前者可发生结构互变成为醛磷酰胺，后者则可进行无酶转化成具有活性的磷酰胺氮芥，还可产生丙烯醛，对膀胱具有毒性。主要以代谢物和某些原药随尿排出。

【用法用量】①成人常用量：口服每天 2～4mg/kg，连用 10～14 天，休息 1～2 周重复；单药静脉注射按体表面积每次 500～1000mg/m²，加生理盐水 20～30ml 静脉冲入，每周 1 次，连用 2 次，休息 1～2 周重复。联合用药 500～600mg/m²。②儿童常用量：口服每天 2～6mg/kg，连用 10～14 天，休息 1～2 周重复；静脉注射每次 10～15mg/kg，加生理盐水 2ml 稀释后缓慢注射，每周 1 次，连用 2 次，休息 1～2 周重复。也可肌内注射。

【不良反应】①骨髓抑制：白细胞减少最常见，最低值在用药后 1～2 周，多在 2～3 周后恢复。对血小板影响较小。②胃肠道反应：包括食欲缺乏、恶心及呕吐，一般停药 1～3 天即可消失。③泌尿道反应：可致出血性膀胱炎，表现为膀胱刺激症状、少尿、血尿及蛋白尿，系其代谢产物丙烯醛刺激膀胱所致。④其他反应尚包括脱发、口腔炎、中毒性肝炎等。

【相互作用】①可使血清尿酸水平增高，因此，与抗痛风药如别嘌醇、秋水仙碱、丙磺舒等同用时，应调整抗痛风药物的剂量。②可加强琥珀胆碱的神经肌肉阻滞作用，使呼吸暂停延长。③可抑制胆碱酯酶活性，因而延长可卡因的作用并增加毒性。④大剂量巴比妥类、皮质激素类药物可影响本品的代谢，同时应用可增加本品的急性毒性。

【注意事项】本品的代谢产物对尿路有刺激性，应用时应鼓励患者多饮水，大剂量应用时应水化、利尿，同时给予尿路保护剂美司钠。本品水溶液仅能稳定 2～3 小时，须现配现用。

【规格】①片剂：50mg。②注射剂：0.1g，0.2g，1g。

【贮藏】密封，贮于 2～30℃下。

异环磷酰胺　Ifosfamide

【别名】异磷酰胺、和乐生、匹服平、宜佛斯酰胺、鲁迈、Iphosphamide、IFO、Ifex。

【药理作用】在体外无抗癌活性，进入体内被肝脏或肿瘤内存在的磷酰胺酶或磷酸酶水解，变为活化作用型的磷酰胺氮芥而起作用。作用机制为与 DNA 发生交叉联结，抑制 DNA 的合成，也可干扰 RNA 的功能，属细胞周期非特异性药物。

【适应证】用于睾丸癌、卵巢癌、乳腺癌、

肉瘤、恶性淋巴瘤和肺癌等。

【体内过程】一般情况下采用静脉给药。本品药动学的个体差异性很大，半衰期为 4～8 小时，重复给药后可见缩短，可能是由于代谢的自我诱导所致。主要通过 CYP3A 在肝内广泛代谢为多种具有活性的或失活的代谢物。60%～80% 的给药剂量以原药和代谢物随尿排出。

【用法用量】①单药治疗：静脉注射按体表面积每次 1.2～2.5g/m^2，连续 5 天为 1 个疗程。②联合用药：静脉注射按体表面积每次 1.2～2.0g/m^2，连续 5 天为 1 个疗程。③每 1 个疗程间隙 3～4 周或在血液毒性恢复后（血小板计数 100 000/μl，白细胞计数 4000/μl）再给药。

【不良反应】①骨髓抑制：白细胞减少较血小板减少常见，最低值在用药后 1～2 周，多在 2～3 周后恢复，对肝功能有影响。②胃肠道反应：包括食欲缺乏、恶心及呕吐，一般停药 1～3 天即可消失。③泌尿道反应：可致出血性膀胱炎，表现为排尿困难、尿频和尿痛，可在给药后几小时或几周内出现，通常在停药后几天内消失。④中枢神经系统毒性：与剂量有关，通常表现为焦虑不安、神情慌乱等，少见晕厥甚至昏迷。⑤少见的有一过性无症状肝肾功能异常，若高剂量用药可因肾毒性产生代谢性酸中毒，罕见心脏和肺毒性。⑥其他反应尚包括脱发，注射部位可产生静脉炎。⑦长期用药可产生免疫抑制、垂体功能低下、不育症和继发性肿瘤。

【相互作用】①合用美司钠可能增加口服抗凝血药的作用。②可增强顺铂引起的耳毒性和肾毒性。③合用降血糖药，可增强降血糖作用。④合用其他细胞毒药物应酌情减量。

【注意事项】①代谢产物对尿路有刺激性，应用时应鼓励患者多饮水，大剂量应用时应水化、利尿，同时给予尿路保护剂美司钠。②水溶液不稳定，须现配现用。③用药期间应定期检查白细胞、血小板，进行肝肾功能测定。

【规格】片剂：0.5g，1g。注射剂：0.5g，1g。

【贮藏】密封贮于<25℃下。

塞替派 Thiotepa

【别名】塞替哌、三胺硫磷、三乙烯硫代磷酰胺、息安的宝、TSPA、Ledertepa、Tifosyl。

【药理作用】为细胞周期非特异性药物，在生理条件下，形成不稳定的亚乙基亚胺基，具有较强的细胞毒作用。是多功能烷化剂，能抑制核酸的合成，与 DNA 发生交叉联结，干扰 DNA 和 RNA 的功能，改变 DNA 的功能。

【适应证】主要用于乳腺癌、卵巢癌、癌性体腔积液的腔内注射及膀胱癌的局部灌注等，也可用于胃肠道肿瘤等。

【体内过程】在酸环境下不稳定，不宜口服；部位不同，肌内注射的吸收也存在差异；膀胱和胸膜的浆膜有一定程度的吸收。静脉注射后迅速从血浆中消除，半衰期为 2.4 小时，可广泛且迅速被代谢，主要代谢物为三亚乙基磷酸胺（TEPA），还有其他的代谢物具有细胞毒作用，它们的半衰期为 3～24 小时。极大部分代谢物和 2%原药于 24～48 小时随尿排出。

【用法用量】①静脉注射或肌内注射（单一用药）：每次 10mg（0.2mg/kg），每天 1 次，连续 5 天后改为每周 3 次，1 个疗程总量 300mg。②胸腹腔或心包腔内注射：每次 10～30mg，每周 1～2 次。③膀胱腔内灌注：每次排空尿液后将导尿管插入膀胱内向腔内注入 50～100mg，溶于 0.9%氯化钠注射液 50～100mg，每周 1～2 次，10 次为 1 个疗程。④动脉注射：每次 10～20mg，用法同静脉注射。

【不良反应】①骨髓抑制是最常见的剂量限制毒性，可有食欲缺乏、恶心及呕吐等胃肠反应。②少见过敏，个别有发热及皮疹。少量报道有出血性膀胱炎、注射部位疼痛、头痛。

【相互作用】①与尿激酶合用可增加本品治疗膀胱癌的疗效，尿激酶为纤维蛋白溶酶原活化剂，可增加药物在肿瘤组织中的浓度。②本品可增加尿酸水平，可给予别嘌醇进行控制。

【注意事项】①用药期间每周都要定期检查外周血象、白细胞、血小板及肝、肾功能。②停药后 3 周内应继续进行相应检查，以防止出现持续的严重骨髓抑制，肝肾功能较差时，本品应用较低的剂量。③在白血病、淋巴瘤患者中，为防止尿酸性肾病或高尿酸血症，可给予大量补液或别嘌醇。

【规格】注射剂：10mg。

【贮藏】密封、避光，贮于 2～8℃条件下。较高的湿度下药物即发生聚合。

六甲蜜胺 Altretamine

【别名】六甲三聚氰胺、六甲基嘧胺、克瘤灵、艾宁、舒佐、Exastat。

【药理作用】为嘧啶类抗代谢药物，主要抑制二氢叶酸还原酶，干扰叶酸代谢，选择性抑制DNA、RNA和蛋白质的合成。

【适应证】主要用于治疗卵巢癌，亦可用于乳腺癌、支气管肺癌及恶性淋巴瘤。

【体内过程】脂溶性高，口服吸收后 1～3 小时可达血药峰值，生物利用度个体差异大。脑脊液中的药物浓度约为血药浓度的 6%。血浆半衰期为 2.9～10.2 小时，在体内迅速经肝微粒体混合功能氧化酶去甲基化成为 N-去甲代谢物。其代谢物易于进入脑脊液，这可能与其神经毒性有关。本品主要以代谢物形式随尿液排出，24 小时内约排出 61%，72 小时内约排出 89%。

【用法用量】口服，每次 4～12mg/kg，14～21 天为 1 个疗程，间隔 2～3 周开始下 1 个疗程。

【不良反应】①骨髓抑制反应轻，有白细胞、血小板下降。②神经毒性反应有头痛、眩晕、精神状态改变等。③少数患者恶心、呕吐、腹泻。偶有脱发、膀胱炎、体重减轻等。

【相互作用】与抗抑郁药可产生直立性低血压，与甲氧氯普胺合用可产生肌力障碍。

【注意事项】定期查血常规，餐后服用可减少消化道不良反应。大于 65 岁老年人应减量。

【规格】①片剂：50mg，100mg。②胶囊剂：50mg，100mg。

【贮藏】室温下保存。

洛莫司汀 Lomustine

【别名】环己亚硝脲、氯乙环己亚硝脲、Lucostine、CCNU、CEENU。

【药理作用】为细胞周期非特异性药，对处于 G_2/S 期边界，或 S 早期的细胞最敏感，对 G_2 期亦有抑制作用。

【适应证】①常用于脑部原发肿瘤（如成胶质细胞瘤）及继发性肿瘤。②治疗实体瘤，如联合用药治疗胃癌、直肠癌及支气管肺癌、恶性淋巴瘤等。

【体内过程】口服后可从胃肠道吸收，并迅速被代谢。一次口服后 6 小时可达血药峰值。代谢物具有较长的半衰期（16～48 小时）。具有活性的代谢物迅速透过血脑屏障，脑脊液中的药物浓度高于血药浓度。约有 50%用量的代谢物于 24 小时内随尿排出，4 天内可排出 75%。

【用法用量】100～130mg/m²，顿服，每 6～8 周一次，3 次为 1 个疗程。

【不良反应】骨髓抑制，出现白细胞、血小板减少。还有恶心、呕吐、腹泻、肝肾功能改变。

【相互作用】应避免合用有严重降低白细胞和血小板的抗癌药。

【注意事项】①用药期间应注意随访检查血常规及血小板、血尿素氮、血尿酸、肌酐清除率、血胆红素、ALT 等。②患者宜睡前与止吐药、催眠药共服，用药当天不能饮酒。③治疗前和治疗中应检查肺功能。合并感染时应先治疗感染。

【规格】胶囊：40mg，50mg，100mg。

【贮藏】避光，贮于 2～8℃下。

卡莫司汀 Carmustine

【别名】氯乙亚硝脲、卡氮芥、亚硝基脲氮、BCNU、Becenun。

【药理作用】本品及其代谢物可通过烷化作用与核酸交链，亦有可能因改变蛋白而产生抗癌作用。在体内能与 DNA 聚合酶作用，对增殖期细胞各期都有作用。

【适应证】①对脑瘤（恶性胶质细胞瘤、脑干胶质瘤、成神经管细胞瘤、星形胶质细胞瘤、室管膜瘤）、脑转移瘤和脑膜白血病有效。②与其他药物合用对恶性黑素瘤、恶性淋巴瘤、多发性骨髓瘤有效。

【体内过程】在胃液中不稳定，口服无效。静脉给药后迅速被代谢，给药 15 分钟后就不能检出完整的药物。其代谢物的半衰期较之长得多，推测对本品的活性起作用。由于其脂溶性强，本品和（或）其代谢物可迅速透过血脑屏障。给药后药物几乎立即就进入脑脊液中，浓度为血药浓度的 15%～70%。其代谢物可进入乳汁，但浓度较母体血药浓度低。本品随尿排出，有些则以二氧化碳形式经肺呼出，小量出现在粪便中。

【用法用量】①静脉注射，按体表面积 100mg/m²，每天 1 次，连用 2～3 天。②或 200mg/m²，用 1 次，每 6～8 周重复。溶入 5%葡萄糖注射液或 0.9%氯化钠注射液 150ml 中快速滴注。③含有本品聚合体的植入膜剂可植入脑中，辅助手术治疗神经胶质瘤，每个植入膜剂含有本品 7.7mg，应植入 8 片，在切除肿瘤时植入肿瘤切除后的腔隙中。若空间不够植入 8 片，则尽可能以最大能植入的片数植入。

【不良反应】①白细胞、血小板减少，静脉注射部位可产生血栓性静脉炎。②大剂量可产生脑脊髓病。③长期治疗可产生肺间质或肺纤维化。④此外可产生恶心、呕吐等消化道反应，对肝肾均有影响。⑤有继发白血病的报道。⑥有致畸胎的可能性。

【相互作用】以本品组成联合化疗方案时，应避免合用有严重减少白细胞、血小板作用，或产生严重胃肠反应的抗癌药。

【注意事项】①用药期间注意检查血常规、血小板、肝肾功能、肺功能。②本品可抑制身体免疫机制，使疫苗接种不能激发身体抗体产生，因此化疗结束后 3 个月内不宜接种活疫苗。

【规格】①注射剂：2ml：125mg。②注射剂（粉）：100mg。③植入膜剂：7.7mg。

【贮藏】避光贮于 2～8℃，已配制的溶液更应避光。

白消安　Busulfan

【别名】马利兰、Busulphan、Misulban、Myleran。

【药理作用】进入细胞后，其磺酸酯基团可与细胞核 DNA 的鸟嘌呤起烷化作用，并将其甲基结合到 DNA 上，产生细胞毒作用。对骨髓细胞独具选择性抑制作用。

【适应证】①对慢性髓细胞性白血病进行姑息治疗，可见症状减轻，脾脏缩小，一般感觉良好，白细胞计数下降伴随血红蛋白浓度上升。不过尚未见到持久性缓解，药物的治疗作用随着用药时间的延长而逐渐减弱。②也可用于治疗真性红细胞增生症和骨髓纤维化及血小板增多。③准备骨髓移植的患者，可使用高剂量作为附加方案的一部分。

【体内过程】口服后吸收迅速，从血液中消除也很迅速。半衰期为 2～3 小时。被广泛代谢，并几乎完全以含硫代谢物随尿排出。可透过血脑屏障。

【用法用量】①治疗慢性髓细胞性白血病的慢性期：成人口服 60μg/（kg·d），直至每天单剂量达到 4mg，并将持续到白细胞数降至 15 000～25 000/mm³，如血小板数<10 000/mm³，应尽早停药。如用药 3 周未见反应，可给予较高剂量，不过这会导致骨髓不可逆的损害，必须高度警惕。一旦开始改善，就可停止治疗，直到白细胞数恢复到 50 000/mm³ 之前，不应恢复治疗。如果这种情况发生在 3 个月内，可给予维持治疗，0.5～2mg/d 或者更高剂量。②治疗真性红细胞增多症：4～6mg/d，连用 4～6 周，维持治疗的剂

量减半。③治疗原发性血小板增多症或骨髓纤维化：可给予 2～4mg/d。

【不良反应】①主要为骨髓抑制：表现为白细胞减少、血小板减少和贫血。②一般在用药 10～30 天可见粒细胞数降至最低，经过 5 个月以后方可恢复。③引起的间质性肺炎称为"白消安肺"，有呼吸困难、干咳及肺纤维化表现。④长期治疗可能发生白内障。⑤荨麻疹、结节性红斑、多发性红斑。⑥惊厥。⑦可能影响生育功能。⑧致癌、致突变作用。

【相互作用】①可增加血及尿中尿酸水平，有痛风病史的患者或服用本品后尿酸增高的患者可用抗痛风药物。②通过与谷胱甘肽结合而清除，对乙酰氨基酚可降低血液和组织中的谷胱甘肽水平。使用前72小时内使用对乙酰氨基酚或两者同时使用时，可使本品的清除率降低。③与甲硝唑、伊曲康唑合用，可使本品的清除率降低，毒性增加。④长期合用硫鸟嘌呤，可引起与肝功能异常相关的门静脉高压和食管静脉曲张。⑤与苯妥英合用可使本品的清除率增加、AUC降低，但与其他抗惊厥药合用可能使本品的AUC升高，从而增加发生肝静脉闭塞病（HVOD）或癫痫的风险。

【注意事项】①用药期间，应定期检查血常规。②骨髓移植治疗方案中，常用量为 16mg/kg，结合环磷酰胺，用于接受者的骨髓分离。

【规格】片剂：2mg。

【贮藏】密封、避光，贮于 15～30℃。

司莫司汀　Semustine

【别名】甲环亚硝脲、甲环己氯乙亚硝脲、司莫司丁、Me-CCNU。

【药理作用】为细胞周期非特异性药物，对处于 G_1/S 边界或 S 早期的细胞最敏感，对 G_2 期也有抑制作用。进入体内后其分子从氨甲酰胺键处断裂为两部分，一为氯乙胺部分，将氯解离形成乙烯碳正离子，发挥烷化作用，使 DNA 链断裂，RNA 及蛋白质受到烷化，这与抗肿瘤作用有关；另一部分为氨甲酰基部分，变为异氰酸酯或再转化为氨甲酸，以发挥氨甲酰化作用，会破坏一些酶蛋白，使 DNA 受羟化破坏后较难修复，有助于抗癌。

【适应证】①用于治疗脑原发肿瘤及转移瘤。②与其他药物合用可治疗恶性淋巴瘤、胃癌、大肠癌、黑素瘤。

【体内过程】口服后易于吸收，并快速被代谢。代谢物半衰期较长。可进入脑脊液中。以代谢物形式随尿排出，48 小时内可排出用量的60%，少量随粪便排出或以二氧化碳经肺呼出。

【用法用量】①成人口服单剂量 125～200mg/m²，睡前与止吐剂、催眠药同服。如血象充分恢复，每 6 周重复 1 次。②合并其他药物时，可给予 75～150mg/m²，每 6 周给药 1 次。③儿童口服 100～200mg/m²，顿服，每 6～8 周重复。

【不良反应】①骨髓抑制，呈延迟性反应，有蓄积毒性。白细胞或血小板数最低点出现在4～6 周，一般持续 5～10 天，个别可持续数周，一般 6～8 周可恢复。②胃肠道反应、肝肾功能损害、乏力、轻度脱发。③偶见全身皮疹，可抑制睾丸与卵巢功能。

【相互作用】可抑制机体免疫机制；与活疫苗合用，可导致接种疫苗后无法激发机体产生抗体。

【注意事项】本品可抑制身体免疫机制，使疫苗接种不能激发身体抗体产生。用药结束后 3 个月内不宜接种活疫苗。

【规格】胶囊剂：10mg、40mg、50mg、60mg、80mg。

【贮藏】避光、贮于 2～8℃下。

氮芥 Chlormethine

【别名】恩经兴、恩比兴、Mustine、Mitoxine、HN2、Antimit。

【药理作用】与鸟嘌呤第 7 位上的氮共价结合，产生 DNA 双链内的交叉联结或 DNA 同链内不同碱基交叉联结，M 期和 G_1 期的细胞对本品的细胞毒作用最敏感，由 G_1 期进入 S 期延迟。大剂量时对各周期的细胞和非增殖细胞均有杀伤作用。

【适应证】①与其他抗肿瘤药合用（MOPP方案）治疗晚期霍奇金淋巴瘤。②治疗其他淋巴瘤、脑肿瘤、神经母细胞瘤、网状细胞肉瘤。③还可用于治疗慢性白血病、肺癌、鼻咽癌、卵巢癌、绒毛膜癌、乳腺癌、精原细胞瘤和真性红细胞增多症。④治疗头颈部癌及鼻咽癌，可用"半身化疗"，即压迫腹主动脉（阻断下半身循环）静脉输注大剂量的本品，可提高上半身药物分布，以减轻骨髓抑制。⑤还可用于恶性浆膜腔积液。⑥酊剂用于白癜风、银屑病等。

【体内过程】必须静脉给药。给药后，可能通过体液迅速被灭活，故吸收不完全。静脉注射后，药物迅速进行化学转化，几分钟内血中的原药即检测不出，尿中原药不足 0.01%。

【用法用量】①静脉快速注射：0.1～0.2mg/（kg·d），1～2 次/周，总量 30～60mg 为 1 个疗程。或 0.1mg/kg，每 1～2 天 1 次，4～6 次为1 个疗程。疗程间歇不宜少于 2～4 周。为安全计，最好采用静脉冲入法。先以 5%葡萄糖注射液或 0.9%氯化钠注射液开通静脉输注，待畅通无泄漏时，再将药物通过 Y 形管缓慢注入输液管中，药液随输液顺利进入血管中。这样既可避免药液漏出血管外，又可减少血栓性静脉炎的发生。②动脉注射：0.1～0.2mg/kg，相当于 5～10mg，用 0.9%氯化钠注射液 10～20ml 稀释，每 1～2 天一次，总用量可比静脉注射用量稍高。③上半身化疗法：每次 0.1～0.2mg/kg，1～2 次/周，疗程总用量为 0.6～1.5mg/kg。④在 MOPP方案中的用量和用法：6mg/m²，1 次/周，连用 2周，停用 2 周，反复。⑤腔内注射：每次 5～10mg，溶于 0.9%氯化钠注射液 10～20ml 中，经抽液后注入胸腔、腹腔或心包腔内，注射后嘱患者变换体位，使药液均匀分布，5～7 天一次，3～5 次为 1 个疗程。⑥外用酊剂，每天 2 次，每次用棉签或毛刷轻涂患处。

【不良反应】①胃肠道反应：静脉注射 30分钟至 3 小时可出现恶心、呕吐，可在事先使用昂丹司琼等止吐药预防。②骨髓抑制：用药后 7～10 天可出现明显的白细胞和血小板减少。③局部反应：多次静脉注射可致血栓性静脉炎。④生殖功能影响：睾丸萎缩、精子减少，妇女可致月经紊乱、闭经。⑤其他反应还包括脱发、乏力、头晕。⑥皮肤反应可见斑丘疹。

【相互作用】①有骨髓抑制作用，勿与氯霉素、磺胺类等可能加重骨髓损害的药合用。②咖啡因、氯喹可阻止 DNA 受损后修复，减缓烷化剂的耐药性，故合用可增效。

【注意事项】①对局部组织刺激性强，严禁口服、皮下及肌内注射。药液外漏时，应立即用1%利多卡因或 4.2%碳酸氢钠做局部浸润注射，并冷敷 6～12 小时。②刺激性特强，尤其不可进入眼内，在配制或注射药物时应戴橡胶手套。③应定期检查血常规，注意骨髓抑制是否已达到必须停药的程度。可致持久性骨髓抑制，因此，在停药后必须随访一段时间。④强调多饮水，防止出现高尿酸血症。

【规格】①注射剂（粉）：5mg，10mg。②酊剂：50ml：25mg。

【贮藏】密封、避光，贮于 8～15℃下。

苯丁酸氮芥 Chlorambucil

【别名】瘤可宁、氯恩巴锡、氯安布西、流克伦、Leukeran、CLB。

【药理作用】作用模式类似氮芥。对淋巴细胞起作用，对中性粒细胞的作用较弱。对白细胞增生性疾病，特别是淋巴细胞最有价值。归类于细胞周期非特异性药物，对 M 期和 G_1 期的作用最强。

【适应证】①对慢性淋巴细胞白血病、淋巴肉瘤、霍奇金淋巴瘤、卵巢癌、乳腺癌及多发性骨髓瘤疗效较好。②对系统性红斑狼疮、原发性巨球蛋白血症、原发性胆汁性肝硬化、神经母细胞瘤、妊娠滋养层肿瘤及睾丸肿瘤有一定疗效。

【体内过程】口服易吸收，但不完全，服药后 40～70 分钟可达血药峰值。半衰期为 1.5 小时。在肝内广泛代谢，主要代谢为具有活性的苯乙酸氮芥，其半衰期为 2.5 小时，和苯丁酸氮芥一样，这种代谢物也进行一定的降解，成为下一级衍生物。本品及其代谢物可与血浆蛋白广泛结合，几乎全部以代谢物形式随尿排出，排出的原药不到 1%。

【用法用量】①成人一般口服 100～200μg/（kg·d）（通常每天给予单剂量 4～10mg），连用 4～8 周。儿童用量同上或 4.5mg/（m²·d）。②治疗淋巴肉瘤可给予 100μg/（kg·d）。③治疗慢性淋巴细胞白血病，开始可给予 150μg/（kg·d），直至白细胞总数降至 10 000/mm³ 再给予 100μg/（kg·d）。④治疗霍奇金淋巴瘤，通常给予 100μg/（kg·d）。一旦病情缓解，可给予维持量 30～100μg/（kg·d）。⑤治疗巨球蛋白血症，开始给予 6～12mg/d，直至出现白细胞减少，然后无限期地给予维持剂量 2～8mg/d。

【不良反应】①可能发生不可逆的骨髓抑制，特别是在总用量接近 6.5mg/kg 时。②胃肠道反应较轻。③偶见黄疸和肝功能异常。④有发生可逆的进展性淋巴细胞减少的倾向。⑤可见皮疹出现。⑥免疫抑制作用。⑦头晕、周围神经病。⑧"三致"作用。

【相互作用】与甲氨蝶呤、放线菌素 D 有协同作用。

【注意事项】①应定期测定血清尿酸水平，以尽早发现可致肾衰竭的高尿酸血症。②本品有骨髓抑制作用，用药期间每周应做一次血常规检查。③有蓄积作用，不宜长期连续应用。

【规格】片剂：2mg。

【贮藏】密封、避光，贮于 2～8℃下，切勿冷冻。

氮甲 Formylmerphalan

【别名】甲酰溶肉瘤素、formylsarcolysin、NF。

【药理作用】为周期非特异性药物，能抑制肿瘤 DNA、RNA 和蛋白质合成，作用类似美法仑，而不良反应较轻。特点是对某些肿瘤细胞的选择性较强，对生长旺盛的正常组织损害较轻，对肿瘤细胞的核酸及蛋白质的生物合成有明显的抑制作用，对小肠、淋巴组织和骨髓的核酸及蛋白质生物合成的影响较轻。

【适应证】对睾丸精原细胞瘤的疗效最为突出，对多发性骨髓瘤亦有明显疗效，缓解期较长，对淋巴瘤也有效，但显效较慢，一般仅作为维持治疗。

【体内过程】口服后迅速被吸收，1～2 小时后达血药峰值，于 3～4 小时逐渐消除。动物实验证实，静脉注射后迅速被消除，血浆半衰期仅 15 分钟。静脉注射后，肾中的药物浓度最高，肝次之，心、肺、脾仅显示痕量。肿瘤中的药物浓度也很低。随尿排出，服药后 30 分钟开始，1～2 小时排量最多，8 小时即可排尽，尿中的代谢物主要为羟基水解物。

【用法用量】成人口服 150～200mg（3～4mg/kg），分 3～4 次或睡前顿服，6～8g 为 1 个疗程。

【不良反应】①主要有胃肠道反应，如厌食、恶心、呕吐。合用氯丙嗪、碳酸氢钠可减少胃肠道反应。②骨髓抑制以白细胞减少多见，也可见血小板减少。③头晕、无力。

【相互作用】尚不明确。

【注意事项】用药期间应定期检查血常规。

【规格】片剂：50mg，100mg。

【贮藏】避光、防潮，贮于室温下。

去氧氟尿苷 Doxifluridine

【别名】5-去氧氟尿嘧啶、5-脱氧-5-氟尿嘧啶核苷、多西氟尿啶、氟铁龙、5-DFUR。

【药理作用】进入体内由在肿瘤组织中呈高

活性的酶——嘧啶核苷磷酸化酶转换成氟尿嘧啶发挥抗肿瘤作用。

【适应证】用于治疗胃癌、结直肠癌、乳腺癌、宫颈癌、膀胱癌等。

【体内过程】恶性肿瘤患者一次口服 800mg 后，即被迅速吸收，原药的血药浓度 1～2 小时后达峰值，之后迅速下降。氟尿嘧啶浓度也在 1～2 小时后达到血药峰值，其浓度约为原药的 1/10。1200mg/d，分 3 次口服，连续 3～7 天后，测定肿瘤组织中的氟尿嘧啶浓度比周围正常组织及血药浓度明显增高。主要经肾脏排泄，包括原药、氟尿嘧啶及其代谢物。

【用法用量】成人 800～1200mg/d，分 3～4 次口服。作为术后辅助用药，可连续服用 6 个月。

【不良反应】①骨髓抑制：白细胞减少、血小板减少、贫血。②肝脏毒性：有时会出现 ALT、AST、碱性磷酸酶等上升。③肾脏毒性：有时会出现血尿、蛋白尿、血尿素氮升高。④消化道反应：腹泻、恶心、食欲缺乏。⑤神经精神系统反应：定向障碍、听力障碍。⑥皮肤反应：色素沉着、瘙痒、毛发脱落等。⑦发热、咽喉部不适，眼睛疲劳，偶有水肿出现。

【相互作用】①抗病毒药索立夫定与本品合用时其代谢受阻，血液中浓度上升可引起严重的血液障碍等不良反应。②与多柔比星、丝裂霉素、顺铂等药物联合应用，剂量酌减。

【注意事项】并发感染、心脏疾病、水痘患者慎用。

【规格】胶囊剂：100mg，200mg。

【贮藏】避光保存。

10.1.1.2 铂类化合物

卡铂 Carboplatin

【别名】碳铂、卡波铂、波贝、伯尔定、Paraplatin、Carboplat、Ercar。

【药理作用】为周期非特异性抗癌药，直接作用于 DNA，主要与细胞 DNA 的链间及链内交联，破坏 DNA 而抑制肿瘤的生长。

【适应证】主要应用于卵巢癌、小细胞肺癌、头颈部鳞癌、生殖细胞肿瘤、甲状腺癌、宫颈癌、膀胱癌及非小细胞肺癌等。

【体内过程】静脉给药后显示双相消除。几乎全部以原药随尿排出，24 小时内约可排出 70% 的用量。蛋白结合率约为 30%。铂的半衰期为 5 天或更长。完整的本品终末半衰期为 3～6 小时。

【用法用量】用 5% 葡萄糖注射液溶解本品，浓度为 10mg/ml，再加入 5% 葡萄糖注射液 250～500ml 中静脉滴注。一般成人用量按体表面积每次 200～400mg/m²，每 3～4 周给药 1 次；2～4 次为 1 个疗程。也可采用按体表面积每次 50mg/m²，每天 1 次，连用 5 天，间隔 4 周重复。

【不良反应】①主要为骨髓抑制。②其他表现为胃肠道反应、神经毒性、脱发、耳毒性、视物模糊、口腔炎。

【相互作用】①尽量避免与可能损害肾功能的药物如氨基糖苷类抗生素同时使用。②与其他抗癌药联合应用时，应注意适当降低剂量。③本品不宜与其他药物混合滴注。

【注意事项】①有诱变性，可能有致癌性、胚胎毒性和致畸性。②治疗期间至少每周检查 1 次白细胞与血小板。

【规格】①注射剂：10ml：50mg，10ml：100mg，15ml：150mg。②注射剂（粉）：50mg，100mg。

【贮藏】密封、避光，贮于室温下。

顺铂 Cisplatin

【别名】顺氯氨铂、氯氨铂、诺欣、施铂锭、Cis-platinum、Platinex、Platistil、Platistin。

【药理作用】为金属铂类络合物，作用似烷化剂，主要作用靶点为 DNA，作用于 DNA 链间及链内交链，形成顺铂（DDP）-DNA 复合物，干扰 DNA 复制，或与核蛋白及胞质蛋白结合，属周期非特异性药。

【适应证】抗瘤谱较广，临床用于治疗睾丸恶性肿瘤，对胚胎瘤和精原细胞瘤均有较好效果，与常用药物无交叉耐药。对卵巢癌、乳腺癌和膀胱癌有较好疗效。对头颈部癌、肺癌、食管癌、恶性黑素瘤、恶性淋巴瘤软组织肉瘤和癌性胸腔积液、腹水等也有一定疗效。与其他抗癌药联合应用效果更好。

【体内过程】静脉给药后，以双相方式从血浆中消除，总铂半衰期分别为 25～49 分钟和 58～73 小时。大量的铂与血浆蛋白结合。本品集中于肝、肾、大肠、小肠，进入脑脊液中极少。主要随尿排出，但不完全并延迟排出，有 50% 的用量在 5 天内随尿排尽；此后几个月仍可从组织中检出铂的存在。本品经腹膜腔给药也易于吸收。

【用法用量】①一般剂量：按体表面积每次 20mg/m²，每天 1 次，连用 5 天，或每次 30mg/m²，连用 3 天，并需水化利尿。②大剂量：每次 80～120mg/m²，静脉滴注，每 3～4 周 1 次，最大剂量不应超过 120mg/m²，以 100mg/m² 为宜。③动脉灌注：每天 30mg，动脉插管后经灌注泵 24 小时连续灌注，每一疗程 5～7 天。为预防本品的肾脏毒性，需充分水化，顺铂用前 12 小时静脉滴注等渗葡萄糖注射液 2000ml，使用当日输 0.9% 氯化钠注射液或葡萄糖注射液 3000～3500ml，并应用氯化钾、甘露醇及呋塞米，使每天尿量 2000～3000ml。治疗过程中注意血钾、血镁变化，必要时需纠正低钾、低镁。

【不良反应】①消化道反应：严重的恶心、呕吐、腹泻为主要的限制性毒性。②肾毒性：主要为肾小管损伤。急性损害为血尿素氮（BUN）及肌酐（Cr）增高，肌酐清除率降低，多为可逆性。目前除水化外尚无有效预防本品所致肾毒性的手段。③神经毒性：神经损害如听神经损害所致耳鸣、听力下降较常见。④骨髓抑制：骨髓抑制［白细胞和（或）血小板下降］一般较轻。⑤过敏反应：可出现面部水肿、气喘、非特异斑丘疹类皮疹。⑥其他：心脏功能异常。

【相互作用】①合用其他具有耳毒性、肾毒性药物时会增加耳毒性和肾毒性。②对肾功能的影响也会影响其他经肾排出药物的药动学。③可能降低抗惊厥药的效应。

【注意事项】①监测末梢血常规、肝肾功能、末梢神经毒及听力表现等变化，必要时减少剂量或停药，并进行相应的治疗。②静脉滴注时需避光。③患者接受顺铂化疗后至少 3 个月才可以接受病毒疫苗接种。

【规格】①注射剂：2ml：10mg，20ml：20mg，6ml：30mg，50ml：5mg。②注射剂（粉）：10mg，20mg，30mg。③大容量注射剂：100ml 含顺铂 0.1g 与氯化钠 0.9g。

【贮藏】密封、避光，贮于室温下。

奥沙利铂 Oxaliplatin

【别名】草酸铂、草铂、乐沙定、奥正南、艾克博康、艾恒、奥铂、Eloxatine。

【药理作用】属于新的铂类衍生物，通过产生烷化结合物作用于 DNA，形成链内和链间交联，从而抑制 DNA 的合成及复制，某些对顺铂耐药的细胞素，本品治疗均有效。

【适应证】用于经氟尿嘧啶治疗失败后的结直肠癌转移患者，可单独或联合氟尿嘧啶使用。

【体内过程】①活化后的奥沙利铂衍生物以非结合的铂片段存在于血浆超滤液中，给予本品后可超滤铂浓度的下降呈三相模式，包括两个相对短的分布相（$t_{1/2\alpha}$ 为 0.43 小时，$t_{1/2\beta}$ 为 16.8 小时）和一个相对长的终末消除相（$t_{1/2\gamma}$ 为 391 小时）。本品以 85mg/m² 单次静脉输注 2 小时后可超滤铂的 C_{max} 为 0.814μg/ml，分布容积为 440L。个体间和个体内暴露量（AUC）的变异度为中度到低度（分别为 23% 和 6%），可超滤铂浓度及临床安全有效性之间的相关关系尚未建立。②静脉给药 2 小时，所给予的铂剂，有 15% 仍存在于血循环中，其余 85% 迅速分布于组织中或随尿排出。重复给药未见药物蓄积。通过非酶代谢，降解为多种活性代谢物和失活代谢物，这些代谢物大部分随尿排出，给药后 5 天内随尿排出 54% 的总铂，粪便中仅 2%。

【用法用量】在单独或联合用药时，推荐剂量为 130mg/m²，加入 250～500ml 5% 葡萄糖溶液中输注 2～6 小时。没有主要毒性出现时，每 3 周（21 天）给药 1 次。

【不良反应】①造血系统：可引起贫血、白细胞减少、粒细胞减少、血小板减少。②消化系统：可引起恶心、呕吐、腹泻。③神经系统：以末梢神经炎为特征的周围性感觉神经病变。

【相互作用】与氯化钠和碱性溶液（特别是氟尿嘧啶）存在配伍禁忌，本品不能与上述制剂混合或通过同一条静脉同时给药。

【注意事项】①给予预防性或治疗性的止吐用药。②当出现血液毒性时（白细胞<2000/mm³ 或血小板<50 000/mm³），应推迟下一周期用药，直到恢复。

【规格】①注射剂：100ml：100mg。②注射剂（粉）：50mg，100mg。③大容量注射剂：100ml 含奥沙利铂 50mg 与甘露醇 5.1g。

【贮藏】避光，贮于室温下。

奈达铂 Nedaplatin

【别名】奈达帕汀、鲁贝、奥先达、捷佰舒、泉铂、Nedaplait、Aqupla.。

【药理作用】广谱抗癌药，是一种疗效好、不良反应少的新一代铂类抗癌药。作用机制同顺铂，与肿瘤细胞的 DNA 碱基结合，阻碍 DNA 复制，而发挥其抗肿瘤效果。本品使用时不需要水化过程。

【适应证】用于头颈部癌、小细胞肺癌、非

小细胞肺癌、食管癌、膀胱癌、睾丸癌、卵巢癌、宫颈癌。

【体内过程】静脉注射后，血药浓度迅速降低，几乎不与血浆蛋白结合。肾脏和膀胱中的药物浓度比血药浓度高，对肝脏药物代谢系统几乎无影响。大部分（92%）随尿液排出，肿瘤患者可随尿液排出 48%。

【用法用量】推荐剂量为每次给药 80～100mg/m^2，每疗程给药一次，间隔 3～4 周后方可进行下一个疗程。

【不良反应】①主要为骨髓抑制。②其他较常见的不良反应包括恶心、呕吐、食欲缺乏等消化道症状及肝肾功能异常、耳神经毒性、脱发等。

【相互作用】①与氨基糖苷类抗生素及盐酸万古霉素合用时对肾功能和听觉器官的损害可能增加。②与其他抗肿瘤药及放疗并用时，骨髓抑制作用可能增强。

【注意事项】①定期查血常规及肝肾功能。②本品主要由肾脏排泄，应用时须确保充分的尿量以减少尿中药物对肾小管的毒性损伤。

【规格】注射剂（粉）：10mg，50mg，100mg。

【贮藏】避光，贮于室温下。

洛铂　Lobaplatin

【别名】络铂、乐铂、洛巴铂、D-19466。

【药理作用】对多种动物和人肿瘤细胞株有明确的细胞毒作用，与顺铂的抑瘤作用相似或较顺铂强，对耐顺铂的细胞株，仍有一定的细胞毒作用。

【适应证】主要用于治疗乳腺癌、小细胞肺癌及慢性粒细胞白血病。

【体内过程】静脉注射本品后，血清中游离铂的药时曲线与完整的洛铂基本相同，在血液循环中没有或很少有代谢产物存在。洛铂两种立体异构体的药时曲线也完全相同。用药患者的血清总铂和游离铂的药时曲线，在 1 小时内相似；在 11 小时后，血循环中约 25%的总铂与血清蛋白结合。游离铂的终末半衰期为（131±15）分钟，总铂为（6.8±4.3）天。游离铂标准化平均血浆清除率（1.73m^2）约为（125±14）ml/min，总铂为（34±11）ml/min。游离铂平均分布容积为（0.28±0.51）L/kg，总铂为（4.8±2.61）L/kg。本品主要经肾脏排出。

【用法用量】静脉注射按体表面积一次 50mg/m^2，再次使用时应待血液毒性或其他临床副作用完全恢复，推荐的应用间歇为 3 周。如副作用恢复较慢，可延长使用间歇。治疗持续时间应根据肿瘤的反应。最少应使用 2 个疗程。如肿瘤开始缩小，可继续进行治疗，总数可达 6 个疗程。

【不良反应】①血小板减少最为常见。②还会出现呕吐、恶心、腹泻、感觉异常、神经痛、耳毒性、视觉异常等反应。

【相互作用】和其他骨髓抑制药物同时应用，可能增加骨髓毒性作用。

【注意事项】①定期查血常规及肝肾功能。②不能用氯化钠溶液溶解，会增加本品的降解。

【规格】注射剂：10mg，50mg。

【贮藏】密闭、避光，于 25℃以下保存。

10.1.1.3　蒽环类药物

柔红霉素　Daunorubicin

【别名】柔毛霉素、红比霉素、红比腙、Daunomycin、Rubidomycin、Cerubidin。

【药理作用】能嵌入 DNA 抑制 DNA 和 RNA 的合成，对 RNA 的影响尤为明显，对增殖细胞各期均有杀伤作用，为细胞周期非特异性药物。

【适应证】①主要用于各种类型的急性白血病（包括粒细胞白血病、淋巴细胞白血病和单核细胞白血病及粒-单核细胞白血病）、红白血病、慢性粒细胞白血病、恶性淋巴瘤。②也可用于神经母细胞瘤、尤因肉瘤和肾母细胞瘤等。

【体内过程】静脉注射后，迅速被分布到全身各种组织，特别是肝、肺、肾、脾和心脏组织中，分布半衰期为 45 分钟。被快速代谢，原药及其代谢物经胆汁和尿液排出。其主要代谢物柔红霉素醇具有抗肿瘤作用。本品及其主要代谢物的清除半衰期分别为 18.5 小时和 26.7 小时。本品不能透过血脑屏障，但能进入胎盘。

【用法用量】静脉滴注：0.5～0.8mg/kg，用 0.9%氯化钠注射液 250ml 溶解后滴注，1 小时内滴完，每周 2 次。也可 1mg/kg，每天 1 次，连用 5 天。

【不良反应】①较常见者为恶心、呕吐、口腔炎和食管炎，白细胞减少几乎不可避免，大多在一次用药后 10～14 天降至最低点，而在 3 周内逐渐恢复。②脱发虽常见，但大多在疗程结束后 5～6 周后可再生。③较少见的毒副反应主要为心肌毒性，心电图变化多呈一时性和可逆性。④静脉外溢可出现疼痛、组织坏死或蜂窝织炎。

⑤偶可出现胃痛、腹泻或全胃肠炎。⑥高尿酸血症和肾脏损害偶可在白血病或恶性淋巴瘤患者中发生。

【相互作用】①不宜与酸、碱性药物混用。②与阿司匹林合用会增加血小板减少患者的出血倾向。③与磺胺类药物及某些利尿药合用可能导致高尿酸血症。

【注意事项】①用药时防止药液外溢，以免引起局部组织坏死。②用药期间应定期进行心脏、血常规、骨髓象检查。③孕妇及哺乳期妇女慎用。

【规格】注射剂（粉）：20mg。

【贮藏】密封、避光，贮于室温下。

多柔比星　Doxorubicin

【别名】阿霉素、14-羟正定霉素、14-羟柔红霉素、Adriamycin、Adriablastina。

【药理作用】本品能嵌入 DNA 链上核碱基对之间，引起空间遮隔，扰乱模板功能，阻止 DNA 复制及 RNA 合成。

【适应证】可诱导多种恶性肿瘤的缓解，包括急性白血病、淋巴瘤、软组织和骨肉瘤、儿童恶性肿瘤及成人实体瘤，尤其用于乳腺癌和肺癌。

【体内过程】①口服难吸收。静脉注射后迅速从血中消失，并分布于肺、肝、心、脾和肾中。在肝中快速代谢为多种代谢物，其中包括具有活性的多柔比星醇。有 40%～50%用药量于 7 天内被分泌进入胆汁，其中原药约占 50%。仅有 5%于 5 天内随尿排出。不能透过血脑屏障，但能进入胎盘，也被分布进入乳汁中。从血中消除呈三相，平均半衰期分别为 12 分钟、3.3 小时和 30 小时。②本品脂质体制剂的药动学与传统制剂稍有差异。脂质体表层中大粒凝胶的作用是通过巨噬细胞减少脂质体排出。这会导致在血浆中延长循环，具有较少的组织分布，而肿瘤新生血管却可让脂质体渗进肿瘤组织。该制剂呈二相，平均半衰期分别为 5 小时和 55 小时。

【用法用量】静脉给药，一般主张间断给药，按体表面积 40～60mg/m²，每 3 周 1 次；或每天 20～30mg/m²，连续 3 天，间隔 3 周再给药。

【不良反应】①骨髓抑制和口腔溃疡。②心脏毒性。③可使尿液呈红色，尤其是在注射后第一次排的尿，应告知患者无须惊慌。④胃肠道反应：呕吐、恶心和腹泻也可发生。⑤其他：肝肾功能异常、脱发，不过停药后所有的毛发可恢复正常生长。

【相互作用】①合用环磷酰胺或柔红霉素时，本品剂量应减少。②合用甲氨蝶呤或链佐星（或先后使用），可能由于减少肝脏清除，使本品血药浓度升高，导致肝功能受损。③可加重巯嘌呤的肝毒性。④环孢素可加重神经毒性。

【注意事项】用药期间应严格检查血常规、肝功能及心电图。

【规格】①注射剂（粉）：10mg，20mg，50mg。②注射用脂质体：10ml：20mg，25ml：50mg。

【贮藏】避光，贮于 15～30℃。

表柔比星　Epirubicin

【别名】表阿霉素、表比星、阿表比星、法玛新、艾达生、Pharmorubicin。

【药理作用】为细胞周期非特异性药物，主要作用部位是细胞核。作用机制与其能和 DNA 结合有关。体外培养的细胞加入本品可迅速透入胞内，进入细胞核与 DNA 结合，从而抑制核酸的合成和有丝分裂。已证实本品具有广谱的抗实验性肿瘤的作用，对拓扑异构酶也有抑制作用。

【适应证】用于治疗白血病、恶性淋巴瘤、多发性骨髓瘤、乳腺癌、肺癌、软组织肉瘤、胃癌、肝癌、结肠直肠癌、卵巢癌等。

【体内过程】静脉给药后，迅速广泛分布到体内各种组织（脑脊液例外）。在肝内进行广泛代谢，其代谢物为表柔比星醇（13-羟表柔比星）和葡糖醛酸衍生物。主要经胆汁排出。约有 10% 的用量于 48 小时随尿排出。终末半衰期为 30～40 小时。

【用法用量】单独用药时，成人剂量为按体表面积一次 60～90mg/m²，联合化疗时，每次 50～60mg/m² 静脉注射。根据患者血象可间隔 21 天重复使用。

【不良反应】①与多柔比星相似，但程度较低，尤其是心脏毒性和骨髓抑制毒性。②其他不良反应：脱发，一般可逆，男性有胡须生长受抑。③黏膜炎：用药的第 5～10 天出现，通常发生在舌侧及舌下黏膜。④胃肠功能紊乱：如恶心、呕吐、腹泻。

【相互作用】①可与其他抗肿瘤药物合用，但本品的用量应降低。联合用药时，不得在同一注射器内使用。②不可与肝素混合注射，因为二者在一定浓度时会发生沉淀反应。

【注意事项】①在治疗期间应严密监测心功能，以减少发生心力衰竭的危险。②经肝脏系统排泄，故肝功能不全者应减量，中度肝功能不全者剂量应降低 50%，重度肝功能不全者剂量应降低 75%。③中度肾功能不全患者无须降低剂量。④注射时溢出静脉会造成组织的严重损伤甚至坏死。⑤不可肌内注射和鞘内注射。

【规格】注射剂（粉）：10mg，20mg。

【贮藏】避光，贮于室温下。

吡柔比星 Pirarubicin

【别名】吡喃阿霉素、Pinorubicin、Therarubicin

【药理作用】为半合成的蒽环类抗癌药，进入细胞核内迅速嵌入 DNA 核酸碱基对间，干扰转录过程，阻止 mRNA 合成，抑制 DNA 聚合酶及 DNA 拓扑异构酶Ⅱ活性，干扰 DNA 合成。因本品同时干扰 DNA、mRNA 合成，在细胞增殖周期中阻断细胞进入 G_1 期而干扰瘤细胞分裂，抑制肿瘤生长，故具有较强的抗癌活性。

【适应证】对恶性淋巴瘤和急性白血病有较好疗效，对乳腺癌、头颈部癌、胃癌、泌尿系统恶性肿瘤、卵巢癌、子宫内膜癌、宫颈癌等有效。

【体内过程】静脉注射后，迅即分布到全身器官组织中，脾、肺、肾中的浓度较高，心脏较低。主要被代谢为具有活性的 4-氢吡喃醇，并主要经胆汁排出。消除半衰期呈三相，分别为 0.89 分钟、0.4 小时和 24 小时。

【用法用量】将本品加入 5%葡萄糖注射液或注射用水 10ml 溶解。可静脉、动脉、膀胱内注射。①静脉注射：一般按体表面积一次 25～40mg/m²。②动脉给药：如为头颈部癌按体表面积一次 7～20mg/m²，每天 1 次，共用 5～7 天，亦可每次 14～25mg/m²，每周 1 次。③膀胱内给药：按体表面积一次 15～30mg/m²，稀释为 500～1000μg/ml，注入膀胱腔内保留 1～2 小时，每周 3 次为 1 个疗程，可用 2～3 个疗程。

【不良反应】①骨髓抑制：为剂量限制性毒性，主要表现为粒细胞减少，贫血及血小板减少少见。②急性心脏毒性：主要为可逆性心电图变化，如心律失常或非特异性 ST-T 异常。③胃肠道反应：恶心、呕吐、食欲缺乏、口腔黏膜炎。④其他：肝肾功能异常、脱发、皮肤色素沉着等，偶有皮疹。⑤膀胱内注入可出现尿频、排尿痛、血尿等膀胱刺激症状。

【相互作用】与其他有潜在心脏毒性药物或细胞毒药物合用时，可能出现心脏毒性或骨髓抑制作用的叠加，应密切注意心脏功能和血液学的监测。

【注意事项】①严格避免注射时渗漏至血管外，密切监测心脏、血象、肝肾功能及继发感染等情况。②溶解本品只能用 5%葡萄糖注射液或注射用水，以免 pH 的原因影响效价或产生浑浊。③溶解后药液即时用完，室温下放置不得超过 6 小时。

【规格】注射剂（粉）：10mg，20mg。

【贮藏】避光，贮于室温下。

米托蒽醌 Mitoxantrone

【别名】二羟蒽二酮、二羟二蒽酮、丝裂蒽醌、米西宁、泽康、恒恩、诺消灵、奥麦。

【药理作用】通过和 DNA 分子结合，抑制核酸合成而导致细胞死亡。为细胞周期非特异性药物。与蒽环类药物没有完全交叉耐药性。

【适应证】①主要用于恶性淋巴瘤、乳腺癌和急性白血病。②对肺癌、黑素瘤、软组织肉瘤、多发性骨髓瘤、肝癌、大肠癌、肾癌、前列腺癌、子宫内膜癌、睾丸肿瘤、卵巢癌和头颈部癌也有一定疗效。

【体内过程】静脉注射本品后，其血浆消除呈三相。半衰期α相为 0.1 小时，半衰期β相为 1.1 小时，半衰期γ相为 42.6 小时。其蛋白结合率为 95%，也与多种血细胞结合。表观分布容积为 13.8L/kg。总血浆清除率为 4ml/（min·kg）。与体内组织广泛结合（脑脊液除外），故清除缓慢。在肝内代谢，主要经氧化或与葡糖醛酸结合。给药 5 天后，随尿排出 6.5%，随粪便排出 2.7%。

【用法用量】将本品溶于 50ml 以上的 0.9%氯化钠注射液或 5%葡萄糖注射液中滴注，时间不少于 30 分钟。①静脉滴注：单用本品，按体表面积一次 12～14mg/m²，每 3～4 周 1 次；或按体表面积一次 4～8mg/m²，每天 1 次，连用 3～5 天，间隔 2～3 周。②联合用药，按体表面积一次 5～10mg/m²。

【不良反应】①骨髓抑制，表现为白细胞和血小板减少，此为剂量限制性毒性。②少数患者可能有心悸、期前收缩及心电图异常。③可有恶心、呕吐、食欲缺乏、腹泻等消化道反应。④偶见乏力、脱发、皮疹、口腔炎等。

【相互作用】不宜与其他药物混合注射。

【注意事项】①用药期间应严格检查血常规。②有心脏疾病、用过蒽环类药物或进行胸部照射的患者，应密切注意心脏毒性的发生。③用药时应注意避免药液外溢，如发现外溢应立即停止，从另一静脉重新进行。④本品遇低温可能析出晶体，可将安瓿置热水中加温溶解后使用。

【规格】①注射剂（粉）：5mg。②注射剂：2mg、5mg、10mg、20mg。

【贮藏】避光，贮于室温下。

阿柔比星　Aclarubicin

【别名】阿克拉霉素、安乐霉素、Aclacinomycin。

【药理作用】为蒽环类抗肿瘤抗生素，能抑制癌细胞的生物大分子合成，特别对 RNA 合成的抑制作用强。

【适应证】用于急性白血病、恶性淋巴瘤，也可试用于其他实体恶性肿瘤。

【体内过程】静脉给药后，迅速分布于各脏器组织中。组织中的药物浓度为血药浓度的 100～1000 倍。肺、脾和淋巴结中的浓度最高，血细胞浓度也高于血浆。主要在肝内代谢为有活性的糖苷类代谢物和无活性的配基类代谢物。原药和代谢物均随尿排出。

【用法用量】①白血病与淋巴瘤：每天 15～20mg，连用 7～10 天，间隔 2～3 周后可重复。②实体瘤：每次 30～40mg，每周 2 次，连用 4～8 周。本品可与其他抗癌药物联合应用。

【不良反应】主要不良反应为消化道反应和骨髓抑制，少数患者出现轻度脱发，个别患者出现发热、静脉炎、心脏毒性及肝肾功能异常。

【相互作用】尚不明确。

【注意事项】①注射液若漏于血管外，会引起局部坏死。②应注意累积剂量与心脏毒性的关系。

【规格】注射剂（粉）：10mg、20mg。

【贮藏】避光、贮于室温下。

10.1.1.4　破坏 DNA 的抗生素

丝裂霉素　Mitomycin

【别名】自力霉素、丝裂霉素 C、Mutamycin、Mitomycin C、Ametycine。

【药理作用】为细胞周期非特异性药物。丝裂霉素对肿瘤细胞的 G_1 期、特别是晚 G_1 期及早 S 期最敏感，在组织中经酶活化后，它的作用似双功能或三功能烷化剂，可与 DNA 发生交叉联结，抑制 DNA 合成，对 RNA 及蛋白合成也有一定的抑制作用。

【适应证】主要适用于胃癌、肺癌、乳腺癌，也用于肝癌、胰腺癌、结直肠癌、食管癌、卵巢癌及癌性腔内积液。

【体内过程】静脉注射后迅速从血液中消失，分布半衰期为 17 分钟。分布广，但不能透过血脑屏障。在肝内进行广泛代谢。终末半衰期为 50 分钟。在正常给药后，约有 10%的用量以原药随尿排出，少量出现在胆汁和粪便中。随着剂量逐渐加大，会有更多的原药随尿排出。

【用法用量】①静脉注射：每次 6～8mg，以 0.9%氯化钠注射液溶解后静脉注射，每周 1 次。也可一次 10～20mg，每 6～8 周重复治疗。②动脉注射：剂量与静脉注射相同。③腔内注射：每次 6～8mg。④联合化疗：FAM（氟尿嘧啶、多柔比星、丝裂霉素）方案主要用于胃肠道肿瘤。

【不良反应】①骨髓抑制是最严重的毒性，可致白细胞及血小板减少。②恶心、呕吐。③对局部组织有较强的刺激性，若药液漏出血管外，可引起局部疼痛、坏死和溃疡。④少见的不良反应有间质性肺炎、不可逆的肾衰竭等。

【相互作用】①与多柔比星同时应用可增加心脏毒性，建议多柔比星的总量限制在按体表面积 $450mg/m^2$ 以下。②合用氟尿嘧啶或他莫昔芬会增加溶血性尿毒综合征的风险。

【注意事项】本品应在有经验的肿瘤化疗医师指导下使用。①用药期间应密切随访检查血常规、血尿素氮、肌酐。②在应用本品后数月仍应随访检查血常规及肾功能，特别是接受总量大于 60mg 的患者，易发生溶血性贫血。③静脉注射时药液漏至血管外应立即停止注射，以 1%普鲁卡因注射液局封。

【规格】注射剂：2mg、4mg、8mg、10mg。

【贮藏】密封、避光，贮于 15～30℃。

博来霉素　Bleomycin

【别名】争光霉素。

【药理作用】与铁的复合物嵌入 DNA，引起 DNA 单链和双链断裂。不引起 RNA 链断裂。作用的第一步是本品的二噻唑环嵌入 DNA 的 G-C 碱基对之间，同时末端三肽氨基酸的正电荷和 DNA 磷酸基作用，使其解链。作用的第二步是与铁的复合物导致超氧自由基或羟自由基的生成，引起 DNA 链断裂。

【适应证】用于头颈部、食管、皮肤、宫颈、阴道、外阴、阴茎的鳞癌和霍奇金淋巴瘤及恶性淋巴瘤、睾丸癌等，亦可用于治疗银屑病。

【体内过程】肌内注射吸收迅速，血药浓度达峰的平均时间为 18.6 分钟，平均峰浓度为 0.20μg/ml，4 小时后降至 0.01μg/ml。

【用法用量】肌内、静脉及动脉注射。①成人每次 15mg，每天 1 次或每周 2～3 次，总量不超过 400mg。②小儿每次按体表面积 10mg/m²。第 1 次用药时，先肌内注射 1/3 量，若无反应再将全部剂量注射完。静脉注射应缓慢，不少于 10 分钟。

【不良反应】①常见的有恶心、呕吐、口腔炎、皮肤反应、药物热、脱发、指甲变色、肿胀及脱皮等。②肺炎样症状及肺纤维化症状，表现为呼吸困难、咳嗽、啰音、间质水肿等。

【相互作用】①合并使用抗肿瘤药物时应注意有诱发间质性肺炎、肺纤维化可能。②放射线照射有诱发间质性肺炎、肺纤维化可能。③头颈部放疗后诱发黏膜炎症，可加重口内炎。

【注意事项】①因所有抗癌药均可影响细胞动力学，并引起诱发和畸形，孕妇及哺乳期妇女应谨慎给药，特别是妊娠初期的 3 个月。②静脉注射应缓慢，每次时间不少于 10 分钟。

【规格】注射剂：15mg。

【贮藏】密闭，在凉暗干燥处保存。

平阳霉素　Bleomycin A5

【别名】平阳星、博莱平阳、Pingyangmycin。

【药理作用】能抑制癌细胞 DNA 的合成和切断 DNA 链，影响癌细胞代谢功能，促进癌细胞变性、坏死。

【适应证】主治唇癌、舌癌、牙龈癌、鼻咽癌等头颈部鳞癌。亦可用于治疗皮肤癌、乳腺癌、宫颈癌、食管癌、阴茎癌、外阴癌、恶性淋巴瘤和坏死性肉芽肿等。对肝癌也有一定疗效。对翼状胬肉有显著疗效。

【体内过程】给接种艾氏腹水癌的荷癌小白鼠注射本品，测定肾、胃、肺、肝、肌、血、肿瘤、脾、心和骨中的药物浓度，发现除肾脏外，在肿瘤中本品的浓度最高，瘤血比达到 4∶1。

【用法用量】①静脉注射：用 0.9%氯化钠注射液或 5%葡萄糖溶液等适合静脉用的注射液 5～20ml 溶解本品（浓度为 4～15mg/ml）注射。②肌内注射：用 0.9%氯化钠注射液 5ml 以下溶解本品（浓度为 4～15mg/ml）注射。③动脉内注射：用 3～25ml 添加抗凝血药（如肝素）的 0.9%氯化钠注射液溶解本品 4～8mg 进行一次动脉内注射或持续动脉内注射。成人每次剂量为 8mg，通常每周给药 2～3 次。根据患者情况可增加或减少至每天 1 次到每周 1 次。显示疗效的剂量一般为 80～160mg。一个疗程的总剂量为 240mg。

【不良反应】主要有发热、胃肠道反应（恶心、呕吐等）、皮肤反应（色素沉着、角化增厚、皮疹等）、脱发、肢端麻病和口腔炎症等及肺部症状（肺炎样病变或肺纤维化）。

【相互作用】尚不明确。

【注意事项】①发热，给药后如患者出现发热现象，可给予解热药。对出现高热的患者，在以后的治疗中应减少剂量，缩短给药时间，并在给药前后给予解热药或抗过敏药。②患者出现皮疹等过敏症状时应停止给药，停药后症状可自然消失。③患者如出现咳嗽、咳痰、呼吸困难等肺炎样症状，同时胸部 X 线片出现异常，应停止给药，并给予甾体激素和适当的抗生素。④偶尔出现休克样症状（血压低下、发冷发热、喘鸣、意识模糊等），应立即停止给药，对症处理。

【规格】注射剂（粉）：4mg，8mg。

【贮藏】避光、密封，贮于 2～8℃下。

10.1.2　影响核酸生物合成的抗代谢药物

10.1.2.1　二氢叶酸还原酶抑制剂

甲氨蝶呤　Methotrexate

【别名】氨甲叶酸、氨甲蝶呤、MTX、美生素、密都锭、Ledertrexate、Metrexan、Trexall。

【药理作用】为一种叶酸还原酶抑制剂，主要抑制二氢叶酸还原酶，使二氢叶酸不能被还原成有生理活性的四氢叶酸，从而使嘌呤核苷酸和嘧啶核苷酸的生物合成过程中一碳基团的转移作用受阻，导致 DNA 的生物合成受到抑制。

【适应证】①各型急性白血病，特别是急性淋巴细胞白血病、恶性淋巴瘤、非霍奇金淋巴瘤和蕈样肉芽肿、多发性骨髓病。②头颈部癌、肺癌、各种软组织肉瘤、银屑病。③乳腺癌、卵巢癌、宫颈癌、恶性葡萄胎、绒毛膜上皮癌、睾丸癌。

【体内过程】①当使用低剂量时，易于从胃肠道吸收；但在使用高剂量时，吸收较少。肌内注射后吸收也迅速。在单剂量口服后 1～2 小时，单剂量肌内注射后 30～60 小时可达血药峰值。本品分布到组织和细胞外液中具有稳态分布容积 0.4～0.8L/kg；可渗进腹水和其他渗漏液中，起到贮存的作用，从而加重毒性。以三相从血浆中清除，口服低剂量和肠外高剂量后的终末半衰期分别为 3～10 小时和 8～15 小时。蛋白结合率约为 50%。本品通过积极的转运机制部分进入细胞，并被结合为聚谷氨酸结合物。被结合的药物可在体内保存几个月，尤其在肝内更为突出。②采用鞘内注射本品后，可见此系统循环中的药物浓度明显上升。本品可透过胎盘，进入乳汁。③口服后，有部分药物在吸收前被肠道中的菌丛代谢。④主要随尿排出，小量出现在粪便中，有证据表明，本品具有肠肝循环。

【用法用量】①口服：成人每次 5～10mg，每天 1 次，每周 1～2 次，1 个疗程安全量为 50～100mg。用于急性淋巴细胞白血病维持治疗，每次 15～20mg/m²，每周 1 次。②肌内注射或静脉注射：每次 10～30mg，每周 1～2 次，儿童每日 20～30mg/m²，每周一次。用于急性白血病。③静脉滴注：每日 10～20mg，溶于 5%～10% 的葡萄糖注射液 500ml 中，一日 1 次，5～10 次为 1 个疗程。④鞘内注射：每次一般 6mg/m²，最大剂量小于 12mg，一日 1 次，5 天为 1 个疗程。

【不良反应】①胃肠道反应，包括口腔炎、口唇溃疡、恶心、呕吐、腹泻、消化道出血。常见食欲缺乏，偶见假膜性或出血性肠炎等。②肝功能损害，包括黄疸、ALT 等增高，长期口服可导致肝细胞坏死、脂肪肝、纤维化甚至肝硬化。③大剂量应用时，由于本品和其代谢产物沉积在肾小管而致高尿酸血症肾病，此时可出现血尿、蛋白尿、尿少、氮质血症甚至尿毒症。④长期用药可引起咳嗽、气短、肺炎或肺纤维化。⑤骨髓抑制，主要为白细胞和血小板减少，长期口服小剂量可导致明显骨髓抑制、贫血和血小板下降而伴皮肤或内脏出血。⑥脱发、皮肤发红、瘙痒或皮疹。⑦白细胞低下时可并发感染。

【相互作用】①乙醇和其他对肝脏有损害药物，如与本品同用，可增加肝脏的毒性。②疗程中可引起血液中尿酸的水平增多，对于痛风或高尿酸血症患者应相应增加别嘌醇等药剂量。③可增加抗凝血作用，甚至引起肝脏凝血因子的缺少和（或）血小板减少症，因此与其他抗凝血药同

用时宜谨慎。④与保泰松和磺胺类药物同用后，因与蛋白质结合的竞争，可能会引起本品血清浓度的增高而导致毒性反应的出现。⑤口服卡那霉素可增加口服本品的吸收，而口服新霉素钠可减少其吸收。⑥与弱有机酸和水杨酸盐等同用，可抑制本品的肾排泄而导致血清药浓度增高，应酌情减少用量。⑦氨苯蝶啶、乙胺嘧啶等药物均有抗叶酸作用，如与本品同用可增加其不良反应。⑧与氟尿嘧啶合用有拮抗作用，但如先用本品，4～6 小时后再用氟尿嘧啶则可产生协同作用。⑨与左旋门冬酰胺酶合用可导致减效，如用后者 10 日后再用本品，或于应用本品后 24 小时内给予左旋门冬酰胺酶，则可增效而减少对胃肠道和骨髓的不良反应。⑩与放疗或其他骨髓抑制药同用时宜谨慎。

【注意事项】致突变性、致畸性和致癌性较烷化剂轻，但长期服用后，有潜在的导致继发性肿瘤的危险。

【规格】①片剂：2.5mg，10mg。②注射剂（粉）：5mg，10mg，25mg，50mg，100mg，1000mg。

【贮藏】密封、避光保存。

10.1.2.2　胸苷酸合成酶抑制剂

氟尿嘧啶 Fluorouracil

【别名】5-氟尿嘧啶、氟优、康宁。

【药理作用】在体内先转变为 5-氟-2-脱氧尿嘧啶核苷酸，后者抑制胸腺嘧啶核苷酸合成酶，阻断脱氧尿嘧啶核苷酸转变为脱氧胸腺嘧啶核苷酸，从而抑制 DNA 的生物合成。此外，还能掺入 RNA，通过阻止尿嘧啶和乳清酸渗入 RNA 而达到抑制 RNA 合成的作用。为细胞周期特异性药，主要抑制 S 期瘤细胞。

【适应证】为恶性葡萄胎、绒毛膜上皮癌的主要化疗药物。亦用于乳腺癌、消化道肿瘤（包括原发性肝癌和转移性肝癌和胰腺癌）、卵巢癌和原发性支气管肺癌的辅助化疗和姑息治疗。

【体内过程】①从胃肠道的吸收情况难以预测。通常静脉给药。本品静脉注射后迅速从血浆中消除，半衰期约为 16 分钟。广泛分布于全身各种组织和体液中，可透过血脑屏障，进入脑脊液中。约在 3 小时内从血浆中消失。②在靶细胞内，本品转化成氟尿嘧啶单磷酸盐和氟尿苷单磷酸盐，前者转化成三磷酸盐，结合进入 RNA，后者则起抑制胸腺嘧啶核苷酸合成酶的作用。约有

15%的用量以原药于 6 小时内随尿排出。其余在肺内灭活，经二氢嘧啶脱氢酶代谢为与内源性尿嘧啶类似的代谢物。大量以二氧化碳经肺呼出。还可产生尿素等代谢物。

【用法用量】口服，每天 0.15～0.3g，分 3～4 次服。疗程总量 10～15g。静脉注射或静脉滴注所用剂量相差甚大。①单药静脉注射：剂量一般为每天 10～20mg/kg，连用 5～10 天，每疗程 5～7g（甚至 10g）。②静脉滴注：通常每天 300～500mg/m^2，连用 3～5 天，每次静脉滴注时间不得少于 6～8 小时。静脉滴注时可用输液泵连续给药维持 24 小时。③用于原发性或转移性肝癌，多采用动脉插管注药。④腹腔内注射：一次 500～600mg/m^2。每周 1 次，2～4 次为 1 个疗程。⑤植入剂：晚期癌症患者的姑息性化疗可一次皮下植入 0.2g/m^2，1 次/10 天，连用两次后休息 10 天为 1 个疗程或遵医嘱。联合化疗每次按 0.5g/m^2 植药，每 3 周重复，2～4 次为 1 个疗程或遵医嘱。体表肿瘤或手术中植药一次 0.2～0.5g/m^2 或遵医嘱。⑥口服乳液每次 10ml，每天 3 次，30 天为 1 个疗程，总量为 10～15g。⑦软膏剂及乳膏剂可涂患处。

【不良反应】①常见恶心、食欲缺乏或呕吐，偶见口腔黏膜炎或溃疡、腹部不适或腹泻。②常见周围血白细胞减少，罕见血小板减少。③极少见咳嗽、气急或小脑共济失调等。④长期应用可导致神经系统毒性。⑤偶见用药后心肌缺血，可出现心绞痛和心电图的变化。

【相互作用】①合用亚叶酸可加重胃肠道毒性反应。②合用甲氨蝶呤可产生拮抗，但如使用甲氨蝶呤 4～6 小时后再用本品，则产生协同作用。③先使用西咪替丁 4 周，再口服或静脉注射本品，可使本品的血药浓度升高。④同时合用干扰素α-2b，可使本品的血药浓度升高。⑤合用甲硝唑可使本品的血药浓度升高。⑥合用别嘌醇可使本品的血药浓度升高。

【注意事项】如发生经证实的心血管反应（心律失常、心绞痛、ST 段改变）则不能再用本品，因有猝死危险。用本品时不宜饮酒或同用阿司匹林类药物，以减少消化道出血的可能。

【规格】①片剂：50mg。②注射剂（粉）：125mg，250mg。③注射剂：5ml：125mg，10ml：1250mg。④大容量注射剂：100ml 含氟尿嘧啶 250mg 与氯化钠 0.9g，100ml 含氟尿嘧啶 0.5g 与氯化钠 0.9g，500ml 含氟尿嘧啶 500mg 与葡萄糖 25g，250ml 含氟尿嘧啶 500mg 与氯化钠 2.25g，250ml：氟尿嘧啶 250mg 与葡萄糖 12.5g。⑤植入剂：0.1g。⑥口服乳剂：1.785%。⑦乳膏剂：20mg/4g。⑧软膏剂：2.5%。

【贮藏】密封、避光，在室温下保存。

替加氟 Tegafur

【别名】喃氟啶、呋喃氟尿嘧啶、呋氟啶、恩世康、岐星、方克、氟利尔、氟诺安。

【药理作用】为氟尿嘧啶的衍生物，在体内经肝脏活化转换为氟尿嘧啶而发挥其抗肿瘤活性，干扰 DNA 与 RNA 合成，主要作用于 S 期，为周期特异性药物。

【适应证】主要用于治疗消化道肿瘤，如胃癌、直肠癌、肝癌，亦可用于乳腺癌及头颈部癌。

【体内过程】静脉注射后，均匀分布于肝、肾、小肠、脾和脑，而以肝、肾浓度较高，且可通过血脑屏障，脑脊液中浓度比氟尿嘧啶高，半衰期为 5 小时，24 小时内以原药随尿排出给药剂量的 23%，55%从肺经呼吸排出。

【用法用量】①口服：每天 800～1200mg，分 3 次服，总量 20～40g 为 1 个疗程。②静脉滴注：以 15～20mg/kg 溶于 5%葡萄糖注射液 300～500ml 中，每天 1 次；亦可采用 60～120mg/kg，每周 2 次。③直肠给药：栓剂每天 500～1000mg，每天 1 次，总剂量同口服。

【不良反应】①骨髓抑制反应轻，有白细胞、血小板减少。②神经毒性反应有头痛、眩晕、共济失调、精神状态改变等。③少数患者恶心、呕吐、腹泻、肝肾功能改变。④局部注射部位有静脉炎、肿胀和疼痛。⑤偶见发热、皮肤瘙痒、色素沉着。

【相互作用】避免与含镁离子、钙离子及酸性药物合用。

【注意事项】①定期检查血常规、肝肾功能，异常时根据程度减量或停药。②注射液遇冷析出晶体，遇热可溶解并摇匀后使用。

【规格】①片剂：50mg，100mg。②注射剂：200mg，400mg。③栓剂：500mg。

【贮藏】遮光、密闭保存（10～30℃）。

卡莫氟 Carmofur

【别名】氟脲己胺、嘧福禄、孚贝、Carmofurum、HCFU、MCFU、Mifurol。

【药理作用】为氟尿嘧啶活性衍生物，与氟

尿嘧啶有相似作用。

【适应证】主要用于治疗消化道癌症（胃癌、直肠癌）、乳腺癌、卵巢癌。

【体内过程】口服后迅速吸收，2～4 小时后达血药峰值，有效血药浓度可维持 9 小时以上（当口服本品 5mg/kg 时，血液中氟尿嘧啶浓度超过 0.1μg/ml）。在体内经多种代谢途径（包括肝外代谢）缓慢释放出氟尿嘧啶。口服后约 15%以氟尿嘧啶或其代谢物形式从尿中排出。

【用法用量】口服。①成人口服：1 次 200mg，每天 3～4 次。②联合化疗，1 次 200mg，每天 3 次。

【不良反应】①有引起白质脑病的可能，出现言语、步行、意识、知觉等障碍及记忆力下降，需增加观察。②造血系统抑制不明显。③消化道反应可有食欲缺乏、恶心、呕吐等。④少数患者可有明显热感，亦系本品中间代谢产物刺激束前野中枢引起。⑤偶见药疹。

【相互作用】与胸腺嘧啶、尿嘧啶并服，可提高肿瘤组织中的氟尿嘧啶浓度，提高疗效。与抗胆碱药、镇静药并用，互相拮抗。

【注意事项】①用药期间出现下肢乏力、步行摇晃、说话不清、头晕麻木、站立不稳和健忘等症状时宜及时停药，以免进展为白质脑病。②慎用于营养状况差或有肝病、肾病的患者，肝肾功能不全者宜减量。

【规格】片剂：50mg。

【贮藏】避光、密闭保存。

卡培他滨 Capecitabine

【别名】希罗达、Xeloda。

【药理作用】口服后经肠黏膜迅速吸收，然后在肝脏被羟基酯酶转化为无活性的中间体，再由肝脏和肿瘤组织的胞苷脱氨酶转化，最后在肿瘤组织内经胸苷磷酸化酶（TP）催化为氟尿嘧啶而起作用。临床前研究显示，在肿瘤组织中氟尿嘧啶浓度高于血液（100 倍以上）和肌肉（2 倍）水平，对多种动物肿瘤疗效显著高于氟尿嘧啶。和多种抗肿瘤药物有协同作用。

【适应证】主要用于晚期乳腺癌、结肠癌、胃癌（不能手术的晚期或转移性的）、大肠癌，可作为蒽环类和紫杉醇类治疗失败后的乳腺癌解救治疗。

【体内过程】①口服后可迅速完全被吸收。在肝内经羧酸酯酶的催化代谢为 5′-脱氧-5-氟胞苷（5′-DFCR），然后经肝和肿瘤细胞中的胞苷脱氨酶催化转化为 5′-脱氧-氟尿嘧啶（5′-DFUR），最后经 TP 催化转化为氟尿嘧啶。口服后 0.3～3 小时可达血药峰值，范围较广（≥70%）。口服后最高血药浓度为 2.7～4.0mg/L。食物可降低吸收速度和吸收量，血药峰值和 AUC 分别下降60% 和 35%。②消除半衰期为 0.7～1.14 小时，代谢物主要随尿排出，随尿排出的原药占用药量的 71%。肝功能不全患者不必调整用量。

【用法用量】每天总剂量 2500mg/m²，连用 2 周休息一周。每天总剂量分早、晚两次，于餐后半小时用水吞服。如病情恶化或产生不能耐受的毒性应停止治疗。

【不良反应】①可有腹泻、恶心、呕吐、胃炎。②出现手足综合征，表现为麻木、感觉迟缓、感觉异常、麻木刺痛、无疼痛感或疼痛感、皮肤肿胀或红斑、水疱或严重疼痛。③皮炎或脱发较常见。④常有困乏、黏膜炎、发热、虚弱、嗜睡、头痛。

【相互作用】①使用华法林或苯丙香豆素的患者给予本品出现凝血参数改变和出血。②有报道本品可增加苯妥英的血药浓度和毒性症状。③由于会导致致命的氟尿嘧啶毒性，禁止与索立夫定或其他类似物合用。④抗酸药含氢氧化铝或氢氧化镁，可引起血药浓度小幅增加。⑤与亚叶酸或干扰素α合用时，最大耐受剂量降低。

【注意事项】可引起腹泻，有时比较严重。对于出现严重腹泻的患者应给予密切监护，若患者开始出现脱水，应立即补充液体和电解质。可给予止泻药物（如洛哌丁胺）。

【规格】片剂：0.15g，0.5g。

【贮藏】贮于室温（15～30℃）。

替吉奥 Tegafur，Gimeracil and Oteracil Potassium

【别名】维康达、爱斯万、苏立、S-1。

【药理作用】为复方的氟尿嘧啶衍生物口服抗癌剂，含有替加氟（FT）和以下两类调节剂：吉美嘧啶（CDHP）及奥替拉西钾（Oxo），含量摩尔比为 1：0.4：1。三组分作用：FT 是氟尿嘧啶前体药物，口服生物利用度高，在体内转化为氟尿嘧啶。CDHP 能抑制二氢嘧啶脱氢酶作用下从 FT 释放出的氟尿嘧啶的分解代谢，有助于长时间血中和肿瘤组织中氟尿嘧啶有效浓度，取得与氟尿嘧啶持续静脉输注类似的效果。Oxo 能拮抗氟尿嘧啶的磷酸化,口服后 Oxo 在胃肠组织中有很高的分布浓度,从而影响氟尿嘧啶在胃肠道的分布,降低氟尿嘧啶的毒性。

【适应证】不能切除的局部晚期或转移性胃癌。

【体内过程】体外实验显示,本品中各成分及氟尿嘧啶的人血清蛋白结合率分别为替加氟 49%～50%,吉美嘧啶 32%～33%,奥替拉西钾 7%～10%,氟尿嘧啶 17%～20%。参与由替加氟转变为氟尿嘧啶的酶主要是 CYP2A6。

【用法用量】①体表面积 $<1.25m^2$ 的患者,40mg 每天 2 次,早晚餐后服用;28 天为 1 个周期,间隔 14 天再重复。②体表面积 $1.25～1.5m^2$,50mg 每天 2 次,早、晚餐后服用;28 天 1 个周期,14 天后重复。③体表面积 $>1.5m^2$,60mg 每天 2 次,早、晚餐后服用,28 天 1 个周期 14 天后重复。如服药期间肝肾功能正常,血液抽检正常,胃肠无不适,则间隔时间缩短为 7 天。每次用量可以依次调高到 50mg、60mg、70mg。不能与其他氟尿嘧啶类药物和抗真菌类药物联用。

【不良反应】①骨髓抑制。②肝功能损伤,氨基转移酶升高。③严重腹泻的发生率 0.4%。④严重肠炎的发生率 0.2%。⑤间质性肺炎的发生率 0.4%。⑥严重口腔溃疡和出血的发生率 0.2%。⑦可能发生急性肾衰竭、皮肤毒性、嗅觉缺失症。

【相互作用】①本品中的吉美嘧啶可抑制合用药物中氟尿嘧啶的分解代谢,使血中氟尿嘧啶浓度显著升高。②可增强双香豆素的作用,导致凝血功能异常。

【注意事项】①停用后,至少间隔 7 天以上再给予去他氟尿嘧啶类抗肿瘤药或抗真菌药氟胞嘧啶,反之亦应如此。②需注意感染、出血倾向的症状出现或恶化。③不排除可导致间质性肺炎恶化甚至死亡的可能,因此需确认有无间质性肺炎。

【规格】胶囊剂:20mg(替加氟 20mg、吉美嘧啶 5.8mg、奥替拉西钾 19.6mg),25mg(替加氟 25mg、吉美嘧啶 7.25mg、奥替拉西钾 24.5mg)。

【贮藏】室温下密闭保存。

10.1.2.3 核苷酸还原酶抑制剂

羟基脲 Hydroxycarbamide

【别名】羟脲、氨甲酰羟胺、Hydroxyurea、Hydrea、Litalir、HU。

【药理作用】是一种核苷二磷酸还原酶抑制剂,可阻止核苷酸还原为脱氧核苷酸,干扰嘌呤及嘧啶碱基生物合成,选择性地阻碍 DNA 合成,对 RNA 及蛋白质合成无阻断作用。为周期特异性药,对 S 期细胞敏感。

【适应证】①对慢性粒细胞白血病有效,并可用于对白消安耐药的慢性粒细胞白血病。②对黑素瘤、肾癌、头颈部癌有一定疗效。③与放疗联合对头颈部及宫颈鳞癌有效。

【体内过程】口服后迅速被吸收并分布于全身。给药后 2 小时可达血药峰值。在肝内代谢。以原药随尿排出(约有 80% 药物于 24 小时被排出),有些则以二氧化碳经肺呼出。可透过血脑屏障。

【用法用量】口服。慢性粒细胞白血病每天 20～60mg/kg,每周 2 次,6 周为 1 个疗程。头颈癌、宫颈鳞癌等每次 80mg/kg,每 3 天 1 次,需与放疗合用。

【不良反应】①骨髓抑制为剂量限制性毒性,可致白细胞和血小板减少,停药后 1～2 周可恢复。②有时出现胃肠道反应,尚有致睾丸萎缩和致畸胎的报道。③偶有中枢神经系统症状和脱发。④亦有本品引起药物热的报道,重复给药时可再出现。

【相互作用】①可能减少氟尿嘧啶转变为活性代谢物(Fd-UMP),二者并用应慎重。②与巴比妥类、安定类等合用,对中枢神经系统有抑制作用。③本品可能提高患者血中尿酸的浓度,故与别嘌醇等合用治疗痛风时,须调整上述药物剂量。④与烷化剂无交叉耐药。

【注意事项】①本品可使患者免疫功能受到抑制,一般停药 3 个月至 1 年才可考虑接种疫苗。②服用本品时应适当增加液体的摄入量,以增加尿量及尿酸的排泄。③定期监测白细胞、血小板、血尿素氮、尿酸及肌酐浓度。

【规格】片剂:0.5g。

【贮藏】密封、防潮,贮于室温下。

10.1.2.4 嘌呤核苷酸互变抑制剂

巯嘌呤 Mercaptopurine

【别名】6-巯基嘌呤、6-巯嘌呤、巯唑嘌呤、乐疾宁、6-MP、Purinethol。

【药理作用】属于抑制嘌呤合成途径的细胞周期特异性药物,化学结构与次黄嘌呤相似,能竞争性地抑制次黄嘌呤的转变过程。本品进入体内，在细胞内必须经磷酸核糖转移酶转化为 6-巯基嘌呤核糖核苷酸后才具有活性。

【适应证】①常与他药合用治疗白血病。②可诱导急性淋巴细胞和非淋巴细胞白血病缓解。③常与甲氨蝶呤合用，主要用于维持治疗方案。④可治疗慢性髓细胞性白血病。⑤用于各种自身免疫性疾病，如炎性肠病，但在多数情况下均改用硫唑嘌呤。⑥临床上已试用于银屑病、支气管哮喘和器官移植排斥反应。

【体内过程】①从胃肠道的吸收存在差异性且不完全，很可能是由胃肠道或首过效应和广泛的个体差异所造成的，平均约有 50%口服剂量从胃肠道吸收。静脉注射后的半衰期，在儿童中为 21 分钟，成人为 47 分钟。②可通过次黄嘌呤-鸟嘌呤磷酸核糖转移酶（HGPRT）及其他多种酶形成 6-硫鸟嘌呤核苷（6-TGN）。本品细胞毒性的作用部分来源于 6-TGN，主要通过两种途径灭活，其一是硫醇甲基化，另一途径是经硫嘌呤甲基转移酶（TPMT）形成 6-甲基巯嘌呤。因基因多态性，TPMT 的活性差异很大。③可经黄嘌呤氧化酶代谢为硫尿酸，别嘌醇可抑制黄嘌呤氧化酶的活性，增强本品的作用和毒性。④24 小时内在尿中以原药和代谢产物排泄 47%的给药剂量。蛋白结合率约为 19%。

【用法用量】①绒毛膜上皮癌：成人常用量，每天 6～6.5mg/kg，分 2 次口服，10 天为 1 个疗程，疗程间歇为 3～4 周。②白血病：成人常用量开始每天 2.5mg/kg 或 80～100mg/m², 每天一次或分次服用，一般于用药后 2～4 周可见显效，如用药 4 周后，仍未见临床改进及白细胞数下降，则可考虑在仔细观察下，加至 5mg/kg。维持治疗时每天 1.5～2.5mg/kg 或 50～100mg/m²。③小儿常用量：每天 1.5～2.5mg/kg 或 50mg/m²，一次或分次口服。

【不良反应】①较常见的为骨髓抑制，可有白细胞及血小板减少，甚至全血象抑制，常在服药后的第 5、6 天出现，停药后仍可持续 1 周左右。②肝脏损害：可致胆汁淤积，出现黄疸。③消化系统：恶心、呕吐、腹泻、食欲缺乏较少。④高尿酸血症：多见于白血病治疗初期。⑤口腔炎、口腔溃疡、间质性肺炎及肺纤维化少见。

【相互作用】①与别嘌醇同时服用时，本品的代谢被抑制，效能与毒性明显增加。②与对肝细胞有毒性的药物同服时，有增加本品对肝细胞

毒害的危险，因而需权衡两药合用的利弊及必要性。③与其他对骨髓有抑制的抗肿瘤药物或放疗合并应用时，会增强本品的效应，因而须考虑调节本品的剂量与疗程。

【注意事项】①用药期间应注意定期检查周围血象及肝、肾功能。②每周应随访白细胞计数及分类、血小板计数、血红蛋白 1～2 次，如血细胞在短期内有急骤下降现象者，应每天观察血象。

【规格】片剂：50mg。

【贮藏】避光、防潮，贮于 15～25℃下。

10.1.2.5　DNA 聚合酶抑制剂

阿糖胞苷　Cytarabine

【别名】阿糖胞嘧啶、胞嘧啶阿拉伯糖苷、爱力生、赛德威、赛德萨、Ara-C。

【药理作用】为主要作用于细胞 S 增殖期的嘧啶类抗代谢药物，通过抑制细胞 DNA 的合成，干扰细胞的增殖。进入人体后经激酶磷酸化后转化为阿糖胞苷三磷酸及阿糖胞苷二磷酸，前者能强有力地抑制 DNA 聚合酶的合成，后者能抑制胞苷二磷酸转变为脱氧胞苷二磷酸，从而抑制细胞 DNA 聚合及合成。为细胞周期特异性药物，对处于 S 增殖期细胞的作用最为敏感，抑制 RNA 及蛋白质合成的作用较弱。

【适应证】①适用于急性白血病的诱导缓解期及维持巩固期。②对急性非淋巴细胞白血病效果较好，对慢性粒细胞白血病的急变期、恶性淋巴瘤有效。

【体内过程】由于快速脱氨作用，本品不易从胃肠道吸收（约可吸收 20%）。静脉注射后，约经 10 分钟的首过效应，即从血浆中消失。终末半衰期为 1～3 小时。被磷酸化转化成活性型，主要在肝和肾中灭活。静脉给药主要于 24 小时随尿排出，大部分是失活的代谢物，原药仅占 10%。仅有中等量进入脑脊液中，但由于脑脊液中脱氨作用弱，故在静脉注射后或鞘内注射后脑脊液中的药物浓度可维持高于血药浓度的水平。本品还可透过胎盘。

【用法用量】①成人常用量：诱导缓解用剂量为静脉注射或滴注一次 2mg/kg（或 1～3mg/kg），每天 1 次，连用 10～14 日，如无明显不良反应，剂量可增大至一次 4～6mg/kg。完全缓解后改用维持治疗量，一次 1mg/kg，每天 1～2 次，皮下注射，连用 7～10 日。②中剂量阿糖

胞苷是指阿糖胞苷的剂量为一次 $0.5\sim1.0g/m^2$ 的方案，一般需静脉滴注 $1\sim3$ 小时，每天 2 次，以 $2\sim6$ 日为 1 个疗程。③大剂量阿糖胞苷的剂量为 $1\sim3g/m^2$ 的方案，静脉滴注，疗程同中剂量方案。

【不良反应】①造血系统：主要是骨髓抑制，白细胞及血小板减少，严重者可发生再生障碍性贫血或巨幼细胞贫血。②白血病、淋巴瘤患者治疗初期可发生高尿酸血症，严重者可发生尿酸性肾病。③较少见的有口腔炎、食管炎、肝功能异常、发热反应及血栓性静脉炎。

【相互作用】①可使细胞部分同步化，继续应用柔红霉素、多柔比星、环磷酰胺及亚硝脲类药物可以增效。②禁与氟尿嘧啶并用。

【注意事项】用药期间定期检查周围血象、血细胞和血小板计数、骨髓涂片及肝肾功能。

【规格】①注射剂（粉）：0.05g，0.1g，0.2g，0.3g，0.5g，1g，2g。②注射剂：5ml：0.1g，10ml：0.5g。

【贮藏】密封、避光，置于室温下。

吉西他滨 Gemcitabine

【别名】二氟脱氧胞苷、誉捷、健择、泽菲、LY188011。

【药理作用】是一种破坏细胞复制的二氟核苷类抗代谢物抗癌药，是去氧胞苷的水溶性类似物，是核糖核苷酸还原酶的一种抑制性酶的替代物，这种酶在 DNA 合成和修复过程中，对脱氧核苷酸的合成是至关重要的。

【适应证】①晚期胰腺癌、晚期非小细胞肺癌、局限期或转移性膀胱癌及转移性乳腺癌的一线治疗。②晚期卵巢癌的二线治疗。③早期宫颈癌的新辅助治疗。本品抗瘤谱广，对其他实体瘤包括间皮瘤、食管癌、胃癌和大肠癌，以及肝癌、胆管癌、鼻咽癌、睾丸肿瘤、淋巴瘤和头颈部癌等均有一定疗效。

【体内过程】静脉注射后，被肝、肾、血液和其他组织中的胞苷脱氨酶快速、完全地代谢，只有不到 10% 的原药与代谢物随尿排出，粪便中仅 1%。在细胞内经核苷激酶作用转化为具有活性的二磷酸盐及三磷酸盐。在短时间静脉输注下，半衰期为 $32\sim94$ 分钟。其终末半衰期仅 17 分钟，三磷酸盐的细胞内半衰期为 $7\sim12$ 小时。蛋白结合率低。清除率接近 30%。

【用法用量】①成人：$1000mg/m^2$，静脉滴注 30 分钟，每周 1 次，连用 3 周，随后休息 1 周，每 4 周重复一次。依据患者的毒性反应相应降低剂量。②高龄患者：65 岁以上的高龄患者也能很好耐受。

【不良反应】①血液系统：有骨髓抑制作用，可出现贫血、白细胞降低和血小板减少。②胃肠道：氨基转移酶异常、恶心、呕吐、腹泻、便秘。③肾脏：轻度蛋白尿和血尿。④过敏：皮疹、瘙痒、支气管痉挛。⑤其他：有类似于流行性感冒的表现、水肿/周围性水肿、脱发、嗜睡。

【相互作用】①与其他抗癌药合用或序贯化疗时，应考虑骨髓抑制作用的累积加重。②由于存在引起全身性并可能是致命性疾病的风险，因此，不推荐使用黄热病疫苗和其他减毒活疫苗，特别是对免疫抑制患者。③对胸部进行根治性放疗时同时合用本品，可能导致危及生命的食管炎和肺炎。

【注意事项】①与其他抗癌药配伍进行联合或序贯化疗时，应考虑对骨髓抑制作用的蓄积。②滴注药物时间的延长和增加用药频率可增大药物的毒性，需密切观察，包括实验室的监测。③可引起轻度困倦，患者在用药期间应禁止驾驶和操作机器。

【规格】注射剂（粉）：1.0g，0.2g

【贮藏】室温（$15\sim30℃$）下贮存。

氟达拉滨 Fludarabine

【别名】福达华。

【药理作用】通过影响 DNA、RNA 和蛋白质的合成而抑制细胞生长，其中抑制 DNA 的合成是其主要作用。

【适应证】用于 B 细胞性慢性淋巴细胞白血病患者的治疗，这些患者至少接受过一个标准的包含烷化剂的方案治疗，但在治疗期间或治疗后，病情并没有改善或仍持续进展。也可用于再生障碍性贫血的预处理方案。

【体内过程】静脉给药后，本品的磷酸盐迅速被脱磷酸化成为氟达拉滨，此基质被淋巴细胞摄取后再磷酸化成为具有活性的三磷酸氟达拉滨。在单次给药后 4 小时细胞内的三磷酸氟达拉滨可达峰值。本品从血象中清除呈三相，终末半衰期为 $10\sim30$ 小时。大多数药物随尿排出，24 小时内约可排出 60% 的给药量。本品的药动学具有明显的个体差异。

【用法用量】①口服：每天 $40mg/m^2$，每 28 天连续服用 5 天。可空腹服用或伴随食物服用。必须以水吞服，不应嚼服或把药片弄碎后服用。②静脉滴注：每天 $25mg/m^2$，持续 30 分钟，连用 5 日。然后停药 23 日（即 28 日为 1 个疗程）。治疗持续时间取决于治疗的效果及对药物的耐受性。磷酸氟达拉滨应一直用到取得最佳治疗效果（完全或部分缓解，通常需 6 个周期）后停用。对肾功能不全患者的剂量应做相应调整。肌酐清除率为 30～70ml/min 时剂量应减少达 50%，且要严密监测血液学改变以评价药物的毒性。如果肌酐清除率小于 30ml/min，应禁用。

【不良反应】①最常见的有骨髓抑制（白细胞减少、血小板减少和贫血），以及包括肺炎、咳嗽、发热、疲倦、虚弱、恶心、呕吐和腹泻在内的感染。②其他常见的报道事件包括寒战、水肿、不适、周围神经病变、视力障碍、食欲缺乏、口腔炎和皮肤皮疹等。

【相互作用】①合用喷司他丁治疗慢性淋巴细胞白血病时，可出现致命性肺毒性，不推荐合用。②双嘧达莫及其他腺苷吸收抑制剂可以减弱本品的治疗效果。③临床研究和体外实验表明，与阿糖胞苷合用可增加 Ara-CTP（阿糖胞苷的活性代谢产物）在白血病细胞内的浓度和细胞外的量。

【注意事项】①在急性白血病患者的剂量范围研究中，发现使用高剂量的本品与重度的神经危害相关，包括失明、昏迷和死亡。②对于健康状况差的患者，使用本品应谨慎，在给药前应认真权衡利弊。③正在接受或已经接受本品治疗的患者，在需要输血时应该只接受经过放射线处理的血液。④用药期间不应接种活疫苗。

【规格】片剂：10mg；注射剂：50mg

【贮藏】室温（15～30℃）下贮存。

10.1.3　作用于核酸转录的抗生素药物

放线菌素 D Dactinomycin

【别名】更生霉素、更新霉素、新福霉素、Actinomycin、Sanamycin。

【药理作用】分子中含有一个苯氧环结构，通过它连接两个等位的环状肽链。此肽链可与 DNA 分子的脱氧鸟嘌呤发挥特异性相互作用，使本品嵌入 DNA 双螺旋的小沟中，与 DNA 形成复合体，阻碍 RNA 聚合酶的功能，抑制 RNA 的合成，特别是 mRNA 的合成。属于周期非特异性药物。

【适应证】①与长春新碱、多柔比星合用，治疗 Wilms 瘤。②与氟尿嘧啶合用治疗绒毛膜上皮癌及恶性葡萄胎。③与环磷酰胺、长春碱、博来霉素、顺铂合用，治疗睾丸瘤。④与多柔比星、环磷酰胺、长春新碱合用，治疗软组织肉瘤、尤因肉瘤。⑤也可用于治疗恶性淋巴瘤的联合化疗方案中。⑥与放射治疗合用，提高肿瘤对放射的敏感性。

【体内过程】静脉给药后迅速分布于骨髓和有核细胞中。其体内代谢很低。缓慢经胆汁和尿排出体外。终末半衰期为 36 小时。不能透过血脑屏障，但能进入胎盘。

【用法用量】临用前加灭菌注射用水使其溶解。静脉注射，成人每次 0.2～0.4mg，小儿以 $45mg/m^2$ 组成联合化疗方案。

【不良反应】①可引起白细胞及血小板减少、厌食、恶心、呕吐、食欲缺乏、腹胀、腹泻等。②静脉注射可引起静脉炎，漏出血管可引起疼痛、局部硬结及溃破。③可有脱发。④有免疫抑制作用。⑤对孕妇可引起畸胎。⑥长期应用可抑制睾丸或卵巢功能。

【相互作用】①可提高放射敏感性，与放疗同时应用，可能加重白细胞的减少和局部组织损害的作用。②可能削弱维生素 K 的疗效。

【注意事项】用药期间应定期检查周围血象及肝、肾功能。

【规格】注射剂：0.2mg。

【贮藏】避光、防潮，贮于 15～30℃。

10.1.4　拓扑异构酶抑制药物

羟基喜树碱 Hydroxycamptothecine

【别名】羟喜树碱、赛洛希、喜得欣、喜素、HCPT。

【药理作用】作用于 S 期，为细胞周期特异性药物，对 S 期的作用较 G_1 期和 G_2 期明显，对 G_0 期细胞无作用，在较高浓度时对核分裂有抑制作用，阻止细胞进入分裂期。除此以外，羟基喜树碱还可选择性地抑制拓扑异构酶，因而干扰 DNA 的复制，这类药物与其他常用的抗癌药无交叉耐药，所以对耐药肿瘤有治疗作用。

【适应证】用于胃癌、肝癌、头颈部癌及白血病治疗。

【体内过程】用 ^3H 标记的本品被静脉注射后，其半衰期α相为 4.5 分钟，半衰期β相为 29 分钟。主要经胆汁随粪便排出，故对肾的损害轻。12 小时排出 29.6%，48 小时为 47.8%，24 小时排出 8.8%，48 小时排出 12.8%。

【用法用量】静脉注射：每次 4～8mg，用 10～20ml 0.9%氯化钠注射液稀释，每天或隔日 1 次，1 个疗程 60～120mg。

【不良反应】①骨髓抑制：表现为白细胞减少，对红细胞及血小板无明显的影响。②胃肠道反应：主要表现为恶心、呕吐、食欲缺乏、腹泻等。③泌尿系统毒性：偶见血尿、尿频和轻度蛋白尿。④其他：偶见嗜睡、乏力、头痛、脱发。

【相互作用】本品为碱性，与其他药物混合易引起 pH 改变，应尽量避免其配伍使用。

【注意事项】①仅限用于 0.9%氯化钠注射液稀释。②静脉滴注时药液切忌外溢，否则会引起局部疼痛及炎症。

【规格】①注射剂：2ml：2mg，5ml：5mg，5ml：10mg。②注射剂（粉）：2mg，4mg，5mg，8mg，10mg，20mg。

【贮藏】密闭、避光，于阴凉处保存。

伊立替康 Irinotecan

【别名】CPT-11、Camptosar、Campto。

【药理作用】为半合成水溶性喜树碱类衍生物。本品及其代谢产物 SN38 为 DNA 拓扑异构酶Ⅰ（TopoⅠ）抑制剂，其与TopeⅠ及 DNA 形成的复合物能引起 DNA 单链断裂，阻止 DNA 复制及抑制 RNA 合成，为细胞周期 S 期特异性药物。

【适应证】为晚期大肠癌的一线用药，也可用于术后的辅助化疗；对肺癌、乳腺癌、胰腺癌等也有一定疗效。

【体内过程】静脉给药后，通过体内的羧酸酯酶代谢为具有活性的 SN-38，其药动学显示为二相或三相，终末半衰期为 14 小时。24 小时内随尿排出 20%的用量。

【用法用量】①3 周给药方法：300～350mg/m²，加 0.9%氯化钠注射液或 5%葡萄糖注射液 200ml，静脉滴注 30 分钟，每 3 周 1 次。②每周给药方法：100～150mg/m²，加 0.9%氯化钠注射液或 5%葡萄糖注射液 200ml，静脉滴注 30 分钟，每周 1 次连用 2 周，休息 1 周。每 2 周期为 1 个疗程。

【不良反应】①主要剂量限制性毒性为延迟性腹泻和中性粒细胞减少。②还可能发生恶心、呕吐、乏力、脱发和皮肤反应。

【相互作用】具有抗胆碱酯酶活性，可延长琥珀胆碱的神经肌肉阻滞作用，而非去极化药物的神经肌肉阻滞作用可能被本品拮抗。

【注意事项】①用药期间检测血常规。②代谢产物 SN-38 在尿中易形成结晶，引起肾脏损害，用药期间应多饮水并碱化尿液。③老年患者生理功能减退，使用本品时应谨慎。④若出现急性胆碱能综合征（早发性腹泻及其他各种症状，如出汗、腹部痉挛、流泪、瞳孔缩小等），应使用硫酸阿托品治疗（0.25mg 皮下注射），有禁忌证者除外。对哮喘的患者应小心谨慎。对有急性、严重的胆碱能综合征患者，应预防性使用硫酸阿托品。

【规格】①注射剂：2ml：40mg，2ml：1g。②注射剂（粉）：40mg。

【贮藏】避光，贮于阴凉处。

依托泊苷 Etoposide

【别名】依托泊甙、足叶乙甙、鬼臼乙叉甙、拉司太特、康朴赛星、拓僖、凡毕复、凡毕士、威克、Vepesid、EPEG、Vp-16。

【药理作用】具有抗有丝分裂和抗肿瘤作用，抑制 DNA 合成，对处于细胞周期 S 晚期和 G₂ 早期的细胞最具活性。DNA 拓扑异构酶Ⅱ（TopoⅡ）是本品作用的靶点。与 TopoⅡ和 DNA 可形成一种药物-酶-DNA 可裂性三元复合物，结果引起细胞剂量依赖性的单链和双链 DNA 断裂，细胞死亡。

【适应证】①主要用于治疗急性粒细胞白血病，疗效较好，与常用药物无交叉耐药性。②也可用于治疗小细胞未分化型肺癌，疗效也较好。③尚可用于恶性淋巴瘤、睾丸恶性生殖细胞瘤，可与顺铂合用。④对神经母细胞瘤、绒毛膜癌和卵巢癌等也有一定疗效。

【体内过程】口服可吸收，具有个体差异，平均吸收用量的 50%。进入体内后快速分布，以二相方式快速从血液中消失，终末半衰期为 3～19 小时。蛋白结合率约为 94%。以原药和代谢物随尿、粪便排出，在 72 小时内随尿排出约 45%，其中 2/3 为原药。

【用法用量】①静脉注射或静脉滴注：单一用药时的剂量为 60～100mg/m²（一般每次

100mg），加 0.9%氯化钠注射液 500ml 静脉滴注，每天或隔日 1 次，连用 3～5 次，3～4 周后重复用药。总剂量 1000～2000mg。②口服：每天 100～120mg/m²，连用 5 天，3 周后重复用药。

【不良反应】①骨髓抑制较明显（最低值 2 周，3 周时可恢复）。②常见恶心、呕吐、腹泻和口炎，通过口服，胃肠道反应可能更为常见。③约 2/3 用药者发生脱发，均可恢复。④中枢和周围神经病表现为短暂性皮质盲、呼吸暂停、发热、皮疹等过敏样反应。⑤高剂量时可致肝功能受损。⑥药液外溢有可能导致局部组织坏死。

【相互作用】①不能与葡萄糖溶液混合，在 5%葡萄糖注射液中不稳定，可形成微细沉淀。②有明显骨髓抑制作用，与其他抗肿瘤药物联合应用时应注意。③可抑制机体免疫防御机制，化疗结束后 3 个月以内，不宜接种病毒疫苗。④与血浆蛋白结合率高，因此，与血浆蛋白结合的药物可能会影响本品的排泄。

【注意事项】①静脉注射时，药液不可外漏，静脉滴注时速度不得过快，至少 30 分钟，否则易引起低血压。②不能进行胸腔、腹腔和鞘内注射。

【规格】①注射剂：2ml：40mg，5ml：100mg。②胶囊剂：25mg，50mg。

【贮藏】密封、避光，贮于 2～8℃下。

拓扑替康 Topotecan

【别名】欣泽、艾妥、和美新、奥罗那、Aoluona。

【药理作用】为拓扑异构酶 I 的抑制剂。与拓扑异构酶 I-DNA 复合物结合可阻止拓扑异构酶 I 诱导 DNA 单链可逆性断裂后的重新连接，导致细胞死亡。细胞毒作用是在 DNA 的合成中，是 S 期细胞周期特异性药物。

【适应证】用于小细胞肺癌、晚期转移性卵巢癌经一线化疗失败者。

【体内过程】患者接受静脉输注本品（半小时内输入 1.5mg/m²）后在体内呈二室模型，分布极快，易分布到肝和肾等血流灌注丰富的组织，可进入并蓄积于脑脊液中。蛋白结合率约为 35%，半衰期为 2～3 小时。用药量的 30%随尿液排出，小部分随粪便排出。

【用法用量】①口服给药，与顺铂联用。推荐剂量为每天 1 次，每次 1.4mg/m²，连续服用 5 天，在第 5 天给予顺铂（75mg/m²）静脉输注，

21 天为 1 个疗程。可根据患者耐受性调整本品剂量。②注射剂推荐剂量为每天 1.2mg/m²，静脉输注 30 分钟，持续 5 天，21 天为 1 个疗程，治疗中严重的中性粒细胞减少症患者，在其后的疗程中剂量减少 0.2mg/m²。

【不良反应】①血液系统：有白细胞减少、血小板减少、贫血等反应。②消化系统：恶心、呕吐、腹泻、便秘、肠梗阻、腹痛、口腔炎、厌食。③皮肤及附件：脱发，偶见严重的皮炎及瘙痒。④神经肌肉：头痛、关节痛、肌肉痛、全身痛、感觉异常。⑤呼吸系统：可致呼吸困难。⑥肝脏：有时出现肝功能异常、氨基转移酶升高。⑦全身：乏力、不适、发热。

【相互作用】与顺铂、卡莫司汀或美法仑合用，可加速杀伤仓鼠 V79 细胞和许多人体癌细胞。

【注意事项】①本品必须在对癌症化学治疗有经验的专科医师的特别观察下使用，对可能出现的并发症必须具有明确的诊断和适当处理的设施与条件。②由于可能发生严重骨髓抑制，出现中性粒细胞减少，导致患者感染甚至死亡，因此，治疗期间要监测外周血象，并密切观察患者有无感染、出血倾向的临床症状，如有异常做减药、停药等适当处理。

【规格】①注射剂（粉）：1mg，2mg，4mg。②胶囊剂：0.25mg，1mg。

【贮藏】避光，贮于室温下。

替尼泊苷 Teniposide

【别名】鬼臼甲叉苷、鬼臼噻吩苷、Vumon、Vehem、VM-26。

【药理作用】为周期特异性细胞毒药物，作用于细胞周期 S₂ 后期和 G₂ 期，通过阻止细胞进入有丝分裂而起作用。也引起 DNA 键的单股性和双股性断裂，作用机制可能为抑制拓扑异构酶 II 所致。

【适应证】单用或合用其他抗肿瘤药治疗其他药物难治的急性淋巴细胞白血病、非霍奇金淋巴瘤和多种实体瘤，如脑肿瘤、肺肿瘤、神经母细胞瘤和视网膜母细胞瘤。

【体内过程】口服吸收不稳定。静脉输注单剂量 67mg/m² 30 分钟后可达平均血药峰值 14.3ng/ml。成人消除半衰期为 21.2 小时，儿童为 9.6 小时。蛋白结合率高达 99%。主要代谢物有羟基酸、苦味酸内酯衍生物及其糖苷基代谢物，其中糖苷基代谢物保留对 DNA 的活性。本品随

尿排出总量的 39.5%。进入脑脊液中的药物还不到 1%。

【用法用量】①为了防止发生药液外溢，可以效仿柔红霉素的静脉输注法。②用于恶性淋巴瘤和膀胱癌：初始治疗每天 $30mg/m^2$，连续 5 天，然后停药 10 天。每 15 天为 1 个疗程，通常需要 2～3 个疗程。推荐的维持治疗剂量为 $100mg/m^2$，每 10～14 天一次。这种维持治疗应坚持数月。③用于中枢神经系统肿瘤：每周 1 次，100～$130mg/m^2$，静脉输注。用药 6～8 次后停药 2 周为 1 个疗程，1 个疗程（6～8 周）后可评估疗效；如有效，则继续治疗直至肿瘤缩小。

【不良反应】①血液学毒性：骨髓抑制通常为剂量限制性，白细胞减少和血小板减少可发生在治疗后 7～14 天。②胃肠道毒性：最常见的毒性反应为恶心、呕吐。通常可用止吐药物控制症状。③脱发：发生率较高，尤其见于接受多疗程的患者。④低血压：快速静脉输注本品后可发生一过性低血压。⑤过敏反应：表现为寒战、发热、心动过速、支气管痉挛等。⑥荨麻疹。⑦神经病变。⑧其他不良反应：感染、肾功能不全、高血压、头痛。

【相互作用】①苯妥英和苯巴比妥钠可降低本品的血药浓度，对接受抗惊厥治疗的患者，可能须增加本品用量。②环孢素可使本品的清除减少，血药浓度上升、毒性增加。③蛋白结合率极高，药物与蛋白结合的少量减低即可导致游离的本品显著增高，进而增强药效和毒性。

【注意事项】①不能通过动脉内、胸腔内或腹腔内给药。②含苯甲醇，禁止用于儿童肌内注射。③在用本品治疗时，应定期监测白细胞和血小板计数。④静脉输注过程避免药液外渗。

【规格】注射剂：5ml∶50mg。

【贮藏】避光，贮于 2～8℃下。

10.1.5　影响蛋白质合成、干扰有丝分裂的植物类药

长春新碱　Vincristine

【别名】醛基长春碱、长春醛碱、安可平、Leurocristine、Oncovin、Vincasar。

【药理作用】为夹竹桃科植物长春花中提取的有效成分。抗肿瘤作用靶点是微管，主要抑制微管蛋白的聚合而影响纺锤体微管的形成。使有丝分裂停止于中期。还可干扰蛋白质代谢及抑制

RNA 聚合酶的活力，并抑制细胞膜类脂质的合成和氨基酸在细胞膜上的转运。

【适应证】①急性白血病，尤其是儿童急性白血病，对急性淋巴细胞白血病疗效显著。②恶性淋巴瘤。③生殖细胞肿瘤。④小细胞肺癌、尤因肉瘤、肾母细胞瘤、神经母细胞瘤。⑤乳腺癌、慢性淋巴细胞白血病、消化道癌、黑素瘤及多发性骨髓瘤等。

【体内过程】静脉注射后迅即从血液中消失。广泛与蛋白结合，并在血小板中明显聚集。肝内代谢，主要经胆汁排出。一次用量后出现于粪便中的药物占 70%～80%，其中包括原药和代谢物，随尿排出者仅占 10%～20%。其终末半衰期约为 85 小时（10～155 小时）。

【用法用量】①成人剂量 1～2mg（或 $1.4mg/m^2$）最大剂量不超过 2mg，年龄大于 65 岁者，最大剂量每次 1mg。②儿童 $75\mu g/kg$ 或 $2.0mg/m^2$，每周 1 次静脉注射或冲入。联合化疗，连用 2 周为 1 个周期。

【不良反应】①剂量限制性毒性是神经系统毒性，主要引起外周神经症状，如手指、神经毒性等（与累积剂量有关）、足趾麻木、腱反射迟钝或消失及外周神经炎。②骨髓抑制和消化道反应较轻。③有局部组织刺激作用，药液不能外漏，否则引起局部坏死。④可见脱发，偶见血压的改变。

【相互作用】①与吡咯类抗真菌药（伊曲康唑）合用，增加肌肉神经系统的不良反应。②与苯妥英钠合用，降低苯妥英钠吸收，或使代谢亢进。③与含铂的抗恶性肿瘤药合用，可能增强第Ⅷ对脑神经障碍。④与门冬酰胺酶合用，可能增强神经系统及血液系统的障碍。为将毒性控制到最小，可在门冬酰胺酶给药前 12～24 小时使用本品。

【注意事项】①仅用于静脉注射，漏于皮下可导致组织坏死、蜂窝织炎。一旦漏出或可疑外漏，应立即停止输液，并予以相应处理。②防止药液溅入眼内，一旦发生应立即用大量 0.9%氯化钠注射液冲洗，以后应用地塞米松眼膏保护。③肝功能异常时减量使用。

【规格】①注射剂（粉）：1mg，2mg，5mg。②注射用脂质体：硫酸长春新碱注射液 5mg/5ml，磷酸钠缓冲液 355mg/25ml，鞘磷脂、胆固醇脂质体 103mg/ml。

【贮藏】密封、避光，贮于 2～8℃下，切勿冷冻。

长春碱 Vinblastine

【别名】长春花碱、癌备、Chlorhexamide、Vincaleukoblastine、Velban、Velbe。

【药理作用】通过与纺锤体的微管蛋白结合，并在中期阻止有丝分裂。所以，本品属于细胞周期 M 期的特异性药物。还干扰谷氨酸的代谢，可能阻止核酸合成，并具有某些免疫抑制作用。可能已出现多效性耐药，但与长春新碱之间尚未见到交叉耐药。

【适应证】①尽管已有替代的联合化疗方案，但治疗睾丸癌、霍奇金淋巴瘤和其他淋巴瘤仍可采用含有本品的 PVB（顺铂、长春碱、博来霉素）方案。②还可治疗不宜手术的乳腺癌、膀胱癌、宫颈癌、非小细胞肺癌、神经母细胞瘤、绒毛膜癌和卡波西肉瘤。

【体内过程】不易从胃肠吸收。静脉注射后快速从血液中被消除并分布到组织中。血浆消除呈三相，半衰期分别为 0.06 小时、1.6 小时和 25 小时。实验证实，本品集中于血小板中，广泛与蛋白结合，通过 CYP3A 在肝内代谢为具有活性的去乙酰长春碱，随尿、粪便排出。

【用法用量】①为防止药液外溢，可效仿柔红霉素的静脉给药方法。②治疗睾丸癌：常与博来霉素和顺铂（PVB 方案）合用。③治疗霍奇金淋巴瘤：可用本品联合一种烷化剂（如环磷酰胺或氮芥）加丙卡巴肼和达卡巴嗪（ABVD 方案）。④开始静脉注射 100μg/kg 或 3.7mg/m²，每周 1 次，每周加 50μg/kg 或 1.8～1.9mg/m²，最多可加至每周 500μg/kg 或 18.5mg/m²，或者加至白细胞数降至 3000/mm³。大多数患者在每周给予 150～200μg/kg 或 5.5～7.4mg/m² 时即可见到效应。如需要维持给药，其维持量在原来最高剂量的基础上，每次稍增高一点，每 7～14 天一次，原则是患者可以耐受，且不会造成白细胞计数严重下降。替代的维持方案是，每月给药 1～2 次，每次给予 10mg。治疗睾丸癌，也可给予 300～400μg/kg，分 1～2 天使用，每 3 周用 1 次。⑤儿童开始静脉注射 2.5mg/m²，每周加量给药 1.25mg/m²，直至最大量达到 7.5mg/m²。⑥浆膜腔内灌注，每周 1 次，每次 10～30mg。

【不良反应】①骨髓抑制，特别是白细胞减少，是最常见的不良反应，并可能迫使限量。②可能产生中枢和周围（包括自主的）神经毒性，表现为不适、头晕、乏力、头痛、抑郁、精神病。③超量可引起中枢神经系统的持久损害。④可引起皮肤反应、脱发、心肌缺血、高血压。⑤对皮肤和黏膜均有刺激，应避免接触。

【相互作用】CYP3A 为本品的代谢酶，因此，凡对此酶具有抑制作用的药物均可使本品的血药浓度升高、毒性加重；反之，凡对此酶具有诱导作用的药物均可降低本品的血药浓度，使其治疗浓度降低。

【注意事项】①用药期间，应定期检查血常规、肝肾功能。②使用高剂量时，应给予少量缓泻药，防止便秘和肠梗阻。③不应向循环不畅的肢体注射药液，因可增加血栓形成的可能性。④不可做鞘内注射。⑤肝功能不全患者应减量。⑥严防药液接触皮肤或黏膜。

【规格】注射剂（粉）：10mg，15mg。

【贮藏】密封、避光，贮于 2～8℃下。

长春地辛 Vindesine

【别名】癌的散、长春花碱酰胺、去乙酰长春花碱酰胺、艾得新、西艾克、托马克、诺备克。

【药理作用】为半合成长春花碱衍生物，细胞周期特异性药物。可抑制微管蛋白的聚合而影响纺锤体微管的形成。使有丝分裂停止于中期。

【适应证】①对肺癌、恶性淋巴瘤、霍奇金淋巴瘤和非霍奇金淋巴瘤都有相当疗效。②用于治疗乳腺癌、食管癌，需与顺铂、博来霉素合用。③对恶性黑素瘤，与达卡巴嗪、顺铂及博来霉素合用，疗效可有一定提高。④对白血病、生殖细胞肿瘤、头颈部癌、卵巢癌和软组织肉瘤，也有一定疗效。

【体内过程】用放射免疫学方法测定本品在患者中的代谢为典型的三相消除：α相在静脉给药后 2 分钟就可出现，β相约 1 小时出现，γ相则在 24 小时左右出现。在动物中不与血浆蛋白结合，在人血浆中的半衰期不及长春新碱，其终末半衰期约为 20 小时，血清清除率是长春新碱的 3.5 倍。主要在肝中代谢，随胆汁和尿液排出。

【用法用量】静脉注射或连续 24 小时以上静脉滴注：将药物溶于 0.9%氯化钠注射液 2000ml 中缓慢滴注。常用剂量为 3mg/m²，每周给药 1 次，4～6 周为 1 个疗程。

【不良反应】①常引起白细胞减少，但严重的白细胞减少并不多见，对血小板影响不明显。

②神经毒性主要表现为感觉异常、深腱反射消失或降低、肌肉疼痛和肌无力，与剂量有关，停药后可逐渐恢复。③便秘、脱发、贫血、发热、静脉炎也常见。④用药后，心血管系统常发静脉炎，还可能发生心肌缺血。⑤用药后，泌尿生殖系统可见血和尿酸中的尿酸值升高。⑥注射时不慎药液外漏可引起局部疼痛、坏死，甚至产生溃疡。

【相互作用】联合化疗方案内若有其他降低白细胞药物时应减量。与脊髓放疗等合用可加重神经系统毒性。

【注意事项】①骨髓抑制较长春碱轻，但较长春新碱强。②可参照长春新碱的方法使用亚叶酸处理超剂量的不良反应。③本品不可做鞘内注射。

【规格】注射剂（粉）：1mg，4mg（内含甘露醇20mg）。

【贮藏】避光贮于2～8℃下，经氯化钠注射液稀释后可在室温中放置24小时。

长春瑞滨 Vinorelbine

【别名】去甲长春花碱、失碳长春碱、民诺宾、诺维本、盖诺、泰宾、艾克清。

【药理作用】参见长春地辛。

【适应证】用于非小细胞肺癌、转移性乳腺癌及难治性淋巴瘤、卵巢癌、头颈部肿瘤。

【体内过程】进入血液后大部（80%）与蛋白结合，96小时后降到50%。清除呈三室模型。给予放射性核素标记的药物在72小时内随尿排出者不足12%，在人和猿中50%～70%随粪便排出（3～4周）。在肝内代谢为具有活性的去乙酰长春瑞滨。所有肾功能异常的患者均可使用本品，但因其主要由胆道排出（也随尿排出），所以有胆管阻塞的患者应予以减量。

【用法用量】①单药治疗：每周25～30mg/m^2，静脉注射。②联合化疗，每次25mg/m^2，每周1次，连用2次，3周为1个周期。

【不良反应】①可见粒细胞减少、中度贫血、周围神经毒性反应，长期用药可出现下肢无力。②偶见恶心和呕吐。罕见便秘、麻痹性肠梗阻。③呼吸困难或支气管痉挛，可在注药后数分钟或数小时内发生。④可有进行性中度脱发、下颌痛、局部静脉炎。

【相互作用】①与多西他赛合用，应监测神经疾病症状，之前进行过放疗的患者给予本品时可增加对放射作用的敏感性。②同时给予CYP3A抑制剂时，或者肝功能异常的患者使用本品时不良反应增加。③勿用碱性溶液稀释，以免引起沉淀。④细胞毒药物可减少苯妥英的消化道吸收，会引发惊厥。⑤伊曲康唑可使抗有丝分裂的药物在肝脏代谢减少，从而增加神经毒性。⑥合用丝裂霉素，肺毒性增加。

【注意事项】用药期间应密切观察血象变化，每次用药前均应检测血红蛋白、白细胞和粒细胞计数。当粒细胞少于2000/mm^{3}时，需等到正常后再用本品。

【规格】注射剂（粉）：10mg，50mg。

【贮藏】避光，贮于2～8℃下。

紫杉醇 Paclitaxel

【别名】泰素、安素泰、力扑素（脂质体）、紫素、特素、福王、Taxol。

【药理作用】为新型抗微管药物。促进微管蛋白二聚体进行微管装配，并通过阻止解聚稳定微管，这种稳定可使生命的分裂间期和有丝分裂细胞功能所必需的微管网正常动力的组织再生受到抑制。诱导整个细胞周期中微管的排列（束）不正常和有丝分裂期微管的多发性星状体。可破坏G$_2$期和M期的正常细胞分裂。

【适应证】用于卵巢癌、乳腺癌、前列腺癌、上消化道癌、小细胞和肺小细胞肺癌。

【体内过程】静脉输注本品后，在血浆内的消除呈二室模型，平均半衰期α相约为16.2分钟，半衰期β相约为6.4小时。血浆蛋白结合率为95%～98%。迄今所知，主要在肝内代谢。血浆清除率253ml/（min·m^2），肾清除率29.3mg/（min·m^2），48小时排出（5.9±8.8）%；大部分为非肾性清除。在胆汁中的浓度很高。

【用法用量】①静脉输注前，必须采用0.9%氯化钠注射液或5%葡萄糖注射液500～1000ml稀释药物，使其达0.3～1.2mg/ml，于1～3小时输完。②联合用药剂量为135～175mg/m^2，3～4周重复。③蛋白结合紫杉醇静脉输注，每次260mg/m^2，静脉输注30分钟，每3周1次。④注射用胶束化紫杉醇：每次300mg/m^2，静脉输注3小时，每3周1次。⑤注射用脂质体：每次135～175mg/m^2，静脉输注3小时，每3周1次。使用前先向瓶内加入5%葡萄糖注射液10ml，置专用振荡器（振荡频率20Hz，振幅：X轴方向7cm，Y轴方向7cm，Z轴方向4cm）上振摇5分钟，待完全溶解后，注入 5%葡萄糖注射液 250～500ml 中。

【不良反应】可有白细胞减少、血小板减少、贫血（血红蛋白减少）、感染、黏膜炎、出血、过敏反应、低血压、心动过缓、心电图异常、关节痛、肌肉痛、氨基转移酶和胆红素升高、脱发、恶心及呕吐。

【相互作用】酮康唑可抑制本品代谢，经肝脏代谢的药物可抑制本品代谢。

【注意事项】使用前先用地塞米松、苯海拉明及 H_2 受体拮抗剂，以防过敏反应的发生。

【规格】①注射剂：5ml：30mg，10ml：100mg，16.7ml：100mg，25ml：150mg。②注射剂（粉）：30mg，60mg。③蛋白结合紫杉醇：100mg。④注射用脂质体：30mg。⑤注射用胶束化紫杉醇：5ml：30mg，16.7ml：100mg。

【贮藏】避光，贮于 2～8℃下。

多西他赛　Docetaxel

【别名】多西紫杉醇、泰索帝、希存、斯曲帝、艾素、奥名润、多帕菲、易优瑞康。

【药理作用】同紫杉醇。

【适应证】①对晚期乳腺癌、卵巢癌、非小细胞肺癌有较好的疗效。②对头颈部癌、胰腺癌、小细胞肺痛、胃癌、黑素瘤、软组织肉瘤也有一定的疗效。

【体内过程】药动学与剂量无关。其体内消除呈三相，半衰期分别为 4 分钟、36 分钟和 11.1 小时。于 1 小时静脉输注 100mg/m² 后，平均血药峰值为 3.7μg/ml。AUC 为 4.6μg/（ml·h）。总清除率为 21L/（h·m²），稳态分布容积为 113L。代谢物随粪便排出约占用量的 75%，随尿排出约 6%，仅极少以原药排出。其蛋白结合率高于 95%。地塞米松不影响本品与蛋白结合。体外证实，CYP3A 与本品的代谢有关。

【用法用量】①供静脉输注用。先将注射液配制成 10mg/ml 的溶液，然后按所需用量注入0.9%氯化钠注射液或 5%葡萄糖注射液 250ml中备用。为避免药液外溢，可参照柔红霉素的注射方法。②静脉输注前一日服用地塞米松，每次 8mg，每天 2 次，持续 4～5 天，可避免或减少体液潴留。③推荐剂量每周 75mg/m²，于 1 小时输完。

【不良反应】①骨髓抑制：剂量限制性毒性为中性粒细胞减少，白细胞减少呈剂量依赖性而

非时间依赖性，贫血常见，少数患者有重度血小板减少。②过敏反应：轻度过敏反应表现为瘙痒、潮红、皮疹等，严重过敏反应不多见，其特征为支气管痉挛和呼吸困难。③体液潴留和水肿：毛细血管通透性增加及体重增加，极少数患者可出现胸腔积液、腹水。④皮肤反应：主要见于手、足，亦可在臂部、面部和胸部出现皮疹，可伴瘙痒，常在用药后 1 周内发生，可在下次用药前恢复。⑤胃肠道反应：恶心和腹泻。⑥其他：脱发、乏力、黏膜炎等。

【相互作用】①与顺铂联合使用时，宜先用本品后用顺铂，以免降低本品的清除率。②与蒽环类药物联合使用时，给药顺序与上述相反，宜先给予蒽环类药物后给予本品。③与酮康唑之间可能发生相互作用，同用时应格外小心。

【注意事项】①治疗期间要密切监测血常规。出现严重的过敏反应需中断治疗，停止滴注并做相应处理。②液体潴留是本品独特的不良反应，尤其在用药 4 周期后常见，应给予预防用药。③糖尿病患者慎用本品。

【规格】注射剂：0.5ml：20mg，1ml：40mg，1.5ml：60，0.5ml：80mg。

【贮藏】避光，贮于 2～8℃下。

高三尖杉酯碱　Homoharringtonine

【别名】高粗榧碱、奥马西他辛、赛兰、扶尔、高瑞特、川山宁、沃汀、金诺星。

【药理作用】是从三尖杉属植物提出的有抗癌作用的生物酯碱，能抑制真核细胞蛋白质的合成，使多聚核糖体解聚，干扰蛋白核糖功能。对细胞内 DNA 的合成亦有抑制作用。

【适应证】用于各型急性非淋巴细胞白血病，对骨髓增生异常综合征（MDS）、慢性粒细胞白血病及真性红细胞增多症等亦有一定疗效。

【体内过程】仅可供静脉给药。静脉输注后以骨髓的分布量最高。半衰期为 3～50 分钟。主要在肝内代谢，经胆汁和尿液排出。

【用法用量】静脉滴注。①成人常用量为每天 1～4mg，加于 10%葡萄糖注射液 250～500ml中，缓慢滴注，4～6 天为 1 个疗程，间歇 1～2周后可再用。②儿童常用量为每天 0.05～0.1mg/kg，4～6 日为 1 个疗程；或间歇给药，每天 0.1～0.15mg/kg，以 5～10 日为 1 个疗程，停药 1～2 周再重复用药。

【不良反应】①骨髓抑制：对骨髓各系列的造血细胞均有抑制作用。对粒细胞系列的抑制较

重,红细胞系列次之,对巨核细胞系列的抑制较轻。②心脏毒性:较常见的心脏毒性有窦性心动过速、房性或室性期前收缩、心电图出现 ST 段变化及 T 波平坦等心肌缺血表现。③低血压:文献报道当本品每次剂量为 $3.0mg/m^2$ 时,部分患者于给药后 4 小时左右会出现血压降低的现象。④消化系统:常见厌食、恶心、呕吐,少数患者可产生肝功能损害。⑤个别患者可产生脱发、皮疹。

【相互作用】蒽醌类抗生素有慢性心肌毒性作用,因此在本品用量偏大或用于老年人时会产生急性心肌毒性,应避免对已反复采用多柔比星或柔红霉素等蒽醌类抗生素治疗的患者应用本品,以免增加心脏毒性的风险。

【注意事项】用药期间检测血常规。

【规格】注射剂:1ml:1mg,2ml:2mg。

【贮藏】密封、避光,贮于阴凉处。

10.1.6　其他细胞毒药物

达卡巴嗪　Dacarbazine

【别名】氮烯咪胺、甲氮咪胺、氮烯唑胺、甲嗪咪唑胺、三嗪咪唑胺、抗黑瘤素。

【药理作用】为嘌呤生物合成的中间体,进入体内后由肝微粒体去甲基形成单甲基化合物,具有直接细胞毒作用。主要作用于 G_2 期。抑制嘌呤、RNA 和蛋白质的合成,也影响 DNA 的合成。

【适应证】适用于治疗恶性黑素瘤,也用于软组织肿瘤和恶性淋巴瘤等。

【体内过程】很难从胃肠道吸收。静脉注射后快速分布,起始半衰期为 20 分钟,终末半衰期为 5 小时。分布容积大于体液容量,表明体内某些组织存在局部化,很可能主要在肝脏。蛋白结合率为 5%。可透过血脑屏障,脑脊液中的药物浓度为血药浓度的 14%。在肝内广泛代谢,主要代谢物为 5-氨基咪唑-4-羧酰胺(AIC)。约一半剂量以原药随尿排出。

【用法用量】①静脉滴注:2.5~6mg/kg 或 200~400mg/m²,用 0.9%氯化钠注射液 10~15ml 溶解后,再用 5%葡萄糖注射液或 0.9%氯化钠注射液 250~500ml 稀释后静脉滴注,输注时间应超过 30 分钟,每天 1 次。连用 5~10 天为 1 个疗程,一般间隔 3~6 周重复给药。②静脉注射:200~400mg/m²,每天 1 次,连用 5 天,每隔 3~4 周重复给药。③动脉灌注:位于四肢的恶性黑素瘤,可用同样剂量进行动脉注射。

【不良反应】①胃肠道反应:约有 90%用药者会出现厌食、恶心、呕吐,但在重复用药后又会减轻。②骨髓抑制:主要为白细胞及血小板下降,部分患者可出现贫血。高剂量应用时骨髓抑制更为明显。一般在用药后 3~4 周出现血象下降,第 5~6 周可恢复至正常水平。③局部反应:注射部位可有血管刺激。④其他:部分患者可有类似流感症状及肌肉酸痛等。

【相互作用】与其他对骨髓有抑制的药物或放疗联合应用时,应减少本品的剂量。

【注意事项】用药期间禁止活病毒疫苗接种。用注射用水溶解后只能在棕色瓶中保存 1~3 天,最好临时配制。

【规格】注射剂(粉):100mg,200mg。

【贮藏】密封、避光,贮于 2~8℃下。

门冬酰胺酶　Asparaginase

【别名】左旋门冬酰胺酶、天门冬酰胺酶、爱施巴、优适宝。

【药理作用】有些肿瘤细胞依靠宿主提供其生长繁殖必需的门冬酰胺。本品可将门冬酰胺分解成门冬氨酸和氨,使肿瘤细胞缺乏必需的营养,在此种状态下,使其他抗肿瘤药得以发挥更有力的抗癌作用。因此,本品不宜单用,也不宜用于维持治疗,必须在联合化疗方案中发挥作用。

【适应证】①主要治疗急性淋巴细胞白血病。②对急性粒细胞白血病、急性单核细胞白血病和难治的淋巴瘤也有一定疗效。

【体内过程】口服易遭胃酸破坏,肌内注射的血药峰值仅及静脉注射的一半。静脉注射后,其血浆消除半衰期差异很大(8~30 小时),肌内注射后的半衰期为 49 小时,在淋巴中的浓度为血浆的 20%。不进入脑脊液,几乎不在尿中出现。

【用法用量】不同的病种、不同的治疗方案,本品的剂量差异较大。①在开始使用长春新碱和泼尼松(或泼尼松龙)后的第 22 天开始静脉注射本品 1000U/(kg·d),连用 10 天。或者在使用长春新碱和泼尼松(或泼尼松龙)期间,肌内注射 6000U,从疗程的第 4 天开始,每 3 天给药 1 次,连用 9 天。②美国推荐剂量为 6000U/m²,每周 3 次,静脉输注、静脉注射或肌内注射。③静脉输注时,以 0.9%氯化钠注射液或 5%葡萄糖注射液稀释,至少在 30 分钟输完。④静脉注射以 0.9%氯化钠注射液 20~40ml

稀释，肌内注射每 10 000U 的本品用 0.9%氯化钠注射液 2ml 稀释，每个注射部位注射量不应超过 2ml。

【不良反应】①可能产生过敏反应，表现为发热、寒战、呕吐。②其他过敏反应有皮疹和支气管痉挛。③肝功能受损、脂肪肝、血氨升高、贫血和出血。④可见蛋白尿、氮质血症、水肿。⑤可能发生严重急性胰腺炎、糖尿病。⑥也可能发生后部可逆性脑病综合征甚至死亡。⑦还可发生厌食、恶心、呕吐和腹泻、乏力、头痛，偶可出现嗜睡、昏睡、不安。

【相互作用】①可干扰甲氨蝶呤的作用。②糖尿病患者需减少降血糖药剂量。③与硫唑嘌呤、环磷酰胺、苯丁酸氮芥等合用可提高疗效。

【注意事项】①不同药厂、不同批号的产品，其纯度和过敏反应均有差异，使用时必须慎重。②溶解后不宜长时间放置，以免丧失活力。

【规格】注射剂（粉）：10 000U（含有甘露醇）。

【贮藏】密封，贮于 2～8℃条件下。

丙卡巴肼　Procarbazine

【别名】甲基苄肼、甲苄肼。

【药理作用】在体内释放甲基正离子与 DNA 结合，抑制蛋白质和核酸合成，抑制有丝分裂。与其他抗肿瘤药物之间无交叉耐药性。当其他抗肿瘤药已失去作用时，本品可能还有效。

【适应证】①与氮芥、长春新碱、泼尼松（MOPP）合用，主要用于治疗霍奇金淋巴瘤。②还可用于治疗其他淋巴瘤（包括蕈样肉芽肿病）及脑肿瘤、骨髓瘤、黑素瘤、肺癌、真性红细胞增多症和网状细胞肉瘤。

【体内过程】口服后迅速被吸收，可透过血脑屏障，进入脑脊液中。半衰期为 10 分钟。主要在肝肾内快速代谢。随尿排出者仅 5%的原药，其余被氧化成 N-异丙对苯酰胺酸随尿排出，24 小时内约排出用量的 70%。还有一部分分解为二氧化碳和甲烷经肺呼出。

【用法用量】口服。①在联合治疗方案中，成人或儿童均可于第 1 天和第 14 天给予本品 100mg/m²，每 4～6 周为 1 个疗程。②英国的建议方案是，如果口服单剂量 50mg/d，每天可增加 50mg，直至 300mg/d，分次口服；美国的建议方案则是，第 1 周 2～4mg/kg，继而增加至 4～6mg/kg。以上的用量都要持续到最好的疗效，或

者出现了白细胞减少、血小板减少和毒性表现。③维持剂量通常是 50～100mg/d 或 1～2mg/kg，直至累计剂量至少达 6g 为止。④对儿童，开始给予 50mg/（m²·d），增加至 100mg/m² 后再根据效应调整用量。

【不良反应】①最常见有恶心、呕吐和骨髓抑制。②白细胞和血小板减少可能延迟发生，在用药后 4 周达到最低，一般在 6 周内恢复。③可能出现贫血、溶血和出血。④神经毒性也常见，如失眠、昏睡、抑郁。⑤可能出现周围神经病，如感觉异常和反射迟钝。⑥其他还有发热、肌痛、肺纤维化。⑦皮肤反应有皮炎、瘙痒、色素沉着。⑧"三致"作用。

【相互作用】①本品是一种弱单胺氧化酶抑制剂（MAOI），可能与其他药物和代谢物产生反应。②可能增强其他中枢神经系统抑制药的镇静作用。③使用乙醇可发生双硫仑样反应。④本品可能增强抗高血压药的降压作用。

【注意事项】①用药期间，每 3～4 天应检查血常规，每周应检查肝肾功能。②骨髓功能严重受损、出现中枢神经系统毒性、白细胞＜4000/mm³、血小板＜100 000/mm³、口腔炎时，应停药。③如患者经放疗或已使用有骨髓抑制作用的化疗药物，应延长给予本品的时间间隔至 1 个月以上。

【规格】片剂：50mg（基质）。

【贮藏】密封、避光保存。

替莫唑胺　Temozolomide

【别名】Temodar。

【药理作用】是一种前药，直到进入体内水解成［5-（3-甲基三氮烯-1-基）咪唑-4-酰胺］（MTIC）后才具有抗肿瘤活性。MTIC 的细胞毒作用主要表现为 DNA 分子上鸟嘌呤第 6 位氧原子上的烷基化及第 7 位氮原子的烷基化。通过甲基化加成物的错配修复，发挥细胞毒作用。

【适应证】①新诊断的多形性胶质母细胞瘤，开始先与放疗联合治疗，随后作为辅助治疗。②常规治疗复发或进展的多形性胶质母细胞瘤或间变性星形细胞瘤。

【体内过程】能迅速通过血脑屏障，进入脑脊液。成年患者口服本品后，被迅速吸收，最早在服药后 20 分钟就可达到血药峰值（平均时间为 0.5～1.5 小时）。血浆清除率、分布容积和半衰期都与剂量无关。本品的蛋白结合率低（10%～

20%），因此估计不会与蛋白结合率高的药物发生相互作用。口服 ^{14}C-本品后 7 天内粪便内排泄 0.8%，表明药物是完全吸收的。口服后，24 小时尿内的原形药占剂量的 5%～10%，其余以代谢物形式随尿排出。

【用法用量】①多形性胶质母细胞瘤：成人患者口服本品，每天 $75mg/m^2$，共 42 天，同时接受放疗（6Gy 分 30 次）。随后接受 6 个周期的本品辅助治疗。根据患者的耐受程度可暂停用药，但不必降低剂量。同步放化疗期如果符合以下条件［即绝对中性粒细胞计数≥$1.5×10^9$/L，血小板计数≥$100×10^9$/L，非血液学毒性≤1 级（除外脱发、恶心和呕吐）］，可连续使用 42 天，最多 49 天。治疗期间每周应进行全血细胞计数。②常规治疗后复发或进展为多形性或间变性星形细胞瘤：成年患者以前未接受过化疗的患者，每 28 天周期中，每天口服 $200mg/m^2$，共 5 天。以前曾接受过化疗的患者，起始剂量是每天 $150mg/m^2$，如果下个周期第 1 天的中性粒细胞计数＞$1.5×10^9$/L 且血小板计数≥$100×10^9$/L 时，则第 2 周期的剂量应增为每天 $200mg/m^2$，并根据中性粒细胞计数和血小板计数的最低值调整本品的剂量。③常规治疗后复发或进展为多形性或间变性星形细胞瘤：儿童患者≥3 岁者，每 28 天周期中，每天口服 $200mg/m^2$，共 5 天。以前曾接受过化疗患儿，起始剂量每天 $150mg/m^2$，共 5 天；如果没有出现毒性，下个周期的剂量可增至每天 $200mg/m^2$。④治疗可继续到病变出现进展，最多为 2 年。⑤服用前后可使用止吐药。⑥静脉输注的推荐剂量与口服剂量相同，静脉输注于 90 分钟输完。

【不良反应】①感染：口腔念珠菌病，单纯疱疹。②血液和淋巴系统：常见白细胞减少、淋巴细胞减少。③内分泌：少见类库欣综合征。常见食欲缺乏、高血糖、体重降低。④神经系统：常见焦虑、情绪不稳定、失眠。⑤眼部：常见视物模糊。⑥心血管：常见水肿、下肢水肿、出血。⑦耳和迷路：常见听力损害。⑧胃肠道：常见便秘、恶心、呕吐。

【相互作用】①丙戊酸可使本品的清除减少 5%。②其他可导致骨髓抑制的药物联合应用时，骨髓抑制可能加重。

【注意事项】①一旦过量可能出现骨髓抑制，包括持续的全血细胞计数降低，必要时应采取支持性措施。②服用本品的患者应采取有效的避孕措施，育龄期妇女应采取有效避孕措施至停止本品治疗 6 个月后。③应空腹（进餐前至少 1 小时）服用本品，不能打开或咀嚼本品胶囊剂，应用一杯水整粒吞服。

【规格】①胶囊剂：5mg，20mg，100mg，140mg，180mg，250mg。②注射剂（粉）：100mg。

【贮藏】胶囊剂密封、避光保存，注射剂贮于 2～8℃。

硫鸟嘌呤 Tioguanine

【别名】6-硫代鸟嘌呤、兰快舒、6-TG、Lanvis、Thioguanine。

【药理作用】其作用类似硫嘌呤，在体内转化成硫鸟嘌呤苷酸（6-TGRP）后才具有活性。最后转变成脱氧鸟嘌呤核苷酸，干扰 DNA 功能，产生抗肿瘤作用。本品为 S 期特异性抗肿瘤药，对 S/G_2 边界有延缓作用。

【适应证】①主要用于治疗急性粒细胞白血病。②与阿糖胞苷或某一蒽环类药合用，可诱导急性非淋巴细胞白血病维持缓解。③还可用于急性淋巴细胞白血病。

【体内过程】口服吸收不完全，且差异较大。单次口服后，平均吸收 30%。进入细胞内快速转化成核苷酸、硫代鸟苷酸及磷硫代鸟苷酸衍生物。随着重复给药，数量增加的核苷酸被结合进入 DNA 中。仅有很少量的原药从血循环中被检出。主要在肝内通过甲基化成氨甲基硫嘌呤而失活，少量脱氨成为硫黄嘌呤，且可能通过黄嘌呤氧化酶进一步氧化成硫尿酸。几乎全部以代谢物形式随尿排出，极少量的原药从尿中检出。透过血脑屏障进入脑脊液中的药量极少。可透过胎盘。

【用法用量】①作为综合诱导方案，口服 2mg/kg 或 $200mg/m^2$。4 周后，如尚未见疗效，也无明显毒性出现，可谨慎提高剂量至 2.5～3mg/（kg·d）。②维持量按每天 2～3mg/kg 或 $100mg/m^2$，一次或分次口服。③联合化疗中可使用 75～$200mg/m^2$，一次或分次服，连用 5～7 天。儿童用量与成人相同。

【不良反应】①类似硫嘌呤，在一些患者中，胃肠道反应较硫嘌呤轻。②有可能抑制睾丸或卵巢的功能，从而引起闭经或精子缺乏，这与药物剂量和疗程有关，反应可能是不可逆的。

【相互作用】①有升高血尿酸的作用，和抗痛风药物同时使用时，须调节抗痛风药的剂量，以控制高尿酸及痛风性疾病。②与其他对骨髓有抑制作用的抗肿瘤药或放疗合用时，会增强本品的效应，须考虑调节本品的剂量与疗程。

【注意事项】①用药期间应注意定期（每周）检查周围血象，检查肝功能。②服用本品时，应适当增加水的摄入量，并使尿液保持碱性防止血清尿酸含量的增高及尿酸性肾病的形成。

【规格】片剂：40mg。

【贮藏】密封、防潮，贮于 15～25℃下。

10.2　激素类药物

10.2.1　抗雌激素类

氨鲁米特 Aminoglutethimide

【别名】氨苯哌酮、氨格鲁米特、氨基导眠能、奥美定、Elipten、Cytadren、Orimeten。

【药理作用】可在肾上腺皮质和腺体外组织两个不同部位阻断雄激素的生物合成，从而起到药物性肾上腺切除作用。在腺体内主要阻止肾上腺中的胆固醇转变为孕烯醇酮，从而抑制肾上腺皮质中自体激素的生物合成。在周围组织中具有强力的芳香化酶抑制作用，阻止雄激素转变为雌激素。

【适应证】①绝经后或卵巢切除妇女的转移性腺癌。②也用于姑息治疗前列腺癌，但其治疗价值可疑。③治疗库欣综合征。

【体内过程】口服后快速而完全地被吸收，给药后 1～2 小时可达血药峰值。在肝内代谢，主要被乙酰化为 N-乙基氨鲁米特。单剂量用药后的半衰期为 13 小时，持续用药 2 周后减至 7 小时。原药和代谢物均随尿排出，各占一半。蛋白结合率为 20%～25%。

【用法用量】①乳腺癌：开始每次 250mg，口服，每天 2 次，1～2 周后无明显不良反应可增加剂量至 250mg，每天 3～4 次，但每天剂量不可超过 1000mg。口服 8 周后改为维持量，每次 250mg，每天 2 次。使用本品期间应同时口服氢化可的松，开始每次 20mg，每天 4 次，1～2 周后减量为每次 20mg，每天 2 次。②库欣综合征：开始每次 250mg，口服，每天 4 次，如无明显不良反应，每 1～2 周可增加剂量 250mg，但每天剂量不超过 2000mg。

【不良反应】①嗜睡、昏睡、共济失调、发热、皮疹、胃肠障碍。②可见骨髓抑制，表现为白细胞减少、血小板减少和粒细胞减少，有时，严重的全血各类细胞减少也会发生。③可发生肾上腺功能不全，有时会出现其他内分泌失调，包括甲状腺功能减退等。

【相互作用】①本品影响香豆素类抗凝血药、口服降血糖药及地塞米松等药物的代谢，剂量应调整。②可诱导肝药酶，使洋地黄及茶碱类药物减效。

【注意事项】①用药期间，应检查血常规和血浆电解质。②约 10%患者发生以头晕、无力为特征的直立性低血压，需增补盐皮质激素。

【规格】片剂：0.125g，0.25g。

【贮藏】密封、避光，贮于 30℃ 以下。

他莫昔芬 Tamoxifen

【别名】三苯氧胺、抑乳癌、它莫西芬、抗雌激素、特茉芬、诺瓦得士。

【药理作用】为非固醇类抗雌激素药物。其结构与雌激素相似，存在 Z 型和 E 型两个异构体。两者物理化学性质各异，生理活性也不同，E 型具有弱雌激素活性，Z 型具有抗雌激素作用。如果乳癌细胞内有雌激素受体（ER），则雌激素进入肿瘤细胞内，与其结合，促使肿瘤细胞的 DNA 和 mRNA 的合成，刺激肿瘤细胞生长。而其 Z 型异构体进入细胞内，与 ER 竞争结合，形成受体复合物，阻止雌激素作用的发挥，从而抑制乳腺癌细胞的增殖。

【适应证】①主要用于雌激素受体阳性的晚期播散性乳腺癌，尤对绝经后晚期乳腺癌疗效好。②可用于晚期前列腺癌、晚期黑素瘤、晚期肾癌、晚期胰腺癌。③对预防绝经期妇女的乳腺癌、骨质疏松和心脏病有一定作用。④还有诱导排卵作用，用于不孕症。

【体内过程】口服易于吸收，给药后 4～7 小时可达血药峰值。血浆消除呈双相，终末半衰期＞7 天。连续给药 4～6 周可获稳态血药浓度。在肝内被广泛代谢，主要血清代谢物为 N-去甲他莫昔芬。几种代谢物都具有与原药类似的药理作用。主要以结合物形式随粪便排出，小量出现在尿中。可能进入肠肝循环。

【用法用量】①治疗乳腺癌：20mg/d，1 次或分 2 次服，用于辅助治疗，一般可持续用药几年。②治疗不孕症：常用量为月经期第 2 天、3 天、4 天、5 天各服 20mg/d。如有必要，下一个月经期增至 80mg/d。如果妇女患有月经失调，可在第 1 个疗程的任何一天开始，如无反应，可在 45 天后开始使用更大剂量的第 2 个疗程。如患者月经已有反应，再从月经期第 2 天开始给药。③预防高风险乳腺癌：20mg/d，每天 1 次，连用 5 年。

【不良反应】恶心、呕吐、腹泻、月经失调、阴道出血、颜面潮红、脱发、皮疹、头痛、眩晕、体重增加、水肿、骨痛、肿瘤处疼痛。长期大量使用可出现视力障碍，偶有白细胞和血小板减少。

【相互作用】①雌激素可影响本品治疗效果。②不可合用抗凝血药，以免引起大出血。③合用细胞毒药物可使血栓栓塞的危险性增大。④可增强溴隐亭的作用。

【注意事项】①如有骨转移，在治疗初期需定期查血钙。②如阴道出血严重，应立即停药。

【规格】片剂：10mg。

【贮藏】密封、避光保存。

<u>来曲唑 Letrozole</u>

【别名】弗隆、芙瑞、Femara。

【药理作用】为新一代芳香化酶抑制剂，通过抑制芳香化酶，使雌激素水平下降，从而消除雌激素对肿瘤生长的刺激作用。

【适应证】用于绝经后晚期乳腺癌，多用于抗雌激素治疗失败后的二线治疗。

【体内过程】口服后迅速被吸收，生物利用度高达 99.9%，食物不影响其吸收。一日服用 2.5mg，2～6 周后可达稳态血药浓度，相当于单次服药后血药浓度的 1.5～2 倍，这种稳态水平可维持较长时间，但不会产生药物蓄积。绝经后乳腺癌患者服用本品 0.1～2.5mg，24 小时可见雌酮和雌二醇水平明显降低。表观分布容积为 1.9L/kg，与蛋白结合率低。在肝内经 CYP2A6 和 CYP3A4 缓慢代谢，65%以上的代谢物及 5%的原药随尿液排出，消除半衰期为 2 天。

【用法用量】每次 2.5mg，口服，每天 1 次。

【不良反应】①多属轻、中度，常见恶心、头痛、骨痛、潮热和体重增加。②少见腹痛、腹泻、便秘、瘙痒、皮疹、关节痛、疲倦、失眠、头晕、水肿、高血压、心律失常、血栓形成、阴道出血、胸痛、呼吸困难和咳嗽。

【相互作用】他莫昔芬可诱导细胞色素 P450 酶（CYP450），与其合用，可使本品血药浓度下降。

【注意事项】①老年患者及肝肾功能不全患者不必调整剂量。②对皮质激素和醛固酮的影响很小，用药过程中不必补充糖皮质激素或盐皮质激素。

【规格】片剂：2.5mg。

【贮藏】密闭，贮于室温干燥处。

<u>阿那曲唑 Anastrozole</u>

【别名】瑞婷、瑞斯意、瑞宁得、Arimidex。

【药理作用】为高效、高选择性非甾体类芳香化酶抑制剂。绝经后妇女雌二醇的主要来源：雄甾烷二醇在外周组织中芳香化酶复合物的作用下转化为雌酮，雌酮最后转化为雌二醇。本品减少循环中的雌二醇水平，对乳腺癌妇女有益。

【适应证】用于绝经后妇女的晚期乳腺癌的治疗。雌激素受体阴性患者，如对他莫昔芬呈现阳性临床反应，可考虑使用本品。

【体内过程】口服迅速被吸收，空腹服用血药浓度达峰时间约为 2 小时。食物对本品吸收有轻微影响，但不影响其稳态血药浓度（C_{ss}）。蛋白结合率为 40%。主要在肝内代谢，消除较慢，血浆半衰期为 40～50 小时，主要代谢过程有 N-脱烷基化、羟基化和葡糖醛酸化作用。只有 10%以原药形式随尿液排出，代谢物三唑化合物没有芳香化酶的抑制活性。

【用法用量】每次 1mg，口服，每天 1 次。

【不良反应】①可发生胃肠道反应如恶心、呕吐、腹泻和畏食，10%～15%出现皮肤潮红、阴道干燥、皮疹。②较少发生体重增加、外周组织水肿和出汗等，偶见阴道出血。

【相互作用】①含有雌激素的疗法可降低疗效，故不宜合用。②同其他药物如华法林、异丙嗪、西咪替丁和安替比林合用时，不易引起由 CYP450 所介导的相互作用。③可以轻微提高血浆总胆固醇水平。

【注意事项】①轻、中度肝、肾功能不全患者可不必调整剂量，重度肝功能不全及肾功能不全患者不推荐使用。②可能出现嗜睡，因此用药期间，不可驾车或操作机械。③研究发现，受试者使用10mg/d时仍可耐受。过量服药无特殊解毒剂，可进行催吐，也可透析。④治疗期间，应该定期监测血常规、血生化、肝功能和血脂水平。

【规格】片剂：1mg。

【贮藏】贮于 30℃以下。

福美坦 Formestane

【别名】兰特隆、Lentaron。

【药理作用】可选择性抑制芳香化酶,阻断在外周组织和癌组织中由雄激素向雌激素转化的生物过程,大大减少体内雌激素,从而抑制乳腺癌生长。由于本品抑制芳香化酶的特异性很高,不影响肾上腺皮质激素的合成,因此不需要补充糖皮质激素,也不会引起雄激素前体的蓄积。由于其独特的作用机制,本品的有效率与患者以前的治疗疗效无关,在作为他莫昔芬或化疗药治疗复发后的后续治疗时,仍可使约 50%的患者受益。

【适应证】用于绝经后的乳腺癌。

【体内过程】肌内注射本品后形成一个贮药库,缓慢释放活性药物进入血循环中。一次给药 250mg 后 30~48 小时可达血药峰值,然后在 2~4 天快速下降。接着又比较缓慢下降。半衰期为 5~6 小时。在 14 天中,全身摄取用药量的 20%~25%。蛋白结合率约为 85%。本品与葡糖醛酸结合而失活。随尿排出的原药不到 1%。

【用法用量】深部肌内注射,常用每次 250mg,隔周 1 次。

【不良反应】①最常发生的是注射部位的刺激和疼痛。②由于雌激素的丧失而发生热潮红。③皮疹、嗜睡、头晕、情绪不稳定、血栓性静脉炎、阴道出血、胃肠道障碍。④过敏。

【相互作用】尚不明确。

【注意事项】①肌内注射时,应两侧臀部交替注射,以免疼痛加剧,形成硬块。②应特别注意,药液不可误入血管,更应避开坐骨神经。③用药期间避免驾车或操作机械。

【规格】注射剂(粉):250mg。

【贮藏】密封、避光保存。

托瑞米芬 Toremifene

【别名】法乐通、Fareston。

【药理作用】对雌激素受体有较高的亲和力,与雌激素受体结合后可产生雌激素样或抗雌激素作用,或者同时产生这两种作用。可抑制二甲基苯并蒽诱发的大鼠乳腺肿瘤。其抗乳腺癌的作用主要与其抗雌激素作用有关。低剂量使用时,本品通过耗尽雌激素受体而产生与他莫昔芬相似的作用,从而抑制肿瘤细胞的生长。本品的抗乳腺癌作用除抗雌激素因素外,可能还有其他抗癌机制,如改变肿瘤基因表达、分泌生长因子、诱导细胞凋亡及影响细胞动力学周期等。

【适应证】治疗雌激素受体阳性或受体不详的转移性乳腺癌。

【体内过程】口服后吸收迅速,2~5 小时可达血药峰值。如每天口服 60mg,达稳态时的平均浓度为 0.9mg/ml(0.6~1.3mg/ml)。蛋白结合率>99.5%。进食对吸收程度无影响,但可使达峰时间延迟 1.5~2 小时。大部分在肝内通过 CYP3A4 代谢为 N-去甲基代谢物,此代谢物的蛋白结合率高达 99.9%,稳态血药浓度约为原药的两倍,它虽与原药有相似的抗雌激素作用,但抗肿瘤的作用却不如原药。具有肠肝循环,主要以代谢物形式随粪便排出。因排泄较缓慢,稳态血药浓度出现在 4~6 周。原药平均分布的半衰期为 2~12 小时,消除半衰期为 2~10 天。

【用法用量】口服推荐剂量为每次 60mg 次,每天 1 次,肝功能不全患者应调整剂量。

【不良反应】①可见白细胞和血小板减少、血栓栓塞、白带增多、阴道出血。②可见恶心、呕吐、畏食和便秘。③可见头晕、乏力、失眠。④可引起黄体生成素水平下降。⑤绝经后乳腺癌患者可出现血总胆固醇和低密度脂蛋白中度下降。⑥可见颜面潮红、多汗、水肿。

【相互作用】①合用噻嗪类利尿药,可增加发生高钙血症的风险。②可使香豆素类药物的抗凝血作用增强。③抑制 CYP3A4 的药物,如酮康唑、红霉素等均可抑制本品的代谢;反之,肝酶诱导剂,如卡马西平、苯巴比妥酸盐类和苯妥英等均可加速本品的代谢。

【注意事项】①用药治疗前,应进行妇科检查,明确是否有子宫异常。②应定期进行血常规检查并测定血钙水平。③恶心、呕吐、眩晕和高钙血症为导致停药的不良反应。

【规格】片剂:20mg,60mg。

【贮藏】避光、密封,置于阴凉处。

依西美坦 Exemestane

【别名】阿诺新、可怡、Aromasin。

【药理作用】绝经后妇女的雌激素主要是通过外周组织中的芳香化酶作用转化而产生的。本品通过与该酶的活性位点不可逆性结合而使其失活,从而明显降低绝经后妇女血循中雌激素的水平。

【适应证】用于曾接受过 2~3 年他莫昔芬治疗的雌激素受体阳性的绝经后早期乳腺癌患

者的后续辅助治疗。

【体内过程】口服后吸收迅速，食物对吸收有显著影响。口服生物利用度为42%。患者口服后2～4小时可达血药峰值。主要与α_1-酸性糖蛋白及白蛋白结合，其结合率为90%。主要在肝内代谢为无活性的17-氢依西美坦。原药的消除半衰期约为24小时，主要以代谢产物随尿液和粪便排出，各占42%。尿中原药仅占不足1%。

【用法用量】①推荐口服每次25mg，每天1次，餐后服。应坚持治疗，直至病情恶化。②与CYPA4诱导剂，如苯妥英、利福平等合用，本品的剂量应增加至50mg，每天1次。

【不良反应】①主要有恶心、口干、便秘或腹泻、头晕、失眠和皮疹。②还有疲劳、发热、水肿、疼痛、高血压等。③尚有淋巴细胞计数下降和肝功能异常。

【相互作用】①不可与雌激素类药物合用，以免拮抗本品的药效作用。②主要经CYP3A4代谢，但与强效的CYP3A4抑制剂（酮康唑）合用时，本品的药动学未发生改变，因此似乎CYP酶抑制剂对本品的药动学无显著影响。但不排除已知的CYP3A4诱导剂降低血浆中本品水平的可能性。

【注意事项】①给药前检查黄体生成素、促卵泡激素和雌二醇的水平。②不可合用雌激素，因可抵消本品的作用。③对患有骨质疏松症或具有骨质疏松风险的妇女，在使用本品进行辅助治疗之前，应使用骨密度计量仪对骨密度进行评估。

【规格】①片剂：25mg。②胶囊剂：25mg。

【贮藏】避光、密封，置于阴凉处。

10.2.2 抗雄激素类药物

氟他胺 Flutamide

【别名】氟硝丁酰胺、氟他米特、缓退瘤（福至尔）、氟利坦、Eulexin.

【药理作用】为非类固醇的雄激素拮抗剂，与雄激素竞争肿瘤部位的雄激素受体，阻滞细胞对雄激素的摄取，抑制雄激素与靶器官的结合。本品与雄激素受体结合后形成受体复合物，进入细胞核内，与核蛋白结合，从而抑制肿瘤细胞生长。

【适应证】①常合用戈那瑞林姑息治疗前列腺癌。②也用于前列腺增生。③开始并持续使用

亮丙瑞林（为戈那瑞林的9肽合成类似物）可提高治疗转移性前列腺癌的疗效。

【体内过程】口服后可快速并完全地从胃肠道吸收，用药后1小时可达血药峰值。通过肝内广泛而迅速地代谢为具有活性的2-羟基氟他胺。代谢物的半衰期为6小时。原药及其代谢物与蛋白的结合率高于90%。绝大部分随尿排出，出现在粪便者很少。

【用法用量】每次0.25g，口服，每天3次。

【不良反应】①男性乳房女性化，乳房触痛，有时伴有溢乳，如减少剂量或停药则可消失。②少数患者可有腹泻、恶心、呕吐、食欲增加、失眠和疲劳。③罕见性欲减低、一过性肝功能异常及精子计数减少。

【相互作用】①与双香豆乙酯合用可使凝血酶原时间延长。合用时须监测凝血酶原时间，以决定双香豆乙酯的剂量。②与茶碱均主要经CYP 1A2代谢，合用可使茶碱的血药浓度升高。

【注意事项】①长期服用应定期检查肝功能和精子计数，如发生异常应减量或停药，一般可恢复正常。②可增加睾酮和雌二醇的血浆浓度，可能发生体液潴留。

【规格】片剂：0.25g。

【贮藏】密封、避光，贮于2～30℃条件下。

10.3 单克隆抗体

曲妥珠单抗 Trastuzumab

【别名】赫赛汀、Herzeptin。

【药理作用】对人表皮生长因子受体-2（human epidermal growth factor receptor-2，HER-2）的细胞外部具有选择性作用。据报道，有25%～30%乳腺癌患者存在HER-2过度表达，其预后较无过度表达者差。本品具有抑制过度表达HER-2的肿瘤细胞增殖的作用。此外，本品是依赖抗体的细胞毒性（ADCC）的潜在介质。体外研究显示，在HER-2过度表达的乳腺癌患者中，更易产生由本品介导的ADCC，如与化疗或激素相比，本品可作用于静止期细胞，从而破坏癌细胞的微转移。

【适应证】用于治疗HER-2过度表达的转移性乳腺癌。

【体内过程】静脉注射用于原发性乳腺癌和转移性胃癌的患者，进行群体药动学模型分析，因存在线性和非线性消除途径，总清除率随血药

浓度降低而升高。每3周1次给药方案与每周1次给药方案相比，虽然乳腺癌患者用药第1个周期的平均暴露量较高，但平均稳态暴露量相当。与转移性胃癌患者相比，相同剂量下乳腺癌患者用药后第1个周期的平均暴露量、平均稳态暴露量较高，达稳态的时间亦较长。

【用法用量】①每周方案：首次给予负荷量4mg/kg，静脉输注时间为 90 分钟，之后给予维持量 2mg/kg，静脉输注 30 分钟，每周 1 次。可持续给药，直至病情恶化才停药，一般平均使用 24～26 周。②三周方案：首次给予负荷量 8mg/kg，静脉输注时间为 180 分钟，之后给予维持量 6mg/kg，静脉输注 120 分钟，每 3 周 1 次。

【不良反应】①过敏反应：表现为发热、寒战、头痛、皮疹等。在首次 4mg/kg 剂量较高时比较明显，主要发生于首次滴注后 30～120 分钟，所以必须在给药 30～60 分钟前给予对乙酰氨基酚和苯海拉明。②心脏毒性：与多柔比星同时应用，心脏毒性比较明显，表现为呼吸困难、水肿，甚至可以导致心力衰竭。③血液学毒性：很小部分患者可以有贫血、白细胞和血小板减少，但一般较轻。

【相互作用】①与华法林合用，可增加出血的危险。②与紫杉醇合用可使本品的血药谷值升高约 1.5 倍。

【注意事项】配制用 30ml 溶媒 BWFI（含1.1%苯甲醇作为保存剂），配制后的浓度为 21mg/ml，临用前再加 0.9%氯化钠注射液稀释，但不可使用葡萄糖注射液进行配制。

【规格】注射剂：440mg。

【贮藏】冷藏（2～8℃），但不能冷冻。

利妥昔单抗 Rituximab

【别名】美罗华、Mabthera、瑞图宣、Rituxan。

【药理作用】与纵贯细胞膜的 CD20 抗原特异性结合。该抗原位于前 B 细胞和成熟 B 淋巴细胞的表面，但在造血干细胞、后 B 细胞、正常血浆细胞或其他正常组织中不存在。该抗原表达于95%以上的 B 细胞性非霍奇金淋巴瘤。在与抗体结合后，CD20 不被内在化或从细胞膜上脱落。CD20 不以游离抗原形式在血流中循环，因此，也就不会与抗原竞争性结合。本品与 B 淋巴细胞上的 CD20 结合，并引发 B 细胞溶解的免疫反应。细胞溶解的可能机制包括补体依赖的细胞毒性（CDC）和 ADCC。

【适应证】用于治疗复发或化疗耐药的惰性 B 细胞性非霍奇金淋巴瘤。

【体内过程】非霍奇金淋巴瘤患者每周 1 次或每 3 周 1 次给药，中位终末半衰期为 22 天（6.1～52 天），CD19$^+$细胞计数高者或可测量的肿瘤损伤大者清除率高，但不必根据 CD19$^+$细胞计数及肿瘤大小调整剂量。慢性淋巴细胞白血病中位终末半衰期约 32 天（14～62 天）。男性患者、体表面积大者或人嵌合抗体阳性者清除率高，但不必据此调整剂量。未对儿童及青少年进行药动学试验，未进行正式试验以确定肝、肾功能不全对本品药动学的影响。

【用法用量】作为成年患者的单一治疗药，推荐剂量为 375mg/m^2，静脉给入，每周 1 次，共 4 次。滴注本品 60 分钟前可给予镇痛药（如对乙酰氨基酚）和抗过敏药（如盐酸苯海拉明）。

【不良反应】①全身症状：腹痛、背痛、胸痛、腹胀。②心血管系统：高血压、心动过缓、心动过速、直立性低血压。③消化系统：腹泻、消化不良。④血液和淋巴系统：凝血障碍。⑤代谢和营养疾病：高血糖、外周水肿。⑥骨骼肌肉系统：关节痛、肌痛。⑦神经系统：头晕、焦虑、感觉异常、易激惹、失眠。⑧呼吸系统：咳嗽增加、鼻窦炎、支气管炎、阻塞性细支气管炎。⑨盗汗、出汗。⑩泪液分泌疾病、结膜炎、味觉障碍。

【相互作用】①慢性淋巴细胞白血病：与氟达拉滨或环磷酰胺合用，未显示对氟达拉滨或环磷酰胺的药动学产生影响；而且，氟达拉滨和环磷酰胺也不会对本品的药动学产生明显的影响。②类风湿关节炎：与甲氨蝶呤合用，本品的药动学不会受到甲氨蝶呤的影响。

【注意事项】①可致严重的包括致命性的输注反应，80%的致命性输注反应发生于首次输注过程中，应密切监测患者。②某些病例可致乙型肝炎病毒复活，导致急性重型肝炎、肝衰竭及死亡。开始治疗前应排除乙型肝炎病毒感染者，治疗中及治疗后应密切监测患者，一旦发生乙型肝炎病毒复活，停用本品及共用药物，并开始抗乙型肝炎治疗。

【规格】注射剂：10ml∶100mg，30ml∶500mg。

【贮藏】贮于 2～8℃下。

10.4 酪氨酸激酶抑制剂

吉非替尼 Gefitinib

【别名】易瑞沙、Iressa。

【药理作用】是一种选择性表皮生长因子受体（EGFR）酪氨酸激酶抑制剂，该酶通常表达于上皮来源的实体瘤。对于 EGFR 酪氨酸激酶活性的抑制可妨碍肿瘤的生长、转移和血管生成，并增加肿瘤细胞的凋亡。

【适应证】用于治疗既往接受过化学治疗或不适于化疗的局部晚期或转移性非小细胞肺癌（NSCLC）。

【体内过程】口服后 3～7 小时可达血药峰值，服药 10 天后可达稳态血药浓度。健康志愿者口服 100mg/d，连服 3 天，每天的平均 AUC 分别为 502（μg·h）/L、737（μg·h）/L 和 994（μg·h）/L；进展期恶性肿瘤患者口服 50～700mg/d，其 AUC 值差异较大，2 周后，AUC 值增至首日的 2～7 倍。蛋白结合率高达 90%。主要在肝内经 CYP3A4 代谢为 5 种代谢物，只有 O-去甲基吉非替尼具有活性。主要随粪便排出，亦可随尿液排出。消除半衰期为 6～49 小时。

【用法用量】推荐剂量为 250mg，每天 1 次，空腹或与食物同服。老年人、一般肾功能不全患者和因肿瘤肝脏转移引起的中、重度肝功能不全患者，均不必调整剂量。

【不良反应】最常见的不良反应为腹泻、皮疹、瘙痒、皮肤干燥和痤疮，发生率 20%以上，一般见于服药后 1 个月内，通常是可逆性的。

【相互作用】①明显抑制 CYP3A4 的药物（如酮康唑、伊曲康唑）可降低本品代谢，升高血药浓度。②能诱导 CYP3A4 的药物（如苯妥英、利福平）会增强本品的代谢，降低血药浓度。③可升高胃液 pH 的药物（如雷尼替丁等组胺 H_2 受体拮抗剂）可能会降低本品的血药浓度。④合用华法林会增加出血的风险，应监测 INR 和凝血酶原时间（PT）的比值（INR/PT 有可能升高）。

【注意事项】①用药期间，患者如出现发热、气促和咳嗽，并有加重趋势，应及时停药，查找原因。如证实患者已染上间质性肺炎，不应再使用本品。②如出现皮疹等过敏反应，应停药。③如出现皮疹和腹泻，可能是药物过量，应及时停药，并对症处理。

【规格】片剂：250mg。

【贮藏】贮于 30℃以下。

厄洛替尼 Erlotinib

【别名】特罗凯、Tarceva。

【药理作用】通过抑制表皮生长因子受体酪氨酸激酶的自磷酸化反应，阻抑信号传导，从而达到抑制癌细胞增殖的作用。

【适应证】用于两个或两个以上化疗方案失败的局部晚期或转移的非小细胞肺癌的三线治疗。

【体内过程】口服后约可吸收 60%的用量，与食物同服，其生物利用度可提高到 100%，但应分开给予。在肝内主要经 CYP3A4 途径进行广泛代谢，小部分通过 CYP1A2 途径代谢。主要经胆汁随粪便排出 83%的原药及代谢产物，随尿液排出者约为 8%。

【用法用量】①推荐剂量为 150mg/d，餐前 1 小时或餐后 2 小时服用，治疗应坚持到病情加重或产生不能耐受的毒性反应。②如同时使用一种 CYP3A4 抑制剂，可以每次减少用量 50mg；如同时使用一种 CYP3A4 诱导剂，日剂量可以＞150mg。

【不良反应】可出现皮损、消化道反应、乏力、呼吸困难、咳嗽、感染、口腔黏膜炎、荨麻疹、皮肤干燥、结膜炎、肝功能异常等。

【相互作用】①与 CYP3A4 抑制剂酮康唑合用会增加本品的暴露量，因此，当与其他 CYP3A4 强抑制剂如阿扎那韦、克拉霉素、茚地那韦、伊曲康唑、萘法唑酮、奈非那韦、利托那韦、沙奎那韦、替利霉素和伏立康唑合用时，应密切监测本品的血药浓度。②与 CYP3A4 诱导剂利福平合用会降低本品的暴露量，因此，当与其他 CYP3A4 诱导剂如卡马西平、苯巴比妥、苯妥英、利福布汀、利福喷丁和贯叶连翘（圣约翰草，St.John's wort）合用时，有必要考虑增加本品的用量。③同时使用本品和华法林，可能使某些患者的 INR 升高并出血，合用时应进行常规监测。

【注意事项】本品必须在有此类药物使用经验的医师指导下使用，并仅在国家肿瘤药物临床试验基地或三级甲等医院使用。

【规格】片剂：25mg，100mg，150mg。

【贮藏】贮于 30℃以下。

10.5 其他抗肿瘤药及辅助用药

亚叶酸钙 Calcium Folinate

【别名】亚乙酸、甲酰四氢叶酸钙、确呋力、立可林、弗利能、法益宁、安曲希、同奥、达夫汀、力尔宁、去艾乐。

【药理作用】叶酸还原型的甲酰化衍生物，系叶酸在体内的活化形式。甲氨蝶呤等叶酸拮抗剂的作用是与二氢叶酸还原酶结合而阻断二氢叶酸向四氢叶酸盐转化。可直接提供叶酸在体内的活化形式，可"解救"过量的叶酸拮抗物在体内的毒性反应，有利于胸腺嘧啶核苷酸、DNA、RNA 及蛋白质合成。可限制甲氨蝶呤对正常细胞的损害程度，通过相互间竞争作用，逆转甲氨蝶呤对骨髓和胃肠黏膜的毒性，但对已存在的甲氨蝶呤神经毒性则无影响。

【适应证】①主要用作叶酸拮抗剂（如甲氨蝶呤、乙胺嘧啶或甲氧苄啶等）的解毒剂。常用于预防甲氨蝶呤过量或大剂量治疗后所引起的严重毒性作用对组织的损害。②用于口炎性腹泻、营养不良、妊娠期或婴儿期引起的巨幼细胞贫血。③对维生素 B_{12} 缺乏性贫血不适用，且可引起神经系统损害。

【体内过程】口服后易于吸收，（1.72±0.8）小时后，血清还原叶酸达血药峰值；肌内注射后的血药峰值需（0.71±0.09）小时。血清还原叶酸的半衰期，肌内注射后约为 3.5 小时。无论何种途径进入，药物作用均可持续 3～6 小时。经肝和肠黏膜作用后本品代谢为 5-甲基四氢叶酸，口服后代谢较肌内注射快而充分。80%～90%经肾排出，少量随粪排泄。

【用法用量】①一般采用 9～15mg/m²，每6～8 小时 1 次，持续 2 天，直至甲氨蝶呤血清浓度在 5×10^{-8}mol/L 以下。②作为乙胺嘧啶或甲氧苄啶等的解毒剂，每次剂量肌内注射 9～15mg，视中毒情况而定。③用于贫血，每天肌内注射1mg。④静脉注射作为结肠-直肠癌的辅助治疗，与氟尿嘧啶联合应用，静脉注射本品200mg/m²，注射时间不少于 3 分钟，接着用氟尿嘧啶 300～400mg。

【不良反应】很少见，偶见皮疹。荨麻疹或哮喘等过敏反应。

【相互作用】本品较大剂量与巴比妥、扑米酮或苯妥英钠同用，可影响抗癫痫作用。

【注意事项】接受大剂量甲氨蝶呤而用本品"解救"者应进行下列各种实验室监察：①治疗前观察肌酐廓清试验。②甲氨蝶呤大剂量应用后每 12～24 小时测定血浆或血清甲氨蝶呤浓度，以调整本品剂量和应用时间，当甲氨蝶呤浓度低于 5×10^{-8}mol/L 时，可以停止实验室监察。③甲氨蝶呤治疗前及以后每24 小时测定血清肌酐量，用药后 24 小时肌酐量大于治疗前 50%，指示有严重肾毒性，要慎重处理。④甲氨蝶呤用药前和用药后每 6 小时应监测尿液酸度，要求尿液 pH保持在 7 以上，必要时在注射当天及注射后 2 日用碳酸氢钠和水化治疗（每天补液量在3000ml/m²）以防肾功能不全。不宜与甲氨蝶呤同时用，以免影响后者抗叶酸作用，一次大剂量甲氨蝶呤应用后 24～48 小时再启用本品，剂量应要求血药浓度等于或大于甲氨蝶呤浓度。⑤可同时与乙胺嘧啶或甲氧苄啶应用以预防后者引起的继发性巨幼细胞贫血。

【规格】①片剂：5mg，10mg，15mg。②注射剂（粉）：3mg，25mg，30mg，50mg，100mg，150mg，200mg，300mg。③注射液：30ml∶30mg，5ml∶50mg，10ml∶100mg。④大容量注射剂：50ml 含亚叶酸钙 0.05g 与氯化钠 0.45g，100ml含亚叶酸钙 0.2g 与氯化钠 0.9g（剂量均以亚叶酸计算）。

【贮藏】遮光、密闭保存。

斑蝥酸钠 Disodium Cantharidinate

【别名】神奇、奇宁达。

【药理作用】可直接进入小鼠腹水肝癌细胞的核及核仁。抑制癌细胞内 DNA 和 RNA 含量及前体的渗入，证明其作用于癌细胞的核酸代谢，继而使癌细胞形态和功能发生变化，杀灭癌细胞。可降低癌细胞 cAMP 磷酸二酯酶活性，提高过氧化氢酶活力。尚能刺激骨髓造血系统，升高白细胞数。

【适应证】①用于原发性肝癌等肿瘤。②用于白细胞低下症。③用于肝炎、肝硬化及乙型肝炎病毒携带者。

【体内过程】从消化道吸收快而完全。以 ³H为标记，142 小时血中浓度达峰值，24 小时后只有微量放射性可测出；口服和静脉注射后，以膀胱和胆汁放射性高，其次为肾、肝、心、肺和胃等组织，同时大部分药物从尿中排出。

【用法用量】静脉滴注，一日一次，每次 2～10ml，以 0.96%氯化钠或 5%～10%葡萄糖注射液适量稀释后滴注。

【不良反应】①部分患者泌尿系统可能出现刺激反应。②局部静脉用药时偶见红肿、疼痛。

【相互作用】尚不明确。

【注意事项】①肾功能不全者慎用。②泌尿系统出现刺激反应，应降低用量或停药。

【规格】注射剂：2ml：0.1mg，5ml：0.25mg。

【贮藏】遮光、密闭保存。

甘氨双唑钠 Sodium Glycididazole

【别名】中国咪唑、希美纳、Chinese Miso。

【药理作用】为肿瘤放疗增敏剂，具有亲水性和亲肿瘤细胞的桥式化学结构，可将射线对准肿瘤缺氧细胞 DNA 的损伤固定，抑制其 DNA 损伤的修复，从而提高肿瘤缺氧细胞对辐射的敏感性。

【适应证】用于头颈部肿瘤、食管癌、肺癌等实体肿瘤进行放疗的患者。

【体内过程】静脉输注本品后血药浓度即刻达到峰值，随后迅速下降，4 小时后一般已测不出原药。在体内迅速代谢为甲硝唑，给药后 1～3 小时，代谢产物甲硝唑可达峰值，24～48 小时已测不出甲硝唑。给药后 4 小时内可随尿排出给药量的 53.1%～77.5%。平均蛋白结合率为（14.2±2.2）%。

【用法用量】静脉输注，每次 800mg/m² 于放疗前将药物加入 0.9%氯化钠注射液 100ml 中充分摇匀后，于 30 分钟内滴完，给药后 60 分钟内进行放疗，放疗为隔日 1 次，每周 3 次。

【不良反应】①会出现 ALT、AST 轻度升高。②可见心悸、气短、窦性心动过速和轻度 ST 段改变。③偶见过敏反应、瘙痒和皮疹。④恶心、呕吐和便秘。

【相互作用】尚不清楚。

【注意事项】①必须伴随放疗使用，单独使用本品无抗癌作用。②如发生过敏反应，应立即停止给药并采取适当措施。③使用时应定期监测肝功能和心电图，特别是肝功能、心功能异常者。④老年患者用药参照成人用法与用量，不必调整剂量。

【规格】注射剂（粉）：0.25g。

【贮藏】密封，贮于阴凉干燥处。

氯化锶[⁸⁹Sr] Strontium [⁸⁹Sr] Chloride]

【别名】思通宁。

【药理作用】是一种纯β-放射剂，最大β射线能量为 1.46MeV。体内生物半衰期为 50.5 天，组织中β射线最大穿透能力为 8mm。化学性质与钙相似，是一种亲骨剂。静脉给药后定位于骨的无机物基质，并通过肾脏排泄。被骨吸收后优先到达活性骨生成部位（原发性骨肿瘤和转移灶），这些部位的累积量较正常骨组织高，骨转移灶吸收量至少为正常骨组织吸收量的 10 倍。与正常骨组织比较，在转移部位的保留时间也较长，体内放射性核素的保留量与骨转移程度高度相关。可缓解骨骼转移患者的疼痛，其机制尚不清楚，该疼痛可能是由于破骨细胞增殖及骨重建引起的。

【适应证】为转移癌性骨痛的治疗剂，缓解前列腺癌、乳腺癌等晚期恶性肿瘤继发骨转移所致骨痛，是转移癌性骨痛止痛的一种疗法。

【体内过程】注入体内后的分布与钙相似，并与体内钙离子存在相互竞争作用。给药后浓集于骨损伤部位，存留时间比 [⁸⁹Sr] 的半衰期长，骨损伤接受的辐射剂量为正常骨的 10 倍左右，骨髓接受的辐射剂量约为 2cGy/MBq，而骨损伤部位接受的辐射剂量为 6～61cGy/MBq。给药 3 个月后全身残留量在 10%～88%，约 90%从肾排泄，其余少量随粪便排出。

【用法用量】开封后 3 分钟内将药品一次性缓慢静脉注射进入患者体内，不必稀释。剂量为 1.48MBq/kg（40μCi/kg）或 92.5～137MBq（2.5～4.0mCi）。

【不良反应】有轻度的骨髓抑制表现，治疗开始 1 周内出现疼痛加剧。

【相互作用】尚不清楚。

【注意事项】①应用前，应先证明患者骨转移灶确实存在。②为骨转移癌性骨痛的治疗药。③使用前应对患者做血液学检查，使用指标：白细胞计数 > 3500/mm³，血小板计数 > 80 000/mm³；如达不到使用指标可以调理或遵医嘱用药达到上述指标并稳定 0.5～1 个月后再使用。④使用后可能会出现造血组织抑制（白细胞及血小板总数会有一定下降），可逐渐恢复；需定期做血液学复查，周期 0.5～1 个月 1 次或遵医嘱治疗。⑤给药后数天，部分患者可能会出现短期疼痛加剧症状，一般持续时间短于 1 周，这是正常的一过性反应，可暂时用镇痛药减轻或遵医嘱治疗。⑥患者可接受再次治疗，间隔时间应遵医嘱。⑦为放射性药物，必须在专业医师指导下使用。⑧即使没有明确的骨髓抑制毒性，在 4 周内接受过放疗或化疗的患者亦应慎用。

【规格】注射剂：150MBq（4mCi）/4ml。

【贮藏】密封于铅罐中室温贮存。

磷[^{32}P]酸钠盐 Sodium [^{32}P] Phosphate

【别名】Sodium Phosphate[^{32}P]Oral Solution。

【药理作用】磷酸根为组织细胞代谢必需物质。肿瘤组织由于增生迅速、代谢旺盛，故对^{32}P的摄取增多，其组织内的聚积量比正常组织高，且恶性肿瘤多于良性肿瘤，可用此差异判断浅表肿块的性质。同时血液的病态及肿瘤细胞对产生的β射线较正常组织敏感，给予一定量的^{32}P，通过β射线对病态及肿瘤细胞局部照射，可以抑制或破坏其生长，以达到治疗的目的。

【适应证】①真性红细胞增多症、原发性血小板增多症、慢性粒细胞白血病、慢性淋巴细胞白血病的治疗。②浅表肿块性质鉴别。③敷贴治疗某些皮肤病和眼科疾病，如神经性皮炎、慢性湿疹、毛细管瘤、瘢痕疙瘩、翼状胬肉、角膜新生血管、浆细胞瘤等。

【体内过程】口服后，胃肠道平均吸收73.8%，静脉注射后，在最初 24 小时内有 5%～10%随尿排出，4～6 天约 25%随尿排出，随粪便排出极少，其有效半衰期约为 8 天。当［^{32}P］进入人体内无机磷代谢以后，开始数日内均匀分布于体内，以后则主要聚集在骨、骨髓、肝、脾和淋巴结内，浓度可较其他组织高 10 倍。

【用法用量】①治疗真性红细胞增多症：口服，每疗程 148～222MBq，2 周至 3 个月后根据病程需要可再给予 111～148MBq（3～4mCi）。②慢性白血病：静脉注射，每疗程 148～185MBq。③诊断浅表性肿块性质：口服，7.4～11.1MBq。④敷贴治疗：通常采用分次照射，根据病情而定治疗剂量。

【不良反应】①可抑制骨髓造血的功能，治疗剂量可引起再生障碍性贫血、白细胞减少症及血小板减少性紫癜。②应用大剂量本品治疗真性红细胞增多症时，可致急性白血病的发病率增加。③体质较差者可有头晕、恶心、呕吐和食欲不佳等。

【相互作用】尚不清楚。

【注意事项】①宜空腹口服，治疗前后均需低磷饮食 1 周，并且禁用含磷药物。②重复治疗至少间隔 2 个月，其用量应少于首次治疗量。

【规格】①溶液剂：370MBq，740MBq，1850MBq，3700MBq。②注射剂：185MBq，370MBq，925MBq，1850MBq。

【贮藏】置于适宜的屏蔽容器内，密闭保存。容器表面辐射水平应符合规定。

第 11 章　抗变态反应药物

11.1　抗组胺药

氯苯那敏 Chlorphenamine

【别名】氯苯吡胺、氯屈米通、扑尔敏、chlorpheniramine、Chlortrimeton。

【药理作用】为羟胺类抗组胺药。特点是抗组胺作用较强，用量小，不良反应少。

【适应证】①用于各种过敏性疾病、虫咬、药物过敏反应等。②与解热镇痛药配伍用于治疗感冒。

【体内过程】口服后从胃肠道缓慢吸收，15～60 分钟生效，持效 4～6 小时。首过效应明显。2.5～6 小时可达血药峰值。生物利用度为25%～50%。本品的药动学个体间差异很大，半衰期为 2～43 小时。蛋白结合率约为 70%。在体内广泛分布，包括中枢神经系统。在肝内代谢，代谢物及部分原药随尿排出，粪便中仅有痕量。

【用法用量】口服或肌内注射。①成人：口服 1 次量 4mg，每天 3 次。肌内注射：每次 5～20mg。②小儿每天 0.35mg/kg，分 3～4 次。

【不良反应】①头晕、嗜睡、口干、乏力，但中枢镇静作用较轻，可诱发癫痫。②注射剂有刺激性，可能引起一过性低血压或使中枢神经系统产生兴奋。

【相互作用】①与镇静药、催眠药及安定药合用时，均可加深中枢抑制作用。②饮酒可增强抗组胺药药效。

【注意事项】①注射剂有刺激性，静脉注射过快可致低血压或中枢神经兴奋。②不宜与氨茶碱混合注射。③对其他抗组胺药或麻黄碱、肾上腺素、异丙肾上腺素、去甲肾上腺素及碘过敏者，也可能对本品过敏。④高空作业、机器操作者禁用。

【规格】①片剂：4mg。②注射剂：1ml：10mg，2ml：20mg。

【贮藏】遮光、密封贮存。

苯海拉明 Diphenhydramine

【别名】苯那君、可他敏、苯那坐尔、Restamin、Benadryl、Dimedrolum、Amidryl。

【药理作用】与组胺竞争细胞受体的结合位点而起抗组胺作用，其抗组胺作用弱于异丙嗪，持续时间短。能拮抗组胺引起的毛细血管扩张，通透性增加，支气管平滑肌收缩。镇静作用强，尚有抗毒蕈碱、止吐和局部麻醉作用。

【适应证】①荨麻疹、过敏性鼻炎、皮炎和湿疹。②用于乘船、乘车引起的恶心呕吐。③放射病、手术后和药物引起的呕吐等。④控制帕金森综合征、药物引起的锥体外系反应和催眠及手术前给药。

【体内过程】口服吸收快而完全，首过效应明显，1～4 小时达血药峰值，广泛分布体内，包括中枢神经系统。98%与血浆蛋白结合，24 小时内大部分以代谢物随尿排出，原药极少。

【用法用量】口服或肌内注射。①成人口服每次 25～50mg，每天 2～3 次，餐后服。②体重＞9kg 的儿童口服每次 12.5～25mg，每天 2～3 次。③肌内注射：每次 20mg，每天 1～2 次。

【不良反应】①较多见的不良反应有头晕、头痛、嗜睡、口干、恶心、倦乏，停药或减药后，即自行消失。②偶可引起皮疹、粒细胞减少，长期应用（6 个月以上），可引起贫血。

【相互作用】①可增强中枢神经抑制药的作用。②可干扰口服抗凝血药（如华法林）的活性，降低其疗效。③治疗过敏及其他变态反应（又称过敏反应）时，最常用注射剂，可与肾上腺素合用，但不能代替后者。

【注意事项】①不可皮下注射，避免刺激性。②高空作业、机器操作者禁用。

【规格】片剂：12.5mg，25mg，50mg；注射剂：1ml：10mg，1ml：20mg，1ml：50mg。

【贮藏】遮光、密封，贮于室温下。

异丙嗪 Promethazine

【别名】非那根、抗胺荨、普鲁米近、Phenergan、Lergigan、Prometazin、Romergan。

【药理作用】①抗组胺和中枢神经抑制作用，作用强而持久。②安定、止吐和降温作用。③抗毒蕈碱、抗晕动和抗 5-羟色胺作用。④增强麻醉药、催眠药、镇痛药和局部麻醉药的作用。

【适应证】①用于各种过敏症（如哮喘、荨麻疹等）。②治疗手术后、放射病或药物所致的呕吐。③防治晕动病、镇静、催眠。④可与氨茶碱等合用治疗哮喘。⑤与哌替啶或阿托品合用于麻醉前给药。⑥与哌替啶、氯丙嗪组成冬眠合剂，用于人工冬眠。

【体内过程】口服易吸收，起效时间约为20分钟。静脉注射为3～5分钟。2～3小时可达血药峰值。首过效应明显，主要在肝内代谢，分布广，可透过血脑屏障和胎盘，并进入乳汁中。消除半衰期为5～14小时。生物利用度约为25%。蛋白结合率高（76%～93%），抗组胺作用持续6～12小时，镇静作用可维持2～8小时。

【用法用量】①抗过敏：成人口服25mg，每天2～3次，儿童1～5岁5～15mg，5～10岁10～25mg。②镇静催眠：成人口服50mg，儿童1～5岁15～25mg，6～10岁20～25mg，睡前服用。③麻醉前给药：25～50mg。④止吐：0.25～0.5mg/kg，必要时每隔4～6小时给药1次，24小时不得超过100mg。⑤抗晕动病：启程前30分钟服用25mg，小于5岁儿童用成人半量。

【不良反应】①困倦、思睡、口干，偶有胃肠刺激症状、皮炎。②心血管不良反应少见。③可见血压升高，偶见血压轻度降低。

【相互作用】①本品注射液pH为4～5，不宜与氨茶碱、巴比妥类药物、青霉素钠、羧苄西林钠、肝素、氢化可的松琥珀酸钠、硫酸吗啡等碱性及生物碱类药物混合静脉滴注或静脉注射。②与其他吩噻嗪类化合物一样，与降压药合用时有协同作用。

【注意事项】①用药期间避免饮用含乙醇的饮料。②不宜皮下注射。③避免与哌替啶或阿托品多次合用。

【规格】片剂：12.5mg，25mg；注射剂：1ml∶25mg，2ml∶50mg。

【贮藏】遮光、密封贮存。

美喹他嗪 Mequitazine

【别名】甲噻吩嗪、玻丽玛朗、Primalan、Metaplexan、Mircol、Vigigan。

【药理作用】为吩噻嗪的衍生物，可选择性地拮抗外周组胺 H_1 受体，具有中等强度的抗组胺作用，也具有镇静作用及抗毒蕈碱样胆碱作用。

【适应证】主要用于过敏性鼻炎、过敏性结膜炎、荨麻疹、血管性水肿、皮炎、过敏性皮肤病等。

【体内过程】口服吸收迅速，6小时可达血药峰值，半衰期为18小时，在肝内代谢，原药及代谢物主要随胆汁排出。体内分布广泛，血管组织渗透性高，不易透过血脑屏障。

【用法用量】口服。①成人：每次5mg，早、晚各1次，或睡前服10mg，每天1次。②儿童每天0.25mg/kg。

【不良反应】药物过量可出现困倦、恶心、呕吐、乏力、多汗症状。

【相互作用】不能与单胺氧化酶抑制剂合用，本品能增强拟交感胺的作用。

【注意事项】机动车驾驶员及机械操作者在治疗期间应注意嗜睡作用。

【规格】片剂：5mg。

【贮藏】遮光保存。

阿伐斯汀 Acrivastine

【别名】新敏灵、新敏乐、艾克维斯定、欣民立、Semprex。

【药理作用】为曲普利啶的衍生物，为很强的 H_1 受体拮抗剂，服药后30分钟起效，抗组胺作用可维持12小时。无明显的镇静和抗毒蕈碱作用。

【适应证】适用于治疗过敏性鼻炎、花粉症、荨麻疹、湿疹、皮肤瘙痒症等。

【体内过程】成人口服8mg后经胃肠道吸收完全，1.5小时可达血药峰值（约为150μg/ml），血浆半衰期为1.5小时。蛋白结合率为26%。服药12小时后，80%的用量随尿排出，13%见于粪便中，其中6/7为原药。很难透过血脑屏障。乳汁中有无本品尚未获得资料。

【用法用量】成人及12岁以上儿童；口服，每次8mg，每天2次。

【不良反应】较少。罕见嗜睡，偶有皮疹。

【相互作用】不与乙醇及中枢神经抑制剂发生相互作用。

【注意事项】饮酒或服用其他中枢神经抑制药物时不要从事需保持高警觉性的工作。

【规格】胶囊剂：8mg。

【贮藏】遮光，贮于<25℃干燥处。

左卡巴斯汀 Levocabastine

【别名】立复汀。

【药理作用】高选择性阻断组胺 H_1 受体。无抗5-羟色胺、抗毒蕈碱和抗多巴胺作用。局部用药后起效快（3～5 分钟），维持数小时。无中枢镇静作用。

【适应证】用于局部治疗的滴眼剂和喷鼻剂，缓解过敏性鼻炎，预防包括鼻炎及结膜炎在内的过敏反应。

【体内过程】每次鼻内喷雾，有 30～40μg 的本品被吸收，全身利用度为 60%～80%，滴眼后为 30%～60%。其中主要以原药（约为吸收量的 70%）随尿排出。血浆半衰期为 35～40 小时。蛋白结合率约为 55%。

【用法用量】①喷鼻：成人及 12 岁以上儿童的常用量为每个鼻孔喷 2 下，每天 2 次。必要时可增至每次喷 2 下，每天 3～4 次。连续用药直至症状消除。②滴眼：每次 1 滴，每天 2～4 次。

【不良反应】用本品后极少数人即刻出现短暂而轻微的局部刺激，鼻刺痛、烧灼感、鼻干、口干，其他有头痛、头晕、轻度困倦、诱发喷嚏、舌部麻木感及嗅觉减退等。

【相互作用】临床试验中没有与乙醇或任何其他药物产生相互作用的报道。

【注意事项】喷雾剂为微悬浮液，用前必须摇匀。

【规格】喷鼻剂（微悬浮液）：10ml（0.5mg/ml）；滴眼剂：1ml：0.5mg。

【贮藏】室温保存。

曲吡那敏 Tripelennamine

【别名】去敏灵、扑敏宁、吡乍明、苄吡二胺、PBZ。

【药理作用】为乙二胺类抗组胺药。作用比苯海拉明略强而持久，嗜睡等不良反应较少。

【适应证】用于过敏性皮炎、湿疹、过敏性鼻炎、哮喘等。

【体内过程】在肝脏中代谢，24 小时内用量的 20% 从尿中排出。单次服用 400mg 以后，2 小时内药物在血液中出现。

【用法用量】口服。①成人：每次 25mg，每天 3 次。②儿童：每天 5mg/kg，分 4～6 次服。服时不宜嚼碎。

【不良反应】偶见粒细胞减少。

【相互作用】与中枢神经抑制药合用可加强中枢抑制作用。

【注意事项】癫痫患者、孕妇及哺乳期妇女慎用。

【规格】片剂：25mg，50mg。

【贮藏】遮光、贮于室温下。

氯雷他定 Loratadine

【别名】氯羟他定、诺那他定、克敏能、开瑞坦、Clarityne、Claritin。

【药理作用】为一种长效的口服抗组胺药。其抗组胺作用起效快、效强、持久。作用比阿司咪唑及特非那定均强。无镇静作用，无抗毒蕈碱样胆碱作用。

【适应证】用于过敏性鼻炎、急性或慢性荨麻疹及其他过敏性皮肤病。

【体内过程】口服吸收迅速，1.5 小时可达血药峰值，蛋白结合率约为 98%。大部分在肝内通过 CYP3A4、CYP2D6 代谢，代谢产物脱羧乙氧基氯雷他定仍具有抗组胺活性。两者均可出现在乳汁中。50% 的药物 5 天后随尿排出。不能透过血脑屏障。

【用法用量】口服。①成人每次 10mg，每天 1 次。②2～12 岁以下儿童，体重大于 30kg 者与成人同量，体重小于 30kg 者用成人半量 5mg。

【不良反应】①较少。偶有口干、头痛等。②偶见肝功能异常、黄疸、肝炎、肝坏死，肝功能受损者应减量。③罕见多形红斑及全身过敏反应。

【相互作用】①合用酶抑制剂如西咪替丁等，可使本品血药浓度上升。②合用其他通过上述肝酶代谢的药物，可能导致血药浓度的改变，并可能产生不良反应。

【注意事项】在做皮试前约 48 小时左右应终止使用本品。

【规格】①片剂：10mg。②胶囊剂：10mg。③颗粒剂：5mg。④糖浆剂：60ml：60mg。

【贮藏】置于 2～30℃条件下。

地氯雷他定 Desloratadine

【别名】地洛他定、恩理思、呋必叮、信敏汀。

【药理作用】属哌啶类抗组胺药，是氯雷他定的主要活性代谢物，具有长效抗组胺作用。无镇静作用。具有抑制炎性细胞因子的释放等抗变态反应作用。

【适应证】用于治疗慢性特发性荨麻疹、过敏性鼻炎。

【体内过程】单剂量给药后的血药峰值和 $AUC_{0\sim\infty}$ 值呈现剂量依赖性。表观分布容积为 114～201L，清除半衰期为 19～34.6 小时。多剂量和单剂量给药其表观分布容积与清除半衰期没有显著性差异。生物利用度不受食物的影响，与红霉素、酮康唑等 CYP3A4 酶抑制剂合用不存在药动学与药效学上的相互作用。

【用法用量】成人及 12 岁以上的青少年：口服，每次 5mg，每天 1 次。

【不良反应】①最常见困倦、口干和头痛。②罕有过敏性反应和心悸、氨基转移酶升高及胆红素增加的报道。

【相互作用】参与代谢的酶尚未确定，CYP3A4 有可能参与本品代谢，故与 CYP3A4 抑制药合用时应谨慎。

【注意事项】在做皮试前的大约 48 小时内应停止使用本品，因抗组胺药能清除或减轻皮肤对所有变应原的阳性反应。

【规格】①片剂：5mg。②糖浆剂：5ml∶1mg。③胶囊剂：5mg。

【贮藏】25℃下遮光保存。

曲普利啶 Triprolidine

【别名】吡咯吡胺、刻免（克敏）。

【药理作用】具有抗组胺、抗毒蕈碱及轻度的镇静作用。在体内与组胺竞争效应细胞上的 H_1 受体，使组胺类物质丧失同 H_1 受体结合的机会，从而抑制过敏反应的发生。

【适应证】用于治疗各种过敏性疾病如荨麻疹、过敏性鼻炎、湿疹、瘙痒症等。

【体内过程】口服易吸收，10～15 分钟生效，3 小时达血药峰值，持效 8～12 小时，半衰期为 3～5 小时。在肝内代谢为羧化衍生物，约占用量的一半随尿排出。可进入乳汁，不易透过血脑屏障。

【用法用量】口服。①成人每次 2.5～5mg，每天 3 次。②儿童 1 岁以下，每次 1mg；1～6 岁，每次 2mg；7～12 岁，每次 3mg，每天 3 次。

【不良反应】偶有恶心、倦乏、口干、轻度嗜睡等。

【相互作用】服药期间不可同时服用单胺氧化酶抑制剂、中枢性镇静药或催眠药及含乙醇的饮品。

【注意事项】①局部用于皮肤，可能引起过敏。②用药期间不可驾车或操作机械。

【规格】①片剂：2.5mg。②缓释片：10mg。

【贮藏】密封、遮光，贮于<25℃条件下。

茶苯海明 Dimenhydrinate

【别名】乘晕宁、晕海宁、捉迷明、苯海宁、曲拉明、舟车宁、Dramamine。

【药理作用】为苯海拉明和 8-氯茶碱的复合物，有抗组胺、镇吐、防晕作用。

【适应证】可用于妊娠、晕动病、放疗及术后等引起的恶心、呕吐。

【体内过程】口服易于吸收，15～60 分钟起效，与蛋白结合率高，作用维持 3～6 小时。

【用法用量】口服：每次 25～50mg，每天 3 次。乘船、车前半小时服。

【不良反应】常有嗜睡、头晕、头痛、口干、恶心、呕吐、上腹不适等，罕见幻觉、视力下降、排尿困难、皮疹等。

【相互作用】①与乙醇或其他镇静、催眠药合用有协同作用，应避免同时服用。②能短暂地影响巴比妥类等药物的吸收。③与对氨基水杨酸合用时，后者的血药浓度会降低。

【注意事项】用药期间不宜驾车和从事机械操作。

【规格】片剂：25mg，50mg。

【贮藏】遮光、密封，贮于室温下。

去氯羟嗪 Decloxizine

【别名】克喘嗪、克喘羟嗪、克敏嗪。

【药理作用】为哌嗪类抗组胺药。本品的 H_1 受体选择性阻断作用较强，且作用时间也较长，属于中长效的抗组胺药。除有拮抗 H_1 受体作用外，对白三烯等过敏活性介质亦有一定的抑制作用，同时还有一定的中枢神经抑制作用及抗胆碱作用。

【适应证】可用于支气管哮喘、急慢性荨麻疹、皮肤划痕症、血管神经性水肿等。

【体内过程】经口服后由胃肠道黏膜吸收，进入血流，30～60 分钟起效，2 小时后可达血药峰值，可维持药效 6～12 小时，药物经肝脏首过代谢降解，随尿、粪便及汗液排出。

【用法用量】口服。①成人：每次 25～50mg，每天 3 次。②儿童：不超过 2mg/（kg·d）。对于 3 岁以下儿童，最好用氯苯那敏替代。

【不良反应】偶有嗜睡、口干、失眠等不良反应，停药后可消失。

【相互作用】与中枢神经抑制药合用及饮酒，可相互增强中枢抑制作用。

【注意事项】长期持续用药常可产生耐药

性，使药效下降。

【规格】片剂：25mg，50mg。

【贮藏】干燥、遮光、密闭保存。

阿司咪唑 Astemizole

【别名】苄苯哌咪唑、息斯敏、西斯玛诺、速立敏。

【药理作用】可选择性地阻断组胺 H_1 受体而产生抗组胺作用，作用强而持久；无镇静作用及抗毒蕈碱样胆碱作用。

【适应证】适用于过敏性鼻炎、过敏性结膜炎、慢性荨麻疹和其他过敏症状。

【体内过程】口服吸收迅速，1～2 小时可达血药峰值。有广泛的首过效应。通过 CYP3A4、CYP2A6 和 CYP2D6 进行代谢。本品及活性代谢产物脱甲基阿司咪唑的平均血药峰值为 3～5ng/ml。本品终末半衰期为 1～2 天，脱甲基阿司咪唑则为 9～13 天。不易透过血脑屏障。代谢物主要经胆汁随粪便排出，并有肠肝循环存在。

【用法用量】口服。①成人：每次 10mg，每天 1 次。②儿童：6～12 岁服成人半量，6 岁以下日服量 0.2mg/kg。均空腹服用。

【不良反应】少数患者出现嗜睡、倦怠。长期用可增进食欲，增加体重。服用过量可引起 QT 间期延长或室性心律失常。

【相互作用】与氟康唑、伊曲康唑、酮康唑、咪康唑及大环内酯类抗生素合用，可导致严重的心律失常。

【注意事项】用药期间不宜驾车或机械操作。

【规格】①片剂：3mg，10mg。②混悬剂：30ml：60mg。

【贮藏】置于 15～30℃干燥处，密封保存。

特非那定 Terfenadine

【别名】丁苯哌丁醇、叔哌丁醇、敏迪、司立泰、得敏功、比斯妥、特西利、特费定、芬林。

【药理作用】选择性地阻断组胺 H_1 受体，有抗 5-羟色胺、抗毒蕈碱和抗肾上腺素能的作用。无明显的中枢抑制作用。起效较阿司咪唑快，维持时间较阿司咪唑短。

【适应证】用于过敏性鼻炎、皮炎、湿疹和荨麻疹，也可用于神经性皮炎、花粉症等。

【体内过程】口服迅速吸收，2 小时可达血药峰值，半衰期为 16～23 小时，蛋白结合率为 97%，活性代谢物的结合率较低。本品 99%在肝内代谢为非索非那定后具有抗组胺的活性。代谢物及少量原药随粪便及尿排出。本品及其代谢物不能透过血脑屏障，代谢物可进入乳汁。

【用法用量】口服。①成人：每次 60mg，每天 2 次。②儿童：6～12 岁，每次 30mg，每天 2 次。3～5 岁，每次 15mg，每天 2 次。均于餐后服用。

【不良反应】偶见头痛、胃肠功能紊乱、皮疹、口干等。大剂量可引起心律失常。

【相互作用】与氟康唑、伊曲康唑、酮康唑、咪康唑及大环内酯类抗生素合用，可导致严重的心律失常。

【注意事项】如发生心悸、头晕、晕厥或惊厥，即应停药，检查心脏是否存在潜在的心律失常。

【规格】①片剂：60mg。②胶囊剂：60mg。③颗粒剂：30mg。④混悬剂：5ml：30mg。

【贮藏】密封、遮光，贮于阴凉、干燥处。

非索非那定 Fexofenadine

【别名】非索那丁、非索那定、特拉、瑞菲、Raltiva、Allegra。

【药理作用】为哌啶类抗组胺药，第二代 H_1 受体拮抗剂，是特非那定的活性代谢产物，无镇静作用及口干和尿潴留不良反应。镇静作用较弱。本品可作为特非那定的替代品。

【适应证】适用于减轻季节性过敏性鼻炎和慢性特发性荨麻疹引起的症状。

【体内过程】口服后快速吸收，1～3 小时起效，作用可持续 12～24 小时。单次服用本品 120mg，达峰时间为 2.6 小时。进食可延后本品的达峰时间，降低本品的血药峰值及生物利用度。血浆蛋白结合率为 60%～70%，主要与白蛋白和 α_1-酸性糖蛋白结合。约有 5%的总给药剂量可通过肝代谢清除。

【用法用量】口服。①慢性特发性荨麻疹：成人每次 60mg，每天 2 次。儿童 6～11 岁，每次 30mg，每天 2 次；12 岁以上，每次 60mg，每天 2 次。②季节性过敏性鼻炎：成人每次 60mg，每天 2 次。儿童 6～11 岁，每次 30mg，每天 2 次。12 岁以上，每次 60mg，每天 2 次。

【不良反应】常见头痛、头晕、疲倦、恶心、消化不良、嗜睡。

【相互作用】①不与含有铝或镁的抗酸药同服。②任何可致 QT 间期延长的药物，如其他抗组胺药等均可与本品发生药效学相互作用，引起心律失常，故应避免合用。

【注意事项】肝功能不全者不必减量，肾功能不全的患者剂量需减半。

【规格】①胶囊剂：60mg。②片剂：30mg，60mg，180mg。③分散片：30mg。④混悬剂：5ml：30mg。

【贮藏】20～25℃下保存。

西替利嗪 Cetirizine

【别名】仙特明、仙特敏、赛特赞、疾立静、比特力、西可韦、斯特林、福宁、希特瑞、荫尔夫、瑞丹隆。

【药理作用】为外周 H_1 受体拮抗剂。作用强而持久，无明显的中枢抑制作用。还可以稳定肥大细胞，减少过敏反应晚期相关的炎症细胞移行及介质释放。

【适应证】适用于季节性和常年性过敏性鼻炎、季节性结膜炎及过敏反应所致的瘙痒和荨麻疹。也可用于呼吸系统的过敏性疾病如哮喘等。

【体内过程】口服迅速吸收，相对生物利用度为 99.9%。口服 10mg 后 20 分钟起效，30～60 分钟达血药峰值（约 0.3μg/ml）。蛋白结合率为 93%，基本不在体内代谢，24 小时内 70%随尿排出，10%随粪便排泄。肾清除率为 30ml/min，消除半衰期为 7～10 小时。

【用法用量】口服。①成人每次 10～20mg，每天 1 次。成人也可服滴剂 20 滴，每天 1 次。②2～6 岁儿童 5mg，每天 1 次。2～6 岁儿童也可服用滴剂 10 滴，每天 1 次。

【不良反应】较少，偶见焦虑、口干、嗜睡或头痛。

【相互作用】应谨慎与镇静药（催眠药）与茶碱同服。

【注意事项】驾车及操作有危险的机器时要小心。服用本品应谨慎饮酒。

【规格】①片剂：10mg。②滴剂：1ml：10mg。

【贮藏】15～25℃条件下保存。

氯马斯汀 Clemastine

【别名】克立马丁、吡咯醇胺、柯敏停、维他静。

【药理作用】组胺 H_1 受体拮抗剂，不仅是长效，尚具有显著的止痒作用，中枢抑制作用微弱，因而嗜睡不良反应轻微且少见。

【适应证】用于过敏性鼻炎、荨麻疹、湿疹及其他过敏性皮肤病。也可用于支气管哮喘。

【体内过程】口服后迅速且几乎完全被吸收，30 分钟起效，2～4 小时可达血药峰值，持续时间长达 12 小时，主要以原药或代谢物随尿排出。

【用法用量】口服或肌内注射。①口服：每次 1.34mg（富马酸氯马斯汀，相当氯马斯汀 1mg，以下同），每天 2 次，早、晚各服 1 次。②肌内注射：每天 1.34～2.68mg。

【不良反应】①偶见轻度嗜睡、食欲缺乏、恶心、呕吐。②偶见皮肤瘙痒、荨麻疹及过敏性休克。

【相互作用】不可合用其他中枢神经抑制药（如巴比妥类药物、乙醇或苯二氮䓬类）。

【注意事项】用药期间不宜驾驶车辆、管理机器及进行高空作业。

【规格】①片剂：1.34mg。②口服溶液：60ml：8.04mg。③注射剂：1.34mg。

【贮藏】密封、遮光，贮于<25℃条件下。

美吡拉敏 Pyrilamine

【别名】比拉明、甲氧苄二胺、新安替根。

【药理作用】为乙二胺类抗组胺药。有轻度抗胆碱作用，但较其他第一代 H_1 受体拮抗剂弱，并有局部麻醉作用。

【适应证】常作为抗感冒药的复方成分之一，与其他药物联合用于治疗感冒、咳嗽或过敏性鼻炎和荨麻疹，单独用药较少见。

【体内过程】口服吸收良好，15～60 分钟起效。单剂量口服本药后作用持续 8 小时。可经肝脏代谢，经肾脏排泄。

【用法用量】①口服：每天 75～200mg，分 3～4 次服用。②肌内注射或静脉注射：1 次 25～50mg。

【不良反应】可见困倦、嗜睡、目干、视觉模糊、胃部不适。

【相互作用】合用其他抗组胺药可增强本品的中枢神经抑制作用。

【注意事项】驾驶员、机械操作员及高空作业者禁用。禁用于新生儿和早产儿。

【规格】片剂：25mg，50mg。

【贮藏】密封、遮光，贮于<25℃条件下。

依巴斯汀 Ebastine

【别名】开思亭、苏迪、思金。

【药理作用】为哌啶类长效非镇静性第二代

组胺 H_1 受体拮抗剂。对中枢神经系统的 H_1 受体拮抗作用和抗胆碱作用弱。

【适应证】用于治疗过敏性鼻炎（季节性和常年性）、特发性慢性荨麻疹。

【体内过程】口服给药后，被快速吸收，大部分在肝脏中初步代谢。其产物为一种酸性活性代谢产物卡瑞斯汀（carebastine）。本品和卡瑞斯汀均与蛋白高度结合（＞95%）。给药剂量的66%以结合的代谢产物形式随尿排出。

【用法用量】①成人及 12 岁以上儿童，每天 1 次，每次 10mg。②儿童 6～11 岁，每天 1 次，每次 5mg。③儿童 2～5 岁每天 1 次，每次 2.5mg。

【不良反应】过敏反应可见皮疹、水肿，罕见心动过速、尿潴留。尚有口干、恶心、呕吐、食欲亢进、腹泻、便秘等。

【相互作用】与 QT 间期延长或抑制 CYP3A 酶系的任何药物（如咪唑类抗真菌药及大环内酯类抗生素）合用，可使心律失常加重。

【注意事项】哺乳期妇女使用时应暂停哺乳。

【规格】片剂：10mg。

【贮藏】贮于＜30℃干燥遮光处。

咪唑斯汀 Mizolastine

【别名】皿治林。

【药理作用】具有独特的抗组胺和抗过敏性炎症的双重作用，是一种强效的、高度选择性组胺 H_1 受体拮抗剂，可抑制活化的肥大细胞释放组胺及抑制炎性细胞的趋化作用。同时，还可抑制过敏反应时细胞黏附分子-1 的释放。

【适应证】适用于成人或大于 12 岁儿童所患过敏性鼻炎及荨麻疹。

【体内过程】口服后吸收迅速，1.5 小时可达血药峰值 276ng/L，平均消除半衰期约为 13 小时。生物利用度约为 65.5%，不受食物和乙醇的影响。蛋白结合率较高（约为 98.4%）。主要在肝内通过葡糖醛酸化进行代谢，也通过 CYP3A4 代谢。仅有极少原药随尿排出。

【用法用量】口服。成人（包括老年人）和 12 岁以上儿童每天 1 次，每次 10mg。

【不良反应】个别患者可出现头痛、乏力、口干、胃功能紊乱、低血压、焦虑、抑郁等，罕见白细胞计数、血糖和电解质的轻度异常。

【相互作用】①不应与全身给药的咪唑类抗真菌药或大环内酯类抗生素合用。②与西咪替丁、环孢素、硝苯地平等合用应谨慎。

【注意事项】①如有心脏病史患者，用药前须征求医师意见。②建议在驾驶和进行复杂工作之前进行个体评估，以确定服用此药的患者可以精神集中地工作。

【规格】缓释片：10mg。

【贮藏】＜25℃干燥处贮存。

赛庚啶 Cyproheptadine

【别名】乙苯环庚啶。

【药理作用】其 H_1 受体拮抗作用较氯苯那敏、异丙嗪强，并具有轻中度的抗 5-羟色胺作用及抗胆碱作用，可作为血管性头痛的抑制药。尚有刺激食欲的作用。

【适应证】可用于荨麻疹、湿疹、过敏性和接触性皮炎、皮肤瘙痒、鼻炎、偏头痛、支气管哮喘等。皮肤瘙痒通常在服药后 2～3 天消失。对库欣病、肢端肥大症也有一定疗效。

【体内过程】胃肠吸收后，在肝内代谢，代谢物主要随尿排泄。

【用法用量】①成人口服 4mg，每天 3 次。②2～6 岁儿童 2mg，每天 2～3 次。③7～14 岁儿童 4mg，每天 2～3 次。④治疗偏头痛，口服 4mg，30 小时后加服 4mg，每隔 42 小时口服 4mg。⑤乳膏剂，每天 2～3 次，涂擦于患处。

【不良反应】有嗜睡、口干、乏力、头晕、恶心或食欲增强等。

【相互作用】不宜与中枢神经抑制药、抗胆碱能药、乙醇及单胺氧化酶抑制剂合用。

【注意事项】用药期间避免饮酒。

【规格】①片剂：2mg，4mg。②糖浆剂：10ml：4mg。③乳膏剂：0.5%。

【贮藏】密封，遮光贮于室温下。

左西替利嗪 Levocetirizine

【别名】左旋西替利嗪、迪皿、诺思达、齐平、优泽、西可新、畅然、强溢。

【药理作用】是西替利嗪的左旋体，药理作用与西替利嗪相似，但副作用更少。为选择性组胺 H_1 受体拮抗剂。无明显抗胆碱和抗 5-羟色胺作用，中枢抑制作用较小。

【适应证】①成人和年龄≥2 岁儿童季节变应性鼻炎。②成人和年龄≥6 个月儿童常年变应性鼻炎和慢性特发性荨麻疹。

【体内过程】口服给药后，快速广泛吸收。成人口服片剂后，0.9 小时达血药峰值。每天口服给药 2 天后可达稳态，蓄积率为 1.12。食物对本品片剂的 AUC 无影响。体外平均血浆蛋白结合率91%～92%。小于14%的剂量在人体内代谢。及其代谢物主要随尿液排泄，约占给药剂量的85.4%，仅12.9%随粪便排泄。

【用法用量】口服。①成人及6岁以上儿童用量为每天1次，每次5mg。②2~6岁儿童，每天1次，每次2.5mg。

【不良反应】耐受性良好，不良反应轻微且多可自愈，常见嗜睡、口干、头痛、乏力等。

【相互作用】同西替利嗪。

【注意事项】①高空作业、驾驶或操作机器期间慎用。②避免与镇静药同服。③酒后避免使用本品。④肾功能不全者使用本品适当减量。

【规格】①片剂：5mg。②口服溶液剂：5ml：2.5mg。

【贮藏】20～25℃下保存。

氮䓬斯汀 Azelastine

【别名】氮䓬斯丁、爱赛平、Rhinolast、Allergodil。

【药理作用】除具有抗组胺作用外，尚具抑制白三烯释放的作用，作用强而持久。

【适应证】用于防治支气管哮喘、过敏性鼻炎、过敏性结膜炎、急慢性荨麻疹。

【体内过程】单剂量口服本品后，其血浆半衰期大约为20小时，而其活性代谢产物 N-去甲基氮䓬斯汀约为45小时。排泄主要经粪便排除，有肠肝循环。本品滴眼液很少吸收，使用（每天4次，每次每眼1滴）56天，血药浓度为0.02～0.25ng/ml。

【用法用量】①口服：成人每次1～4mg，每天2次。6～12岁儿童每次2mg，每天2次。②滴眼：成人每次1滴，每天2次。③喷鼻：早、晚各1次，每天2次。

【不良反应】偶有嗜睡及胃肠道反应、口干、味觉改变，滴眼可造成灼烧感。少数患者喷药时产生鼻黏膜刺激。

【相互作用】①与西咪替丁合用，可增加本品的生物利用度和潜在不良反应。②与乙醇同时服用会加重中枢神经系统抑制作用，产生眩晕、嗜睡。

【注意事项】①孕妇及哺乳期妇女、哮喘患者慎用。②服药期间避免驾车和机械操作。

【规格】①片剂：0.5mg，1mg。②颗粒剂：2mg/g。③喷鼻剂：10ml：10mg。④滴眼液：5ml：2.5mg。

【贮藏】密封、遮光贮存。

羟嗪 Hydroxyzine

【别名】安泰乐、安太乐、安他乐。

【药理作用】具有中枢镇静、弱抗焦虑及肌肉松弛作用，并有抗组胺作用。

【适应证】慢性荨麻疹、瘙痒皮肤病、焦虑症及手术前后的镇静和止吐。

【体内过程】口服吸收快，15～30分钟起效，持续4～6小时，消除半衰期为20小时，代谢物西替利嗪具有抗组胺活性。

【用法用量】口服，每次25～50mg，每天2～3次。

【不良反应】常见嗜睡，可见无力、头痛、晕眩、低血压与心悸。偶见皮疹、骨髓抑制，可能诱发癫痫。

【相互作用】能增强其他中枢神经抑制药的作用，与巴比妥类、阿片类或其他中枢神经抑制药合用时，必须注意将这些药的剂量减少。

【注意事项】长期使用可产生依赖性。服药期间勿饮酒。

【规格】片剂：25mg。

【贮藏】遮光，贮于室温下。

美克洛嗪 meclozine

【别名】氯苯苄嗪、敏可静、美其敏。

【药理作用】为组胺受体拮抗药，可对抗组胺引起的降压效应及致死量组胺引起的动物死亡起保护作用。还有中枢抑制和局部麻醉作用。抗晕动病和眩晕效应与其抗胆碱作用有关。

【适应证】治疗和预防晕动病引起的恶心、呕吐和头晕，以及前庭疾病引起的眩晕。

【体内过程】口服后1小时起效，半衰期为6小时，用药一次可维持8～24小时。

【用法用量】口服，一次25mg，一日3次。用于预防时，应提前1小时用药，一次25～50mg，一日1次。

【不良反应】可见口干、视物模糊、困倦和乏力。

【相互作用】①能增强其他中枢神经抑制药的作用。②可拮抗阿扑吗啡的催吐作用。

【注意事项】可抑制组胺引起的皮肤反应，药物过敏性皮试前24小时停药。

【规格】片剂：25mg。

【贮藏】遮光，贮于室温下。

11.2　过敏反应介质阻释剂

酮替芬　Ketotifen

【别名】甲哌噻庚酮、噻喘酮、苯环庚噻吩、萨地酮。

【药理作用】既有很强的 H_1 受体拮抗作用，又有抑制过敏反应介质释放的作用。能抑制肥大细胞、嗜碱性粒细胞、中性粒细胞和巨噬细胞多种介质的释放，包括慢反应物质及其他活性介质，其抗过敏作用较色甘酸钠强。

【适应证】①用于治疗荨麻疹、湿疹、过敏性皮炎、瘙痒症、异位性皮炎、鼻炎、哮喘。②滴眼剂用于治疗过敏性结膜炎。

【体内过程】口服后吸收良好，2 小时可达血药峰值，肝脏内药物分布最多，可进入乳汁。主要代谢物为葡糖醛酸结合物，60%随尿液排出，40%随粪便排出，儿童较成人排泄快。

【用法用量】①口服：成人 1mg，每天 2 次；4～6 岁儿童 0.8mg/d；6～9 岁儿童 1mg/d；9～14 岁儿童 1.2mg/d，分 2 次服。②滴眼：每次 1～2 滴，每天 4 次，或遵医嘱。

【不良反应】主要有胃肠道反应、嗜睡、困倦、头晕、头痛等。

【相互作用】①避免与中枢神经抑制药或乙醇合用，可增强镇静作用。②不能与口服降血糖药合用。

【注意事项】①对已发作的急性哮喘无效，对持续状态的哮喘也无帮助。②服药期间，驾车和操作有潜在危险仪器者要谨慎。③避免同时服用其他镇静催眠药或饮酒。

【规格】①片剂：1mg。②胶囊剂：0.5mg。③口服溶液：5ml∶1mg。④滴眼液：5ml∶2.5mg。

【贮藏】遮光、贮于室温下。

曲尼司特　Tranilast

【别名】肉桂氨茴酸、利喘平、利喘贝、去敏泰、奥特敏。

【药理作用】能抑制肥大细胞脱颗粒，阻滞组胺等过敏反应介质的释放。口服有效，尚能抑制局部过敏反应。

【适应证】用于支气管哮喘及过敏性鼻炎的预防性治疗，用于治疗特应性皮炎，也用于治疗瘢痕疙瘩、增生性瘢痕。

【体内过程】口服 2～3 小时后达血药峰浓度。经肝脏代谢，体内代谢产物主要为本药 4 位脱甲基与硫酸及葡萄糖醛酸的结合物。主要经肾排泄，半衰期 8.6 小时。

【用法用量】口服。①成人每天 3 次，每次 0.1g。②儿童每天 5mg/kg，分 3 次服用。

【不良反应】①可见嗜睡、疲倦、头痛、头晕、食欲缺乏、恶心等。②偶见嗜酸性粒细胞增多症、肝功能异常，必要时减量或停药。③偶见皮疹。④偶见膀胱刺激，应停药。

【相互作用】合用华法林可增强华法林作用，合用时应监测凝血功能变化。

【注意事项】①本品不能迅速减轻急性发作及其症状。②激素依赖性患者使用本药时，激素用量应逐渐减少，不可突然停药。

【规格】胶囊剂：100mg。

【贮藏】遮光、密闭、干燥处保存。

色甘酸钠　Sodium Cromoglicate

【别名】咽泰、咳乐钠、色甘酸二钠。

【药理作用】为抗过敏药物，作用机制是稳定肥大细胞膜，制止肥大细胞释放组胺、白三烯、5-羟色胺、缓激肽及慢反应物质等致敏介质，从而预防过敏反应的发生。

【适应证】用于预防支气管哮喘、过敏性鼻炎、春季过敏性结膜炎。

【体内过程】吸入给药后有 8%～10%进入肺内，经支气管和肺泡吸收，50%经肾脏排泄，半衰期为 80 分钟，体内无药物蓄积。

【用法用量】①干粉吸入：每次 20mg，每天 4～6 次。②干粉鼻吸入（或吹入）：每次 10mg，每天 4 次，用于过敏性鼻炎。③口服：每次 100～600mg，每天 3 次，连服 1～6 个月，用于胃肠道变态反应性疾病。④外用：5%～10%软膏，涂患处，每天 2 次。⑤滴眼：2%滴眼液，每天数次。

【不良反应】较少见，偶有恶心、呕吐、头痛、头晕、关节痛和肿胀。

【相互作用】尚不清楚。

【注意事项】①对急性哮喘发作和哮喘持续状态无效。②用于预防支气管哮喘时不可骤然停药。③使用本品预防支气管哮喘时哮喘加重，可先吸入扩张支气管气雾剂。

【规格】①气雾剂：每瓶总量 14g，内含色甘酸钠 0.7g，每揿含色甘酸钠 3.5mg。②胶囊（胶丸）剂：20mg。③软膏：5%～10%。④滴眼剂：2%（8ml）、4%（8ml）。

【贮藏】密封，在阴凉处（不超过 20℃）保存。

第12章 神经系统用药

12.1 抗帕金森病药

苯海索 Trihexyphenidyl

【别名】安坦。

【药理作用】具有中枢性抗胆碱作用，其周围抗胆碱作用较弱。

【适应证】①用于轻症震颤麻痹综合征或不耐左旋多巴或使用左旋多巴无效者。②用于治疗脑炎后震颤麻痹综合征。③用于控制吩噻嗪类药物所致的锥体外系症状。

【体内过程】口服易于吸收，分布广泛。小剂量时半衰期为1.7小时，大剂量为3.7小时。以原形及代谢物随尿排出。口服1小时后可显示出疗效。

【用法用量】①治疗自发性帕金森病：餐前或进餐时口服，开始1mg/d，分3~4次服用，根据患者效应，在几天内可逐渐增加2mg、6mg甚至10mg，一般常用5~15mg/d，极量20mg/d。②对药物所致锥体外系反应：一般使用5~15mg/d，也有给予1mg即显疗效。

【不良反应】口干、便秘、尿潴留、瞳孔散大、视物模糊，心动过速。剂量过大可产生精神障碍和兴奋。

【相互作用】①与乙醇或其他中枢神经抑制药合用时，可使中枢抑制作用加强。②与强心苷合用，增加强心苷类吸收，易于发生中毒。

【注意事项】老年人对药物较敏感，剂量勿过大。

【规格】①片剂：2mg。②胶囊：5mg。③糖浆剂：0.1%。

【贮藏】密封保存。

左旋多巴 Levodopa

【别名】左多巴。

【药理作用】为体内合成去甲肾上腺素、多巴胺等的前体物质，本身无药理活性，进入中枢神经系统后，经多巴脱羧酶的作用转化成多巴胺，以补充低下的多巴胺水平，改善震颤麻痹症状。主要通过D_2受体发挥作用。

【适应证】①震颤麻痹。②肝性脑病。③神经痛。④高泌乳素血症。

【体内过程】口服易自小肠吸收，吸收量的95%以上在外周脱羧转化为多巴胺，仅约1%进入脑组织。一般需连续用药2~3周后才开始见效。为了减少本品在外周的转化，常同时加服多巴脱羧酶抑制剂如卡比多巴、苄丝肼等。多巴脱羧酶抑制剂本身不易通过血脑屏障，但在外周通过减少本品的降解，使进入脑内的本品量增加。半衰期β相为1~3小时。80%以代谢物随尿排出，极少量随粪便排出，也可经乳汁分泌。

【用法用量】①治疗震颤麻痹：口服，开始每天0.25~0.5g，每服2~4日增加0.25~0.75g。维持剂量每天2~5g，分4~6次服，连续用药2~3周后见效。在剂量递增过程中，如出现恶心等，应停止增量，待症状消失后再增量。②治疗肝性脑病：每天0.3~0.4g，加入5%葡萄糖溶液500ml中静脉滴注，待完全清醒后减量至每天0.2g，继续1~2天后停药。

【不良反应】有胃肠道反应、"开关"现象、排尿困难等。偶见高血压、心律失常、溶血性贫血。

【相互作用】①与维生素B_6或氯丙嗪等合用，疗效降低。②与外周多巴脱羧酶抑制剂卡比多巴等合用，增加疗效，减少不良反应，此时可合并应用维生素B_6。③与乙酰螺旋霉素合用可使本品药效减弱。

【注意事项】①患有骨质疏松的老年人用本品治疗时，应缓慢恢复正常的活动，以减少骨折的危险。②用药期间注意定期检查血常规、肝肾功能及心电图。

【规格】①片剂：50mg，100mg，250mg。②胶囊剂：100mg，125mg，250mg。

【贮藏】遮光、密封保存。

卡比多巴 Carbidopa

【别名】α-甲基多巴肼。

【药理作用】为外周脱羧酶抑制剂，不易进入中枢，仅抑制外周的左旋多巴转化为多巴胺。

【适应证】与左旋多巴合用，用于各种原因引起的帕金森病。

【体内过程】口服后吸收迅速，随尿排出，一般不能透过血脑屏障，但能通过胎盘，也可随乳汁分泌。

【用法用量】开始 1 次剂量 10mg、左旋多巴 100mg，每天 4 次；以后每隔 3～7 天每天增加 40mg、左旋多巴 400mg，直至每天 200mg、左旋多巴达 2g。多采用其复方制剂。如患者已先用左旋多巴，需停药 8 小时以上才能再合用复方制剂。

【不良反应】常见运动障碍和幻觉等。

【相互作用】与左旋多巴合用治疗帕金森病。

【注意事项】不宜和金刚烷胺、苯托品、开马君、苯海索合用。可在餐后或与食物同服。

【规格】片剂：12.5mg。

【贮藏】密封、避光保存。

苄丝肼 Benserazide

【别名】三羟基丝氨酰肼、色拉肼、丝氯酰肼、羟苄丝肼、马多巴。

【药理作用】为外周脱羧酶抑制剂，作用类似卡比多巴。

【适应证】一般与左旋多巴按 1：4 配伍应用，用于帕金森病和帕金森综合征。

【体内过程】口服吸收迅速，吸收率约 58%，与左旋多巴合用吸收稍增加。不易透过血脑屏障。以代谢物随尿排出，12 小时可排出 90%。

【用法用量】与左旋多巴合用，开始一次本品 25mg 加左旋多巴 100mg，每天 3 次，后每 2～3 天增加本品 25mg，增加左旋多巴 100mg，至本品日达 250mg，左旋多巴日达 1000mg。

【不良反应】单用时不良反应很少，同卡比多巴。

【相互作用】与单胺氧化酶抑制剂合用抑制药物的反应。

【注意事项】参见卡比多巴。

【规格】片剂：左旋多巴 200mg 与苄丝肼 50mg。

【贮藏】遮光、密封，在阴凉（不超过 20℃）干燥处保存。

卡比多巴左旋多巴 Carbidopa and Levodopa

【别名】心宁美、息宁、信尼麦。

【药理作用】是由左旋多巴和卡比多巴按一定比例组成的复方制剂。卡比多巴可以抑制中枢神经系统以外的左旋多巴转化成为多巴胺。因此，会有更多的左旋多巴到达中枢神经系统，从而转化为多巴胺，可以用于缓解多巴胺缺乏所致的震颤麻痹。

【适应证】用于治疗自发性帕金森病、脑炎后帕金森综合征、一氧化碳或锰中毒及其他原因引起的帕金森综合征。

【体内过程】参见两药的相关资料。

【用法用量】推荐起始剂量为每天 2～3 次，每次 1 片。

【不良反应】参见左旋多巴。

【相互作用】①服用某些降压药的患者，同时服用本品时后出现直立性低血压。②与铁剂同服，会降低其生物利用度。

【注意事项】正在接受左旋多巴单一治疗的患者，必须在停用左旋多巴至少 8 小时后，才可开始服用本品治疗（如果服用缓释的左旋多巴，至少应停药达 12 小时）。

【规格】①片剂：25mg/250mg，10mg/100mg，25mg/100mg。②控释片：50mg/200mg。

【贮藏】遮光、密封，在阴凉（不超过 20℃）干燥处保存。

多巴丝肼 Levodopa and Benserazide Hydrochloride

【别名】美多芭。

【药理作用】是左旋多巴与苄丝肼按 4：1 制成的复方制剂，在临床试验和治疗应用中已证明这一比例具有最佳疗效，与单独给予大剂量左旋多巴的效果相当。

【适应证】为苄丝肼与左旋多巴组成的复方制剂。苄丝肼为外周脱羧酶抑制剂，作用类似卡比多巴。与左旋多巴合用，治疗震颤麻痹，但不包括药物引起的帕金森综合征。

【体内过程】参见左旋多巴和多巴丝肼。

【用法用量】最初用 0.5 片，每天 3 次，以后每周增加 0.5 片，直至达到适合的治疗量，通常维持剂量以 3～6 片为宜，分 3～4 次服用。

【不良反应】同卡比多巴左旋多巴。

【相互作用】①外周多巴脱羧酶抑制剂如卡比多巴在脑外（外周）抑制左旋多巴脱羧成多巴，使血中有更多的左旋多巴进入脑内脱羧成DA，因而左旋多巴用量可减少75%。②与金刚烷胺、苯扎托品、丙环定或苯海索同用时，可加强左旋多巴的疗效，但有精神病史者不主张同用。③与抗酸药，特别是含有钙、镁或碳酸氢钠的药物合用时，可增加左旋多巴的吸收，尤其是胃排空缓慢的患者。④与乙内酰脲类抗惊厥药如乙妥英，或苯二氮䓬类等同用时，可减低左旋多巴的疗效。⑤氟哌利多（droperidol）、氟哌啶醇、洛沙平（loxapine）、罂粟碱、吩噻嗪类及硫杂蒽类能阻滞脑中多巴胺受体，引起锥体外系症状，因而可加重帕金森病的症状，并对抗左旋多巴的疗效。⑥萝芙木等可耗竭脑中多巴胺，因而可对抗左旋多巴的疗效。⑦溴隐亭可加强左旋多巴的疗效。⑧与甲基多巴同用时，可改变左旋多巴的抗帕金森作用，并产生中枢神经系统的毒性作用，促使精神病等发作。⑨与甲氧氯普胺（胃复安）同用时，可加快左旋多巴自胃中排空，因而可增加小肠对左旋多巴的吸收量和（或）速度。⑩禁止与单胺氧化酶（MAO）抑制剂如呋喃唑酮及丙卡巴肼同用，以免引起高血压危象，在用本品前应先停用MAO抑制剂2～4周。禁与维生素B_6同用。与降压药同用时，可加强本品的降压作用。

【注意事项】同卡比多巴左旋多巴。

【规格】①胶囊：125mg（含苄丝肼 25mg和左旋多巴 100mg），250mg（含苄丝肼 50mg和左旋多巴 200mg）。②片剂：250mg（含苄丝肼 50mg和左旋多巴 200mg）。

【贮藏】遮光、密封，在阴凉（不超过20℃）干燥处保存。

培高利特　Pergolide

【别名】硫丙麦角林、协良行。

【药理作用】为麦角碱衍生物。为多巴胺受体激动剂，能直接刺激黑质纹状体系统突触后神经的多巴胺 D_1 和 D_2 受体。

【适应证】①抗震颤麻痹，常与左旋多巴合用。②高催乳素血症。

【体内过程】口服吸收迅速，1～3 小时达血药峰值，半衰期为 12～24 小时，一次给药后 7天内可完全清除，代谢产物随尿排泄量平均为50%，经呼吸道排出量为 5%，其余的 40%～50%随粪便排出。

【用法用量】口服：每天 50μg，连用 2 天，然后每间隔 3 天，每天增加 100～150μg，可连用12 天，而后每天增加 250μg（间隔 3 天）直至效果满意，平均剂量每天 3mg。

【不良反应】常见不自主运动、幻觉、直立性低血压、困倦、意识模糊等。

【相互作用】①多巴胺拮抗剂，如吩噻嗪类、丁酰苯类、硫杂蒽类和甲氧氯普胺可降低本品疗效。②与抗高血压药物合用应注意直立性低血压的可能。③与左旋多巴合用，可能引起或加重患者已存在的精神错乱状态、幻觉及运动障碍等。

【注意事项】须严格遵循医师指导，从小剂量开始，逐渐增加至最佳剂量。

【规格】片剂：0.05mg，0.25mg，1.0mg。

【贮藏】密封贮于室温下。

司来吉兰　Selegiline

【别名】司立吉林、丙炔苯丙胺、思吉宁、金思平、咪多吡。

【药理作用】是一种选择性单胺氧化酶 B 抑制剂，抑制多巴胺的再摄取及突触前受体。这些作用促进脑内多巴胺的功能。

【适应证】左旋多巴治疗的辅助用药，也可单用于早期震颤麻痹。

【体内过程】口服后吸收迅速，1 小时达血药峰值。易透过血脑屏障，半衰期为 40 小时，经代谢后转化为苯丙胺和甲基苯丙胺随尿排出。

【用法用量】口服。①每次 10mg，1 次顿服。②每次 5mg，早、晚 2 次服用。

【不良反应】可见口干、恶心、低血压、肝脏氨基转移酶暂时性增高等。偶有焦虑、幻觉、运动障碍等。与左旋多巴合用时易出现上述现象。

【相互作用】增加哌替啶和其他阿片类药的毒性及氟西汀的作用。禁止与哌替啶合用。

【注意事项】用量应个体化，尤其在与卡比多巴/左旋多巴合用时。

【规格】①片剂：5mg。②胶囊：5mg。

【贮藏】密封、避光贮存。

溴隐亭　Mocriptine

【别名】麦角隐亭、保乳调、溴麦亭、溴麦角环肽、抑乳停、麦角溴胺、α-麦角隐亭。

【药理作用】系多肽类麦角生物碱，主要作用于 D_2 受体，具有抗震颤麻痹、抑制催乳素分泌、抑制生长激素释放的作用。

【适应证】①与左旋多巴联合用于治疗早期震颤麻痹症。②用于左旋多巴无效的病例。③用于垂体瘤伴肢端肥大症或巨人症的辅助治疗。④用于催乳瘤所引起的高催乳素血症。⑤也用于分娩后阻止泌乳。

【体内过程】口服后被吸收28%～30%，由于广泛的首过代谢，生物利用度仅有 6%。达血药峰值时间为 1.2 小时，90%～96%的药物与血浆蛋白结合。经肝脏代谢，主要排出途径为胆汁，半衰期为 30.5 小时。

【用法用量】①震颤麻痹：开始每次 1.25mg，每天 1~2 次，在 2 周内逐渐增加剂量，必要时每 2~4 周增加 2.5mg，以找到最小的满意剂量，每天剂量以 20mg 为宜。②闭经或乳溢：开始每天 2.5mg，在 1 周内逐渐增至每天 2~3 次，每次 2.5mg。③抑制生理性泌乳：每次 2.5mg，每天 2 次，连续 2 周，必要时可用至 21 天。④女性不育：开始每天每次 2.5mg，1 周内增至 2.5mg，每天 2~3 次。

【不良反应】常见恶心、头痛、眩晕、疲倦、腹痛、呕吐及直立性低血压，也可有外周循环障碍、异动症、运动障碍及精神症状。

【相互作用】大环内酯类抗生素使本品血药浓度升高，从而增加其毒性。

【注意事项】帕金森病患者服用本品时，有必要常规检查肝肾功能、造血功能和血管功能。

【规格】①片剂：1mg，2mg，5mg。②胶囊剂：5mg，10mg。

【贮藏】密封、避光，贮于 15℃以上。

罗匹尼罗 Ropinirole

【别名】累匹利洛。

【药理作用】作用类似溴隐亭。单用或与左旋多巴合用治疗帕金森病。能显著缩短"关"的时间，改善统一帕金森病评定量表（UPDRS）运动评分，减少左旋多巴的需求量（约 20%）。

【适应证】用于震颤麻痹。

【体内过程】口服后迅速吸收，1.5 小时可达血药峰值。食物可能减慢其速度。生物利用度约为 50%，蛋白结合率为 10%~40%。本品主要通过 CYP1A2 代谢，代谢物随尿排出。平均消除半衰期约为 6 小时。

【用法用量】开始时每天 3 次，每次 0.25mg；每周增加 0.75mg 至每天 3mg。维持剂量为每天 3~9mg，分 3 次服用。停用本品须逐渐减量，约 1 周。

【不良反应】【相互作用】参见溴隐亭。

【注意事项】轻至中度肾功能损害患者无须调整剂量。

【规格】片剂（盐酸盐）：250μg，500μg。

【贮藏】密封，贮于室温下。

吡贝地尔 Piribedil

【别名】泰舒达。

【药理作用】可刺激大脑代谢，同时刺激皮质电发生，增加氧消耗，提高大脑皮质组织氧分压，增加循环血量；在人体，本品治疗期间出现以"多巴胺能"类型刺激脑皮质电发生，对多巴胺所致的各种功能具有临床作用。对于外周循环，本品可增加股血管血流量，这一作用机制可能是抑制交感神经张力所致。

【适应证】治疗帕金森病，改善老年患者的病理性认知和感觉神经功能障碍。对外周循环障碍亦有效。

【体内过程】吸收迅速，口服后 1 小时达血药峰值。本品产生两种代谢产物，羟化衍生物和双羟化衍生物。主要随尿液排出，吸收的本品有 68%以代谢产物的形式经肾脏排出，25%经胆汁排出。50mg 的缓释片剂在体内逐渐吸收，活性成分逐渐释放。作用持续超过 24 小时。服药的 24 小时内有约 50%经尿液排出，在 48 小时内全部排出。

【用法用量】①帕金森病单独使用本品：每天 150~250mg，分 2~3 次服用。②与左旋多巴合用：每天 50~150mg，分 1~3 次服用。③其他适应证：每天 50mg，主餐后服用。④严重病例：每天 100mg，分 2 次服用。

【不良反应】可见恶心，呕吐、消化不良、胀气、头晕、嗜睡、低血压、运动障碍、智力影响、体温过低、抑郁症或躁狂症，偶见肝功能变化。少见血压异常。可能出现过敏反应。

【相互作用】与安定类精神安定药之间有拮抗作用，不能联合应用。

【注意事项】①治疗帕金森病，剂量应逐渐增加。②应在餐后服用，整粒吞服，不可嚼碎。③使用本品的患者有可能出现昏睡和（或）突然进入睡眠状态，不能进行驾车、操作机器等活动。

【规格】①片剂：20mg。②缓释片：50mg。

【贮藏】遮光、密闭保存。

普拉克索 Pramipexole

【别名】森福罗、希复来。

【药理作用】是合成的非麦角类药物。为一种选择性作用于多巴胺受体的多巴胺激动剂。对神经元有抗氧化保护作用。

【适应证】单独或与左旋多巴合用于治疗帕金森病，可明显减少静息时的震颤。

【体内过程】口服吸收迅速完全。绝对生物利用度高于 90%，最大血药浓度在服药后 1~3

小时出现。以原形从肾脏排泄是主要清除途径。^{14}C 标记的药物约有 90%是通过肾排泄的，粪便中的药物少于 2%。总清除率为 500ml/min，肾脏清除率约为 400ml/min。清除半衰期为 8～12 小时。

【用法用量】按病情程度每次 1.5mg～4.5mg，每天 3 次。

【不良反应】①与其他多巴胺激动剂类似。包括恶心、头晕、嗜睡和失眠。有幻觉、运动障碍及口干、便秘等。②用本品治疗初期常见直立性低血压。③常见外周水肿，可能出现性欲异常。

【相互作用】①由于可能出现累加效应，患者在服用本品的同时慎用其他镇静药物或乙醇。②避免与抗精神病药物同时应用，预计会有拮抗作用。

【注意事项】①肾功能不全者慎用。②可引起"睡眠发作"，因此驾驶车和机械操作者应特别注意。

【规格】片剂：0.125mg，0.25mg，0.5mg，1mg，1.5mg。

【贮藏】密封，30℃以下避光保存，置于儿童接触不到的地方。

恩他卡朋 Entacapone

【别名】恩他卡本、恩托卡朋、刚坦、坷丹。

【药理作用】属于儿茶酚-O-甲基转移酶（COMT）抑制剂，是一种可逆的、特异性的、主要作用于外周的 COMT 抑制剂，与左旋多巴制剂同时使用。

【适应证】临床作为左旋多巴辅助药治疗震颤麻痹。

【体内过程】口服后可迅速吸收，并达到血药峰值，半衰期约 30 分钟，生物利用度为 25%～46%。不会影响左旋多巴的血药峰值和达峰时间，但是会延长左旋多巴的血浆消除半衰期，使其 AUC 增加 40%～100%。还会减少 3-O-甲基多巴（3-OMD）的形成，使其血浓度降低。主要通过非肾途径排出。

【用法用量】最佳有效量为每次 200mg，每天 3 次或 4 次。

【不良反应】常见异动症、恶心、眩晕、呕吐、腹泻及尿液变色。可见直立性低血压、轻度血红蛋白下降。

【相互作用】在胃肠道与铁形成螯合物，因此与铁剂服药间隔至少 2～3 小时。

【注意事项】①不可突然停用本品，必须缓慢减量停药。②用药期间，不可驾车和操作机械。

【规格】胶囊剂：200mg。

【贮藏】密封保存。

美金刚 Memantine

【别名】美金刚胺、易倍申、忆必佳。

【药理作用】是一种电压依赖性、中等程度亲和力的非竞争性 NMDA 受体拮抗剂。可以阻断谷氨酸浓度病理性升高导致的神经元损伤。

【适应证】①用于震颤麻痹综合征。②能够改善阿尔茨海默病患者的认知、行为、日常活动和临床症状，可用于重度患者。

【体内过程】绝对生物利用度约为 100%，达峰时间为 3～8 小时，食物不影响本品的吸收。在 10～40mg 时药动学呈线性。血浆蛋白结合率为 45%。约有 80%本品以原形存在于体内。体内的主要代谢产物都不具有 NMDA 拮抗活性。平均 84%的本品在 20 天内排出体外，99%以上经肾排泄。消除半衰期为 60～100 小时。

【用法用量】口服或胃肠道外给药。①成人和 14 岁以上青年第 1 周，每天 10mg，分 2～3 次给药；以后每周增加 10mg/d。②维持剂量：每次 10mg，每天 2～3 次，需要时还可增加。③14 岁以下儿童的维持量为每天 0.5～1.0mg/kg。

【不良反应】有眩晕、不安、兴奋、疲劳、头重及口干。服者的反应能力，如路中行走和操作机器等行动可能会受到损害，特别是同时饮酒时。

【相互作用】与氢氯噻嗪或含氢氯噻嗪的复方制剂合并应用时有可能使氢氯噻嗪的血清水平降低。

【注意事项】①对于肾功能轻度损害（血清肌酐水平不超过130μmol/L）患者，不必调整剂量。对于中度肾功能不全（肌酐清除率40～60ml/min）患者的资料不明确，不推荐在这种患者中使用。②癫痫患者、有惊厥病史或癫痫易感体质的患者慎用。③尿液pH升高的患者服用本品时必须进行密切监测。④心肌梗死、失代偿性充血性心力衰竭和未控制的高血压患者应用美金刚的资料有限，因此这些患者服用本品时应密切观察。⑤中重度至重度阿尔茨海默型痴呆病通常会导致驾驶和机械操作能力的损害，而且本品可能改变患者的反应能力，因此服用本品的患者在驾车或操作机械时要特别小心。

【规格】①片剂：10mg。②滴剂：10mg。③注射剂：2ml：10mg。

【贮藏】密封、室温（10～30℃）下保存。

甲基多巴 Methyldopa

【别名】爱道美、甲多巴。

【药理作用】甲基多巴为芳香氨酸脱羧酶抑制剂，可以降低人组织中 5-羟色胺、多巴胺、去甲基肾上腺素、甲基肾上腺素浓度。甲基多巴可降低卧位和立位血压。

【适应证】高血压。

【体内过程】甲基多巴口服吸收不一，约50%，与血浆蛋白结合不到20%。单次口服 4～6 小时降压作用达高峰，作用持续 12～24 小时。多次口服后 2～3 天达高峰，并持续至停药后 24～48 小时。半衰期约 1.7 小时，主要在肝脏代谢，约 70%以原形和少量代谢物的形式经尿排泄。

【用法用量】口服。①成人：每次 250mg，每天 2～3 次，每 2 天调整剂量一次，至达预期疗效。一般晚上加量以减少药物的不良反应。②儿童：每天 10mg/kg，或 300mg/m²，分 2～4 次口服。每 2 天调整剂量一次，至达预期疗效。最大剂量不超过 65mg/kg 或 3g/d。

【不良反应】镇静、头痛、乏力多于开始用药和加量时出现，通常是一过性。

【相互作用】①可增强口服抗凝血药作用。②可加强中枢神经抑制药作用。

【注意事项】①用药前和用药过程中应定期检查血常规、Coombs试验和肝功能。若发生溶血性贫血应立即停药；如果直接和间接抗球蛋白（Coombs）试验均阳性，交叉配血将出现问题，应请教血液学或输血专家解决。②主要通过肾脏排除，肾功能不全者慎用。③须定期检查肝功能，尤其在用药的最初2～3个月。发现问题立即停药体温和肝功能可恢复，但不能再次使用本品。④慎用于有肝脏疾病和肝功能不全的患者。⑤服用本品出现水肿或体重增加的患者，可用利尿药治疗。一旦水肿进行性加重或有心力衰竭迹象应停服。⑥患有严重双侧脑血管病者，若服药过程中发生不自主性舞蹈症，须立即停药。⑦本品可使荧光法测定尿样本中的儿茶酚胺假性升高，干扰嗜铬细胞瘤的诊断。⑧嗜铬细胞瘤者慎用。

【规格】片剂：0.25g。

【贮藏】遮光、密闭保存。

12.2　抗重症肌无力药

新斯的明 Neostigmine

【别名】甲基硫酸新斯的明、普洛斯的明、普洛色林。

【药理作用】有抗胆碱酯酶作用，但对中枢神经系统的毒性比毒扁豆碱弱；对骨骼肌作用较强，缩瞳作用较弱。

【适应证】用于治疗重症肌无力及腹部手术后功能性肠胀气及尿潴留。

【体内过程】口服吸收差且不规则。口服达峰时间为1～3小时，平均血浆半衰期为0.87小时，生物利用度为1%～2%。在婴儿和儿童中消除半衰期明显较成人短，但治疗作用持续时间未必明显缩短。肾衰竭患者其半衰期明显延长。本品既可被血浆中胆碱酯酶水解，又可在肝脏中代谢。用药量的80%可在24小时内经尿排出。其中原形药物占给药量50%，15%以3-羟基苯-3-甲基铵的代谢物排出体外。血清蛋白结合率为15%～25%，但进入中枢神经系统的药物很少。

【用法用量】①口服溴化物，每次 15mg，每天 45mg。极量：每次 30mg，每天 100mg。②皮下注射、肌内注射甲硫酸盐：每天 1～3 次，每次 0.25～1.0mg。极量：每次 1mg，每天 5mg。③以 0.05%滴眼液用于青少年假性近视，每天 2 次，每次 1～2 滴，3 个月为 1 个疗程。

【不良反应】大剂量时可引起恶心、呕吐、腹泻、流泪、流涎等。严重出现共济失调、焦虑不安甚至心脏停搏。

【相互作用】①不宜与去极化型肌松药合用。②奎尼丁能使本品作用减弱。

【注意事项】过量给予阿托品对抗。

【规格】①注射剂：1ml：0.5mg，2ml：1mg（甲硫酸盐）。②滴眼液：0.05%。

【贮藏】遮光、密闭保存。

溴新斯的明 Neostigmine Bromide

【别名】溴化新斯的明、普鲁斯的明、普洛色林。

【药理作用】类似新斯的明，特点是起效慢、维持时间久。

【适应证】用于治疗重症肌无力。

【体内过程】其溴化物极少从胃肠道吸收。在肠外给予本品甲硫酸盐后，本品迅即被消除，原药和代谢物随尿排出。通过胆碱酯酶水解并在肝内代谢。给药后 1～2 小时可达血药峰值。生物利用度仅 1%～2%。蛋白结合率为 15%～25%。进入脑脊液的药物极少，可透过胎盘，很少进入乳汁。

【用法用量】成人：口服每次 15mg，每天 3 次，极量每次 20mg，每天 100mg。

【不良反应】同新斯的明，但发生率低。

【相互作用】具有神经肌肉阻滞作用的药物，如氨基糖苷类、克林霉素、多黏菌素 E、环丙烷和卤化吸入麻醉药都可能拮抗本品的作用。

【注意事项】过量中毒时，应尽快洗胃，吸氧，人工呼吸，静脉注射地西泮 5mg，静脉注射或肌内注射阿托品 1～2mg，视病情可加量或重复。必要时，给予泮库溴铵以解除肌肉震颤。

【规格】片剂：15mg。

【贮藏】密封、避光，贮于室温下。

溴吡斯的明 Pyridostigmine Bromide

【别名】溴化吡啶斯的明、美斯的侬、吡斯的明。

【药理作用】类似新斯的明。作用开始较迟，而持续时间较长。

【适应证】用于治疗重症肌无力、手术后功能性肠胀气及尿潴留等。

【体内过程】难以从胃肠道吸收。既被胆碱酯酶水解，又在肝内代谢。本品主要以原药和代谢物随尿排出。极少进入脑脊液，但可透过胎盘，少量进入乳汁。

【用法用量】口服，一般成人每次 60～120mg，每 3～4 小时 1 次。

【不良反应】常见腹泻、恶心、呕吐、胃痉挛、出汗及唾液增多等，少见尿频、瞳孔缩小，大剂量常可出现精神异常。

【相互作用】同新斯的明。

【注意事项】在吸收、分布、代谢、排泄上存在明显的个体差异，其药量和用药时间应根据服药后效应而定。

【规格】片剂：60mg。

【贮藏】密封、避光，贮于室温下。

加兰他敏 Galanthamine Hydrochloride

【别名】尼瓦林。

【药理作用】为乙酰胆碱酯酶抑制药。可透过血脑屏障，对抗非去极化型肌松药。对运动终板上的 N_2 胆碱受体也有直接兴奋作用，可改善神经肌肉传导，并有一定的中枢拟胆碱作用。

【适应证】①用于重症肌无力、脊髓灰质炎后遗症、由于神经系统的疾病或外伤所引起的感觉及运动障碍、多发性神经炎及脊神经炎、拮抗氯化筒箭毒碱及类似药物的非去极化肌肉松弛作用。②用于治疗轻、中度阿尔茨海默病（AD），有效率 50%～60%。

【体内过程】口服迅速而完全地被吸收。给药后约 45 分钟可达血药峰值。部分药物在肝内代谢。半衰期约为 5.7 小时。部分药物随尿排出。

【用法用量】①成人口服 10mg，每天 3 次；儿童可用 0.5～1mg/（kg·d），分 3 次服。②成人皮下或肌内注射 2.5～10mg/d，儿童 0.05～0.1mg/（kg·d），1 次服用。2～6 周为 1 个疗程。

【不良反应】①治疗剂量偶致过敏反应。②用药过量或过敏患者偶可出现流涎、腹痛、心动徐缓或眩晕、贫血、血糖升高等不良反应，症状严重时可皮下注射阿托品。

【相互作用】①可增强琥珀胆碱型肌松药的作用。②本品拮抗抗胆碱能药的作用。

【注意事项】服药期间，特别是服药的第 1 周内，避免驾驶和操作机器。

【规格】①片剂：4mg，8mg，12mg。②注射剂：1ml∶1mg，1ml∶2.5mg，1ml∶5mg。

【贮藏】密封、避光，贮于室温下。

12.3 抗癫痫药

卡马西平 Carbamazepine

【别名】酰胺咪嗪、痛痉宁。

【药理作用】表现为抗惊厥、抗癫痫、抗神经性疼痛、抗躁狂-抑郁症、改善某些精神疾病的症状、抗中枢性尿崩症。产生这些作用的机制可能分别为①阻滞各种可兴奋细胞膜的钠通道，故能明显抑制异常高频放电的发生和扩散。②抑制 T 型钙通道。③增强中枢的去甲肾上腺素能神经的活性。④促进抗利尿激素（ADH）的分泌或提高效应器对 ADH 的敏感性。

【适应证】①癫痫部分性发作：复杂部分性发作、简单部分性发作和继发性全身发作；癫痫全身性发作：强直、阵挛、强直阵挛发作。②三叉神经痛和舌咽神经痛发作；亦用作三叉神经痛缓解后的长期预防性用药。也可用于脊髓痨和多发性硬化、糖尿病性周围性神经痛、患肢痛和外伤后神经痛及疱疹后神经痛。③预防或治疗躁狂-抑郁症；对锂、抗精神病药、抗抑郁药无效的或不能耐受的躁狂-抑郁症，可单用或与锂盐和其他抗抑郁药合用。④中枢性部分性尿崩症，可单用或与氯磺丙脲或氯贝丁酯等合用。⑤酒精癖的戒断综合征。

【体内过程】口服后吸收缓慢而不规则，血药浓度达峰时间为 6～18 小时。2～4 天后可达稳定的血药浓度。在体内广泛分布，蛋白结合率约为 75%。在肝内广泛代谢，其主要代谢产物之一是具有活性的卡马西平 10,11-环氧化物。几乎完全以代谢物随尿排出，少量随粪便排出。多次给药的半衰期为 10～20 小时，单次给药为 30～60 小时，说明其能诱导本身的代谢。儿童的半衰期明显缩短。可透过胎盘屏障，并可出现在乳汁中。

【用法用量】成人：①抗惊厥，初始剂量每次 100～200mg，每天 1～2 次，逐渐增加剂量直至最佳疗效。②镇痛：开始每次 0.1g，每天 2 次，第二天后每天增加 0.1～0.2g，直到疼痛缓解，维持量每天 0.4～0.8g，分次服用。最高量每天不超过 1.2g。③尿崩症：单用时每天 0.3～0.6g，如与其他抗利尿药合用，每天 0.2～0.4g，分 3 次服用。④抗躁狂或抗精神病：开始每天 0.2～0.4g，每周逐渐增加至最大量 1.6g，分 3～4 次服用。通常成人限量为 1.2g，12～15 岁每天不超过 1g，少数人需用至 1.6g。镇痛用每天不超过 1.2g。儿童：10～20mg/kg。维持血药浓度应在 4～12μg/ml。

【不良反应】①神经系统常见的不良反应：头晕、共济失调、嗜睡和疲劳。②因刺激抗利尿激素分泌引起水的潴留和低钠血症（或水中毒）。③较少见的不良反应有过敏反应，史-约综合征。④罕见的不良反应有腺体病、心律失常或房室传导阻滞（老年人尤其注意）、骨髓抑制、中枢神经系统中毒（语言困难、精神不安、耳鸣、眼球震颤、幻视）。

【相互作用】①与对乙酰氨基酚合用，尤其是单次超量或长期大量，肝脏中毒的危险增加，有可能使后者疗效降低。②与香豆素类抗凝血药合用，由于本品对肝酶的正诱导作用，使抗凝血药的血药浓度降低，半衰期缩短，抗凝血效应减弱。③与碳酸酐酶抑制药合用，骨质疏松的危险增加。④与氯磺丙脲、氯贝丁酯等合用，可加

强抗利尿作用，合用的各药都需减量。⑤与含雌激素的避孕药、环孢素、洋地黄类（可能地高辛除外）、雌激素、左甲状腺素或奎尼丁合用时，由于卡马西平对肝药酶的诱导，这些药的效应都会降低，用量应做调整。⑥与多西环素合用，后者的血药浓度可能降低，必要时需要调整用量。⑦红霉素与醋竹桃霉素及右丙氧芬可抑制卡马西平的代谢，引起后者血药浓度的升高，出现毒性反应。⑧锂盐可以降低卡马西平的抗利尿作用。⑨与单胺氧化酶抑制剂合用，可引起高热和（或）高血压危象、严重惊厥甚至死亡，两药应用至少要间隔 14 天。⑩苯巴比妥和苯妥英钠加速卡马西平的代谢，可将卡马西平的半衰期降至 9～10 小时。

【注意事项】①与三环类抗抑郁药有交叉过敏反应。②用药期间注意进行全血细胞检查（包括血小板、网织红细胞及血清铁，应经常复查达 2～3 年）及尿常规及肝功能，进行眼科检查、卡马西平血药浓度测定。③糖尿病患者可能引起尿糖增加，应注意。④癫痫患者不能突然撤药。⑤已用其他抗癫痫药的患者，本品用量应逐渐递增，治疗 4 周后可能需要增加剂量，避免自身诱导所致血药浓度下降。⑥下列情况应停药：肝中毒或出现骨髓抑制症状、心血管系统不良反应或皮疹。⑦用于特异性疼痛综合征镇痛时，如果疼痛完全缓解，应每月减量至停药。⑧餐后服用可减少胃肠反应，漏服时应尽快补服，不可一次服双倍量，可一天内分次补足。

【规格】①片剂：100mg，200mg。②控释片：200mg。

【贮藏】避光、密封保存。

丙戊酸钠　Sodium Valproate

【别名】敌百金、德巴金。

【药理作用】系广谱抗癫痫药物，主要作用于中枢神经系统。对动物的药理研究发现本品对各种癫痫实验模型均有抗惊厥作用。同样本品被发现对人的各种类型癫痫发作有抑制作用。其主要的作用机制可能与增加γ-氨基丁酸的浓度有关。

【适应证】用于治疗全身性及部分性癫痫、特殊类型的综合征及躁狂症。

【体内过程】口服后吸收迅速而完全，口服普通片剂后，1～4 小时达血药峰值。静脉注射后数分钟达稳态血药浓度，之后通过静脉滴注维

持。生物利用度近 100%。血浆蛋白结合率高达 80% 以上。主要分布在细胞外液和肝、肾、肠及脑组织等。大部分经肝脏代谢，主要经尿液排出。可通过胎盘屏障，亦可随乳汁排泄。可经血液透析清除。

【用法用量】①成人常用量：每天 15mg/kg 或每天 600～1200mg，分 2～3 次服。开始时 5～10mg/kg，一周后递增，至能控制发作为止。当每天用量超过 250mg 时应分次服用，以减少胃肠刺激。每天最大量为 30mg/kg 或每天 1.8～2.4g。②小儿常用量：与成人相同，也可每天 20～30mg/kg，分 2～3 次服用或每天 15mg/kg，按需每隔一周增加 5～10mg/kg，至有效或不能耐受为止。

【不良反应】①罕有肝功能损害（见注意事项）。②致畸胎危险。③少数患者出现昏睡或木僵。④消化道紊乱（恶心、胃痛）多出现在治疗开始时，但是无须停止治疗。⑤脱发，轻度姿势性震颤和嗜睡。⑥血液系统：多为血小板减少，罕有贫血、白细胞减少。

【相互作用】①本品可以增强下列精神系统药物的作用，如神经阻滞剂、单胺氧化酶抑制剂、抗抑郁药和苯并二氮䓬类。因此合用应进行临床监测并按需要调整剂量。②可升高苯巴比妥的血药浓度（由于抑制了肝脏分解代谢）导致镇静作用。③可升高扑米酮的血药浓度，加重其不良反应（如镇静），在联合用药时，应进行临床观察，需要时应调整剂量。

【注意事项】①肝功能异常发生情况时：极个别报道有严重肝损害甚至死亡。最高危的患者，特别是接受多种癫痫药治疗者，有严重癫痫发作的婴儿和 3 岁以下的儿童。②在治疗开始之前或手术前和自发性挫伤或出血时应查血常规，血细胞计数包括血小板计数、出血时间和凝血时间。③在肾功能不全的患者中，由于游离血清丙戊酸水平增高，因而需要减少本品的剂量。④有嗜睡的危险，对驾驶、操作机器有影响。

【规格】①片剂：500mg。②注射剂：0.4g。③糖浆剂：300ml∶12g。

【贮藏】密封、避光贮存。

奥卡西平 Oxcarbazepine

【别名】氧酰胺氮䓬、氧痛惊宁、确乐多、仁澳、万仪、曲莱。

【药理作用】为卡马西平的 10-酮基的结构类似物，是一种前体药。药理作用和临床疗效与卡马西平相似，但易耐受。

【适应证】用于全身强直性发作的单药治疗及难治性癫痫的辅助治疗。本品的优点是没有自身诱导，可代替卡马西平，用于对后者有过敏反应者。适用于成年人和 5 岁以上儿童。

【体内过程】口服后吸收良好，广泛分布。约 40% 与血浆蛋白结合。在肝内快速而广泛地代谢。其主要代谢产物 10,11-二氢-10-羟基卡马西平仍具有抗癫痫活性。2～4 天可达稳态血药浓度。主要以代谢物（原药不足 1%）随尿排出。半衰期为 1～2.5 小时，其单羟基代谢物的半衰期为 8～14 小时。原药及其单羟基代谢物能透过胎盘，也可进入乳汁。

【用法用量】①开始剂量为每天 600mg，分 2 次给药，以后可逐渐增量至每天 600～2400mg 以达到满意的疗效。②小儿可从每天 30mg/kg 开始，逐渐增加，每天 1～10mg/kg。

【不良反应】嗜睡、头痛、头晕、复视、恶心、呕吐和疲劳，超过 10% 的患者会出现上述反应。

【相互作用】①合用时可降低卡马西平的血药浓度。②合用时可升高苯妥英钠、苯巴比妥的血药浓度。③合用时可抑制丙戊酸的代谢。④与激素类避孕药合用可导致避孕失败。

【注意事项】慎用于肝功能不全、孕妇和哺乳期妇女。

【规格】片剂：0.15g，0.3g，0.6g。

【贮藏】密封、避光贮存。

托吡酯 Topiramate

【别名】妥泰。

【药理作用】选择性阻断钠通道，增强氨基丁酸介导的神经抑制作用，阻断谷氨酸介导的神经兴奋作用。

【适应证】①用于初诊为癫痫的患者的单药治疗或曾经合并用药现转为单药治疗的癫痫患者。②用于成人及 2～16 岁儿童部分性癫痫发作的加用治疗。

【体内过程】口服吸收良好，蛋白结合率约为 15%。主要以原药随尿排出。半衰期为 20～30 小时。

【用法用量】①成人用药：剂量调整从每晚 25mg 开始，服用 1 周。随后，每周或 2 周增加剂量 25～50mg，分 2 次服用。维持日剂量为

100mg，最高 500mg。②儿童用药：剂量调整应从每晚 0.5～1mg/kg 给药开始，服用 1 周后，每间隔 1～2 周递增 0.5～1mg/kg（分 2 次服用）。本品单药治疗，推荐日总量为 3～6mg/kg。近期诊断为部分性癫痫发作的儿童患者，日剂量曾达500mg。

【不良反应】共济失调、注意力受损、意识模糊、头晕、疲劳、感觉异常、嗜睡和思维异常。

【相互作用】①与肝药酶诱导剂（如苯妥英钠和卡马西平）合用时，可降低本品的血药浓度。②与口服避孕药合用，避孕药的疗效可能降低。

【注意事项】①包括本品在内的抗癫痫药物应逐渐停药以使发作频率增加的可能性减至最低。②本品及其代谢产物的主要排泄途径为经肾脏清除，肾功能不全的患者在每个剂量下达到稳态血药浓度的时间均延长。③服用托吡酯时应保持足够饮水量，以减少肾结石发生的风险。

【规格】片剂：15mg，25mg，50mg，100mg。

【贮藏】密封保存。

苯妥英钠 Phenytoin Sodium

【别名】大仑丁、二苯乙内酰脲。

【药理作用】为抗癫痫药、抗心律失常药。治疗剂量不引起镇静催眠作用，其抗癫痫作用机制尚未阐明，一般认为可增加细胞钠离子外流，减少钠离子内流，而使神经细胞膜稳定，提高兴奋阈，减少病灶高频放电的扩散。另外本品缩短动作电位间期及有效不应期，还可抑制钙离子内流，降低心肌自律性，抑制交感中枢，对心房、心室的异位节律点有抑制作用，提高心房颤动与心室颤动阈值。

【适应证】①用于癫痫大发作，精神运动性发作、局限性发作。②亦用于三叉神经痛和洋地黄中毒所致的室性及室上性心律失常，对其他各种原因引起的心律失常疗效较差。

【体内过程】口服吸收缓慢，但几乎可完全被吸收。食物可影响吸收的速度。一次口服后 4～8 小时可达血药峰值。广泛分布于全身。蛋白结合率为 90%。半衰期为 20～30 小时，个体差异较大。肌内注射反而比口服吸收缓慢。具有肠肝循环，可跨越胎盘，并进入乳汁。广泛在肝内代谢为失活的代谢物。主要作为羟基化代谢物以游离或结合的形式随尿排出。由于本品可抑制自身的代谢，有时需要几周才可获得其稳态血药浓度。有效治疗浓度为 10～20μg/ml，中毒血药浓度>30μg/ml。

【用法用量】①口服抗癫痫：成人常用量，每次 50～100mg，每天 2～3 次，每天 100～300mg；极量：每次 300mg，每天 500mg。宜从小剂量开始，酌情增量。体重在 30kg 以下的小儿按每天 5mg/kg 给药，分 2～3 次服用，每天不宜超过 250mg。注射剂用于癫痫持续状态时，可用 150～250mg 加 5%葡萄糖注射液 20～40ml，在 6～10 分钟缓慢静脉注射，必要时经 30 分钟再注射 100～150mg。②治疗三叉神经痛：口服，每次 100～200mg，每天 2～3 次。③抗心律失常：成人：每天 100～300mg，一次服或分 2～3 次服用，或第一天 10～15mg/kg，第 2～4 天 7.5～10mg/kg，维持量为 2～6mg/kg。小儿常用量：开始 5mg/kg，分 2～3 次口服，根据病情调整每天量不超过 300mg，维持量为 4～8mg/kg 或 250mg/m^2，分 2～3 次口服。

【不良反应】①神经系统：可见眩晕、头痛、震颤等。②血液系统：可引起叶酸缺乏等。③胃肠道反应：恶心、呕吐、胃痛、食欲缺乏等。④骨骼系统：维生素 D 缺乏症、佝偻病等。⑤过敏反应：皮疹、红斑狼疮、紫癜等。另有牙龈增生、毛发增生、肝损害、致畸反应等。

【相互作用】①氯霉素、双香豆素、异烟肼、西咪替丁等可升高本品血药浓度。②地西泮、氯硝西泮、卡马西平、苯巴比妥、乙醇等可降低本品血药浓度。③能诱导药物代谢，使华法林、双香豆素等抗凝血药，可的松、地塞米松等皮质激素消除加快。④与卡马西平合用可相互加速代谢。⑤含钙、镁、铝的抗酸药能与本品形成难溶复合物，减少本品的吸收。

【注意事项】①有酶诱导作用，可对某些诊断产生干扰，如地塞米松试验、甲状腺功能试验。②用药期间需检查血常规、肝功能、血钙、口腔，防止毒性反应。

【规格】①片剂：50mg，100mg。②注射剂：100mg，250mg。

【贮藏】避光、密封保存。

乙琥胺 Ethosuximide

【别名】柴郎丁。

【药理作用】动物实验证明，本品对戊四氮引起的惊厥有明显对抗作用。对癫痫小发作疗效好，不良反应小。作用机制不详，可能是通过提高发作阈值，抑制皮质每秒 3 次的尖慢棘波发放，有效阻断钙通道，调节细胞膜兴奋性，从而抑制运动皮质的神经传递。

【适应证】主要用于失神小发作，为首选药。

【体内过程】口服易于吸收，血药浓度达峰时间为 1～4 小时。广泛分布，与血浆蛋白结合不明显。成人半衰期约为 60 小时，儿童约为 30 小时。在肝内通过羟基化广泛代谢成为无活性的代谢物。主要以游离或结合的代谢物连同约 20% 的原药随尿排出。

【用法用量】口服。①3～6 岁每天为 250mg。②6 岁以上儿童及成人，一次 250mg，每天 2 次。以后可酌情渐增剂量。一般是每 4～7 天增加 250mg，直至满意控制症状而不良反应最小为止。如 6 岁以上儿童日剂量超过 0.75～1g 时，成人日剂量达 2g 时，则需分次服药。

【不良反应】①常见恶心、呕吐、上腹部不适。②偶见粒细胞减少、白细胞总数减少。③有时可引起肝、肾损害，用药时需注意检查血常规及肝肾功能。

【相互作用】①与氟哌啶醇合用可改变癫痫发作的形式和频率，需调整本品的用量，氟哌啶醇的血药浓度也可因此显著下降。②与三环抗抑郁药及吩噻嗪类和噻吨类抗精神病药合用，可降低抗惊厥效应，需调整用量。③与卡马西平合用，使两药在体内的代谢加速，血药浓度降低。④与碱性药物合用时，可使排泄减慢，血药浓度增高，反之，与酸性药物合用时则可加速排泄、降低疗效。

【注意事项】①治疗期间应定期检查血常规和肝肾功能。②应告知患者及其监护者有关本品的血液毒性的表现，如出现发热、胸痛、口腔溃疡、青紫、出血或严重皮疹，应立即求医。③不可突然停药，否则可能使患者陷于失神性发作状态；降低剂量也应逐渐缓慢进行。

【规格】①胶囊：0.25g。②糖浆剂：100ml∶5g。

【贮藏】密封保存。

加巴喷丁 Gabapentin

【别名】迭力、纽诺汀、派汀。

【药理作用】为人工合成的氨基酸，它是γ-氨基丁酸（GABA）的衍生物，药理作用与现有的抗癫痫药不同，最近研究表明本品的作用是通过改变 GABA 代谢实现的。

【适应证】①用于成人疱疹后神经痛的治疗。②用于成人和 12 岁以上儿童伴或不伴继发性全身发作的部分性发作的辅助治疗。也可用于 3～12 岁儿童的部分性发作的辅助治疗。

【体内过程】通过可饱和的机制从胃肠道吸收，通常 3 小时可达血药峰值。1～2 天可达稳态血药浓度。广泛分布于全身，与血浆蛋白结合很少。半衰期为 5～7 小时。基本不在体内代谢，剂量的大部分以原药随尿排出，其余随粪便排出。

【用法用量】①抗癫痫：成人，第 1 天 300mg，睡前服；第 2 天 600mg，分 2 次服；第 3 天 900mg，分 3 次服。此剂量随疗效而定，多数患者在 900～1800mg 有效。肾功能不全者须减少剂量。停药应渐停。3～12 岁的儿科患者，开始剂量应为每天 10～15mg/kg，分 3 次服，在大约 3 天达到有效剂量。5 岁以上的患者本品的有效剂量为每天 25～35mg/kg，分 3 次服。3～4 岁的儿童的有效剂量是每天 40mg/kg，分 3 次服。②疱疹感染后神经痛：第一天一次性服用 300mg；第二天服用 600mg，分 2 次服；第三天服用 900mg，分 3 次服。随后，根据缓解疼痛的需要，可逐渐增加剂量至每天 1800mg，分 3 次服用。

【不良反应】①常见嗜睡、头晕、共济失调、疲劳。②少见遗忘、忧郁、易激动和精神改变。③罕见粒细胞减少症。④有血管炎、过敏反应、下肢烧灼样疼痛、轻度躁狂、焦虑、不安、致癫痫恶化（尤其是肌阵挛性和失神发作）的报道。

【相互作用】抗酸药降低本品生物利用度。因此，建议应在服用抗酸药至少 2 小时后再服用本品。

【注意事项】美国 FDA 发出警告，应用本品可能引起自杀行为，应对患者予以严密监测。

【规格】胶囊：100mg，300mg，400mg。

【贮藏】室温下贮存。

拉莫三嗪 Lamotrigine

【别名】那蒙特金、利必通、安闲。

【药理作用】为电压敏感性钠通道阻断剂，通过减少钠通道的钠内流而增加神经元的稳定性。在体外培养神经元中，可抑制兴奋性神经递质谷氨酸诱发的爆发性放电；阻滞癫痫病灶快速放电和神经元去极化，但不影响正常神经兴奋传导。

【适应证】①治疗失神性发作、强直阵挛性和部分性发作。②治疗癫痫持续状态。③治疗伦-加综合征。

【体内过程】口服后吸收良好，2.5 小时达血药峰值，广泛分布于全身组织。约 55% 与血浆蛋白结合。在肝内广泛代谢（并轻微诱导自身的代谢），稳态半衰期约 24 小时。主要与葡糖醛酸结合随尿排出。

【用法用量】口服。①单独使用：成人初始剂量 25mg，每天 1 次；2 周后可增至 50mg，每天 1 次；再 2 周后可酌情增加剂量。最大增加量为 50～100mg。此后，每 1～2 周可增加剂量 1 次，直至达到最佳疗效，一般须经 6～8 周。通常有效维持量为每天 100～200mg，1 次或分 2 次服用。儿童初始剂量 1mg/kg，维持剂量 3～6mg/kg。②与丙戊酸钠合用：成人和 12 岁以上儿童，初始剂最 25mg。隔日 1 次，第 3、4 周开始改为 25mg，每天 1 次。此后每 1～2 周可增加 25～50mg，直至达到维持剂量每天 100～150mg，分次口服。2～12 岁儿童，初始剂量为 0.2mg/kg，每天 1 次，2 周后增至 0.5mg/kg，每天 1 次，再 2 周后酌情增加剂量，最大增加量为 0.5～1mg/kg。此后每隔 1～2 周可增加剂量一次，直至达到最佳疗效，通常维持量为每天 1～2mg/kg，分 1 次或 2 次服。

【不良反应】常见头痛、头晕、嗜睡、视物模糊、复视、共济失调、皮疹、便秘、恶心、呕吐，发生率与给药剂量相关。

【相互作用】①利福平可降低本品的血药浓度。②单胺氧化酶抑制剂和三环类相关抗抑郁药合用可能会拮抗抗癫痫药的抗惊厥效应（惊厥发作阈值降低）。③抗癫痫药与氯喹和羟氯喹合用可增加惊厥风险；甲氟喹可拮抗抗癫痫药的抗惊厥效应。

【注意事项】①不宜突然停药，因可能引起癫痫反弹发作。应在 2 周内逐渐减少剂量，但服药时如出现皮疹等过敏反应，应立即停药。②一般不影响其他抗癫痫药的药动学特点，但合用时最好监测这些药物的血药浓度。

【规格】片剂：25mg，100mg，150mg，200mg。

【贮藏】密封、避光贮存。

左乙拉西坦 Levetiracetam

【别名】开浦兰。

【药理作用】为吡咯烷酮衍生物，抗癫痫作用的确切机制尚不清楚。体外、体内试验显示，本品可抑制海马癫痫样突发放电，而对正常神经元兴奋性无影响，提示本品可能选择性地抑制癫痫样突发放电的超同步性和癫痫发作的传播。

【适应证】用于成人及 4 岁以上儿童癫痫患者部分性发作的治疗。

【体内过程】口服后快速完全吸收，1～3 小时可达血药峰值。食物不影响本品的吸收。蛋白结合率很低（10%），在血液中经酶水解为失活代谢物，随尿排出。半衰期为 6～8 小时，老年人和肾功能不全患者可见延长。

【用法用量】口服。①成人和青少年体重≥50kg，起始剂量为每次 500mg，每天 2 次，最多可增至每次 1500mg，每天 2 次，每 2～4 周增加或减少每次 500mg，每天 2 次。②4～11 岁儿童和青少年体重<50kg，起始剂量为每次 10mg/kg，每天 2 次，最多可增至 30mg/kg，每 2～4 周增加或减少每次 10mg/kg，每天 2 次。

【不良反应】常见嗜睡、乏力和头晕，常发生在治疗的开始阶段。其他不良反应还有行为异常、攻击性、易怒、焦虑、错乱、幻觉、易激动、精神异常、自杀、自杀性意念、自杀企图、脱发、白细胞减少、中性粒细胞减少、全血细胞减少、血小板减少等。

【相互作用】未见本品与其他抗癫痫药、地高辛、华法林或口服避孕药之间存在相互作用。

【注意事项】如需停止服用本品，应逐渐停药。

【规格】片剂：0.25g，0.5g，1g。

【贮藏】密封保存。

扑米酮 Primidone

【别名】美速林、密苏林、去氧苯比妥、扑痫酮、麦苏林。

【药理作用】作用与苯巴比妥相似，但作用及毒性均较低。在体内约有 25% 氧化为苯巴比妥，另一部分裂解为苯乙基丙二酰胺（PEMA），本品及其代谢产物均有抗癫痫活性。

【适应证】临床主要用于使用其他抗癫痫药无效的癫痫大发作、精神运动性发作，对小发作无效。与苯妥英钠合用能增强疗效。

【体内过程】口服易吸收，血药浓度达峰时间为 3～4 小时，达稳态血药浓度的时间需 4～7 天。在体内广泛分布，仅小部分与血浆蛋白结合。半衰期为 10～15 小时，比其主要代谢产物 PEMA 的半衰期 24～28 小时短。以原药（40%）

与代谢物随尿排出。可透过胎盘，并进入乳汁中。

【用法用量】口服。①成人开始每次 0.05g，1 周后渐增至每次 0.25g，每天 0.5～0.75g。极量每天 1.5g。②儿童每天 12.5～25mg/kg，分 2～3 次服用，宜从小剂量开始，逐渐增量。

【不良反应】呕吐为常见不良反应。此外还有嗜睡、共济失调，偶见巨细胞性贫血、粒细胞减少。

【相互作用】不宜与苯巴比妥合用。与避孕药合用时可致避孕失败。可减低维生素 B_{12} 的肠吸收。

【注意事项】①停药时应逐渐停药，防止重新发作。②按时服药，发现漏服应尽快补服，但距下次给药前 1 小时内不必补服，勿 1 次服用 2 倍量。

【规格】片剂：50mg，100mg，250mg。

【贮藏】密封保存。

丙戊酸镁 Magnesium Valproate

【别名】2-丙基戊酸镁。

【药理作用】作用机制可能与 γ 氨基丁酸（GABA）介导抑制有关。本品作为抗癫痫的第一线药物，广泛用于各型癫痫（包括失神性发作、肌阵挛性发作、强直阵挛性发作和部分性发作）的治疗。对失神性发作与强直阵挛性发作同时存在的混合型癫痫也有效。也用于预防失神性癫痫持续状态。是癫痫综合征的首选药物，可用于或试用于婴儿痉挛症和僵人（stiff- man）综合征。

【适应证】适用于预防和治疗各种类型癫痫。对失神小发作、婴儿痉挛症、肌阵挛性及运动不能性发作疗效较好。

【体内过程】口服后吸收迅速而完全，血药浓度达峰时间为 1～4 小时。85%～95% 与血浆蛋白结合。半衰期 5～20 小时。在肝内广泛代谢。其代谢可被其他肝药酶诱导剂增加，主要以代谢物随尿排出，少量随粪便和呼气排出。可透过胎盘，少量进入乳汁中。

【用法用量】①成人：开始剂量为 600mg/d，分 2～3 次服，逐渐加量至常用剂量 1.0～1.6g/d，分 2～3 次服。②儿童：体重在 >20kg 者，每天 20～30mg/kg；体重在 <20kg 者，每天 20mg/kg，分 2～3 次服。③缓释片：每次 250mg，每天 2 次。④静脉注射：癫痫持续状态时静脉注射 400mg，每天 2 次。

【不良反应】①最常见厌食、消化不良、恶心、呕吐、腹泻、月经失调。②偶有食欲增进和体重增加、震颤、嗜睡、眩晕、运动失调、精神紊乱、出血时间延长。③致畸。

【相互作用】①肝药酶诱导剂苯巴比妥、苯妥英钠和卡马西平等可增加本品的代谢，降低其血浓度。②与氯硝西泮与合用可引起失神性癫痫状态，故两者不应同时应用。③与氟哌啶醇、洛沙平、马普替林、单胺氧化酶抑制剂、吩噻嗪类、噻吨类和三环类抗抑郁药等合用，可以增加中枢神经系统的抑制，拮抗本品的抗癫痫作用。④与抗凝血药如阿司匹林、华法林或肝素及溶血栓药合用，可能增加抗凝血的效应，引起低凝血酶原症和抑制血小板聚积作用。

【注意事项】①用药期间避免饮酒。②于进餐后立即服用，以减少药物对胃部的刺激。③治疗前和治疗期间应定期检查血常规和肝功能，若出现肝功能失调的征象应立即停药。④<3 岁患儿，尤其那些有先天性代谢疾病、器质性脑病、智力发育迟缓的患儿特别易受肝毒性的危害，应尽可能避免应用。⑤停用或改用其他抗癫痫药时应逐渐过渡，以免增加发作频率。

【规格】①片剂：100mg，200mg。②缓释片剂：500mg。③糖浆剂：50mg/ml。④注射剂（粉）：400mg。

【贮藏】密封，在干燥处保存。

12.4 脑血管病用药

麦角胺咖啡因 Ergotamine Caffeine

【别名】麦加。

【药理作用】主要是通过对平滑肌的直接收缩作用，使扩张的颅外动脉收缩，或与激活动脉管壁的 5-羟色胺受体有关，使脑动脉血管的过度扩张与搏动恢复正常，从而使头痛减轻。与咖啡因合用疗效比单用麦角胺好，不良反应也较轻。

【适应证】①主要用于偏头痛发作早期，减轻头痛。②也用于血管扩张性头痛、组胺引起的头痛等。

【体内过程】麦角胺口服吸收少（约 60%）而不规则，咖啡因可增加麦角胺的溶解度，促进麦角胺的吸收。口服后 1～2 小时起效，0.5～3 小时达血药峰值。在肝内代谢，90% 转化为代谢物并随胆汁排出，少量原形物随尿及粪便排出。消除半衰期约为 2 小时。

【用法用量】口服每次 1～2 片，如无效，隔 0.5～1 小时后再服 1～2 片，每次发作一日总量不超过 6 片。

【不良反应】①常见手、趾、面部麻木和刺痛感，足和下肢肿胀（局部水肿），肌痛。②少见或罕见焦虑或精神错乱（大脑缺血）、幻视（血管痉挛）、胸痛、胃痛等。

【相互作用】与β受体阻滞剂、大环内酯类抗生素、血管收缩剂和 5-羟色胺（5-HT$_1$）激动剂等有相互作用，应重视。

【注意事项】久用可致依赖性。

【规格】片剂：含麦角胺 1mg，咖啡因 100mg。

【贮藏】密闭、避光，置阴凉干燥处保存。

巴曲酶（降纤酶） Batroxobin（Defibrase）

【别名】东菱精纯克栓酶、克塞灵。

【药理作用】①分解纤维蛋白原，抑制血栓形成。②增强纤溶系统的活性，主要通过促使组织型纤溶酶原激活物（t-PA）由内皮细胞释放；降低血纤溶酶原活物的抑制因子（PAl）的活性；减少 α_2-纤维蛋白溶酶抑制因子（α_2-PI）；减少纤维蛋白溶酶原；增加活性纤维蛋白溶酶；活化 C 蛋白；增加纤维蛋白原及纤维蛋白分解产物（FDP）；缩短优球蛋白的溶解时间（ELT）等作用。③能改变血液流变学，降低血黏度、抑制红细胞聚集、抑制红细胞沉降、增强红细胞的血管通透性及变形能力，使血液流动性增强，防止血栓形成的增大。④降低血管阻力，加快血流速度，增加血流量，改善微循环。

【适应证】①用于闭塞性动脉硬化症引起的缺血性脑病、闭塞性血栓性脉管炎。②用于改善微循环障碍产生的诸多症状，治疗突发性耳聋、振动病。

【体内过程】隔天输注 10BU，共 3 次。3 次的半衰期分别为 5.9 小时、3.0 小时和 2.8 小时。健康人给药后，大部分代谢物随尿排出。

【用法用量】静脉滴注。①成人首次 10BU，以后减为 5BU，隔日 1 次。使用前用 100ml 以上 0.9%氯化钠注射液稀释，静脉滴注 1 小时以上。②对突发性耳聋及用药前血纤维蛋白原浓度达 400mg/ml 以上时，首次剂量可用至 20BU，维持量为 5BU。一般疗程为 1 周，必要时可增至 3 周。慢性期治疗可增至 6 周。

【不良反应】①注射部位出血、创面出血。头痛、头晕、头重感。②有出现过敏反应的报道：发热、无力、皮疹甚至过敏性休克。

【相互作用】避免与水杨酸类药物和抗纤溶剂合用。

【注意事项】①可能引起出血或止血延缓。故用药期间应进行血纤维蛋白原和血小板凝集的监测。②与巴曲酶（血凝酶）通用名相同、作用相反，注意区别。

【规格】注射剂：5BU。

【贮藏】遮光、贮于 2～8℃条件。

倍他司汀 Betahistine

【别名】倍他啶、甲胺乙吡啶、培他组啶、抗眩啶、美克乐、敏使朗、一匡汀、银宁。

【药理作用】为一种类组胺药物，具有扩张毛细血管、改善微循环的作用，其作用较组胺持久，又能抑制组胺释放，产生抗过敏作用。本品特点是在扩张血管时不增加微血管的通透性，能增加脑血流量及内耳血流量，改善前庭功能，消除内耳性眩晕、耳鸣和耳闭塞感，并使发作的频率降低。

【适应证】①主要用于梅尼埃综合征、血管性头痛及脑动脉硬化，并可用于治疗急性缺血性脑血管疾病，如脑血栓、脑栓塞、一过性脑供血不足等。②对高血压所致直立性眩晕、耳鸣等亦有效。

【体内过程】口服吸收良好，其治疗作用可维持数小时。可供静脉注射，10 分钟起效，可维持 1 小时，也可供输注。

【用法用量】①口服：每次 4～8mg，每天 2～3 次，餐后服用。②肌内注射：每次 2～4mg，每天 2 次。③静脉滴注：10～30mg，加入 5%葡萄糖注射液或 0.9%氯化钠注射液中，每天 1 次。

【不良反应】恶心、头痛、食欲缺乏、心悸、消化道溃疡加重等。

【相互作用】不宜同用抗组胺药。

【注意事项】本品为组胺类似物，勿与抗组胺药合用。

【规格】①片剂：4mg，5mg，6mg。②注射剂：2ml：10mg，5ml：30mg。③大容量注射剂：500ml 含盐酸倍他司汀 20mg 与氯化钠 4.5g。④注射剂（粉）：20mg。⑤口服液 10ml：20mg。

【贮藏】密封保存。

丁咯地尔 Buflomedil

【别名】甲氧吡丁苯、意鲁顿、步复迈、意速、赛莱乐、麦道可兰、弗斯兰（活脑灵）、世多泰、绪络菱、西丁林、安思孚利、瑞立达、赛美澳、活诺林、巴阳普瑞、清健、加尔、莱斯多维、力欣康、宁雪欣。

【药理作用】 为α肾上腺素能受体抑制剂，并具有较弱的非特异性钙离子拮抗作用。通过抑制毛细血管前括约肌痉挛而改善大脑及四肢微循环血流。还具有抑制血小板聚集和改善红细胞变形能力的功能。

【适应证】 ①治疗脑部供血不足、动脉硬化、脑梗死、脑血管意外后遗症和痴呆症。②周围血管病如间歇性跛行和血栓闭塞性脉管炎，末梢循环不畅。

【体内过程】 口服可吸收。给药后 1.5~4 小时可达血药峰值。生物利用度个体差异大（50%~80%）。经首过代谢，其原药和代谢物随尿排出。半衰期为 2~3 小时。

【用法用量】 ①口服：每次 0.15~0.3g，每天 2~3 次。②肌内注射或静脉滴注：每天 1 次，每次 0.2~0.4g。

【不良反应】 ①胃肠不适，面红、头痛、眩晕。②过量可致低血压、心动过速和惊厥。

【相互作用】 正在服用抗高血压药物患者慎用。

【注意事项】 ①静脉注射宜缓，谨防出现低血压。②勿过量使用本品。

【规格】 ①片剂：150mg，300mg。②胶囊剂：150mg。③缓释片：0.6g。④口服液：10ml：0.15g。⑤注射剂（粉）：50mg，100mg，200mg。⑥注射剂：5ml：50mg，10ml：100mg。⑦大容量注射剂：250ml 含盐酸丁咯地尔 0.1g 与氯化钠 2.25g，250ml 含盐酸丁咯地尔 0.1g 与葡萄糖 12.5g。

【贮藏】 避光保存。

二氢麦角碱 Dihydroergotoxine

【别名】 甲磺酸双氢麦角毒、氢麦毒、氢化麦角碱、弟哥静、喜德镇、依舒佳林、培磊能、舒脑宁。

【药理作用】 有α肾上腺素受体阻滞作用，扩张脑血管，降低血管阻力，增加脑血流量。研究发现本品可改善脑细胞代谢，促进中枢神经系统的传递功能。

【适应证】 用于脑动脉硬化、脑卒中后遗症、轻中度老年痴呆症。

【体内过程】 口服的生物利用度很低，因从胃肠道吸收的药量极小，部分药物经广泛的首过代谢后才被吸收。半衰期为 2~5 小时。

【用法用量】 ①口服：每次 1~2mg，每天 3~6mg，餐前服。②静脉注射：每次 1.8mg，每天 2 次。③肌内注射：每天 2 次，每次 0.3~0.9mg。

【不良反应】 面部潮红、鼻塞、恶心、直立性低血压。

【相互作用】 注意不要与多巴胺类药物联合应用，可诱导周围血管痉挛。

【注意事项】 严重不良反应为直立性低血压，故患者在注射后必须卧床 2 小时以上。

【规格】 ①胶囊剂：1mg。②片剂：1mg。③注射剂（粉）：0.3mg。

【贮藏】 密封、防潮、避光，贮于室温上。

氟桂利嗪 Flunarizine

【别名】 氟桂嗪、氟脑嗪、氟苯桂嗪、脑灵、西比灵、奥力保克、孚瑞尔、普众、米他兰、桂克、弗瑞林。

【药理作用】 哌嗪类钙通道阻滞剂，有抑制血管收缩、保护脑组织、保护血管内皮组织、增加红细胞变形能力、抑制前庭反应及抗癫痫等作用，可减轻心肌缺血性损害。

【适应证】 主要用于治疗缺血性脑血管病、记忆力减退、眩晕、耳鸣、外周血管病、血管性偏头痛，并可作为抗癫痫的辅助药。

【体内过程】 口服易于吸收。给药后 2~4 小时可达血药峰值。本品盐酸盐非常亲脂，蛋白结合率＞90%。可进行广泛代谢。代谢物主要经胆排泄。消除半衰期约为 18 天。

【用法用量】 口服。①脑动脉硬化，脑梗死恢复期：每天 5~10mg，每天 1 次，睡前服用。②中枢性和外周性眩晕者，椎动脉供血不足者：每天 10~30mg，2~8 周为 1 个疗程。③特发性耳鸣者：每次 10mg，每晚 1 次，10 天为 1 个疗程。④偏头痛预防：每次 5~10mg，每天 2 次。⑤间歇性跛行：每天 10~20mg。

【不良反应】 ①最常见嗜睡和疲惫感。②长期服用者可以出现抑郁症。③锥体外系症状，表现为不自主运动、下颌运动障碍、强直等。④少数患者可出现失眠，焦虑等症状。⑤消化道症状：胃部烧灼感、胃纳亢进、进食量增加。⑥其他：皮疹、口干、溢乳、肌肉酸痛。

【相互作用】 ①与乙醇、催眠药或镇静药合用时，加重镇静作用。②与苯妥英钠、卡马西平联合应用时，可以降低本品的血药浓度。③放疗患者合用本品，可提高对肿瘤细胞的杀伤力。④在应用抗癫痫药物治疗的基础上，加用本品可以提高抗癫痫效果。

【注意事项】①用药后疲惫症状逐步加重者应当减量或停药。②严格控制药物剂量，当应用维持剂量达不到治疗效果或长期应用出现锥体外系症状时，应当减量或停药。③驾驶员和机械操作者慎用，以免发生意外。

【规格】胶囊：5mg。

【贮藏】密封、避光保存。

桂利嗪 Cinnarizine

【别名】脑益嗪、博瑞特、肉桂苯哌嗪、肉桂嗪、桂益嗪、信可纳龙。

【药理作用】为哌嗪类钙通道阻滞剂，可阻止血管平滑肌的钙内流，引起血管扩张而改善脑循环及冠脉循环，特别对脑血管有一定的选择作用。能抑制磷酸二酯酶，阻止 cAMP 分解成无活性的 5'-AMP，从而增加细胞内的 cAMP 浓度，抑制组胺、5-羟色胺、缓激肽等多种生物活性物质的释放，对补体 C4 的活化也有抑制作用。

【适应证】①主要用于脑动脉硬化、缺血性脑病、脑梗死后遗症、脑外伤后遗症。②症状性治疗内耳眩晕症和其他前庭疾病所引起的恶心和眩晕。

【体内过程】可经胃肠道吸收，口服后 2～4 小时可达血药峰值。可进行代谢，半衰期为 3～6 小时。随尿排出者以代谢物为主，随粪便排出者则以原药为主。

【用法用量】①口服，每次 25～50mg，每天 3 次，餐后服。②晕动病患者，于乘车船前 1～2 小时，1 次服用 30mg。③乘车船期间每 6～8 小时服用 1 次（根据头晕等症状情况）。④静脉注射：1 次 20～40mg，缓慢注入。

【不良反应】【相互作用】【注意事项】参见氟桂利嗪。

【规格】片剂：25mg。

【贮藏】避光保存。

尼麦角林 Nicergoline

【别名】脑通、麦角溴烟酯、瑟米恩、安可立、富路通、凯尔、抑血凝、思霖、乐喜林、思尔明。

【药理作用】为半合成麦角碱衍生物。具有 α受体阻滞作用和扩血管作用。可加强脑细胞能量的新陈代谢，增加氧和葡萄糖的利用。促进神经递质多巴胺的转换而增加神经的传导，加强脑部蛋白质的合成，改善脑功能。

【适应证】①改善脑动脉硬化及脑卒中后遗症引起的意欲低下和情感障碍。②急性和慢性周围循环障碍（肢体血管闭塞性疾病、雷诺综合征、其他末梢循环不良症状）。③也适用于血管性痴呆，尤其在早期治疗时对认知、记忆等有改善，并能减轻疾病严重程度。

【体内过程】口服可完全从胃肠道吸收。给药后 1～1.5 小时可达血药峰值。消除半衰期约为 2.5 小时。70%～80%的原药及其代谢物随尿排出。

【用法用量】①口服：每天 20～60mg，分 2～3 次服用。②肌内注射或静脉注射，每次 2～4mg，每天 1～2 次。

【不良反应】可有低血压、头晕、胃痛、潮热、面部潮红、嗜睡、失眠等。

【相互作用】尼麦角林片可能会增强降血压药的作用。

【注意事项】服药期间禁止饮酒。

【规格】①片剂：5mg，10mg，30mg。②胶囊剂：15mg，30mg。③注射剂（粉）：2mg，4mg，8mg。④注射剂：1ml：4mg，2ml：4mg，5ml：8mg。

【贮藏】密封、避光，贮于室温下。

葛根素 Puerarin

【别名】黄豆武元、欣复衡、利欣舒、愈心衡、戈新源、中孚戈康、欣元衡、通脑益心、首新康、布瑞宁、安欣达、麦普宁、诺雪健、天保康、博迈、普乐林、伦尔欣、元晶、唯新（氯化钠）、沙赛博通（氯化钠）、恩得欣（氯化钠）、戈荣（氯化钠）、普易格（葡萄糖）、普润（葡萄糖）、辛疏（葡萄糖）、英罗恩（葡萄糖）。

【药理作用】系从豆科植物野葛或甘葛藤根中提出的一种黄酮苷，为血管扩张药，有扩张冠状动脉和脑血管、降低心肌耗氧量、改善微循环和抗血小板聚集的作用。

【适应证】用于治疗冠心病、心绞痛、心肌梗死、视网膜动脉阻塞、突发性耳聋。

【体内过程】静脉注射 5mg/kg，健康志愿者的半衰期α相、半衰期β相分别为 10.3 分钟和 74.0 分钟，稳态表观分布容积为 0.298L/kg。血浆蛋白结合率为 2.46%。本品的分布以肝、肾、心脏及血浆中较高；睾丸、肌肉和脾脏次之，并可通过血脑屏障进入脑内，但含量较低。

【用法用量】①口服，每次 50mg，每天 3 次。②静脉滴注，每次 200～400mg，加入 5% 葡萄糖注射液 500ml 中静脉滴注，每天 1 次，10～20 天为 1 个疗程，可连续使用 2～3 个疗程。超过 65 岁的老年人连续使用总剂量不超过 5g。

【不良反应】①少数患者可出现皮疹、过敏性哮喘、过敏性休克、发热等过敏现象。②极少数患者出现溶血反应。一旦出现上述不良反应，应立即停药并对症治疗。

【相互作用】为含酚羟基的化合物，遇碱溶液变黄，与金属离子形成络合物等。因此，使用过程中，不宜在碱液中长时间放置，应避免与金属离子接触。

【注意事项】①长期低温（10℃以下）存放可能析出结晶，此时可将安瓿置温水中，待结晶溶解后仍可使用。②血容量不足者应在短期内补足血容量后使用。③糖尿病患者应定期监测胆红素、网织红细胞、血红蛋白及尿常规。④出现寒战、发热、黄疸、腰痛、尿色加深等症状者，需应立即停药，及时治疗。

【规格】①片剂：50mg。②注射剂：2ml：50mg，2ml：100mg，4ml：200mg，5ml：250mg，8ml：400mg。③注射剂（粉）：50mg，100mg，200mg，400mg。④大容量注射剂：100ml 含葛根素 0.2g 与葡萄糖 5.0g，250ml 含葛根素 0.4g 与葡萄糖 12.5g，250ml 含葛根素 0.5g 与葡萄糖 12.5g。

【贮藏】遮光、密闭保存。

七叶皂苷 Aescine

【别名】麦通纳、叶欣纳、京瑞平。

【药理作用】抗渗出及增加静脉张力药。具有消肿、抗炎和改善血液循环的作用。

【适应证】用于脑水肿、创伤或手术后引起的肿胀；也用于静脉回流障碍性疾病。

【体内过程】静脉注射后，血药浓度很快降低。1 小时后有 1/3 的注射量随胆汁和尿排出，其中 2/3 经胆汁、1/3 随尿排出。蛋白结合率高达 90%。

【用法用量】静脉注射：成人每天 0.1～0.4mg/kg，取本品 5～10mg 溶于 10% 的葡萄糖或 0.9% 的氯化钠注射液 250ml 中静脉滴注。

【不良反应】可见注射部位疼痛。偶见过敏反应。

【相互作用】与下列各类药物联合使用或配伍时要谨慎：①与血清蛋白结合率高的药物。②能严重损害肾功能的药物。③皮质激素类药物。

【注意事项】禁用于动脉、肌肉和皮下注射，注射时宜选用较粗静脉，切勿漏出血管外，如出现红肿，用 0.25% 普鲁卡因封闭或热敷。

【规格】注射剂：5mg，10mg。

【贮藏】避光、密封保存。

多奈哌齐 Donepezil

【别名】盖菲、安理申。

【药理作用】为特异的可逆性乙酰胆碱酯酶抑制剂，此酶主要存在于脑部。

【适应证】用于轻度或中度阿尔茨海默病症状的治疗。

【体内过程】口服吸收良好，3～4 小时达血药峰值。多次给药后，3 周内血药浓度达稳态，为峰值的 4～7 倍，血浆蛋白结合率达 96%。部分在肝内通过 CYP3A4、CYP2D6 代谢为 4 种代谢物。10 天内，约有 57% 的用量以原药和代谢物随尿排出，14.5% 见于粪便中，28% 在体内蓄积。代谢缓慢，半衰期达 70 小时。

【用法用量】一般口服 5mg，每天 1 次。服用约 1 个月后可增至 10mg。推荐临睡前服用，以减少胃肠道不适，但出现失眠现象的患者应在白天使用。

【不良反应】腹泻、肌肉痉挛、乏力、恶心、呕吐和失眠。

【相互作用】酶诱导剂，如利福平、苯妥英钠、卡马西平和乙醇可能降低本品的浓度。

【注意事项】本品早上服、晚上服，效果相同。

【规格】片剂：5mg。

【贮藏】密封，于室温下贮存。

依达拉奉 Edaravone

【别名】易达生、爱达拉酮、必存。

【药理作用】是一种脑保护剂（自由基清除剂）。可阻止脑水肿和脑梗死的进展，并缓解所伴随的神经症状，抑制脂质过氧化，从而抑制脑细胞、血管内皮细胞、神经细胞的氧化损伤。

【适应证】①用于脑梗死急性发作。②用于改善急性脑梗死所致的神经症状、日常生活活动能力和功能障碍。

【体内过程】可透过血-脑脊液屏障，还具有良好的脂溶性，较易到达作用部位。与人血清蛋白和人血清白蛋白的结合率分别为 92% 和 89%～91%。血浆中的代谢产物主要为硫酸结合物和少量的葡糖醛酸结合物，尿液中的代谢产物主要为葡糖醛酸结合物，几乎无原药排出。

【用法用量】每次 30mg，每天 2 次，加入适量 0.9%氯化钠注射液中稀释后静脉滴注，30 分钟内滴完，一个疗程为 14 天以内。尽可能在发病后 24 小时内开始给药。

【不良反应】急性肾衰竭、肝功能异常、黄疸、血小板减少、弥散性血管内凝血。

【相互作用】①与头孢唑林钠、哌拉西林钠、头孢替安钠等抗生素合用时，有致肾衰竭加重的可能。②原则上必须用 0.9%氯化钠注射液稀释。③不可和高能量输液、氨基酸制剂混合或由同一通道静脉滴注（混合后可致本品的浓度降低）。④勿与抗癫痫药（地西泮、苯妥英钠等）混合（产生浑浊）。⑤勿与坎利酸钾混合（产生浑浊）。

【注意事项】因有加重急性肾功能不全或肾衰竭而致死的病例，因此在本品给药过程中应监测肾功能，出现肾功能下降的表现或少尿等症状时，立即停止给药，进行适当处理。

【规格】注射剂：10ml：15mg，20ml：30mg。

【贮藏】避光，于阴凉（不超过 20℃）处保存。

长春西汀 Vinpocetine

【别名】卡兰、长春乙酯、康维脑、润坦、迪汀、同铭、长贵青、枢霖（葡萄糖）、维力灵（葡萄糖）、常春欣（葡萄糖）、杰力纾（氯化钠）、长胺、多力康。

【药理作用】为脑血管扩张药，能抑制磷酸二酯酶活性，增加血管平滑肌松弛的信使 cGMP 的作用，选择性地增加脑血流量，还能抑制血小板凝集，降低血液黏度，增强红细胞变形力，改善血液流动性和微循环，促进脑组织摄取葡萄糖，改善脑代谢。

【适应证】用于脑梗死后遗症、脑出血后遗症、脑动脉硬化症等。

【体内过程】体内分布广泛，自血浆消除较快，可通过血脑屏障进入脑组织，脑脊液中浓度为血药浓度的 1/30，可进入胎盘。与人血浆蛋白结合率为 66%。肝脏主要代谢产物为阿朴长春胺酸，由肾脏排泄。

【用法用量】①口服：成人每次 5mg，每天 3 次。②静脉滴注：开始剂量每天 20mg，以后根据病情可增至每天 30mg，临用前溶于 500ml 液体内稀释混匀后，缓慢滴注。

【不良反应】①出现皮疹、荨麻疹、瘙痒过敏症状，此时应停药。②腹痛、腹泻、食欲缺乏、头晕、颜面潮红、血压轻度下降、心动过速等偶有发生。③有时出现白细胞减少，氨基转移酶升高，γ-GT、碱性磷酸酶、血尿素氮升高等。

【相互作用】不能与肝素合并使用。

【注意事项】①禁用于静脉注射或肌内注射。②输液中长春西汀含量不得超过 0.06mg/ml，否则有溶血的可能。③长期使用时，应检查血常规。

【规格】①片剂：5mg。②注射剂：2ml：10mg，2ml：20mg，5ml：30mg。③注射剂（粉）：10mg，20mg，30mg。④大容量注射剂：100ml 含长春西汀 10mg 与葡萄糖 5g，200ml 含长春西汀 10mg 与葡萄糖 10g，250ml 含长春西汀 10mg 与葡萄糖 12.5g，100ml 含长春西汀 10mg 与氯化钠 0.9g。

【贮藏】遮光、密闭，置于干燥处。

肌氨肽苷 Muscular Amino Acids and Nucleosides

【别名】凯达通欣、因必欣、全威正佳。

【药理作用】含多肽、氨基酸、核苷、核苷酸，对心血管系统疾病有改善血液循环障碍、降低血管阻力、增加心肌利用氧等作用，能促进造血系统活动增强、白细胞数量增多，同时有增加血管弹性、防止血管硬化的作用。

【适应证】由脑血管意外引起的瘫痪；周围神经系统疾病所引起的肌肉萎缩；神经衰弱综合征等。

【体内过程】尚无参考资料。

【用法用量】①肌内注射：每次 4～8mg，每天 1～2 次。②静脉滴注：每次 8～20mg，加入 500ml 氯化钠注射液中或 5%～10%葡萄糖注射液中，缓慢滴注（每分钟 2ml），每天 1 次，2 周为 1 个疗程。

【不良反应】有个别患者可出现发冷、发热、头晕、烦躁，调慢滴速或停药后症状可消失。

【相互作用】尚不清楚。

【注意事项】当药品性状发生改变时禁止使用。

【规格】注射剂：4mg，10mg。

【贮藏】遮光、密闭，置于干燥处。

单唾液酸四己糖神经节苷脂

Monosialotetrahexosylganglioside

【别名】GM-1、施捷因、申捷。

【药理作用】能促进多种原因引起的中枢神经系统损伤后神经功能的恢复，促进神经重构。实验显示 GM-1 对血管性脑损伤、创伤性脑脊髓损伤神经细胞的恢复有促进作用和细胞保护作用。

【适应证】①用于治疗血管性或外伤性中枢神经系统损伤。②用于治疗帕金森病。

【体内过程】能以稳定的方式与神经细胞膜结合，引起膜的功能变化。给药后 2 小时在脑和脊髓测得放射活性高峰，4～8 小时后减半。药物的清除缓慢，主要通过肾脏排泄。

【用法用量】①每天 20～40mg，遵医嘱 1 次或分次肌内注射或者缓慢静脉滴注。②在病变急性期（急性创伤）：每天 100mg，静脉滴注；2～3 周后改为维持量，每天 20～40mg，一般 6 周。③帕金森病：首剂量 500～1000mg，静脉滴注，第 2 日起每天 200mg，皮下、肌内注射或静脉滴注，一般用至 18 周。

【不良反应】少数患者用本品后出现皮疹样反应，建议停用。

【相互作用】尚不清楚。

【注意事项】过敏者禁用。

【规格】注射剂：20mg，40mg，100mg。

【贮藏】于室温下保存。

罂粟碱 Papaverine

【别名】帕帕非林。

【药理作用】为阿片中异喹啉类生物碱之一，是一种经典的非特异性血管松弛剂。对磷酸二酯酶有强大的抑制作用，使组织内 cAMP 含量增加，导致平滑肌松弛；抑制腺苷的摄取，轻度阻止血管平滑肌细胞膜的 Ca^{2+} 内流。对脑血管、冠状血管和外周血管都具有松弛作用，降低血管阻力。

【适应证】①治疗脑、心及外周血管痉挛所致的缺血。②肾、胆或胃肠道等内脏痉挛。

【体内过程】生理半衰期为 1～2 小时，但个体差异较大。蛋白结合率 90%。主要在肝内代谢，几乎完全以葡糖醛酸结合物随尿排出。

【用法用量】①口服：常用量，每次 30～

60mg，每天 3 次。极量，每次 200mg，每天 600mg。②肌内注射或静脉滴注：每次 30mg，每天 90～120mg，1 日量不宜超过 300mg。

【不良反应】①可见胃肠道不适、头痛、嗜睡、潮红、出汗、皮疹等。②胃肠道外给药可见注射部位发红、肿胀、疼痛。③有阴茎异常勃起的报道。

【相互作用】①与左旋多巴合用时，可减弱后者疗效。②吸烟可降低本品疗效。

【注意事项】①不可静脉输注，只供静脉注射。②静脉给药或用量过大可引起房室传导阻滞、心室颤动甚至死亡。

【规格】①片剂：30mg。②注射剂：1ml：30mg。

【贮藏】密封、避光保存。

丁苯酞 Butylphthalide

【别名】恩必普。

【药理作用】可提高脑血管内皮 NO 和 PGI_2 的水平，降低细胞内钙离子浓度，抑制谷氨酸释放。减少花生四烯酸生成，清除氧自由基，提高抗氧化酶活性等，明显改善脑缺血区的微循环和血流量，增加缺血区毛细血管数量；减轻脑水肿，缩小梗死体积，改善脑能量代谢，减少神经细胞凋亡；抑制血栓形成等。

【适应证】用于治疗轻、中度急性缺血性脑卒中及急性缺血性脑卒中患者神经功能缺损。

【体内过程】食物可影响药物的吸收。多次口服药物后，在达到预期的稳态浓度时有轻度的药物蓄积，个体间的药动学参数存在着明显的差异。药物吸收后，在胃、脂肪、肠、脑等组织中含量较高，并可迅速通过血-脑脊液屏障。本品的蛋白结合率为 61%～65%。主要代谢产物为侧链羟基化代谢物和内酯环开环后的氧化代谢，药物大部分（约 70%）以代谢物形式排泄，给药后 24 小时约有 55.2% 随尿液排出，约 18.5% 随粪便排出。

【用法用量】①可与复方丹参注射液联合使用。空腹口服。一次两粒（0.2g），每天 3 次，20 天为 1 个疗程。应在患者发病后 48 小时内开始给药。②静脉滴注，每天 2 次，每次 25mg，每次滴注，时间不少于 50 分钟，两次用药时间间隔不少于 6 小时，疗程 14 日。

【不良反应】①主要为氨基转移酶轻度一过性升高，停药后可恢复正常。②口服偶见恶心、腹部不适及精神症状等。③静脉滴注后偶见头晕、头痛、胸闷、呼吸困难、皮肤瘙痒。

【相互作用】与阿司匹林、尿激酶、肝素、（多种毒蛇）去纤酶合用，未见不良的相互作用。

【注意事项】①餐后服用影响药物吸收，故应餐前服用。②肝、肾功能不全者、有精神症状者、心动过缓、病态窦房结综合征患者慎用。③用药过程中需注意氨基转移酶的变化。

【规格】①胶囊剂：0.1g。②注射剂：丁苯酞 25mg 与氯化钠 0.9g（100ml）。

【贮藏】避光、密闭，于阴凉处（不超过 20℃）保存。

曲克芦丁 Troxerutin

【别名】维脑路通、福尔通、羟乙基芦丁、维生素 P_4、托克芦丁、安体维乐、博士多宁、布络威欣、布瑞金、串西芦丁、二氧乙基芦丁、符瑞、福尔通、盖曲、海斯必妥、禾通、坚乐、健拓维通、金润贯、久仁、卡伦、凯利金斯、匡素宁、朗宁、力枢欣、林源络克、芦通、瑙欣、其力、羟乙芦丁、曲直、全威必成、全威克脑欣、全威尼地、三羟乙基芦丁、世丹、帅星、太韦盛、唯通、维脑络通、维生素 P_4、维欣、卫起汀、欣畅福、言全、一匡素宁、易曲善、益新静、尤尼平、宇立恒、元汀、质力。

【药理作用】系芦丁经羟乙基化制成的半合成黄酮化合物，具有抑制红细胞和血小板凝聚作用，防止血栓形成，同时能增加血中氧的含量，改善微循环，促进新血管生成以增进侧支循环。

【适应证】①用于缺血性脑血管病（如脑栓塞）及其所致的偏瘫、失语等，还可用于心肌梗死前综合征、中心性视网膜炎、血栓性静脉炎、静脉曲张等。②用于毛细血管通透性增加引起的水肿（如烧伤及创伤引起的水肿）、淋巴回流受阻引起的淋巴水肿。

【体内过程】口服吸收良好，给药后 1～6 小时达血药峰值。药物体内分布广泛，可通过血-脑脊液屏障。血浆蛋白结合率约为 30%。在肝脏代谢，可能存在肠肝循环。代谢产物 70% 随粪便排出。消除半衰期为 10～25 小时。

【用法用量】①口服：每次 200～300mg，每天 3 次。②肌内注射：每次 100～200mg，每天 2 次。③静脉滴注：每次 400mg，每天 1 次。20 天为 1 个疗程，可用 1～3 个疗程。每个疗程间隔 3～7 天。

【不良反应】偶见过敏反应和恶心、头晕等不良反应。使用中一旦出现过敏反应，应立即停用。

【相互作用】与抗血小板聚集药物、抗凝血药物合用，在用药前应检查患者凝血常规。

【注意事项】①慎用于有药物过敏史者，有出血或出血倾向者，胃肠道溃疡病患者，与抗血小板聚集药物、抗凝血药物合用者。②儿童、妊娠及哺乳期妇女的用药安全性尚不明确，不推荐使用。③静脉滴注时注意避光。

【规格】①片剂：100mg。②注射剂：2ml：100mg，2ml：200mg。

【贮藏】遮光、密闭，于阴凉干燥处保存。

灯盏花素 Breviscapine

【别名】灯盏乙素、灯盏细辛、灯乙素。

【药理作用】是从灯盏花全株植物中提取的黄酮类成分。具有扩张脑血管的作用，可改善脑微循环，增加脑血流量；增加外周、冠脉和心肌血流量，抑制血小板聚集，减少脂质过氧化物，增强纤溶活性，降低血液黏滞度。

【适应证】①用于缺血性脑血管病，如脑供血不足、椎基底动脉供血不足、脑出血后遗症。②亦用于冠心病、心绞痛、高血压、高黏滞血症等心血管疾病。

【体内过程】尚无参考资料。

【用法用量】①口服：每次 40mg，每天 3 次。②肌内注射：每次 2ml，每天 2 次，15 天为 1 个疗程。③静脉滴注：每次 4～8ml，每天 1 次，加入 500ml 静脉滴注液中稀释应用，10 天为 1 个疗程。

【不良反应】偶见全身瘙痒、胸闷、乏力、皮疹、心悸、口干等。

【相互作用】在与抗血小板聚集药物、抗凝药物合用时注意监测凝血功能。

【注意事项】不宜用于脑出血急性期和有出血倾向的患者。

【规格】①片剂：20mg。②注射剂：2ml：5mg，5ml：20mg。

【贮藏】遮光、密闭，于阴凉干燥处保存。

血塞通 Sanqi Panax Notogin-seng

【别名】三七总皂苷。

【药理作用】具有活血化瘀、通脉活络功能。能抑制血小板聚集，扩张脑血管，使脑血流量增加。并能降低机体耗氧量，提高机体对缺氧的耐受力。

【适应证】①用于缺血性脑血管病、冠心病心绞痛。②还可用于治疗视网膜血管阻塞、眼前房出血、青光眼及急性黄疸型肝炎、病毒性肝炎。③外伤、软组织损伤及骨折恢复期。

【体内过程】尚无参考资料。

【用法用量】①口服：每次 50～100mg，每天 3 次。②肌内注射：每次 100mg，每天 1～2 次。③静脉滴注：每次 200～400mg，每天 1 次。④静脉注射：每次 200mg，每天 1 次。15 天为 1 个疗程。停药 1～3 天后可进行第二个疗程。

【不良反应】可见局部或全身皮疹，严重者出现胸闷、心悸、喘憋、血尿、急性肾功能不全甚至过敏性休克。

【相互作用】尚不清楚。

【注意事项】有效成分较多，保存不当会影响质量。使用前需对光检查，以确定药液没有出现浑浊、沉淀、变色、漏气等现象。脑出血急性期患者、对本品、人参及三七过敏者禁用。

【规格】①片剂：50mg。②胶囊剂：60mg。③注射剂：2ml：100mg。

【贮藏】遮光、密闭，于阴凉干燥处保存。

银杏叶提取物 Ginkgo Biloba Leaf Extract

【别名】天保宁、达纳康、金纳多、银可络、舒血宁。

【药理作用】有扩张冠状动脉和脑血管作用，能改善微循环，促进心、脑组织代谢，对神经细胞起保护作用。可拮抗血小板活化因子（PAF），降低血小板聚集，改善血液流变学。

【适应证】主要用于脑部、外周血管及冠状动脉血管障碍的患者，包括脑卒中、痴呆症、急慢性脑功能不全及其后遗症。

【体内过程】尚无参考资料。

【用法用量】①口服：每次 1～2 片，每天 2～3 次。②静脉滴注：1～2 支，加入 250ml 或 500ml 液体中静脉滴注，每天 1～2 次。本品不同厂家说明书所列剂量并不一致，主要成分的配比也不同，所以需要根据具体说明书使用药物。

【不良反应】不良反应甚微。极少数应用者可出现胃肠道不适、头晕、头痛、血压降低等。

【相互作用】银杏叶提取物注射液应避免与小牛血提取物制剂混合使用。

【注意事项】孕妇及心力衰竭者慎用。

【规格】①片剂：40mg。②注射剂：金纳多，

每支 5ml（含银杏叶提取物 17.5mg）；舒血宁，2ml（含总黄酮醇苷 1.68mg，银杏内酯 A 0.12mg），5ml（含总黄酮醇苷 4.2mg，银杏内酯 A 0.30mg）。

【贮藏】遮光、密闭，于阴凉干燥处保存。

小牛血去蛋白提取物 Deproteinized Hemoderivative of Calf Blood

【别名】爱维治、奥德金、菲克维兹、鸿源、丽珠宝乐、欧瑞、新欧瑞、人福尔、帅奇、素高捷疗、索科酰、韦司喜、维能康、新雪元、血活素、怡活素、幼牛血清、幼牛血清去蛋白质超滤提取物、柏多瑞、欣维治、生祺。

【药理作用】为不含蛋白质的小牛血液提取物，含有低分子肽和核酸衍生物。能改善氧和葡萄糖的吸收及利用（不依赖于胰岛素），从而提高 ATP 的周转，为细胞提供较高的能量。在脑功能降低（低血氧）和能量需求增加（修复、再生）等情况下，可增进与能量有关的功能代谢，保持细胞功能，促使供血量增加。

【适应证】①用于脑卒中、脑外伤、周围血管病及腿部溃疡。②亦可用于皮移植术、烧伤、烫伤、糜烂、创伤、压疮的伤口愈合，放射所引起的皮肤、黏膜损伤。③各种病因引起的角膜溃疡、角膜损伤，酸或碱引起的角膜灼伤、大疱性角膜炎、神经麻痹性角膜炎、角膜和结膜变性等。

【体内过程】是非单一活性成分药，且其活性成分是生理物质，因此，难以对其进行药动学研究。然而，动物实验表明，本品静脉给药后 5 分钟即开始起作用（血糖水平开始降低），给药后 180 分钟，这种作用达到高峰。

【用法用量】①口服：每次 0.2～0.4g，每天 3 次，整片吞服，一疗程 4～6 周。②静脉注射或缓慢肌内注射：初期每天 0.4～0.8g，进一步治疗剂量为每天 5ml。③静脉滴注：0.4～2g 加入静脉滴注液 250ml 中滴注。④皮肤外用：在保证创口或创面清洁的情况下外用。轻者可每天 1 次，涂于创面处。重者可每天 2～6 次，或酌情增加次数。⑤眼科外用：滴于眼部患处，每次 1 滴，每天 3～4 次，或视病情而定。⑥口腔外用：涂抹于患处每天 3～5 次，其中 1 次在睡前使用。

【不良反应】①偶见过敏反应（如荨麻疹、皮肤潮红、药物热、休克等）。②外用时可出现局部刺痛或灼热感。

【相互作用】本品眼用制剂可能减弱眼用抗病毒药的药效。

【注意事项】①糖尿病患者慎用。②孕妇、哺乳期妇女慎用。③肌内注射时要缓慢每次不超过 5ml。④输液不应与其他药物配伍。⑤本品眼凝胶制剂无抗细菌、真菌、病毒、衣原体等作用，需针对病因联合使用抗菌药、抗真菌或抗病毒类药物。

【规格】①片剂：200mg。②注射剂：2ml∶80mg，5ml∶200mg，10ml∶400mg。③软膏：10%（20g∶2.0g）。④眼凝胶制剂：20%（5g∶1g）。⑤口腔膏：5%（5g∶0.25g）。

【贮藏】遮光、密闭，于凉暗处保存。

脑蛋白水解物 Cerebrolysin

【别名】丽珠赛乐、必瑞克、施普善、奥利达、瑞奇妥芬、普沁（氯化钠）、韦司平、安谱福、舒瑞泰、唛吉沥（氯化钠）、曲奥、宁泽欣、尤尼泰。

【药理作用】为动物蛋白经酶降解而产生的器官特异性氨基酸和多肽的复合物。能以多种方式作用于中枢神经，调节和改善神经元的代谢，促进突触的形成，诱导神经元的分化，并进一步保护神经细胞免受各种缺血和神经毒素的损害。可透过血脑屏障，进入神经细胞，促进蛋白质合成，增加脑组织的抗缺氧能力，改善脑能量代谢，改善记忆。

【适应证】用于颅脑外伤及脑血管疾病（脑供血不足、脑梗死）后遗症伴有记忆减退及注意力集中障碍的症状改善。

【体内过程】可透过血-脑脊液屏障进入神经细胞，氨基酸在脑内迅速代谢，半衰期为数秒至数小时。

【用法用量】成人常用 10～30ml 稀释于 5% 葡萄糖注射液或 0.9%氯化钠注射液 250ml 中缓慢滴注，60～120 分钟滴完，每天 1 次，10～14 天为 1 个疗程，依病情而定。

【不良反应】偶有过敏反应发生，表现为发热、寒战、氨基转移酶升高及过敏性皮疹等。

【相互作用】①不能与平衡氨基酸注射液在同一输液瓶中输注。②与抗抑郁药同时服用，可导致精神紧张，建议减少后者剂量。③同时服用单胺氧化酶抑制剂，两者药效有协同作用。④与胞磷胆碱、复方丹参、维生素 B_{12} 等合用，可能会相互提高疗效。

【注意事项】①过敏体质者慎用。若出现过敏反应，立即停药。②当药品性状发生改变时禁用。③老年人使用本品时如发现排尿量过多，且 2～3 天不能自行缓解时应停止使用。

【规格】注射剂：2ml，5ml，10ml。

【贮藏】遮光，于室温下贮存。

乙酰谷酰胺 Aceglutamide

【别名】醋谷胺、Acetylglutamide。

【药理作用】能透过血脑屏障，改善神经细胞代谢，维持神经良好的应激功能，并有降低血氨的作用。

【适应证】①脑外伤、脑神经瘤，以及神经外科手术引起的昏迷、瘫痪、智力减退、记忆力障碍和思维不集中、神经性头痛和腰痛等。②小儿麻痹后遗症、肝性脑病。

【体内过程】在体内分布广泛，脑、肝和肾中浓度较高，可透过血-脑脊液屏障。在肾小管细胞内分解为氨和乙酰谷氨酸，前者经肾小管分泌排出，后者经吸收后参与体内代谢。

【用法用量】①肌内注射：0.1～0.3g，每天 2 次。②静脉输注：0.25～0.75g，用 5%葡萄糖注射液稀释。③儿童 0.1～0.5g，每天 1 次。

【不良反应】不良反应较小，静脉注射时可引起血压下降。

【相互作用】尚不清楚。

【注意事项】对肌肉有轻度刺激性，静滴时还可能引起血压下降，使用时应注意。

【规格】①注射剂（粉）：0.1g，0.25g，0.3g。②注射剂：2ml∶0.1g，5ml∶0.25g，10ml∶0.5g。③大容量注射剂：100ml 含乙酰谷酰胺 0.2g 与葡萄糖 5g，250ml 含乙酰谷酰胺 0.5g 与葡萄糖 12.5g，250ml 含乙酰谷酰胺 0.25g 与氯化钠 2.25g。

【贮藏】避光贮存。

利鲁唑 Riluzole

【别名】力如太、Rilutek。

【药理作用】作用机制尚不清楚，可能与抑制谷氨酸释放、稳定电压依赖性钠通道的失活状态、干扰神经递质与兴奋性氨基酸受体结合后的细胞内事件有关。一项动物实验显示，本品能延长肌萎缩侧索硬化（ALS）转基因动物模型的存活时间。多种神经兴奋性损伤动物模型研究显示，本品具有神经保护作用。体外研究显示，本品能保护培养的大鼠运动神经元免受谷氨酸的兴奋性毒性损伤，并抑制缺氧引起的皮质细胞死亡。

【适应证】用于延长 ALS 患者的生命或延长其发展至需要机械通气支持的时间。

【体内过程】口服后吸收迅速，并于 60～90 分钟达血药峰值。在体内分布广泛，可通过血脑屏障。蛋白结合率约为 97%。主要以原形存在于血浆中，并由细胞色素 P450 酶广泛代谢继而糖脂化。在尿中的主要代谢物为 3 种酚衍生物及 1 种脲基衍生物。半衰期为 9～15 小时。主要从尿液中排出总排泄率为给药剂量的 90%。

【用法用量】推荐剂量为口服 50mg，每天 2 次。

【不良反应】①少见贫血，罕见严重中性粒细胞减少症。②少见过敏反应、血管神经性水肿。③常见头痛、眩晕、感觉异常、嗜睡。④常见心动过速。⑤常见恶心、腹泻、腹痛。

【相互作用】①CYP1A2 的抑制剂（如咖啡因、双氯芬酸、地西泮、尼麦角林、氯米帕明、丙米嗪、氟伏沙明、非那西汀、茶碱、阿米替林及喹诺酮类）可能会降低本品的清除率。②CYP1A2 的诱导剂（如吸烟、炭烤的食物、利福平及奥美拉唑）可能会增加本品的清除率。

【注意事项】①在治疗最初 3 个月，需每月检测 ALT，如果 ALT 水平升高至 5×正常上限（ULN），需停药。②需警告患者向其医师报告所有的发热性疾病，并提醒医师检查患者白细胞计数，如出现中性粒细胞减少，应停药。③有本品导致间质性肺病的报道，如果有提示间质性肺炎的发现（如两侧肺弥散不透明），应立即停药。

【规格】①片剂：50mg。②胶囊剂：50mg。

【贮藏】贮于室温（10～30℃）下保存。

环扁桃酯 Cyclandelate

【别名】抗栓丸、安脉生、息脑痉、三甲基环己扁桃酸、Cyclospasmol。

【药理作用】类似罂粟碱，但作用较弱，较持久。

【适应证】①用于治疗脑血管、周围血管和冠脉痉挛。②也用于解除幽门痉挛、胆绞痛等，但作用较差。

【体内过程】口服吸收迅速而完全。给药后 1.5 小时可达血药峰值，可维持 4～6 小时。在体内代谢成杏仁酸和三甲环己烷随尿排出，仅有 5%见于粪便中。

【用法用量】口服常用 400～800mg/d，可加量至 1.6g/d，分次给予。

【不良反应】常用量一般少见不良反应。大剂量时可发生恶心、胃肠不适、面红、心悸、出汗、头痛、头晕和针刺感。

【相互作用】合用尼古丁可拮抗本品的临床效应。

【注意事项】①脑血管意外急性期禁用。②有严重闭塞性冠状动脉病和脑血管病患者慎用。③青光眼、伴有出血或出血倾向者慎用。④孕妇禁用。

【规格】①片剂：0.1g，0.4g。②胶囊剂：0.1g。

【贮藏】密封、避光保存。

法舒地尔 Fasudil

【别名】川威。

【药理作用】抑制平滑肌收缩最终阶段的肌球蛋白轻链磷酸化，使血管扩张。能抑制因 Ca^{2+} 引起的离体血管收缩，抑制多种脑血管收缩药物引起的收缩。早期连续给药可预防脑血管痉挛的发生。

【适应证】①改善和预防蛛网膜下腔出血术后的脑血管痉挛及引起的脑缺血症状。②治疗肺动脉高压。③改善阿尔茨海默病患者的认知功能。

【体内过程】健康成人单次 30 分钟内静脉持续给予本品 0.4mg/kg 时，血浆中原药浓度在给药结束时达峰值，后迅速衰减，消除半衰期约为 16 分钟。主要在肝脏代谢为羟基异喹啉及其络合物。给药后 24 小时内从尿中累积排泄的原药及其代谢产物为给药剂量的 67%。

【用法用量】成人每天 2～3 次，每次 30mg（盐酸）或 35mg（甲磺酸），以 50～100ml 的 0.9%氯化钠注射液或葡萄糖注射液稀释后静脉滴注，每次滴注时间为 30 分钟。给药应在蛛网膜下腔出血术后早期开始，连用 2 周。

【不良反应】①偶见颅内出血（1.63%）。②少见消化道出血、肺出血、鼻出血。③偶见低血压、颜面潮红。④偶见贫血、白细胞减少、血小板减少。⑤其他：腹胀、头痛等。

【相互作用】尚不清楚。

【注意事项】①只可静脉滴注，不可经其他途径给药。②术前合并糖尿病的患者、术中在主干动脉有动脉硬化的患者，使用本品时，应充分观察临床症状及计算机断层成像（CT）表现，若发现颅内出血，应速停药并予以适当处置。③治疗过程中密切注意临床症状及 CT 改变，若发现颅内出血，应立即停药并进行适当处理。④用药时间为 2 周，不可长期使用。

【规格】①注射剂（粉）：35mg（甲磺酸）。②注射剂：2ml：30ml。

【贮藏】遮光、密闭保存。

桔丙酯 Propyl Gallate

【别名】清雪溶霜、瑞欣生。

【药理作用】本品具有抑制血栓素 A_2 引起的血小板聚集作用，可降低全血黏度和血浆比黏度，加快红细胞电泳速度，也可松弛血管平滑肌，增加冠状动脉的血流量，对心肌缺血有明显的保护作用。

【适应证】用于预防与治疗脑血栓、冠心病及外科手术的并发症、血栓性深静脉炎。

【体内过程】静脉注射后体内分布以肝、肺浓度最高，心、肾次之。可通过血-脑脊液屏障。主要从尿排泄，半衰期为 100 分钟。

【用法用量】加至 250～500ml 生理盐水或 5%葡萄糖注射液中静脉缓缓滴注。一日 1 次，一次 120～180mg，10～15 天为 1 个疗程，或遵医嘱。

【不良反应】少数患者静脉滴注后有一过性心率减慢或 ALT 轻度增高，停药 1～2 周可自行恢复正常。

【相互作用】尚不清楚。

【注意事项】①用药期间应检查肝、肾功能，如有异常，应停药。②静脉滴注时速度不应过快，可防止出现心慌、头晕、困乏等不适症状。

【规格】注射剂：2ml：60mg。

【贮藏】密闭，在凉暗处保存，避免冷冻。

12.5　中枢兴奋药

胞磷胆碱 Citicoline

【别名】胞二磷胆碱、尼古林、尼可林、胞胆碱、胞嘧啶核苷二磷酸胆碱、尼可灵、舒尔利、思考林、利枢、益落清（氯化钠）、鑫通（氯化钠）、洁维苏（氯化钠）、亿丹（氯化钠）、欧迈（氯化钠）、丰海清（葡萄糖）、赛立奥（葡萄糖）。

【药理作用】为核苷衍生物，通过降低脑血管阻力、增加脑血流而促进脑物质代谢，改善脑循环。可增强脑干网状结构上行激活系统的功能，增强锥体系统的功能，改善运动麻痹，故对

促进大脑功能的恢复和苏醒有一定作用。

【适应证】辅酶。用于急性颅脑外伤和脑手术后意识障碍。

【体内过程】注射后血药浓度迅速下降，30 分钟降至注入时的 1/3，1～2 小时基本稳定，分布以肝内最多，占 10%。在肝脏代谢为游离胆碱和胞苷二磷酸，主要经肾和肺清除，半衰期为 3.5 小时，主要代谢物胆碱的清除半衰期为 2 小时。

【用法用量】①静脉滴注：每天 0.25～0.5g，用 5%或 10%葡萄糖注射液稀释后缓缓滴注，5～10 天为 1 个疗程。②单纯静脉注射：每次 100～200mg。③肌内注射：每天 0.1～0.3g，分 1～2 次注射。④口服：每次 0.1～0.2g，每天 3 次，温开水送服。

【不良反应】对人及动物均无明显的毒性作用，对呼吸、脉搏、血压无影响，偶有一过性血压下降、失眠、兴奋及给药后发热等，停药后即可消失。

【相互作用】用于震颤麻痹患者时，不宜与左旋多巴合用，否则可引起肌僵直并恶化。

【注意事项】①脑出血急性期不宜大剂量应用。②肌内注射一般不采用，若用时应经常更换注射部位。

【规格】①注射剂：0.25g。②片剂：0.1g。

【贮藏】遮光、密封保存。

甲氯芬酯 Meclofenoxate

【别名】氯酯醒、遗尿丁、苏瑞素、维瑙健、健脑灵、海盖力、依达苏、齐脂、特维知、健瑙素、塞每能。

【药理作用】能促进脑细胞的氧化还原代谢，增加对糖类的利用，对中枢抑制患者有兴奋作用。

【适应证】用于外伤性昏迷、酒精中毒、新生儿缺氧症、儿童遗尿症。

【体内过程】口服后经胃肠道吸收、肝脏代谢，并经肾排泄。

【用法用量】①口服：成人每次 0.1～0.2g，每天 3 次，至少服用 1 周。儿童每次 0.1g，每天 3 次，至少服用 1 周。②静脉注射或静脉滴注：临用前用注射用水或 5%葡萄糖注射液稀释成 5%～10%溶液使用。成人每次 0.1～0.25g，每天 3 次，根据病情用量可加倍。儿童每次 60～100mg，每天 2 次，可注入脐静脉。③肌内注射：

成人昏迷状态每次 0.25g，每 2 小时 1 次。新生儿缺氧症每次 60mg，每 2 小时 1 次。

【不良反应】胃部不适、兴奋、失眠、倦怠、头痛。

【相互作用】尚不清楚。

【注意事项】本品易水解，配成溶液后，应立即使用。

【规格】①胶囊剂：0.1g。②注射剂（粉）：0.06g，0.1g，0.25g。

【贮藏】密封、避光贮存。

多沙普仑 Doxapram

【别名】多普兰、吗乙苯咯、吗乙苯吡酮、佳苏仑、泽仑、波达。

【药理作用】为呼吸兴奋剂，小量时通过颈动脉体化学感受器反射性兴奋呼吸中枢，大量时直接兴奋延髓呼吸中枢，使潮气量加大，呼吸频率增快有限。大剂量兴奋脊髓及脑干，但对大脑皮质似无影响，在阻塞性肺疾病患者发生急性通气不全时，应用此药后，潮气量、血二氧化碳分压、氧饱和度均有改善。

【适应证】①可改善类阿片诱发的呼吸抑制而不影响止痛。②治疗急性呼吸衰竭和术后呼吸衰竭。

【体内过程】静脉注射后仅 20～40 秒即迅速起效，1～2 分钟效应最显著，持续时间仅为 5～12 分钟。可能与从脑组织迅速再分布有关。口服可吸收，但肝内首过效应明显（约 60%被代谢）。口服能达稳态血药浓度。代谢产物与少量原形药随尿排出。半衰期为 3～4 小时。

【用法用量】①静脉注射每次 0.5～1.0mg/kg，不超过 1.5mg/kg，如需重复给药，至少间隔 5 分钟，每小时用量不宜超过 300mg。②静脉滴注每次 0.5～1.0mg/kg，临用前加葡萄糖氯化钠注射液稀释后静脉滴注，直至获得疗效，总量不超过每天 3g。

【不良反应】头痛、无力、恶心、呕吐、出汗、感觉奇热、腹泻及尿潴留。

【相互作用】①能促进儿茶酚胺的释放增多，在全身麻醉药如氟烷、异氟烷等停用 10～20 分钟后，才能使用。②与咖啡因、哌甲酯、匹莫林、肾上腺素受体激动剂等合用，可能出现紧张、激动、失眠甚至惊厥或心律失常。③与单胺氧化酶抑制剂丙卡巴肼及升压药合用时，可使血压明显升高。

【注意事项】①用药时常规测定血压和脉搏，以防止药物过量。②静脉注射漏到血管外或静脉滴注时间太长，均能导致血栓静脉炎或局部皮肤刺激。③剂量过大时，可引起心血管不良反应如血压升高、心率加快，甚至出现心律失常。

【规格】注射剂：0.1g。

【贮藏】避光贮存。

哌甲酯 Methylphenidate

【别名】利他林、哌醋甲酯、专注达。

【药理作用】为呼吸兴奋剂，小剂量时通过颈动脉体化学感受器反射性兴奋呼吸中枢，大量时直接兴奋延髓呼吸中枢。

【适应证】用于注意缺陷多动障碍（儿童多动综合征、轻度脑功能失调）、发作性睡病，以及巴比妥类、水合氯醛等中枢抑制药过量引起的昏迷。

【体内过程】口服后吸收迅速，给药量的 90%随尿液排泄。

【用法用量】①口服：成人每次 10mg，每天 2～3 次，餐前 45 分钟服用。6 岁以上儿童一次 5mg，每天 2 次，早餐或午餐前服用。然后按需每周递增 5～10mg，每天不超过 40mg。②注射剂：皮下、肌内注射或缓慢静脉注射。每次 10～20mg。

【不良反应】失眠、眩晕、头晕、头痛、恶心、厌食、心悸等。

【相互作用】合用单胺氧化酶抑制剂可引起高血压危象。

【注意事项】服用单胺氧化酶抑制剂者，应在停药 2 周后再用本品。傍晚后不宜服药，以免引起失眠。可产生依赖性。

【规格】①片剂：5mg，10mg，20mg。②注射剂：20mg。

【贮藏】遮光、密闭保存。

匹莫林 Pemoline

【别名】苯异妥英、培脑灵、匹吗啉、Hyton、Kethamed、Volital。

【药理作用】为中枢兴奋药，中枢兴奋作用温和，并有弱拟交感作用，临床多用于治疗多动综合征，其机制可能与其提高中枢去甲肾上腺素水平有关。

【适应证】①用于治疗儿童多动症、轻度抑郁症及发作性睡病。②也可用于遗传性过敏性皮炎。

【体内过程】口服易于吸收，20～30 分钟显效，2～4 小时后可达血药高峰，半衰期约为 12 小时。血浆蛋白结合率 50%。多次给药 2～3 天后可达稳态血药浓度。部分在肝脏代谢，原形药和代谢产物经肾排出。

【用法用量】口服。①儿童多动症：每次 20mg，每天 1 次，晨服。效果不显著可逐渐加大剂量，每天总量不超过 60mg。为避免失眠，下午不服药。②过敏性皮炎：初始剂量 20mg，每 2～3 天递增 20mg，至止痒或每天剂量 80mg 为止，每周用 6 天，停药 1 天。

【不良反应】①常见厌食、失眠或体重减轻。②少见头晕、萎靡、易激惹、抑郁、恶心、皮疹、胃痛。③罕见黄疸。

【相互作用】①可降低惊厥发作的阈值，故合用抗癫痫药时需调整后者的用量。②与其他中枢神经兴奋药合用时，可相互增强药效。

【注意事项】肝、肾功能不全者，癫痫患者禁用。孕妇慎用。6 岁以下儿童禁用。

【规格】片剂：20mg。

【贮藏】密封、避光，贮于室温下。

吡硫醇 Pyritinol

【别名】脑复新、联硫吡硫醇、天依、天叔清、信特、枢安宁、灵博康、英罗恩、欣汇。

【药理作用】为维生素 B_6 的衍生物，促进脑内葡萄糖及氨基酸的代谢，改善全身同化作用，增加颈动脉血流量，改善脑血流。

【适应证】用于脑震荡综合征、脑外伤、脑炎、脑膜炎后遗症、老年性痴呆等。

【体内过程】口服 2～4 小时，血中浓度达峰值，在中枢神经系统内维持 1～6 小时，并在体内完全代谢。

【用法用量】①口服，每次 0.1～0.2g，每天 3 次。儿童每次 0.05～0.1g，每天 3 次。②糖浆剂：每次 10～20ml，每天 3 次。③注射剂：用适量的注射用水溶解后加入 5%葡萄糖注射液或 0.9%氯化钠注射液 250～500ml 中静脉滴注，每次 0.2～0.4g，每天 1 次。

【不良反应】皮疹、恶心、头痛、静脉炎等。

【相互作用】尚不清楚。

【注意事项】注射液可能含乙醇，对乙醇过敏者禁用。

【规格】①片剂：0.1g。②注射剂：0.1g，0.2g。

【贮藏】避光，于室温下贮存。

茴拉西坦 Aniracetam

【别名】脑康酮、阿尼西坦、三乐喜、益灵舒、忆立福。

【药理作用】通过血脑屏障选择性作用于中枢神经系统。动物实验证明本品对正常大鼠辨别学习的记忆再现过程有良好的促进作用，能对抗缺氧引起的记忆减退，有效改善某些原因引起的记忆障碍。

【适应证】适用于中、老年记忆减退和脑血管病后的记忆减退。

【体内过程】口服吸收完全，存在明显的首过效应，蛋白结合率约为 66%。半衰期β相为 35 分钟。84%的用量随尿排出，0.8%随粪便排出，另 11%以 CO_2 形式呼出。

【用法用量】口服，每次 0.1～0.2g，每天 3 次。

【不良反应】不良反应较少，偶见口干、厌食、便秘、头晕、嗜睡，停药后消失。

【相互作用】尚不清楚。

【注意事项】有明显肝功能异常者应适当调整给药剂量。本品可加重亨廷顿舞蹈症者症状。

【规格】①胶囊剂：100mg。②颗粒剂：100mg。③片剂：50mg。

【贮藏】避光贮存。

吡拉西坦 Piracetam

【别名】吡乙酰胺、酰胺吡咯环酮、脑复康、思泰、恩欣、君福、得忆康、诺复新、落普畅博、康容。

【药理作用】为脑代谢改善药，属于γ-氨基丁酸的环形衍生物。有抗物理因素、化学因素所致的脑功能损伤的作用。能促进脑内 ADP 转化为 ATP，可促进乙酰胆碱合成并能增强神经兴奋的传导，具有促进脑内代谢的作用。对缺氧所致的逆行性健忘有改进作用，可以增强记忆，提高学习能力。

【适应证】适用于急慢性脑血管病、脑外伤、各种中毒性脑病等多种原因所致的记忆减退及轻、中度脑功能障碍。也用于儿童智能发育迟缓。

【体内过程】口服吸收快，生物利用度＞90%，血药浓度达峰时间约 0.5 小时，半衰期为 5～6 小时。

【用法用量】①口服：每次 0.8g，每天 3 次，重症可加至每次 1.6g，每天 3 次。儿童每次给予

0.04g/kg。一般 3～6 周为 1 个疗程。服完 1 个疗程后,维持剂量减半。②静脉注射:每次 4g,每天 2 次。静脉滴注:每次 4～8g,每天 1 次。

【不良反应】常见恶心、腹部不适、食欲缺乏、腹胀、腹痛等,但症状的轻重与用药剂量直接相关。中枢神经系统不良反应包括兴奋、易激动、头晕、头痛和失眠等,但症状轻微,且与使用剂量大小无关,停药后以上症状消失。偶见轻度肝功能损害,表现为轻度氨基转移酶升高,但与药物剂量无关。

【相互作用】与华法林联合应用时,可延长凝血酶原时间,并抑制血小板的聚集。在接受抗凝治疗的患者中,同时应用本品时应特别注意凝血时间,防止出血危险,并调整抗凝血药的剂量和用法。

【注意事项】肝肾功能不全者慎用并应适当减少剂量。

【规格】①片剂:0.4g。②注射剂:2g。

【贮藏】避光贮存。

奥拉西坦 Oxiracetam

【别名】奥拉酰胺、羟氧吡醋胺、脑复智、健朗星、欧来宁、欧兰同、道尔仙。

【药理作用】为吡拉西坦的类似物,可促进磷酰胆碱和磷酰乙醇胺合成,促进脑代谢,透过血脑屏障对特异性中枢神经道路有刺激作用。改善智力和记忆。

【适应证】用于治疗中度血管性痴呆、老年性痴呆及脑外伤等症引起的记忆与智能障碍。

【体内过程】口服后吸收迅速,达峰时间约为1小时,在肝、肾中分布浓度较高。药物消除较迅速,服药后48小时内约40%的原形药随尿排出。消除半衰期为(3.34±1.59)～(4.74±1.41)小时。在不同年龄的健康者体内的消除规律基本一致。连续用药体内无蓄积。

【用法用量】①口服:每次 0.8g,每天 2～3 次。②静脉注射或肌内注射:每次 1g。静脉滴注,每次 4～6g,每天 1 次。可酌情增减用量,用药疗程 2～3 周。国外上市奥拉西坦注射液的用量是 2～8g,但国内尚无低于 4g、高于 6g 的用药经验。

【不良反应】少数患者出现精神兴奋和睡眠异常。

【相互作用】尚不清楚。

【注意事项】患者出现精神兴奋和睡眠异常

表现时,应减量。

【规格】①片剂或胶囊剂:0.4g。②注射剂:1g。

【贮藏】遮光、密闭保存。

二甲弗林 Dimefline

【别名】回苏林、回苏灵。

【药理作用】对呼吸中枢有较强的兴奋作用,用药后可见肺换气量明显增加、二氧化碳分压下降。对呼吸中枢兴奋作用较强,作用比尼可刹米强 100 倍,苏醒率可达 90%～95%。

【适应证】用于各种原因引起的中枢性呼吸衰竭、麻醉药、催眠药所致的呼吸抑制及外伤、手术等引起的虚脱和休克。

【体内过程】起效迅速,作用维持 2～3 小时。

【用法用量】①口服,每次 8～16mg,每天 2～3 次。②肌内注射,每次 8mg。③静脉注射,每次 8～16mg。④静脉滴注,用于重症患者,每次 16～32mg。

【不良反应】恶心、呕吐、皮肤烧灼感等。剂量过大,可引起肌肉震颤、惊厥等。

【相互作用】尚不清楚。

【注意事项】安全范围较窄,剂量掌握不当易致抽搐或惊厥。剂量过大时易引起惊厥,应准备短效巴比妥类(如异戊巴比妥),作为惊厥时急救用。静脉注射速度必须缓慢,并应随时注意病情。

【规格】①片剂:8mg。②注射剂:2ml:8mg。③注射剂(粉):8mg。

【贮藏】避光贮存。

尼可刹米 Nikethamide

【别名】二乙烟酰胺、可拉明。

【药理作用】主要直接兴奋延髓呼吸中枢,也可刺激颈动脉体和主动脉体化学感受器,反射性兴奋呼吸中枢,提高呼吸中枢对 CO_2 的敏感性,使呼吸加深加快。选择性较高,对大脑和脊髓的兴奋作用较弱,比其他中枢兴奋药安全,不易引起惊厥。

【适应证】用于中枢性呼吸抑制及各种原因引起的呼吸抑制。

【体内过程】口服或注射均易吸收。作用时间短,静脉注射 1 次仅维持 5～10 分钟。在体内部分转变为烟酰胺,再甲基化后随尿排出。

【用法用量】①成人常用量:每次 0.25～0.5g,极量 1.25g。②儿童剂量:6 个月每次

75mg；1 岁每次 125mg；4～7 岁每次 175mg。视病情可肌内注射、静脉间歇给药，用药时需配合人工呼吸和给氧措施。

【不良反应】面部刺激征、烦躁不安、抽搐、恶心、呕吐等。

【相互作用】合用其他中枢兴奋药有协同作用，可引起惊厥。

【注意事项】①剂量过大时可出现血压升高、心悸、震颤、肌肉僵硬或抽搐、心律失常、高热。严重者可致癫痫样惊厥，随之出现昏迷。惊厥发作可静脉注射安定类或硫喷妥钠加以控制。②急性血卟啉症不宜用，因可能诱发急性发作。

【规格】注射剂：2ml：0.25g，2ml：0.375g，2ml：0.5g。

【贮藏】避光贮存。

洛贝林 Lobeline

【别名】山梗菜碱、祛痰菜碱。

【药理作用】能选择性地兴奋颈动脉体化学感受器，反射性兴奋呼吸中枢，大剂量也能直接兴奋呼吸中枢。可刺激颈动脉窦和主动脉体化学感受器（均为 N_1 受体），反射性地兴奋呼吸中枢而使呼吸加快，但对呼吸中枢并无直接兴奋作用。对迷走神经中枢和血管运动中枢也同时有反射性的兴奋作用；对自主神经节先兴奋而后阻断。

【适应证】①新生儿窒息、吸入麻醉药及其他中枢抑制药如吗啡或巴比妥类中毒、一氧化碳引起的窒息。②肺炎、白喉等传染病引起的呼吸衰竭。

【体内过程】静脉注射后作用持续时间短，一般为 20 分钟。

【用法用量】①肌内注射或皮下注射，成人每次 3～10mg，极量每次 20mg；小儿每次 1～3mg。②静脉注射：成人每次 3mg，极量每次 6mg，每天 20mg。儿童每次 0.3～3mg，必要时每隔 30 分钟可重复使用。新生儿窒息可注入脐静脉 3mg。

【不良反应】恶心、呕吐、咳嗽、头痛、心悸等。

【相互作用】尚不清楚。

【注意事项】①剂量较大时能引起心动过速、传导阻滞、呼吸抑制甚至惊厥。②剂量过大也可引起出汗、心动过速、呼吸抑制、血压下降、

体温下降、强直性阵挛性惊厥及昏迷。

【注意事项】注射剂：3mg，10mg。

【贮藏】避光贮存。

咖啡因 Caffeine

【别名】咖啡碱。

【药理作用】对大脑皮质有兴奋作用，服用小剂量（50～200mg）即可使睡意消失、疲劳减轻、精神振奋、思维敏捷、工作效率提高。较大剂量时则要直接兴奋延髓呼吸中枢和血管运动中枢，使呼吸加深加快、血压升高；在呼吸中枢受抑制时，尤为明显。

【适应证】①主要用于对抗中枢抑制状态，如严重传染病、镇静催眠药过量引起的昏睡及呼吸循环抑制等，可肌内注射安钠咖。②常配伍麦角胺治疗偏头痛；配伍解热镇痛药治疗一般性头痛。此时，由于本品收缩脑血管，减少脑血管搏动的幅度而加强以上药物止头痛的作用。

【体内过程】在静脉滴注后数分钟起效，给药后快速分布进入脑部。在成人体外血浆中蛋白结合率约为 36%。

【用法用量】口服，每次 0.1～0.3g，每天 3 次。

【不良反应】一般少见，但剂量较大时可致激动、焦虑、失眠、心悸、头痛；剂量过大也可引起惊厥。

【相互作用】①合用可抑制胃酸分泌的药物（如 H_2 受体拮抗剂、质子泵抑制剂），可增加发生坏死性小肠结肠炎的风险。②合用西咪替丁、酮康唑，可减缓本品的清除。③合用苯巴比妥、苯妥英，可加速本品的清除。

【注意事项】乳婴高热时易致惊厥，应选用无咖啡因的复方解热药。

【规格】用于复方制剂中，参见解热镇痛药。

【贮藏】避光贮存。

香草二乙胺 Etamivan

【别名】益迷兴。

【药理作用】为呼吸兴奋药，能增加机体对二氧化碳敏感性，作用时间短，有令人眩晕的感觉。

【适应证】临床用于中枢性呼吸和循环衰竭、肺源性心脏病、吗啡、吸入麻醉药、巴比妥类药物中毒引起的心力衰竭。

【体内过程】口服后可从口腔黏膜及胃肠道迅速吸收。静脉注射后药物在体内代谢迅速，作用持续 10～30 分钟。主要随尿排泄。

【用法用量】每次静脉注射 0.5～2mg/kg。

【不良反应】剂量大可引起高血压、心悸、心律失常、咳嗽、呕吐、瘙痒、震颤、肌强直、出汗、潮红、高热等不良反应。

【相互作用】禁与单胺氧化酶抑制剂合用。

【注意事项】癫痫患者禁用。

【规格】注射剂：0.1g。

【贮藏】遮光、密闭，于阴凉干燥处保存。

贝美格 Bemegride

【别名】美解眠。

【药理作用】能直接兴奋呼吸中枢及血管运动中枢，使呼吸增加、血压微升。

【适应证】用于解除巴比妥类及其他催眠药所致的呼吸抑制，亦可用于减少硫喷妥钠麻醉的深度，以加速其恢复，并可用作其他静脉全身麻醉药的催醒剂。

【体内过程】作用迅速，静脉给药后作用维持 10～20 分钟。

【用法用量】①静脉滴注：50mg 以 5%葡萄糖注射液稀释供静脉滴注。②静脉注射：每 3～5 分钟注射 50mg，至病情改善或出现中毒症状为止。

【不良反应】可引起恶心、呕吐。

【相互作用】尚不清楚。

【注意事项】静脉滴注时不可太快，以免发生惊厥，注射量大、速度过快可引起恶心及呕吐、反射运动增强、肌肉震颤及惊厥等。中毒时可立即用戊巴比妥钠注射液静脉注射或水合氯醛灌肠。

【规格】注射剂：50mg。

【贮藏】遮光、密闭保存。

细胞色素 C Cytochrome C

【别名】细胞色素丙。

【药理作用】是细胞呼吸激动剂，存在于细胞线粒体中的一种以铁卟啉为辅基的蛋白质。细胞色素 C 担负传递电子的作用，是细胞呼吸不可缺少的物质。当组织缺氧时，外源性细胞色素 C 即能进入细胞内，从而发挥其纠正细胞呼吸和物质代谢作用。

【适应证】用于各种组织缺氧急救的辅助治疗，如一氧化碳中毒、催眠药中毒、氰化物中毒、新生儿窒息、严重休克期缺氧、脑血管意外、脑震荡后遗症、麻醉及肺部疾病引起的呼吸困难和各种心脏疾病引起的心肌缺氧的治疗。

【体内过程】注射后大部分被缺氧组织利用，小部分分布于心脏组织中，逐渐经肝、肾还原，随尿排出。

【用法用量】①口服：成人每次 20mg，每天 3 次。②静脉注射或静脉滴注，每次 15～30mg，视病情轻重每天 1～2 次，每天 30～60mg。

【不良反应】偶见皮疹等过敏反应及消化道反应。

【相互作用】尚不清楚。

【注意事项】①用药前需做过敏试验。②本品为异性蛋白，若发生过敏反应，应立即停药，并对症处理。③严禁与酒同时服用。

【规格】①片剂：10mg。②注射剂：15mg。

【贮藏】遮光、贮于 2～8℃下。

安钠咖 Caffeine and Sodium Benzoate

【别名】苯甲酸钠咖啡因。

【药理作用】为中枢兴奋药，能增加细胞内 cAMP 的含量。咖啡因小剂量作用于大脑皮质的高位中枢，促使精神兴奋，可解除疲劳；大剂量则有兴奋延髓呼吸中枢及血管运动中枢作用，当这些中枢处于抑制状态时作用更为显著。另外，咖啡因还可增加肾小球血液量，减少肾小管重吸收，有利尿作用。

【适应证】①用于催眠药、麻醉药中毒或急性感染性疾病所引起的中枢呼吸循环功能衰竭。②用于麻醉药或催眠药中毒引起的昏迷。

【体内过程】口服经胃肠道吸收迅速但不规则，血药浓度与剂量相关。可快速进入中枢神经系统，分布半衰期通常为 3.5 小时。主要在肝脏代谢，尿液中原形药仅有 1%～2%。本品注射后，可分布到全身体液，快速进入中枢神经系统，并可通过胎盘屏障。

【用法用量】①成人口服给药：一次 1 片，一日 4 次，餐后服用。②成人皮下注射：每次 1～2ml，2～4 小时可重复注射，一次极量为 3ml。一日极量为 12ml。③儿童皮下注射：一次 0.024～0.048ml/kg。

【不良反应】①可见血糖轻微升高。②常见头痛、失眠，长期服用可出现紧张、激动和焦虑。③常见胃部不适、恶心、呕吐。④长期大量服用可出现药物耐受性及依赖性。

【相互作用】①与异烟肼、甲丙氨酯合用，可增强本药作用。②与口服避孕药合用，可减慢避孕药的代谢。③与麻黄碱有协同作用。

【注意事项】咖啡因能促使血中肾素的活性

增强、儿茶酚胺的释放增多，但对肾素和儿茶酚胺的破坏也快，并不一定出现血压升高。

【规格】①片剂：每片含无水咖啡因 0.15g、苯甲酸钠 0.15g。②注射剂：1ml（无水咖啡因 0.12g，苯甲酸钠 0.13g），2ml（无水咖啡因 0.24g、苯甲酸钠 0.26g）。

【贮藏】遮光、密封，在干燥处保存。

复方阿米三嗪 Almitrine and Raubasine

【别名】都可喜、Duxil。

【药理作用】阿米三嗪为呼吸兴奋剂，可用于治疗慢性阻塞性肺疾病的急性呼吸衰竭。萝巴新是获自 *Rauwolfia fiawurzel* 的一种生物碱，其化学结构与利血平接近，属于血管扩张药，对脑血管和周围血管均有作用。两药合用能增加动脉血氧含量。动物实验证实，给药后大脑皮质氧组织压力（PtO_2）升高、脑组织氧利用增加，将脑细胞代谢改变为有氧途径。

【适应证】①与老年人认知和慢性感觉神经损伤有关的症状。②血管性视觉损害和视野障碍的辅助治疗。③血管性听觉损害如眩晕和耳鸣的辅助治疗。④大脑功能不全所致智能损害如记忆力和注意力减退。⑤局部缺血症状如视觉、听觉和前庭功能紊乱。

【体内过程】阿米三嗪口服吸收迅速，给药后 3 小时可达血药峰值。主要在肝内代谢，原药及其代谢物经胆随粪便排出，少数见于尿中。蛋白结合率高达 99%。萝巴新口服吸收也迅速，给药后 1～2 小时可达血药峰值。单次口服后的消除半衰期为 7～15 小时，重复用药后半衰期为 11 小时。

【用法用量】口服 1 片，每天 2 次（早、晚各一次）。维持量 1 片/日，餐后服。

【不良反应】①长期用药 1 年以上，可能发生体重减轻、下肢感觉异常（如针刺感、蚁走感、麻痹感），发生率为 1/10 000。出现这些表现应停药。②还会发生恶心、上腹烧灼感和沉重感、消化不良、便秘、失眠、嗜睡、兴奋、焦虑、心悸和眩晕。

【相互作用】不可合用单胺氧化酶抑制剂。

【注意事项】①大量药物蓄积或过量用药可出现心动过速伴低血压、呼吸急促和呼吸性碱中毒。特别要注意前者的潜在表现。②一旦有中毒表现，应立即洗胃，监测心肺功能和血气，对症处理。

【规格】片剂：每片含阿米三嗪 30mg 和萝巴新 10mg。

【贮藏】密闭、避光，置于阴凉处（不超过 20℃）保存。

12.6　镇静催眠药

苯巴比妥 Phenobarbital

【别名】鲁米那。

【药理作用】为长效巴比妥类镇静催眠药和抗惊厥药。有镇静、催眠、抗惊厥等作用。作用机制可能是由于阻断脑干网状结构上行激活系统，阻断冲动传致脑，从而使大脑细胞从兴奋转入抑制，产生困倦、镇静和催眠作用。抗惊厥作用机制在于抑制中枢神经系统单突触和多突触传递，也增加运动皮质的电刺激阈值，从而提高发作的阈值，抵制放电冲动从致痛灶向外扩散。亦可能通过诱导葡糖醛酸转化酶结合胆红素，从而降低血清胆红素的浓度。

【适应证】①用于缓解焦虑和紧张，减轻失眠，手术前给药。②控制癫痫发作和其他疾病所致惊厥（如热性惊厥）。③与镇痛药合用能缓解疼痛，用作麻醉诱导，并可用于精神病。④尚可试用于新生儿脑核性黄疸、脑卒中引起的惊厥。

【体内过程】口服易于吸收，约 45% 与血浆蛋白结合，可分布于全身各组织和体液中。因其脂溶性较差，透过血脑屏障速率低，可能需 1 小时或更长时间方可达到药物有效浓度，故起效慢。仅有部分药物在肝内代谢，在尿的 pH 正常时，约 25% 以原药随尿排出。在肾小管可部分重吸收，故消除慢，成人半衰期为 90～100 小时，存在明显的个体差异，新生儿可明显延长，但儿童明显缩短（65～70 小时）。可透过胎盘屏障，并进入乳汁。药物治疗浓度为 15～40μg/ml（65～170μmol/L）。

【用法用量】①口服，镇静：每次 15～30mg，每天 2～3 次。催眠：30～100mg，晚上一次顿服。抗惊厥：每次 30～60mg，每天 3 次，或 90～180mg，晚上一次顿服。抗胆红素血症：每次 30～60mg，每天 3 次。极量口服，每次 250mg，每天 500mg。②肌内注射：抗惊厥与癫痫持续状态：成人每次 100～200mg，必要时可 4～6 小时重复 1 次。③麻醉前给药：术前 0.5～1 小时肌内注射 100～200mg。

【不良反应】①发生率较多的有笨拙或站立

不稳、眩晕或差错、醉态，较少的有腹泻、头痛、关节或肌肉疼痛、恶心、呕吐、语言不清、上述反应持续存在时应予以注意。②偶见或罕见耐药性差者用量稍大出现精神错乱或抑郁、呼吸困难、皮疹、荨麻疹、喘息、粒细胞减少所致咽喉痛及发热、血小板减少所致瘀斑、过度兴奋、低血压、心率徐缓及肝功能障碍等。③停药后可发生停药综合征，有惊厥或癫痫发作（用作癫痫治疗）、晕厥感、幻觉、多梦、震颤、入睡困难、异常不安及乏力等。

【相互作用】①本品使用时饮酒或合用全身麻醉药、中枢神经性抑制药、单胺氧化酶抑制剂，可相互增强药效。②与口服抗凝血药合用时，可降低后者的药效，应定期测定凝血酶原时间，调整抗凝血药用量。③与苯妥英钠合用可降低或增强后者的效应，应定期测定其血药浓度而调整用量。④与皮质激素、洋地黄类、三环类抗抑郁药合用时可减弱这些药的效应。

【注意事项】①长期服用可产生耐药性，并容易形成依赖性，突然停药可出现停药综合征，故长期服药时不可突然停药。②老年患者应用常用量可引起兴奋、精神错乱或抑郁，用量宜小。③用于癫痫的治疗，10～30 天才能达到最大效果。④用药期间避免驾驶车辆、操作机械和高空作业，以免发生意外。

【规格】①片剂：30mg。②注射剂：100mg。

【贮藏】密封保存。

司可巴比妥钠　Secobarbital Sodium

【别名】丙烯戊巴比妥、速可眠、速可巴比妥。

【药理作用】起效快，维持时间短。口服 10～15 分钟起效，维持 3～4 小时。

【适应证】用于失眠症，尤其是入睡困难的患者。

【体内过程】口服易于吸收。在肝内经羟化代谢，半衰期为 30 小时。主要以代谢物随尿排出，尿中仅有小量原药。

【用法用量】成人口服 100mg，偶可用至 200mg，睡前服。

【不良反应】连续用药会产生耐受性，应用 1～2 周作用明显减低。其他不良反应参见苯巴比妥。

【相互作用】参见苯巴比妥。

【注意事项】参见苯巴比妥。

【规格】胶囊剂：100mg。

【贮藏】密封保存。

异戊巴比妥　Amobarbital

【别名】阿米妥、Amylbarbitone。

【药理作用】具有镇静、催眠和抗惊厥作用。脂溶性较强，易透过血脑屏障，起效较快。口服后 45～60 分钟入睡，可持续睡眠 6～8 小时。曾用于单纯性失眠、紧张、焦虑不安。因其不良反应及依赖性，现已少用。

【适应证】①用于治疗严重而难治性失眠。②用于控制癫痫持续状态。③用于治疗破伤风、子痫、脑炎、中枢兴奋药中毒引起的惊厥。

【体内过程】口服易于吸收，分布于全身各组织和体液中。约 60% 与血浆蛋白结合。主要在肝内代谢，约 50% 以 3-羟基异戊巴比妥，30% 以 N-羟基异戊巴比妥随尿排出（原药低于 1%），约 5% 随粪便排出。半衰期 20～25 小时，新生儿明显延长。能透过胎盘，小量进入乳汁。

【用法用量】①催眠：成人给予 100～200mg，睡前服。连续应用一般限制在 2 周。②抗惊厥：成人给予 200～500mg。儿童给予 3～5mg/kg，肌内注射或缓慢静脉注射。注射剂临用时用灭菌注射用水配成 5%～10%溶液，静脉注射时速度不超过 60mg/min。

【不良反应】①常有嗜睡和运动失调。②可有呼吸抑制、胃肠道障碍、精神错乱、皮疹等。③超剂量可导致急性中毒，出现昏迷、呼吸及心血管抑制、低血压和休克直至死亡。④快速注射可发生低血压、休克、喉痉挛及呼吸暂停。⑤长期应用可致依赖性。

【相互作用】【注意事项】参见苯巴比妥。

【规格】①片剂：100mg。②注射剂（粉）：100mg，250mg。

【贮藏】密封保存。

水合氯醛　Chloral Hydrate

【别名】水化氯醛、含水氯醛。

【药理作用】为催眠药、抗惊厥药。催眠剂量 30 分钟内即可诱导入睡，催眠作用温和，不缩短快速眼动（REM）睡眠时间，无明显后遗作用。催眠机制可能与巴比妥类相似，引起近似生理性睡眠，无明显后作用。较大剂量有抗惊厥作用，可用于小儿高热、破伤风及子痫引起的惊厥。

【适应证】①治疗失眠，适用于入睡困难的患者。作为催眠药，短期应用有效，连续服用超过 2 周则无效。②麻醉前、手术前和睡眠脑电图检查前用药,可起到镇静和解除焦虑的作用。③抗惊厥,用于癫痫持续状态的治疗,也可用于小儿高热、破伤风及子痫引起的惊厥。

【体内过程】口服后迅速吸收,在红细胞、肝、肾及其他组织中迅速还原成活性代谢产物三氯乙醇,小部分氧化成无活性的三氯乙酸。三氯乙醇及其葡糖醛酸结合物和三氯乙酸随尿和胆汁中排出。半衰期极短(仅数分钟),药理作用主要由三氯乙醇产生。三氯乙醇可进入脑脊液、乳汁中,并透过胎盘到达胎儿,半衰期为 7~11 小时。

【用法用量】①成人常用量:催眠,口服或灌肠 0.5~1.0g,睡前一次,口服宜配制成 10% 的溶液或胶浆使用,灌肠宜将 10% 的溶液再稀释 1~2 倍灌入。镇静,每次 0.25g,每天 3 次,餐后服用。用于癫痫持续状态:常用 10% 溶液 20~30ml,稀释 1~2 倍后一次灌肠。最大限量每次 2g。②小儿常用量:催眠,每次 50mg/kg 或 1.5g/m^2,睡前服用,每次最大限量为 1g;也可 16.7mg/kg 或 500mg/m^2,每天 3 次。镇静,每次 8mg/kg 或 250mg/m^2,最大限量为 500mg,每天 3 次,餐后服用。灌肠,每次 25mg/kg。极量每次为 1g。

【不良反应】①对胃黏膜有刺激,易引起恶心、呕吐。②大剂量能抑制心肌收缩力,缩短心肌不应期。③对肝、肾有损害。④偶见过敏性皮疹、荨麻疹。⑤长期服用,可产生依赖性及耐受性。

【相互作用】①与中枢神经抑制药、中枢抑制性抗高血压药(如可乐定、硫酸镁、单胺氧化酶抑制剂)合用可使本品的中枢性抑制作用更明显。②与抗凝血药同用时,抗凝血效应减弱,应定期测定凝血酶原时间。③服用本品后静脉注射呋塞米注射液,可导致出汗、烘热(hotflashes)、血压升高。

【注意事项】①因对它的敏感性个体差异较大,剂量上应注意个体化。②胃炎及溃疡患者不宜口服,直肠炎和结肠炎的患者不宜灌肠给药。③在妊娠期经常服用,新生儿产生停药综合征。④本品能分泌入乳汁,可致婴儿镇静。

【规格】①10%水合氯醛糖浆:其中加有 20%单糖浆矫味及 20%淀粉(糊化成淀粉浆),以减少本品对胃肠道的刺激性。②水合氯醛合剂:内含 5%水合氯醛、5%溴化钠。

【贮藏】密封、避光保存。

佐匹克隆 Zopiclone

【别名】吡嗪呱酯、依梦返、三辰、奥贝舒欣。

【药理作用】常规剂量具有镇静催眠和肌肉松弛作用。其作用于苯二氮䓬受体,但结合方式不同于苯二氮䓬类药物。本品为速效催眠药,能延长睡眠时间,提高睡眠质量,减少夜间觉醒和早醒次数。

【适应证】用于各种失眠症。尤其适用于不能耐受次晨残余作用的患者。

【体内过程】口服迅速吸收,血药浓度达峰时间为 1.4 小时,约 45%与血浆蛋白结合,并迅速分布全身各组织。半衰期为 3.5~6 小时。在肝内代谢,有 2 个主要代谢产物,N-去甲基佐匹克隆(无活性)和 N-氧化物(有一定活性),主要随尿排出。本品可在唾液中排出,故有苦味感。

【用法用量】①口服 7.5mg,临睡时服。②老年人最初临睡时服 3.75mg,必要时 7.5mg。③肝功能不全者服 3.75mg。

【不良反应】①偶见嗜睡、口苦、口干、肌无力、遗忘、醉态、头痛、乏力。②长期服药后突然停药会出现戒断症状,可能有较轻的激动、焦虑、肌痛、震颤、反跳性失眠。

【相互作用】①与神经肌肉阻滞药(筒箭毒碱、肌松药)或其他中枢神经抑制药同服可增强镇静作用。②与苯二氮䓬类抗焦虑药和催眠药同服,戒断综合征的出现可增加。

【注意事项】①肌无力患者用药时需注意医疗监护,呼吸功能不全者和肝、肾功能不全者应适当调整剂量。②使用本品时应绝对禁止摄入含乙醇的饮料。③连续用药时间不宜过长,突然停药可引起停药综合征,应谨慎。④服药后不宜操作机械及驾车。

【规格】片剂:7.5mg。

【贮藏】密封、避光贮存。

唑吡坦 Zolpidem

【别名】左吡登、诺宾、思诺思、乐坦。

【药理作用】为催眠剂,通过选择性地与中枢神经系统的 ω_1 受体亚型的结合,产生药理作用。小剂量时能缩短入睡时间,延长睡眠时间;在较大剂量时,第 2 相睡眠、慢波睡眠(第 3 相和第 4 相睡眠)时间延长,REM 睡眠时间缩短。

【适应证】用于失眠症的短期治疗。

【体内过程】口服吸收迅速，血药浓度达峰时间为 0.3～3 小时。肝的首过代谢为 35%。约 92% 与血浆蛋白结合。绝对生物利用度约 70%。半衰期为 2.4 小时。作用可维持 6 小时。主要以无活性的代谢物形式随尿（50%）和粪便（37%）排出。

【用法用量】起效迅速，应在临睡前服用。①成人的推荐剂量为每天 10mg。老年人和体质虚弱者推荐剂量为每天 5mg。②对于肝功能不全者，应从每天 5mg 开始服用。疗程由几天至 2 周不等，最多 4 周（包括逐渐减量的时间）。

【不良反应】眩晕、嗜睡、头痛、恶心、腹泻。

【相互作用】①不宜同时饮酒，因乙醇可能增强镇静效果，影响驾驶或操作机械能力。②慎与中枢神经系统镇静剂合用：与抗精神病药（神经安定药）、催眠药、抗焦虑药、麻醉镇痛药、抗癫痫药和有镇静作用的抗组胺药合用，能增强中枢抑制作用。③不宜与抗抑郁药合用。④麻醉镇痛剂可能会增强欣快症，从而导致精神依赖性增加。⑤抑制肝酶（特别是细胞色素 P450 酶）的化合物可能会增强苯二氮䓬类或类似苯二氮䓬类药物的作用。

【注意事项】连续服用速效的苯二氮䓬类和类似苯二氮䓬类药物几周后，其药效和催眠效果可能会有所降低，因而产生耐受性。

【规格】片剂：5mg，10mg。

【贮藏】密封、避光，置于室温下。

扎来普隆 Zaleplon

【别名】恩诺欣、百介民。

【药理作用】为催眠药，其化学结构不同于苯二氮䓬类、巴比妥类及其他已知的催眠药，可能通过作用于 γ-氨基丁酸-苯二氮䓬（GABA-BZ）受体复合物而发挥其药理作用。

【适应证】用于失眠症。

【体内过程】主要通过醛氧化酶进行广泛代谢，而以较低的程度通过 CYP3A4 代谢。可被吸收，比唑吡坦消除更迅速。

【用法用量】口服每次 5～10mg，睡前服用或入睡困难时服用。

【不良反应】①较轻的头痛、嗜睡、眩晕、口干、出汗及厌食腹痛、恶心呕吐、乏力。②记忆困难、多梦、情绪低落、震颤、站立不稳、复视等其他视力问题，以及精神错乱等不良反应。

【相互作用】①与中枢神经系统药物乙醇合用，可增强乙醇对中枢神经系统的损伤作用，但不影响乙醇的药动学。与丙米嗪与硫利达嗪合用后，清醒程度降低，运动精神行动能力损伤。②与酶诱导剂如利福平合用，会使本品的血药峰值和 AUC 降低 4 倍。③与苯海拉明合用无药动学相互影响，但由于两者都有镇静作用，合用需特别注意。

【注意事项】①不要超过医师指定的使用期限，长期服用可能会产生依赖性。②当服用本品或其他催眠药期间，禁止饮酒。

【规格】胶囊剂：5mg，10mg。

【贮藏】密封、避光保存。

天麻素 Gastrodin

【别名】天麻苷。

【药理作用】具有多种药理作用，但以对中枢神经系统作用最为突出。①镇静、催眠作用，能对抗咖啡因中枢兴奋的作用，延长巴比妥类催眠药的作用时间。②扩张血管，改善心肌微循环，增加心肌营养性血流量，提高供氧能力。③降压作用。

【适应证】用于神经衰弱、神经衰弱综合征、血管神经性头痛、三叉神经痛、坐骨神经痛、眩晕症及高脂血症。可使这几种疾病的症状有不同程度的改善。

【体内过程】肌内注射或静脉输注给药后，血药浓度高低与镇静作用时间一致，消除半衰期为 4.44 小时。在体内分布以肾最高，其次为肝、肺、心、脾及脑。主要随尿排出，随尿、粪便及胆汁排出的总量为给药剂量的 76.8%，其中 97% 随尿排出，主要在前 2 小时，随胆汁和粪便排出很少。

【用法用量】①口服：每次 25～50mg，每天 3 次。失眠患者睡前加 1 片。②肌内注射：每次 10～20mg，每天 1 次。10 日为 1 个疗程。

【不良反应】不良反应少，仅少数患者有口鼻干燥、头晕、胃部不适，但不影响治疗。

【相互作用】尚不清楚。

【注意事项】对本品中任何成分过敏者禁用。

【规格】①片剂：每片 25mg。②注射液：1ml：10mg。

【贮藏】密闭，在室温（10～30℃）保存。

地西泮 Diazepam

【别名】安定、苯甲二氮䓬。

【药理作用】为长效苯二氮䓬类药物，具有镇静、催眠、抗焦虑、抗惊厥和中枢性骨骼肌松弛作用。通过增强脑中主要的抑制性神经递质GABA的效能而发挥作用。临床上常用于焦虑症的短期治疗。抗焦虑是本品及其他许多苯二氮䓬类药物的主要适应证，但其价值因依赖性问题受到限制。也用于失眠症的短期治疗，特别对焦虑性失眠更为有效，能缩短睡眠潜伏期，减少夜间觉醒次数，增加总睡眠时间。在外科手术、内镜检查或心脏复律前等的术前给药，可消除患者的紧张、焦虑和恐惧。

【适应证】①主要用于焦虑、镇静催眠，尤对焦虑性失眠疗效极佳。还可用于抗癫痫（可与其他抗癫痫药合用，治疗癫痫大发作或小发作，控制癫痫持续状态时应静脉注射）和抗惊厥（如子痫、破伤风、小儿高热惊厥等）。②缓解炎症引起的反射性肌肉痉挛等。③用于治疗惊恐症。④肌紧张性头痛。⑤可治疗家族性、老年性和特发性震颤。⑥可用于麻醉前给药。

【体内过程】口服吸收迅速而完全，0.5～2小时可达血药峰值，98%～99%与血浆蛋白结合。静脉注射后数分钟出现嗜睡和言语不清。半衰期为 1～2 天。在肝内主要代谢为活性代谢物去甲地西泮，半衰期为 2～5 天。连续应用可引起蓄积。本品及其代谢物脂溶性高，易透过血脑屏障、胎盘，并可进入乳汁。主要以结合或非结合的代谢物随尿排出。

【用法用量】①成人常用量：抗焦虑，每次2.5～10mg，每天 2～4 次。镇静，每次 2.5～5mg，每天 3 次。催眠，5～10mg 睡前服。急性乙醇戒断，第 1 天每次 10mg，每天 3～4 次，以后按需要减少到每次 5mg，每天 3～4 次，基础麻醉或静脉全身麻醉，10～30mg。②小儿常用量：6 个月以下不用，6 个月以上，每次 1～2.5mg 或 40～200μg/kg 或 1.17～6mg/m²，每天 3～4 次，用量根据情况酌量增减。最大剂量不超过 10mg，出生 30 天至 5 岁，静脉注射为宜，每 2～5 分钟 0.2～0.5mg，最大限用量为 5mg。

【不良反应】①常见嗜睡、头晕、乏力等，大剂量可有共济失调、震颤。②罕见皮疹、白细胞减少。③个别患者发生兴奋、多语、睡眠障碍甚至幻觉。④长期连续用药可产生依赖性和成瘾性，停药可能发生撤药症状，表现为激动或忧郁。

【相互作用】①与中枢神经抑制药合用可增加呼吸抑制作用。②与易成瘾和其他可能成瘾药合用时，成瘾的危险性增加。③与乙醇及全身麻醉药、可乐定、镇痛药、吩噻嗪类、单胺氧化酶A 型抑制剂和三环类抗抑郁药合用时，可彼此增效，应调整用量。④与抗高血压药和利尿降压药合用，可使降压作用增强。⑤与西咪替丁、普萘洛尔合用，本品清除减慢，血浆半衰期延长。⑥与扑米酮合用，由于减慢后者代谢，需调整扑米酮的用量。⑦与左旋多巴合用时，可降低后者的疗效。⑧与利福平合用，增加本品的消除，血药浓度降低。⑨异烟肼抑制本品的消除，致血药浓度增高。⑩与地高辛合用，可增加地高辛血药浓度而致中毒。

【注意事项】①对苯二氮䓬类药物过敏者，可能对本品过敏。②肝肾功能不全者能延长本品清除半衰期。③癫痫患者突然停药可引起癫痫持续状态。④严重的精神抑郁可使病情加重，甚至产生自杀倾向。⑤避免长期大量使用而成瘾，如长期使用应逐渐减量，不宜骤停。⑥对本类药耐受量小的患者初用量宜小。⑦老年人对本品较敏感，用量应酌减。

【规格】①片剂：2.5mg。②注射剂：2ml：10mg。

【贮藏】遮光，密封保存。

阿普唑仑 Alprazolam

【别名】佳静安定、佳乐定、三唑安定、安定。

【药理作用】为苯二氮䓬类镇静催眠药和抗焦虑药。作用于中枢神经系统的苯二氮䓬受体（BZR），加强中枢抑制性神经递质γ氨基丁酸（GABA）与 GABA_A 受体的结合，促进氯通道开放，使细胞超极化，增强 GABA 能神经元所介导的突触抑制，使神经元的兴奋性降低。

【适应证】用于焦虑症及惊恐发作的治疗，也用于抑郁症、失眠及手术前镇静。

【体内过程】口服易于吸收，1～2 小时达血药峰值，70%～80%与血浆蛋白结合。半衰期为12～15 小时。主要在肝内代谢成活性化合物 2-羟基阿普唑仑（药理活性约为母药的 1/2）及无活性的二苯甲酮。少量原药与代谢物随尿排出。可透过胎盘，并可进入乳汁。

【用法用量】①成人常用量：抗焦虑，开始每次 0.4mg。每天 3 次，用量按需递增。最大限量每天可达 4mg。镇静催眠，0.4～0.8mg，睡前服。抗惊恐，0.4mg，每天 3 次，用量按需递增，每天最大量可达 10mg。②18 岁以下儿童，用量尚未确定。

【不良反应】①常见嗜睡、头晕、乏力等，大剂量偶见共济失调、震颤、尿潴留、黄疸。②罕见皮疹、光敏、白细胞减少。③个别患者发生兴奋、多语、睡眠障碍。④有产生依赖性的可能，长期应用后，停药可能发生撤药症状，表现为激动或忧郁。⑤少数患者有口干、精神不集中、多汗、心悸、便秘或腹泻、视物模糊、低血压。

【相互作用】【注意事项】同地西泮。

【规格】片剂：0.4mg。

【贮藏】避光，贮于室温下。

三唑仑 Triazolam

【别名】三唑安定、海乐神、Halcion。

【药理作用】与地西泮相似，但催眠作用更强。双盲对照试验表明，本品 0.25～0.5mg 的作用与硝西泮 5mg、氟西泮 15～30mg 大致相等，不良反应较严重。

【适应证】主要适用于难治性失眠症的短期治疗。

【体内过程】口服吸收迅速而完全，2 小时可达血药峰值，约 89% 与血浆蛋白结合。半衰期为 1.5～5.5 小时。在肝内经羟化代谢，最终以结合的代谢物形式随尿排出，仅少量以原药随尿排出。游离的药物能透过胎盘，并可进入乳汁。

【用法用量】成人口服 0.25～0.5mg，睡前服。连用不可超过 2 周。老年或体弱患者剂量减半。

【不良反应】①可发生嗜睡、头痛、运动失调、恶心、呕吐。②常规应用下即可产生依赖性，突然停药症状会更严重。③连续服药期间可出现焦虑、惊恐、偏执、遗忘及幻觉。

【相互作用】参见地西泮。

【注意事项】中止治疗时应逐渐减少剂量。其余参见地西泮。

【规格】片剂：0.25mg，0.5mg。

【贮藏】避光，于室温下贮存。

氟西泮 Flurazepam

【别名】氟安定、氟二乙氨乙基安定。

【药理作用】与地西泮相似，但催眠作用更强，能明显改善入睡困难，减少觉醒次数，增加睡眠深度和睡眠时间。停药后不出现反跳性睡眠障碍。口服后平均 20 分钟起效，维持 6～8 小时。

【适应证】用于各种失眠症（包括难治性失眠及各种慢性病伴有的失眠症）。

【体内过程】口服易于吸收，广泛分布于全身。在体内经首过代谢，主要以结合的代谢物形式随尿排出。其主要代谢物 N-去烃基氟西泮仍有药理活性。半衰期为 47～100 小时。用药后 7～10 天血药浓度达稳态，比第 1 天高 5～6 倍，因此，连续用药时，第 2、3 夜的临床效果逐渐增加，停药后药效可持续数夜。药物在体内的蓄积可引起头晕等延续效应。

【用法用量】①成人口服 15～30mg，睡前服。②老年、体弱患者开始 15mg，根据反应适当加量。

【不良反应】①延续效应如次晨嗜睡等常见，尤以老年患者多见。②偶有头痛、无力、运动失调、胃肠道障碍、口干、多梦、视物模糊、精神错乱。③长期用药可产生耐受性和依赖性，突然停药可出现戒断症状。④用药期间避免驾驶或操作机械。

【相互作用】【注意事项】参见地西泮。

【规格】胶囊剂：15mg，30mg。

【贮藏】密封，在室温下贮存。

12.7　其　他

巴氯芬 baclofen

【别名】贝康芬、贝可芬、郝智、和路行、脊舒、脊舒锭、力奥来素、氯苯氯丁酸。

【药理作用】为γ氨基丁酸的衍生物，具有骨骼肌松弛作用。作用机制为通过激动 $GABA_B$ 受体，抑制兴奋性氨基酸（如谷氨酸、天冬氨酸）的释放，从而抑制单突触和多突触反射在脊髓的传递，起到解痉作用。

【适应证】用于缓解多发性硬化症、脊髓空洞症、脊髓肿瘤、横贯性脊髓炎、脊髓外伤、运动神经元病、脑血管病、脑性瘫痪、脑膜炎、颅脑外伤引起的骨骼肌痉挛。

【体内过程】口服吸收迅速而完全。血浆中活性物质浓度比脑脊液中高 8.5 倍。血浆蛋白结合率约为 30%，分布容积为 0.7L/kg。经去氨基作用形成无药理活性代谢产物。大部分以原形排出。2～12 岁儿童口服本药 2.5mg，达峰时间为 0.95～2 小时。老年患者使用本药的药动学与 65 岁以下患者用药相同。

【用法用量】①成人：骨骼肌痉挛，口服推

荐初始剂量为每次 5mg，每天 3 次，之后逐渐增加剂量，每三天增加 5mg，直至所需剂量。②儿童：骨骼肌痉挛，口服给药，每天 0.75～2mg/kg，10 岁以上儿童最大日剂量为 2.5mg/kg。通常初始剂量为每次 2.5mg，每天 4 次，每三天增加剂量，直至所需剂量。

【不良反应】①低血压、心血管功能降低。②血糖升高。③肌痛、肌无力。④镇静、嗜睡、头晕失眠等。⑤肝功能损害。⑥多汗、皮疹等。

【相互作用】①合用三环类抗抑郁药可增强本药的作用。②合用其他中枢神经抑制药，可增强镇静作用。

【注意事项】①长期用药突然停药导致焦虑。②用药后驾驶或操作机械时应谨慎。

【规格】片剂：10mg。

【贮藏】遮光、密闭保存。

石杉碱甲 Huperzine A

【别名】哈伯因。

【药理作用】为胆碱酯酶抑制剂，对胆碱酯酶具有选择性抑制作用，易通过血脑屏障。具有促进记忆再现和增强记忆保持的作用。

【适应证】①适用于良性记忆障碍，提高患者指向记忆、联想学习、图像回忆、无意义图形再认及人像回忆等能力。②对痴呆患者和脑器质性病变引起的记忆障碍有改善作用。

【体内过程】动物实验表明，本品口服吸收迅速而完全，分布亦快，半衰期α相为 9.8 分钟，生物利用度高，排泄缓慢，半衰期β相为 247.5 分钟，主要通过尿液以原形及代谢产物形式排出体外。

【用法用量】口服，每次 0.1～0.2mg，每天 2 次。

【不良反应】一般不明显，剂量过大时可引起头晕、恶心、胃肠道不适、乏力等。

【相互作用】尚不清楚。

【注意事项】为可逆性胆碱酯酶抑制剂，其用量有个体差异，一般应从小剂量开始，逐渐增量。

【规格】片剂：0.05mg。

【贮藏】遮光、密封，在阴凉（不超过 20℃）干燥处保存。

第13章 治疗精神障碍药

13.1 抗精神病药

氯丙嗪 Chlorpromazine

【别名】冬眠灵、可乐静。

【药理作用】为吩噻嗪类抗精神病药，作用机制主要与其阻断中脑边缘系统及中脑皮质通路的多巴胺受体（D_2）有关。对多巴胺（D_1）受体、5-羟色胺受体、M型乙酰胆碱受体、α肾上腺素受体均有阻断作用，作用广泛。此外，本品小剂量时可抑制延髓催吐化学感受区的多巴胺受体，大剂量时直接抑制呕吐中枢，产生强大的镇吐作用。抑制体温调节中枢，使体温降低，体温可随外环境变化而改变，其阻断外周α肾上腺素受体作用，使血管扩张，引起血压下降，对内分泌系统也有一定影响。

【适应证】①对兴奋躁动、幻觉妄想、思维障碍及行为紊乱等阳性症状有较好的疗效，用于精神分裂症、躁狂症或其他精神病性障碍。②止吐：用于各种原因所致的呕吐或顽固性呃逆。

【体内过程】口服易吸收，达峰时间为2～4小时。有明显的首过效应，口服的血药浓度约为肌内注射的25%。吸收后全身分布，脑内药物浓度较血药浓度高4～5倍，可透过胎盘进入胎儿，血浆蛋白结合率＞90%。在肝内广泛代谢，有的代谢物仍有药理活性，形成多种有活性或失活的代谢物。主要以代谢物形式从尿和粪便中排出。半衰期为12～36小时。

【用法用量】①用于精神分裂症或躁狂症，肌内注射：一次25～50mg，每天2次，待患者合作后改为口服。口服：从小剂量开始，每次25～50mg，每天2～3次，每隔2～3天缓慢逐渐递增25～50mg，治疗剂量每天400～600mg。②用于其他精神病，剂量应偏小。体弱者剂量应偏小，应缓慢加量。用于止吐，每次12.5～25mg，每天2～3次。

【不良反应】①常见口干、上腹不适、食欲缺乏、乏力及嗜睡。②可引起直立性低血压、心悸或心电图改变。③可出现锥体外系反应，如震颤、僵直、流涎、运动迟缓、静坐不能、急性肌张力障碍。④长期大量服药可引起迟发性运动障碍。

【相互作用】①与乙醇或其他中枢神经抑制药合用时中枢抑制作用加强。②与抗高血压药合用易致直立性低血压。③与舒托必利合用，有发生室性心律失常的危险，严重者可致尖端扭转型心律失常。④与阿托品类药物合用，不良反应加强。⑤与碳酸锂合用，可引起血锂浓度增高。⑥抗酸药可以降低本品的吸收。⑦苯巴比妥可加快其排泄，因而减弱其抗精神病作用。⑧与单胺氧化酶抑制剂及三环类抗抑郁药合用时，两者的抗胆碱作用加强，不良反应加重。

【注意事项】①用药后引起直立性低血压，应卧床，血压过低可静脉滴注去甲肾上腺素，禁用肾上腺素。②出现迟发性运动障碍，应停用所有抗精神病药。③出现过敏性皮疹及恶性综合征应立即停药并进行相应的处理。④应定期检查肝功能和白细胞计数。⑤肝、肾功能不全者应减量。⑥用药期间不宜驾驶车辆、操作机械或进行高空作业。

【规格】①片剂：25mg，50mg。②注射剂：2ml∶25mg，2ml∶50mg。

【贮藏】避光、密封保存。

奋乃静 Perphenazine

【别名】羟哌氯丙嗪、氯吩嗪、哌非那嗪。

【药理作用】为吩噻嗪类的哌嗪衍生物。药理作用与氯丙嗪相似，但其镇吐作用较强，而镇静作用较弱。

【适应证】对幻觉妄想、思维障碍、淡漠木僵及焦虑激动等症状有较好的疗效，用于精神分裂或其他精神病性障碍。因镇静作用较弱，对血压的影响较小，适用于器质性精神病，老年性精神障碍及儿童攻击性行为障碍；止吐，用于各种原因所致的呕吐或顽固性呃逆。

【体内过程】口服后分布至全身，经胆汁排泄，部分在肠道中重吸收，半衰期为9小时。可通过脐血进入胎儿，也可从母乳中排出。小儿与老年人对本品的代谢与排泄均明显降低。

【用法用量】①口服，治疗精神分裂症，从

小剂量开始，每次 2～4mg，每天 2～3 次。以后每隔 1～2 天增加 6mg，逐渐增至常用治疗量每天 20～60mg。②维持剂量每天 10～20mg。用于止吐，每次 2～4mg，每天 2～3 次。

【不良反应】①主要有锥体外系反应，如震颤、僵直、流涎、运动迟缓、静坐不能、急性肌张力障碍等。②长期大量服药可引起迟发性运动障碍。

【相互作用】①与乙醇或中枢神经抑制药，尤其是与吸入全身麻醉药或巴比妥类等静脉全身麻醉药合用时，可彼此增效。②与苯丙胺类药合用时，由于吩噻嗪类药具有α肾上腺素受体阻断作用，后者的效应可减弱。③与抗酸药或缓泻药合用，可降低口服吸收。④与抗胆碱药合用，效应彼此加强。⑤与肾上腺素合用，肾上腺素的α受体效应受阻，仅显示出β受体效应，可导致明显的低血压和心动过速。⑥与胍乙啶类药物合用时，降压效应可被抵消。⑦与左旋多巴合用时，左旋多巴可抑制本品的抗震颤麻痹效应。⑧与单胺氧化酶抑制剂或三环类抗抑郁药合用时，两者的抗胆碱作用可相互增强并延长。

【注意事项】同氯丙嗪。

【规格】片剂：2mg。

【贮藏】避光、密封保存。

癸氟奋乃静 Fluphenazine Decanoate

【药理作用】为氟奋乃静的长效酯类化合物，抗精神病作用主要与其阻断脑内多巴胺受体（D_2）有关，抑制网状结构上行激活系统而有镇静作用，止吐和降低血压作用较弱。

【适应证】用于急、慢性精神分裂症。对单纯型和慢性精神分裂症的情感淡漠和行为退缩症状有振奋作用。也适用于拒绝服药者及需长期用药维持治疗的患者。

【体内过程】肌内注射吸收后，经酯解缓慢释放出氟奋乃静，然后分布至全身而产生药理作用。肌内注射后，42～72 小时开始发挥治疗作用，48～96 小时作用最明显，一次给药可维持 2～4 周，半衰期为 3～7 天。

【用法用量】肌内注射首次剂量 12.5～25mg，每 2～4 周注射 1 次。以后逐渐增加至 25～75mg，2～4 周注射 1 次。

【不良反应】①主要有锥体外系反应。②长期大量用药可引起迟发性运动障碍。③可引起血浆中泌乳素浓度增加。④可出现口干、视物模糊、

乏力、头晕。⑤少见直立性低血压、粒细胞减少症与中毒性肝损害。⑥偶见过敏性皮疹及神经阻滞剂恶性综合征。

【相互作用】①与乙醇或其他中枢神经系统抑制药合用，中枢抑制作用加强。②与抗高血压药合用有致直立性低血压的危险。③与舒托必利合用，有发生室性心律失常的危险。④与阿托品类药物合用，不良反应加强。

【注意事项】同氯丙嗪。

【规格】注射剂：1ml：25mg

【贮藏】避光、密封保存。

硫利达嗪 Thioridazine

【别名】甲硫达嗪、利达新、甲硫哌啶、硫醚嗪。

【药理作用】为吩噻嗪类抗精神病药，抗精神病作用主要由于阻断脑内多巴胺受体，对锥体外系多巴胺受体作用及体温中枢影响较弱，镇静作用也较弱。

【适应证】用于急、慢性精神分裂症。

【体内过程】易由胃肠道吸收，尽管有时不稳定，但它在肠壁进行重要的首过效应，也在肝脏内代谢，以许多有活性和无活性的代谢产物的形式由肾脏或胆汁排泄。达峰时间为 1.25～4 小时，半衰期为 21 小时（6～40 小时），个体差异极大。原药和代谢物的蛋白结合率均高。

【用法用量】口服。①开始剂量为每次 25mg，每天 3 次。每隔 2～3 天每次增加 25mg，逐渐增加至最佳效应剂量。②1～5 岁每天 1mg/kg。③5 岁以上每天 5～15mg，分次服。

【不良反应】①常见不良反应有口干、心动过速、视物模糊等。②也可见嗜睡、头晕、鼻塞、直立性低血压，偶有腹泻、腹胀、心电图异常、中毒性肝损害。③较少引起震颤、流涎、运动迟缓、静坐不能和急性肌张力障碍等锥体外系不良反应。

【相互作用】①可增强镇痛药、催眠药、抗组胺药、麻醉药及乙醇的中枢抑制作用。②不宜与奎尼丁合用。

【注意事项】同氯丙嗪。

【规格】片剂：25mg。

【贮藏】避光、密封保存。

棕榈哌泊塞嗪 Pipotiazine Palmitate

【别名】尼蒙舒。

【药理作用】具有强力的中枢活性，其生物

活性衰减缓慢，具有长效抗精神病作用，能有效激发中枢多巴胺的代谢，选择性增加 3，4-二羟苯乙酸硫酸酯的血浆水平。对心血管及呼吸系统无明显影响，无抗胆碱能作用，仅有微弱的抗肾上腺素能作用。

【适应证】主要用于慢性或急性非激越型精神分裂症。对具有妄想和幻觉症状的精神分裂症有较好疗效。

【体内过程】经肌内注射部位缓慢吸收，并逐渐释放出游离的哌泊噻嗪，从而发挥药效，故作用持续时间长。肌内注射吸收良好，2～3 天达血药峰值，半衰期为14天。

【用法用量】在医师指导下使用，供深部肌内注射用，一般每隔 2～4 周注射 50～200mg，每次用药量应结合疗效和不良反应严重程度，逐渐递增至适当药量。

【不良反应】①主要有锥体外系反应，常出现震颤、强直、静坐不能、动眼危象、反射亢进、流涎等症状。②可有迟发性运动障碍、睡眠障碍、口干、恶心、低血压、便秘、畏食、月经不调、乏力等不良反应。

【相互作用】尚不清楚。

【注意事项】①开始使用时，应先停用先前使用的抗精神病药物。从小剂量开始给药（如 25～50mg），对 55 岁以上的老年患者应从更小的剂量（如 25mg）开始。②对严重的锥体外系反应可适当使用抗帕金森病药物，对严重的低血压可静脉注射去甲肾上腺素（不要用肾上腺素），应使用玻璃注射器深部肌内注射。③适用的剂量应根据患者的年龄、体质、症状、先前用药史适当选择，使用本品时，最好定期测定肝功能和血常规，注意血压及心电图的变化。

【规格】注射剂：50mg。

【贮藏】避光、密封保存。

氯普噻吨 Chlorprothixene

【别名】泰尔登、氯丙硫蒽。

【药理作用】为硫杂蒽类抗精神病药，可通过阻断脑内神经突触后多巴胺受体而改善精神障碍，也可抑制脑干网状结构上行激活系统，引起镇静作用，还可抑制延髓化学感受区而发挥止吐作用。抗精神病作用不及氯丙嗪，但镇静作用较氯丙嗪强。抗肾上腺素作用及抗胆碱作用较弱，并有抗抑郁及抗焦虑作用。

【适应证】用于急性和慢性精神分裂症，适用于伴有精神运动性激越、焦虑、抑郁症状的精神障碍。

【体内过程】口服片剂，4 小时血药浓度达峰值，半衰期为 20 小时，通常 2～7 天起效。肌内注射速效针剂后 4 小时起效，24～48 小时达血药峰浓度。肌内注射长效针剂后 1 周内显效，血药峰浓度维持 7 天左右，半衰期为 19 日，生物利用度为 44%。吸收后原形药物分布于脑、脊髓、肺、肝、肠道、肾脏及心脏，少量可通过胎盘屏障，并可泌入乳汁。经肝脏代谢，代谢产物无药理活性。主要随粪便排出，少量亦可随尿液排出。

【用法用量】①口服从小剂量开始，首次剂量 25～50mg，每天 2～3 次，以后逐渐增加至每天 400～600mg。维持量为每天 100～200mg。②6 岁以上儿童开始剂量为每次25mg，每天 3 次，渐增至每天 150～300mg，维持量为每天 50～150mg。

【不良反应】①头晕、嗜睡、无力、直立性低血压和心悸、口干、便秘、视物模糊、排尿困难等抗胆碱能症状。②剂量偏大时可出现锥体外系反应，长期大量使用可引起迟发性运动障碍。③可引起血浆中泌乳素浓度增加。④可引起肝功能损害、粒细胞减少。

【相互作用】①能促使中枢神经抑制药如吸入全身麻醉药或巴比妥类等静脉全身麻醉药增效，合用时应将中枢神经抑制药的用量减少到常用量的 1/4～1/2。②与苯丙胺合用，可降低后者的效应。③合用抗胃酸药或泻药时，可减少本品的吸收。④可降低惊厥阈值，使抗惊厥药作用减弱，不宜用于癫痫患者。⑤与抗胆碱药物合用时药效可互相加强。⑥与肾上腺素合用，由于α受体活动受阻，β受体活动占优势，可出现血压下降。⑦与左旋多巴合用时，可抑制后者的抗震颤麻痹作用。⑧三环类或单胺氧化酶抑制剂与本品合用，镇静及抗胆碱效能可更显著。⑨可掩盖某些抗生素（如氨基糖苷类）的耳毒性。

【注意事项】同氯丙嗪。

【规格】片剂：25mg。

【贮藏】避光、密封保存。

氟哌噻吨 Flupentixol

【别名】复康素、三氟噻吨。

【药理作用】通过阻断多巴胺 D_2 受体而起到抗精神病作用；具有振奋和激活作用；镇静作用和对运动的抑制作用较小。

【适应证】用于急慢性精神分裂症。①适用于治疗精神分裂症，尤对情感淡漠、退缩症状效果好。其癸酸酯长效注射剂可用于预防复发的长期维持治疗。②小剂量用药有稳定情绪、抗焦虑和抗轻度抑郁的效果。

【体内过程】口服迅速吸收，可能在肠壁内进行首过代谢，也广泛在肝内代谢。其大量代谢物随尿、粪便排出；有证据显示存在肠肝循环。由于口服后的首过代谢，其所获血药浓度明显低于肌内注射氟哌噻吨癸酸酯。口服后达峰时间为3～8小时。在体内广泛分布，并可透过血脑屏障和胎盘，小量进入乳汁。

【用法用量】①口服。成人：个体化剂量，一般从小剂量开始，根据患者的反应尽快增加到最佳剂量。开始剂量为每天 3～20mg，分 2～3次口服。必要时可增加至每天 40mg。通常维持量为每天 5～20mg，于早晨 1 次口服。②肌内注射。深部肌内注射：初始剂量为一次 10mg，注射 1 次，1 周后可酌情加量。治疗剂量为一次 20～40mg，每 2 周 1 次。当病情恶化或急性复发时，单剂量可高达 400mg，每 1～2 周 1 次。维持剂量为一次 20～40mg，每 2～4 周 1 次。

【不良反应】①主要为锥体外系症状，表现为肌张力增高、震颤、静坐不能，服抗胆碱能药物如苯海索可缓解。②偶可见口干、便秘、头晕和失眠。

【相互作用】①高剂量时可增加乙醇、巴比妥类药物及其他中枢神经系统抑制剂的作用。②勿与胍乙啶或类似药物合用。

【注意事项】①应仔细监护长期治疗的患者，如患者之前正在使用镇静型抗精神病药，应逐渐停用这类药物。②本品可能影响驾驶或机器操作能力。

【规格】①片剂：5mg。②注射剂：20mg。

【贮藏】避光、密封保存。

氟哌啶醇 Haloperidol

【别名】氟哌醇、氟哌丁苯、卤吡醇。

【药理作用】属丁酰苯类抗精神病药，抗精神病作用与其阻断脑内多巴胺受体并促进脑内多巴胺的转化有关，有很好的抗幻觉妄想和抗兴奋躁动作用，阻断锥体外系多巴胺的作用较强，镇吐作用亦较强，但镇静、阻断α肾上腺素受体及胆碱受体作用较弱。

【适应证】①用于急、慢性各型精神分裂症、躁狂症、抽动秽语综合征。②控制兴奋躁动、敌对情绪和攻击行为的效果较好。③也可用于脑器质性精神障碍和老年性精神障碍。

【体内过程】可迅速从胃肠道吸收。口服后5 小时、肌内注射后约 20 分钟达血药峰值，半衰期为 12～36 小时。吸收入血后，约 92%与血浆蛋白结合，可分布全身，透过血脑屏障，并可进入乳汁。在肝内代谢，其代谢物随尿、粪便排出。有证据表明本品存在肠肝循环。

【用法用量】①治疗精神分裂症：口服从小剂量开始，起始剂量每次 2～4mg，每天 2～3 次，逐渐增加至常用量每天 10～40mg，维持剂量每天 4～20mg。②治疗抽动秽语综合征：每次 1～2mg，每天 2～3 次。③治疗急性精神病：肌内注射，成人每次 5～10mg，每天 2～3 次，症状改善后改口服，亦可用 10～30mg 加入 250～500ml葡萄糖注射液中静脉滴注。

【不良反应】①锥体外系反应较重且常见，急性肌张力障碍在儿童和青少年更易发生，出现明显的扭转痉挛、吞咽困难、静坐不能及类帕金森病。②长期大量使用可出现迟发性运动障碍。③可出现口干、视物模糊、乏力、便秘、出汗等。④可引起血浆中泌乳素浓度增加。⑤偶见过敏性皮疹、粒细胞减少及恶性综合征。

【相互作用】①与乙醇和其他中枢神经抑制药合用，中枢神经抑制作用增强。②与苯丙胺合用，可降低后者的作用。③与巴比妥或其他抗惊厥药合用时，可改变癫痫的发作形式，但不能使抗惊厥药增效。④与抗高血压药物合用时，可产生严重低血压。⑤与抗胆碱药物合用时，有可能使眼压增高。⑥与肾上腺素合用，由于阻断了α肾上腺素受体，使β受体的活动占优势，可导致血压下降。⑦与锂盐合用时，需注意观察神经毒性与脑损伤。⑧与甲基多巴合用，可产生意识障碍、思维迟缓、定向障碍。

【注意事项】①应定期检查肝功能和白细胞计数。②肝、肾功能不全者应减量。③用药期间不宜驾驶车辆、操作机械或进行高空作业。

【规格】①片剂：2mg。②注射剂：5mg。

【贮藏】避光、密封保存。

五氟利多 Penfluridol

【药理作用】为口服长效抗精神病药。抗精神病作用与其阻断脑内多巴胺受体有关，还可阻断神经系统-肾上腺素受体，抗精神病作用强而持久，口服一次可维持数天至一周，亦有镇吐作用，但镇静作用较弱，对心血管功能影响较轻。

【适应证】用于治疗各型精神分裂症，更适用于病情缓解者的维持治疗。

【体内过程】口服虽可经胃肠道吸收，但在口服给药后 12 小时始达血药峰值。服后 7 天可测得稳态浓度。口服本品后能贮存于脂肪组织中，继而缓慢释放。主要以代谢物随粪便排出，仅少量自尿排出。

【用法用量】口服治疗剂量为 20～120mg，每周 1 次。宜从每周 10～20mg 开始，逐渐增量，每周或每 2 周增加 10～20mg，以减少锥体外系反应。通常治疗量为 1 周 30～60mg，待症状消失用原剂量继续巩固 3 个月，维持剂量 1 周 10～20mg。

【不良反应】①主要为锥体外系反应，如静坐不能、急性肌张力障碍和类帕金森病。②长期大量使用可发生迟发性运动障碍。③亦可发生嗜睡、乏力、口干、月经失调等。

【相互作用】①与乙醇或其他中枢神经抑制药合用，中枢抑制作用增强。②与抗高血压药合用，有增加直立性低血压的危险。

【注意事项】①不宜与其他抗精神病药合用，避免增加锥体外系反应的危险性。②应定期检查肝功能与白细胞计数。③用药期间不宜驾驶车辆、操作机械或进行高空作业。

【规格】片剂：20mg。

【贮藏】避光、密封保存。

舒必利 Sulpiride

【别名】舒宁、消呕宁、硫苯酰胺、止吐灵。

【药理作用】属苯甲酰胺类抗精神病药，作用特点是选择性阻断中脑边缘系统的多巴胺（D_2）受体，对其他递质受体影响较小，抗胆碱作用较轻，无明显镇静和抗兴奋躁动作用。具有较强止吐和抑制胃液分泌作用。

【适应证】对淡漠、退缩、木僵、抑郁、幻觉和妄想症状的效果好，用于精神分裂症单纯型、偏执型、紧张型及慢性精神分裂症的孤僻、退缩、淡漠症状。

【体内过程】自胃肠道吸收，2 小时可达血药峰值，口服本品 48 小时后，口服量的 30%可随尿排出，一部分随粪便排出。血浆半衰期为 8～9 小时，动物实验提示，可透过胎盘屏障进入脐血循环。主要经肾脏排出，也可随母乳排出。

【用法用量】①治疗精神分裂症，肌内注射：每次 100mg，每天 2 次。静脉滴注：对木僵、违拗患者可用本品 100～200mg 稀释于 250～500ml 葡萄糖或氯化钠注射液中缓慢静脉滴注，每天 1 次，可逐渐增量至每天 300～600mg，一天量不超过 800mg。滴注时间不少于 4 小时。口服：开始剂量为每次 100mg，每天 2～3 次，逐渐增至治疗量每天 600～1200mg，维持剂量为每天 200～600mg。止吐，每次 100～200mg，每天 2～3 次。②6 岁以上儿童按成人剂量换算，应从小剂量开始，缓慢增加剂量。

【不良反应】①常见失眠、早醒、头痛、烦躁、乏力、食欲缺乏等。②可出现口干、视物模糊、心动过速、排尿困难与便秘等抗胆碱能不良反应。③剂量大于每天 600mg 时可出现锥体外系反应。

【相互作用】除氯氮平外，几乎所有抗精神病药和中枢神经抑制药均与本品存在相互作用，应充分注意。

【注意事项】①出现迟发性运动障碍，应停用所有抗精神病药。②出现过敏性皮疹及恶性症状群应立即停药并进行相应处理。③肝、肾功能不全者应减量。

【规格】①片剂：100mg。②注射剂：100mg。

【贮藏】避光、密封，贮存于室温下。

硫必利 Tiapride

【别名】胺甲磺茴胺、泰必利、泰必乐、维奇。

【药理作用】属苯酰胺类抗精神病药，对中脑边缘系统多巴胺能神经功能亢进有抑制作用，对纹状体多巴胺能神经运动障碍有拮抗作用，从而产生安定、镇静作用。其特点为对感觉运动方面神经系统疾病及精神运动行为障碍具有良效。可阻滞疼痛冲动经脊髓丘脑束向网状结构的传导。镇痛作用可能与丘脑对痛觉冲动整合作用有关。此外尚有镇吐作用。

【适应证】①用于治疗舞蹈症、抽动秽语综合征及老年性精神运动障碍。②亦可用于顽固性头痛、痛性痉挛、坐骨神经痛、关节疼痛及乙醇中毒等。

【体内过程】口服后迅速吸收，1 小时可达血药峰值。半衰期为 3～4 小时。大量以原药随尿排出。给药量的 18%～30%经代谢后被消除。

【用法用量】①舞蹈症、抽动秽语综合征等：

口服开始一般每天 150～300mg,分 3 次服,渐增至每天 300～600mg。待症状控制后 2～3 个月,酌减剂量。维持量每天 150～300mg。②老年性精神运动障碍和迟发性运动障碍:开始每天 100～200mg,以后渐增至每天 300～600mg,分次服用。③头痛、痛性痉挛、神经肌肉痛等:开始每天 200～400mg,连服 3～8 日。维持量每次 50mg,每天 3 次。④慢性酒精中毒:一般每天口服 150mg。急性患者静脉注射或者 5%葡萄糖注射液或 0.9%氯化钠注射液稀释后静脉滴注,每次 100～200mg,每天 200～600mg。用量宜自小剂量逐渐递增。静脉注射应缓慢。

【不良反应】①治疗量不良反应轻微,可有嗜睡、头晕、乏力、便秘等。②偶见锥体外系不良反应。

【相互作用】能增强中枢神经抑制药的作用,可与镇痛药、镇静药、催眠药、安定药、抗忧郁药、抗震颤麻痹药及抗癫痫药合用,但在治疗开始时,应减少合用中枢神经抑制药剂量。

【注意事项】①嗜铬细胞瘤、不稳定性癫痫患者禁用。②有严重肝、肾功能不全者,白细胞减少或造血功能不良者,驾驶车辆人员慎用。

【规格】①片剂:100mg。②注射剂:100mg。

【贮藏】避光、密封保存。

氨磺必利 Amisulpride

【别名】索里昂、怕可、Deniban、Socian、Solian、Sulamid。

【药理作用】为苯胺替代物类精神抑制药,选择性地与边缘系统的 D_2、D_3 受体结合。不与 5-羟色胺受体或其他组胺、胆碱能受体、肾上腺素能受体结合。

【适应证】①用于治疗以阳性症状(如谵妄、幻觉、认知障碍)和(或)阴性症状(如反应迟缓、情感淡漠及社会能力退缩)为主的急性或慢性精神分裂症。②也包括以阴性症状为主特征的精神分裂症。

【体内过程】可从胃肠道吸收,生物利用度为 43%～48%。口服后出现两次血药峰值,分别在 1 小时和 3～4 小时出现。蛋白结合率很低。代谢率也很低。大量原药随尿排出。终末半衰期约为 12 小时。

【用法用量】①通常情况下,若每天剂量小于或等于 400mg,应一次服完,若每天剂量超过 400mg,应分 2 次服用。②急性期:推荐剂量为每天 400～800mg,口服。根据个体情况,每天剂量可以提高至每天 1200mg。

【不良反应】①神经系统:非常常见锥体外系综合征(震颤、肌张力亢进、流涎、静坐不能、运动功能减退)。②精神异常:常见失眠症、焦虑、激动、性高潮障碍。③胃肠道异常:常见便秘、恶心、呕吐、口干。④内分泌异常:导致血中催乳素水平升高。⑤心脏异常:QT 间期延长和室性心律失常。

【相互作用】①本品可能增强乙醇对中枢的作用。②合用增强尖端扭转型室性心动过速风险或者可能延长 QT 间期的药物:引起心动过缓的药物,如β受体阻滞剂,具有减慢心率的钙通道阻滞剂,如地尔硫䓬、维拉帕米、可乐定、胍法辛、洋地黄。③谨慎合用:降低血钾的药物[降低血钾的利尿药、刺激性轻泻药、两性霉素 B(静脉途径)]、糖皮质激素、替可克肽。

【注意事项】①精神抑制类药物可降低癫痫发作的阈值,所以对于有惊厥史的患者,服用本品时应仔细监控。②由于老年人对药物的高敏感性(可产生镇静或低血压症状),所以老年人服药时应注意。③对于患有帕金森病的患者,服药时应注意。除非必须使用精神抑制类药物治疗,否则应避免服用此药。④对于司机和机器操作者,应特别注意,服用此药可出现瞌睡症状。

【规格】片剂:200mg。

【贮藏】避光、密封保存。

氯氮平 Ciozapine

【别名】氯扎平、Leponex、Clozaril。

【药理作用】系苯氮䓬类抗精神病药。对脑内 5-羟色胺($5-HT_{2A}$)受体和 D_1 受体的阻滞作用较强,对 D_4 受体的也有阻滞作用,对 D_2 受体的阻滞作用较弱,此外还有抗胆碱(M_1)、抗组胺(H_1)及抗α肾上腺素受体作用,极少见锥体外系反应,一般不引起血中泌乳素增高。能直接抑制脑干网状结构上行激活系统,具有强大镇静催眠作用。

【适应证】①用于急慢性精神分裂症的各个亚型,对幻觉妄想型、青春型效果好,也可以减轻精神分裂症有关的情感症状(如抑郁、负罪感、焦虑)。②对一些用传统抗精神病药治疗无效或疗效不好的患者,改用本品可能有效。③也用于治疗躁狂症或其他精神病型障碍的兴奋躁动和幻觉妄想。因为可导致粒细胞减少症,所以一般不宜作为首选药。

【体内过程】口服吸收迅速，2.5 小时可达血药峰值。广泛分布到各组织，可透过血脑屏障。生物利用度仅 50%，蛋白结合率为 95%，稳态时半衰期约 12 小时。作用持续时间为 4～12 小时。在体内几乎完全被代谢，主要通过 CYP1A2 介导，代谢物的活性很低或无活性，主要由尿排出。

【用法用量】口服从小剂量开始，首次剂量为每次 25mg，每天 2～3 次。逐渐缓慢增加至常用治疗量每天 200～400mg，高量可达每天 600mg。维持量为每天 100～200mg。

【不良反应】①镇静作用强和抗胆碱能不良反应较多，常见头晕、无力、嗜睡、多汗、流涎、恶心、呕吐、口干、便秘、直立性低血压、心动过速。②常见食欲增加和体重增加。③可引起心电图异常改变、脑电图改变或癫痫发作。

【相互作用】①与乙醇或其他中枢神经抑制药合用时中枢抑制作用加强。②与抗高血压药合用有增强直立性低血压的危险。③与抗胆碱药合用可增加抗胆碱的作用。④与地高辛、肝素、苯妥英钠、华法林合用，可加重骨髓抑制作用。⑤与碳酸锂合用，有增加惊厥、恶性综合征、精神错乱与肌张力障碍的危险。⑥与氟伏沙明、氟西汀、帕罗西汀、舍曲林等抗抑郁药合用可升高血浆氯氮平与去甲氯氮平水平。⑦与大环内酯类抗生素合用可使血浆氯氮平浓度显著升高，并有诱发癫痫的可能。

【注意事项】①出现过敏性皮疹及恶性综合征应立即停药并进行相应的处理。②治疗最初 3 个月内应坚持每 1～2 周检查白细胞计数及分类，以后定期检查肝功能与心电图。③定期检查血糖，避免发生糖尿病或酮症酸中毒。④用药期间出现不明原因发热，应暂停用药。⑤用药期间不宜驾驶车辆、操作机械或高空作业。

【规格】片剂：25mg。

【贮藏】避光、密封，贮存于室温下。

奥氮平 Olanzapine

【别名】再普乐、悉敏、欧兰宁、奥兰之、Zyprexa。

【药理作用】是一种非典型抗精神病药，对多种受体系统具有药理作用。动物实验表明，对5-羟色胺受体、多巴胺受体、α肾上腺素受体、组胺受体等有亲和力。

【适应证】①适用于精神分裂症和其他有严重阳性症状（如妄想、幻觉、思维障碍、敌意和猜疑）和（或）阴性症状（如情感淡漠、情感和社会退缩、言语贫乏）的精神病的急性期和维持治疗。②亦可缓解精神分裂症及相关疾病常见的继发性情感症状。

【体内过程】易于从胃肠道吸收，进行明显的首过代谢。服药后 5～8 小时可达血药峰值。蛋白结合率为 93%。在肝内主要通过直接葡糖醛酸化及通过CYP1A2和CYP2D6介导的氧化作用进行广泛代谢。约有 57%的用量随尿排出，半衰期为 30～38 小时，女性比男性长。

【用法用量】①推荐起始剂量为每天 10mg，餐前或餐后服均可。剂量为每天 5～20mg。每天剂量应根据临床状况而定。超过每天 10mg 的常规用药剂量，应先进行适当的临床评估。②肾和（或）肝功能不全的患者应考虑使用较低的起始剂量（5mg）。

【不良反应】①主要是嗜睡和体重增加。②偶见用药初期出现 ALT 和 AST 的一过性轻度升高，但不伴临床症状。③罕见催乳素水平升高，并且绝大多数患者无须停药激素水平即可恢复至正常范围。

【相互作用】①吸烟或服用卡马西平可能诱导本品的代谢。②氟伏沙明可以显著抑制本品的代谢。

【注意事项】①可引起嗜睡，从事危险作业时应谨慎。②长期服用抗精神病药（包括奥氮平），如果出现迟发性运动障碍的体征和症状，应减药或停药。若出现神经阻滞剂恶性综合征（NMS）的临床表现（如高热肌强直精神状态改变及自主神经紊乱等），应立即停用所有抗精神病药，包括奥氮平。

【规格】片剂：5mg，10mg。

【贮藏】避光、密封，贮于常温下。

喹硫平 Quetiapine

【别名】思瑞康、启维、舒思、Seroquel。

【药理作用】为新型抗精神病药物，为脑内多种神经递质受体拮抗剂。其抗精神病作用机制可能主要是阻断中枢 D_2 受体和 5-HT$_2$ 受体。对组胺 H_1 受体和肾上腺素$α_1$ 受体也有阻断作用，对毒蕈碱和苯二氮䓬类受体无亲和力。

【适应证】①不仅对精神分裂症阳性症状有效，对阴性症状也有一定效果。②也可以减轻与精神分裂症有关的情感症状如抑郁、焦虑及认知缺陷症状。

【体内过程】口服后易于吸收，广泛分布于全身。蛋白结合率为 83%。在肝内主要通过 CYP3A4 介导的磺化氧化作用进行广泛代谢，也通过氧化进行代谢。主要以失活代谢物被排出，约有 75% 用量出现在尿中，见于粪便中者占 20%。消除半衰期为 6～7 小时。

【用法用量】口服，每天总剂量分两次给药，餐前餐后均可。①成人：治疗初期的日总剂量为第 1 天 50mg，第 2 天 100mg，第 3 天 200mg，第 4 天 300mg。从第 5 天起，将剂量逐渐增加到有效剂量范围，一般为每天 300～450mg。可根据患者的临床反应和耐受性调整剂量为每天 150～750mg。②老年患者起始剂量应为每天 25mg。随后以每天 25～50mg 的幅度增至有效剂量。

【不良反应】①常见口干、心动过速、便秘、头晕或晕厥。②肝功能异常、体重增加、嗜睡、静坐不能、失眠、兴奋或激越。

【相互作用】由于本品主要具有中枢神经系统作用，与作用于中枢的药物合用时应当谨慎。

【注意事项】①出现过敏性皮疹应停药。②出现恶性症状群应立即停药并进行相应处理。③用药期间应定期检查肝功能、白细胞计数、定期检查晶状体、监测白内障的发生。④用药期间不宜驾驶车辆、操作机械或进行高空作业。

【规格】片剂：25mg，100mg，200mg。

【贮藏】密闭保存。

利培酮 Risperidone

【别名】维思通、思利舒、卓菲、卓夫、单克、索乐、可同、醒志。

【药理作用】为一种选择性的单胺能拮抗剂，对 5-HT$_2$ 受体、D$_2$ 受体、α$_1$ 受体及 α$_2$ 受体和 H$_1$ 受体亲和力高。对其他受体也有拮抗作用，但较弱。对 5-HT$_{1C}$、5-HT$_{1D}$ 和 5-HT$_{1A}$ 有低到中度的亲和力。

【适应证】①用于治疗急慢性精神分裂症及其他各种精神病性状态的明显阳性症状（如幻觉、妄想、思维紊乱、敌视、怀疑）和明显的阴性症状（如反应迟钝、情绪淡漠和社交淡漠、少语）。②也可减轻与精神分裂症有关的情感症状（如抑郁、负罪感、焦虑）。③还可用于治疗双相情感障碍的躁狂发作，其表现为情绪高涨、夸大或易激惹、自我评价过高、睡眠要求减少、语速加快、思维奔逸、注意力分散或判断力低下（包括紊乱或过激行为）。

【体内过程】口服后迅速被吸收，1～2 小时可达血药峰值。在肝内通过羟基化广泛代谢成具有活性的代谢物 9-羟基利培酮，氧化的 N-脱烷基化是占比较小的代谢途径。其羟基化是通过 CYP2D6 介导的，属于遗传多态性。主要随尿排出，较少的随粪便排出。利培酮及其活性代谢物的蛋白结合率分别为 88% 和 77%。

【用法用量】①开始第 1 天口服 2mg，第 2 天口服 4mg，第 3 天口服 6mg，顿服或分 2 次服。至少隔 1 周调整剂量，一般维持量为 4～8mg/d。超过 10mg/d 较易引起锥体外系反应，最大推荐剂量为 16mg/d。②老年人、肝肾功能不全患者应减量，开始 0.5mg，每天 2 次，逐渐增加到 1～2mg/d。

【不良反应】①常见失眠、焦虑、激越、头痛。儿童与青少年镇静反应多于成人，但均较轻及为一过性的。②较少见嗜睡、疲劳、头晕、注意力下降。③与其他传统抗精神病药物相比，本品较少引起锥体外系症状。④偶尔出现（直立性）低血压、（反射性）心动过速或高血压的症状。⑤和传统抗精神病药物一样，可能引起与剂量相关的血浆催乳素水平增加。

【相互作用】①可拮抗左旋多巴及其他多巴胺激动剂的作用。②卡马西平及其他的肝药酶诱导剂会降低本品活性成分的血浆浓度。③吩噻嗪类抗精神病药、三环抗抑郁药和一些 β 受体阻滞剂会增加本品的血药浓度，但不增加其抗精神病活性成分的血药浓度。④氟西汀和帕罗西汀（CYP2D6 抑制剂）可增加本品的血药浓度。

【注意事项】①对于路易体痴呆或帕金森病患者，在处方抗精神病药（包括本品）时，应权衡利弊，这些药物可能增加恶性综合征的风险。②糖尿病患者及糖尿病高危人群服用本品时应进行适当的临床监测。③服用本品的患者应避免进食过多，能引起体重增加。

【规格】片剂：1mg，2mg。

【贮藏】密封、避光，贮于室温下。

阿立哌唑 Aripiprazole

【别名】安律凡、博思清、奥派、Abilify。

【药理作用】与 D$_2$、D$_3$、5-HT$_{1A}$ 和 5-HT$_{2A}$ 受体有很高的亲和力，与 D$_4$、5-HT$_{2c}$、5-HT$_7$ 具有中度亲和力。本品是 D$_2$ 和 5-HT$_{1A}$ 受体的部分

激动剂，也是 5-HT_{2A} 受体的拮抗剂。

【适应证】用于治疗精神分裂症。

【体内过程】易于吸收，给药后 3～5 小时可达血药峰值。其片剂的绝对生物利用度为 87%。空腹或与食物同服均可。本品及其代谢物的蛋白结合率高于 99%。主要通过 3 个生物转化途径进行代谢。其活性代谢物脱氢阿立哌唑约为血浆中原药 AUC 的 40%。口服单剂量本品后，代谢物约 25%随尿液排出，约 55%随粪便排出。

【用法用量】成人：每天 1 次。起始剂量为 10mg，用药 2 周后，可根据个体的疗效和耐受性情况逐渐增加剂量，最大可增至 30mg。此后，可维持此剂量不变。每天最大剂量不应超过 30mg。

【不良反应】包括①全身：头痛、无力、发热。②消化系统：恶心、呕吐、便秘。③神经系统：焦虑、失眠、头晕、嗜睡。④呼吸系统：鼻炎、咳嗽。

【相互作用】①与其他作用于中枢神经系统的药物和乙醇合用时应慎用。②本品拮抗 α_1 受体，因此有增强某些降压药作用的可能性。③CYP3A4 和 CYP2D6 参与本品的代谢，CYP3A4 诱导剂（如卡马西平）将会引起本品清除率升高和血药浓度降低，CYP3A4 抑制剂（如酮康唑）或 CYP2D 抑制剂（如奎尼丁、氟西汀、帕罗西汀）可以抑制本品消除，使血药浓度升高。

【注意事项】①可能会损害判断、思考或运动技能，应警告患者小心驾驶汽车。②当服用本品有导致体温升高的情况时，建议患者应进行适当的护理。③本品和其他抗精神病药应慎用于有吸入性肺炎风险性的患者。④药物治疗时应密切监护高危患者。为了减少过量的风险性，本品处方量应最小，且对患者进行良好的管理。

【规格】片剂：5mg，10mg。

【贮藏】密封、避光，贮于室温下。

齐拉西酮 Ziprasidone

【别名】卓乐定、思贝格、力复君安、Zeldox、Aabilify。

【药理作用】是一种非典型抗精神病药，其抗精神分裂症作用可能是通过对 D_2 和 5-HT_2 受体的拮抗作用来发挥的。

【适应证】用于治疗精神分裂症。

【体内过程】口服后吸收良好，6～8 小时可达血药峰值，食物可使吸收量增加 1 倍。主要在肝内代谢，其代谢物主要随尿排出，部分见于粪便中。其终末半衰期为 7 小时。

【用法用量】初始治疗：每次 20mg，每天 2 次，餐时口服。视病情可逐渐增加到每次 80mg，每天 2 次。

【不良反应】①常见静坐不能、肌强直、震颤、口干、视物模糊、便秘。②恶心呕吐及食欲缺乏或厌食，少见头痛、出汗、鼻塞等。

【相互作用】①不能与延长 QT 间期的药物合用，能诱发低血压，增强抗高血压药物的疗效。②本品有拮抗左旋多巴胺和多巴胺激动剂的作用。

【注意事项】①痴呆有关的老年精神病患者服用非典型抗精神病药物后，死亡率有增加的风险。②齐拉西酮延长 QT 间期的作用较强，增加了治疗过程中导致猝死的风险。③低血钾或低血镁能增加 QT 延长和心律失常的风险，低血钾或低血镁的患者在治疗前应补充电解质。④如患者出现迟发性运动障碍综合征，应仔细考虑停药。⑤最常见的不良反应为嗜睡。⑥服药期间患者应谨慎从事需要精神支配的活动。

【规格】①片剂：20mg。②胶囊剂：20mg，40mg。

【贮藏】密封、避光，贮于室温下。

氟哌利多 Droperidol

【别名】氟哌啶、达哌丁苯、达哌啶醇、Droleptan、Dridol。

【药理作用】作用类似氟哌啶醇，抗精神病作用和止吐作用较强；镇静作用较氯丙嗪弱，较氟哌啶醇强；对控制兴奋、躁动及消除幻觉、妄想有明显效果。本品的神经安定作用及增强镇痛药的镇痛作用，在与强效镇痛药如芬太尼合用静脉注射时，可使患者产生一种特殊的麻醉状态，称为神经安定镇痛术。

【适应证】①用于治疗精神分裂症、躁狂症的急性发作。②用于大面积烧伤换药、各种内镜检查等。③麻醉前给药，具有较好的抗精神紧张作用。④用于止吐。

【体内过程】口服易吸收。肌内注射吸收迅速，几乎与静脉注射有相等的效果。作用时间 2～7 小时。与血浆蛋白结合率高。终末半衰期约为 2.2 小时。主要在肝内代谢。约 75%代谢物及约 1%原药随尿排出，约 22%随粪便排出，其中约 50%为原药。

【用法用量】①控制急性精神病的兴奋躁动，可口服 5～20mg/d，肌内注射 5～10mg/d。②麻醉前肌内注射 2.5～5mg（于术前 30～60 分钟）。③神经安定、镇痛可用本品 5mg 加入芬太尼 0.1mg，于 2～3 分钟缓慢静脉注射，5～6 分钟如尚未达到一级浅麻醉水平，可追加半量至全量。④防止术后呕吐可肌内注射 50mg 或缓慢静脉注射。

【不良反应】①参见氟哌啶醇。②可产生严重肌张力障碍等锥体外系反应。

【相互作用】【注意事项】参见氟哌啶醇。

【规格】①片剂：10mg。②注射剂：2ml：5mg，2ml：10mg。

【贮藏】避光保存。

三氟拉嗪 Trifluoperazine

【别名】三氟比拉嗪、甲哌氟丙嗪、Fluperin、Novoflurazine、Terfluzine、Stelazine。

【药理作用】作用类似氯丙嗪，但抗精神病作用和镇吐作用均较强，锥体外系反应比较多见。对消除幻觉、妄想，改善呆滞、木僵、淡漠、退缩等症状有较好效果，对兴奋、躁狂症状疗效差。对非精神病的情感障碍，如焦虑、紧张有疗效，但通常只用于对苯二氮䓬类产生耐受性的患者，且应短期应用低剂量。还可控制恶心、呕吐。

【适应证】①用于急性和慢性精神分裂症，尤其是妄想型和紧张型。②用于非精神病的情感障碍：通常只用于对苯二氮䓬类产生耐受性的患者，且应短期应用低剂量。③用于控制恶心、呕吐。

【体内过程】口服吸收好，在肝脏代谢，主要活性代谢产物为硫氧化物，N-去甲基和 7-羟基代谢物，半衰期β相约为 13 小时。

【用法用量】①治疗精神病：开始口服 5mg，每天 2 次，此后逐渐增加到常用剂量 15～20mg/d，分次服，重症患者可用 40mg/d。深部肌内注射可缓解急性精神病症状，1～3mg/d，分次肌内注射。②控制恶心、呕吐：1～2mg，每天 2 次，直至 6mg/d，分次服。

【不良反应】①参见氯丙嗪。②较少引起镇静、低血压、低热或抗毒蕈碱作用，但锥体外系反应发生率较高，尤其当剂量＞6mg 时。

【相互作用】【注意事项】参见氯丙嗪。

【规格】①片剂：1mg，5mg。②注射剂

（粉）：1mg。

【贮藏】避光、密封保存。

氟奋乃静 Fluphenazine

【别名】氟非纳嗪、Flumezin。

【药理作用】是目前吩噻嗪类中作用最强的抗精神病药，其抗精神病作用的相对强度约为奋乃静的 4 倍、氯丙嗪的 25 倍。镇吐作用亦较两者强。除有明显的抗幻觉、妄想作用外，对行为退缩、情感淡漠等症状也有较好的疗效。用于慢性和单纯型精神分裂症疗效优于氯丙嗪。

【适应证】①用于治疗急、慢性精神分裂症：对妄想型、紧张型效果显著。对缄默、违拗、淡漠、孤独等症状，作用比氯丙嗪强。②用于治疗躁狂症、老年性精神病、中毒性精神病。③用于治疗恶心、呕吐，效果良好。

【体内过程】口服吸收好，在肝脏代谢，活性代谢产物为亚砜基、N-羟基衍生物，半衰期β相为 13～24 小时。具有高度亲脂性与高度的蛋白结合率，并可通过胎盘屏障进入胎血循环，亦可分泌入乳汁，小儿、老年人对本品的代谢与排泄均降低。

【用法用量】①治疗精神病，开始 2～10mg/d，可逐渐增加剂量至 20mg/d（老年患者为 10mg/d），维持量 1～5mg/d。治疗开始有时采用本品盐酸盐肌内注射，每次 1.25mg，然后根据效应调整用量。一般开始肌内注射 2.5～10mg/d，分次给药，6～8 小时一次，此用量相当于口服量的 1/3～1/2。②维持治疗精神分裂症或其他慢性精神病可深部肌内注射本品癸酸酯或庚酸盐，一般 1～3 天起效，2～4 天显效。开始肌内注射 25mg，然后每 2 周给药 1 次，根据效应调整剂量和给药的间隔时间；一般剂量范围为 12.5～100mg，间隔 5～6 周，如果剂量＞50mg 时，向上增加的剂量应为 12.5mg，不可一次陡增。维持剂量一般为 5～10mg。③本品盐酸盐也可供口服，开始 1mg，每天 2 次，必要时，可改为 2mg，每天 2 次。

【不良反应】①参见氯丙嗪。②一般不良反应较氯丙嗪少，但锥体外系反应比氯丙嗪、奋乃静多见。③偶见低血压、粒细胞减少、阻塞性黄疸。

【相互作用】【注意事项】同氯丙嗪。

【规格】①片剂：2mg，5mg。②注射剂：

2ml∶10mg（盐酸盐），2ml∶25mg（癸酸酯）。

【贮藏】避光、密封保存。

13.2　抗焦虑药

氯氮草　Chlordiazepoxide

【别名】利眠宁、甲氨二氮草、Clopxide。

【药理作用】为苯二氮草类抗焦虑药，作用机制与其选择性作用于大脑边缘系统，与中枢苯二氮草受体结合而促进γ-氨基丁酸的释放，促进突触传导功能有关。还有中枢性肌松肉弛作用和抗惊厥作用，小剂量时有抗焦虑作用，随着剂量增加，可显示镇静、催眠、记忆障碍，很大剂量时也可致昏迷，但很少有呼吸和心血管严重抑制。

【适应证】①治疗焦虑性神经症，缓解焦虑、紧张、担心、不安与失眠等症状。②治疗失眠症。③治疗肌张力过高或肌肉僵直的疾病。④与抗癫痫药合用控制癫痫发作。

【体内过程】口服与肌内注射几乎完全吸收，但肌内注射吸收较慢，口服 2～4 小时可达血药峰值，约 96%与血浆蛋白结合。半衰期为 5～30 小时。在肝内代谢成多种具有活性的代谢物，其主要活性代谢物为去甲西泮，半衰期为 2～5 天。能进入脑脊液和乳汁，也能透过胎盘。主要以结合的代谢物形式随尿排出，小量随粪便排出。

【用法用量】口服。①抗焦虑：每次 5～10mg，每天 2～3 次。②治疗失眠：10～20mg，睡前服用。③抗癫痫：每次 10～20mg，每天 3 次。

【不良反应】①常见嗜睡，可见无力、头痛、晕眩、恶心、便秘等。②偶见皮疹、中毒性肝损害、骨髓抑制。男性偶见阳痿。

【相互作用】①与易成瘾的和其他可能成瘾药合用时，成瘾的危险性增加。②饮酒及与全身麻醉药、可乐定、镇痛药、单胺氧化酶抑制剂和三环类抗抑郁药合用时，可相互增效。③与抗酸药合用时可延迟本品的吸收。④与抗高血压药或与利尿降压药合用时，可使降压作用增强。⑤与钙通道阻滞剂合用时，可使低血压加重。

【注意事项】①长期使用可产生耐受性与依赖性。②肝、肾功能不全者慎用。③应定期检查肝功能与白细胞计数。④用药期间不宜驾驶车辆、操作机械或进行高空作业。⑤长期用药后骤停可能引起惊厥等撤药反应。⑥服药期间勿饮酒。

【规格】片剂：10mg。

【贮藏】密封、避光，贮于室温下。

奥沙西泮　Oxazepam

【别名】去甲羟安定、氯羟氧二氮、舒宁、优菲。

【药理作用】为苯二氮草类催眠药和镇静药，是地西泮主要代谢产物，作用与地西泮相似但较弱，嗜睡、共济失调等不良反应较少。

【适应证】①用于焦虑症及与焦虑症相关的失眠的短期治疗。②用于控制乙醇戒断症状。

【体内过程】口服易于吸收，约 3 小时达血药峰值，与血浆蛋白广泛结合。主要在肝内与葡糖醛酸结合代谢失活。经肾排出。半衰期 5～15 小时。能透过胎盘，并在乳汁中检出。消除不受肝脏疾病、年龄的影响。

【用法用量】①抗焦虑：每次 15～30mg，每天 3～4 次。②镇静催眠、缓解急性乙醇戒断症状：每次 15～30mg，每天 3～4 次。③治疗一般性失眠：15mg，睡前服。

【不良反应】【相互作用】【注意事项】参见地西泮。

【规格】片剂：15mg。

【贮藏】密封、避光，贮于室温下。

硝西泮　Nitrazepam

【别名】硝基安定、Mogadon。

【药理作用】为苯二氮草类抗焦虑药，作用机制与其选择性作用于大脑边缘系统，与中枢苯二氮草受体结合而促进 GABA 的释放，促进突触传导功能有关，具有安定、镇静及显著的催眠作用。还具有中枢性肌肉松弛作用和抗惊厥作用。

【适应证】①用于镇静、催眠。②用于术前、麻醉前镇静。③用于癫痫的辅助治疗。

【体内过程】口服易于吸收，2 小时可达血药峰值，与血浆蛋白广泛结合。半衰期约为 24 小时。可透过血脑屏障和胎盘，仅微量从乳汁中排出。在肝内代谢，代谢物无明显活性。主要以结合或非结合的代谢物形式随尿排出，约用量的 20%随粪便排出。

【用法用量】口服。①失眠：每次 5～10mg，睡前服用。②癫痫：每次 5mg，每天 3 次，老年人或体弱患者减半。小儿常用量，体重 30kg 以下小儿每天 0.3～1mg/kg，分 3 次服用。可根据需要及耐受性情况，逐渐增加剂量。

【不良反应】①常见嗜睡、无力、头痛、晕眩、恶心、便秘等。②长期使用可有轻度成瘾性。③老年人可有精神错乱。④服用一段时间，突然停药，可使失眠症反复。

【相互作用】【注意事项】参见地西泮。

【规格】片剂：5mg。

【贮藏】密封、避光，贮于室温下。

氯硝西泮 Clonazepam

【别名】氯硝安定、利福全、静康、Rivotril。

【药理作用】为苯并二氮杂䓬类抗癫痫抗惊厥药。作用于中枢神经系统的苯二氮䓬受体（BZR），加强中枢抑制性神经递质 GABA 与 $GABA_A$ 受体的结合，促进氯通道开放，细胞过极化，增强 GABA 能神经元所介导的突触抑制，使神经元的兴奋性降低。

【适应证】①治疗失神性发作。②治疗儿童肌阵挛性和运动不能性发作。③治疗僵人综合征。④治疗癫痫持续状态。⑤治疗惊恐症、精神抑郁（包括躁狂抑郁症）。

【体内过程】口服吸收良好，1～2 小时达血药峰值，约 86% 与血浆蛋白结合。半衰期 20～40 小时。在肝内广泛代谢，其主要代谢物为 7-氨基氯硝西泮，几乎无活性，几乎完全以游离或结合形式的代谢物随尿排出。可透过胎盘，进入胎儿体内。

【用法用量】①成人常用量：开始用每次 0.5mg，每天 3 次，每 3 天增加 0.5～1mg，直到发作被控制或出现不良反应为止。用量应个体化，成人最大量每天不要超过 20mg（10 片）。②小儿常用量：10 岁或体重 30kg 以下的儿童开始每天 0.01～0.03mg/kg，分 2～3 次服用，以后每 3 天增加 0.25～0.5mg，至达到每天 0.1～0.2mg/kg 或出现不良反应为止。静脉注射，每次 1～4mg，30 秒左右缓慢注射完毕。如持续状态仍未控制，每隔 20 分钟后可重复原剂量 1～2 次。

【不良反应】①常见嗜睡、头晕、共济失调、行为紊乱、异常兴奋、神经过敏易激惹（反常反应）、肌力减退。②较少见行为障碍、思维不能集中、易暴怒（儿童多见）、精神错乱、幻觉、精神抑郁、皮疹或过敏、咽痛、发热或出血异常、瘀斑或极度疲乏、乏力（血细胞减少）。

【相互作用】【注意事项】参见地西泮。

【规格】①片剂：2mg。②注射剂：1mg。

【贮藏】密封、避光，贮于室温下。

艾司唑仑 Estazolam

【别名】舒乐安定、忧虑定、三唑氯安定、Surazepam、Eurodin。

【药理作用】为苯二氮䓬类抗焦虑药。可引起中枢神经系统不同部位的抑制，随着用量的加大，临床表现可自轻度的镇静到催眠甚至昏迷。①具有抗焦虑、镇静催眠作用，作用于苯二氮䓬受体，加强中枢神经内 GABA 受体作用，影响边缘系统功能而抗焦虑。可明显缩短或取消非快速眼动（NREM）睡眠第四期，阻滞对网状结构的激活，对人有镇静催眠作用。②抗惊厥作用：能抑制中枢内癫痫病灶异常放电的扩散，但不能阻止其异常放电。③骨骼肌松弛作用：小剂量可抑制或减少网状结构对脊髓运动神经元的易化作用，较大剂量可促进脊髓中的突触前抑制，抑制多突触反射。④遗忘作用：在治疗剂量时可能干扰记忆通路的建立，一过性影响近事记忆。

【适应证】①抗焦虑、失眠。②抗紧张、恐惧、抗癫痫和抗惊厥。

【体内过程】口服后平均 2 小时达血药峰值，蛋白结合率约为 93%。在体内广泛代谢，主要代谢产物 4-羟基艾司唑仑和 1-氧艾司唑仑均无药理活性。这些代谢产物以游离或结合的形式随尿排出，少量见于粪便中。排出物中仅有少量原药。

【用法用量】①镇静，成人常用量每次 1～2mg，每天 3 次。②催眠，1～2mg，睡前服。③抗癫痫、抗惊厥，每次 2～4mg，每天 3 次。老年人对本品较敏感，抗焦虑时开始用小剂量。注意调整剂量。

【不良反应】①首次服用本品初期可能出现过敏性休克（严重过敏反应）和血管性水肿（严重面部水肿）。②常见口干、嗜睡、头晕、乏力等，大剂量可有共济失调、震颤。③罕见皮疹、白细胞减少。④个别患者发生兴奋、多语、睡眠障碍甚至幻觉。⑤有依赖性，但较轻，长期应用后，停药可能发生撤药症状，表现为激动或忧郁。

【相互作用】【注意事项】参见地西泮。

【规格】片剂：1mg。

【贮藏】密封、避光，贮于室温下。

劳拉西泮 Lorazepam

【别名】氯羟去甲安定、氯羟安定、氯羟二

氮、卓罗拉、佳普乐、乐拉安。

【药理作用】与地西泮有相似的药理作用，但作用较强。除抗焦虑和镇静作用外，还具有较强的抗惊厥作用。

【适应证】①短期治疗焦虑症及其相关的失眠症。②癫痫持续状态。③手术前的镇静。④癌症化疗引起的恶心和呕吐。

【体内过程】口服易于吸收，生物利用度约为90%，约2小时可达血药峰值。肌内注射的吸收与口服相似。可透过血脑屏障和胎盘，也可进入乳汁。半衰期为10～20小时。约85%与血浆蛋白结合。在肝内代谢成失活的葡糖醛酸结合物随尿排出。

【用法用量】口服，常规的剂量范围是每天2～6mg，分次服用，最大剂量为睡觉前给予，每天剂量可在1～10mg变动调整。

【不良反应】常见镇静，其次是眩晕、乏力和步态不稳。镇静和步态不稳的发生率随着年龄的增长而增加。

【相互作用】①与其他中枢神经系统抑制剂如乙醇、巴比妥类、抗精神病药、镇静/催眠药等联合应用时可使中枢神经抑制药的作用增强。②与氯氮平合用可能产生显著的镇静、过量唾液分泌和运动失调作用。③应用茶碱或氨茶碱可能降低包括本品在内的苯二氮䓬类药物的镇静作用。

【注意事项】①可能损害肝或肾的功能。②不能与麻醉药、巴比妥类或乙醇合用。③服用本品者不能驾车或操纵重要机器。

【规格】片剂：0.5mg。

【贮藏】密封、避光，贮于室温下。

丁螺环酮 Buspirone

【别名】布斯呱隆、布斯帕、奇比特、一舒、Travin、Buspar、Axoren、Ansiced。

【药理作用】动物实验模型表明本品主要作用于脑内神经突触前膜多巴胺受体，产生抗焦虑作用。无镇静、肌松弛和抗惊厥作用。

【适应证】用于各种焦虑症。

【体内过程】口服易于吸收，血药浓度达峰时间为60～90分钟，约95%与血浆蛋白结合。由于存在广泛的首过代谢，全身生物利用度较低。进食时服药可增加到达全身循环的药物剂量。在肝内代谢，所产生的几种羟化产物无活性。

半衰期2～4小时。主要以代谢物随尿排出。

【用法用量】口服开始每次5mg，每天2～3次。第2周可加至每次10mg，每天2～3次。常用治疗剂量每天20～40mg。

【不良反应】有头晕、头痛、恶心、呕吐及胃肠功能紊乱。

【相互作用】与单胺氧化酶抑制剂合用可致血压升高，切忌合用。

【注意事项】①老年人应减小剂量。②用药期间应定期检查肝功能与白细胞计数。③用药期间不宜驾驶车辆、操作机械或进行高空作业。④服药期间勿饮酒。

【规格】片剂：5mg。

【贮藏】密封、避光，贮于室温下。

坦度螺酮 Tandospirone

【别名】希德、律康。

【药理作用】是一种抗焦虑药，可选择性地作用于脑内5-HT$_{1A}$受体。动物实验显示，本品与地西泮具有相当的抗焦虑作用。

【适应证】各种神经症所致的焦虑状态。

【体内过程】口服吸收迅速，单次口服20mg后，0.8～1.4小时达血药峰值（2.9～3.2ng/ml）。基本不受进食影响。吸收后迅速分布至组织中，在肝脏和肾脏中分布浓度较高，在脑中亦有分布。口服后7天内70%随尿液排泄（几乎完全为代谢物），21%随粪便排泄（大部分为代谢物，仅0.3%～0.5%为原形药物）。半衰期为1.2～1.4小时。本品无蓄积性。

【用法用量】通常成人每次口服10mg，每天3次。随患者年龄、症状等的不同可适当增减，最高剂量不得超过60mg或遵医嘱。

【不良反应】①主要有嗜睡、步态蹒跚、恶心、倦怠感、情绪不佳、食欲下降。②主要实验室检查值异常有AST、ALT升高。

【相互作用】①与丁酰苯类药物合用有可能增强锥体外系统症状。②与钙通道阻滞剂合用可能增强降压作用。

【注意事项】①用于神经症患者时，若为病程长（3年以上）、病情严重或其他药物（苯二氮䓬类药物）无效的难治型焦虑患者，本品可能也难以产生疗效。②用于伴有严重焦虑症状的患者，难以产生疗效时，应慎重观察症状。③可引起嗜睡、眩晕等，请注意用药期间不要从事机动车驾驶等伴有危险性的机械操作。

【规格】①片剂：5mg。②胶囊剂：5mg。

【贮藏】密封、避光，贮于室温下。

13.3 抗抑郁药

吗氯贝胺 Moclobemide

【别名】朗天、Aurorix、Manerix、Moclamine。

【药理作用】为单胺氧化酶抑制剂类抗抑郁药，其作用是通过可逆性抑制脑内 A 型单胺氧化酶，从而提高脑内去甲肾上腺素、多巴胺和 5-羟色胺的水平，起到抗抑郁作用，具有作用快、停药后单胺氧化酶活性恢复快的特点。

【适应证】抑郁症。

【体内过程】口服吸收迅速而完全，血药浓度达峰时间为 1～2 小时。单剂量的生物利用度为 45%～60%，多剂量为 85%。吸收后广泛分布于全身各组织。主要在肝内代谢。其代谢物和少量原药随尿排出，半衰期为 1～2 小时。可进入乳汁。

【用法用量】口服开始剂量为每次 50～100mg，每天 2～3 次。逐渐增加至每天 150～450mg，每天最大剂量为 600mg。

【不良反应】①有轻度恶心、口干、头痛、头晕、出汗、心悸、失眠、直立性低血压等。②少见过敏性皮疹。③偶见意识障碍及肝功能损害。④大剂量时可能诱发癫痫。

【相互作用】①与西咪替丁合用，可延缓本品的代谢。②与酪胺含量高的食物（如奶酪）同服可能引起高血压。

【注意事项】①禁止与其他抗抑郁药物同时使用，以避免引起"高 5-羟色胺综合征"的危险。②使用中枢性镇痛药、麻黄碱、伪麻黄碱或苯丙醇氨的患者禁用本品。③患者有转向躁狂倾向时应立即停药。④用药期间不宜驾驶车辆、操作机械或进行高空作业。⑤用药期间应定期检查血常规及心、肝、肾功能。⑥由其他抗抑郁药换用本品时建议停药 2 周后再开始使用本品，如使用氟西汀应停药 5 周再开始使用本品。

【规格】片剂：0.15g。

【贮藏】避光、密封保存。

阿米替林 Amitriptyline

【别名】阿密替林、依拉维、Adepril。

【药理作用】为三环类抗抑郁药，其作用在于抑制 5-羟色胺和去甲肾上腺素的再摄取，对 5-羟色胺再摄取的抑制作用更强，镇静和抗胆碱作用亦较强。

【适应证】本品的镇静作用较强，主要用于治疗焦虑性或激动性抑郁症。

【体内过程】口服后迅速被吸收，约 6 小时达血药峰值。可减缓胃肠运动，过量时尤为明显。在肝内进行广泛的首过代谢，主要代谢物为具有活性的去甲替林。本品及去甲替林经羟基化、N-氧化的代谢途径，以游离型或与葡糖醛酸结合型随尿排出。本品及去甲替林能分布于全身，分布容积为 5～10L/kg。蛋白结合率为 82%～96%。半衰期为 9～36 小时。

【用法用量】口服，成人常用量开始每次 25mg，每天 2～3 次，然后根据病情和耐受情况逐渐增至每天 150～250mg，每天 3 次，高量每天不超过 300mg，维持量每天 50～150mg。

【不良反应】①治疗初期可能出现抗胆碱能反应，如多汗、口干、视物模糊、排尿困难、便秘等。②中枢神经系统不良反应可出现嗜睡、震颤、眩晕。③可发生直立性低血压，偶见癫痫发作、骨髓抑制及中毒性肝损害等。

【相互作用】①与舒托必利合用，有增加室性心律失常的危险，严重可致尖端扭转型心律失常。②与乙醇或其他中枢神经系统抑制药合用，中枢神经抑制作用增强。③与肾上腺素、去甲肾上腺素合用，易致高血压及心律失常。④与可乐定合用，后者抗高血压作用减弱。⑤与抗惊厥药合用，可降低抗惊厥药的作用。⑥与氟西汀或氟伏沙明合用，可增加两者的血浆浓度，出现惊厥，不良反应增加。⑦与阿托品类合用，不良反应增加。⑧与单胺氧化酶合用，可发生高血压。

【注意事项】①使用期间应监测心电图。②不得与单胺氧化酶抑制剂合用，应在停用单胺氧化酶抑制剂后 14 天后再使用本品。③患者有转向躁狂倾向时应立即停药。④用药期间不宜驾驶车辆、操作机械或进行高空作业。⑤用药期间应定期检查血常规及心、肝、肾功能。

【规格】片剂：25mg。

【贮藏】避光、密封保存。

多塞平 Doxepin

【别名】多虑平、凯舒。

【药理作用】结构及抗抑郁作用与阿米替林相似，尚有明显的镇静作用及中等程度的抗毒蕈碱作用。此外，还具有拮抗组胺 H_1 受体和 H_2 受体的作用。

【适应证】用于治疗抑郁症及焦虑性神经症。

【体内过程】口服后迅速被吸收，约 4 小时可达血药峰值。全身广泛分布，与血浆和组织蛋白广泛结合。半衰期为 8～24 小时。在肝内经首过代谢，主要活性代谢物为去甲多塞平。多塞平及去甲多塞平再经羟基化和 N-氧化进一步代谢，主要以代谢物形式随尿排出。

【用法用量】口服常用量：开始每次 25mg，每天 2～3 次，以后逐渐增加至每天总量 100～250mg。每天不超过 300mg。

【不良反应】①治疗初期可出现嗜睡与抗胆碱能反应，如多汗、口干、震颤、眩晕、视物模糊、排尿困难、便秘等。②其他有皮疹、直立性低血压，偶见癫痫发作、骨髓抑制。

【相互作用】【注意事项】同阿米替林。

【规格】片剂：25mg。

【贮藏】避光、密封保存。

氯米帕明　Clomipramine

【别名】氯丙米嗪、安拿芬尼、Hydiphen、Anafranil。

【药理作用】为三环类抗抑郁药，主要作用为阻断中枢神经系统去甲肾上腺素和 5-羟色胺的再摄取（对 5-羟色胺再摄取的阻断作用更强），而发挥抗抑郁及抗焦虑作用，亦有镇静和抗胆碱能作用。

【适应证】用于治疗各种抑郁状态。也常用于治疗强迫性神经症、恐怖性神经症。

【体内过程】口服后迅速被吸收，在肝内进行首过代谢期间，广泛脱甲基主要成为具有活性的代谢物去甲氯米帕明。两者广泛分布，与血浆蛋白和组织蛋白广泛结合。半衰期为 21 小时，活性代谢物可能更长。主要随尿排出。

【用法用量】①治疗抑郁症与强迫性神经症，初始剂量每次 25mg，每天 2～3 次，1～2 周缓慢增加至治疗量每天 150～250mg，最高剂量每天不超过 300mg。②治疗恐怖性神经症，每天 75～150mg，分 2～3 次口服。

【不良反应】【相互作用】【注意事项】同阿米替林。

【规格】片剂：25mg。

【贮藏】避光、密封保存。

马普替林　Maprotiline

【别名】麦普替林、路滴美。

【药理作用】为四环类抗抑郁药。主要作用在于选择性抑制外周和中枢神经去甲肾上腺素再摄取，而对 5-羟色胺再摄取无影响。由于去甲肾上腺素再摄取减少，突触间隙中去甲肾上腺素浓度增高，使突触前膜 α_2 受体数目下调，后膜 α_1 受体作用加强，产生抗抑郁作用，兼有抗焦虑作用，镇静、抗胆碱、降低血压作用较轻。

【适应证】用于各型抑郁症。对精神分裂症后抑郁也有效。

【体内过程】口服吸收虽缓慢但完全，9～16 小时可达血药峰值。体内分布广泛，约 88% 与血浆蛋白结合。半衰期约为 51 小时。在肝脏去甲基后生成的主要活性代谢产物为去甲马普替林，半衰期为 60～90 小时。本品及去甲马普替林通过 N-氧化、羟基化及与葡糖醛酸结合后随尿排出，小部分随粪便排出。可进入乳汁。

【用法用量】口服成人常用量：开始每次 25mg，每天 2～3 次，根据病情需要隔日增加 25～50mg。有效治疗量一般为每天 75～200mg，最高剂量不超过每天 225mg，需注意不良反应的发生。维持剂量每天 50～150mg，分 1～2 次口服。

【不良反应】①参见阿米替林。②不良反应较轻，可有眩晕、嗜睡、便秘、视物模糊、震颤、皮疹等。③偶见癫痫发作，粒细胞减少。

【相互作用】①与抗组胺药合用，可加强抗胆碱能作用。②西咪替丁可使本品的血药浓度增加。③与可乐定、胍乙啶合用，可使后者的降压作用减弱。④与甲状腺激素合用，可增加心律失常发生率。⑤与氟西汀合用，两者血药浓度均增高，不宜合用。

【注意事项】同阿米替林。

【规格】片剂：25mg。

【贮藏】避光、密封保存。

米安色林　Mianserin

【别名】米塞林、甲苯吡、特文（脱尔凡）。

【药理作用】在化学结构上是一个非三环类抗抑郁药，活性成分属于哌嗪-氮䓬化合物。其化学结构中没有三环类抗抑郁药的基本侧链，这一侧链被认为与三环类抗抑郁药的抗胆碱能作用有关。因此，本品没有抗胆碱能的不良反应。

【适应证】为抗抑郁药，适用于各型抑郁症的治疗。

【体内过程】易于吸收，口服后约 2 小时可达血药峰值。在肝内经首过代谢，生物利用度约为 70%。吸收后迅速分布于全身，可透过脑屏障和胎盘，并进入乳汁。蛋白结合率约为 90%。终末半衰期为 6～40 小时。在肝内的代谢途径包括 N-氧化、N-去甲基、羟基化和与葡糖醛酸结合。几乎完全以代谢物随尿排出，小部分随粪便排出。

【用法用量】成人，开始时每天 30mg，根据临床效果逐步调整剂量。有效剂量为每天 30～90mg（一般为 60mg）。每天量可分次服用，但最好能于睡前顿服（夜间一次服用能改善睡眠）。临床症状改善后，仍应维持几个月的药物治疗。

【不良反应】①不良反应较轻，大剂量时有困倦、疲劳、失眠、口干、便秘、焦虑等症状。②偶有造血功能障碍、癫痫发作、轻度躁狂、低血压、肝功能损害、关节痛水肿及男性女型乳房。③少数老年人可出现心电图 T 波改变和 ST 段降低。

【相互作用】①能加剧乙醇对中枢的抑制作用，故治疗期间应禁酒。②不应与单胺氧化酶抑制剂同服，停用单胺氧化酶抑制剂 2 周内不应服用本品。

【注意事项】①服药期间应避免从事驾驶等危险性工作。②与其他抗抑郁药一样，本品对双相抑郁症患者可能诱发轻度躁狂发作，对这类患者应停止治疗。③当患者同时伴有糖尿病、心脏病、肝肾功能不全时，应采取常规检查，并严密检查同服的其他药物剂量。

【规格】片剂：30mg。

【贮藏】避光、密封保存。

曲唑酮 Trazodone

【别名】氧哌三唑酮、美抒玉（美舒郁）、舒绪。

【药理作用】属三唑吡啶类衍生物，其抗抑郁机制是选择性抑制 5-羟色胺的重吸收。

【适应证】适用于抑郁症的治疗，对伴有或不伴有焦虑的患者均有效。

【体内过程】口服吸收迅速而完全，但食物对吸收有影响，餐后可能增加吸收量，而血药峰值则会降低，且比空腹达峰的时间要延长。口服后 1～2 小时可达血药峰值。蛋白结合率为 89%～95%。吸收后较多分布于肝、肾。主要在肝脏代谢。本品及其代谢物均易透过血-脑脊液屏障。代谢物以游离或结合物形式由尿中排出。半衰期为 5～9 小时。

【用法用量】剂量应该从低剂量开始，逐渐增加剂量并观察治疗反应。有昏睡出现时，须将每天剂量的大部分分配至睡前服用或减量。①成人用药的推荐剂量是首次 25～50mg，睡前服用。次日开始每天 100～150mg，分次服用，然后每 3～4 天每天剂量可增加 50mg。对于门诊患者，最高剂量每天不超过 400mg，分次服用。住院患者（即较严重的抑郁症患者）每天剂量可以高达（但不能超过）600mg，分次服用。②维持剂量：对于较长时间的维持治疗，剂量应保持在最低有效水平。一旦达到足够的效果，即根据治疗效果逐渐减量。一般建议使用抗抑郁药物治疗应持续数月。

【不良反应】①常见嗜睡、疲乏、头晕、头痛、失眠、紧张和震颤等。②视物模糊、口干、便秘。③少见直立性低血压和心动过速、恶心、呕吐和腹部不适。

【相互作用】①与地高辛或苯妥英钠合用，可使地高辛或苯妥英钠的血浆水平升高。②可能会加强对乙醇、巴比妥类药和其他中枢神经抑制药的作用。③与降压药合用，需要减少降压药的剂量。

【注意事项】①餐后服用，空腹服药可能会出现头晕。②偶尔会出现白细胞计数减少和中性粒细胞计数降低，若白细胞计数低于正常值范围，则应该停药观察。③可能会出现低血压。④驾车或操作机器者，用药期间须加小心。

【规格】片剂：50mg。

【贮藏】避光、密封保存。

氟西汀 Fluoxetine

【别名】氟苯氧丙胺、百优解、开克、优克、澳贝汀、奥麦伦。

【药理作用】为选择性的 5-羟色胺再摄取抑制剂（SSRI），能有效抑制神经元从突触间隙中摄取 5-羟色胺，增加间隙中可供实际利用的这种神经递质，从而改善情感状态，治疗抑郁性精神障碍。

【适应证】①用于治疗中、重度抑郁症。②用于长期抑郁症的复发治疗。③特别适合治疗老年抑郁症。

【体内过程】易于从胃肠道吸收，口服后 6～8 小时可达血药峰值。生物利用度为 70%，不受食物影响。吸收后广泛分布于全身，分布容积为 12～97L/kg。蛋白结合率为 94%。在肝内代谢为去甲氟西汀而继续发挥药理效应。原药的半衰期为 1～3 天，去甲氟西汀的半衰期为 4～16 天。肝功能不全患者其半衰期明显延长。80% 的代谢物随尿排出，15% 随粪便排出。

【用法用量】 成人，口服，每天 20～60mg。推荐的起始剂量为每天 20mg。

【不良反应】 ①全身反应：衰弱，发热。②消化系统：恶心、腹泻、口干、食欲下降、消化不良、呕吐。③神经系统：头痛、紧张、失眠、困倦、焦虑等。④呼吸系统：咽炎、呼吸困难。⑤偶有肺部病变。⑥泌尿生殖系统：性功能障碍。

【相互作用】 ①与 5-羟色胺激动剂（如曲马多、舒马曲坦等）合用，会导致 5-羟色胺增加。②锂盐和色氨酸与选择性 SSRI 合用时，效应增强。当本品与这些药物合用时，应当监控。

【注意事项】 ①肝功能不全者要减少用药次数。②哺乳期妇女服药宜停止哺乳。③不宜同时接受电休克治疗。④因本品半衰期较长，故肝、肾功能不全或老年患者应适当减少剂量。⑤儿童应用时应遵医嘱，如出现皮疹或发热，应立即停药，并对症处理。⑥不宜与单胺氧化酶抑制剂并用；必要时，应停用本品 5 周后，才可换用单胺氧化酶抑制剂。

【规格】 ①片剂：10mg。②胶囊剂：20mg。

【贮藏】 避光、密封保存。

帕罗西汀 Paroxetine

【别名】 氟苯哌苯醚、赛乐特、乐友、舒坦罗、Paroxetin、Seretran。

【药理作用】 为强效、高选择性 SSRT，可使突触间隙中 5-羟色胺浓度升高，增强中枢 5-羟色胺神经功能。

【适应证】 ①治疗各种类型的抑郁症，包括伴有焦虑的抑郁症及反应性抑郁症。常见的抑郁症状：乏力，睡眠障碍，对日常活动缺乏兴趣和愉悦感，食欲缺乏。②治疗强迫性神经症。③治疗伴有或不伴有广场恐怖的惊恐障碍。④治疗社交恐怖症/社交焦虑症。

【体内过程】 口服后迅速吸收，5 小时可达血药峰值。在肝内进行广泛代谢，大部分要经首过代谢。蛋白结合率约为 95%。主要通过氧化途径代谢，再与葡糖醛酸或硫酸结合由尿中排出（占 64%）。半衰期约为 21 小时。服药后 7～14

天达稳态血药浓度。可进入乳汁。

【用法用量】 口服，建议每天早餐时顿服，药片完整吞服勿咀嚼。一般剂量为每天 20mg。服用 2～3 周后根据患者的反应，每周以 10mg 量递增。每天最大量可达 50mg。

【不良反应】 ①可有胃肠道不适，如恶心、厌食、腹泻等。②亦可出现头痛、不安、无力、嗜睡、失眠、头晕等。③少见过敏性皮疹及性功能减退。④突然停药可见停药综合征，如失眠、焦虑、恶心、出汗、眩晕或感觉异常等。

【相互作用】 ①与色氨酸合用，可造成高 5-羟色胺综合征，表现为躁动、不安及胃肠道症状，故本品不宜与色氨酸合用。②肝药酶的诱导剂或抑制剂，可影响本品的代谢和药动学性质。③服用本品的患者应避免饮酒。④服用前后 2 周内不能使用单胺氧化酶抑制剂，在停用单胺氧化酶抑制剂 2 周后，开始服用本品应慎重，剂量应逐渐增加。⑤和锂盐合用时应慎重，注意监测血锂浓度。⑥与苯妥英钠及其他抗惊厥药合用时，会降低本品的血药浓度，并可增加不良反应的发生。⑦与华法林合用，可导致出血增加。⑧与三环类抗抑郁药阿米替林、丙米嗪合用，可使后者的血药浓度增高。⑨可明显增加丙环定的血浆水平，若出现抗胆碱作用时应减少丙环定的剂量。

【注意事项】 ①出现转向躁狂发作倾向时应立即停药。②用药期间不宜驾驶车辆、操作机械或进行高空作业。③服用本品的患者应避免饮酒。④目前尚无孕妇及哺乳期妇女服用本品的安全性资料，因此妊娠期和哺乳期不宜服用本品。⑤在儿童用药的安全性和有效性尚不明确，不宜使用。⑥老年患者应酌情减少用量。

【规格】 片剂：20mg。

【贮藏】 避光、密封保存。

舍曲林 Sertraline

【别名】 左洛复、郁洛欣、快五优、贝玉、唯他停、愈朗、伊素明。

【药理作用】 是一种选择性 SSRT。

【适应证】 与氟西汀相似。

【体内过程】 口服吸收缓慢，4.5～8.5 小时可达血药峰值。在肝内进行广泛的首过代谢。血浆蛋白结合率为 98%。主要通过脱甲基途径代谢，然后形成葡糖醛酸结合物。半衰期为 24～26 小时。主要以代谢物形式分别随尿和粪便等量排出。

【用法用量】 每天 1 次口服给药，早或晚服用均可。可与食物同时服用，也可单独服用。①成人剂量:初始每天服用50mg。对于每天服用50mg疗效不佳而对药物耐受性较好的患者可增加剂量，调整剂量的时间间隔不应短于1周。最大剂量为每天200mg。服药7天内可见疗效。②儿童人群的剂量（儿童和青少年）:强迫症儿童（6~12岁），起始剂量为25mg，每天1次；青少年（13~17岁）起始剂量应为50mg，每天1次。

【不良反应】 参见氟西汀。

【相互作用】【注意事项】 同帕罗西汀。

【规格】 ①片剂:25mg，50mg。②胶囊剂:50mg。

【贮藏】 避光、密封保存。

西酞普兰 Citalopram

【别名】 Ciprex、喜普妙、喜太乐、迈可韦。

【药理作用】 作用机制可能与抑制中枢神经系统神经元对5-羟色胺的再摄取，从而增强中枢5-羟色胺神经的功能有关。

【适应证】 用于抑郁性精神障碍（内源性及非内源性抑郁）。

【体内过程】 口服后迅速被吸收，2~4小时可达血药峰值。可分布于全身，蛋白结合率低。通过脱甲基、脱氨和氧化作用代谢为失活代谢物。消除半衰期约为33小时。以低浓度进入乳汁，随尿、粪便排出。血液透析不能清除本品。

【用法用量】 口服。①成人，每天1次，每次20mg。根据个体患者的应答，可增加剂量，最大剂量为每天40mg。②老年患者应将剂量减少至建议剂量的一半，即每天10~20mg。建议最大剂量为每天20mg。

【不良反应】 参见氟西汀。

【相互作用】【注意事项】 同帕罗西汀。但本品和去甲基西酞普兰对CYP2C9、CYP2E1和CYP3A4几乎无抑制作用，其他SSRI类药物对CYP1A2、CYP2C19和CYP2D6有明显的抑制作用。

【规格】 片剂:20mg。

【贮藏】 避光、密封保存。

氟伏沙明 Fluvoxamine

【别名】 氟戊肟胺、兰释、瑞必乐。

【药理作用】 是作用于脑神经细胞的SSRI，对非肾上腺素能过程影响很小。

【适应证】 ①抑郁症及相关症状的治疗。②强迫症的治疗。

【体内过程】 口服后吸收迅速，经2~8小时可达血药峰值（9~51mg/L）。蛋白结合率约为77%。主要通过氧化途径代谢，尿中可分离出11种无明显药理活性的代谢产物。半衰期约为15小时。治疗后5~10天才能达到稳态血药浓度，比口服单剂的血药峰值高30%~50%。

【用法用量】 ①抑郁症:建议起始剂量为每天50mg或100mg，晚上一次服用。逐渐增量直至有效。常用有效剂量为每天100mg且可根据个人反应调节，个别病例可增至每天300mg。②强迫症:推荐起始剂量为每天50mg，服用3~4天，逐渐增至每天100~300mg，每天剂量超过150mg，可分2~3次服用。

【不良反应】 ①参见氟西汀。②血清氨基转移酶升高和心动过缓已有报道。

【相互作用】【注意事项】 ①同帕罗西汀。②在临床上可引起轻微心率减慢（2~6次/分）应注意。

【规格】 片剂:每片50mg。

【贮藏】 避光、密封保存。

文拉法辛 Venlafaxine

【别名】 博乐欣、怡诺思。

【药理作用】 本品及其活性代谢物 O-去甲基文拉法辛（ODV）是5-羟色胺、去甲肾上腺素再摄取的强效抑制剂，是多巴胺的弱抑制剂。

【适应证】 适用于各种类型抑郁症（包括伴有焦虑的抑郁症）及广泛性焦虑症。

【体内过程】 口服后快速被吸收。在肝内主要代谢为活性代谢物ODV。原药和代谢物的达峰时间分别为2小时和4小时。原药和代谢物的蛋白结合率很低。两者的平均消除半衰期约为5小时和11小时。主要以代谢物随尿排出，见于粪便中者仅2%。

【用法用量】 ①推荐起始剂量为每天75mg，单次服药。②对某些新发病患者，在调整剂量增至每天75mg前，可能更适于每天37.5mg起始治疗4~7天。③一些患者对每天75mg的剂量无效时，可提高到最大每天225mg的有效剂量。

【不良反应】 ①最常见恶心、头痛、头晕、失眠、嗜睡、口干、便秘、虚弱、出汗和神经过敏。②偶见直立性低血压。③其他还有厌食、消化不良、腹痛、焦虑、性功能障碍、视力障碍、血管扩张、呕吐、震颤、感觉异常、寒战、心悸、惊厥、体重增加、激动和皮疹。

【相互作用】①与单胺氧化酶抑制剂合用将产生严重甚至致命的不良反应。使用单胺氧化酶抑制剂的患者需停药 14 天后方可使用本品，使用本品的患者需停药 7 天后方可使用单胺氧化酶抑制剂。②与西咪替丁合用，可使本品清除率降低。③对 CYP2D6 酶有弱的抑制作用，因此有和其他通过此酶代谢的药物发生相互作用的可能。

【注意事项】①有中等肝硬化的患者，应降低 50% 的剂量，轻、中度肾功能不全患者，每天剂量降低 25%。②18 岁以下及老年患者服用本品应小心。③用药期间避免饮酒。④停药时应逐渐减小剂量，已应用本品 6 周或更长时间，应在两周内逐渐减量。⑤妊娠期和哺乳期服用本品的安全性尚未确定，因此妊娠期或哺乳期妇女不宜服用，除非医师认为利大于弊时方可使用。⑥服用本品的患者在驾车或操作机器时应小心谨慎。

【规格】胶囊剂：25mg，75mg，150mg。

【贮藏】密封、避光保存。

米氮平　Mirtazapine

【别名】米塔扎平、瑞美隆、派迪生、辛乃静、米尔宁。

【药理作用】具有四环结构，属于哌嗪-氮䓬类化合物。治疗严重抑郁症的作用机制尚不清楚，临床前试验显示本品可增强中枢去甲肾上腺素和 5-羟色胺（5-HT）活性，这可能与本品为中枢突触前抑制性 α_2 受体拮抗剂相关。本品是 5-HT$_2$ 和 5-HT$_3$ 受体的强效拮抗剂，但对 5-HT$_{1A}$ 和 5-HT$_{1B}$ 受体没有明显的亲和力。

【适应证】用于抑郁症。

【体内过程】口服后吸收迅速且完全。口服后约 2 小时达血药峰值，蛋白结合率约为 85%，生物利用度约为 50%。主要在肝内代谢，约有 75% 的（部分原药和代谢物）药物随尿液排出，仅 15% 随粪便排出。能否分泌进入乳汁尚不清楚。消除半衰期为 20～40 小时。

【用法用量】应吞服而不应嚼碎。成人治疗起始剂量为每天 15mg，逐渐加大剂量至获最佳疗效。有效剂量通常为每天 15～45mg。

【不良反应】①常见食欲增大及体重增加；疲倦、镇静通常发生在服药后 1 周内。②在极少的情况下，以下不良反应可能发生：直立性低血压、躁狂症、惊厥发作、震颤，肌痉挛、水肿及体重增加、急性骨髓抑制、血清氨基转移酶水平

增加、药疹。

【相互作用】①可加重乙醇对中枢的抑制作用，因此在治疗期间应禁止饮酒。②2 周之内或正在使用单胺氧化酶抑制剂的患者不宜使用本品。③本品可能加重苯二氮䓬类的镇静作用，当与苯二氮䓬类药物合用时应予以注意。

【注意事项】①多数抗抑郁药使用时，均有骨髓抑制作用，表现为粒细胞减少和粒细胞缺乏症，如患者有发热、咽喉痛、胃痛及其他感染症状时应停止用药，并进行周围血象检查。②服用本品可能影响注意力和反应性，避免进行驾驶等操作。

【规格】片剂：15mg，30mg。

【贮藏】密封、避光保存。

噻萘普汀　Tianeptine

【别名】达体朗。

【药理作用】噻萘普汀在人体对与抑郁有关的焦虑症状具有作用。

【适应证】用于治疗抑郁症（轻度、中度或重度）。

【体内过程】口服后经胃肠道吸收迅速且完全。口服 12.5mg 后，0.79～1.8 小时可达血药峰值（246ng/ml）。体内分布迅速，蛋白结合率约为 94%。在肝脏通过 β 氧化作用和 N-脱甲基作用代谢。主要以代谢物形式随尿排出，极少量（8%）以原形自肾排出。半衰期为 2.5 小时。长期用药的老年人及肾功能不全者，半衰期延长 1 小时；慢性酒精中毒伴肝硬化患者用药，未见药动学参数改变。

【用法用量】每次 12.5mg，于早、中、晚三餐前服用。

【不良反应】腹痛、疲倦、恶心、便秘、食欲缺乏、失眠、瞌睡、心悸、肌肉或关节疼痛、头痛、眩晕、震颤、呼吸困难、口干等。

【相互作用】①水杨酸类药可升高本品的血药浓度，合用时可减少本品给药量。②福沙那韦钙可增加三环类抗抑郁药的血药浓度和潜在毒性（镇静、意识模糊、心律失常），若需合用，应密切监测三环类抗抑郁药的血药浓度，并监测是否出现毒性症状。③与大麻属药物合用可导致心动过速和谵妄，合用时应谨慎，密切监测心率的变化。④与非选择性单胺氧化酶抑制剂（MAOI）合用可导致 5-羟色胺综合征，存在发生心血管病发作或阵发性高血压、高热、抽搐、

死亡的风险，禁止合用。使用单胺氧化酶抑制剂的患者必须停药 2 周后方能使用本品，而停用本品 24 小时后，即可使用单胺氧化酶抑制剂。⑤与贯叶连翘合用可导致 5-羟色胺综合征，表现为高血压、高热、肌痉挛、精神状态变化。

【注意事项】①正服用单胺氧化酶抑制剂类药物时通常需停止单胺氧化酶抑制剂类药物治疗 2 周后才能进行本品治疗。②服用本品可能影响注意力和反应性，避免进行驾驶等操作。

【规格】片剂：12.5mg。

【贮藏】密封、避光保存。

安非他酮 Bupropion

【别名】丁氨苯丙酮、安非布他酮、叔丁胺苯丙酮。

【药理作用】对去甲肾上腺素、5-羟色胺、多巴胺再摄取有较弱的抑制作用。

【适应证】用于治疗抑郁症。

【体内过程】口服后，仅少量原形药物进入体循环。服用片剂后2小时内达血药峰值，单剂服用100～250mg，血药浓度与剂量成正比，但长期给药时血药浓度与剂量是否成正比尚不明确。

【用法用量】用药时从小剂量开始，起始剂量为一次 75mg，每天 2 次（早、晚各 1 次）；服用至少 3 天后，根据临床疗效和耐受情况，可逐渐增大剂量到一次 75mg，每天 3 次（早、中、晚各 1 次）；以后可酌情继续逐渐增加至每天 300mg 的常用剂量，每天 3 次（早 2 片，中、晚各 1 片）。在加量过程中，3 日内增加剂量不得超过每天 100mg。

【不良反应】常见激越、口干、失眠、头痛（偏头痛）、恶心（呕吐）、便秘和震颤。

【相互作用】①经 CYP2B6 代谢，与其他经此酶代谢的药物合用时应当慎重。这些药物包括某些抗抑郁药物（如去甲替林、丙米嗪、地昔帕明、帕罗西汀、氟西汀、舍曲林），抗精神病药（如氟哌啶醇、利培酮、硫利达嗪），β受体阻滞剂（如美托洛尔），Ⅰc 类抗心律失常药物（如普罗帕酮、氟卡尼），同时在合并治疗开始时应当使用最小剂量。②与左旋多巴合用，不良反应发生率可能升高。③与降低癫痫发作阈值的药物（如抗精神病药物、抗抑郁药物、茶碱、全身应用皮质激素等）或者疗法（如突然中断苯二氮䓬类药物）合用时应极其小心。

【注意事项】①不能与单胺氧化酶抑制剂合用。单胺氧化酶抑制剂与本品的服用间隔至少应该为 14 天。②出现类过敏/过敏反应症状（如皮疹、瘙痒、荨麻疹、胸痛、水肿、呼吸短促）的患者应停用本品，并咨询医师。

【规格】片剂：75mg。

【贮藏】密封、避光保存。

度洛西汀 Duloxetine

【别名】欣百达、奥思平。

【药理作用】本品是一种选择性的 5-羟色胺与去甲肾上腺素再摄取抑制剂（SNRI）。

【适应证】用于治疗抑郁症。

【体内过程】消除半衰期约为 12 小时，其药动学在治疗剂量范围内与剂量成比例。主要通过肝代谢，涉及 CYP2D6、CYP1A2。口服易于吸收，但约滞后 2 小时才开始吸收。给药后 6 小时可达血药峰值。食物对血药峰值无影响。蛋白结合率达 90%以上。肝、肾功能不全并不影响本品与血浆蛋白结合。可被广泛代谢成许多代谢物。尿中的原药仅有痕量（<用量的 1%）。大多数（约 70%）代谢物随尿液排出，约有 20%随粪便排出。

【用法用量】推荐起始剂量为每天 40mg（20mg，每天 2 次）至每天 60mg（每天 1 次或 30mg，每天 2 次）。

【不良反应】最常见恶心、口干、便秘、食欲下降、疲乏、嗜睡、出汗增多、尿急。

【相互作用】①本品通过 CYP2D6 和 CYP1A2 代谢中度抑制 CYP2D6，但不抑制也不诱导 CYP1A2 和 CYP3A4。与其他主要通过 CYP2D6 代谢，且与治疗窗狭窄的药物合用时，应谨慎。②与其他中枢作用类药物合用时，尤其与那些作用机制类似的药物（包括乙醇）合用，应慎用。③与 5-羟色胺能药物（如 SNRI、选择性 5-羟色胺再摄取抑制剂、阿米替林、曲马多）可引起 5-羟色胺综合征。

【注意事项】如胆红素和氨基转移酶均见升高，而非阻塞性所致，一般是严重肝受损的征兆。

【规格】①胶囊剂：30mg，60mg。②片剂：20mg。

【贮藏】贮于 15～30℃下。

异卡波肼 Isocarboxazid

【别名】异噁唑酰肼、闷可乐、异羟肼、Marplan。

【药理作用】为非选择性单胺氧化酶抑制剂。

【适应证】用于对三环类抗抑郁药或电休克治疗无效的抑郁症患者或对三环类抗抑郁药治疗有所禁忌者。

【体内过程】口服后快速被吸收。3～5 小时可达血药峰值，作用时间持续 10 天。在肝中氧化代谢和生物转化代谢经肾脏排泄。

【用法用量】开始口服 10～30mg/d，分次服，以后可加至 30～60mg/d。一旦达到充分疗效后，即应改为维持用量。

【不良反应】①最常见烦躁、失眠、头晕、便秘、厌食、恶心、呕吐、关节痛、口干、视物模糊、尿潴留、短暂性阳痿、皮疹、荨麻疹、周围水肿、瞌睡和直立性低血压。②其他有面红、出汗、尿频、食欲增加和体重增加。注意力不集中、感觉异常、肌痉挛、肌阵挛、震颤、惊厥和反射亢进也有报道。

【相互作用】①能增强琥珀胆碱的神经肌肉阻滞作用，导致呼吸暂停。②与吩噻嗪类合用，可导致高血压，并加重锥体外系反应。③与周围起作用的拟交感胺类如麻黄碱、苯丙胺类、间羟胺等合用可抑制诸药的代谢，导致致命的高血压危象。

【注意事项】由于使用单胺氧化酶抑制剂或单胺氧化酶抑制剂与其他药合用所产生的药物相互作用引起的高血压危象，可用酚妥拉明 5～10mg 缓慢静脉输注解救。

【规格】片剂：10mg。

【贮藏】避光、密封保存。

13.4　抗躁狂药

碳酸锂　Lithium Carbonate

【别名】Lithobid。

【药理作用】以锂离子形式发挥作用，其抗躁狂发作的机制是能抑制神经末梢钙依赖性的去甲肾上腺素和多巴胺释放，促进神经细胞对突触间隙中去甲肾上腺素的再摄取，增加其转化和灭活，从而使去甲肾上腺素浓度降低，还可促进 5-羟色胺合成和释放，而有助于情绪稳定。

【适应证】①主要治疗躁狂症，对躁狂和抑郁交替发作的双向情感性精神障碍有很好的治疗和预防复发作用。②对反复发作的抑郁症也有预防复发的作用。③也用于治疗分裂-情感性精神病。

【体内过程】口服吸收快速而完全，生物利用度为100%。单次服用本品片剂后0.5小时达血药峰值，单次服用本品缓释片后4小时达血药峰值。常规给药5～7天达稳态，脑脊液内的药物浓度达稳态较慢。锂离子不与血浆和组织蛋白结合，广泛分布于全身各组织，表观分布容积为0.8L/kg。在甲状腺、肾脏中的浓度最高，脑脊液中的浓度约为血药浓度的一半。药物在体内不降解，无代谢产物。绝大部分经肾排出，80%可由肾小管重吸收，血浆清除率为0.35ml/（min·kg）。

【用法用量】口服。①成人用量：20～25mg/kg，躁狂症治疗量为每天 600～2000mg，分 2～3 次服用，宜在餐后服，以减少对胃的刺激，剂量应逐渐增加并参照血锂浓度调整。②维持剂量：每天 500～1000mg，12 岁以上儿童从小剂量开始，根据血锂浓度缓慢增加剂量。③老年人按情况酌减用量，从小剂量开始，缓慢增加剂量。

【不良反应】①常见口干、烦渴、多饮、多尿、便秘、腹泻、恶心、呕吐、上腹痛。②神经系统不良反应有双手细震颤、萎靡、无力、嗜睡、视物模糊、腱反射亢进。③可引起白细胞计数升高。

【相互作用】①与氨茶碱、咖啡因或碳酸氢钠合用，可增加本品的尿排出量，降低血药浓度和药效。②与氯丙嗪及其他吩噻嗪衍生物合用时，可使氯丙嗪的血药浓度降低。③与碘化物合用，可促发甲状腺功能低下。④与去甲肾上腺素合用，后者的升压效应降低。⑤与肌松药（如琥珀胆碱等）合用，肌肉松弛作用增强，作用时效延长。⑥与吡罗昔康合用，可导致血锂浓度过高而中毒。

【注意事项】①由于锂盐的治疗指数低，治疗量和中毒量较接近，应对血锂浓度进行监测，服本品期间不可用低盐饮食。②长期服药者应定期检查肾功能和甲状腺功能。

【规格】片剂：250mg。

【贮藏】避光、密封保存。

第14章 呼吸系统药物

14.1 祛痰药

溴己新 Bromhexine

【别名】溴己铵、必消痰、必嗽平、溴苄环己铵。

【药理作用】为半合成的鸭嘴花碱衍生物，有溶解黏痰作用，可使痰中的黏多糖纤维素或黏蛋白裂解，降低痰液黏度；还作用于气管、支气管腺体细胞，分泌黏滞性较低的小分子黏蛋白，改善分泌的流变学特性和抑制黏多糖合成，使黏痰减少，从而稀释痰液，易于咳出。还可促进呼吸道黏膜的纤毛运动，并刺激胃黏膜，引起反射性的恶心祛痰作用。

【适应证】适用于慢性支气管炎、哮喘、支气管扩张、矽肺等痰液黏稠不易咳出的患者。

有祛痰药作用，使痰液易于咳出。口服后1小时见效，3～5小时作用最强，可维持6～8小时。

【体内过程】口服后吸收快而完全，1小时可达血药峰值。与血浆蛋白的结合力强，能通过血脑屏障，也有少量通过胎盘。绝大部分的代谢产物随尿排出，随粪便排出极小部分。

【用法用量】①口服：每次8～16mg，每天3次。6岁以上儿童，每次4～8mg，每天3次。②肌内注射：每次4～8mg，每天2次。

【不良反应】偶有恶心、胃部不适，减量或停药后可消失。

【相互作用】能增加四环素类抗生素在支气管的分布浓度，两者合用时，能增强此类抗生素的抗菌疗效。

【注意事项】胃炎患者或胃溃疡患者慎用。妊娠及哺乳期妇女禁用。

【规格】①片剂：4mg，8mg。②注射剂：1ml∶2mg，2ml∶4mg。

【贮藏】遮光保存。

氨溴索 Ambroxol

【别名】溴环己铵醇、氨溴醇、沐舒坦、百沫舒、奥勃抒、兰勃素、美舒咳、舒痰、痰之保克、安普索、考夫克、平坦、润津、全福乐舒凡（乐舒痰、乐舒凡）、双倡、贝莱、瑞田、开顺、伊诺舒、森安、Muticoso Lvan。

【药理作用】为黏痰溶解剂，能促进肺表面活性物质分泌、气管腺体的分泌和纤毛运动，降低痰黏稠度，使之易于咳出。

【适应证】适用于伴有咳痰和过多黏液分泌物的各种急、慢性呼吸道疾病及手术后的咳痰困难。

【体内过程】从血液至组织的分布快且显著，肺为主要靶器官。血浆半衰期为7～12小时，没有蓄积效应。主要在肝脏代谢，大约90%由肾清除。

【用法用量】①口服：30mg，每天3次，长期服用改为每天2次，餐后服。小儿：5～11岁，10～20mg，每天3次。12岁以上，30mg，每天2～3次。②皮下或肌内注射、静脉注射：15～30mg，每天2次。

【不良反应】个别有轻微胃肠不适及过敏反应。

【相互作用】能增加抗生素在肺的分布浓度。

【注意事项】①禁止与其他药物在同一容器内混合，注意配伍用药，应特别注意避免与头孢类抗生素、中药注射剂等配伍应用。②禁止本品（pH=5.0）与pH＞6.3的其他偏碱性溶液混合，因为pH增加会导致产生本品游离碱沉淀。③若静脉用药时注射速度过快，极少数患者可能会出现头痛、疲劳、精疲力竭、下肢沉重等。

【规格】①片剂：15mg，30mg。②溶液剂：30mg。③注射剂（粉）：15mg，30mg。④大容量注射剂：100ml含盐酸氨溴索15mg与葡萄糖5g，100ml含30mg盐酸氨溴索与5g葡萄糖，50ml含盐酸氨溴索30mg与葡萄糖2.5g，50ml含盐酸氨溴索15mg与葡萄糖2.5g。⑤注射剂：2ml∶15mg，4ml∶30mg。⑥口服液：5ml∶15mg，10ml∶30mg，100ml∶60mg，60ml∶180mg，100ml∶0.3g。⑦糖浆剂：100ml∶0.6g。⑧缓释片、胶囊剂：75mg。⑨颗粒剂：15mg，30mg。⑩口腔崩解片：15mg，30mg。⑪胶囊剂：30mg。⑫泡腾片：30mg。⑬咀嚼片：15mg。

【贮藏】遮光、贮于 30℃ 以下。

羧甲司坦　Carbocisteine

【别名】强利痰灵、强利灵、羟甲半胱氨酸、霸灵、金立爽、Carbocysteine、Mucodyne。

【药理作用】为黏痰调节剂，可影响支气管腺体的分泌，使低黏度的唾液黏蛋白的分泌增加，高黏度的岩藻黏蛋白的产生减少，因而使痰液黏滞性降低，易于咳出。

【适应证】用于慢性支气管炎、慢性阻塞性肺疾病（COPD）、支气管哮喘等疾病引起的痰黏稠、咳痰困难等患者。也可用于小儿非化脓性中耳炎，有一定预防耳聋的效果。

【体内过程】口服 1.0g 后，达峰时间为（1.5±0.34）小时，血药峰值为（11.91±2.63）μg/ml，生物利用度为（98.05±8.51）%，半衰期约为 3 小时。

【用法用量】口服：成人每次 0.5g，每天 3 次；儿童每天 30mg/kg。

【不良反应】偶有轻度头晕、恶心、胃部不适、腹泻、胃肠道出血、皮疹等不良反应。

【相互作用】与青霉素合用时，能促进其扩散、渗透，提高疗效。

【注意事项】避免与中枢性镇咳药同时使用，以免稀化的痰液堵塞气道。

【规格】①片剂：0.25g。②口服液：10ml∶0.5g。③颗粒剂：0.2g。

【贮藏】置阴凉干燥处，密封保存。

乙酰半胱氨酸　Acetylcysteine

【别名】N-乙酰半胱氨酸、易咳净、痰易净、富露施、Mucomyst、Airbron、Mucofilin。

【药理作用】系黏痰溶解剂，具有较强的黏痰溶解作用。其分子中所含巯基（—SH）能使痰中糖蛋白多肽链中的二硫键（—S—S—）断裂，降低痰的黏滞性，并使之液化。还能使脓性痰中的 DNA 纤维断裂，故不仅能溶解白色黏痰，也能溶解脓性痰。

【适应证】适用于慢性支气管炎等咳嗽有黏痰而不易咳出的患者。

【体内过程】喷雾吸入 1 分钟内起效，最大作用时间为 5~10 分钟。吸收后在肝内去乙酰化代谢成半胱氨酸。静脉注射后分布迅速、广泛，约有 83% 的药物与血浆蛋白共价结合，平均消除终末半衰期为 5.6 小时；在体内以肝、肌肉、肾、肺分布最高。静脉给药后约 30% 从尿中排出，血浆清除率 0.84L/（h·kg），体内主要代谢为双硫氧化物，大部分随尿排泄。

【用法用量】①用于黏痰溶解：雾化吸入，每次 3ml，每天 1~2 次，持续 5~10 天。口服：成人，每次 0.2g，每天 3 次；儿童，每次 0.1g，每天 2~4 次。泡腾片，每次 0.6g，每天 1~2 次，以温开水（≤40℃）溶解后服用。②用于解救对乙酰氨基酚中毒：本品应在摄入中毒剂量的对乙酰氨基酚的 8 小时内给药。体重 >40kg 者，300mg/kg，经 21 小时静脉输注。负荷剂量为 150mg/kg 加入 5% 葡萄糖 200ml 注射或注射用水中，经 1 小时输完；第 2 剂 50mg/kg，加入上述稀释液中 4 小时输完；第 3 剂 100mg/kg 加入 1000ml 稀释液中，经 16 小时输完；体重 <20kg 者，300mg/kg，经 21 小时静脉输注。负荷剂量 150mg/kg 加入 3ml/kg 的稀释液中，经 1 小时输完；第 2 剂 50mg/kg，加入 7ml/kg 的稀释液中 4 小时输完；第 3 剂 100mg/kg 加入 7ml/kg 的稀释液中，经 16 小时输完。③用于保护肝脏：静脉输注，8g 用 10% 葡萄糖注射液 250ml 稀释后行静脉输注，每天 1 次，疗程 45 天。

【不良反应】可引起呛咳、支气管痉挛、恶心、呕吐、胃炎等不良反应，一般减量即可缓解。

【相互作用】①能增加金制剂的排泄。②减弱青霉素、四环素、头孢菌素类的抗菌活性，故不宜与这些药物并用。必要时可间断 4 小时交替使用。

【注意事项】①本品直接滴入呼吸道可产生大量痰液，需用吸痰器吸引排痰。②可引起呛咳、支气管痉挛、恶心、呕吐、胃炎等不良反应，一般减量即可缓解。③与异丙肾上腺素合用或交替使用，可提高药效，减少不良反应。④不宜与金属、橡皮、氧化剂、氧气接触。⑤用前配制，用剩的溶液应严封贮于冰箱中，48 小时内用完。

【规格】①片剂：0.1g。②胶囊剂：0.2g。③颗粒剂：0.1g，0.2g。④吸入用溶液：3ml∶0.3g。⑤注射剂：20ml∶4g，30ml∶6g。⑥注射剂（粉）：4g，8g。

【贮藏】密封，在凉暗处保存。

氯化铵　Ammonium Chloride

【别名】氯化钾、卤砂、盐化铵。

【药理作用】口服后刺激胃黏膜的迷走神经末梢，引起轻度的恶心，反射性地引起气管、支气管腺体分泌增加。部分氯化铵吸收入血后，经呼吸道排出，由于盐类的渗透压作用而带出水分，使痰液稀释，易于咳出。能增加肾小管氯离子浓度，因而增加钠和水的排出，具利尿作用。可酸化体液和尿液。

【适应证】常用于祛痰，也用于酸化尿液和碱血症。

【体内过程】口服后可完全被吸收，在体内几乎全部转化降解，极少量随粪便排出。

【用法用量】口服。①祛痰，成人每次 0.3～0.6g，每天 3 次。②碱化尿液，每次 0.6～2g，每天 3 次。

【不良反应】剂量过大可引起恶心，偶尔出现呕吐。

【相互作用】与磺胺嘧啶、呋喃妥因等呈配伍禁忌。

【注意事项】镰状细胞贫血患者使用本品，可出现缺氧和（或）酸中毒。

【规格】片剂：0.3g。

【贮藏】密封，在干燥处保存。

厄多司坦 Erdosteine

【别名】坦通、阿多停、Dostein、Edirel。

【药理作用】属黏液溶解剂，为前体药物，其分子结构中含有被封闭的巯基（—SH），通过肝脏生物转化成含有游离巯基的活性代谢产物而发挥黏痰溶解作用。作用机制可能主要是通过含游离巯基的代谢产物使支气管分泌物的黏蛋白的二硫键断裂，改变其组成成分和流变学性质（降低痰液黏度），从而有利于痰液排出。另外，本品还具有增强黏膜纤毛转运功能等作用。

【适应证】用于急性和慢性支气管炎痰液黏稠所致的呼吸道阻塞。

【体内过程】口服后很快自胃肠道吸收，在肝内首过代谢为 3 个具有活性的产物 N-硫代二苷醇高半胱氨酸、N-乙酰高半胱氨酸和高半胱氨酸。代谢产物的蛋白结合率约为 64.5%。主要经肾小球滤过排出，其中原药占 30%，代谢物占 50%，半衰期为 0.58～4.99 小时。

【用法用量】口服，成人每次 0.3g，每天 2 次。

【不良反应】有消化不良、恶心、呕吐、胃痛等胃肠道反应。

【相互作用】尚不清楚。

【注意事项】①避免合用可待因、复方桔梗片等强效镇咳药。②大剂量给药应审慎，避免过量。

【规格】①片剂：0.15g。②胶囊剂：0.15g，0.3g。

【贮藏】遮光、密封，贮于干燥处。

14.2 镇咳药

苯丙哌林 Benproperine

【别名】苯哌丙烷、咳快好、咳哌宁、二苯哌丙烷、苯丙哌啶、咳福乐、法思特。

【药理作用】为非麻醉性镇咳药，适用于各种原因引起的干咳。具有双重镇咳作用，既可阻断肺胸膜的牵张感受器产生的肺迷走神经反射，也直接对咳嗽中枢产生抑制。

【适应证】用于各种原因引起的咳嗽。

【体内过程】口服易吸收，服后 15～20 分钟生效，作用持续 4～7 小时。本药缓释片吸收进入血液的速度与体内代谢速度相当，且释放速度与吸收同步。

【用法用量】①口服：每次 20～40mg，每天 3 次。②缓释片每次 40mg，每天 2 次。③儿童用量酌减。

【不良反应】偶有口干、口渴、乏力、头晕、嗜睡、食欲缺乏、胃部不适、药疹等反应。

【相互作用】尚不清楚。

【注意事项】本品的粉末对口腔可引起麻木感，故服用片剂时勿咀嚼，应整片吞服。

【规格】①片剂、胶囊、颗粒剂：20mg。②缓释片剂：40mg。③口服液：10ml：10mg，10ml：20mg。④颗粒剂：每袋 20mg。

【贮藏】密封保存。

复方甘草 Compound Liquorice

【药理作用】甘草流浸膏为保护性镇咳祛痰剂；阿片粉有较强镇咳作用；樟脑及八角茴香油能刺激支气管黏膜，反射性地增加腺体分泌，稀释痰液，使痰易于咳出；苯甲酸钠为防腐剂。上述成分组成复方制剂，有镇咳祛痰的协同作用。

【适应证】用于镇咳祛痰。

【体内过程】尚无参考资料。

【用法用量】①片剂：口服或含化。成人每次 3～4 片，每天 3 次。②合剂：每天 3 次，每次 10ml。

【不良反应】有轻微的恶心、呕吐反应。

【相互作用】服用时注意避免同时服用强力镇咳药。

【注意事项】不宜长期服用，如服用 3～7

天症状未缓解，请及时咨询医师。

【规格】①片剂：每片含甘草浸膏粉112.5mg、阿片粉 4mg、樟脑 2mg、八角茴香油 2mg、苯甲酸钠 2mg。②溶液剂：每 10ml 中含甘草流浸膏 1.2ml、复方樟脑酊 1.8ml、甘油 1.2ml、愈创甘油醚 0.05g、浓氨溶液适量。

【贮藏】密封保存。

复方磷酸可待因 Compound Codeine Phosphate

【别名】联邦止咳露、可非、奥亭止咳露、斯力帮、联邦新泰洛其、佩夫人止咳露、咳必灵化痰止咳露、可愈糖浆。

【药理作用】具有明显的镇咳作用，并有一定的祛痰平喘效应。

【适应证】用于治疗干咳及剧烈、频繁的咳嗽。

【体内过程】磷酸可待因口服后较易被胃肠吸收，主要分布于肺、肝、肾和胰。本品易于透过血脑屏障，又能透过胎盘。血浆蛋白结合率一般在25%左右。半衰期为2.5～4小时。镇痛起效时间为30～45分钟，在60～120分钟作用最强。镇痛持续4小时，镇咳持续4～6小时。经肾排泄，主要为葡糖醛酸结合物。

【用法用量】①片剂：口服，成人每次 3～4片，每天 3 次。②糖浆剂：口服，每次 10～15ml，每天 3 次。③儿童用量酌减。

【不良反应】可有口干、便秘、头晕、心悸等。

【相互作用】禁与单胺氧化酶抑制剂（如帕吉林等）合用。

【注意事项】用药期间不宜驾驶车辆、操作机器及进行高空作业。

【规格】①溶液剂：每 1ml 含磷酸可待因1mg、盐酸麻黄碱 0.8mg、马来酸氯苯那敏 0.2mg、氯化铵 22mg。②片剂：每片含对乙酰氨基酚400mg、咖啡因 50mg、磷酸可待因 10mg、盐酸苯海拉明 5mg。

【贮藏】密封保存。

阿桔片 Compound Platycodon

【别名】复方桔梗片。

【药理作用】主要含阿片粉及桔梗粉，阿片具有中枢镇咳及镇痛作用，长期使用有成瘾性；桔梗为恶心性祛痰药，口服后可刺激胃黏膜引起轻度恶心，反射性地引起呼吸道腺体分泌增加，使痰液变稀，易咳出。

【适应证】有镇咳、祛痰作用。用于急性支气管炎及慢性支气管炎等有痰的咳嗽。

【体内过程】尚无参考资料。

【用法用量】每次 1～2 片，每天 3 次。

【不良反应】口干、便秘。

【相互作用】尚不清楚

【注意事项】有成瘾性，不应长期使用。运动员慎用。

【规格】片剂：复方制剂，每片含阿片粉30mg、桔梗粉 90mg、硫酸钾 180mg。

【贮藏】密封保存。

二氧丙嗪 Dioxopromethazine

【别名】双氧丙嗪、双氧异丙嗪、克咳敏。

【药理作用】具有较强的镇咳作用，并具有抗组胺、解除平滑肌痉挛、抗炎和局部麻醉作用。

【适应证】适用于镇咳、平喘。也适用于治疗荨麻疹及皮肤瘙痒症等。

【体内过程】镇咳作用于给药后 30～60 分钟起效，作用持续 4～6 小时或更长。

【用法用量】①成人常用量：口服每次 5mg，每天 3 次。②极量：每次 10mg，每天 30mg。③儿童用量酌减。

【不良反应】常见困倦、乏力等。

【相互作用】尚不清楚。

【注意事项】治疗量与中毒量接近，不得超过极量。

【规格】片剂：5mg。

【贮藏】密封保存。

喷托维林 Pentoxyverine

【别名】维静宁、咳必清、托可拉斯。

【药理作用】对咳嗽中枢有选择性抑制作用，尚有轻度的阿托品样作用和局部麻醉作用，大剂量对支气管平滑肌有解痉作用，故兼有中枢性和末梢性镇咳作用。其镇咳作用的强度约为可待因的 1/3，但无成瘾性。一次给药作用可持续4～6 小时。

【适应证】用于上呼吸道感染引起的无痰干咳和百日咳等，对小儿疗效优于成人。

【体内过程】尚无参考资料。

【用法用量】口服。①成人，每次 25mg，每天3～4次。②5 岁以上儿童每次 6.25～12.5mg，每天 2～3 次。③滴丸剂：成人每次 1 丸，每天 3～4 次。④糖浆剂：成人每次 10ml，每天 3～4 次；小儿 5 岁以上每次 2.5～5ml，每天 2～3 次。

【不良反应】偶有轻度头晕、口干、恶心、腹胀、便秘等不良反应，乃其阿托品样作用所致。

【相互作用】尚不清楚。

【注意事项】①青光眼及心功能不全患者慎用。②痰多者宜与祛痰药合用。

【规格】①片剂：25mg。②滴丸：每丸 25mg。③糖浆剂：0.145%，0.2%，0.25%。

【贮藏】密封，贮于干燥处。

氯哌斯汀 Cloperastine

【别名】氯哌啶、氯苯息定、咳平。

【药理作用】为非成瘾性中枢性镇咳药，主要抑制咳嗽中枢而镇咳，也有微弱的抗组胺作用，无耐受性及成瘾性。服药后 20～30 分钟生效，作用可维持 3～4 小时。

【适应证】用于急性上呼吸道炎症、慢性支气管炎、肺结核及肺癌所致的频繁咳嗽。

【体内过程】口服后吸收迅速，20～30 分钟起镇咳作用，作用可维持 3～4 小时。60～90 分钟达血药峰浓度。在肝脏被迅速代谢，代谢物可经肾及胆道排泄。

【用法用量】口服：成人每次 10～30mg，每天 3 次。儿童每次 0.5～1.0mg/kg，每天 3 次。

【不良反应】偶见口干、嗜睡等症状。

【相互作用】合用中枢镇静药可增强嗜睡作用。

【注意事项】无祛痰作用，如咳痰症状明显，不宜使用。服药期间不得驾驶机、车、船，不得从事高空作业、机械作业及操作精密仪器。

【规格】片剂：5mg，10mg。

【贮藏】密封，贮于干燥处。

可待因桔梗 Codeine Phosphate and Platycodon

【别名】西可奇。

【药理作用】有祛痰、镇咳作用。

【适应证】用于感冒（包括流行性感冒）引起的急慢性支气管炎、咽喉炎所致的咳痰或干咳。

【体内过程】参见可待因。

【用法用量】口服：成人每次 2 片，每天 3 次，24 小时内不超过 7 片。

【不良反应】血压降低、呼吸抑制、头晕困倦、恶心呕吐等。

【相互作用】参见可待因。

【注意事项】①与单胺氧化酶抑制剂合用，本药应减量。②服药期间不得驾驶机、车、船，不得从事高空作业、机械作业及操作精密仪器。

【规格】片剂：每片含磷酸可待因 12mg、桔梗流浸膏 50mg。

【贮藏】密封，室温（10～30℃）保存。

左羟丙哌嗪 Levodropropizine

【别名】Danka、Levotuss。

【药理作用】能抑制机械、化学或电刺激等引起的咳嗽，还兼有一定的抗过敏和抗支气管收缩活性，效果与外消旋羟苯哌嗪相同，但副作用明显降低，几乎没有羟苯哌嗪及其类似物的中枢镇静作用，对心血管系统和呼吸系统也无明显不良反应。

【适应证】用于减轻各种原因引起的咳嗽。

【体内过程】经对鼠、犬和人的试验，三者对本品的吸收、分布和代谢基本相同。口服的绝对生物利用度＞75%。本品与人体血浆蛋白结合较鼠和犬低（11%～16%）。口服左羟丙哌嗪吸收迅速，主要分布在支气管肺部。

【用法用量】成人一般口服 60mg，每天 3 次。4～12 岁儿童每次 30mg。

【不良反应】一般耐受性良好，仅 3%患者产生轻微、短暂的副作用，不须停药。

【相互作用】对胰岛素的降血糖作用及消化系统药物亦有影响。

【注意事项】偶尔会引起瞌睡，患者在驾驶或操作机器时应谨慎。

【规格】①片剂：30mg，60mg。②胶囊剂：60mg。③颗粒剂：2g∶60mg。④口服液：10ml∶60mg。

【贮藏】密封保存。

那可丁 Noscapine

【别名】乐咳平、诺司咳平。

【药理作用】通过解除支气管平滑肌痉挛而产生镇咳作用。其镇咳效力与可待因相当，但无镇痛、镇静作用，亦无成瘾性和耐受性，对呼吸和肠蠕动无抑制作用；相反，有一定的呼吸中枢兴奋作用。临床使用比较安全。服用后药效可持续 4 小时。

【适应证】用于控制各种疾病引起的刺激性干咳。

【体内过程】口服易吸收，口服 250～500mg后，1 小时达血药峰值，作用可维持 4 小时。在血中代谢迅速，开始时全部为游离态，6 小时后排泄物几乎全部为结合态。

【用法用量】①一般口服 15～30mg，每天 3～4 次。②剧咳时可加至每次 60mg。

【不良反应】①常见恶心、头痛、眩晕、嗜睡、变应性鼻炎、结膜炎和皮疹。②大剂量可引起支气管痉挛。

【相互作用】不宜与其他中枢兴奋药合用。

【注意事项】过敏者、孕妇、多痰患者禁用。

【规格】片剂：10mg，15mg，30mg。

【贮藏】密封保存。

右美沙芬 Dextromethorphan

【别名】右甲吗喃、美沙芬。

【药理作用】镇咳作用与可待因相近，但无镇痛作用。治疗剂量不抑制呼吸，长期服用无耐药性，毒性较低。口服后 15～30 分钟起效，作用可持续 3～6 小时。

【适应证】用于上呼吸道感染、急性和慢性支气管炎、肺结核等疾病引起的咳嗽。

【体内过程】口服后吸收迅速，主要在肝内代谢成去甲代谢物右啡烷（dextrorphan），此代谢物也具有镇咳作用。原药及代谢物均随尿排出。

【用法用量】①成人常口服 15～30mg，每天 3 次。②2～6 岁儿童口服 2.5～5mg，每天 3～4 次；6～12 岁儿童口服 5～10mg，每天 3～4 次。

【不良反应】①偶有嗜睡、头晕、兴奋、精神错乱及胃肠功能紊乱。②大剂量可引起呼吸抑制。

【相互作用】不可合用单胺氧化酶抑制剂，曾有发生高热和致死的报道。

【注意事项】有报道，儿童用量过大引起中毒，可用纳洛酮解救。

【规格】片剂：15mg。

【贮藏】密封保存。

福尔可定 Pholcodine

【别名】吗啉吗啡、福可定、吗啉乙基吗啡、Morpholinylethylmorphine、MEM。

【药理作用】作用类似右美沙芬，也有与可待因相似的镇咳、镇痛作用。口服效果比可待因好，特别对干咳更为有效。毒性及成瘾性比可待因小，呼吸抑制较吗啡弱，新生儿和儿童对本品耐受性较好，不致引起便秘或消化功能紊乱。

【适应证】临床用于剧烈干咳和中等程度的疼痛。

【体内过程】口服吸收良好，口服生物利用度约为40%，仅10%与血浆蛋白结合；代谢及消除缓慢，消除半衰期约为37小时。

【用法用量】①口服，成人每次 5～15mg，每天 3 次。②＞5 岁儿童，每次 2.5～5mg，每天 3～4 次。③1～5 岁儿童：2～2.5mg，每天 3 次。

【不良反应】①偶有恶心、嗜睡。②大剂量可引起烦躁不安及运动失调。③有成瘾性。

【相互作用】参见可待因。

【注意事项】①尚无孕妇的安全用法。②参见可待因。

【规格】片剂：5mg。

【贮藏】遮光、密封保存。

14.3 平喘药

氨茶碱 Aminophylline

【别名】茶碱乙烯双胺、茶碱乙二胺、安释定、阿咪康、Diaphylline、Euphyllin。

【药理作用】为茶碱和乙二胺的复合物，含茶碱77%～83%。乙二胺可增加茶碱的水溶性，并增强其作用。主要作用如下：①松弛支气管平滑肌，抑制过敏介质释放。在解痉的同时还可减轻支气管黏膜的充血和水肿。②增强呼吸肌的收缩力，减少呼吸肌疲劳。③增强心肌收缩力，增加心排血量，低剂量一般不加快心率。④舒张冠状动脉、外周血管和胆管。⑤增加肾血流量，提高肾小球滤过率，减少肾小管对钠和水的重吸收，有利尿作用。

【适应证】①支气管哮喘和哮喘型慢性支气管炎，与β受体激动剂合用可提高疗效。在哮喘持续状态，常选用本品与肾上腺皮质激素配伍进行治疗。②治疗急性心功能不全和心源性哮喘。③胆绞痛。

【体内过程】本品口服、经直肠或肠外给药均能迅速被吸收，在体内释放出茶碱。茶碱的蛋白结合率为40%。正常人的半衰期为6～12 小时，儿童为 1～6 小时，吸烟者 4～5 小时，新生儿和早产儿为 10～45 小时，老年人、心力衰竭和肝病患者可见延长。空腹状态下口服本品，在 2 小时血药浓度达峰值，最佳的治疗血浆浓度为 10～20μg/ml（55～110μmol/L）。大部分以代谢产物随尿排出，10%以原药排出。

【用法用量】①口服：成人每次 0.1～0.2g，每天 3 次。小儿每次 3～5mg/kg，每天 3 次。②静脉滴注，每次 0.25～0.5g，每天 0.5～1g，以 5%～10%葡萄糖注射液稀释后缓慢滴注。③注射给药，极量每次 0.5g，每天 1g。④小儿常用量：静脉注射，每次 2～4mg/kg，以 5%～25%葡萄糖注射液稀释后缓慢注射。

【不良反应】①常见食欲缺乏，恶心、呕吐，消化道出血。也可见头痛、烦躁、易激动。肌内注射会引起局部红肿疼痛，与 2%盐酸普鲁卡因合用可减轻。②如静脉注射或输注量过大、浓度过高或速度过快，可引起头晕、心悸、心律失常甚至血压骤降、谵妄、肌肉颤动或惊厥等严重反应。

【相互作用】①与肾上腺糖皮质激素合用控制哮喘持续状态，有协同作用。②普萘洛尔可抑制本品的支气管扩张作用。③克林霉素、红霉素、林可霉素、环丙沙星均可降低本品在肝内的清除率，使血药浓度升高，甚至出现毒性反应，应在给药前后调整本品的用量。④可加速肾脏对锂的排出。⑤静脉注射时不可与维生素 C、去甲肾上腺素、四环素族盐酸盐、促皮质激素及氢化可的松等药物配伍。⑥严重哮喘时，可同时静脉滴注异丙嗪 25～50mg，但不可与氨茶碱混合以免产生沉淀。

【注意事项】①茶碱的治疗浓度范围较窄，体内清除率的个体差异较大，确定剂量时最好能参照临床效应和治疗浓度监测结果进行调整。②静脉给药时必须稀释后注射并注意掌握速度和剂量。③引起失眠、不安等反应，可合用镇静催眠药予以预防。

【规格】①片剂 0.1g，0.2g。②注射剂：2ml：0.25mg，10ml：0.25mg。

【贮藏】密封贮存。

茶碱 Theophylline

【别名】埃斯玛隆、葆乐辉优喘平、舒弗美、时尔平、希而文、大亚茶定、息莫忧、迪帕米、确乐苏、安通、Lasma、Accurbron、Theostat。

【药理作用】可直接松弛支气管平滑肌，对处于收缩痉挛状态的支气管作用尤为明显，并可抑制肥大细胞和嗜碱性粒细胞释放组胺，具有抗炎作用。能加强膈肌收缩力，降低易疲劳性，从而改善 COPD 患者膈肌收缩力。本品还有增强心肌收缩和轻微的利尿作用。

【适应证】用于支气管哮喘及伴有慢性支气管炎和肺气肿的可逆性支气管痉挛，对夜间发作的哮喘患者更适宜。

【体内过程】缓释片口服后易吸收，4～7小时达血药峰值。每日口服1次，血药浓度相对较平稳，可维持在治疗范围内（5～20μg/ml）达12小时。蛋白结合率约为60%。主要在肝脏代谢。随尿液排出，其中约10%为原形药。成人（不吸烟且无哮喘）半衰期为（8.7±2.2）小时，6个月以内婴儿为24小时以上，6个月以上儿童为（3.7±1.1）小时。

【用法用量】①成人一般剂量为每天200mg，晚上 8～9 时服用或早、晚各服用100mg，根据病情可增加剂量至最大用量每天600mg。②3 岁以上儿童每天 10mg/kg。

【不良反应】①头痛、恶心、失眠，少见消化不良、震颤和眩晕。②可出现心律失常、心动过速、发热、惊厥。

【相互作用】①与别嘌醇、西咪替丁、环丙沙星、红霉素及口服避孕药合用，可使茶碱血药浓度增加。②与利福平合用时，可使血药浓度降低。与苯妥英钠合用时，两者血药浓度均降低。③勿与非选择性β受体阻滞剂同时使用（参见氨茶碱）。

【注意事项】见氨茶碱。

【规格】①胶囊剂：50mg，100mg，125mg，200mg，250mg。②缓释片：0.1g，0.4g。③胶丸剂：0.15g。

【贮藏】密封贮存。

多索茶碱 Doxofylline

【别名】新茜平、达复啉、枢维新、凯宝川宁、舒志、安赛玛、Ansimar。

【药理作用】是甲基黄嘌呤的衍生物，是一种支气管扩张剂，通过抑制平滑肌细胞内的磷酸二酯酶等起作用，松弛平滑肌，从而达到抑制哮喘的作用。

【适应证】用于支气管哮喘、喘息性慢性支气管炎及其他支气管痉挛引起的呼吸困难。

【体内过程】口服后吸收迅速。健康成人单次口服本品片剂400mg后，1.22小时达血药峰值（1.9μg/ml）。慢性支气管炎患者静脉注射本品100mg（注射时间>10分钟）后，约6分钟达血药峰值（2.5μg/ml）。广泛分布于各脏器，其中肺组织中含量最高。主要代谢产物为β-羟乙基茶碱。以原形及代谢产物随尿液排出。口服给药的消除半衰期为7.42小时；静脉给药的总清除率为（683.6±197.8）ml/min，消除半衰期约为1.83小时。

【用法用量】①口服，通常成人每次 0.2～0.4g，每天 2 次，餐前或餐后 3 小时服用。②静脉注射与静脉滴注：成人每次 200mg，12 小时一次，以 25%葡萄糖注射液稀释至 40ml 缓慢静脉注射，时间应在 20 分钟以上，5～10 日为 1 个疗程。也可将本品 300mg 加入 5%葡萄糖注射液或 0.9%氯化钠注射液注射液 100ml 中，缓慢静脉滴注，每天 1 次。

【不良反应】少数患者服药后有心悸、窦性心动过速、上腹不适、食欲缺乏、恶心、呕吐、呼吸急促、高血糖、蛋白尿、兴奋、失眠等症状。

【相互作用】①巴比妥类药物对本品代谢影响不明显。②与喹诺酮类药物如依诺沙星、环丙沙星合用，宜减量。③不得与其他黄嘌呤类药物同时使用。

【注意事项】①茶碱类药物个体差异较大，本品的剂量亦要视个体病情变化选择最佳剂量和用药方法。必要时监测血药浓度。②患有甲状腺功能亢进、窦性心动过速、心律失常者，请遵医嘱用药。③不得与其他黄嘌呤类药物同时服用，建议不要同时饮用含咖啡因的饮料或食品。

【规格】①片剂、胶囊剂：0.2g，0.3g。②注射剂：0.3g。

【贮藏】片剂、胶囊剂均应密闭，贮于干燥处；注射剂应遮光贮存。

二羟丙茶碱　Diprophylline

【别名】喘定、甘油茶碱、Dyphylline、Glyphylline、Neothylline。

【药理作用】平喘作用比茶碱稍弱，心脏兴奋作用仅为氨茶碱的 1/20～1/10，对心脏和神经系统的影响较少，尤适用于伴心动过速的哮喘患者。对呼吸道平滑肌有直接松弛作用，作用机制与茶碱相同。

【适应证】用于支气管哮喘、喘息性支气管炎、阻塞性肺气肿等缓解喘息症状。也用于心源性肺水肿引起的哮喘。尤适用于不能耐受茶碱的哮喘病例。

【体内过程】口服耐受性和吸收均较好，口服生物利用度约为72%。口服后 1 小时可达血药峰值（24.4μg/ml）。平均半衰期约为1.8小时。24 小时内 83%用量以原药随尿排出。

【用法用量】①口服，成人常用量，每次 0.1～0.2g，每天 3 次，极量每次 0.5g。②肌内注射或静脉注射，每次 0.25～0.75g，以 5%或 10%葡萄糖注射液稀释。③直肠给药，每次 0.25g，每天 2～3 次。

【不良反应】①类似茶碱，剂量过大时可出现恶心、呕吐、易激动、失眠、心动过速、心律失常。②可发生发热、脱水、惊厥等症状，严重的甚至发生呼吸、心搏骤停。

【相互作用】①与拟交感胺类支气管扩张剂合用有协同作用。②与苯妥英钠、卡马西平、西咪替丁、咖啡因及其他黄嘌呤类合用可增强本品的作用和毒性。③克林霉素、林可霉素、大环内酯类及喹诺酮类抗菌药可降低本品的肝脏清除率，使血药浓度升高，甚至出现毒性反应。④碳酸锂可加速本品清除，降低本品疗效。⑤与普萘洛尔合用可降低本品的疗效。

【注意事项】①哮喘急性严重发作的患者不首选本品。②茶碱类药物可致心律失常和（或）使原有的心律失常恶化，患者心率和（或）心律的任何改变均应密切注意。③高血压或者消化道溃疡病史的患者慎用本品。④大剂量可致中枢兴奋，可预服镇静药。

【规格】①片剂：0.2g。②注射剂：0.25g。③栓剂：0.25g。

【贮藏】遮光、密封贮存。

麻黄碱　Ephedrine

【别名】麻黄素、Saliedrine。

【药理作用】可直接激动肾上腺素受体，也可通过促使肾上腺素能神经末梢释放去甲肾上腺素而间接激动肾上腺素受体，对α受体和β受体均有激动作用。可舒张支气管并收缩局部血管，其作用时间较长；加强心肌收缩力，增加心排血量，使静脉回心血量充分；有较肾上腺素更强的兴奋中枢神经作用。

【适应证】①治疗慢性支气管哮喘和预防哮喘发作。②预防椎管麻醉或硬膜外麻醉引起的低血压。③治疗鼻黏膜充血肿胀引起的鼻塞。④缓解荨麻疹和血管神经性水肿等过敏反应。

【体内过程】口服、肌内注射或皮下注射均很快被吸收，可进入脑脊液中。口服后 15～60 分钟起效，肌内注射后 10～20 分钟起效。作用持续时间口服为 3～5 小时，肌内注射或皮下注射 25～50mg 后为 0.5～1 小时。当尿 pH 为 5 时，半衰期β相约为 3 小时，尿 pH 为 6.3 时则约为 6

小时。仅有少量经脱胺氧化，大部分以原药随尿排出。

【用法用量】①慢性低血压，每次口服25～50mg，每天2～3次。②支气管哮喘，常用量：成人口服每次15～30mg，每天3次。滴鼻：每次1～2滴，每天3～4次。皮下注射或肌内注射：每次15～30mg，每天3次。极量：皮下注射或肌内注射每次60mg，每天150mg。

【不良反应】①对前列腺肥大者可引起排尿困难。②大剂量或长期使用可引起精神兴奋、震颤、焦虑、失眠、心痛、心悸、心动过速等。

【相互作用】①与肾上腺皮质激素合用，可增加其代谢清除率，须调整皮质激素的剂量。②尿碱化剂，如抗酸药、钙或镁的碳酸盐、枸橼酸盐、碳酸氢钠等，影响本品在尿中的排泄，延长本品的半衰期，延长作用时间。③与α受体阻滞剂如酚妥拉明、哌唑嗪、妥拉唑林及吩噻嗪类药合用时，可对抗本品的加压作用。④与全身麻醉药如氯仿、氟烷、异氟烷等同用，可使心肌对拟交感胺类药反应更敏感，有发生室性心律失常的危险。⑤与三环类抗抑郁药如马普替林同用时，可降低本品的加压作用。⑥与洋地黄苷类合用，可致心律失常。⑦与麦角新碱、麦角胺或缩宫素同用，可加剧血管收缩，导致严重高血压或外周组织缺血。⑧与多沙普仑同用，两者的加压作用均可增强。

【注意事项】①如有头痛、焦虑不安、心动过速、眩晕、多汗等症状出现时，应注意停药或调整剂量。②久用易产生耐受性。

【规格】①片剂：15mg，25mg，30mg。②滴鼻剂：10ml：100mg。③注射剂：30mg。

【贮藏】遮光、密封保存。

异丙肾上腺素 Isoprenaline

【别名】喘息定、治喘灵、异丙肾、异丙基去甲肾上腺素、Isoproterenol、Isuprel。

【药理作用】为β受体激动剂，对β_1受体和β_2受体均有强大的激动作用，对α受体几乎无作用。主要作用：①作用于心脏β_1受体，使心收缩力增强，心率加快，传导加速，心排血量和心肌耗氧量增加。②作用于血管平滑肌β_2受体，使骨骼肌血管明显舒张，肾、肠系膜血管及冠脉亦不同程度舒张，血管总外周阻力降低。其心血管作用导致收缩压升高，舒张压降低，脉压变大。③作用于支气管平滑肌β_2受体，使支

气管平滑肌松弛。④促进糖原和脂肪分解，增加组织耗氧量。

【适应证】①暂时阻止或控制（心搏骤停晕厥综合征，Stokes-Adams attacks）发作。②对阿托品无效应的严重心动过缓可能有效。③作为各种休克（心源性休克和尖端扭转型室性心动过速除外）的辅助治疗。④支气管哮喘。⑤还用于诊断先天性心脏缺损。

【体内过程】口服作用极弱。舌下含服可经口腔黏膜吸收，但不规则。吸入给药，部分进入胃肠道，部分被吸收，作用可持续2小时。静脉注射后的半衰期仅有1分钟或几分钟，24小时内几乎可完全排出。进入体内后的本品被肝、肺和其他组织中的儿茶酚-O-甲基转移酶代谢而失效，但本品对单胺氧化酶的代谢具有对抗作用。其失活的代谢物随尿排出。

【用法用量】①救治心搏骤停，心腔内注射0.5～1mg。②三度房室传导阻滞，心率每分钟不及40次时，可以本品0.5～1mg加在5%葡萄糖注射液200～300ml内缓慢静脉滴注。③支气管哮喘：成人常用量，以0.25%气雾剂每次吸入1～2揿，每天2～4次，喷吸间隔时间不得少于2小时。喷吸时应深吸气，喷毕闭口8秒，而后徐缓地呼气。

【不良反应】常见口咽发干、心悸不安；少见头晕、目眩、面潮红、恶心、心率增速、震颤、多汗、乏力等。

【相互作用】与其他拟肾上腺素药物合用可增效，但不良反应也增多。合用普萘洛尔时本品的作用受到拮抗。

【注意事项】遇有胸痛及心律失常应及早重视。患者对其他肾上腺素能激动剂过敏者，对本品也可能过敏。

【规格】注射剂：1mg；气雾剂：每瓶总量14g，内含盐酸异丙肾上腺素35mg；每揿含盐酸异丙肾上腺素0.175mg。

【贮藏】密封、避光，贮于室温下。

沙丁胺醇 Salbutamol

【别名】舒喘灵、羟甲叔丁肾上腺素、阿布叔醇、柳丁氨醇、嗽必妥、索布氨、爱纳灵、全特宁、萨姆、沙博特、万托林（喘乐宁）、万托林（全乐宁）、津克。

【药理作用】为选择性β_2受体激动剂。能选

择性激动支气管平滑肌的β_2受体，有较强的支气管扩张作用。在治疗哮喘剂量下，对心脏的激动作用较弱。

【适应证】用于防治支气管哮喘、喘息性支气管炎及肺气肿患者的支气管痉挛。

【体内过程】吸入 5～15 分钟即开始生效，最大作用时间为 60～90 分钟，持续 3～6 小时。半衰期约为 3.8 小时，72%随尿排出，其中 28%为原药，44%为代谢物。口服 30 分钟后开始生效，最大作用时间为 2～3 小时，持效 6 小时；口服后 2.5 小时可达血药峰值，半衰期为 2.7～5 小时。24 小时内约 76%随尿排出，其中 60%为代谢物。约 4%随粪便排出。

【用法用量】①口服：成人 2～4mg，每天 3 次；儿童 1～3mg/d，分 3～4 次服；缓释制剂，每天 2 次，每次 4～8mg，整片吞服。②喷雾吸入：每次 0.1～0.2mg（即喷 1～2 次），必要时可 6 次/日（24 小时不宜超过 8 次）。③静脉注射：每次 0.4mg，用 5%葡萄糖注射液 20ml 或 0.9%氯化钠注射液 20ml 稀释后缓慢注射。④静脉输注：每次 0.4mg，用 5%葡萄糖注射液 100ml 稀释后输注。⑤肌内注射：每次 0.4mg，必要时 4 小时可重复注射。⑥经雾化吸入，每次 2.5～5mg，每天 4 次，应从低剂量 2.5mg 开始用药。

【不良反应】偶有恶心、神经系统兴奋性增高、震颤、心率增快或心悸、头晕、口咽发干。

【相互作用】①与肾上腺素及异丙肾上腺素等儿茶酚胺合用时，可能引起心律失常，甚至可能导致心搏停止。②可增加洋地黄类药物导致心律失常的易感性。③皮质激素类药和本品均可引起血钾浓度降低，如果两者合用，可加重血钾浓度的降低程度，并可能引起高血糖症。④与利尿药合用，可增加发生低钾血症的危险性。⑤可增强泮库溴铵、维库溴铵的神经肌肉阻滞作用。⑥与单胺氧化酶抑制剂合用，可出现毒副反应。⑦与茶碱合用，可增加发生低钾血症的危险性。

【注意事项】久用易产生耐受性，使用应从小剂量开始。

【规格】①气雾剂：100μg/揿，200μg/揿。②片剂：2mg。③雾化溶液：5mg/ml。④缓释片：4mg，8mg。⑤缓释胶囊剂：4mg，8mg。⑥注射剂：2ml∶0.4mg。

【贮藏】密封、遮光保存。

班布特罗 Bambuterol

【别名】帮备、奥多利、立可菲、洛希、汇杰。

【药理作用】为特布他林的前体药物，吸收后在体内经肝脏代谢成为有活性的特布他林，是一种长效的选择性肾上腺素β_2受体激动剂，具有支气管扩张作用。

【适应证】用于支气管哮喘、慢性支气管炎、肺气肿及其他伴有支气管痉挛的肺部疾病。

【体内过程】口服后可被吸收 20%的用药量，其吸收并不受食物的影响。生物利用度约为 10%，2～6 小时可达血药峰值，作用可持续 24 小时，给药 4～5 天后可达稳态血药浓度。约有 1/3 在肠壁和肝脏中代谢成为中间代谢物。血浆半衰期约为 13 小时，特布他林的血浆半衰期约为 17 小时。本品、特布他林及其代谢物均主要随尿液排出。

【用法用量】①成人起始口服 10mg，每晚睡前服用；1～2 周可加量至 20mg。②肾小球滤过率≤50ml/min 的患者，起始剂量为 5mg。③老年患者的用量也应适当减少。

【不良反应】可见震颤、头痛、心悸、心动过速、心律失常、皮疹，大部分在治疗 1～2 周后可产生耐受性。

【相互作用】可延长琥珀酰胆碱肌肉松弛作用。勿与β受体阻滞剂同时使用。

【注意事项】①同时患有糖尿病者，服用本品时建议调整降血糖药物。②严重肝肾功能不全的患者，剂量必须个体化。

【规格】片剂：10mg。

【贮藏】密闭，置于 30℃以下保存。

特布他林 Terbutaline

【别名】间羟叔丁肾上腺素、间羟舒喘灵、间羟舒喘宁、间羟喘必妥、叔丁喘宁、博利康尼、喘康速、伊坦宁、布瑞平、慧邦（氯化钠）、苏顺、菲科坦（氯化钠）、川婷（氯化钠）。

【药理作用】为选择性β_2受体激动剂，舒张支气管平滑肌，抑制内源性致痉挛物质的释放及内源性介质引起的水肿，提高支气管黏膜纤毛上皮廓清能力，也可舒张子宫平滑肌。支气管扩张作用与沙丁胺醇相近。

【适应证】①支气管哮喘。②喘息性支气管炎。③COPD。

【体内过程】口服后吸收不稳定，约有 60%

用量被吸收后在肝内和肠壁与硫酸结合（有些和葡糖醛酸结合）进行首过代谢。根据给药的途径，以不同的比例，部分以原药、部分以失活代谢物随尿排出。半衰期为 3～4 小时。可透过胎盘，痕量进入乳汁。

【用法用量】①口服：成人 2.5～5mg，每天 2～3 次。儿童 3～6mg/d。②皮下注射：成人每次 0.25mg，每天最大量为 1mg。儿童：每天 0.05～0.1mg。③气雾吸入：每次 0.375～0.5mg，每天 4 次。

【不良反应】少数患者有手指震颤、头痛、心悸及胃肠功能障碍，偶见氨基转移酶升高。

【相互作用】①与其他肾上腺素受体激动剂合用可使疗效增加，但不良反应也增多。②β受体阻滞剂如普萘洛尔、阿替洛尔、美托洛尔等可拮抗本品的作用，使疗效降低，并可致严重的支气管痉挛。③与茶碱类药合用，可增加松弛支气管平滑肌作用，但心悸等不良反应也增加。④单胺氧化酶抑制剂、三环抗抑郁药、抗组胺药等可增加本品的不良反应。

【注意事项】高血压病、冠心病、甲状腺功能亢进、糖尿病患者、孕妇慎用，心肌功能严重损伤者禁用。

【规格】①片剂：2.5mg。②注射剂：1ml：0.25mg。③吸入剂：0.25mg，0.5mg。

【贮藏】密封、遮光保存。

异丙托溴铵 Ipratropium Bromide

【别名】异丙阿托品、溴化异丙阿托品、爱喘乐、爱全乐。

【药理作用】是一种对支气管平滑肌有较高选择性的强效抗胆碱药，松弛支气管平滑肌作用较强，对呼吸道腺体和心血管系统的作用不明显。

【适应证】用于 COPD，如慢性支气管炎、肺气肿等引起的支气管痉挛、喘息的缓解和维持治疗。

【体内过程】吸入后，仅有少量进入体循环。不易从胃肠道吸收。原药及代谢物随尿排出。

【用法用量】①喷雾剂（成年人和 14 岁以上儿童）：每次 2 喷（40μg），每天 3～4 次或每 4 小时 1 次，严重者可每次 2～3 喷，每 2 小时重复应用 1 次。②雾化吸入液（成年人和 14 岁以上儿童）：每次 0.4～2ml（100～500μg），置雾化器中吸入至症状缓解。③14 岁以下儿童每

次用 0.2～1ml（50～250μg）依上法应用。

【不良反应】①常见口干、头痛、鼻黏膜干燥、咳嗽、震颤。②偶见心悸、支气管痉挛、眼干、眼调节障碍、尿潴留。极少见过敏反应。

【相互作用】与β受体激动剂或黄嘌呤类药物合用可加强本品的支气管扩张作用。

【注意事项】气雾剂误喷眼睛时，可发生眼调节失调。气雾剂含有乙醇。

【规格】①吸入剂：20μg/喷。②气雾剂：20μg/揿、40μg/揿。③雾化溶液：2ml：500μg。

【贮藏】遮光保存。

丙卡特罗 Procaterol

【别名】普鲁卡地鲁、曼普特、可朋、美普清（美喘清）、佰达图。

【药理作用】为选择性β$_2$受体激动剂，对支气管的β$_2$ 受体具有较高选择性，其支气管扩张作用强而持久。尚具有较强抗过敏作用，不仅可抑制速发型的气道阻力增加，而且可抑制迟发型的气道反应性增高。尚可促进呼吸道纤毛运动。

【适应证】用于防治支气管哮喘、喘息性支气管炎和 COPD 所致的喘息症状。

【体内过程】口服后 5 分钟内开始起效，约 1.5 小时后作用最强，作用持续 6～8 小时。尿中总排泄量为（10.3±2.4）%。半衰期α相为 3.0 小时，半衰期β相为 8.4 小时。

【用法用量】相当于口服溶液 10ml。①口服：成人每晚睡前 1 次服 50μg 或每次 50μg，早、晚（睡前）各服 1 次。6 岁以上儿童每晚睡前 1 次服 25μg 或每次 25μg（相当于口服溶液 5ml），早、晚（睡前）各服 1 次。6 岁以下儿童可按每次 1.25μg/kg（相当于口服液 0.25ml/kg），每天 2 次服用。②气雾吸入，每次 1～2 喷，每天 2 次，小儿每次 1 喷。

【不良反应】偶见心悸、心律失常、面部潮红、头痛、眩晕、耳鸣、恶心或胃不适、口渴、鼻塞、疲倦和皮疹。

【相互作用】①与其他肾上腺素受体激动剂及茶碱类合用，可引起心律失常甚至心搏骤停。②与茶碱类及抗胆碱能支气管扩张剂合用，其支气管扩张作用增强，但可能产生降低血钾作用，并因此影响心率。③避免与单胺氧化酶抑制剂及三环类抗抑郁药合用。

【注意事项】本品有抗过敏作用，故评估其

他药皮试反应时，应考虑本品对皮试的影响。

【规格】①片剂：25μg。②口服液：30ml：0.15mg。③气雾剂：10μg。

【贮藏】30℃以下保存。

倍氯米松 Beclomethasone

【别名】倍氯松、必可酮、双丙酸脂。

【药理作用】是局部应用的强效肾上腺糖质激素。因其亲脂性强，气雾吸入后，可迅速透过呼吸道和肺组织而发挥平喘作用。

【适应证】①吸入给药可用于慢性哮喘患者。②鼻喷用于过敏性鼻炎。③外用治疗过敏所致炎症性皮肤病如湿疹、神经性或接触性皮炎、瘙痒症等。

【体内过程】气雾剂吸入后可迅速自肺吸收，生物利用度10%～25%。吸入后可有部分药物残留于口腔内，此部分的75%被吞咽后经胃肠道吸收。吸收后迅速分布于支气管、肺泡中，发挥强效的抗炎、抗过敏等作用；分布于鼻腔内起抗过敏性鼻炎的作用；亦可分布于肝脏、胎盘等内脏组织中，以肝脏为主。经口腔吞咽的药物在肝脏灭活，部分被组织酯酶水解。其代谢产物70%随胆汁、10%～15%随尿排泄。半衰期为15小时，伴有肝病时可延长。

【用法用量】①气雾吸入，成人开始剂量为每次 50～200μg，每天 2～3 次，每天最大剂量为 1mg。儿童用量依年龄酌减，每天最大剂量为 0.8mg。长期吸入的维持量应个体化，以减至最低剂最又能控制症状为准。②粉雾吸入，成人每次 200μg，每天 3～4 次。儿童每次 100μg，每天 2 次或遵医嘱。③鼻喷雾剂：每侧一次 100μg，每天 2 次，亦可每侧一次 50μg，每天 3～4 次，最多 400μg。④外用：乳膏涂抹于患处，每天 2～3 次。用于治疗顽固、斑块状银屑病时，若用药面积仅占体表面积的 5%～10%，可连续用药 4 周，每周用量不得超过 12.5mg。

【不良反应】①少数患者发生声音嘶哑和口腔咽喉部念珠菌感染，每次用药后漱口，可减少发病率。②偶见轻度红斑、皮疹、皮肤瘙痒。

【相互作用】忌与其他外用药同时使用。

【注意事项】①活动性肺结核患者慎用。②哮喘持续状态患者，因不能吸入足够的药物，疗效常不佳，不宜用。③长期大量吸入时（每天

超过 1000μg），仍可抑制下丘脑-垂体-肾上腺皮质轴，导致继发性肾上腺皮质功能不全等不良反应。

【规格】①气雾剂：每瓶 200 喷（每喷 50μg、80μg、100μg、200μg、250μg），每瓶 80 喷（每喷 250μg）。②粉雾剂胶囊：50μg，100μg，200μg。③喷鼻剂：10mg（每喷 50μg）。④软膏剂：2.5mg/10g。

【贮藏】30℃以下保存。

胆茶碱 Choline Theophyllinate

【别名】茶碱胆酸盐、Theophylline Cholinate、Oxtriphylline、Choledyl。

【药理作用】作用与氨茶碱相同，有松弛支气管及血管平滑肌、强心、利尿等作用。其特点是溶解度比氨茶碱大 5 倍，口服吸收迅速，经 3 小时达最大作用，对胃黏膜的刺激性较小，耐受性好，作用时间也较长。

【适应证】①用于支气管哮喘、肺气肿。②用于心源性哮喘、冠状动脉功能不全。③用于心性或肾性水肿及胆绞痛。

【体内过程】口服吸收迅速，空腹口服后 2 小时达血药峰值。在体内释放出茶碱，蛋白结合率为 60%。本药大部分以代谢产物形式经肾排泄，10%以原形排泄。成人半衰期为（8.7±2.2）小时。吸烟者半衰期缩短至 4～5 小时。

【用法用量】成人口服 0.1～0.2g，每天 2～3 次。极量每次 0.5g，每天 1.0g。

【不良反应】可有轻微胃肠道反应，较氨茶碱轻。

【相互作用】参见氨茶碱。

【注意事项】不适用于哮喘持续状态或急性支气管痉挛发作。

【规格】片剂：0.1g，0.2g。

【贮藏】密封，贮于干燥处。

克仑特罗 Clenbuterol

【别名】双氯醇胺、氨哮素、克喘素、氨双氯喘通、Spiropent。

【药理作用】为选择性作用于β₂受体的强效兴奋剂，其支气管扩张作用约为非诺特罗的 25 倍、沙丁胺醇的 100 倍，而对心血管系统的影响则很小。口服吸收优于沙丁胺醇，并能促进支气管纤毛运动，有助于痰液排出和提高平喘效果。

【适应证】适用于治疗支气管哮喘、喘息性

支气管炎及 COPD。

【体内过程】口服易于吸收，15～20 分钟开始生效，2～3 小时可达血药峰值，作用可持续 6 小时。气雾剂吸入后 5～10 分钟起效，作用可持续 4 小时。以栓剂直肠给药，作用可持续 24 小时。

【用法用量】①口服或舌下含服：20～40μg，每天 3 次。②气雾吸入：每次 10～20μg，每天 3～4 次。③直肠给药：每次 60μg，每天 1～2 次。④膜剂：每次 1 片（速效膜及长效膜各 1 格），每天 1～2 次。待数分钟哮喘缓解后用温开水吞服或舌下含服。⑤粉雾吸入：每次 20μg（1 粒），每天 3 次，每次给药间隔不得少于 4 小时。

【不良反应】少数患者可有轻度心悸、手颤、头晕等不良反应，继续服药症状一般能逐渐消失。

【相互作用】参见沙丁胺醇。

【注意事项】①吸入给药后如出现伴喘鸣加重的反常性支气管痉挛，应立即停用本品吸入剂，并立即采用其他给药方法或吸入其他支气管扩张剂，必要时应改变治疗方法。②有因进食含本品的动物肝脏中毒的报道，其中毒症状表现为头痛、肌痛、震颤、心悸、心动过速和易激惹等。③不可超剂量使用，药物滥用可引起心搏骤停甚至死亡。

【规格】①片剂：20μg，40μg。②气雾剂：10μg/喷。③栓剂：60μg。④粉雾剂：20μg/喷。⑤膜剂：速效膜 40μg，长效膜 80μg。⑥喘立平气雾剂：每瓶含本品 1.5mg 及洋金花总碱 5mg，气雾吸入每天 3～4 次，平喘效果较本品单方气雾剂好。

【贮藏】密封、遮光贮存。

氯丙那林 Clorprenaline

【别名】氯喘通、氯喘、邻氯喘息定、邻氯异丙肾上腺素、Asthone。

【药理作用】能选择性地兴奋 β₂ 受体，缓解组胺、乙酰胆碱等递质引起的支气管痉挛，对心脏的兴奋作用为异丙肾上腺素的 1/10～1/3。

【适应证】①支气管哮喘。②喘息性支气管炎。③COPD。

【体内过程】口服吸收良好，经 15～30 分钟生效，1 小时可达最大效应，作用持续 4～6 小时。气雾吸入 5 分钟见效。长期使用耐受性良好。

【用法用量】①口服：5～10mg，每天 3 次。预防夜间发作，可于临睡前加服 5～10mg。②气雾吸入：2%溶液，每次 0.3～0.5ml。

【不良反应】可见轻微头痛、心悸、手指颤抖及胃肠道功能障碍。

【相互作用】参见沙丁胺醇。

【注意事项】开始使用本药的第 1～3 天，个别患者出现心悸、手指震颤、头痛及胃肠道反应，继续服药多能自行消失。

【规格】①片剂：5mg，10mg。②气雾剂：2%。③复方氯喘片：含本品 5mg、溴环己胺 10mg、去氯羟嗪 25mg，具有平喘祛痰、抗过敏作用，疗效比单用本品好。

【贮藏】密封、遮光贮存。

富马酸福莫特罗 Formoterol Fumarate

【别名】安通克、信必可都保、奥克斯都保、Oxis、Atock、Foradil。

【药理作用】对支气管平滑肌的松弛作用较沙丁胺醇强且较持久，在发挥支气管扩张作用的最小有效剂量时，即具有抗过敏作用和降低肺血管通透性、减轻肺水肿的作用。对豚鼠实验性哮喘有较强的抑制作用。

【适应证】用于缓解：①支气管哮喘。②慢性喘息性支气管炎。③肺气肿、COPD 等。

【体内过程】口服后吸收迅速，30 分钟起效，30～60 分钟后达血药峰值。血浆蛋白结合率为 61%～64%。在肝脏代谢，以代谢物和原形随尿液、粪便排出。吸入后也吸收迅速，1～3 分钟起效，15 分钟后达血药峰值。单次吸入后药效平均持续 12 小时。肺沉积率可达 21%～37%。在较高的肺沉积情况下，全身生物利用度达 46%。血浆蛋白结合率约为 50%。大部分经代谢后排出，6%～10%以原形随尿液排出。半衰期约为 8 小时。

【用法用量】①口服成人 160μg/d，分 2 次服；儿童每天 4μg/kg，分 2～3 次服。②国外已有本品的口吸入剂，商品名 Foradil，专用的口吸入器商品名为 Aerlizer。口吸入剂为装入胶囊剂的干粉，每粒胶囊剂装有本品 12μg，即每次吸入量。每 12 小时吸入 1 次，全天不可超过 24μg。

【不良反应】①消化系统偶见嗳气、腹痛、

胃酸过多等。②偶见瘙痒，罕见皮疹和过敏。③循环系统偶见面红、胸闷。④精神神经系统偶见头痛、兴奋、发热、盗汗等。⑤其他偶见口渴、疲劳、倦怠感。

【相互作用】①可增强由泮库溴铵、维库溴铵产生的神经肌肉阻滞作用。②与儿茶酚胺类药物合用，易致心律失常，甚至可能导致心脏停搏，

应减量慎用。

【注意事项】①正确使用本品，1～2 天未见疗效应即停药。②哮喘急性发作用药或联合用药时建议监测血钾浓度。

【规格】①片剂：20μg，40μg。②粉雾剂：4.5μg/吸，9μg/吸。

【贮藏】密封、遮光保存。

第 15 章 消化系统药物

15.1 抗酸药及抗溃疡病药

15.1.1 抗酸药及胃黏膜保护药

硫糖铝 Sucralfate

【别名】胃溃宁、素得、迪先、舒克菲、胃笑、舒可捷、Ulcerlmin。

【药理作用】能直接在病灶处形成一薄膜，保护溃疡或炎症黏膜，抵御胃酸的侵袭。有较弱的吸附胃蛋白酶及中和胃酸的作用。

【适应证】可用于缓解胃酸过多引起的胃灼热感（烧心）、慢性胃炎、反流性食管炎，预防应激性溃疡。

【体内过程】口服后主要随粪便排出，用量的 5%经胃肠道吸收，少量双糖硫酸酯随尿排出。

【用法用量】口服。成人每次 1g，每天 4 次，餐前 1 小时及睡前服用。剂量可适当加大，但每天不可超过 8g。①混悬凝胶：每天 2 次，每次 1袋（1g），晨起饭前 1 小时及晚间休息前空腹服用。②混悬液：每次 10～20ml，每天 2～4 次，餐前 1 小时及睡前服用。服时摇匀。

【不良反应】较常见的是便秘，可并用镁乳缓解。少见腰痛、腹泻、恶心、眩晕、嗜睡、口干、消化不良、疲劳、皮疹及胃痉挛。长期服用可发生低磷血症。

【相互作用】可减少四环素类、西咪替丁、苯妥英钠、华法林、水溶性维生素、氟喹诺酮、地高辛的体内吸收，故不应同服。

【注意事项】连续使用不得超过 8 周。

【规格】①片剂：0.25g，1g。②胶囊剂：0.25g。③混悬凝胶：1g。④混悬液：120ml∶24g，200ml∶20g，5ml∶1g。

【贮藏】密封保存。

枸橼酸铋钾 Bismuth Potassium Citrate

【别名】三钾二枸橼酸铋、胶体次枸橼酸铋、得乐、迪乐、Tripotassium Dicitratobismuthate、Colloidal Bismuth Subcitrate、De-Nol。

【药理作用】在溃疡表面或溃疡基底肉芽组织形成一种坚固的氧化铋胶体沉淀，从而隔绝胃酸、酶及食物对溃疡黏膜的侵蚀作用。能刺激内源性前列腺素释放，促进溃疡组织的修复和愈合。

【适应证】用于慢性胃炎及消化性溃疡。

【体内过程】口服后不被吸收，在胃中形成不溶性胶状沉淀物。痕量的铋吸收后主要分布在肝、肾及其他组织中，以肾为主，主要随尿排出。

【用法用量】口服，成人每次 0.3g（复方铋合剂 10ml），每天 3～4 次，餐前半小时服用。

【不良反应】服药期间口内可能带有氨味，并可使舌苔及粪便呈灰黑色，偶见恶心、便秘、失眠及乏力。

【相互作用】不可与抗酸药或牛乳同时服用，与四环素同服会影响后者吸收。

【注意事项】①服用本品期间，粪便呈黑褐色为正常现象。②服用本品期间不得服用其他铋制剂，且不宜大剂量长期服用，不得使用本品超过 4 周。

【规格】①胶囊剂：0.3g。②片剂：0.3g。③颗粒剂：0.3g。④复方铋合剂：100ml（含活性铋 24～32mg/ml）。

【贮藏】遮光、密封保存。

胶体果胶铋 Colloidal Bismuth Pectin

【别名】U 比乐、碱式果胶酸铋钾、碱式果酸铋钾、唯舒敏、维敏、安特、Bismuth Pectinum Colloidale。

【药理作用】为胃肠黏膜隔离剂，在酸性胃液中形成稳定的胶体，与胃溃疡表面具有很强的亲和力，能促进溃疡的愈合和炎症的消失，亦能刺激黏膜上皮细胞分泌黏液和杀灭幽门螺杆菌。

【适应证】用于胃及十二指肠溃疡，亦用于慢性浅表性胃炎、消化道出血等。与抗生素联合，用于胃幽门螺杆菌的根除治疗。

【体内过程】口服后很少吸收，血药浓度和尿中药物浓度极低，绝大部分以原药随粪便排出体外。痕量的铋吸收后主要分布于肝、肾等组织中，以肾脏居多，主要通过肾排泄。

【用法用量】餐前一小时口服，每次 150～200mg，每天 3～4 次。

【不良反应】偶有轻度便秘。

【相互作用】禁与牛奶同服。

【注意事项】服用本品期间，粪便呈黑褐色为正常现象。

【规格】①胶囊剂：50mg，100mg。②散剂：150mg。③颗粒剂：150mg。

【贮藏】遮光、密封保存。

米索前列醇 Misoprostol

【别名】喜克溃、Miso、Cytotec。

【药理作用】具有软化宫颈、增强子宫张力及宫内压的作用。与米非司酮序贯合用可显著增高或诱发早孕子宫自发收缩的频率和幅度。具有前列腺素 E 的药理活性，对胃肠道平滑肌有轻度刺激作用，大剂量时抑制胃酸分泌，增加胃黏膜血流量，加强胃黏膜屏障。

【适应证】胃及十二指肠溃疡；与米非司酮序贯合并使用，可用于终止停经 49 天内的早期妊娠。

【体内过程】口服后吸收迅速，给药后 30～60 分钟可达血药峰值，血浆蛋白结合率 80%～90%，半衰期为 1.55～1.77 小时，75%随尿排出，15%随粪便排出。不影响肝药酶活性。

【用法用量】①胃及十二指肠溃疡：每次 200μg，每天 4 次，餐前及睡前服用。②早孕：在服用米非司酮 36～48 小时后，单次空腹口服 600μg。

【不良反应】可见腹泻、消化不良、肠胀气、恶心、呕吐、月经过多、阴道出血、皮肤瘙痒、眩晕。

【相互作用】①服用 1 周内，避免服用阿司匹林和其他非甾体抗炎药。②避免同时使用含镁的抗酸药，可能会加重本品引起的腹泻。

【注意事项】①用于终止早孕时，必须与米非司酮配伍，严禁单独使用。②可引起头晕，应小心操作机器或驾驶车辆。

【规格】片剂：200μg。

【贮藏】密封、贮于阴凉干燥处。

铝碳酸镁 Hydrotalcite

【别名】碱式碳酸铝镁、水化碳酸氢氧化镁铝、氢氧化碳酸铝镁、达喜、唯泰、海地特、泰尔赛克、威地美、Talcid、Altacite。

【药理作用】与胃酸反应率达 98%～100%，抑制胃酸迅速、温和而持久。可吸附胃蛋白酶，从而抑制其活性，有利于溃疡面的修复。含有铝、镁两种金属离子，抵消了便秘和腹泻的副作用。

【适应证】适用于：①胃溃疡及十二指肠溃疡。②急、慢性胃炎及十二指肠壶腹炎。③反流性食管炎。④胃酸过多引起的胃部不适，如胃灼痛、反酸及腹胀、恶心、呕吐等症状的对症治疗。

【体内过程】治疗剂量的本品在胃肠道几乎不吸收，在服用 28 天（每天 6g）后，血清中的铝、镁、钙和其他矿物质仍处于正常范围中。

【用法用量】口服给药。①片剂：一般每次 0.5～1.0g，每天 3 次，于两餐之间及睡前服。十二指肠壶腹部溃疡 6 周为一个疗程，胃溃疡 8 周为一个疗程。②咀嚼片：每次 0.5～1.0g，每天 3 次，于两餐之间、睡前或胃部不适时咀嚼后服用。疗程同上。③悬胶液：每次 10ml，每天 3 次，于两餐之间及睡前服。

【不良反应】少而轻微，仅少数患者有胃肠道不适、消化不良、呕吐、粪便次数增多或糊状粪便，个别有腹泻。

【相互作用】①与酸性药物（如氯化铵等）合用时，其抗酸活性降低，故两者不能混合使用。②可影响或干扰其他药物的吸收，如四环素、环丙沙星、氧氟沙星、含铁药物、抗凝血药、熊去氧胆酸、地高辛及 H_2 受体拮抗剂等，因此上述药物必须在服用本品之间或之后 1～2 小时使用。

【注意事项】①如服用过量或出现严重不良反应，请立即就医。②儿童用量请咨询医师或药师，必须在成人监护下使用。孕妇及哺乳期妇女应咨询医师。

【规格】①咀嚼剂：0.5g。②颗粒剂：2g：0.5g。③片剂：0.5g。④混悬液：200ml：20g。

【贮藏】密封、存放于阴凉干燥处。

磷酸铝 Aluminum Phosphate

【别名】贵鼎康、吉福士、吉胃乐、洁维乐、益胃、裕尔、Alufos、Aluphosgel、Colphos、Fosfalugel、Phosgel、Phosphalugel。

【药理作用】能中和缓冲胃酸，使胃内 pH 升高，从而缓解胃酸过多的症状。与氢氧化铝相比，本品中和胃酸的能力较弱而缓慢，但不引起体内磷酸盐的丢失，不影响磷、钙平衡。凝胶剂的本品能形成胶体保护性薄膜，能隔离并保护损伤组织。

【适应证】适用于胃及十二指肠溃疡及反流性食管炎等胃酸过多的相关性疾病的抗酸治疗。

【体内过程】在体内几乎不被吸收。

【用法用量】口服，每天 2～3 次，或在症状发作时服用，每次 1～2 袋，相当于 20g 凝胶，应于使用前充分振摇均匀，亦可伴开水或牛奶服用。食管疾病于餐后给药，胃炎、胃溃疡于餐前半小时服用，十二指肠溃疡于餐后 3 小时及疼痛时服用。

【不良反应】偶可引起便秘，可给予足量的水加以避免。建议同时服用缓泻药。

【相互作用】①本品可减少或延迟下列药物的吸收：四环素类抗生素、呋塞米、地高辛、异烟肼、抗胆碱能药及吲哚美辛，和上述药物的给药间隔一般为 2 小时。②与泼尼松龙、阿莫西林、丙吡胺及西咪替丁合用，可能引起不利的相互作用。

【注意事项】①每袋凝胶含蔗糖 2.7g，糖尿病患者使用本品时，不超过 1 袋。②卧床不起或老年患者应用本品，有时会有便秘现象，此时可采用灌肠法。

【规格】凝胶剂：20g。

【贮藏】遮光、于室温保存。

马来酸伊索拉定 Irsogladine Maleate

【别名】艾索拉定、亚苏那啶、Irsogladinum。

【药理作用】为胃黏膜保护药，可强化胃黏膜上皮细胞间的结合，抑制上皮细胞的剥离、脱落和细胞间隙的扩大，从而增强胃黏膜细胞本身的稳定性，抑制有害物质透过黏膜，发挥黏膜防御作用，有增加胃黏膜血流量的作用。

【适应证】用于治疗胃溃疡，改善急性胃炎、慢性胃炎急性发作期的胃黏膜病变（糜烂、出血、充血、水肿）。

【体内过程】口服后 3.5 小时后达血药峰值。半衰期约 150 小时，代谢物几乎无药理活性。大部分随粪便排泄，小部分随尿排泄。健康成人服用本品 4mg，80 小时内自尿中排泄量约为用药量的 7%。连续用药未见蓄积。

【用法用量】口服，每天 4mg，分 1～2 次服用。老年患者应从小剂量（每天 2mg）开始，并酌情调整剂量。

【不良反应】偶见头晕、恶心、呕吐、便秘、腹泻、食欲缺乏，ALT、AST、碱性磷酸酶（ALP）、乳酸脱氢酶（LDH）轻度可逆性升高，偶见皮疹，应停药。

【相互作用】尚不清楚。

【注意事项】肝功能异常者及高龄患者慎用。

【规格】片剂：2mg，4mg。

【贮藏】密封、于干燥处保存。

丙谷胺 Proglumide

【别名】丙谷酰胺。

【药理作用】①能明显抑制胃泌素引起的胃酸和胃蛋白酶的分泌，对胃黏膜有保护和促进愈合作用，能改善消化性溃疡的症状和促使溃疡愈合。②具有利胆作用。

【适应证】用于治疗胃及十二指肠溃疡。

【体内过程】口服吸收迅速，生物利用度为 60%～70%，2 小时血药浓度达峰值，最小有效血药浓度为 2μg/ml，半衰期为 3.3 小时，主要分布于胃肠道、肝、肾，经肾、肠道排出。

【用法用量】口服。①成人：每次 0.4g，每天 3～4 次，餐前 15 分钟服用，连续服用 30～60 天，亦可根据胃镜或 X 线检查结果决定用药时间。②儿童：每次 10～15mg/kg，每天 3 次，餐前 15 分钟服用，疗程视病情而定。

【不良反应】偶有口干、便秘、瘙痒、失眠、腹胀、下肢酸胀等不良反应，一般不需要特殊处理；个别报道有暂时性白细胞减少和轻度氨基转移酶升高。

【相互作用】不影响其他药物的代谢，若与其他抗溃疡药物如 H_2 受体拮抗剂同时使用，可加强抑制胃酸分泌作用而加速溃疡愈合。

【注意事项】①抑制胃酸分泌的作用较弱，临床很少单独用于治疗溃疡病，多与其他药物联合使用，但其利胆作用越来越受到重视。②用药期间应避免烟、酒及刺激性食物和精神创伤。

【规格】①片剂：0.2g。②胶囊剂：0.2g。

【贮藏】遮光、密封保存。

碱式碳酸铋 Bismuth Subcarbonate

【别名】次碳苍、次碳酸铋、Bismuth Oxycarbonate、Bismuthi Carbonicum Basicum。

【药理作用】本品为中和胃酸及收敛药，可通过吸附肠道内毒素、细菌、病毒，并在胃肠黏膜创面形成一层薄的保护膜，在毒素与黏膜细胞结合之前将其阻止在肠腔内，从而起到保护胃肠黏膜及收敛作用。同时，本品可与肠腔内异常发酵所产生的 H_2S 相结合，抑制肠蠕动，起到止泻作用。此外，本品渗透入胃黏液还能杀灭居于其中的幽门螺杆菌。

【适应证】用于缓解胃酸过多引起的胃痛、胃灼热、反酸及慢性胃炎。也可用于轻度烧伤、溃疡及湿疹等。

【体内过程】口服仅微量吸收，随粪便排泄。

【用法用量】口服，每次 0.3～0.6g，每天 3 次，餐前服用；局部给药，糊剂涂患处。

【不良反应】偶见可逆性精神失常，用药期间舌苔和粪便可呈黑色，大量及长期服用，可致碱血症和便秘。

【相互作用】可降低乳酸杆菌、乳酶生疗效；可减少口服地高辛的吸收；本品可因螯合作用而减少四环素、土霉素、环丙沙星等药物的吸收。

【注意事项】一般使用本品不宜超过 2 日，不得与牛奶同服。由细菌感染所致的肠炎，宜先控制感染。

【规格】①片剂：0.3g，0.5g。②糊剂：25%。

【贮藏】遮光、密封保存。

醋氨己酸锌　Zinc Acexamate

【别名】卫可欣、常为康、安易、依安欣。

【药理作用】能增加胃黏膜血流量，促进细胞再生，并可通过谷胱甘肽的巯基形成硫醇酸盐来维持细胞膜的稳定，保护胃黏膜；还可抑制肥大细胞脱颗粒，防止组胺增加及刺激胃酸分泌，起到轻度抑制胃酸分泌的作用，使溃疡的生成降低。

【适应证】用于治疗胃及十二指肠溃疡。

【体内过程】口服后少量的锌被吸收到血液中，4 小时后血锌浓度低于 0.5μg/ml。吸收的锌在体内分布广泛，半衰期约为 1.31 小时。主要经胃肠道排出体外，少量经肾排出。

【用法用量】口服，每次 0.15～0.3g，每天 3 次，餐后服用，疗程 4～6 周。

【不良反应】少数患者有头晕、恶心、呕吐、便秘等症状，但都不影响治疗。

【相互作用】与四环素同时服用会抑制后者的吸收，不宜同服。

【注意事项】长期连续服用本品，可能影响血铜浓度，如治疗需要，应间隔一定时间后再使用。

【规格】①胶囊剂：0.15g。②片剂：0.15g。

【贮藏】密封保存。

复方铝酸铋　Compound Bismuth Aluminate

【别名】胃必治、Bisuc。

【药理作用】所含的铝酸铋可在溃疡表面形成保护膜，加速愈合，并且能够杀灭幽门螺杆菌；碳酸氢钠、碳酸镁可中和部分胃酸，利于溃疡的愈合；其他辅助成分有消除大便秘结和胃肠胀气等作用。

【适应证】用于胃溃疡、十二指肠溃疡、慢性浅表性胃炎、胃酸过多和十二指肠球炎等。

【体内过程】口服之后在胃黏膜及溃疡表面形成保护膜，不被胃肠道吸收，通过肠道排出体外。

【用法用量】①每次 1～2 片，每天 3 次，餐后嚼碎用水吞服，疗程为 1～3 个月，以后可减量维持以防止复发。②每次 1～2 袋，每天 3 次，餐后服用（将颗粒倒入口中，用水送服）。

【不良反应】偶见便秘、稀便、口干、失眠、恶心、腹泻，停药后可自行消失。服药期间，粪便呈黑色属正常现象；如呈稀便时，可减量服用。

【相互作用】含有多价铝离子、镁离子，可与四环素类药物形成络合物而影响其吸收。

【注意事项】①用药不可间断，服药后 10 天左右，自觉症状减轻或消失，但这只说明病情的好转，并不表示已经痊愈，仍应按上述用法与用量继续用药，直到完成一个疗程。病愈后，为避免复发，可将剂量减至每天 1～2 片，在主餐后服用。②服用本品时，一般不需禁忌任何食品，但如有严重胃病者，应禁忌饮酒，少食煎炸油腻食品。③肾功能不全者禁用。

【规格】①片剂：每片含铝酸铋 200mg、重质碳酸镁 400mg，碳酸氢钠 200mg，甘草浸膏粉 300mg，弗朗鼠李皮 25mg，茴香粉 10mg。②颗粒剂：每袋含铝酸铋 200mg，重质碳酸镁 400mg，碳酸氢钠 200mg，甘草浸膏粉 300mg，弗朗鼠李皮 25mg，茴香粉 10mg。

【贮藏】密封，在干燥处保存。

氢氧化铝　Aluminium Hydroxide

【别名】水合氢氧化铝、Algeldrate。

【药理作用】为弱碱性化合物，可直接中和胃酸，与胃液形成凝胶，附着于溃疡表面形成一层保护膜，慢性肾衰竭患者服用大剂量本品后可减少磷酸盐的吸收，减轻酸血症。

【适应证】用于胃酸过多、胃及十二指肠溃疡、反流性食管炎、上消化道出血及高磷酸盐血症。

【体内过程】在胃内作用时效的长短与胃排空快慢有关。空腹服药作用可持续 20～30 分钟，餐后 1～2 小时服药作用时效可延长至 3 小时。在胃内可少量转变为可溶性的氯化铝自胃肠道吸收，随尿排泄。大部分以磷酸铝、碳酸铝及脂肪酸盐类形式随粪便排出。

【用法用量】口服，凝胶剂 0.2～0.4g，每天 3～4 次，餐前 1 小时或睡前服；片剂 0.14g，每天 3～4 次，或每天 400～840mg（用于补镁）。

【不良反应】①可致便秘，与剂量有关，不宜长期使用。②肾功能不全患者可导致血中铝离子浓度升高，引起痴呆等中枢神经系统病变。③干扰肠内磷的吸收，长期使用可产生低磷血症、骨质疏松和骨软化症等。

【相互作用】①含有多价铝离子，可与四环素类药物形成络合物而影响其吸收。②可通过多种机制干扰地高辛、奎宁、奎尼丁、氯丙嗪、普萘洛尔、吲哚美辛、异烟肼、香豆素类（如华法林）、维生素及巴比妥酸盐类的吸收或消除。

【注意事项】①能妨碍磷的吸收，故不宜长期大量使用。②治疗胃出血时宜用其凝胶剂；肾功能不全患者慎用。

【规格】①凝胶剂：500ml∶20g。②片剂：0.14g，0.4g，0.42g。

【贮藏】密闭阴凉处保存，但不得冰冻。

复方氢氧化铝 Compound Aluminium Hydroxide

【别名】胃舒平。

【药理作用】为氢氧化铝、三硅酸镁与颠茄流浸膏组成的复方制剂，前两者可中和过多的胃酸，后者既能抑制胃液分泌，解除胃平滑肌痉挛，又可延缓胃排空。

【适应证】用于缓解胃酸过多引起的胃痛、胃灼热、反酸，也可用于慢性胃炎。

【体内过程】极少量的氢氧化铝在胃内转变成可溶性的氯化铝被吸收，并从尿中排泄，大部分铝离子在肠内结合成不溶解的铝盐，如磷酸盐、碳酸盐及脂肪酸盐，自粪便排出。本品起效缓慢，在胃内作用时效的长短与胃排空快慢有关。空腹服药作用可持续20～30分钟，餐后1～2小时服药时效可能延长到3小时。

【用法用量】口服，成人每次 2～4 片，每天 3 次，餐前半小时或胃痛发作时嚼碎后服。

【不良反应】长期大剂量服用，可致严重便秘，粪便结块引起肠梗阻；老年人长期服用，可致骨质疏松；肾功能不全患者服用后，可能出现血铝升高。

【相互作用】①服药后 1 小时内应避免服用其他药物，因氢氧化铝可与其他药物结合而降低

吸收，影响疗效。②与肠溶片同服，可使肠溶片加快溶解，不应同用。

【注意事项】①阑尾炎、急腹症患者禁用。②本品连续使用不得超过 7 天，症状未缓解，请及时就医。③妊娠期最初 3 个月、肾功能不全者、长期便秘者慎用。④因本品能妨碍磷的吸收，故不宜长期大剂量使用，低磷血症（如吸收不良综合征）患者慎用。⑤前列腺肥大、青光眼、高血压、心脏病、胃肠道阻塞性疾病、甲状腺功能亢进、溃疡性结肠炎等患者慎用。

【规格】片剂：每片含氢氧化铝 0.245g、三硅酸镁 0.105g、颠茄流浸膏 0.0026ml。

【贮藏】密封，在干燥处保存。

盖胃平 Gaviscon

【别名】海藻酸铝镁

【药理作用】为氢氧化铝、三硅酸镁与海藻酸组成的复方制剂，可中和过多的胃酸。

【适应证】参见复方氢氧化铝。

【体内过程】口服后绝大部分自粪便排出体外。

【用法用量】口服，成人每次 3～6 片，每天 3 次，餐前半小时或胃痛发作时嚼碎后服。

【不良反应】长期大剂量服用，可致严重便秘，粪结块引起肠梗阻；老年人长期服用，可致骨质疏松；肾功能不全患者服用后，可能引起血铝升高。

【相互作用】①与阿托品类药物合用时，后者吸收可能降低而影响疗效。②与地高辛合用时，后者吸收可被抑制，血药浓度降低。③本品可降低地西泮类药物的吸收率。④与异烟肼合用时，异烟肼的吸收可能延迟并减少。⑤与左旋多巴合用时，左旋多巴的吸收可能增加，胃排空缓慢者尤其明显。⑥应避免与氯丙嗪配伍使用，因本品可抑制后者的吸收。

【注意事项】①严重肾功能不全、阑尾炎、急腹症或肠梗阻、溃疡性结肠炎、慢性腹泻者禁用。②因本品能影响磷的吸收，故不宜长期大剂量使用，低磷血症（如吸收不良综合征）患者慎用。③妊娠期最初 3 个月慎用。

【规格】片剂：每片含三硅酸镁 8.3mg，氢氧化铝 33.3mg，海藻酸 0.167g。

【贮藏】密封保存。

维 U 颠茄铝 Vitamin U Belladonna and Aluminium Hydroxide

【别名】斯达舒。

【药理作用】为维生素 U、氢氧化铝和颠茄浸膏的复方制剂。维生素 U 可促进肉芽发育和黏膜再生；氢氧化铝为抗酸药，能中和过多的胃酸，缓解胃痛及胃烧灼感；颠茄浸膏可抑制腺体分泌，解除平滑肌痉挛引起的疼痛。

【适应证】参见复方氢氧化铝。

【体内过程】氢氧化铝仅少量自肠内吸收，大部分自粪便排出。起效缓慢，在胃内作用时效的长短与胃排空的快慢有关。空腹作用可持续 20～30 分钟，餐后 1～2 小时服药时效可能延长到 3 小时。颠茄浸膏口服自胃肠道吸收迅速，主要由细胞水解酶分解作用持续时间 4 小时，经肾排泄。

【用法用量】口服，成人每次 1 粒（片），每天 3 次，餐前半小时或胃痛发作时嚼碎后服。

【不良反应】①可见便秘、出汗减少、口鼻咽喉及皮肤干燥、视物模糊、排尿困难（尤其老年人）。②少见眼痛、眼压升高、过敏性皮疹、味觉异常、呼吸变慢及极度疲乏无力等症状。

【相互作用】①服药后 1～2 小时应避免摄入其他药物，因可能与氢氧化铝结合而降低吸收率，影响疗效。②与西咪替丁、雷尼替丁合用，对解除十二指肠溃疡疼痛症状有效，但应至少间隔 1 小时服用，因可使西咪替丁、雷尼替丁的吸收减少。③与洋地黄苷类合用，影响后者的吸收，血药浓度下降。④与肠溶片合用，可使肠溶衣加快溶解，对胃和十二指肠有刺激作用。⑤与尿碱化药合用时，包括碳酸酐酶抑制药等，颠茄排泄延迟，疗效和毒性都可增强。⑥与金刚烷胺、美克洛嗪、吩噻嗪类药、其他抗胆碱药、扑米酮、普鲁卡因胺、三环类抗抑郁药等合用时，颠茄的毒副反应可加剧。⑦与抗酸药、吸附性止泻药等合用时，颠茄吸收减少，疗效减弱，至少应间隔 1 小时服用。⑧与可待因或美沙酮等合用时可发生严重便秘，导致麻痹性肠梗阻和（或）尿潴留。⑨与甲氧氯普胺合用时，其促进胃肠运动的作用可被颠茄所拮抗。⑩与单胺氧化酶抑制剂呋喃唑酮、丙卡巴肼等合用时，颠茄在肝脏的解毒被阻断，其抗 M 胆碱作用的不良反应增强。

【注意事项】①有便秘，甚至形成粪结块。②氢氧化铝用量大时可吸附胆盐，因而减少脂溶性维生素的吸收，特别是维生素 A。③对阿托品或其他颠茄生物碱不耐受者，对颠茄也可产生不耐受。④下述疾病患者慎用：心脏病特别是心律失常、充血性心力衰竭、冠心病、二尖瓣狭窄、反流性食管炎、胃肠道阻塞性疾病、青光眼（闭角型或潜在型）、急性出血伴有心血管功能不全、中度肝肾功能不全、高血压、甲状腺功能亢进、重症肌无力、自主神经疾病、前列腺肥大、尿路非阻塞性（膀胱胀力减低）疾病及尿路阻塞性疾病、溃疡性结肠炎。⑤老年患者在常用量下即可出现烦躁、震颤、昏睡或谵妄等症状，并容易发生抗毒蕈碱样不良反应，如便秘、口干和尿潴留（尤其是男性）及诱发未经诊断的青光眼、肠道松弛无力，对已有麻痹性肠梗阻先兆老年患者，有导致完全性肠梗阻的危险。故老年患者慎用。

【规格】胶囊剂：每粒含维生素 U（碘甲基蛋氨酸）50mg、氢氧化铝 140mg、颠茄浸膏 10mg。

【贮藏】密封，在干燥处保存。

复方次硝酸铋 Compound Bismuth Nitroxylate

【别名】乐胃、胃速乐、乐得胃、胃得乐。

【药理作用】为碱式硝酸铋、碳酸氢钠与大黄粉的复方制剂。碱式硝酸铋呈分散微细颗粒，能牢固附着在胃及十二指肠黏膜上，形成保护膜，促进黏膜再生，使受损组织愈合；碳酸氢钠与碳酸镁为抗酸药，能中和胃酸，缓解因胃酸过多而致的胃烧灼感、胃痛；大黄有轻泻作用，可对抗硝酸铋引起的便秘。

【适应证】用于缓解胃酸过多引起的胃痛、胃灼热、反酸。

【体内过程】口服后在肠道内分解，在尿中及内脏中均有微量铋分布。

【用法用量】口服，成人每次 3 片；每天 3 次。餐后嚼服或溶于温开水中服用。

【不良反应】可引起呃逆，胃肠胀气。

【相互作用】①不宜与抗酸药同时使用。②不得与牛奶同服。③与四环素类合用，可干扰后者的吸收。

【注意事项】①6 岁以下儿童、孕妇及哺乳期妇女禁用。②胃酸缺乏、急性胃黏膜病变及肾功能不全患者禁用。③少尿或无尿、高血压、心脏病并不明原因的急性剧烈腹痛患者慎用。④治疗期间不得饮酒或含有乙醇的饮料，少食煎炸油腻食品。⑤服药期间粪便呈黑色，属正常现象。⑥老年患者慎用。

【规格】片剂：每片含次硝酸铋 0.35g，碳酸镁 0.4g，碳酸氢钠 0.2g，大黄 25mg。

【贮藏】密封，在干燥处保存。

15.1.2　质子泵抑制剂

奥美拉唑　Omeprazole

【别名】洛赛克、奥克、奥西康、克迪圣、康奥、奥斯坦、金洛克、伟好舒、彼司克、海美拉、洛凯、丽奥佳、喔米哌唑、沃必唑、Losec、Moprial。

【药理作用】为胃壁细胞质子泵抑制剂，能特异性地抑制胃壁细胞顶端膜构成的分泌性微管和胞质内的管状泡上的 H^+，K^+-ATP 酶，从而有效抑制胃酸的分泌。

【适应证】用于消化性溃疡、上消化道出血、佐林格-埃利森综合征及反流性食管炎等。

【体内过程】口服后迅速被吸收，吸收具有制剂依赖性，也具有剂量依赖性，食物对其吸收无影响。当用量加至 40mg 以上时，其血药浓度呈非线性。几乎全部在肝内代谢，主要通过 CYP2C19 代谢，大部分代谢物快速随尿排出。蛋白结合率约为 95%。

【用法用量】口服或静脉注射，或以同样剂量加入适合的输液 100ml 中于 20~30 分钟静脉输注，每天 1 次。①减轻与胃酸分泌过多有关的消化不良，每次 10mg 或 20mg。②针对胃食管反流，一般每次 20~40mg，连用 4~12 周，维持治疗每天可服 20mg，儿童可给予 0.7~1.4mg/kg，最大剂量为每天 40mg。③治疗消化性溃疡，口服 20mg，重症者每天可用 40mg，治疗胃溃疡疗程 8 周，十二指肠溃疡 4 周。④佐林格-埃利森综合征，初始剂量 60mg，一般每天 20~120mg 即可控制症状，剂量超过每天 80mg 时，应分 2 次服用。

【不良反应】有恶心、头痛、腹泻、便秘和腹胀等，偶见氨基转移酶增高及皮疹、嗜睡、眩晕、失眠等。

【相互作用】①可使地西泮、双香豆素、苯妥英钠钠、华法林、硝苯地平等半衰期延长。②能显著升高胃内 pH，可增高地高辛等药的吸收。

【注意事项】①治疗胃溃疡时应排除胃癌后才能使用本品，以免延误诊断和治疗。②用药期间，应定期检查血常规、肝肾功能，不良反应严重者，应考虑逐步减量停药。

【规格】①胶囊剂：20mg。②片剂：10mg，20mg。③注射剂：20mg，40mg。

【贮藏】密封，贮藏于阴凉干燥处。

艾司奥美拉唑　Esomeprazole

【别名】埃索美拉唑、埃索他拉唑、耐信、左旋奥美拉唑、Nexium。

【药理作用】同奥美拉唑。

【适应证】用于胃食管反流性疾病（GERD）、糜烂性反流性食管炎的治疗，已经治愈的食管炎患者防止复发的长期维持治疗，胃食管反流性疾病的症状控制，与适当的抗菌药物合用根除幽门螺杆菌，防止与幽门螺杆菌相关的消化性溃疡复发。

【体内过程】①口服吸收迅速，1~2 小时可达血药峰值。每天 1 次重复给药后，绝对生物利用度为 89%，健康受试者稳态表观分布容积约为 0.22L/kg，血浆蛋白结合率为 97%。本品大部分由 CYP2C19 代谢为羟化物和去甲基代谢物，其余由 CYP3A4 代谢为埃索美拉唑砜。

【用法用量】口服、静脉注射或静脉注输，成人每次 20~40mg。静脉注射（经 3 分钟以上）或静脉输注（经 15~30 分钟）时，可用 0.9%氯化钠注射液、5%葡萄糖注射液或乳酸林格注射液溶解。①糜烂性反流性食管炎的治疗，每次 40mg，每天 1 次，连服 4 周，对于食管炎未治愈或持续有症状的患者建议再服药治疗 4 周。②已经治愈的食管炎患者防止复发的长期维持治疗，每次 20mg，每天 1 次。③胃食管反流性疾病的症状控制，没有食管炎的患者，每次 20mg，每天 1 次，如果用药 4 周症状未获控制，应对患者做进一步的检查，一旦症状消除，随后的症状控制可采用按需疗法。④与适当的抗菌药物联合用药根除幽门螺杆菌：埃索美拉唑镁肠溶片 20mg+阿莫西林 1g+克拉霉素 500mg，每天 2 次，共 7 天。⑤体重≥55kg 的 1~17 岁儿童，每次 20mg，每天 1 次；体重<55kg 的 1~17 岁儿童，每次 10mg，每天 1 次；1 个月至 1 岁幼儿，每次 0.5mg/kg。

【不良反应】可见头痛、腹痛、腹泻、腹胀、恶心、呕吐、便秘；少见皮炎、瘙痒、荨麻疹、头晕、口干。

【相互作用】【注意事项】参见奥美拉唑。

【规格】①片剂、胶囊剂：20mg，40mg。②口服混悬剂：2.5mg，5mg，10mg，20mg，40mg。③注射剂：20mg，40mg。

【贮藏】密封，在 30℃以下保存。

兰索拉唑　Lansoprazole

【别名】达克普隆、兰悉多、普托平、兰索、Ogast、Prevacid、Takepron。

【药理作用】主要通过抑制胃黏膜壁细胞的质子泵，即抑制 H^+，K^+-ATP 酶的活性，从而强有力并持久地抑制胃酸分泌。

【适应证】用于胃及十二指肠溃疡、吻合部溃疡、佐林格-埃利森综合征及反流性食管炎。

【体内过程】口服本品 30mg 后，约 1.5 小时达血药峰值。生物利用度约 80%，血浆蛋白结合率约 97%，半衰期为 1.4～2 小时，但作用时间却很长。服药后 24 小时后尿排泄率为 13%～14%，在体内无蓄积作用，但老年人和肝病患者的清除率降低。

【用法用量】口服，每次 15～30mg，每天 1 次。静脉滴注，通常成年人每次 30mg，一日 2 次，疗程不超过 7 天。一旦患者可以口服药物，应改换为本品的口服剂型。

【不良反应】有皮疹、瘙痒等过敏反应，另有便秘、腹泻、口干、腹胀、头痛、贫血、白细胞减少、嗜酸性粒细胞增多及发热等反应，罕见失眠。

【相互作用】【注意事项】见奥美拉唑。

【规格】①片剂：15mg，30mg。②胶囊剂：15mg，30mg，60mg。③注射剂：30mg。

【贮藏】密封、贮藏于阴凉干燥处。

泮托拉唑　Pantoprazole

【别名】贲妥拉唑、潘妥洛克、泮立苏、潘美路、韦迪、卫可安、诺森、富诗坦、泰美尼克、思达美克、健朗晨、Pantoloc。

【药理作用】通过特异性地作用于胃黏膜壁细胞，降低壁细胞中的 H^+，K^+-ATP 酶的活性，从而抑制胃酸的分泌。与奥美拉唑和兰索拉唑相比，本品对细胞色素 P450 依赖酶的抑制作用较弱。

【适应证】用于十二指肠溃疡、胃溃疡、急性胃黏膜病变、复合性胃溃疡所致急性上消化道出血及中、重度反流性食管炎。

【体内过程】药动学呈线性特征，静脉注射、静脉滴注或口服 10～18mg，AUC 和血药峰值均随剂量增加而成比例增加，其表观分布容积为 0.15L/kg，清除率为 0.1L/（kg·h），消除半衰期约为 1 小时。蛋白结合率为 98%。几乎全部在肝内经 CYP 酶系代谢，大部分代谢物（80%）随

尿排出，余见于粪便中。

【用法用量】口服，每次 20～40mg，每天 1 次。静脉滴注：40mg，每天 1～2 次。临用前将 10ml 专用溶剂注入冻干粉小瓶内，再将溶解后的液体加入 100ml 氯化钠注射液中稀释后给予，13～50 分钟滴完。

【不良反应】偶见头晕、失眠、嗜睡、恶心、腹泻、便秘、皮疹和肌肉疼痛。大剂量使用时可出现心律失常、氨基转移酶升高、肾功能改变、粒细胞降低。

【相互作用】可能减少生物利用度取决于胃 pH 药物（如酮康唑）的吸收。凡通过细胞色素 P450 酶代谢的其他药物均不能排除与本品有相互作用的可能性。

【注意事项】①当怀疑胃溃疡时，应首先排除癌症的可能性，以免延误诊断。②溶解和稀释后必须在 4 小时内用完，禁用其他溶剂或药物溶解和稀释。

【规格】①注射剂：40mg。②胶囊剂：20mg，40mg。③片剂：40mg。

【贮藏】密封、保存于室温下。

雷贝拉唑　Rabeprazole

【别名】信卫安、瑞波特、波利特、安斯菲、济诺、雨田青、Pariet。

【药理作用】是一种新型的质子泵抑制剂，与奥美拉唑相比，雷贝拉唑抑制 H^+，K^+-ATP 酶作用更强，对基础胃酸和各种刺激引起的胃酸分泌均有抑制作用，而且抑制可恢复；对血浆胃泌素水平影响较少；具有选择性强烈抑制幽门螺杆菌作用。

【适应证】用以治疗胃酸相关性疾病，如消化性溃疡、胃食管反流性疾病、佐林格-埃利森综合征及上消化道出血。

【体内过程】本品肠溶片口服后达峰时间为（2.78±1.1）小时，血浆蛋白结合率为 96.3%。在体内广泛代谢，约 90% 的药物随尿液排泄，其余随粪便排泄，在尿液和粪便中均未检出原形药物。肠溶片口服后的消除半衰期为（1.84±0.50）小时。

【用法用量】成人剂量是口服每次 10～20mg，每天 1～2 次，病情严重时，剂量可增加到 20mg，每天 2～4 次。

【不良反应】主要不良反应为便秘、湿疹、头痛和腹泻。停药后自行消失。

【相互作用】与地高辛或酮康唑合用，影响后两者的药动学，因为它们的吸收依赖于胃的酸度。

【注意事项】①治疗胃溃疡时应排除胃癌后才能使用本品，以免延误诊断和治疗。②用时需从小剂量开始并监测肝功能。

【规格】①片剂：10mg，20mg。②胶囊剂：10mg。

【贮藏】密封、置于室温下。

15.1.3　H₂受体拮抗剂

西咪替丁　Cimetidine

【别名】甲氰咪胍、甲氰咪胺、泰胃美、长富优舒、瑞咪汀、西尼迪、卫咪丁、Tagamet、Cimetimax。

【药理作用】为组胺 H₂ 受体拮抗剂，具有抑制胃酸分泌的作用，对化学刺激引起的腐蚀性胃炎有预防和保护作用。此外，本品有抗雄激素作用，还能减弱免疫抑制细胞的活性，增强免疫反应，从而阻抑肿瘤转移。

【适应证】用于消化性溃疡、上消化道出血、反流性食管炎、佐林格-埃利森综合征等；也可用于急性胰腺炎、胰腺囊样纤维变及恶性肿瘤的辅助治疗。

【体内过程】口服迅速吸收，空腹时，约 1 小时可达血药峰值，存在肠肝循环，约在 3 小时后可获第 2 峰值。食物可延迟吸收，并稍微减少药物的吸收量，峰值可能在 2 小时后出现。因有首过代谢，口服后的生物利用度为 60%～70%。本品广泛分布，分布容积约为 1L/kg，蛋白结合率仅为 20%，血浆消除半衰期约为 2 小时，肾功能不全患者可见延长。本品部分在肝内代谢为硫氧化物和羟甲西咪替丁，但大部分的原药随尿排出。可透过胎盘，也可进入乳汁。

【用法用量】①成人，口服：每次 0.2～0.4g，每天 2～4 次，或 0.8g 睡前一次服用。肌内注射：每次 0.2g，每 6 小时 1 次。静脉注射：每次 0.2g，4～6 小时 1 次。静脉滴注：每次 0.2～0.6g。每天剂量不宜超过 2g。②儿童，大于 1 岁者可给予 25～30mg/d，分次用，口服或注射均可；小于 1 岁者，可给予 20mg，分次用。③肾功能不全患者可按以下方法给药：肌酐清除率（CC）=0～15ml/min，给药 200mg，每天 2 次；CC=15～30ml/min，200mg，每天 3 次；CC=30～50ml/min，200mg，每天 4 次；CC＞50ml/min，给予常用量。

【不良反应】常见恶心、呕吐、口苦、口干、腹泻、腹胀等。亦可引起头晕、嗜睡和精神障碍等现象。大剂量可出现男子乳腺发育、溢乳、性欲减退或阳痿等，对骨髓有可逆性抑制作用。

【相互作用】①与华法林、阿司匹林、地高辛、茶碱类、苯妥英钠类等药物合用时，应减少剂量。②氢氧化铝等抗酸药或甲氧氯普胺可使本品吸收减少。③可降低硫糖铝、四环素、酮康唑等的作用。④与阿片类药物合用，可使慢性肾衰竭患者产生呼吸抑制、精神错乱和定向力障碍等，应减少阿片类制剂的用量。⑤与氨基糖苷类抗生素合用时可能导致呼吸抑制或呼吸停止。⑥本品的神经毒性症状与中枢抗胆碱药所致症状极为相似，应避免与中枢抗胆碱药同时使用，以免加重中枢神经毒性反应。

【注意事项】在治疗前应排除癌性溃疡；突然停药可致高酸度问题，可能导致溃疡穿孔。

【规格】①片剂：0.2g，0.4g，0.8g。②注射剂：0.2g，0.4g。

【贮藏】密封、遮光贮存。

雷尼替丁　Ranitidine

【别名】甲硝呋胍、呋喃硝胺、胃安太定、西斯塔、兰百幸、善胃得、东易、瑞倍。

【药理作用】为组胺 H₂ 受体拮抗剂。能抑制基础胃酸和刺激引起的胃酸分泌，可使胃酸减少、胃蛋白酶活性降低，而且具有速效和长效的特点。

【适应证】用于消化性溃疡、反流性食管炎、佐林格-埃利森综合征及上消化道出血等。

【体内过程】口服后快速吸收，2～3 小时可达血药峰值。由于首过代谢，生物利用度约为 50%。肌内注射后快速吸收，生物利用度为 90%～100%，血浆消除半衰期为 2～3 小时，蛋白结合率仅 15%。小部分本品在肝内被代谢成 N-氧化物和 S-氧化物；前者虽是主要的代谢物，但仅及用量的 4%。约有 30%口服剂量和 70%静脉注射用量以原药随尿排出，其余见于粪便中。

【用法用量】口服，每次 0.15～0.4g，每天 2 次，或 0.3g 睡前一次服用。静脉注射或肌内注射，每次 25～50mg，每 4～8 小时 1 次。静脉滴注，每次 0.1～0.3g。

【不良反应】常见头痛及眩晕。可引起 ALT 可逆性升高（雷尼替丁肝炎）。偶有发热、男子乳腺发育、肾炎及静脉注射部位瘙痒、发红等。

【相互作用】与茶碱类药物合用可使其血浓度升高，可减少伊曲康唑、酮康唑、头孢呋辛、地西泮、维生素 B_{12} 等药的吸收。

【注意事项】①肝、肾功能不全者应调整剂量。②胃溃疡患者在开始治疗前应排除恶性肿瘤的可能性。③本品与非甾体抗炎药同时服用者，应定期进行检查，特别是老年人和有消化性溃疡史的患者。

【规格】①片剂：0.15g。②胶囊剂：0.35g。③注射剂：0.05g，0.1g。

【贮藏】密封、遮光贮存。

法莫替丁 Famotidine

【别名】高舒达、信法丁、贝兰德、保维坚、盖世特、立复丁、卡玛特、唯天、天泉维欣、捷可达、Pepcid、Pepcidin。

【药理作用】为组胺 H_2 受体拮抗剂。对胃酸分泌具有明显的抑制作用，作用强度比西咪替丁强 30 多倍，比雷尼替丁强 6～10 倍。

【适应证】用于胃及十二指肠溃疡、吻合口溃疡、反流性食管炎、上消化道出血、佐林格-埃利森综合征。

【体内过程】口服后迅速被吸收，生物利用度 45%，2～3 小时可达血药峰值。口服或静脉注射的半衰期约为 3 小时。血浆蛋白结合率为 151%～218%。主要分布于肾、肝、颌下腺及胰腺等处，但不透过胎盘。主要经肾排泄，少量经胆汁、乳汁排出。

【用法用量】口服：每次 20mg，每天 2 次，或 40mg 睡前顿服。静脉注射或静脉滴注：每次 20mg，每天 2 次。肾功能不全应予以减量，CC＜10ml/min 时仅用全量的 50%，或者延长用药的间隔时间。

【不良反应】有皮疹、消化道不适、白细胞下降、一过性氨基转移酶升高、血压升高、脉搏加快、颜面潮红、头痛、眩晕和幻觉等症状。

【相互作用】可使茶碱类药物毒性增强。

【注意事项】用前应排除癌性溃疡。

【规格】①片剂：20mg。②颗粒：20mg。③注射剂：20mg。

【贮藏】密封、遮光贮存。

枸橼酸铋雷尼替丁 Ranitidine Bismuth Citrate

【别名】金得乐、瑞倍、舒威。

【药理作用】为枸橼酸铋和雷尼替丁经过化学合成的一种新型抗胃酸分泌及胃黏膜保护药，既具有雷尼替丁的 H_2 受体拮抗剂的抑制胃酸分泌作用，又有胶体铋抗幽门螺杆菌和保护胃黏膜的作用，其生物作用优于枸橼酸铋和雷尼替丁的混合物。

【适应证】用于消化性溃疡的治疗，也可用于根治幽门螺杆菌（与抗菌药联用）。

【体内过程】口服本品 0.35g 后，雷尼替丁 2.6 小时左右达到血药峰值，其后快速下降，70% 由肾脏消除，半衰期为 2.3 小时。铋 0.5 小时达到血药峰值，远远低于可能引起铋的不良反应症状的浓度（100μg/L），其后快速下降。

【用法用量】成人每次 0.4g，每天 2 次，餐前或餐后服。治疗十二指肠溃疡，疗程 4 周。治疗良性胃溃疡，疗程 6～8 周。治疗幽门螺杆菌阳性的十二指肠溃疡，疗程 4 周，开始 2 周联用克拉霉素每次 0.5g，每天 2～3 次（每天总剂量 1～1.5g）。

【不良反应】主要有过敏反应，罕见皮肤瘙痒、皮疹等；胃肠功能紊乱如恶心、腹泻、腹部不适、便秘等；可能出现短暂的肝功能异常；偶见头痛、关节痛，罕见粒细胞减少。

【相互作用】①不宜与抗酸药同时使用。②不得与牛奶同服。③与四环素类合用，可干扰后者的吸收。

【注意事项】①不建议用于孕妇、哺乳期妇女及儿童。②粪便变黑，舌苔发黑，属于正常现象，停药后即会消失。③不宜长期使用，连续使用不宜超过 6 周。④与抗生素合用，应注意抗生素的使用说明。⑤有急性卟啉症病史或肌酐清除率＜25ml/min 者，不能采用本品与克拉霉素联合治疗幽门螺杆菌的方案。

【规格】片剂或胶囊剂：0.2g。

【贮藏】遮光、密封，在干燥处保存。

15.2　助消化药

乳酶生 Lactasin

【别名】表飞鸣。

【药理作用】为活乳酸杆菌的干制剂，能使肠内糖类酵解，产生乳酸，使肠内酸度提高，抑制腐败菌的繁殖和防止蛋白质发酵，从而抑制肠内产气。

【适应证】治疗消化不良、肠内异常发酵、小儿消化不良性腹泻及防治广谱抗生素长期使用的二重感染等。

【体内过程】尚不清楚。

【用法用量】口服，成人每次 0.3～1g，每天 3 次，餐后服用。5 岁儿童以上每次 0.3～0.6g，每天 3 次。5 岁以下每次 0.2～0.3g，每天 3 次。1 岁以下每次 0.1g。

【不良反应】未见不良反应。

【相互作用】不宜与抗生素、抑菌剂或吸附剂合用，若须合用应间隔 2～3 小时。

【注意事项】过敏者禁用。

【规格】片剂：0.1g，0.15g，0.3g。

【贮藏】密封、遮光，在凉暗处（不超过 20℃）保存。

复方阿嗪米特 Compound Azintamide

【别名】泌特。

【药理作用】是由阿嗪米特、胰酶、纤维素酶、二甲硅油 4 种药物组成的复方肠溶片剂。主药之一阿嗪米特为一种强效促进胆汁分泌的药物，可增加胆汁分泌量，也可增加体内胰酶的分泌量，提高胰酶的消化功能。胰酶内含淀粉酶、蛋白酶和脂肪酶，可以用于改善糖类、脂肪、蛋白质的消化与吸收，恢复机体的正常消化功能。纤维素酶有消化吸收纤维和改善酶功能的作用。二甲硅油有消除腹胀作用。本品有显著的利胆助消化及改善肝功能的作用。

【适应证】用于治疗因肝、胆、胰疾病引起的胆汁分泌不足或消化酶缺乏所导致的食欲缺乏、厌油、腹胀、腹泻、嗳气等多种消化不良症，特别适用于胆石症、胆囊炎、慢性胰腺炎、胆囊切除术后及外科胆石症、胆囊切除术后 T 管引流患者和肝病恢复期消化不良的治疗，亦可用于治疗高胆固醇血症。

【体内过程】尚不清楚。

【用法用量】成人，每天 3 次，餐后服用，每次 1～2 片。

【不良反应】尚未见严重的不良反应。

【相互作用】尚不清楚。

【注意事项】急性肝炎、肝功能障碍、因胆石症引起胆绞痛、胆管阻塞患者禁用本品。

【规格】复方：每片含阿嗪米特 75mg、胰酶 700mg、纤维素酶-4000 10mg、二甲硅油 50mg。

【贮藏】密封、遮光，在凉暗处（不超过 20℃）保存。

胃蛋白酶 Pepsin

【别名】维纯、胃朊酶。

【药理作用】能使蛋白质分解为肽类，但不能进一步分解为氨基酸。仅在酸性环境中产生作用。当 pH 为 1.6～1.8 时，其活性最强，故常与 0.2%～0.4%盐酸合用。

【适应证】用于因进食蛋白质食物过多所致消化不良、病后恢复期消化功能减退及慢性萎缩性胃炎、胃癌、恶性贫血所致的胃蛋白酶缺乏。

【体内过程】尚不清楚。

【用法用量】口服，每次 240～480U，每天 3 次，餐前服。

【不良反应】未见不良反应报道。

【相互作用】不宜与抗酸药同服，胃内 pH 升高可使其活性降低；药理作用与硫糖铝相拮抗，不宜合用。

【注意事项】必须与稀盐酸同时服用，如已吸潮或变性者不宜服用。

【规格】①片剂：120U。②口服液：14U/ml。③颗粒剂：480U。

【贮藏】密封、遮光，在凉暗处（不超过 20℃）保存。

胰酶 Pancreatin

【别名】达舒通、得每通、慷彼申、肖得良、胰酵素、胰腺酶、胰液素、Creon、Entolase、Kreon、Licrease、Pancreatinum、Pancrelipase、Pertzye、Protilase、Viokase。

【药理作用】为多种酶的混合物，主要含胰淀粉酶、胰蛋白酶和胰脂肪酶。在中性或弱碱性环境条件下促进蛋白质和淀粉的消化，使脂肪分解为甘油和脂肪酸。

【适应证】主要用于消化不良、食欲缺乏及肝、胰腺疾病引起的消化障碍。

【体内过程】未经吸收即可在胃肠道内发挥全部疗效。本品为蛋白质，被蛋白水解酶分解后，最终以肽和氨基酸的形式被吸收。

【用法用量】每次 0.3～0.6g，每天 3 次，餐前服。

【不良反应】偶见过敏反应、打喷嚏、流泪、皮疹、鼻炎和支气管哮喘等。

【相互作用】忌与稀盐酸或含酸性的健胃消化药合用；与等量碳酸氢钠同服可增强疗效；西咪替丁能抑制胃酸分泌而增加胃及十二指肠的 pH，故能防止胰酶的失活。

【注意事项】本品仅限于胰腺外分泌不足时的补充，而不用于非胰酶缺乏性消化道疾病或消化不良等。

【规格】片剂：0.15g（相当于胰脂肪酶10 000 欧洲药典单位、胰淀粉酶 8000 欧洲药典单位、胰蛋白酶 600 欧洲药典单位），0.3g，0.5g。

【贮藏】密封、遮光，在凉暗处（不超过20℃）保存。

15.3　胃肠解痉及胃动力药

15.3.1　胃肠解痉药

阿托品 Atropine

【别名】Atropinol。

【药理作用】为抗胆碱药，能与 M 胆碱受体结合，对抗乙酰胆碱和其他拟胆碱药的毒蕈碱样作用。主要解除平滑肌的痉挛，抑制腺体分泌，解除迷走神经对心脏的抑制，使心率加快、散大瞳孔，升高眼压；兴奋呼吸中枢。

【适应证】用于内脏绞痛（如胃肠绞痛及膀胱刺激症状）、急性微循环障碍、严重心动过缓的治疗，有机磷农药中毒的解救，麻醉时抑制腺体分泌等。

【体内过程】可从胃肠道或其他黏膜吸收，也可自眼吸收，从皮肤吸收仅少量。口服后 1 小时可达最高效应。分布容积为 1.7L/kg。蛋白结合率为 14%～22%。本品可透过血脑屏障，也可透过胎盘。用量的一半在肝内代谢，其余以原药随尿排出。

【用法用量】皮下注射，每次 0.5mg。口服：成人常用剂量每次 0.3～0.6mg，每天 3 次，餐前30 分钟服用。极量：每次 1mg，每天 3mg。小儿：0.01mg/kg，4～6 小时 1 次。抢救有机磷农药中毒，除使用本品外，还应同时使用碘解磷定。①重度中毒：肌内注射或静脉注射本品 5mg，尽快达到阿托品化，然后静脉输注本品，滴定用量，以维持阿托品化；同时静脉注射碘解磷定 1.2～1.6g 或氯解磷定 0.75～1.0g，必要时，10 分钟后重复给予半量，以后每 1～2 小时重复给药 2～3次。②中度中毒：肌内注射 2～5mg；同时静脉注射碘解磷定 0.8～1.2g 或氯解磷定 0.5～0.75g，以后每 2～3 小时重复给予半量 2～3 次。③轻度中毒：肌内注射 1～2mg；静脉注射碘解磷定 0.4g或氯解磷定 0.25g，必要时重复给药。

【不良反应】①轻微心率减慢，略有口干及少汗，瞳孔扩大，有时出现视物模糊。②语言不清、烦躁不安、皮肤干燥发热、小便困难、肠蠕动减少；10mg 以上，上述症状更重，脉速而弱，中枢兴奋现象严重，呼吸加快加深，出现谵妄、幻觉、惊厥等。③严重中毒时可出中枢兴奋转入抑制，产生昏迷和呼吸麻痹等。

【相互作用】①与碱化尿液药合用，排泄延迟，作用时间和毒性增加。②可增强丙吡胺与抗精神病药的抗胆碱效应，可推迟对乙酰氨基酚的镇痛作用，减少左旋多巴的吸收。

【注意事项】①环境温度较高时，因闭汗有体温急骤升高的危险，应用时要严密观察。②用于抗感染性休克前，必须先补充足够的血容量。③缓解胆绞痛应同时使用吗啡和哌替啶。④口干、视物模糊严重时可给予新斯的明或毛果芸香碱对抗。⑤如出现中枢兴奋、惊厥，可使用巴比妥类或地西泮对抗。⑥一旦过量，立即给予短效巴比妥类或小剂量地西泮以控制惊厥及兴奋状态。毒扁豆碱为本品过量的解毒剂，可给予 1～4mg（儿童 0.5～1.0mg）缓慢静脉注射，可快速解除谵妄、昏迷状态，但由于毒扁豆碱快速由体内消除，故中毒患者 1～2 小时后可再次昏迷，此时需重复给药。

【规格】①片剂：0.3mg。②注射剂：0.3mg，0.4mg，0.5mg，1mg，5mg，10mg。

【贮藏】避光，于阴凉、密闭处保存。

山莨菪碱 Anisodamine

【别名】654-2、消旋山莨菪碱。

【药理作用】为阻断 M 胆碱受体的抗胆碱药。作用与阿托品相似，在解除血管痉挛及改善微循环方面更为突出，但扩瞳和抑制腺体分泌的作用较弱。

【适应证】用于胃肠道或胆道绞痛、急性微循环障碍及有机磷中毒等。还可辅助治疗再生障碍性贫血、原发性血小板减少性紫癜、急性肺水肿、坐骨神经痛、血栓闭塞性脉管炎等。

【体内过程】口服 30mg 与肌内注射 10mg达到的组织内药物浓度近似，排泄较阿托品快，半衰期为 40 分钟。

【用法用量】成人，口服：每次 5～10mg，每天 3 次；肌内注射或静脉注射：每次 5～10mg，每天 1 次。中毒性休克：静脉注射，成人每次10～40mg，小儿 0.3～2mg/kg，视需要每隔 10～

30 分钟重复给药或调整剂量。

【不良反应】【相互作用】【注意事项】参见阿托品。

【规格】①片剂：5mg，10mg。②注射剂：1ml：2mg，1ml：5mg，1ml：10mg，1ml：20mg。

【贮藏】密闭保存。

东莨菪碱 Scopolamine

【别名】海俄辛、使保定、Hyoscine。

【药理作用】作用与阿托品相似，其散瞳及抑制腺体分泌的作用比阿托品强，对呼吸中枢具有兴奋作用，但小剂量对大脑皮质有明显的抑制作用，此外还有扩张毛细血管、改善微循环及抗晕船、晕车等作用。

【适应证】临床用于全身麻醉前给药治疗晕动病、震颤麻痹，缓解平滑肌痉挛（尤指胃肠道）及扩瞳等，与苯海拉明合用对晕动病效果好。

【体内过程】口服后迅速从胃肠道吸收，几乎在肝内完全被代谢，仅有极小一部分以原药随尿排出，可透过血脑屏障和胎盘。本品的透皮制剂也易于吸收。半衰期为 2.9 小时，分布容积为 1.7L/kg。

【用法用量】成人，口服每次 0.3～0.6mg，每天 2～3 次；皮下注射每次 0.3～0.5mg，极量：皮下注射每次 0.5mg，每天 1.5mg。用于控制和预防晕动病：4～10 岁儿童可给予 75～150μg，＞10 岁儿童可给予 150～300μg。经皮给药，晕动症：一次 1.5mg，需发挥抗晕动病作用至少 4 小时前贴于一侧耳后无毛发的干燥皮肤上。

【不良反应】【相互作用】【注意事项】参见阿托品。

【规格】①片剂：0.3mg。②胶囊剂：10mg。③注射剂：1ml：0.3mg，1ml：0.5mg，1ml：2mg。④贴片：1.5mg。

【贮藏】遮光、密封保存。

匹维溴铵 Pinaverium Bromide

【别名】吡喹利乌、得舒特、溴藜蔴吗啉、Dicetel、Eldicel、Eldicet。

【药理作用】是一种对胃肠道具有高度选择性解痉作用的钙拮抗剂，对平滑肌的作用机制和其他钙拮抗剂一样，但对结肠平滑肌具有高度选择作用。没有抗胆碱能作用，也没有对心血管系统的不良反应。

【适应证】用于与肠易激综合征有关的腹痛、排便紊乱、肠道不适；钡灌肠前准备。

【体内过程】低于 10% 的口服剂量经胃肠道吸收，1 小时内达血药峰值，清除半衰期为 1.5 小时，几乎全部在肝脏代谢并清除，动物自动放射影像学研究显示本品聚集于胃肠道中。蛋白结合率为 97%。

【用法用量】口服：每次 50mg，每天 3 次，根据病情可增至每次 100mg。钡灌肠准备时，检查前 3 天每次 100mg，每天 2 次，在检查前清晨再口服 100mg。

【不良反应】可见腹痛、腹泻、便秘，偶见瘙痒、皮疹、恶心、口干等。

【相互作用】与抗胆碱能药（如阿托品）合用可增强解痉作用。

【注意事项】应用足量水（一玻璃杯水）将整片药吞下，切勿掰碎、咀嚼或含化药片。宜在进餐时用水吞服，不要在卧位或睡前吞服药片。

【规格】片剂：50mg。

【贮藏】避光、于干燥处保存。

溴丙胺太林 Propantheline Bromide

【别名】普鲁本辛。

【药理作用】作用强于溴甲胺太林，有较强的外周抗胆碱、抗毒蕈碱样作用及较弱的交感神经节阻滞作用，选择性解除胃肠胰胆平滑肌痉挛，抑制腺体分泌。

【适应证】胃及十二指肠溃疡的辅助治疗，也用于胃炎、胰腺炎、胆汁排泄障碍，多汗症及遗尿等。

【体内过程】口服后 90 分钟产生抑制腺体分泌作用，单剂给药后作用持续 4 小时。口服生物利用度低于 50%，分布半衰期为 3.2 分钟，以原形和代谢产物形式随尿排出。肾排泄率为 6%～17.3%，肾清除率为 11.5L/h，总清除率为 79.2L/h。母体化合物消除半衰期为 57.9～175.8 分钟。

【用法用量】口服：每次 15mg，每天 3～4 次，餐前服，睡前 30mg；遗尿，睡前服 15～45mg。

【不良反应】有口干、视物模糊、尿潴留、便秘、头痛、心悸等。

【相互作用】①与甲氧氯普胺合用时相互拮抗。②可使红霉素在胃内停留过久而受胃酸分解降效。③可延迟对乙酰氨基酚的吸收，使其血药浓度降低。④可升高地高辛、呋喃妥因等药的血药浓度。

【注意事项】手术前和青光眼、尿潴留患者

及哺乳期妇女禁用，心脏病患者慎用。

【规格】片剂：15mg。

【贮藏】密封保存。

颠茄 Belladonna

【别名】Belladona、Belladone、Deadly Nightshade、Tollkirschen。

【药理作用】作用同阿托品，但药效较弱。

【适应证】用于胃及十二指肠溃疡及轻度胃肠、平滑肌痉挛等，有镇痛及抑制胃酸分泌的作用。作为消化性溃疡的辅助用药。

【体内过程】尚不清楚。

【用法用量】①酊剂：每次 0.3～1.0ml，极量每次 1.5ml，每天 3 次。②浸膏：每次 8～16mg，极量每次 50mg。③合剂：口服，每次 10ml，每天 3 次。

【不良反应】心率加速、心悸、口干、便秘、少汗、瞳孔轻度扩大、排尿困难等。

【相互作用】①与尿碱化药（碳酸氢钠）、碳酸酐酶抑制药（乙酰唑胺）合用时，本品的排泄延迟、疗效和毒性都可因此而加强。②与金刚烷胺、美克洛嗪、吩噻嗪类药（氯丙嗪、奋乃静）、阿托品类药、普鲁卡因胺、三环类抗抑郁药等合用时，本品的不良反应可加剧。③与抗酸药、吸附性止泻药等合用时，本品的吸收减少，疗效减弱。④可减弱甲氧氯普胺、多潘立酮的作用。

【注意事项】①对阿托品或其他颠茄生物碱不耐受者，对本品也可不耐受。②持续反复使用小剂量本品，可提高对不良反应的耐受，但疗效减弱。

【规格】①酊剂：含生物碱 0.03%。②合剂：含生物碱 1%。③浸膏：含生物碱 0.95%～1.05%。

【贮藏】密封保存。

莨菪浸膏 Hyoscyamus Extract

【药理作用】为外周抗胆碱药，除对平滑肌有解痉作用外，尚有阻断神经节及神经肌肉接头的作用，但对中枢的作用较弱。能缓解胃肠道、胆道及泌尿道平滑肌的痉挛和抑制胃肠道的蠕动。

【适应证】用于胃及十二指肠溃疡和胆、肾、肠等绞痛，制止恶心、呕吐等，亦可用于帕金森病。

【体内过程】口服吸收缓慢但完全。血药浓度达峰时间为 1～2 小时，作用持续时间为 4 小时，主要经肝细胞水解酶分解，经肾排泄，半衰期约为 40 分钟。

【用法用量】口服，每次 8～16mg，每天 3 次。

【不良反应】便秘，出汗减少，口、鼻、咽喉及皮肤干燥，视物模糊，排尿困难（尤其是老年人），心悸等。

【相互作用】尚不明确。

【注意事项】青光眼患者、前列腺肥大所致排尿困难者及严重心脏病、心动过速患者禁用。下述疾病患者应慎用：①心脏病特别是心律失常、充血性心力衰竭、冠心病等。②先天愚型，可出现瞳孔散大及心率加快。③反流性食管炎，食管与胃的运动减弱，下食管括约肌松弛，可使胃排空延迟，从而促成胃潴留。④胃肠道阻塞性疾病。⑤老年衰弱患者肠道松弛无力，或已有麻痹性肠梗阻先兆，有导致完全性肠梗阻的危险。⑥急性出血伴有心血管功能不全者。⑦肝功能中度损害。⑧甲状腺功能亢进。⑨重症肌无力者，乙酰胆碱的生理作用被抑制后可加重。⑩前列腺肥大、非阻塞性膀胱张力降低及尿路阻塞性疾病，可能导致完全性尿潴留。

【规格】片剂：8mg。

【贮藏】密闭、于凉暗处保存。

曲美布汀 Trimebutine

【别名】三甲氧苯丁氯酯、舒丽启能、援生力维、诺为、尼为孚、双迪、瑞健。

【药理作用】具有对胃肠道平滑肌的双向调节作用，主要通过以下机制发挥作用：①抑制 K^+ 的通透性，引起除极，从而引起收缩。②作用于肾上腺素受体，抑制去甲肾上腺素释放，从而增加运动节律。③抑制 Ca^{2+} 的通透性，引起平滑肌舒张。④作用于胆碱能神经κ受体，从而改善运动亢进状态。

【适应证】用于慢性胃炎引起的胃肠道症状，如腹部胀满感、腹痛和嗳气等；也用于胃肠易激综合征。国外试用于术后肠道功能的恢复和钡剂灌肠检查，可加速检查进程。

【体内过程】健康人口服 200mg 本品，（0.67±0.31）小时到达血药峰值（64.65±33.57）ng/ml，半衰期为（2.73±0.78）小时。口服后在体内水解，24 小时尿中本品原药排泄率仅在 0.01% 以下，在脏器中本品浓度分布由高到低顺序是肝、消化道壁、肾、肺、肾上腺、脾、胰、血液、骨骼肌，在脑中浓度低。

【用法用量】通常成人每次 100～200mg，每天 3 次。可根据年龄、症状适当增减剂量。缓释片，每次 300mg，每天 1 次。

【不良反应】偶有便秘、腹泻、腹鸣、口渴、口内麻木感、心动过速、困倦、眩晕、头痛及血清氨基转移酶上升等。有时出现过敏反应、肝功能损伤，此时应停药。

【相互作用】①与普鲁卡因合用，可对窦房结传导产生相加性的抗迷走作用，故两药合用时，应监测心率和心电图。②与西沙必利合用，可减弱西沙必利的胃肠蠕动作用。

【注意事项】由于老年人生理功能较弱，用药时需加以注意。治疗前应明确诊断，其他器质性、占位性消化道疾病者慎用。

【规格】①片剂：0.1g，0.2g。②胶囊剂：0.1g。③混悬剂：0.1g。

【贮藏】密封，于干燥处保存。

格隆溴铵　Glycopyrronium Bromide

【别名】甘罗溴铵、胃长宁、溴环扁吡酯、Cuvposa、Glycopyrrolate、Glycopyrrolate Bromide、Robinul、Robinul Forte、Seebri Neohaler。

【药理作用】为一种乙酰胆碱受体的竞争性抑制药，通过抑制受体兴奋而间接地减少唾液分泌。经吸入给药后通过抑制气道平滑肌 M_3 受体而引起支气管扩张。

【适应证】用于慢性阻塞性肺疾病（包括慢性支气管炎、肺气肿）患者气道阻塞的长期维持治疗；也可用于治疗因神经功能紊乱引起的严重慢性流涎症。

【体内过程】吸入粉雾剂：日剂量为 31.2～249.6μg 时，药动学呈线性，血药浓度达峰时间为 5 分钟，绝对生物利用度约为 40%，平均终末半衰期为 33～53 小时。口服溶液：于禁食状态下给药后，血药浓度达峰时间为（3.10±1.08）小时，半衰期为（3.0±1.2）小时，主要经肾清除。

【用法用量】①口服溶液：用于 3～16 岁儿童严重慢性流涎症，初始剂量为每次 0.02mg/kg，每天 3 次，随后可根据治疗反应和不良反应情况，每 5～7 天以 0.02mg/kg 的幅度增加剂量。最大剂量为每次 0.1mg/kg（不超过 1.5～3mg），每天 3 次，于餐前至少 1 小时或餐后至少 2 小时服用。②吸入粉雾剂：推荐剂量为一次 1 粒，每天 2 次。

【不良反应】心率加快、心房颤动、高血糖症、鼻充血、鼻窦炎、肢体疼痛、尿潴留、过敏反应、头痛、眼球震颤、口干、胃不适、皮肤潮红等。

【相互作用】①金刚烷胺可增强本品的抗胆碱能作用。②合用可能增加阿替洛尔的生物利用度。③合用可阻止或延迟氯化钾片剂通过胃肠道。④合用可升高二甲双胍的血药浓度，并增强其药理作用及毒性反应。⑤合用可降低氟哌啶醇的血药浓度。⑥合用时需考虑增加左旋多巴的剂量。

【注意事项】接受抗胆碱能药的患者处于高温环境时可能出现中暑症状。

【规格】①溶液剂：1mg：5ml。②粉雾剂：15.6μg。

【贮藏】密封，于阴凉处保存。

15.3.2　胃动力药

多潘立酮　Domperidone

【别名】哌双咪酮、胃得灵、吗丁啉、邦能、Motilium。

【药理作用】为一种作用较强的多巴胺受体拮抗剂，具有外周阻滞作用，可增加食管下部括约肌张力，防止胃食管反流，增强胃蠕动，促进胃排空，协调胃与十二指肠运动，抑制恶心、呕吐，并能有效地防止胆汁反流，不影响胃液分泌。

【适应证】用于胃排空缓慢的功能性消化不良及食管反流性消化不良，以及化疗和放疗引起的恶心呕吐，对腹部器官疾病、脑部疾病等引起的呕吐亦有效，也可用于多巴胺受体激动药（如左旋多巴、溴隐亭等）治疗帕金森病引起的恶心和呕吐。

【体内过程】口服、肌内注射、静脉注射或直肠给药均易吸收。口服后 15～30 分钟或直肠给药后 1 小时达血药峰值，以胃肠浓度最高。半衰期为 7～8 小时，主要在肝脏代谢，以无活性的代谢物随胆汁排泄。60% 从粪便中排出，30% 随尿排出。

【用法用量】①成人，口服：每次 10～20mg，每天 3 次，餐前服；直肠给药：每次 60mg，每天 2～3 次。②儿童，体重＜35kg 者，0.25mg/kg，每天 3～4 次；体重≥35kg 者，每次 10mg，每天不超过 3 次。直肠给药：2 岁以上儿童，每次 30mg，每天 2～4 次。

【不良反应】①可见头痛、疲劳、眩晕、乏力、过敏、腹泻等。②偶见一过性轻度腹部痉挛，可引起锥体外系反应。③有报道日剂量超过 30mg 和（或）伴有心脏病患者、接受化疗的肿瘤患者、有电解质紊乱等严重器质性疾病患者或年龄大于 60 岁的患者中，发生严重室性心律失常甚至心源性猝死的风险会升高。

【相互作用】抗胆碱药与本品可能有拮抗作用。

【注意事项】①1 岁以下婴儿由于其血-脑脊液屏障发育不完善，故不能排除对 1 岁以下婴儿产生中枢不良反应的可能性。②本品应严格限制适应证使用，连续使用不超过 1 周。

【规格】①片剂：10mg。②栓剂：10mg，30mg，60mg。③混悬液：100ml：100mg。

【贮藏】密封，于阴凉处保存。

莫沙必利 Mosapride

【别名】新络纳、贝络纳、加斯清、快力、瑞琪。

【药理作用】为选择性 5-HT$_4$ 受体激动剂，能激动消化道黏膜下神经丛的 5-HT$_4$ 受体，促进乙酰胆碱的释放，从而产生上消化道的促动力作用，不影响胃酸的分泌。

【适应证】用于功能性消化不良伴有胃灼热、嗳气、恶心、呕吐、早饱、上腹胀等消化道症状者。

【体内过程】主要从胃肠道吸收，分布以胃肠、肝、肾局部药物浓度最高，血浆次之，脑内几乎无分布。健康成人空腹单次口服本品 5mg，吸收迅速，达峰时间为 0.8 小时，半衰期为 2 小时，血浆蛋白结合率为 99.0%。本品在肝脏中由 CYP3A4 代谢，主要随尿液和粪便排泄。

【用法用量】餐前口服，成人每次 5mg，每天 3 次。

【不良反应】主要表现为腹泻、腹痛、口干、皮疹及倦怠、头晕等。偶见嗜酸性粒细胞增多，三酰甘油升高，ALT、AST、碱性磷酸酶和 γ-GT 升高。

【相互作用】与可延长 QT 间期的药物（如普鲁卡因、奎尼丁、氟卡尼、索他洛尔、三环类抗抑郁药等）及可引起低钾血症的药物合用时应谨慎，以避免增加心律失常的危险。

【注意事项】①服用一段时间（通常为 2 周）后，如消化道症状没有改变，应停止使用。②治疗过程中应常规做血生化检查，有心血管病史者或合用抗心律失常药的患者应定期做心电图检查。

【规格】片剂：5mg。

【贮藏】密封保存。

西沙必利 Cisapride

【别名】西沙普雷特、普瑞博思、优尼必利、必纳维、怡瑞、Prepulsid。

【药理作用】为第三代新型的全胃肠促动力药，主要是通过肠肌层神经丛释放乙酰胆碱而起作用，可明显加强胃窦-十二指肠的消化活性，协调并加强胃排空，增加小肠、大肠的蠕动并缩短肠运动时间，加强胆囊收缩与排空，防止食物滞留和反流，但不影响胃分泌，基本无中枢抑制作用。

【适应证】用于胃轻瘫、上消化道不适、食管反流等，也用于慢性便秘及与运动功能失调有关的推进性蠕动不足和胃肠内容物滞留等。

【体内过程】口服后迅速被吸收，口服 5～10mg 后，1～2 小时可达血药峰值，半衰期为 7～10 小时。体内分布以肝的浓度最高，其次为胃肠道、肺、肾等器官。几乎全部的代谢产物随尿、粪便等排出。

【用法用量】成人每次 5～10mg，每天 2～3 次，餐前服，或每晚睡前服 20mg；混悬液：儿童每次 0.2～1mg/kg，每天 3～4 次。

【不良反应】可见肠痉挛、腹痛、腹泻、肠鸣，偶见头晕、头痛、恶心、低血压等，罕见可逆性肝功能异常。

【相互作用】①与抗凝血药合用，可能会延长凝血时间。②可加速中枢神经抑制药如巴比妥类、乙醇的吸收。③其加速胃排空的作用可使经胃吸收的药物吸收减少，经小肠吸收的药物吸收增多。④胃肠道动力反应可被抗胆碱能药阻断。⑤与西咪替丁合用可增加本品的口服生物利用度。⑥如合用抑制 CYP3A4 的药物，会使本品血药浓度升高，使 QT 间期延长并出现室性心律失常，应禁止合用。⑦与延长 QT 间期的药物如奎宁、卤泛群、特非那定、阿司咪唑、胺碘酮、奎尼丁、阿米替林、吩噻嗪类抗精神病药、舍吲哚合用可引起危及生命的 QT 间期延长。⑧柚子汁可抑制 CYP3A4 酶介导的本品代谢，增加本品的毒性。

【注意事项】①用药前应检查心电图、血电解质（血钙、镁、钾）及血肌酐。②若心电图 QTc 值超过 450 毫秒，则不要使用本品。③本品合用药物不当，有致死病例报道，西方多国已撤回停用。④服用 20mg 发生腹部疼挛者，应减为半量，老年人的治疗剂量应酌减。

【规格】①片剂：5mg，10mg。②胶囊剂：10mg。③混悬剂：1mg/ml。

【贮藏】密封保存。

伊托必利 Itopride

【别名】依托必利、瑞复啉。

【药理作用】具 D_2 受体阻滞和乙酰胆碱酯酶抑制的双重作用，通过刺激内源性乙酰胆碱释放并抑制其水解而增强胃与十二指肠运动，促进胃排空，并具有中度镇吐作用。

【适应证】用于功能性消化不良引起的各种症状，如上腹不适、餐后饱胀、食欲缺乏、恶心、呕吐等。

【体内过程】口服后迅速被吸收，给药后 30 分钟可达血药峰值，半衰期约为 6 小时。动物口服吸收后主要分布在肝脏、肾脏及消化系统，很少量在中枢神经系统。

【用法用量】口服，成人每次 50mg，每天 3 次，餐前服用，根据年龄症状酌减或遵医嘱。

【不良反应】一般有皮疹、发热、瘙痒感、腹痛、腹泻、便秘、睡眠障碍、胸背痛、头痛、疲劳、手指发麻、震颤、白细胞减少（确认后应停药）。偶见血尿素氮、肌酐值升高。

【相互作用】与抗胆碱药、具有肌肉松弛作用的药物（地西泮类、氯唑沙宗等）合用，可相互抵消作用。

【注意事项】①高龄患者用药时易出现不良反应，使用时应注意，孕妇及哺乳期妇女用药安全性未确定，应慎用。②用药 2 周后若症状不能得到改善，应停药。

【规格】片剂：50mg。

【贮藏】密闭，在干燥处保存。

甲氧氯普胺 Metoclopramide

【别名】灭吐宁、胃复安、Reglan、Pramin、Paspertin、Maxolon、Clopra。

【药理作用】通过阻断多巴胺受体而对延髓催吐化学感应器起作用，能兴奋上部胃肠道的活动，使食管下段括约肌静止张力增加、幽门括约肌松弛、胃蠕动加强、排空加速，从而减少胃内容物向上反流至食管。同时，小肠蠕动加强，肠内容物向下运送的时间缩短，因而可消除胃胀满感和消化停滞状态。还可阻断下丘脑多巴胺受

体，抑制催乳素抑制因子，起到催乳的作用。

【适应证】①用于全身麻醉所致或其他原因引起的恶心、呕吐，对吗啡或哌替啶引起的恶心、呕吐较为有效。②也可用于细胞毒药物引起的呕吐。③对内耳眩晕症有效，但不能防止晕动病。④可用于慢性胰腺炎、胆道疾病的辅助治疗。

【体内过程】口服后易于吸收，2 小时可达血药峰值，有明显的首过代谢，半衰期约为 4 小时。在肝内代谢，以原药、代谢物随尿排出。肾功能不全患者的半衰期可见延长，可分泌进入乳汁中。

【用法用量】①针对反流或胃停滞，成人一般口服 10mg，餐前半小时和睡前服，通常持续给药 12 周。②用于恶心或呕吐，成人和儿童用量均为 1～2mg/kg，每 2～4 小时给药 1 次，共 4～6 次，口服、肌内注射、静脉注射均可。③儿童胃肠插管，<6 岁儿童给予 0.1mg/kg，6～14 岁给予 2.5～5mg。

【不良反应】①可见疲倦、眩晕、口鼻干燥、厌食。②偶见心动过速、锥体外系反应（主要表现为肌震颤、头向后倾、斜颈、阵发性两眼向上凝视、发音困难、共济失调等帕金森病症状）。③还可见皮疹、溢乳、男子乳腺发育和便秘；注射药物可致直立性低血压。

【相互作用】①吩噻嗪类药物可增强本品所致锥体外系反应。②抗毒蕈碱药能抵消本品的胃肠动力作用。③可降低西咪替丁的口服生物利用度，能增加对乙酰氨基酚、氨苄西林、左旋多巴和四环素的吸收速率，但减少地高辛的吸收。

【注意事项】①嗜铬细胞瘤、癫痫、胃肠梗阻或出血的患者禁用。②正在进行放疗或化疗的乳腺癌患者禁用。③本品可经乳汁分泌，哺乳期妇女使用时应暂停哺乳。

【规格】①片剂：10mg。②注射剂：1ml：5mg，1ml：10mg。

【贮藏】密闭保存。

15.4　泻药、止泻药

15.4.1　泻药

酚酞 Phenolphthalein

【别名】果导、非诺夫他林。

【药理作用】为刺激性泻药。口服后在肠内

与胆汁及碱性液形成可溶性钠盐,刺激结肠黏膜,促进其蠕动,阻止肠液被肠壁吸收而起缓泻作用。

【适应证】用于习惯性顽固便秘。

【体内过程】口服后约 15%被吸收,部分经肠肝循环再吸收,作用持续 3～4 天,未吸收部分经粪便排出。当尿 pH 为碱性时呈粉红色。

【用法用量】成人每次口服 50～200mg,卧床不起者每次 200mg,2～5 岁儿童每天 15～20mg,6 岁以上儿童 30～60mg,通常在睡前顿服,经 8～10 小时排便。

【不良反应】连用偶能引起发疹;也可出现过敏反应、肠炎、皮炎及出血倾向等。

【相互作用】与碳酸氢钠及氧化镁等碱性药物合用,能引起尿液变色。

【注意事项】①用药过量可致高血糖、低血钙、低血钾、肌肉痉挛或乏力等电解质紊乱综合征、肺水肿、呼吸麻痹、血压降低甚至死亡。②长期使用可形成习惯性,久之则丧失肠功能。③长期服用本品,应适当补充各种维生素。

【规格】片剂:50mg,100mg。

【贮藏】密闭保存。

开塞露 Enema

【别名】韩都、恒久远、浣肠、卫太医、信龙、野虎。

【药理作用】能润滑并刺激肠壁,软化粪便,使其易于排出。

【适应证】为治疗便秘的直肠用溶液剂,装于特制的塑料容器内。

【体内过程】直肠给药用于软化粪便时 15～30 分钟起效。

【用法用量】每次 1 支,用时将特制容器的尖端剪开,将药液挤入直肠,引起排便。成人用量:20ml,小儿酌减。

【不良反应】刺激型泻药对肠壁的刺激作用,很可能会导致患者的依赖性,形成没有强烈刺激就不肯排便的习惯。

【注意事项】剪开处应光滑,以免损伤肛门和直肠黏膜。

【规格】溶液剂:20ml。每支含甘油 55.6%(ml/ml);或每支 20ml,含山梨醇 40%～50%(g/g),硫酸镁 10%(g/ml),羟苯乙酯 0.05%,苯甲酸钠 0.1%。

【贮藏】遮光、严封保存。

蓖麻油 Castor Oil

【别名】Oleum Ricini。

【药理作用】提取自植物蓖麻的籽,为刺激性泻药。口服后在十二指肠中经脂肪水解酶水解成蓖麻油酸,后者可刺激小肠,产生并增加肠蠕动,从而推动粪便排出。

【适应证】为泻药。用于便秘,可用于外科手术前或诊断检查前清洁肠道。

【体内过程】口服后 2～8 小时产生泻下作用,作用可持续 2 天或更久。

【用法用量】成人每次口服 15ml,儿童 5～10ml,用水送服,配以牛乳或果汁较为可口。

【不良反应】服药后恶心,偶可引起腹泻。随后有发生便秘的可能,且对小肠有刺激性,不宜反复应用。

【相互作用】与脂溶性驱肠虫药禁止合用。

【注意事项】长期服用可致脂溶性维生素大量丢失。

【规格】油剂:500ml。

【贮藏】遮光、严封保存。

甘油 Glycerol

【别名】丙三醇、浣肠、Glycerin。

【药理作用】能润滑并刺激肠壁,软化粪便,使其易于排出;提高血浆渗透压,可作脱水剂。

【适应证】主要用于轻度便秘及清洁肠道,也可用于降低颅内压和眼压。

【体内过程】用于降低颅内压和眼压时,口服后 10～30 分钟起效,作用持续 5 小时;静脉给药 10～30 分钟起效;直肠给药用于软化粪便时 15～30 分钟起效。高浓度时,可在尿中出现并导致渗透性利尿,消除半衰期为 30～45 分钟。

【用法用量】①便秘:使用栓剂,每次 1 粒塞入肛门(成人用大号栓,小儿用小儿栓),对小儿及年老体弱者较为适宜。也可用本品 50%溶液灌肠。②降眼压和颅内压:口服 50%甘油溶液(含 0.9%氯化钠),每次 200ml,每天 1 次,必要时每天 2 次,但要间隔 6～7 小时,也可静脉输注甘油注射液(含氯化钠),每次 500ml,每天 1～2 次,速度不超过 3ml/min。

【不良反应】口服有轻微头痛、咽部不适、口渴、恶心、呕吐、腹泻及血压轻微下降等不良反应,尤以空腹服用较明显。

【相互作用】尚不明确。

【注意事项】用于降低颅内压和眼压时应监

测：眼压、颅内压、肾功能、血清渗透压（高渗透性）、血糖水平（高血糖）、全血细胞计数，进行尿液分析（血红蛋白尿）。

【规格】 ①栓剂：2g。②注射剂：500ml 含甘油 50g、氯化钠 4.5g。③开塞露：含甘油 52.8%～58.3%。④药用甘油：500ml。

【贮藏】 密封保存。

比沙可啶 Bisacodyl

【别名】 双醋苯啶、便塞停。

【药理作用】 为接触性缓泻药，系通过与肠黏膜接触刺激其神经末梢，引起直肠反射性蠕动增强，还可抑制结肠内 Na^+、Ca^{2+} 及水分的吸收，使肠内容积增大，引起反射性排便。

【适应证】 用于急、慢性便秘，习惯性便秘。

【体内过程】 口服后仅有少量被吸收，部分在肝内与葡糖醛酸结合后，38%经肾排出，3%经胆汁排泄，未被吸收的原药随粪便排出。

【用法用量】 整片吞服，每次 5～10mg，每天 1 次。直肠给药，每次 5mg，每天 1 次。

【不良反应】 少数患者有腹痛感，排便后自行消失。

【相互作用】 合用钡剂灌肠可协助结肠疾病患者的诊断。

【注意事项】 服药时不得咀嚼和压碎，服药前后 2 小时不得服牛奶或抗酸药。

【规格】 ①片剂：5mg。②栓剂：5mg，10mg。

【贮藏】 遮光、密封保存。

液状石蜡 Liquid Paraffin

【别名】 液体石蜡、石蜡油。

【药理作用】 口服进入肠道后不被吸收，使肠道润滑、粪便变软，易于排出。

【适应证】 用于慢性便秘尤其是痔疮、高血压动脉瘤、心力衰竭的便秘和预防术后排便困难。

【体内过程】 不被人体吸收。

【用法用量】 口服：成人每次 15～30ml，儿童 0.5ml/kg，每晚 1 次。

【不良反应】 超量服用可从肠道排出，不会造成更多不良反应。

【相互作用】 可减少脂溶性维生素的吸收。

【注意事项】 长期服用可干扰脂溶性维生素的吸收。

【规格】 液体：500ml。

【贮藏】 密封保存。

聚乙二醇 Polyethylene Glycol

【别名】 聚氧乙烯二醇、聚乙烯二醇、MACROGOL、PEG。

【药理作用】 主要成分聚乙二醇 4000，是一种渗透性缓泻药，通过增加局部渗透压，使水分保留在结肠腔内，因而使粪便软化。粪便软化和含水量增加可以促进其在肠道内的推动和排泄。

【适应证】 用于成人便秘的对症治疗和肠道手术前及肠镜、钡灌肠和其他检查前的肠道清洁准备。

【体内过程】 不被人体吸收。

【用法用量】 每天 1～2 袋，将药物溶解在一杯水中服用。

【不良反应】 在消化道内不被吸收或极少吸收，故其毒性和不良反应甚少。但过量服用可能导致腹泻，停药后 24～48 小时可恢复正常。如仍需使用，再次服用小剂量即可。

【相互作用】 服用本品前 1 小时口服的其他药物可能会从消化道冲走，从而影响人体对药物的吸收。

【注意事项】 不适于长期使用。

【规格】 ①聚乙二醇 4000 粉剂：10g。②聚乙二醇电解质散：每盒 137.15g，由 A、B、C 各 1 包组成，A 包含氯化钠和无水硫酸钠混合物共 14.3g，B 包含氯化钾和碳酸氢钠混合物共 4.85g，C 包含 118g 聚乙二醇 4000。③复方聚乙二醇电解质散：每盒 69.56g 由 A、B、C 各 1 包组成，A 包含 0.74g 氯化钾和 1.68g 碳酸氢钠，B 包含 1.46g 氯化钠和 5.68g 硫酸钠，C 包含 60g 聚乙二醇 4000。

【贮藏】 30℃以下贮存。

15.4.2 止泻药

复方樟脑酊 Compound Camphor Tincture

【药理作用】 樟脑有轻度祛痰作用；阿片具有镇咳、镇痛及可抑制胃肠道蠕动，产生止泻作用。

【适应证】 用于较严重的非细菌感染性腹泻，也用于干咳。

【体内过程】 尚无参考资料。

【用法用量】 口服，每次 2～5ml，每天 3 次。

【不良反应】 可见便秘、呕吐、眩晕。大剂量可出现类似吗啡样中毒反应，长期使用有耐受与成瘾的危险。

【相互作用】尚不清楚。

【注意事项】腹泻早期或腹胀者不宜使用。

【规格】酊剂：每毫升含樟脑 3mg、阿片酊 0.05ml、苯甲酸 5mg、八角茴香油 0.003ml。

【贮藏】遮光、密封，在 30℃ 以下保存。

复方地芬诺酯 Compound Diphenoxylate

【别名】复方苯乙哌啶。

【药理作用】可直接作用于肠平滑肌，通过抑制肠黏膜感受器，消除局部黏膜的蠕动反射而减弱肠蠕动，同时可增加肠的节段性收缩，使肠内容物通过迟缓，利于肠液的再吸收，显示较强的止泻作用。

【适应证】用于急、慢性功能性腹泻及慢性肠炎等。

【体内过程】口服吸收迅速，达峰时间为 2 小时。主要代谢物为地芬诺辛，其止泻作用比母体强 5 倍，原形药物的半衰期为 2.5 小时，地芬诺辛的半衰期为 12～24 小时。

【用法用量】口服：成人，每次 1～2 片，每天 3～4 次；8～12 岁，每次 1 片，每天 4 次；6～8 岁，每次 1 片，每天 3 次；2～5 岁，每次 1 片，每天 2 次。

【不良反应】常见恶心、头晕、头痛、嗜睡、失眠、抑郁、皮疹、腹胀、大肠扩张及肠梗阻等。大剂量可产生吗啡样欣快感，长期服用有依赖性。

【相互作用】与阿托品合用，可减少依赖性发生。可增加单胺氧化酶抑制剂、巴比妥类、阿片类和其他中枢神经抑制药的毒性。

【注意事项】过量可产生呼吸抑制和昏迷，可洗胃并给予纳洛酮解救。

【规格】片剂：每片含地芬诺酯 2.5mg、硫酸阿托品 0.025mg。

【贮藏】密封保存。

洛哌丁胺 Loperamide

【别名】苯丁哌胺、腹泻啶、氯苯哌酰胺、易蒙停、罗宝迈、雅邦、Imodium、Dissentew、Blox、Lopemid、Elcoman。

【药理作用】可抑制肠道平滑肌的收缩，减少肠蠕动。还可减少肠壁神经末梢释放乙酰胆碱，通过胆碱能和非胆碱能神经元局部的相互作用，直接抑制蠕动反射。可延长食物在小肠的停留时间，促进水、电解质及葡萄糖的吸收，抑制前列腺素和肠毒素引起的肠过度分泌。此外，本品还可增加肛门括约肌的张力，抑制大便失禁或便急。

【适应证】用于各种急、慢性腹泻。尤适用于其他止泻药效果不显著的慢性功能性腹泻。

【体内过程】口服后吸收约 40%，由于本品与肠壁的亲和力和明显的首过代谢，使其几乎不进入全身血液循环，而全部进入肝脏代谢。在胃肠道和肝中分布最多，半衰期为 7～15 小时，大部分随粪便排泄，尿中排泄物占 5%～10%。

【用法用量】口服，①急性腹泻：首剂成人 4mg，5 岁以上儿童 2mg，后每次 2mg，直至腹泻停止，成人总量不超过每天 20mg，儿童不超过每天 12mg。②慢性腹泻：成人每次 4mg，5 岁以上儿童每次 2mg，维持排便每天 1～2 次，1～5 岁儿童每次 0.1mg/kg，每天 2～3 次。

【不良反应】有口干、眩晕、头痛、恶心、便秘、皮疹等，偶见排尿增加。可有成瘾性。

【相互作用】①与口服去氨加压素合用可导致去氨加压素的血浆浓度增加 3 倍。②本品单剂量 16mg 与 P-糖蛋白抑制药合用可导致本品血药浓度升高 2～3 倍。

【注意事项】不能单独用于伴有发热和便血的细菌性痢疾。

【规格】①胶囊剂：2mg。②颗粒剂：1g：1mg。

【贮藏】密封，在干燥处保存。

蒙脱石 Montmorillonite

【别名】双八面体蒙脱石、思密达、肯特令、赛立迈、畅言停、司迈特、思克特、必奇、Smecta。

【药理作用】含双八面体蒙脱石微粉。具有层状结构及非均匀性电荷分布，对消化道内的病毒、病菌及其产生的毒素有极强的固定、抑制作用；对消化道黏膜有很强的覆盖能力，并通过与黏液糖蛋白相互结合，提高黏膜屏障对攻击因子的防御功能。

【适应证】用于急、慢性腹泻。也用于肠易激综合征（IBS）、结肠炎、反流性食管炎等。

【体内过程】口服后不被吸收，2 小时后可均匀地覆盖于整个肠腔表面，6 小时后随消化道蠕动排出体外。

【用法用量】口服，新生儿每天 0.75g，1 岁以下每天 3g，1～2 岁每天 3～6g，2～3 岁每天 6～9g，3 岁以上及成人每次 3g，每天 3 次。急性腹泻时首剂需加倍，食管病症时宜餐后服，而其他适应证宜两餐之间服，肠易激综合征和结肠炎时可灌肠。

【不良反应】可能发生便秘等。

【相互作用】与诺氟沙星合用可提高对致病性细菌感染的疗效；本品可能影响其他药物的吸收，必须合用时应间隔 1 小时以上。

【注意事项】不可将本品直接倒入口中服用，以免在消化道黏膜上的分布不均，影响疗效。注意脱水的防治。

【规格】①片剂：1g。②散剂：1g，2g，3g。③颗粒剂：3g。④混悬液：90ml：9g。

【贮藏】密封，在干燥处保存。

药用炭 Medicinal Charcoal

【别名】活性炭、medical charcoal。

【药理作用】具有丰富的孔隙，能吸附导致腹泻及腹部不适的多种有毒或无毒的刺激性物质，以及肠内异常发酵产生的气体，减轻对肠壁的刺激，减少肠蠕动，从而起止泻的作用；还可以在胃肠道内迅速吸附肌酐、尿酸等有毒物质，代替肾脏的解毒功能，保护健存的肾单位，并延长透析间期。

【适应证】为吸附药，用于腹泻及胃肠胀气，还用于各种原因引起的急慢性肾衰竭、尿毒症、高尿酸血症、痛风。

【体内过程】在胃肠道不被吸收，全部由肠道排出。

【用法用量】口服，成人每次 0.9～3g，每天 3 次。儿童每次 0.3～0.6g，每天 3 次。

【不良反应】①可出现恶心。②长期服用可出现便秘。

【相互作用】能吸附维生素、抗生素、磺胺类、生物碱、乳酶生、激素等，对蛋白酶、胰酶的活性亦有影响，均不宜合用。

【注意事项】服药期间若出现便秘，可用中药大黄饮片或番泻叶 2～6g 浸泡代茶饮即可缓解。

【规格】片剂：0.15g，0.2g，0.3g，0.5g。

【贮藏】密封保存。

消旋卡多曲 Racecadotril

【别名】杜拉宝、Acetorphan、Hidrasec、Tiorfan。

【药理作用】为脑啡肽酶抑制剂，脑啡肽酶可降解脑啡肽，本品可选择性、可逆性地抑制脑啡肽酶，从而保护内源性脑啡肽免受降解，延长消化道内源性脑啡肽的生理活性，从而减少水和电解质的过度分泌。

【适应证】用于急性腹泻。

【体内过程】口服后被迅速吸收，对血浆中脑啡肽酶的抑制作用在吸收开始后 30 分钟出现。当剂量为 1.5mg/kg 时，2.5 小时后对酶的抑制作用达到峰值，持续 8 小时左右，半衰期约为 3 小时。

【用法用量】成人，每次 100mg，每天 3 次，餐前服用；儿童，每次 1.5mg/kg，每天 3 次，最大剂量不超过 6mg/kg。连用不超过 7 天。

【不良反应】偶见嗜睡、皮疹、便秘、恶心和腹痛等。

【相互作用】①红霉素、酮康唑等 CYP3A4 抑制剂可能减少本品的代谢，增加毒性。②利福平等 CYP3A4 诱导剂可能降低本品的抗腹泻作用。

【注意事项】连续服用本品 5 天后，腹泻症状仍持续者应进一步就诊或采用其他药物治疗方案。

【规格】①片剂：100mg。②颗粒剂：10mg，30mg。③胶囊剂：100mg。④散剂：10mg，30mg。⑤口腔崩解片：6mg。

【贮藏】密封，于干燥处保存。

15.5　肝病辅助治疗药

甘草酸二铵 Diammonium Glycyrrhizinate

【别名】甘利欣、甘贝利、永邦、卓方、振力幸、代特、明择、信尔洛、普甘静、甘若纳、维恒、泰卡、知甘保、丹薇、海康欣、福罗欣、艾扶必、卫丁、开希莱、天晴甘平、喜心生、虞庐安。

【药理作用】具有较强的抗炎、保护肝细胞及改善肝功能的作用。还能明显减轻 D-氨基半乳糖对肝脏的形态损伤和改善免疫性因子对肝脏形态的慢性损伤。

【适应证】用于伴有 ALT 升高的慢性迁延性肝炎、慢性活动性肝炎及急、慢性病毒性肝炎的治疗。

【体内过程】口服后可被吸收，主要在胃部，若胃内 pH 在 2 以下，吸收会减少。约 8 小时可达血药峰值。静脉给药后约有 92% 以上的药物与血浆蛋白结合，平均滞留时间为 8 小时。以肺、肝、胃分布较多。

【用法用量】口服：每次 150mg，每天 3 次。静脉注射或静脉滴注：每次 150mg，每天 1 次。

【不良反应】可有血压升高、头痛、头晕、恶心、腹上区不适、腹胀、皮疹、皮肤瘙痒、荨麻疹和发热等。

【相互作用】与排钾利尿药合用易致低血钾。

【注意事项】注射液未经稀释不得注射，治疗过程中应定期监测血压及血清钾、钠浓度。

【规格】①胶囊剂：50mg。②注射剂：50mg，150mg。

【贮藏】密封，于干燥处保存。

硫普罗宁 Tiopronin

【别名】α-巯基丙酰甘氨酸、凯西莱、同达瑞、切灵宝、辰吉格、凯纳、海诺欣、丁舒、康酮索、维春、Capen、Epatiol、Mercaptopropionyl Glycine、Mucolysin、Thiola、Thiosol、Tiopronine。

【药理作用】①保护肝脏组织及细胞：可修复多种类型的肝损害，清除自由基，使肝细胞线粒体中的 ATP 酶活性降低、ATP 含量升高，从而改善肝细胞功能，对抗多种肝损伤。本品在体内通过酰胺酶水解，生成的甘氨酸带有一碳单位，可参与嘌呤类核苷酸的合成，故具有促进肝细胞再生的作用。②通过提供巯基，保护酶的活性，从而增强肝脏的解毒功能，保护肝功能和多种物质的代谢酶。③防治放、化疗引起的外周血白细胞减少。④可抑制造成白内障的生化素的应激反应，抑制晶体蛋白的凝聚，防治老年性早期白内障。⑤还有减少组胺渗出，降低血管通透性的作用，故可用于荨麻疹、皮炎、湿疹、痤疮等皮肤病，尚可溶解半胱氨酸结石，可用于泌尿系统结石的预防和治疗。

【适应证】①病毒性肝炎、酒精性肝炎、药物性肝炎、重金属中毒性肝炎、脂肪肝及肝硬化早期。②降低放疗、化疗的不良反应，升高白细胞数并加速肝细胞的恢复。③治疗老年性早期白内障和玻璃体浑浊。④预防和治疗泌尿系统胱氨酸结石。⑤抗炎抗过敏作用，用于皮炎、湿疹、痤疮及荨麻疹。

【体内过程】口服后易于吸收，生物利用度为 85%～90%。单剂量给予 500mg 后，达峰时间为 5 小时，半衰期α相为 2.4 小时，半衰期β相为 18.7 小时，在肝脏代谢，可通过乳汁分泌。

【用法用量】①肝病：每次 100～200mg，

每天 3 次，餐后服，连服 12 周，停药 3 个月后继续下个疗程，急性病毒性肝炎患者，每次 200～400mg，每天 3 次，连用 1～3 周。②放、化疗后的白细胞减少：化疗前 1 周开始服用，每次 200～400mg，每天 2 次，餐后服，连服 3 周。③重金属中毒：每次 100～200mg，每天 2 次。④静脉输注：每次 200mg，每天 1 次，连续输注 4 周。⑤胱氨酸尿症：控制尿中半胱氨酸浓度在 250mg/L 以下。对有半胱氨酸结石的患者，开始时通常每天 800mg，可于餐前 1 小时或餐后 2 小时及睡前分 3 次服用，用药后 1 个月及每 3 个月根据尿液中半胱氨酸的浓度调整剂量。⑥灌洗可采用肾盂灌洗与口服药物联合使用，先进行肾盂结石切除术尽量去除结石，然后置入肾造口管用本品灌洗。

【不良反应】偶见皮疹、皮肤瘙痒、发热等过敏性反应，以及味觉减退、味觉异常、恶心、呕吐、腹痛、腹泻等消化系统反应，少见粒细胞缺乏、蛋白尿、喉头水肿、呼吸困难等不良反应。

【相互作用】不得与具有氧化作用的药物合用。

【注意事项】①有恶心、呕吐、腹泻和食欲缺乏等胃肠道反应时，应减量或停服。②重症肝炎或伴有高度黄疸、顽固性腹水、消化道出血，合并糖尿病、肾功能不全的患者应在医师指导下使用。③应定期进行下列检查以监测本品的毒性：外周血细胞计数、血小板计数、血红蛋白、血浆白蛋白、肝功能、24 小时尿蛋白。

【规格】①片剂：0.1g。②注射剂：0.1g，0.2g。

【贮藏】遮光、密封，置阴凉处保存。

多烯磷脂酰胆碱 Polyene Phosphatidylcholine

【别名】易善复、甘善力。

【药理作用】①使受损的肝功能和酶活力恢复正常。②调节肝脏的能量平衡。③促进肝组织再生。④将中性脂肪和胆固醇转化成容易代谢的形式，稳定胆汁。

【适应证】①脂肪肝、肝硬化、肝中毒、急慢性肝炎。②预防胆结石复发。③妊娠导致的肝脏损害（妊娠中毒）。④银屑病。⑤放射综合征。

【体内过程】口服给药，90% 以上在小肠被吸收。大部分被磷酯酶 A 分解为 1-酰基-溶血磷脂胆碱，50% 在肠黏膜立即再次酰化为多聚不饱和磷脂酰胆碱，此多聚不饱和磷脂酰胆碱可通过淋巴循环进入血液，主要通过与高密度脂蛋白结合到达肝脏；口服给药 6～24 小时后，磷脂酰胆碱的平均血药浓度达 20%。胆碱的半衰期为 66 小时，不饱和脂肪酸的半衰期为 32 小时。口服给药在粪便中的排泄率不超过 5%。

【用法用量】①静脉注射：成人和青少年，一般每天缓慢静脉注射 232.5～465mg，严重病例可加倍。②静脉滴注：465～930mg，严重病例剂量可加倍。③口服：开始每次 456mg，每天 3 次，每天不超过 1368mg，一段时间后，剂量可减至维持剂量 228mg，每天 3 次，应餐后用足量液体整粒吞服。

【不良反应】增加剂量时偶发胃肠不适（腹泻）。极少数患者对注射剂所含苯甲醇产生过敏反应。

【相互作用】本品注射剂严禁用电解质溶液稀释。

【注意事项】使用本品时，应避免对肝脏有害物质（如乙醇等）的摄入，治疗期间应定期到医院检查。由于含有大豆油成分，本品可能会导致严重的过敏反应。

【规格】①胶囊剂：228mg。②注射剂：5ml：232.5mg。

【贮藏】密闭，在 25℃以下干燥处保存。

葡醛内酯 Glucuronolactone

【别名】葡糖醛酸内酯、肝泰乐、Glucurone。

【药理作用】能与体内毒物结合成无毒的葡糖醛酸结合物而排出，有护肝解毒作用。为构成人体结缔组织及胶原的组成成分，对关节炎、风湿病等也可能有效。

【适应证】用于急慢性病毒性肝炎、肝硬化、食物和药物中毒及关节炎等。

【体内过程】能与有毒物质结合成葡糖醛酸结合物，经肾脏排出体外。

【用法用量】口服：成人每次 0.1～0.2g，每天 3 次；5 岁以下每次 0.05g。肌内注射或静脉注射：每次 0.1～0.2g，每天 1～2 次。

【不良反应】偶有面红、轻微胃肠不适。

【相互作用】尚不明确。

【注意事项】本品应在医师确诊为肝炎后作为辅助治疗用药。如服用过量或出现严重不良反应，请立即就医。

【规格】①片剂：50mg，100mg。②注射剂：2ml：0.1g，2ml：0.2g。

【贮藏】遮光，密封存于阴凉干燥处。

苦参素 Oxymatrine

【别名】天晴复欣、沃森干泰、博尔泰力、奥麦特林、库舒、美地兰、赛尔申、赛辰、长源苷林、傲承、瑞捷、迈瑞宁、均达源、派蒙、兰信、瑞思妥、索帮、艾林泰、欧美特、奥宁、逸舒松、功亮、中宝叶宁、迪尔甘、恒迈、丹盛、龙鑫甘、博卡莱、木芙欣、诺祥、迪凌、塞奇松、菲克甘特、甘新、库森、益迪、赛尔甘、雅森、酏生、Matrine Oxide、Matrine N-oxide、Matrine 1-Oxide。

【药理作用】有降低血清氨基转移酶、肝脏中羟脯氨酸含量，并使肝脏病变程度减轻的作用。

【适应证】可用于慢性乙型肝炎的治疗；用于肿瘤放疗、化疗引起的白细胞计数低和其他原因引起的白细胞减少症。

【体内过程】动物实验显示，静脉注射本品后，主要在肝脏及小肠中代谢，而随尿液及粪便排出。尚无人体药动学资料。

【用法用量】①口服：成人每次 0.2～0.3g，每天 3 次。②肌内注射或静脉滴注：每次 0.4～0.6g，每天 1 次，疗程 12 周。用于乙型肝炎治疗，2 个月为 1 个疗程。

【不良反应】常见头晕、恶心、呕吐、口苦、腹泻、上腹不适或疼痛；大剂量应用可引起中枢神经抑制，可因呼吸麻痹而致死。

【相互作用】①与中枢神经抑制药合用有协同作用。②与中枢兴奋药合用有拮抗作用。③本品可易化士的宁的惊厥效应。

【注意事项】①尚无儿童使用本品的经验。②长期使用应密切注意肝功能变化。

【规格】①片剂：0.1g。②胶囊剂：0.1g。③注射剂：0.1g，0.2g，0.3g，0.4g，0.6g。

【贮藏】遮光、密封，在阴凉干燥处（不超过 20℃）保存。

促肝细胞生长素 Hepatocyte Growth-promoting Factors

【别名】威佳、碧昔、苷炎灵、阿古达、福乐康。

【药理作用】能刺激肝细胞的 DNA 合成，促进肝细胞再生。对急、慢性肝细胞损伤有较好的保护作用，降低 ALT，对病变肝细胞有较强的再生、修复作用。

【适应证】用于重型肝炎（肝衰竭前期、中期）、慢性活动性肝炎、肝硬化、中毒性肝炎等。

【体内过程】口服后分布于全身多组织器官，肝和胃中含量最高，体内分布容积较小，在体内前 40 分钟衰减较快，基本呈快、慢两个时相，半衰期α相为（19.7±2.9）分钟，半衰期β相为（260±57）分钟，在体内不易蓄积。

【用法用量】①慢性肝炎：肌内注射，每次 20～40mg，每天 1～2 次，重症可用 40～80mg。静脉滴注，每天 1 次，疗程可达 3 个月。口服给药：一次 100～150mg，每天 3 次，3 个月为 1 个疗程。②重型肝炎：静脉滴注每次 80～120mg，每天 1 次；肌内注射，每次 40mg，每天 2 次，疗程一般为 1 个月。

【不良反应】可能有轻度发热等。

【相互作用】尚不清楚。

【注意事项】用药期间应监测肝功能和甲胎蛋白。

【规格】①胶囊剂：50mg。②注射剂：20mg，80mg，100mg。

【贮藏】密封，在阴凉干燥处保存。

水飞蓟宾 Silibinin

【别名】水飞蓟素、益肝灵、水林佳、利加隆。

【药理作用】有明显的保护及稳定肝细胞膜的作用；对四氯化碳、硫代乙酰胺等肝脏毒物引起的各种类型肝损伤具有不同程度的保护和治疗作用，并对四氯化碳引起的 ALT 升高有一定的阻止作用。

【适应证】用于慢性迁延性肝炎、慢性活动性肝炎、早期肝硬化、中毒性肝炎。

【体内过程】口服后 48 小时约排出 20%，静脉给药 48 小时后排出 8%，其中约 80%由胆汁排出，其余由尿排出。随尿排出者大部分为原形，而随胆汁排出者为代谢物。

【用法用量】口服：每次 35～70mg，严重者可增至每次 140mg，每天 3 次，餐后服。3 个月为 1 个疗程。

【不良反应】个别患者出现恶心、头晕。

【相互作用】尚不明确。

【注意事项】尚未收集到相关资料。

【规格】①片剂：70mg。②胶囊剂：35mg。

【贮藏】密封保存。

双环醇 Bicyclol

【别名】百赛诺。

【药理作用】具有显著保肝作用和一定抗乙型肝炎病毒活性。

【适应证】用于慢性乙型肝炎和慢性丙型肝炎。

【体内过程】单次服用 25mg，药动学特征符合一房室模型及一级动力学消除规律。血药浓度达峰时间为 1.8 小时，暴露量与剂量成正比，消除半衰期为 6.26 小时。

【用法用量】成人常用口服剂量为每次 25mg，必要时可增至 50mg，每天 3 次，最少服用 6 个月或遵医嘱。

【不良反应】极个别患者有皮疹发生，皮疹明显者可停药观察，必要时可服用抗过敏药。

【相互作用】餐后口服本品可使血药峰浓度升高。

【注意事项】用药期间应密切观察患者临床症状、体征和肝功能变化，疗程结束后也应加强随访。

【规格】片剂：12.5mg，25mg。

【贮藏】密封保存。

苦参碱 Matrine

【别名】巴乐、今威、溢甘林、美愈宁、迈甘希、美地林、唯爱澳、猗清、择明、宁甘欣、立甘、青典、济丰、枢柔、信罗、森安、亿来宁、杰力清、瑞琳利尔、天晴顺欣、甘比新、苷迪、扑沙通、天芬、甘缘、西点宁、林希、目源、可素、比罗卡、奥诺生、凯得隆、华阳利清、谷苏生、长富升星、迪洋、锐仕、延仑辛、永新、和来亿。

【药理作用】具有抑制乙型肝炎病毒复制，改善病理性肝炎症状与体征的作用，尚有抗癌、抗心律失常及抗感染作用。

【适应证】用于活动性慢性迁延性肝炎。外用于滴虫或念珠菌性阴道炎、慢性宫颈炎，亦可用于老年性阴道炎、盆腔炎等。

【体内过程】单次静脉注射本品 6mg/kg，其药动学符合二室模型，分布半衰期及消除半衰期分别为 19.21 分钟、184.22 分钟。主要经肾脏排泄。

【用法用量】①静脉滴注：150mg 加入 10%葡萄糖注射液 500ml，缓慢静脉滴注，每天 1 次，2 个月为 1 个疗程。②栓剂：塞入阴道深部，每次 1 粒，每晚 1 次。

【不良反应】静脉滴注速度太快，会出现头晕、恶心等不良反应。

【相互作用】能影响胰酶、乳酶生、胃酶等药物的药效，不宜同服。

【注意事项】不可直接静脉注射，稀释后滴注的速度不可太快，以每分钟不超过 60 滴为宜。

【规格】①注射剂：50mg，75mg，150mg。②栓剂：50mg。

【贮藏】避光、密闭，在阴凉处（不超过 20℃）保存。

齐墩果酸　Oleanolic Acid

【别名】土当归酸、扶正女贞素、甘立康、Oleanol、Caryophyllia、Astrantigeninc、Giganteumgeninc。

【药理作用】能明显地降低试验性肝损伤动物的血清 ALT，减轻肝细胞的变性、坏死，以及肝组织的炎症反应和纤维化过程，促进肝细胞再生，加速坏死组织的修复，防治肝性脑病，预防肝硬化。

【适应证】用于病毒性迁延性慢性肝炎的辅助治疗，也有纠正蛋白代谢障碍的作用。

【体内过程】口服 5.2 小时后血药浓度达峰值，半衰期为 8.7 小时，分布容积为 3371.1L，清除率为 555.3L/h。

【用法用量】口服：急性黄疸型肝炎每次 30mg，每天 3 次。慢性肝炎每次 50mg，每天 4 次。

【不良反应】偶有口干、腹泻、上腹部不适感。少见血小板轻度减少，停药后恢复。

【相互作用】尚不明确。

【注意事项】用药期间定期监测肝功能。

【规格】①片剂：10mg，20mg。②胶囊剂：20mg。

【贮藏】遮光、密封，存于阴凉干燥处。

乳果糖　Lactulose

【别名】杜密克、丹尼莱克、舂克、乳果糠。

【药理作用】活性成分为乳糖的合成衍生物，在结肠内经细菌作用变成乳酸和醋酸，使粪便酸化，抑制肠道细菌的产氨作用，并阻止肠道吸收氨，故能降低血氨。进入结肠后，被正常微生物分解成乳酸和乙酸等，提高肠内的渗透压，从而产生导泻作用。

【适应证】用于各个年龄层的功能性便秘，各种肝病所致高氨血症及由此而引起的肝性脑病。

【体内过程】口服后几乎不被小肠吸收，可以原形到达结肠，继而被肠道菌群分解代谢。剂量为 25～50g 时，可完全代谢；超过该剂量时，则部分以原形排出。

【用法用量】①用于便秘：成人每次 5～10g，6～12 岁儿童每次 5g，1～5 岁儿童每次 3g，1 岁婴儿每次 1.5g，均为每天 1～2 次。②用于肝性脑病：第 1～2 天给予每次 10～20g，每天 2～3 次，继后减量，直至每次 3～5g，每天 2～3 次，以达到软便效果为准。

【不良反应】刚开始用药会出现肠胃气胀。剂量过大可出现腹泻，应及时调整剂量。

【相互作用】与新霉素合用，可提高疗效。

【注意事项】儿童适宜采用本品的口服液。

【规格】①口服液：50%，66.7%。②粉剂：100g，500g。

【贮藏】防潮保存。

门冬氨酸鸟氨酸　L-Ornithine L-Aspartate

【别名】雅博司。

【药理作用】能直接参与肝细胞的代谢，并能激活肝脏解毒功能中的两个关键酶，因而能够协助清除对人体有害的自由基，增强肝脏的排毒功能，迅速降低过高的血氨，促进肝细胞自身的修复和再生，从而有效地改善肝功能，恢复机体的能量平衡。

【适应证】因急、慢性肝病（如各型肝炎、肝硬化、脂肪肝、肝炎后综合征）引发的血氨升高及肝性脑病。

【体内过程】单剂量静脉给药，发现血药浓度呈双相分布，在开始输注后 30 分钟鸟氨酸的峰浓度接近基线值 10 倍，并在 7 小时内降到正常水平。

【用法用量】口服每次 3g，每天 1～2 次，餐后服用。注射液：急性肝炎，每天 5～10g 静脉滴注；慢性肝炎或肝硬化，每天 10～20g 静脉滴注，可适当增加剂量，但每天不得超过 40g；肝性脑病，第 1 天的第 1 个 6 小时内用 20g，第 2 个 6 小时内分两次给药，每次 10g，静脉滴注。

【不良反应】大剂量静脉滴注时会有轻、中度的消化道反应，可出现恶心、呕吐或腹胀等。减少药物使用剂量或减慢输液速度，这些不良反应可以消失。

【相互作用】如出现不良反应，减量、减慢

滴速或停药后症状可减轻或消失；大剂量使用时，应注意监测血及尿中的药物浓度、尿素指标。

【注意事项】当使用大剂量的本品时，应监测患者血清和尿中的药物水平。大剂量使用时，应注意监测血及尿中的尿素氮。

【规格】①片剂：3g。②颗粒剂：1g，3g。③注射剂：10ml：5g，10ml：2.5g，10ml：5g。

【贮藏】遮光，密封，在干燥处保存。

甲硫氨酸 Methionine

【别名】蛋氨酸。

【药理作用】为氨基酸，可释放活性甲基，促进磷脂酰胆碱合成，磷脂酰胆碱与积存在肝内的脂肪发生作用，形成易于吸收的卵磷脂，防治肝脂肪蓄积，具有保肝、解毒的作用。

【适应证】用于脂肪肝，以及乙醇和磺胺等药物引起的肝损害。

【体内过程】在腺苷转移酶作用下与 ATP 反应生成 S-腺苷甲硫氨酸（SAM），又称活性甲硫氨酸，是活泼的甲基供体，参与体内 50 多种物质的甲基化反应。本品作为含硫氨基酸，其氧化分解也可产生硫酸根，部分硫酸根以无机硫酸盐形式随尿排出。

【用法用量】口服，每次 0.25～0.5g，每天 3 次，餐后服用。

【不良反应】可见恶心、呕吐、精神障碍；长期大量用药可致意识模糊、精神错乱。

【相互作用】尚不明确。

【注意事项】用药过量可致肝纤维化。

【规格】片剂：0.25g。

【贮藏】密封，在阴凉干燥处保存。

谷氨酸 Glutamic Acid

【别名】麸氨酸、左旋谷氨酸、Glutacid、L-Glutamic Acid。

【药理作用】为氨基酸，与精氨酸的摄入有利于降低及消除血氨，从而改善肝性脑病症状。

【适应证】用于肝性脑病、某些精神神经系统疾病的辅助治疗。

【体内过程】肝组织脱氨基生产 α 酮戊二酸和尿素，α 酮戊二酸相当于碳架，可以合成其他氨基酸，也可以进入三羧酸循环分解供能，尿素是蛋白质两个氨基缩合而成，入血后经肾排出。

【用法用量】口服，每次 2～3g，每天 3 次。

【不良反应】服药约 20 分钟后可见面部潮红。

【相互作用】合用可减弱抗胆碱药的药效。

【注意事项】本品不宜与碱性药物合用。

【规格】片剂：0.5g。

【贮藏】遮光、密闭保存。

联苯双酯 Bifendate

【别名】Biphenyldicarboxylate。

【药理作用】对四氯化碳等肝毒性物质所致的肝脏微粒体脂质过氧化、四氯化碳代谢转化为一氧化碳有抑制作用，并降低毒性物质代谢过程中还原性辅酶及氧的消耗，从而保护肝细胞生物膜的结构和功能；对细胞色素 P450 酶活性有明显诱导作用，加强对某些致癌物质的解毒能力，对部分肝炎患者有改善蛋白代谢作用。

【适应证】临床用于慢性迁延性肝炎伴 ALT 升高者，也可用于化学毒物、药物引起的 ALT 升高。

【体内过程】口服后约吸收 30%，在肝脏首过效应下迅速代谢转化。24 小时内 70% 左右自粪便排出。

【用法用量】口服：片剂，每次 25～50mg，每天 3 次；滴丸 7.5mg，每天 3 次，必要时每次可服 9～15mg，ALT 正常后改为每次 7.5mg。儿童按 0.5mg/kg 给药，连服 3～6 个月。

【不良反应】个别病例可出现口干、轻度恶心，偶有皮疹发生，一般加用抗变态反应药物后即可消失。

【相互作用】合用肌苷，可减少本品的降酶反跳现象。

【注意事项】①少数患者用药过程中 ALT 可回升，加大剂量可使之降低。停药后部分患者 ALT 反跳，但继续服药仍有效。②个别患者服药过程中可出现黄疸及病情恶化，应停药。

【规格】①滴丸：1.5mg。②片剂：25mg，50mg。

【贮藏】遮光、密闭保存。

15.6 利胆药

熊去氧胆酸 Ursodeoxycholic Acid

【别名】熊脱氧胆酸、优思弗、Urso 250、Urso Forte、UDCA。

【药理作用】可增加胆汁酸的分泌，同时导致胆汁酸成分的变化，使本品在胆汁中的含量增加，还能显著降低人胆汁中胆固醇及胆固醇酯的摩尔浓度和胆固醇的饱和指数，从而有利于结石中胆固醇逐渐溶解。

【适应证】用于胆固醇型胆结石、胆汁淤积性肝病（如原发性胆汁性肝硬化）、胆汁反流性胃炎、治疗脂肪痢（回肠切除术后）。

【体内过程】在胃肠道大部分经被动扩散不完全吸收，吸收后的药物被肝脏摄取，首过效应较大，在肝脏与甘氨酸或牛磺酸结合，然后分布至胆汁中。这些结合物在小肠被动和主动吸收，在回肠也可被肠道内的酶（或肠道内的细菌）解离生成游离型，之后在肝脏重吸收和重新结合。主要随粪便排出体外，半衰期为 4～6 天。

【用法用量】口服，每天 13～15mg/kg，分 2～4 次进餐时服用。

【不良反应】常见腹泻，偶有便秘、变态反应、瘙痒、头痛、头晕、胃痛、胰腺炎和心动过缓等。

【相互作用】①考来烯胺、考来替泊等胆汁酸多价螯合剂可减少本品的吸收。②含铝的抗酸药可吸附胆汁酸，影响本品疗效。③影响脂质代谢的药物可增加肝脏胆固醇的分泌和促进胆固醇胆结石的形成，可抵消本品的作用。

【注意事项】长期使用本品可增加外周血小板的数量，用药前及用药期间应定期监测肝功能。

【规格】①片剂：250mg，500mg。②胶囊剂：250mg。

【贮藏】20～25℃下密封保存。

苯丙醇 Phenylpropanol

【别名】利胆醇、Livonal、Eufepar、Felicur。

【药理作用】可增加胆汁酸的分泌，服后可以减轻腹痛、腹胀、恶心、厌油等症状，并有促进消化、增加食欲、降低胆固醇的作用。

【适应证】胆囊炎、胆道感染、胆石症、胆道手术后综合征和高胆固醇血症等。

【体内过程】健康人口服 0.2g 后 30 分钟，胆汁中胆红素增加 2.5 倍，2 小时后胆酸增加 3 倍；口服 0.1～0.2g 后 1～1.5 小时达血药峰值。主要经肝脏代谢，代谢物及部分药物以原形随胆汁及尿排泄，血浆半衰期为 4～6 小时。

【用法用量】口服：每次 0.1～0.2g，每天 3 次，餐后服。如治疗超过 3 周，每天不宜超过 0.2g。

【不良反应】胃部不适等。

【相互作用】尚不清楚。

【注意事项】胆道阻塞性黄疸及肝性脑病患者禁用，妊娠期慎用。

【规格】软胶囊：0.1g。

【贮藏】密封、遮光，存放于阴凉处。

茴三硫 Anethol Trithione

【别名】胆维他、环戊硫酮、舒雅乐、正瑞、Felviten。

【药理作用】可以促进胆汁排出，使胆酸、胆色素等分泌增加，增强肝脏的解毒功能。还能够增加毒蕈碱样乙酰胆碱受体的数目，促进唾液分泌。

【适应证】用于胆囊炎、胆石症、急慢性肝炎、肝硬化等，也用于治疗干燥综合征的干燥症状，纠正因服用某些药品引起的药源性及口咽区接受放射治疗后引起的口干症。

【体内过程】口服后迅速被吸收，生物利用度高，约 1 小时可达血药峰值，在体内主要代谢为对羟基苯基三硫酮与葡糖醛酸的结合物和无毒的硫酸盐，通过肾排泄。

【用法用量】口服，每次 25～50mg，每天 3 次。

【不良反应】可发生恶心、腹胀、腹泻、腹痛、便软及皮疹等。大剂量长期服用可致甲状腺功能亢进。

【相互作用】尚不明确。

【注意事项】①服用本品时请注意观察甲状腺功能。②本品的代谢会导致尿液呈现深黄色，但临床上需同时注意由疾病本身引起的黄疸而导致的尿色加深。

【规格】片剂：12.5mg，25mg。

【贮藏】遮光、密封保存。

去氢胆酸 Dehydrocholic Acid

【别名】脱氢胆酸、Dehydrocholin。

【药理作用】促进肝脏分泌大量黏度较低的胆汁，增加胆汁总量，但胆盐及其色素总量不变，可使胆道通畅，起到利胆作用。同时对脂肪的消化与吸收有一定的促进作用。

【适应证】治疗胆囊及胆道功能失调、胆囊切除术后综合征、胆石症、慢性胆囊炎及某些肝脏疾病，促进胆囊造影剂的排出等。

【体内过程】口服后经小肠吸收，静脉给药后 20～30 分钟达最大效应。

【用法用量】口服：每次 0.25～0.5g，每天 3 次；静脉注射：每天 0.5g，根据病情逐渐增至每天 2.0g。

【不良反应】可出现呼吸困难、心搏骤停、口苦、皮肤瘙痒等，长期服用可出现"肝脏疲劳"现象。

【相互作用】本品能促进脂肪的消化及吸收。

【注意事项】①对哮喘及有过敏史者，先用 20%溶液 0.2ml 做皮试，阳性反应者不可静脉注射。②其代谢产物羟基酮和胆酸有缓泻作用。

【规格】①片剂：0.25g。②注射剂（钠盐）：5ml∶1g，10ml∶0.5g，10ml∶2g。

【贮藏】密封、遮光，贮于阴凉干燥处。

牛胆酸钠　Sodium Tauroglycocholate

【别名】胆酸钠、胆盐、Bile Salt。

【药理作用】是较强的乳化剂，使疏水的脂类在水中乳化成细小的微团，既增加脂肪在小肠中与脂肪酶的接触面积，有利于消化酶的作用，又可使高度乳化的脂肪微粒直接由肠黏膜吸收，促进脂类的利用。

【适应证】用于胆道瘘管长期引流及胆汁缺乏，也用于脂肪消化不良和慢性胆囊炎等。

【体内过程】尚无参考文献。

【用法用量】口服：每次 0.1～0.4g，每天 3 次。

【不良反应】偶有胆内压升高，诱发胆绞痛。

【相互作用】尚不明确。

【注意事项】服药前须先引流胆汁。

【规格】①片剂：0.1g。②胶囊剂：0.2g。

【贮藏】密封、遮光，贮于阴凉干燥处。

羟甲烟胺　Hydroxymethylnicotinamide

【别名】羟甲基烟酰胺、利胆素、氧甲烟酰胺、Nicotinyl Methylamide、Bilocid。

【药理作用】为利胆消炎药，进入体内后分解为烟酰胺和甲醛，前者有保肝作用，后者有抗菌作用，对胆道及肠道中的双球菌、脓球菌、肠球菌及大肠埃希菌等引起的感染均有抑制作用。

【适应证】用于胆囊炎、胆管炎、肝功能不全、胆石症、胃及十二指肠炎、急性肠炎等。

【体内过程】口服 1g 后 1～1.5 小时达血药峰浓度，血浆半衰期为 4～8 小时。本品静脉注射后迅速分布于肠、肝、胆囊、肾等器官，主要经肝脏代谢，以原形及代谢物形式随胆汁和尿排泄。

【用法用量】口服，每次 0.5～1.0g，每天 3～4 次，餐前服，儿童剂量减半。严重的慢性病可

以缓慢静脉注射，开始 0.4～0.8g，以后隔日 1 次。

【不良反应】未见。

【相互作用】尚不明确。

【注意事项】妊娠期妇女（尤其是妊娠早期）慎用本品。

【规格】①片剂：0.5g。②注射剂：10ml∶0.4g。

【贮藏】密封，贮于室温下。

腺苷甲硫氨酸　Ademetionine

【别名】思美泰。

【药理作用】在体内作为甲基供体和生理性巯基化合物的前体参与体内重要的生化反应。通过使肝细胞膜磷脂甲基化而调节肝脏细胞膜的流动性，而且通过转硫基反应可以促进肝解毒过程中硫化产物的合成。当肝功能不全时腺苷甲硫氨酸合成酶的活性显著降低，使甲硫氨酸向本品转化减少，导致本品的生物利用度降低，妨碍了防止胆汁淤积的正常生理过程。

【适应证】用于肝硬化前和肝硬化所致肝内胆汁淤积、妊娠期肝内胆汁淤积。

【体内过程】口服首过效应显著，血药峰浓度与剂量有关，单剂口服肠溶片 0.4～1g 后 3～5 小时达血药峰值（0.5～1mg/L）。在肝脏代谢迅速，半衰期为 20～80 分钟，但慢性肝病患者半衰期可达 121 分钟。

【用法用量】初始治疗每天 500～1000mg，每次静脉滴注或者分 2 次肌内注射或静脉注射，共 2～4 周。维持治疗每天 1～2g，共口服 4 周。

【不良反应】少数患者出现胃烧灼感和上腹痛，偶可引起昼夜节律紊乱，睡前服用催眠药可减轻此症状。

【相互作用】尚未明确。

【注意事项】注射剂须在临用前用所附溶剂溶解，静脉注射必须缓慢。为使本品更好地吸收和发挥疗效，建议在两餐之间服用。对有血氨增高的肝硬化前及肝硬化患者应注意监测血氨水平。

【规格】①片剂：500mg。②注射剂：500mg。

【贮藏】密闭，贮于 25℃以下。

柳胺酚　Osalmide

【别名】利胆酚、Oxophenamide。

【药理作用】能增加肝血流量，改善肝功能，可使胆汁中水分显著增加。利胆作用较去氢胆酸强，能使 Oddi 括约肌松弛。此外尚有降低血胆

固醇作用。

【适应证】因胆汁分泌排出障碍引起的胆囊炎、胆道炎、胆石症及胆道手术后综合征和慢性肝炎等。

【体内过程】口服后主要经小肠吸收，随粪便排出。

【用法用量】口服：每次 0.25～0.5g，儿童 0.5mg/kg，每天 3 次，餐前服。静脉注射：每天 0.25～0.5g。

【不良反应】偶有荨麻疹样皮肤反应或恶心，静脉注射可有一过性热感。

【相互作用】尚不明确。

【注意事项】长期使用本品可增加外周血小板的数量。如治疗中有反复胆绞痛发作，应停药。老年患者尤其是高龄患者减量。

【规格】①片剂：0.25g。②胶囊剂：0.25g。③注射液：5ml∶0.25g，10ml∶0.5g。

【贮藏】密封，贮于阴凉干燥处。

羟甲香豆素 Hymecromone

【别名】胆通、Himecol、Cantabiline。

【药理作用】为香豆素衍生物，能松弛 Oddi 括约肌，具有较强的解痉、镇痛作用，同时也能温和、持续地促进胆汁分泌，加强胆囊收缩和抗菌作用，具有明显的利胆作用。

【适应证】用于胆囊炎、胆石症、胆道感染、胆囊术后综合征。

【体内过程】尚无参考文献。

【用法用量】口服，每次 0.4g，每天 3 次，餐前服用。

【不良反应】个别患者可有头晕、腹胀、胸闷、皮疹、腹泻等不良反应，停药后可自行消失。

【相互作用】尚不明确。

【注意事项】大剂量可引起胆汁分泌过度和腹泻。

【规格】①片剂：0.2g。②胶囊剂：0.2g，0.4g。

【贮藏】密封、遮光，存于阴凉处。

15.7　微生态药物

复方嗜酸乳杆菌 Compound Eosinophil-Lactobacillus

【别名】益君康。

【药理作用】为肠道菌群调整药。可分解糖类产生乳酸，提高肠道酸度，从而抑制肠道致病菌繁殖。

【适应证】肠道菌群失调引起的肠功能紊乱。

【体内过程】尚无参考文献。

【用法用量】口服，成人每次 0.5～1g，每天 3 次。

【不良反应】尚不明确。

【相互作用】抗酸药、抗菌药与本品合用时，可减弱其疗效。铋剂、鞣酸、药用炭、酊剂等能抑制、吸附活菌，不能合用。

【注意事项】如服用过量或发生严重不良反应时应立即就医。

【规格】片剂：0.25g，0.5g。

【贮藏】密封、遮光，存于阴凉处。

双歧杆菌三联活菌 Bifid Triple Viable

【别名】培菲康、丽珠肠乐。

【药理作用】可直接补充正常生理性细菌，调节肠道菌群，能抑制肠道中对人体具有潜在危害的菌类甚至病原菌。

【适应证】用于肠道菌群失调引起的腹泻和腹胀。

【体内过程】口服后细菌可迅速到达肠道，并在其中定植，次日即可从粪便中检出口服的菌种，第 3、4 日菌量达到高峰，第 8 日恢复正常。

【用法用量】用低于 40℃温水服用。0～1 岁每次 0.5g，1～5 岁每次 1g，>6 岁儿童及成人，每次 2g，每天 3 次。婴幼儿可直接嚼服，或碾碎后溶于温热牛奶中冲服。

【不良反应】尚无本品不良反应的报道。

【相互作用】同复方嗜酸乳杆菌。

【注意事项】同复方嗜酸乳杆菌。

【规格】①胶囊剂：0.21g，1g。②散剂：1g，2g。

【贮藏】于 2～8℃避光保存。

酪酸菌 Clostridium Butyricum

【别名】酪酸杆菌、酪酸梭菌、米雅。

【药理作用】①抑制肠内有害菌，调整肠道菌群。②抑制肠道内异常发酵产生的有害物质，具有淀粉糖化作用，其代谢产物酪酸是肠上皮组织细胞再生和修复的重要营养物质。③酪酸菌能与肠内有益菌共生，还能产生促进双歧杆菌发育的因子。

【适应证】用于急、慢性肠炎，腹泻，肠道菌群失调，亦用于便秘。

【体内过程】本品为人体肠道内正常生理性

细菌，口服后在肠道内生长繁殖，并随粪便排出体外。

【用法用量】成人，每次 20～40mg，每天 3 次。

【不良反应】尚未见相关的不良反应。

【相互作用】对氨基糖苷类、部分β-内酰胺类、大环内酯类抗生素等不敏感，同用不影响其活性。

【注意事项】同复方嗜酸乳杆菌。

【规格】①片剂：20mg。②颗粒剂：40mg。③散剂：1g。

【贮藏】于 2～8℃避光保存。

15.8　止吐药

昂丹司琼 Ondansetron

【别名】恩丹西酮、欧贝。

【药理作用】在外周与中枢神经 5-HT$_3$ 受体之间，阻断迷走神经传入通路上的 5-HT$_3$ 受体，发挥强有力的止吐作用。因对其他神经递质受体无生理作用，故可增强胃的排空能力。

【适应证】预防细胞毒药物（化疗）和放疗引起的严重恶心、呕吐；也用于手术后的恶心和呕吐。

【体内过程】口服 8mg 后 1.5～2 小时可达血药峰值，由于有首过效应，绝对生物利用度约为 60%。在体内广泛分布。体外研究证实，蛋白结合率为 70%～75%。健康青年人的清除率为 6ml/min，老年人稍低（4～5ml/min），而生物利用度则稍高（65%）。青年的终末半衰期约为 3 小时，老年人则为 5 小时。重度肝功能不全患者的生物利用度可能达到 100%，半衰期可达 15～22 小时，需要调整剂量。

【用法用量】缓慢静脉注射或肌内注射本品。①成人：放、化疗前立即使用 8mg，次日每 12 小时口服本品 8mg，共 2～3 天，某些病例需要更高的初始剂量，可先用本品 8mg，间隔 4 小时再次使用本品 8mg 两次或 1mg/h 连续静脉输注 24 小时，或在化疗前至少 15 分钟缓慢静脉输注 32mg。②儿童和青少年（6 个月至 17 岁）：化疗前以 5mg/m^2 或 0.15/kg 的剂量静脉输注，总剂量不得超过 8mg，时间不少于 15 分钟，口服制剂可以在 12 小时后开始使用，每次 4mg，每天 2 次，最多可连服 5 天。③老年患者、肾功能不全患者不必调整剂量、用药次数和给药途径。④中、

重度肝功能不全患者每天用药剂量不应超过 8mg。

【不良反应】常见头痛、温热、潮红、便秘、注射部位的局部反应，少见癫痫发作、运动障碍、心律失常、伴或不伴 ST 段降低的胸痛、心动过缓、罕见速发型过敏反应、一过性视觉障碍等。

【相互作用】与地塞米松或甲氧氯普胺合用，药效更好。

【注意事项】静脉注射过快可能导致视物模糊，应缓注；肝功能中、重度受损，必须减量给药。

【规格】①片剂：4mg。②注射剂：1ml：2mg，2ml：4mg，4ml：8mg。③注射剂（粉）：4mg，8mg。

【贮藏】避光，贮于 2～30℃下。

格拉司琼 Granisetron

【别名】康泉、凯特瑞、Kytril、Kevatril。

【药理作用】同昂丹司琼，是一种高选择性的 5-HT$_3$ 受体拮抗剂。

【适应证】用于放疗、细胞毒药物（化疗）引起的恶心和呕吐。

【体内过程】口服后吸收迅速，给药后 2 小时可达血药峰值，分布容积约为 200L，其药动学个体差异明显，正常人的消除半衰期为 3～4 小时，癌症患者则为 9～12 小时。肝内代谢，主要代谢物为 7-羟化物，随尿排出的原药不到 20%，其余代谢物随尿、粪便排出。

【用法用量】①静脉输注，每次 3mg，用电解质 20～50ml 稀释后在化疗前至少 5 分钟输完，或将药物配成 15ml 药液，在不少于 30 秒的时间内进行静脉注射，持续作用可达 72 小时。在必要时，24 小时内可重复 1～2 次，每天不应超过总量 9mg。②美国对成人和＞2 岁的儿童均使用较低的剂量 10μg/kg。③手术预防用量 1mg，麻醉诱导前和术后各用 1 次。④口服，首剂于化疗开始前 1 小时给药，成人每次 2mg，12 小时后给予第 2 剂。⑤贴剂，于化疗前 24 小时贴 1 贴于上臂外侧皮肤无破溃处，化疗结束后 48 小时后去除，最长可在 7 天后去除。

【不良反应】常见头痛和便秘，偶有过敏反应，个别较重（如过敏性休克）。

【相互作用】不宜与肝药酶抑制剂、诱导剂合用。

【注意事项】仅在放、化疗或手术当天使用

（贴剂需提前 24 小时）；消化道运动障碍患者使用本品时应严密观察。

【规格】①片剂：1mg。②注射剂（粉）：3mg。③贴剂：34.3mg。

【贮藏】避光，贮于 2～30℃下。

托烷司琼 Tropisetron

【别名】普洛林、呕必停、Navoban。

【药理作用】与昂丹司琼不同的是，本品具有双重作用，除选择性阻断周围神经元中的 5-HT$_3$ 受体外，还可直接阻断中枢 5-HT$_3$ 受体而抑制极后区迷走神经兴奋。

【适应证】防治因抗肿瘤药物引起的恶心和呕吐。

【体内过程】口服后吸收迅速且完全，绝对生物利用度与给药剂量相关，其作用可维持 24 小时。健康者静脉给药后的半衰期约为 7.3 小时，口服给药后约为 8.6 小时；代谢不良者静脉给药后半衰期约为 30 小时，口服给药后约为 42 小时。

【用法用量】①成人，疗程第 1 天，于化疗前将本品 5mg 静脉滴注或静脉注射，疗程的第 2～6 天，每天早餐前 1 小时服用 5mg，反应轻微可缩短疗程。②2 岁以上儿童，推荐静脉给药 0.1mg/（kg·d），每天最高剂量达 5mg。

【不良反应】①最常见头痛、便秘，代谢不良者发生率较高。②常见头晕、疲劳、腹痛、腹泻；个例可发生 I 型变态反应。

【相互作用】①与氟哌啶醇或地塞米松合用，可提高本品的疗效，降低不良反应。②利福平、保泰松、苯巴比妥等肝药酶诱导剂可加速本品代谢，使其疗效降低。

【注意事项】给药期间，应监测血压、心率、血常规和肝功能。

【规格】①胶囊剂：5mg。②注射剂：2ml：2mg，5ml：5mg。

【贮藏】避光，贮于 30℃以下干燥处。

15.9　催吐药

阿扑吗啡 Apomorphine

【别名】去水吗啡、Apomorphinum。

【药理作用】系吗啡衍生物，是一种半合成的强效中枢性催吐药，结构与多巴胺相似，能直接刺激延髓的催吐化学感受区，反射性兴奋呕吐中枢，产生强烈的催吐作用。此外，本品亦为 D$_2$ 受体激动剂，作用于中枢系统的下丘脑，产生启动阴茎勃起的性刺激，经脊髓传入阴茎，使阴茎的动脉扩张，血流量增大和勃起。

【适应证】①主要用于抢救误食毒物及难以洗胃的患者。②用于治疗吸入石油蒸馏液的患者以防止严重的吸入性肺炎。③舌下含片用于治疗男性勃起功能障碍。

【体内过程】为亲脂性化合物，于腹壁皮下注射后吸收迅速，与静脉给药具有生物等效性。脑脊液的最大药物浓度低于血药峰浓度的 10%，且出现于给药后的 10～20 分钟。终末半衰期约为 40 分钟。

【用法用量】①皮下注射，每次 0.5～2mg，作用维持 1～2 小时。极量每次 5mg。②口服，在性交前 20 分钟将药片置于舌下，约 10 分钟后溶解吸收，用药前宜少量饮水，以便湿润口腔，使药物易于自行溶解。

【不良反应】①最常见恶心、呕吐、面色苍白、直立性低血压、多汗、运动徐缓、震颤不安、欣快、警觉性改变症状、精神症状、头痛、严重的意识模糊、幻视、急性精神病及严重的运动障碍。②可出现嗜酸性粒细胞增多。③可出现心房颤动、心动过缓、低血压和水肿等。④大剂量会导致可逆的、剂量依赖性的尿毒症和氮质血症。⑤还可引起阴茎勃起。⑥治疗剂量可导致呼吸急促和呼吸抑制，以及瘙痒、红色皮下结节等的皮肤局部反应。⑦长期用药时，患者可对本品产生耐受。

【相互作用】①与左旋多巴合用可提高抗震颤麻痹作用。②与恩他卡朋合用可使心动过速、高血压和心律失常发生的风险增加。③纳洛酮可对抗本品的催吐作用及其对中枢神经系统与呼吸系统等的抑制作用。④口服避孕药可减弱本品的镇痛作用。⑤与抑制中枢神经的吩噻嗪类镇痛药合用时，可导致严重的呼吸和循环抑制，产生不良反应或延长睡眠。⑥半夏可抑制本品的催吐作用。⑦连翘可拮抗本品的催吐作用。⑧荷包牡丹碱可拮抗本品的催吐作用。

【注意事项】①只有在不宜洗胃的情况下才可使用催吐剂。②用药期间可出现血清催乳素浓度降低。③在应用本品时应监测患者的心血管功能。

【规格】①舌下片：2mg，3mg。②注射剂：1ml：5mg。

【规格】遮光、密闭保存。

15.10　其他消化系统药物

奥曲肽　Octreotide

【别名】善宁、善得定、善龙、金迪林、泰美替宁、Longastatina、Sandostatine、Sandostatin。

【药理作用】为十四肽人生长抑素类似物，可抑制 LH 对 GnRH 的反应，降低内脏血流，抑制 5-羟色胺、胃泌素、血管活性肠肽、糜蛋白酶、胃动素、胰高血糖素的分泌。

【适应证】用于肝硬化所致食管-胃静脉曲张出血、消化性溃疡出血，预防胰腺术后并发症，缓解与胃肠内分泌瘤有关的症状和体征。对肢端肥大症患者可控制症状。

【体内过程】皮下注射后迅速吸收，25～30分钟可达血药峰值，广泛分布于体内各组织。终末半衰期约为 1.5 小时，老年人和肾衰竭者可见延长，约有用量的 1/3 以原药随尿排出。

【用法用量】①食管-胃静脉曲张出血：持续静脉滴注 0.025mg/h，最多治疗 5 天。②预防胰腺术后并发症：0.1mg 皮下注射，每天 3 次，持续治疗 7 天。③胃肠内分泌瘤：初始剂量为 0.05mg 皮下注射，每天 1～2 次，然后可逐渐增加剂量至 0.2mg，每天 3 次。④肢端肥大症：初始量为 0.05～0.1mg 皮下注射，每 8 小时 1 次，最适剂量为每天 0.2～0.3mg。

【不良反应】胃肠道反应，包括恶心、呕吐、胀气等，宜在两餐之间或晚间注射。长期使用可能导致胆结石。还可能引起血糖调节紊乱。

【相互作用】合用可增加溴隐亭的生物利用度；可减少环孢素的吸收；延迟西咪替丁的吸收。

【注意事项】长期使用，应每隔 6～12 个月做胆囊超声检查。糖尿病患者应密切监测血糖水平。

【规格】①注射剂：0.1mg，1ml∶0.3mg。②注射用微球：10mg，20mg。

【贮藏】贮于 2～8℃条件下，遮光，可保存 5 年。室温下可保存 2 周。

加贝酯　Gabexate

【别名】Gabexatum。

【药理作用】是一种非肽类蛋白酶抑制剂，可抑制胰蛋白酶、激肽释放酶、纤维蛋白溶酶、凝血酶等蛋白酶的活性，从而制止这些酶所造成的病理生理变化。

【适应证】用于急性轻型（水肿型）胰腺炎；也可用于急性出血坏死型胰腺炎的辅助治疗。

【体内过程】大鼠静脉注射放射性核素标记的本品 30 分钟后，肝脏、肾脏的放射性分别为总放射性的 27.3%、17.3%。人体血液中本品的半衰期为（66.8±3）秒。

【用法用量】仅供静脉滴注。每次 100mg，治疗开始 3 天，每天 300mg，症状减轻后改为每天 100mg，疗程 6～10 天。

【不良反应】少见注射血管局部疼痛，皮肤发红等刺激症状及轻度浅表静脉炎，偶有皮疹、颜面潮红及过敏症状，极少发生胸闷、呼吸困难和血压下降等过敏性休克现象。

【相互作用】尚不明确。

【注意事项】①用药前应事先备好过敏性休克的急救措施。②药液应新鲜配制，随配随用，勿将药液注入血管外。③多次使用应更换注射部位。④滴注速度不宜过快，应控制在 1mg/（kg•h）以内，不宜超过 2.5mg/（kg•h）。

【规格】注射剂（粉）：0.1g。

【贮藏】遮光保存。

乌司他丁　Ulinastatin

【别名】天普洛安。

【药理作用】属蛋白酶抑制剂，同时可以稳定溶酶体膜，抑制溶酶体酶的释放，抑制心肌抑制因子（MDF）产生，清除氧自由基及抑制炎症介质释放。还可改善手术刺激引起的免疫功能下降、蛋白代谢异常和肾功能降低，防止手术刺激引起的对内脏器官与细胞的损伤及改善休克时的循环状态等。

【适应证】用于急性胰腺炎、慢性复发性胰腺炎，为急性循环衰竭的抢救辅助用药。

【体内过程】健康正常男性 30 万 U/10ml 静脉注射给药后，3 小时内血药浓度直线下降，清除半衰期为 40 分钟，给药后 6 小时给药量的 24% 从尿中排泄。

【用法用量】①急性胰腺炎、慢性复发性胰腺炎：初期每次 10 万 U 静脉输注，每次输注 1～2 小时，每天 1～3 次，以后随症状消退而减量。②急性循环衰竭：每次 10 万 U，每天缓慢静脉注射 1～3 次。可根据年龄、症状适当增减。

【不良反应】偶见白细胞减少或嗜酸性粒细胞增多、恶心、呕吐、腹泻、AST 及 ALT 上升、血管痛、瘙痒感、皮疹等；出现过敏症状应立即停药，并适当处理。

【相互作用】避免与加贝酯或球蛋白制剂混合使用。

【注意事项】用于急性循环衰竭时，仅为辅助用药，休克症状改善后即终止给药；溶解后应迅速使用。

【规格】注射剂（粉）：2.5万U，5万U，10万U。

【贮藏】密闭，于阴凉干燥处保存。

第16章 循环系统药物

16.1 强心药

地高辛 Digoxin

【别名】狄戈辛、强毛地黄、强心素、异羟基洋地黄毒甙、可力、Lanoxin、Digacin、Digosin。

【药理作用】①正性肌力作用：选择性地与心肌细胞膜 Na^+、K^+-ATP 酶结合而抑制该酶活性，心肌细胞内 Na^+浓度升高，胞质内 Ca^{2+}增多，肌浆网内 Ca^{2+}储量亦增多，激动心肌收缩蛋白，从而增加心肌收缩力。②负性频率作用：由于其正性肌力作用，使衰竭心脏心排血量增加，血流动力学状态改善，消除交感神经张力的反射性增高，并增强迷走神经张力，因而减慢心率。③心脏电生理作用：降低窦房结自律性，提高浦肯野纤维自律性，减慢房室结传导速度，延长其有效不应期，导致房室结隐匿性传导增加，可减慢心房颤动或心房扑动的心室率，缩短浦肯野纤维有效不应期。

【适应证】①用于高血压、瓣膜性心脏病、先天性心脏病等急性和慢性心功能不全。尤其适用于伴有快速心室率的心房颤动的心功能不全。②用于控制伴有快速心室率的心房颤动、心房扑动患者的心室率及室上性心动过速。

【体内过程】口服后片剂约可吸收 70%，酊剂可吸收 80%，胶囊剂的吸收量超过 90%。有效治疗浓度为 0.5～2.0ng/ml，有明显的个体差异。具有大分布容积，心肌中的药物浓度高于血药浓度。蛋白结合率为 20%～30%。可跨越血脑屏障和胎盘，分泌进入乳汁，消除半衰期为 1.5～2 天，透析不会清除本品。血药浓度超过 2.0ng/ml 时就会出现中毒症状。

【用法用量】用量要个体化。口服：常用 0.125～0.5mg，每天 1 次，7 天可达稳态血药浓度；若达快速负荷量，可每6～8 小时给药0.25mg，总剂量每天 0.75～1.25mg；维持量，每天每次 0.125～0.5mg。早产儿 0.02～0.03mg/kg；1 个月以下新生儿 0.03～0.04mg/kg；1 个月至 2 岁，0.05～0.06mg/kg；2～5 岁，0.03～0.04mg/kg；5～10 岁，0.02～0.035mg/kg；10 岁或 10 岁以上，照成人常用量；本品总量分 3 次或每 6～8 小时给予。维持量为总量的 1/5～1/3，分 2 次，每 12 小时 1 次或每天 1 次。不宜口服者亦可静脉注射，常用每次 0.25～0.5mg，极量 1 次 1mg。

【不良反应】①常见促心律失常作用、胃纳不佳或恶心、呕吐、下腹痛、异常无力。②少见视物模糊或"色视"、腹泻、精神抑郁。③罕见嗜睡、头痛及皮疹、荨麻疹。④在洋地黄的中毒表现中，促心律失常最重要，最常见者为室性期前收缩，其次为房室传导阻滞、阵发性或加速性交界性心动过速等。儿童中心律失常比其他反应多见，但室性心律失常比成人少见。新生儿可有 PR 间期延长。

【相互作用】①与两性霉素 B、皮质激素或失钾利尿药同用时，可引起低血钾而致中毒。②与抗酸药（尤其三硅酸镁）或止泻吸附药、果胶、考来烯胺和其他阴离子交换树脂、柳氮磺吡啶或新霉素、对氨基水杨酸同用时，可抑制洋地黄强心苷吸收而导致强心苷作用减弱。③与抗心律失常药、钙盐注射剂、可卡因、泮库溴铵、萝芙木碱、琥珀胆碱或拟肾上腺素类药同用时，可导致心律失常。④有严重或完全性房室传导阻滞且伴正常血钾者应用洋地黄的同时不应应用钾盐。⑤与 β 受体阻滞剂合用，有发生严重心动过缓的可能。⑥螺内酯可延长本品半衰期，需调整剂量或给药间期。⑦血管紧张素转换酶抑制剂及其受体拮抗剂可使本品血药浓度增高。⑧吲哚美辛可减少本品的肾清除，使本品半衰期延长。⑨与肝素同用，可能部分抵消肝素的抗凝血作用，需调整肝素用量。⑩红霉素可增加本品在胃肠道的吸收。⑪依酚氯胺与地高辛合用可致明显的心动过缓。⑫与奎尼丁同用，可使本品血药浓度提高约 1 倍，本品用量应酌减 1/3～1/2。

【注意事项】①用药期间应注意随访检查：血压、心率及心律、心电图、心功能、电解质（尤其钾、钙、镁）、肾功能。②疑有洋地黄中毒时，应做本品血药浓度测定。过量时，由于蓄积性小，一般于停药后 1～2 天中毒表现可以消退。如发生中毒可用地高辛特异性抗体 Fab 片段解救。

【规格】①片剂：125μg，250μg，500μg。②胶囊剂：50μg，100μg，200μg。③酊剂：50μg/ml。④注射剂：2ml∶100μg，2ml∶500μg。

【贮藏】密封保存。

毒毛花苷 K Strophanthin K

【别名】毒毛旋花子甙 K、毒毛甙 K、Strofan K。

【药理作用】同地高辛。特点是对心肌收缩的作用明显，对传导和心率的影响小。

【适应证】主要用于病情紧急、心率不快或较慢，且传导功能较差的心力衰竭或使用洋地黄类疗效不佳者，也用于急性肺水肿患者。

【体内过程】口服吸收极差，蛋白结合率约5%，静脉注射后 5 分钟起效，0.5～1.0 小时达高效，作用持续 1～2 天。主要以原药随尿排出，消除半衰期为 14～21 小时。肾功能不全患者影响原药排出。

【用法用量】①成人：首剂静脉注射 0.125～0.25mg，1～2 小时后可重复 1 次，每天总量 0.25～0.5mg，病情缓解后，口服其他强心苷维持。②儿童：静脉注射 0.007～0.01mg/kg，余同上。

【不良反应】【相互作用】【注意事项】参见地高辛。

【规格】注射剂：1ml∶0.25mg，1ml∶0.5mg。

【贮藏】遮光、密闭保存。

毛花苷 C Lanatoside C

【别名】西地兰、毛花洋地黄苷丙。

【药理作用】为一种速效强心苷，作用较洋地黄、地高辛快，但比毒毛花苷 K 稍慢。

【适应证】治疗急、慢性心力衰竭，室上性心动过速，心房扑动，心房颤动。

【体内过程】在胃肠道只能不规则吸收10%，一般用于静脉注射，5～30 分钟起效，作用维持 2～4 天。代谢药物为地高辛和地高辛的衍生物，以代谢物形式随尿排出，蓄积性小。

【用法用量】每次 0.4～0.6mg，稀释后静脉注射（5 分钟以上），2～4 小时后需要时再给予0.2～0.4mg。起效后可改口服洋地黄强心苷。

【不良反应】【相互作用】【注意事项】参见地高辛。

【规格】①片剂：0.5mg。②注射剂：1ml∶0.4mg。

【贮藏】遮光、密闭保存。

去乙酰毛花苷 Deslanoside

【别名】毛花强心丙、去乙酰毛花苷丙、西地兰 D、Cedilanid D、Deacetyldigilanid C。

【药理作用】为毛花苷丙的去乙酰基衍生物，药理作用相同，但更稳定、迅速。

【适应证】在紧急情况下，多用于快速洋地黄化。

【体内过程】一般静脉注射后 5～10 分钟起效，1～2 小时可达高效。半衰期约为 33 小时，药效可持续 2～5 天。主要以原药随尿排出，肾功能正常者每天约排出体内总量的 20%。

【用法用量】静脉注射。成人常用量：首剂0.4～0.6mg 以后每 2～4 小时可再给予 0.2～0.4mg，总量 1～1.6mg。小儿常用量：按下列剂量分 2～3 次间隔 3～4 小时给予。早产儿和足月新生儿或肾功能不全、心肌炎患者，肌内或静脉注射 0.022mg/kg，2 周至 3 岁 0.025mg/kg。疗效满意后，可改用口服洋地黄。

【不良反应】【相互作用】【注意事项】参见地高辛。

【规格】注射剂：1ml∶0.4mg。

【贮藏】遮光、密闭保存。

氨力农 Amrinone

【别名】氨吡酮、氨利酮、氨双吡酮、安诺可、Inocor。

【药理作用】主要通过抑制磷酸二酯酶，使心肌细胞内 cAMP 浓度增高、细胞内钙增加、心肌收缩力加强、心排血量增加，还有扩张血管的作用，因而降低心脏前、后负荷。

【适应证】用于其他抗心力衰竭药物治疗无效或效果欠佳的各种原因引起的急、慢性顽固性充血性心力衰竭。

【体内过程】静脉注射后 2 分钟即起效，10分钟可达最高效应，作用可维持 1～1.5 小时。健康人的半衰期约为 4 小时，心力衰竭患者约为 6小时。蛋白结合率很低，分布容积为 1.2L/kg。部分在肝内代谢，原药（约 40%）和代谢物主要随尿排出。

【用法用量】静脉注射：先以 0.5～1mg/kg静脉注射 5～10 分钟，然后继续以每分钟 5～10μg/kg 静脉滴注。单次剂量最大不超过2.5mg/kg。每天最大量＜10mg/kg。儿童用量同成人，新生儿维持用量为 3～7μg/（kg·min）。

【不良反应】可见胃肠反应、血小板减少、

肝肾功能损害、低血压、室性心律失常，个别患者可出现发热和皮疹，偶有胸痛及注射局部刺激反应。偶见过敏反应。

【相互作用】①与丙吡胺同用可导致血压过低。②与硝酸酯类合用有相加效应。③与碳酸氢钠注射液混合会出现沉淀，本品乳酸盐与葡萄糖注射液和呋塞米之间存在物理性配伍禁忌。

【注意事项】①以 0.9%氯化钠注射液稀释后使用，不能用含右旋糖酐或葡萄糖的溶液稀释。②口服可致严重胃肠障碍。③用药期间应监测心率、心律、血压，必要时调整剂量。

【规格】注射剂：10ml∶50mg，10ml∶100mg。

【贮藏】遮光、密闭保存。

米力农　Milrinone

【别名】米利酮、甲氰氨利酮、甲氰吡酮、二联吡啶酮、鲁南力康、伊克维、Corotrop、Corotrope、Primacor。

【药理作用】为氨力农的衍生物，作用机制同氨力农，但作用强 10～30 倍。

【适应证】用于其他抗心力衰竭药物治疗无效或效果欠佳的各种原因引起的急、慢性顽固性充血性心力衰竭。

【体内过程】口服吸收迅速而完全，但因可致病死率上升，故仅用于静脉给药。蛋白结合率为 70%，约有 83%原药随尿排出，消除半衰期约为 2.3 小时。

【用法用量】静脉注射：负荷量 25～75μg/kg，5～10 分钟缓慢静脉注射，以后每分钟 0.25～1μg/kg 维持，每天不超过 1.13mg/kg。肾功能不全患者应减量。

【不良反应】头痛、室性心律失常、无力、血小板减少。

【相互作用】和呋塞米混合可产生沉淀，不可配伍。

【注意事项】用药期间，应监测血压、心率、心电图、水与电解质平衡；由于本品可通过房室结促进心脏传导，故能增加心房扑动或心房颤动患者的心室反应率，因此，这类患者在使用本品之前应先予洋地黄化。

【规格】注射剂：5mg，10mg，20mg，50mg。

【贮藏】遮光、密闭保存。

重组人脑利钠肽　Recombinant Human Brain Natriuretic Peptide

【别名】奈西利肽、布罗纳泰、新活素、Natrecor。

【药理作用】是肾素-血管紧张素-醛固酮系统的天然拮抗剂，拮抗心肌细胞、心纤维原细胞和血管平滑肌细胞内的内皮素、去甲肾上腺素和醛固酮，增加钠的排泄，减少肾素和醛固酮分泌，抑制后叶升压素及交感神经的保钠保水、升高血压作用。增加血管通透性，降低体循环血管阻力及血浆容量，减轻心脏前后负荷，增加心排血量。无正性肌力作用。

【适应证】用于休息或轻微活动时呼吸困难的急性代偿失调性心力衰竭。

【体内过程】充血性心力衰竭患者静脉注射或输注本品后，平均终末消除半衰期约 18 分钟。注射本品 0.01～0.03μg/（kg·min）达稳态时，血浆中的利尿钠肽浓度比基线增高 3～6 倍。

【用法用量】负荷剂量 1.5～2μg/kg，然后以 0.0075～0.01μg/（kg·min）的速率静脉滴注。应从最小负荷剂量和最小维持剂量开始给药。

【不良反应】低血压是常见不良反应，其他表现为头痛、恶心、室速、血肌酐升高等。

【相互作用】与口服血管紧张素转化酶抑制剂合用时症状性低血压发生率升高；与肝素、胰岛素、依他尼酸钠、布美地尼、依那普利拉、肼屈嗪、呋塞米、焦亚硫酸钠不相容。

【注意事项】①观察有无过敏反应。②对存在心脏低充盈的患者不建议使用。③引起肾衰竭和需要肾透析时需监测生化指标，特别是血清肌酐升高情况。④密切监视血压，发生低血压时减量或停药，基线期血压＜100mmHg 的患者低血压发生率更高。

【规格】注射剂：0.5mg，1.5mg。

【贮藏】室温下（不超过 30℃）避光贮藏，2～8℃条件下保存最佳。

甲地高辛　Metildigoxin

【别名】β-甲基地高辛、甲基狄戈辛、Methyldigoxin、Digicor。

【药理作用】同地高辛，其 0.3mg 相当于地高辛 0.5mg 的效力。

【适应证】适用于治疗急、慢性心力衰竭，对合并心房颤动伴快速心室率的患者可减慢心室率。对于心力衰竭合并肾功能不全的患者，本品可能较地高辛安全。

【体内过程】口服吸收完全而规则，吸收率达 70%～90%。口服后 15 分钟起效，静脉注射后 1～2 分钟起效，30～40 分钟达高效，作用可持续 6 天。生物利用度为 80%，半衰期约为 54 小时，为地高辛的 1.5 倍，有效治疗浓度为 1.2～1.7ng/ml，主要经肾排出。

【用法用量】①速效给药法：0.2mg，每天 3 次，2～4 天后维持用药 0.2～0.3mg/d，分次给予，口服、静脉注射剂量相同。②慢效给药法：0.2mg，每天 2 次，3～5 天后改维持量 0.2～0.3mg/d。③儿童每 6 小时可给予 10μg/kg，2～4 次后改为 10μg/（kg·d）维持。

【不良反应】同地高辛，不良反应发生率比地高辛低。

【相互作用】【注意事项】同地高辛。

【规格】①片剂：0.1mg。②注射剂：2ml：0.2mg。③滴剂：0.1mg。

【贮藏】避光，贮于室温下。

16.2　抗心律失常药

胺碘酮 Amiodarone

【别名】乙胺碘呋酮、安律酮、胺碘达隆、安纯酮、可达龙、伊捷胺、Atlansil、Cordarone。

【药理作用】属Ⅲ类抗心律失常药。主要电生理效应是延长各部心肌组织的动作电位及有效不应期，有利于消除折返。同时具有轻度非竞争性的α及β受体阻滞和轻度Ⅰ类及Ⅳ类抗心律失常药性质。

【适应证】用于危及生命的阵发室性心动过速及心室颤动的预防，也可用于其他药物无效的阵发性室上性心动过速、阵发性心房扑动、心房颤动，包括合并预激综合征及持续心房颤动、心房扑动电转复后的维持治疗。可用于持续心房颤动、心房扑动时心室率的控制。

【体内过程】从胃肠道吸收具有个体差异且不稳定。广泛分布，但明显集中于肌肉和脂肪中，蛋白结合率高达 96%，负荷剂量给药通常在 1 周后（数天至 2 周）才发挥作用，其终末半衰期平均为 50 天（20～100 天），代谢物去乙基胺碘酮也具有活性。大部分原药和代谢物经胆道排出，存在肠肝循环。原药和代谢物均可跨越胎盘，并可进入乳汁。静脉注射本品后 1～30 分钟可显最大作用，持续 1～3 小时。

【用法用量】口服成人常用量：治疗室上性心律失常，每天 0.4～0.6g，分 2～3 次服，1～2 周后根据需要改为每天 0.2～0.4g 维持，部分患者可减至 0.2g，每周 5 天或更小剂量维持。治疗严重室性心律失常，每天 0.6～1.2g，分 3 次服，1～2 周后根据需要逐渐改为每天 0.2～0.4g 维持。静脉滴注：一般剂量 5mg/kg。

【不良反应】可见角膜色素沉着、胃肠道反应（食欲缺乏、味觉异常、恶心、腹胀、便秘等）、皮肤色素沉着、光过敏，偶有皮疹，心动过缓、窦性停搏、传导阻滞、严重的肺毒性较少见，偶可发生低血钙及血肌酐升高。

【相互作用】①增强华法林的抗凝血作用，该作用可自加用本品后 4～6 天持续至停药后数周或数月。②从加用本品起，原抗心律失常药应减少 30%～50%，并逐渐停药，如必须合用则通常推荐剂量减少一半。③与β受体阻滞剂或钙通道阻滞剂合用可加重窦性心动过缓、窦性停搏及房室传导阻滞。④增高洋地黄制剂的浓度达中毒水平，当开始用本品时，洋地黄类药应停药或减少 50%。⑤与排钾利尿药合用，可增加低血钾所致的心律失常。⑥增加日光敏感性药物作用。⑦可抑制甲状腺摄取 ^{123}I、^{133}I 及 ^{99m}Tc。⑧不与喹诺酮类合用。⑨苯妥英可降低本品的血药浓度。

【注意事项】①对碘过敏者对本品可能过敏。②不可用氯化钠溶液稀释本品。③给药前和给药中，应注意监测心电图，定期检查电解质，常规监测血压，定期检查肝、肺功能，严密观察不良反应。

【规格】①片剂：0.2g。②胶囊剂：0.2g。③注射剂：0.15g。

【贮藏】密封、避光，贮于室温下。

美西律 Mexiletine

【别名】慢心律、脉律定、脉舒律、慢心利、脉克定、Mexiletin、Ritalmex。

【药理作用】属Ⅰb 类抗心律失常药，抑制心肌细胞 Na^+ 内流，降低动作电位 0 相除极速度，缩短浦肯野纤维有效不应期。不延长心室除极和复极时程，可用于 QT 间期延长的室性心律失常。具有抗惊厥和局部麻醉作用。

【适应证】主要用于慢性室性心律失常，如室性期前收缩、室性心动过速。

【体内过程】口服吸收迅速完全，生物利用

度达 90%，2～4 小时可达血药峰值，主要在肝内代谢后随尿排出，仅有 10%以原药随尿排出，蛋白结合率为 70%，半衰期为 10～12 小时，有效治疗血药浓度为 0.75～2μg/ml。可通过胎盘屏障，也可由乳汁分泌。

【用法用量】口服：首次 200～300mg，必要时 2 小时后再服 100～200mg。一般维持量每天 400～800mg，分 2～3 次服用。成人每天极量 1200mg，分次口服。静脉注射：开始量 100mg，如无效，可在 5～10 分钟后再给予 50～100mg。然后以每分钟 1.5～2mg 的速度静脉滴注，3～4 小时后滴速减至每分钟 0.75～1mg，并维持 24～48 小时。

【不良反应】可见恶心、呕吐、肝功能异常；眩晕、肌肉震颤、共济失调、眼球震颤、嗜睡、昏迷、惊厥、复视、视物模糊、精神失常、失眠。少见窦性心动过缓和窦性停搏。偶见皮疹、胸痛、促心律失常作用、低血压及心力衰竭加剧。极个别有白细胞和血小板减少。

【相互作用】与巴比妥、苯妥英钠、利福平合用，可降低本品血药浓度；美西律与奎尼丁、普萘洛尔或胺碘酮治疗效果更好，但不宜与Ⅰb类药物合用；使尿液酸化的药物可加快本品的排出速度。

【注意事项】有效血药浓度是 0.5～2μg/ml，中毒血药浓度是 2μg/ml 以上，两者相近，用药期间随访心电图、血压、血药浓度。

【规格】①片剂：50mg，100mg。②注射剂：100mg。

【贮藏】贮于阴凉干燥处。

普罗帕酮 Propafenone

【别名】丙胺苯丙酮、心律平、丙苯酮、羟丙苯丙酮、悦复隆。

【药理作用】属于Ⅰc类的抗心律失常药。可降低收缩期的除极作用，延长传导，稍延长动作电位的持续时间及有效不应期，并可提高心肌细胞阈电位，明显减少心肌的自发兴奋性；它既作用于心房、心室，也作用于兴奋的形成及传导；有轻度的、与剂量成正比的抑制心肌作用。另外，有松弛冠状动脉及支气管平滑肌的作用和局部麻醉作用。

【适应证】用于阵发性室性心动过速及室上性心动过速（包括伴预激综合征者）。

【体内过程】口服后迅速吸收。在肝内代谢，

在快代谢型的受试者中，广泛的首过效应将其大部分代谢为两种具有活性的代谢物。在慢代谢型受试者中，几乎没有活性代谢物形成。在实际临床应用中，剂量必须高到足以代偿表型不同的差异。其蛋白结合率为 95%，主要以结合代谢物形式随尿、粪便排出。泛代谢者的半衰期为 2～10 小时，乏代谢者为 10～32 小时，其有效治疗浓度为 0.2～1.5mg/L。

【用法用量】口服：治疗量每天 300～900mg，分 4～6 次服用。维持量每天 300～600mg，分 2～4 次服用。由于其局部麻醉作用，宜在餐后与饮料或食物同时吞服，不得嚼碎。静脉注射：成人常用量 1～1.5mg/kg 或以 70mg 加 50%葡萄糖液稀释，于 10 分钟内缓慢注射，必要时 10～20 分钟重复一次，总量不超过 210mg。静脉注射起效后改为静脉滴注，滴速 0.5～10mg/分钟或口服维持。

【不良反应】较少，主要者为口干、舌唇麻木，早期有头痛、头晕，其后可出现胃肠道障碍如恶心、呕吐、便秘等，能加重原有的心律失常和（或）引起新的心律失常。

【相互作用】①与奎尼丁合用可以减慢代谢过程。②与局部麻醉药合用增加中枢神经系统不良反应的发生。③可以升高血清地高辛、普萘洛尔、美托洛尔、华法林血药浓度。④西咪替丁可使本品稳态血药水平升高，但对其电生理参数没有影响。

【注意事项】老年患者易发生肝肾损伤用药，需谨慎，重症肌无力患者应避免使用。

【规格】①片剂：50mg，100mg，150mg。②注射剂：17.5mg，35mg，70 mg。

【贮藏】密封于阴凉干燥处。

阿普林定 Aprindine

【别名】茚满丙二胺、安博律定、茚丙胺、安室律定、Amidonal、Aspenon、Fiboran。

【药理作用】属Ⅰb类抗心律失常药物，抑制细胞膜对 Na^+ 的通透性，但不促进 K^+ 外流，能减慢心脏传导系统各部分的传导，降低膜反应性，提高兴奋阈值，延长心房、房室结、希-浦系统和心室的有效不应期，阻滞旁路的前向和逆向传导。

【适应证】用于频发的室性和房性期前收缩、阵发性室性和房性心动过速、预激综合征合并心动过速等。

【体内过程】口服吸收良好。口服 75 分钟、静脉注射 30 分钟后可达血药峰值，蛋白结合率高。绝大部分在肝脏代谢，随尿、粪便排出，半衰期为 20～27 小时。有效治疗浓度为 0.8～1.8μg/ml。

【用法用量】口服：成人首次一般为 100mg，其后 6～8 小时 50～100mg，当日不超过 300mg，2～3 天各 100～150mg，分 2～3 次服，此后逐渐减至维持量，维持量为每天 50～100mg。静脉滴注：首次 100～200mg，30 分钟滴完，24 小时总量不超过 300mg。急症患者可在心电图监护下增加药量至每分钟 10～15mg；也可在输液时将未经稀释的药液直接注入输液管，每次 20mg，每隔 1～2 分钟注入 1 次，总量达 200mg 为止，如无效，1 小时及 6 小时后可再次给药各 100mg，总量不超过 400mg，奏效后改为口服维持。

【不良反应】个别患者可有眩晕、共济失调、幻视、复视、记忆障碍、手颤。严重者可发生癫痫样抽搐，亦可见恶心、呕吐、腹泻。偶见 ALT 升高、胆汁淤积性黄疸和粒细胞缺乏症等特异质反应。

【相互作用】同时应用普鲁卡因或利多卡因做浸润麻醉时，应停药或减量治疗 2～3 天，不得与其他抗心律失常药合用。

【注意事项】治疗量与中毒量接近，过量可引起不良反应，亦可导致心律失常。

【规格】①片剂：25mg，50mg。②注射剂：50mg，100mg。

【贮藏】密封，贮于阴凉干燥处。

丙吡胺 Disopyramide

【别名】双异丙吡胺、吡二丙胺、达舒平、异脉定、异脉停、Rythmodan。

【药理作用】属 I a 类抗心律失常药。抑制 Na^+ 内流及 4 相自动除极，使自律性下降，心房、心室和浦肯野纤维传导速度减慢，动作电位时程和有效不应期延长。对心肌收缩力有抑制作用。

【适应证】用于其他药物无效的危及生命的室性心律失常。

【体内过程】口服约有 95%吸收，服药后 0.5～3 小时达血药峰值，生物利用度高。蛋白结合率为 50%～65%。静脉注射后 5～10 分钟见效，半衰期为 4～10 小时，肝、肾功能不全患者或心力衰竭患者可见延长。有效治疗浓度为 2～6μg/ml（房性心律失常）、3.3～7.5μg/ml（室性

心律失常）。

【用法用量】口服：每次 100mg，每天 3 次，每天不超过 800mg；静脉注射：每次 50～100mg，每次不超过 150mg；静脉滴注：每次 100～200mg，一般滴注量为每小时 20～30mg。

【不良反应】有口干、便秘、尿潴留和视物模糊等，有心脏抑制作用，故可致心律失常。

【相互作用】①避免与负性肌力作用药物或抑制窦房结功能药物合用。②与III类抗心律失常药、三环抗抑郁药和红霉素合用有增加扭转型室性心动过速发生的危险。③与巴比妥、利福平和苯妥英钠合用，可降低本品的血药浓度，与西咪替丁合用，本品的血药浓度升高。④与中至大量乙醇合用，低血糖及低血压发生机会增多。⑤治疗心房颤动或心房扑动时，宜先行洋地黄化。

【注意事项】①过量可引起呼吸暂停、意识丧失及心律失常。②肝、肾功能不全者及体重轻者应适当减量。③用药期间经常复查心电图，以防心室颤动、室性心动过速发生，一旦发生立即停药。

【规格】①片剂：100mg。②胶囊剂：100mg，150mg。③注射剂：50mg，100mg。

【贮藏】贮于阴凉干燥处。

莫雷西嗪 Moracizine

【别名】吗拉西嗪、乙吗噻嗪、安脉静、噻吗嗪、安他脉静、Moricizine。

【药理作用】可抑制快 Na^+ 内流，具有膜稳定作用，缩短 2 相和 3 相复极及动作电位时间，缩短有效不应期。对窦房结自律性影响很小，但可延长房室及希-浦系统的传导。

【适应证】口服主要适用于室性心律失常，包括室性期前收缩及室性心动过速。

【体内过程】首过效应明显，口服后的生物利用度仅 38%，可被代谢为多种具有活性的代谢物，还会诱导其本身的代谢。分布广泛，以心肌最为突出。在多次给药后的半衰期约为 2 小时，蛋白结合率约为 95%，可分布进入乳汁。用药量的 56%随尿排出，39%随粪便排出，有效治疗浓度为（597±48）μg/ml。

【用法用量】应个体化。在应用本品前，应停用其他抗心律失常药物 1～2 个半衰期。口服，成人常用量 150～300mg，每 8 小时 1 次，极量为每天 900mg。肌内注射，以 2.5%溶液 2ml 加入 5%普鲁卡因 1～2ml 中。静脉注射，以 2.5%

溶液 2ml 加入 0.9%氯化钠注射液或 5%葡萄糖溶液 10ml 中，于 2~5 分钟缓慢静脉注射，每天 2 次。阵发性心动过速可以 2.5%溶液 4ml 加入上述溶液中缓慢静脉注射。

【不良反应】有头晕、恶心、头痛、乏力、嗜睡、腹痛、消化不良、呕吐、出汗、感觉异常、口干、复视等，约 3.7%服用者发生心律失常。

【相互作用】①西咪替丁可使本品血药浓度增加 1.4 倍。②可使茶碱类药物清除增加。③与华法林共用时可改变后者对凝血酶原时间的作用。

【注意事项】用药期间应注意促心律失常作用与原有心律失常加重的鉴别，并随访检查血压、心电图、肝功能。

【规格】①片剂：50mg，100mg，200mg。②注射剂：50mg。

【贮藏】贮于阴凉干燥处。

安他唑啉 Antazoline

【别名】Antazolin、Antistin。

【药理作用】具有抗心律失常作用，作用机制是干扰心肌细胞膜对 Na^+、K^+的渗透，减慢心肌的传导。同时有轻度的交感神经抑制作用；有抗组胺作用、抗胆碱作用及局部麻醉作用。

【适应证】用于房性、室性期前收缩、阵发性心动过速及过敏性疾病。

【体内过程】口服 30 分钟起效，静脉给药 15 分钟起效，药效持续 4~6 小时。在肝脏代谢，经肾脏排泄。

【用法用量】口服每次 100~200mg，每天 3~4 次，餐后服用；用于紧急复律可每次静脉注射 100mg，必要时每 5 分钟重复 1 次，总量不超过 10mg/kg。心律转复后以 200~400mg，静脉输注或口服维持。

【不良反应】最常见嗜睡、头晕，儿童对本品的反应有时表现出非常兴奋，从不安、失眠、震颤、欣快到谵妄，有时发生过敏反应及恶心和呕吐，少数出现血小板减少伴随紫癜及粒细胞减少。

【相互作用】①催眠药、麻醉药、巴比妥类、弱安定药、吩噻嗪类及乙醇与本品合用时，镇静作用得到加强。②与三环抗抑郁药及单胺氧化酶抑制剂合用时，抑制胆碱作用得到加强。③与降压药合用时，应定期测量患者血压。

【注意事项】①接受本品治疗的患者不得驾车，不得操作机器或进行高空作业，治疗期不能饮酒。②具有抗组胺作用，能减弱或抑制皮试的阳性反应。

【规格】①片剂：100mg。②注射剂：2ml：100mg。

【贮藏】遮光、密封保存。

妥卡尼 Tocainide

【别名】室安卡因、妥可律、妥卡胺、托卡胺、托克尼地、Tonocarp、Taquidil。

【药理作用】与利多卡因相似，属于阻滞 Na^+内流的抗心律失常药。能减慢收缩期除极速度，降低异位节律点的自律性，特别是心肌传导纤维的自律性，而对窦房结的自律性无影响。对急性心肌梗死患者有轻度增加心率和血压的作用，对心肌功能有轻度抑制作用。

【适应证】一般仅限于治疗危及生命且不能通过其他方法治疗的室性心律失常。

【体内过程】口服吸收迅速而完全，与食物同服可延迟吸收，主要在肝内经羧化代谢成几种失活的代谢物，空腹口服后的 0.5~3 小时可达血药峰值，蛋白结合率为 10%~20%，半衰期为 10~20 小时，终末期肾病患者（CC<5ml/min）可延长至 27 小时左右，有效治疗浓度为 3~10μg/ml。

【用法用量】治疗慢性心律失常，每天口服 1.2g，分 2~3 次服，个体化调整剂量，治疗必须在住院和心电监护下进行。由于不良反应严重，现已不主张使用静脉注射。

【不良反应】①厌食、恶心、呕吐、腹泻或便秘。②头晕、头痛、震颤、感觉异常、嗜睡、精神异常、出汗、耳鸣、视物模糊及共济失调。③中性粒细胞减少、粒细胞缺乏、血小板减少、再生障碍性贫血，已有致死性报道；肺纤维化、间质性肺炎亦有致死性报道。不良反应多发生于血药浓度>8mg/L 时，如同其他抗心律失常药一样，本品可致各种心律失常和传导阻滞。尤其在静脉给药后可导致心动过缓和低血压。

【相互作用】①与利多卡因或美西律合用可增加本品的活性和毒性。②与利多卡因等酰胺类局部麻醉药有交叉过敏性。③酶诱导剂可缩短本品的消除半衰期。④本品对茶碱的代谢有中度抑制作用。⑤合用β受体阻滞剂具有加大心脏指数、左心室 dp/dt 和肺楔压的作用。

【注意事项】长期用药可出现肺纤维化和粒

细胞缺乏等严重症状,肝、肾功能不全者应减量。

【规格】 片剂:0.2g,0.4g。

【贮藏】 密封,贮于阴凉干燥处。

普鲁卡因胺 Procainamide

【别名】 普鲁卡因酰胺、奴佛卡因胺、Novocamid。

【药理作用】 为酯类局部麻醉药,能暂时阻断神经纤维的传导而具有麻醉作用,对皮肤、黏膜穿透力弱,不适于表面麻醉。抗心律失常机制同奎尼丁,但其抑制心肌收缩力和扩张血管的作用较弱,抗胆碱能作用也很弱。

【适应证】 ①用于浸润麻醉、阻滞麻醉、腰椎麻醉、硬膜外麻醉及封闭疗法等。②用于纠正四肢血管舒缩功能障碍。③用于治疗室性阵发性心动过速、频发性室性期前收缩,也用于心房颤动、心房扑动及心肌梗死患者室性心律失常的预防。

【体内过程】 口服吸收迅速而完全,口服胶囊剂后 45～75 分钟可达血药峰值,但片剂则明显推迟,肌内注射后约 25 分钟可达血药峰值。蛋白结合率约15%,能迅速分布于脑以外的大多数组织中,半衰期约 3 小时,心力衰竭及肾功能不全患者,半衰期明显延长。有效治疗浓度为4～10μg/ml,高于 12μg/ml 易致中毒。

【用法用量】 ①浸润麻醉:0.25%～0.5%水溶液,每小时不得过 1.5g。阻滞麻醉:1%～2%水溶液,每小时不得过 1.0g。硬膜外麻醉:2%水溶液,每小时不得过0.75g。②首剂口服 0.5～1g,每天 4 次,症状控制后渐减至0.25g,每天3～4 次。③儿童口服 40～60mg/(kg·d),分4～6次服。④在长程心电图和持续血压监护下,可静脉输注给药,每 5 分钟滴入 100mg,每分钟不能超过 50mg,直至心动过速被阻止或总剂量已经达到 1～2g,在给予 100～200mg 后,一般可获效,已获效者应以 1～4mg/min 维持输注。

【不良反应】 ①可有高敏反应和过敏反应,长期应用可呈现抗核抗体阳性,也可发生红斑狼疮样反应,个别患者出现高铁血红蛋白症。②其他不良反应可见厌食、恶心、呕吐和腹泻等。③血药浓度超过 12μg/ml 可引起窦性停搏、房室传导阻滞、室性期前收缩甚至心室颤动。

【相互作用】 ①与氨基糖苷类抗生素或肌松药合用,可引起肌无力和呼吸暂停。②与利多卡因合用,可增加幻觉、谵妄等精神症状。③与降压药合用,可出现相加的降压效应。④可水解成对氨基苯甲酸,从而拮抗磺胺类的抗菌作用。⑤可增强其他抗心律失常药、抗毒蕈碱药的作用,减弱拟胆碱能药如新斯的明及其类似药物的作用。⑥通过肾小管主动分泌,因此有可能对其他通过同一途径排泄的药物产生干扰作用,如西咪替丁、甲氨蝶呤。

【注意事项】 给药前必须做皮试,遇周围有较大红晕时应谨慎,必须分次给药,有红肿者应做较长时间观察,每次不超过 30～50mg,证明无不良反应时,方可继续给药,有明显红肿者、主诉不适者,立即停药。

【规格】 ①片剂:0.125g,0.25g。②注射剂:2ml:40mg,10ml:0.1g,20ml:50mg,20ml:0.1g。

【贮藏】 密封,贮于阴凉干燥处。

奎尼丁 Quinidine

【别名】 异奎宁、Chinidine。

【药理作用】 主要抑制心肌 Na^+ 内流,降低心肌自律性,也可轻度阻滞 K^+ 外流及 Ca^{2+} 经慢通道内流,延长心肌动作电位的不应期,降低应激性、传导性及收缩力。对心房的抑制大于心室。有抗胆碱能作用,可轻度扩张血管、降低血压。

【适应证】 用于室上性及室性心动过速、房性或室性期前收缩;心房颤动及心房扑动电复律术后可用本品维持窦性节律。

【体内过程】 口服本品硫酸盐后 1.5 小时可达血药峰值,肌内注射后 30～60 分钟可达血药峰值,大部分在肝内代谢,蛋白结合率为80%～90%。可广泛分布于全身,可跨越胎盘,并可进入乳汁,透析时少量被排出。在尿液呈酸性时,约可随尿排出原药的 20%。尿呈碱性时,则减至 5%,从而增加肾小管的再吸收。主要是以代谢物形式随尿排出。半衰期约为 6 小时,肝、肾功能不全患者药物的消除缓慢。

【用法用量】 ①治疗心房颤动和心房扑动时,先服 0.1～0.2g,观察 2 小时,如无不良反应,每2～4 小时 1 次,每次 0.2g,连续 5 次,如第 1天未能转为窦性心律,且无明显毒性反应,第 2天用 0.3g,每 2 小时 1 次,连续 5 次;如仍未能转为窦性心律,可再用 1 天,每次 0.4g,日剂量不宜超过 2g。转为窦性心律后改为维持量,每次0.2～0.3g,每天 2～3 次。②用于频发过早搏动时，口服 0.2g，每天 3~4 次。③成人静脉注射每次 0.25g，输注速度为 1~2mg/min。④对阵发性室上性心动过速，国外使用 0.4~0.6g，每 2~3 小时 1 次，如未出现毒性反应，可连续给药，直至心动过速终止，也可用于阵发性室性心动过速，应每小时给药 1 次，连用 10 次。

【不良反应】①传导阻滞，加重心力衰竭甚至出现心脏停搏及心动过速、心动过缓、血压下降。②类似金鸡纳反应，如恶心、呕吐、腹泻、头晕、视物模糊、心悸、头痛、面红、发热等。③皮疹、瘙痒、发热、呼吸困难、发绀、血小板减少、粒细胞减少、贫血、肝损害、休克甚至死亡。

【相互作用】①与地高辛合用可使血浆中的地高辛浓度升高。②有α受体阻滞作用，与扩张血管或降低血容量的药物合用可产生相加作用。③血浆 K^+ 浓度升高可加强本品对心脏的作用。④肝药酶诱导剂可加快本品在肝内的代谢过程，使本品的作用时间明显缩短。⑤可使口服抗凝血药患者的凝血酶原时间延长。⑥与阿义马林合用，可使后者的半衰期延长 2 倍。⑦与利血平合用，心肌抑制作用增强，诱发本品毒性。⑧氯丙嗪对心脏具有奎尼丁样作用，与本品合用可导致严重心动过速。⑨与普尼拉明合用，可导致心室颤动。⑩与利尿药合用，使肾小管重吸收增加，血药浓度升高，毒性增加。⑪合用普萘洛尔对心脏产生负性变力作用，有助于治疗难治性心动过速或心房扑动。⑫可提高阿托品对迷走神经的抑制作用。⑬与骨骼肌肉松弛药和氨基糖苷类药合用可增强肌肉松弛作用，甚至引起呼吸麻痹而窒息。⑭可增强降压药的降压作用，应严密监护。⑮有抗胆碱能作用，可降低拟胆碱能药的作用。

【注意事项】①用于纠正心房颤动、心房扑动时，应先给予足量的强心苷，以免复律后心跳加快，导致心力衰竭，如果洋地黄已过量用药，就不应合用本品。②每次给药前后应仔细观察心律及血压改变，并避免夜间给药。白天给药量较大时，夜间更应注意心律及血压。③心房颤动患者用药过程中，当心律复常时，可能诱发心房内血栓脱落，产生栓塞性病变，应严密观察，必要时加用口服抗凝血药。④对于有应用指征，但血压偏低或处于休克状态的患者，应先升高血压，纠正休克，然后再用本品。⑤本品静脉注射常引起严重低血压，有较大的危险性，故仅供缓慢输注。⑥心电图显示 QRS 波比原来增宽 25%~50% 时应立即停药，必要时采用异丙肾上腺素或碳酸氢钠治疗。⑦不宜门诊用药，不宜肌内注射，有效治疗浓度为 3~6mg/L，过高易致中毒。

【规格】①片剂：0.2g，0.3g。②注射剂：10ml∶0.5g。

【贮藏】密封，贮于阴凉干燥处。

16.3　利尿降压药

吲达帕胺　Indapamide

【别名】吲达胺、吲满胺、钠催离、寿比山、伊特安、美利巴、纳斯力妥、平至、圣畅、希尔达、雅荣、悦南珊、Indamol、Fludex、Natrilix、Lozol。

【药理作用】具有利尿和钙通道阻滞作用，通过抑制远端肾小管皮质稀释段再吸收水与电解质而发挥利尿作用。

【适应证】主要用于治疗轻、中度高血压，也用于水肿。

【体内过程】口服后可迅速而完全吸收，体内消除呈双相，半衰期约为 14 小。本品强有力地与红细胞结合，在体内被广泛代谢，有 60%~70%的用量随尿排出，被排出的原药仅占 5%~7%，见于粪便中者为 16%~23%。

【用法用量】口服，每天 1 次，每次 2.5mg。

【不良反应】较少见腹泻、头痛、食欲缺乏、失眠、反胃、直立性低血压；少见皮疹、瘙痒等过敏反应及低血钠、低血钾、低氯性碱中毒；罕见高钙血症。

【相互作用】①与肾上腺皮质激素合用时，利尿利钠作用减弱。②与胺碘酮同用时，由于血钾低而易致心律失常。③与口服抗凝血药合用时，抗凝血效应减弱。④与非甾体抗炎镇痛药同用时，本品的利钠作用减弱。⑤与多巴胺合用时，利尿作用增强。⑥与其他种类降压药合用时，降压作用增强。⑦与拟交感药同用时，降压作用减弱。⑧与锂剂合用时，可增加血锂浓度并出现过量的征象。⑨与大剂量水杨酸盐合用时，已脱水的患者可能发生急性肾衰竭。⑩与二甲双胍合用易出现乳酸性酸中毒。

【注意事项】①长期使用应注意电解质失调，应定期查血钾。②对磺胺过敏者，严重肾功能不全、肝性脑病或严重肝功能不全、低钾血症者禁用。

【规格】①片剂：1.25mg，1.5mg，2.5mg。②胶囊剂：2.5mg。

【贮藏】密封，贮于室温下。

16.4　钙通道阻滞剂

尼群地平　Nitrendipine

【别名】硝苯甲乙吡啶、舒麦特、Bayotensin、Baypress。

【药理作用】类似硝苯地平。

【适应证】用于高血压。

【体内过程】口服后易于吸收，并进行广泛的首过代谢。根据剂型不同，口服绝对生物利用度为10%～20%，主要以代谢物随尿排出，见于粪便中的很少。终末半衰期为10～22小时，蛋白结合率高达98%。

【用法用量】口服，开始每次10mg，每天1次，以后根据反应调节至20mg，每天2次。

【不良反应】【相互作用】类似硝苯地平。

【注意事项】见硝苯地平有关叙述；扩血管作用比硝苯地平强，加用氢氯噻嗪更增强降压作用；较少发生头痛、面红和心动过速。

【规格】①片剂：10mg。②胶囊剂：10mg，20mg。

【贮藏】避光置于常温下。

尼莫地平　Nimodipine

【别名】硝苯甲氧乙基异丙啶、硝苯吡酯、尼立苏、平达尔、星尤复、布瑞喜、元甘、海盟惠、一夫正、云迪恩、济立、尔平、易夫林、迈特令、尼康普达、恩通、宝依恬、尼达尔、尼膜同、Nimotop。

【药理作用】二氢吡啶类钙通道阻滞剂，抑制血管平滑肌的收缩，有较高的亲脂性，易透过血脑屏障，能拮抗各种因素引起的脑血管痉挛，改善局部脑缺血，保护脑组织。

【适应证】用于缺血性脑血管疾病、偏头痛、蛛网膜下腔出血导致的血管痉挛、突发性耳聋、高血压。

【体内过程】口服后可迅速吸收，肝的首过效应明显，口服生物利用度约为13%。可迅速跨越血脑屏障，在肝内广泛代谢，几乎全部以代谢物经胆随粪便排出，也随尿排出一部分，终末半衰期约为9小时，由于血浆中浓度开始下降非常

快，半衰期仅为1～2小时，蛋白结合率为95%。

【用法用量】口服，①缺血性脑血管病：每天30～120mg，分3次服用，连用1个月。②偏头痛：每次40mg，每天3次，12周为1个疗程。③蛛网膜下腔出血导致的脑血管痉挛：每次40～60mg，每天3～4次，3～4周为1个疗程，如需手术的患者，手术当天停药，以后可以继续服用。④突发性耳聋：每天40～60mg，分3次服用，5天为1个疗程，一般用药3～4个疗程。⑤轻、中度高血压病：开始每次40mg，每天3次，每天最大剂量为240mg。静脉注射：开始2小时1mg/h，如耐受性良好，可改为2mg/h。

【不良反应】常见头痛、头晕、乏力、面部潮红、皮疹、低血压、胃肠道不适。

【相互作用】①抑制CYP3A4的药物能延缓本品代谢消除，如需合用监测血压。②不推荐与抗癫痫药合用，注射剂含一定量乙醇，不能与乙醇不相容的药物配伍。③H_2受体拮抗剂、丙戊酸钠能提高本品的生物利用度。④与其他作用于心血管的钙通道阻滞剂联合应用可增加其他钙通道阻滞剂的效用。⑤可增强β受体阻滞剂的降压作用。

【注意事项】输注系统使用聚乙烯材料，脑水肿及颅内压增高、严重肝功能不全者禁用。

【规格】①片剂：20mg，30mg，60mg。②胶囊剂：20mg，60mg。③注射剂：2mg，4mg，8mg，10mg。

【贮藏】避光保存。

维拉帕米　Verapamil

【别名】异搏定、凡拉帕米、戊脉安、异搏停、奥地迈尔、诺富生、缓释异搏定、盖衡、巴平特佳、Isoptin。

【药理作用】钙慢通道阻滞剂，Ⅳ类抗心律失常药。抑制心肌传导细胞、心肌收缩细胞及动脉血管平滑肌细胞细胞膜上的钙离子内流，拮抗冠状动脉痉挛，降低慢性心房颤动和心房扑动患者的心室率，减少阵发性室上性心动过速发作的频率，降低体循环的血管阻力，产生降低血压作用，改善左心室舒张功能。

【适应证】①心绞痛：变异型心绞痛、不稳定型心绞痛、慢性稳定型心绞痛。②心律失常。③原发性高血压。

【体内过程】口服吸收迅速且比较完全，但肝内首过代谢极为突出，故生物利用度仅约

20%，在单剂量口服或静脉注射给药后的终末半衰期为 2～8 小时，在重复口服后可增加到 4.5～12 小时。静脉注射后 5 分钟内起效，口服后则在 1～2 小时起效，个体间血药浓度差异明显。蛋白结合率为 90%，在肝内广泛代谢，70%的用量以代谢物随尿排出，约有 16%随粪便排出，以原药排出者不到 4%。本品可跨越胎盘，分布进入乳汁。

【用法用量】①治疗室上性心律失常：静脉给药必须有心电监护，可于 2～3 分钟静脉注射 5～10mg，如有必要，可在 5～10 分钟后重复。儿童静脉注射方法同上，满 1 岁者给予 0.1～0.2mg/kg，1～15 岁儿童给予 0.1～0.3mg/kg（不超过 5mg）。一旦收效，即应减量或停止注射。口服本品的剂量为每天 120～480mg，分 3～4 次服。满 2 岁的儿童，给予 20mg，每天 2～3 次，＞2 岁者 40～120mg，每天 2～3 次。②治疗心绞痛：口服 120mg，每天 3 次。③治疗高血压：口服 160mg，每天 2 次。儿童可给予 10mg/（kg·d），分次服。④治疗心肌梗死：至少在心肌梗死后 1 周（而无心力衰竭表现者）给予缓释制剂 360mg，每天 1 次。缓释制剂也适用于心绞痛和高血压，初始剂量为 180mg，睡前服，根据疗效可增加至 480mg。

【不良反应】可见症状性低血压、心动过缓、眩晕、头痛、皮疹、严重心动过速、恶心、腹部不适；静脉给药期间出现癫痫发作、精神抑郁、嗜睡、旋转性眼球震颤、眩晕、出汗，超敏患者发生支气管/喉部痉挛伴瘙痒和荨麻疹、呼吸衰竭等。

【相互作用】①异烟肼可显著降低本品的生物利用度。②与β受体阻滞剂合用可能增强对房室传导的抑制作用。③与胺碘酮合用可能增加心脏毒性。④可升高卡马西平、环孢素的血药浓度。⑤有报道本品增加患者对锂的敏感性（神经毒性），两药合用时需密切监测。⑥避免同时使用丙吡胺。⑦可能增强神经肌肉阻滞剂的活性。⑧吸入性麻醉剂通过减少钙离子内流抑制心血管活动。⑨与地高辛、洋地黄毒苷合用可使其肾排泄减少，应监测其血药浓度。

【注意事项】①可导致病态窦房结综合征患者窦性停搏或窦房阻滞。②降低被抑制的心房纤维去极化的振幅、速度及传导的速度，可能缩短附加旁路通道的前向有效不应期，加速房室旁路合并心房扑动或心房颤动患者的心室率，甚至会诱发心室颤动。③在严重左心室功能不全的患者，或服用其他心肌抑制药物的患者，可能出现心功能恶化。

【规格】①片剂：40mg，80mg，120mg，180mg，240mg。②胶囊剂：120mg，180mg，240mg。③注射剂：5mg，10mg。

【贮藏】密封、避光，贮于室温下。

硝苯地平 Nifedipine

【别名】硝苯吡啶、心痛定、利心平、硝苯啶、拜心通、拜新同、欣然、纳欣同、伲福达、利焕、得高宁、久保卡迪、源孚、爱地平、艾克地平、Adalat、Adipine、Ecodipin。

【药理作用】二氢吡啶类钙通道阻滞剂，可减少钙离子经过慢通道进入细胞，特异性作用于冠状动脉和外周血管，扩张冠状动脉，舒张血管平滑肌。

【适应证】用于高血压、冠心病，包括冠脉痉挛型心绞痛、变异型心绞痛、冠脉阻塞型心绞痛、劳力型心绞痛。

【体内过程】口服后吸收迅速且完全，在肝内进行广泛首过代谢，口服软胶囊的生物利用度为 45%～75%，长效制剂则较低，口服后 30 分钟可达血药峰值，蛋白结合率为 92%～98%，可分布进入乳汁。口服胶囊或静脉给药后的半衰期为 2 小时，舌下含服 2～3 分钟起效，静脉注射不到 1 分钟起效。

【用法用量】口服或舌下含服，每次 5～20mg，每天 3 次；长效制剂 30～90mg，每天 1 次。静脉滴注每次 2.5～5mg，根据病情调整滴速及用量，最大剂量 15～30mg/24h。

【不良反应】可见外周水肿、头痛、头晕、乏力、面部潮红、便秘、低血压、牙龈增生，个别患者可发生心绞痛，可能与低血压有关。

【相互作用】①与地高辛合用可减少后者的清除。②其他抗高血压药增强本品降压作用，本品减轻胰岛素对葡萄糖的效应。③本品在肝内通过细胞色素 P450 酶系广泛进行代谢，凡是通过同一个途径代谢的药物均可与本品产生相互作用。④与香豆素类抗凝血药合用延长凝血酶原时间。⑤不宜食用葡萄柚或饮用葡萄柚汁，否则可致本品血药浓度升高（约 1 倍）。

【注意事项】长期服用不可突然停药，以免引起反跳性心绞痛；在心肌梗死后的 8 天内，如心绞痛发作，不可使用。

【规格】①片剂：5mg，10mg，20mg，30mg。②胶囊剂：5mg，10mg。③注射剂：2.5mg。

【贮藏】密封、避光保存。

氨氯地平　Amlodipine

【别名】阿莫洛地平、安洛地平、安内真、亚斯克平、兰迪、络活喜、压氏达、西络宁、平能、奥万路、可苹、伏络清、宁立平、欣纾、欣络平、力斯得。

【药理作用】类似硝苯地平，选择性抑制动脉收缩的作用为硝苯地平的 2 倍，与受体结合、解离的速度较慢，药效出现迟、维持时间长。减少脂肪在动脉壁的蓄积，有抗粥样硬化作用。

【适应证】用于轻、中度高血压，稳定型心绞痛和变异型心绞痛。

【体内过程】口服后易于吸收，给药后 6～12 小时可达血药峰值。生物利用度为 60%～65%，终末半衰期长达 35～50 小时，用药 7～8 天后达稳态血药浓度，在肝内广泛代谢，其蛋白结合率约为 97.5%。

【用法用量】口服，每次 5～10mg，每天 1 次。

【不良反应】类似硝苯地平。

【相互作用】与卡托普利、阿替洛尔、氢氯噻嗪合用增强降压作用。

【注意事项】老年人及肾功能不全患者不必调整剂量，肝功能不全者应注意缓慢增量。

【规格】①片剂：2.5mg，5mg，10mg。②胶囊剂：5mg。

【贮藏】密封、避光保存。

地尔硫䓬　Dilitiazem

【别名】哈氮䓬、硫氮䓬酮、恬尔心、合心爽、乎尔兴、沁尔康、心泰、芐克、迪尔松、蒂尔丁、艾克朗、奥的镇、合贝爽、贝洛信、太韦特、健尔信、Adizem、Cardizem、Herbesser。

【药理作用】钙通道阻滞剂，抑制 Ca^{2+} 的跨膜内流，减少细胞内 Ca^{2+} 的浓度，但不改变血清钙浓度。扩张冠状动脉，松弛血管平滑肌，延长房室传导时间。

【适应证】用于心绞痛，轻、中度高血压。

【体内过程】口服后迅速并几乎完全吸收，首过效应明显。生物利用度约为 40%，蛋白结合率为 80%，在肝内广泛代谢，半衰期为 3～5 小时，可分布进入乳汁，透析可排出本品。

【用法用量】口服，每次 30mg，每天 3～4 次，餐前服或临睡时服，每隔 1～2 日调整剂量，直至获得满意疗效；静脉注射：初次 10mg，临用前稀释成 1% 的浓度，在 2 分钟内缓慢注射，15 分钟后可重复注射，也可以每分钟 5～15μg/kg 的速度静脉滴注，需心电监护。

【不良反应】常见水肿、头痛、皮疹、头晕、乏力，偶见心悸、心动过缓、房室传导阻滞、消化不良、呕吐、腹泻、剥脱性皮炎、肝功能轻度异常、溶血性贫血等。

【相互作用】①合用胺碘酮、β受体阻滞剂、地高辛或甲氟喹可加重心脏传导抑制作用。②合用其他抗高血压药可能增强降压作用。③肝药酶诱导剂或抑制剂均不可与本品合用。④合用常用量的苯妥英钠可增强抗癫痫作用，但与大剂量苯妥英钠长期合用却可诱发癫痫。⑤可使卡马西平的毒性增加。⑥与麻醉药可产生协同作用，须仔细调整剂量。

【注意事项】①肝肾功能不全者如需应用，剂量应特别谨慎。②长期用药者不可突然停药。

【规格】①片剂：30mg，90mg。②胶囊剂：90mg，120mg，180mg，200mg，240mg。③注射剂：10mg，50mg。

【贮藏】密封、避光，贮于常温下。

非洛地平　Felodipine

【别名】费乐地平、氯苯吡啶、二氯苯吡啶、联环尔定、波依定、康宝得维、联环笑定、Modip、Plendil。

【药理作用】与硝苯地平类似，主要抑制小动脉平滑肌细胞外钙内流，选择性扩张小动脉，使外周阻力降低，血压下降，反射性地引起心率加快。

【适应证】用于高血压、稳定型心绞痛。

【体内过程】口服后几乎可完全吸收，并在肠、肝内进行广泛的首过代谢，生物利用度为 10%～25%，口服普通制剂，终末半衰期为 11～16 小时，蛋白结合率为 99%。

【用法用量】口服，开始剂量为每天 1 次 5mg，维持剂量为 5～10mg，每天 1 次。

【不良反应】类似硝苯地平。

【相互作用】肝药酶诱导剂、抑制剂均不宜与本品合用。

【注意事项】①老年人、肝功能不全者应降低剂量，监测血压。②失代偿性心力衰竭、急性心肌梗死患者，妊娠和哺乳期妇女，不稳定型心绞痛患者禁用。③主动脉瓣狭窄、肝功能不全、严重肾功能不全者慎用。

【规格】①片剂：2.5mg，5mg，10mg。②胶囊剂：2.5mg。

【贮藏】密封、避光，贮于常温下。

拉西地平 Lacidipine

【别名】司乐平、乐息平、Motens、Midotens。

【药理作用】二氢吡啶类钙通道阻滞剂，高度选择性作用于平滑肌的钙通道，扩张周围动脉，降压作用强且持久。有改善受损肥厚左心室的舒张功能及抗动脉粥样硬化作用。使肾血流量增加而不影响肾小球滤过率，可产生一过性但不明显的利尿和促尿钠排泄作用，因此能防止移植患者出现环孢素诱发的肾脏灌注不足。

【适应证】用于高血压。

【体内过程】口服吸收迅速，由于广泛首过代谢，平均生物利用度为 18.5%，95%的药物与蛋白结合。本品经肝脏代谢，主要通过胆道随粪便排出。稳态时终末半衰期为 12～15 小时。

【用法用量】口服，开始每天早晨服用 4mg，如需要，3～4 周后调节至 6～8mg，每天 1 次。肝病患者初始剂量为 2mg，每天 1 次。

【不良反应】常见头痛、面部潮红、水肿、心悸；少见无力、食欲缺乏、恶心、皮疹、多尿；极少数有胸痛和牙龈增生。

【相互作用】①西咪替丁可使本品血药浓度升高，可与其他抗高血压药合用，增强作用。②合用 CYP3A4 抑制剂和诱导剂可能影响其代谢和清除。

【注意事项】①肝功能不全的患者应降低剂量，监测血压。②无用于儿童的经验。③严重主动脉瓣狭窄者禁用。

【规格】片剂：4mg。

【贮藏】遮光、密封保存。

尼卡地平 Nicardipine

【别名】硝苯苄胺啶、硝苯苄啶、硝比胺甲酯、佩尔地喷、佩尔地平、卡尼亚、贝立宁、欣舒力达、卡舒泰、贝尔平、仙立、毓罗通、阿法多欣、佩尔。

【药理作用】第二代二氢吡啶类钙慢通道阻滞剂，选择性作用于平滑肌的钙通道，扩张血管平滑肌，降低外周血管阻力，使血压下降，对冠状动脉也有扩张作用。

【适应证】用于高血压、劳力型心绞痛，注射剂还可用于手术时异常高血压的急救处置。

【体内过程】口服后迅速吸收，并进行可饱和的肝内首过代谢。给予 30mg 后生物利用度达35%，药动学属于非线性，血药浓度有明显的个体差异，蛋白结合率高达 95%以上，终末半衰期约为 8.6 小时，每天 3 次给药，2～3 天后可达稳态血药浓度。

【用法用量】①口服，开始每次 20～40mg，每天 3 次，增加剂量前需先达到稳态血药浓度。②手术时异常高血压的急救处置：0.01%～0.02%的盐酸尼卡地平溶液，以 1 分钟 2～10μg/kg 的滴注速度进行静脉滴注，将血压降到目的值后，边监测血压边调节滴注速度。③如需迅速降低血压时，以 10～30μg/kg 的剂量静脉给药。④高血压性紧急症，0.01%～0.02%（以盐酸尼卡地平计）的溶液，以每分钟 0.5～6μg/kg 的滴注速度进行静脉滴注，从每分钟 0.5μg/kg 开始，将血压降到目的值后，边监测血压边调节滴注速度。

【不良反应】类似硝苯地平；有时出现 ALT、AST 升高，偶见粒细胞减少。

【相互作用】西咪替丁可使本品血药浓度升高；本品可使环孢素的血药浓度升高。

【注意事项】①血压急症在停止使用本品后血压有时会重新上升，应逐渐减量，停药后仍应观察血压，改为口服时，也应注意血压再次上升。②对本品过敏者、重度主动脉瓣狭窄禁用。

【规格】①片剂：10mg，20mg，40mg。②胶囊剂：40mg。③注射剂：2mg，5mg，10mg，20mg，25mg。

【贮藏】避光置于室温下。

尼伐地平 Nilvadipine

【别名】尼瓦地平、Nivadil。

【药理作用】有强大的扩张血管作用，尤其对冠状动脉和椎动脉，其钙通道阻滞作用和与膜特异性结合作用比硝苯地平强 10 倍，作用持续时间长 2～3 倍，对心脏各参数的影响大致与硝苯地平相同，也能抑制高血压所致的心脏肥大。对血管的扩张作用强，对心肌的作用弱，但作用持久。

【适应证】用于治疗心绞痛、原发性高血压。

【体内过程】口服后在胃肠道易吸收，血药浓度达峰时间为 1.1～1.5 小时，药物在肝脏、消化道及膀胱中的浓度较高，并有较高浓度进入乳汁，半衰期为 10.7～11.4 小时，血浆蛋白结合率为 97%。本品在肝脏代谢，主要经肾脏排泄。

【用法用量】口服 2～4mg，每天 2 次。

【不良反应】偶见心悸、数脉、头痛、头晕、步履蹒跚、失眠、腹痛、呕吐、便秘、口炎、皮疹瘙痒、面部潮红、发热、水肿及 ALT、AST 或碱性磷酸酶上升，停药后逐渐恢复。

【相互作用】①地拉韦啶、奎奴普汀、达福普汀可抑制 CYP3A4 介导的本品代谢，沙奎那韦可抑制 CYP3A 同工酶系，不宜合用。②西咪替丁可能使本品血药浓度升高，心血管毒性增强。③胺碘酮合用可使钙通道阻滞剂活性增强，引起心搏过缓、房室传导阻滞和（或）窦性停搏。④合用可影响地高辛、奎尼丁血药浓度。

【注意事项】孕妇及肝功能不全患者慎用。

【规格】片剂：2mg，4mg。

【贮藏】遮光、密封保存。

左旋氨氯地平 Levamlodipine

【别名】施慧达。

【药理作用】为氨氯地平的左旋体，作用强于氨氯地平。

【适应证】用于治疗高血压、慢性稳定型心绞痛、血管痉挛性心绞痛。

【体内过程】口服后 6～12 小时血药浓度达到高峰，绝对生物利用度为 64%～80%，表现分布容积约为 21L/kg，终末消除半衰期为 35～50 小时，每天 1 次，连续给药 7～8 天后血药浓度达稳态。通过肝脏广泛代谢为无活性的代谢物，以 10% 的原形药和 60% 的代谢物随尿液排出，血浆蛋白结合率为 97.5%。

【用法用量】口服 2.5～5mg，每天 1 次。

【不良反应】【相互作用】【注意事项】类似硝苯地平。

【规格】片剂：2.5mg。

【贮藏】避光、密闭保存。

乐卡地平 Lercanidipine

【别名】再宁平。

【药理作用】为第三代二氢吡啶类钙通道阻滞剂，通过可逆地阻滞血管平滑肌细胞膜 L 型钙通道的 Ca^{2+} 内流，扩张外周血管而降低血压。本品亲脂性较强，起效时间慢，作用持续时间较长，并具有抗动脉粥样硬化和保护终末器官作用。

【适应证】用于治疗高血压。

【体内过程】口服后吸收良好，无活性代谢产物约 50% 随粪便排出，44% 随尿排出，药物呈双相消除，终末消除半衰期为 2.8～3.7 小时。

【用法用量】口服，每天 10mg，于餐前 15 分钟服用，必要时 2 周以后可增至 20mg。

【不良反应】常见头痛、眩晕、面红、无力、心悸、踝关节水肿；少见失眠、疲乏无力、恶心、呕吐、腹泻、腹痛及多尿；偶见或罕见心力衰竭、血栓及皮肤过敏反应。

【相互作用】①同时服用 CYP3A4 抑制剂、诱导剂或者底物会影响本品的代谢和清除。②与环孢素合用，血浆浓度会升高。③对葡萄柚汁代谢的抑制作用敏感，会导致全身性利用度的提高，从而加强降压效果。④老年志愿者同时口服本品与咪达唑仑 20mg，本品的吸收增加约 40%，而吸收速率会下降。⑤与美托洛尔同时应用时，本品的生物利用度下降 50%。

【注意事项】①病态窦房结综合征的患者，在应用本品时应密切观察。②轻到中度肝或肾功能异常患者将日剂量增至 20mg 时需要注意，抗高血压效果可能会增强。

【规格】片剂：10mg。

【贮藏】遮光、密封保存。

尼索地平 Nisoldipine

【别名】硝苯异丙啶、Baymycard。

【药理作用】类似硝苯地平。

【适应证】用于治疗高血压。

【体内过程】口服后易于吸收，并在肠壁和肝内进行广泛的首过代谢，给药后约 1 小时可达血药峰值，生物利用度仅为 4%～8%，有 60%～80% 的口服量，主要以代谢物随尿排出，余下出现在粪便中，终末半衰期为 7～12 小时，蛋白结合率高达 99%。

【用法用量】开始口服每天 10mg，一般维持用量为 20～40mg，每天 1 次。

【不良反应】【相互作用】类似硝苯地平。

【注意事项】参见硝苯地平的有关叙述，本品的扩血管作用比硝苯地平强。

【规格】片剂：5mg，10mg。

【贮藏】避光，置于常温下。

西尼地平 Cilnidipine

【别名】致欣。

【药理作用】为亲脂性二氢吡啶类钙通道阻滞剂，能与血管平滑肌细胞膜上的 L 型钙通道的二氢吡啶位点结合，阻滞 Ca^{2+} 通过 L 型钙通道的跨膜内流，从而松弛、扩张血管平滑肌，起到降压作用；还可抑制交感神经末梢去甲肾上腺素的释放和交感神经活动。

【适应证】用于治疗高血压。

【体内过程】健康成年男子单次口服本品 5mg、10mg 和 20mg，血药峰值分别为 4.7ng/ml、5.4ng/ml 和 15.7ng/ml，$AUC_{0\sim24}$ 分别为 23.7（ng•h）/ml、27.5（ng•h）/ml 和 60.1（ng•h）/ml，用药第 4 天后达稳态，未发现药物蓄积情况，体外实验中本品蛋白结合率为 99.3%，主要在肝脏经 CYP3A4 和 CYP2C19 代谢，尿液中代谢物占给药剂量的 5.2%，无原形药物。

【用法用量】初始剂量为每天早餐后服用 5mg，剂量最大为每次 10mg，每天 1 次。

【不良反应】①发生率为 0.1%～5%，包括尿频、尿酸升高、肌酐升高、尿素氮升高、尿蛋白阳性、头痛、肩肌肉僵硬、面色潮红、心悸、心电图异常、低血压、肝功能异常、呕吐、腹痛、口渴、白细胞计数异常、中性粒细胞异常、皮疹、水肿、疲倦、血清胆固醇上升、血钾和血磷异常。②发生率<0.1%，包括尿沉渣阳性、困倦、失眠、手颤动、健忘、畏寒、期外收缩、性功能障碍、便秘、血小板减少、红细胞异常、血细胞比容异常、嗜酸性粒细胞和淋巴细胞异常、瘙痒、眼部干燥、充血、腓肠肌痉挛、味觉异常、尿糖阳性、空腹血糖异常、总蛋白异常、血钙和 C 反应蛋白异常。

【相互作用】①不推荐与含麻黄类药物合用。②避免和贯叶连翘联合使用。③与其他降压药合用时可能有叠加作用。④可能使地高辛的血药浓度上升，甚至产生地高辛中毒症状。⑤与西咪替丁合用有作用增强的报道。⑥避免与 CYP3A4 和 CYP2C19 诱导剂或抑制剂合用。⑦葡萄柚汁可抑制本品在肝脏的代谢。

【注意事项】①停用本品时，应逐渐减量并注意观察。②育龄妇女治疗期间应采取避孕措施。③有下述情况时不推荐使用钙通道阻滞剂，如不稳定型心绞痛、1 个月内曾发生过心肌梗死、左心室流出道梗阻、未治疗的充血性心力衰竭。④使用芬太尼麻醉时，建议术前 36 小时停止服用硝苯地平及其他二氢吡啶类衍生物。

【规格】①片剂：5mg，10mg。②胶囊剂：5mg。

【贮藏】密封、避光保存。

16.5 β受体阻滞剂

阿替洛尔 Atenolol

【别名】氨酰心安、阿坦乐尔、苯氧胺、天诺敌、Tenormin。

【药理作用】为选择性β₁受体阻滞剂，不具有膜稳定作用和内源性拟交感活性。

【适应证】治疗高血压、心绞痛、心肌梗死、心律失常、甲状腺功能亢进、嗜铬细胞瘤。

【体内过程】口服约吸收 50%，给药后 2～4 小时达血药峰值，本品具有低脂溶性，可透过胎盘，进入乳汁的药物浓度高于血药浓度，极少量可透过血脑屏障，生物利用度 50%～60%，蛋白结合率 5%，半衰期为 6～7 小时。大部分以原药随尿排出。

【用法用量】口服，开始每次 6.25～12.5mg，每天 2 次，如需要渐增至 50～200mg，每天 2 次。在急症情况下可静脉注射 2.5mg（1mg/min），必要时每 5 分钟可重用 1 次，最高总用量可达 10mg。也可静脉输注，20 分钟内可输注 150μg/kg。

【不良反应】低血压和心动过缓最常见；偶见头晕、四肢冰冷、疲劳、乏力、肠胃不适、精神抑郁、脱发、血小板减少症、银屑病样皮肤反应、皮疹及干眼等；罕见引起心脏传导阻滞。大剂量可引起心脏停搏。

【相互作用】与麻醉剂、维拉帕米、I 类抗心律失常药合用宜谨慎；合用其他抗高血压药及利尿药，能加强其降压效果。

【注意事项】不可突然停药；肾功能不全者减少剂量；合用可乐定时先停用本品几天后再停可乐定，或停用可乐定几天后再开始用β受体阻滞剂；二、三度心脏传导阻滞，心源性休克，病态窦房结综合征及严重窦性心动过缓者禁用。

【规格】①片剂：12.5mg，25mg，50mg，100mg。②注射剂：5mg。

【贮藏】密封、避光，贮于室温下。

美托洛尔 Metoprolol

【别名】甲氧乙心安、美多心安、美他新、美多洛尔、倍他乐克、托西尔康、均青、蒙得康。

【药理作用】选择性阻滞心脏β₁受体，降低心率和心脏收缩力。

【适应证】治疗高血压、心律失常、心绞痛、肥厚型心肌病、嗜铬细胞瘤、甲状腺功能亢进引起的心律失常、心肌梗死、心力衰竭。

【体内过程】口服吸收迅速而完全，首过代谢 25%～60%，口服后 1.5～2.0 小时可达血药峰值。广泛分布，可透过血脑屏障和胎盘，并进入乳汁，蛋白结合率为12%，在肝内广泛代谢，分为快速型和慢速型，两者的半衰期分别为3～4小时和7小时，代谢物和少量的原药随尿排出。

【用法用量】口服，每次25～50mg，每天2～3次，日剂量不超过400mg；缓释制剂，治疗高血压，47.5～95mg，治疗心绞痛，95～190mg，每天1次。静脉注射，首剂2.5mg，不超过5mg，以每分钟1～2mg的速度注射，根据需要5分钟后重复注射，总量不超过15mg。

【不良反应】常见疲乏、眩晕、头痛、抑郁；恶心、腹痛、腹泻、便秘；少见低血压、心动过速、房室传导阻滞。

【相互作用】西咪替丁可使本品血药浓度升高，禁与单胺氧化酶抑制剂合用，合用地尔硫䓬有低血压和心动过缓的报道，合用维拉帕米引起传导阻滞，苯海拉明可减缓本品代谢，苯巴比妥及异烟肼使本品的清除增多，并减低它们在全身的利用率。

【注意事项】不能突然停药；严重房室传导阻滞、心源性休克、严重心力衰竭、支气管哮喘、心动过缓患者禁用。

【规格】①片剂：25mg，50mg，23.75mg，47.5mg，95mg，100mg，190mg。②注射剂：2mg，5mg。

【贮藏】密封、避光，贮于室温下。

普萘洛尔 Propranolol

【别名】心得安、萘心安、萘氧丙醇胺、恩特来、Inderal。

【药理作用】①阻滞β受体，减少肾素分泌，减少去甲肾上腺素的释放。②阻滞心脏的$β_1$受体，降低血压，明显减少心肌耗氧。③阻滞血管$β_2$受体，兼使心功能受抑，反射性兴奋交感神经，使外周阻力加大。④阻滞支气管$β_2$受体，对支气管哮喘患者，可诱发、加重急性发作。⑤有明显的膜稳定作用，表现在降低膜反应性，减慢传导，降低自律性，相对延长有效不应期。⑥还具有抗血小板聚集作用。

【适应证】同阿替洛尔。

【体内过程】几乎可完全从胃肠道吸收，有肝首过代谢，口服单剂量后1～2小时可达血药峰值，血药浓度个体差异大，脂溶性大，可透过血脑屏障和胎盘并进入乳汁，蛋白结合率超过90%。在肝内代谢，其代谢物随尿排出，伴随着少量的原药，半衰期为3～6小时。

【用法用量】①高血压：口服，初始10mg，每天3～4次，可合用利尿药，剂量渐增，最大日剂量为200mg。②心绞痛：初始5～10mg，每天3～4次，每3天可增加10～20mg，增至每天200mg分次服。③心律失常：每天10～30mg，日服3～4次，餐前、睡前服用。④心肌梗死：每天30～240mg，日服2～3次。⑤肥厚型心肌病：10～20mg，每天3～4次。⑥嗜铬细胞瘤：10～20mg，每天3～4次，术前用3天，一般应先用α受体阻滞剂，待药效稳定后加用本品。

【不良反应】常见眩晕、抑郁、头痛、心动过缓；少见支气管痉挛呼吸困难、充血性心力衰竭、粒细胞缺乏，不良反应持续存在时，须格外警惕雷诺综合征样四肢冰冷、腹泻、倦怠及眼、口或皮肤干燥、恶心、指（趾）麻木、异常疲乏等。

【相互作用】西咪替丁可使本品血药浓度升高，禁与单胺氧化酶抑制剂合用。

【注意事项】同阿替洛尔。

【规格】①片剂：10mg，40mg，80mg。②注射剂：5mg。

【贮藏】①片剂密封、避光，于室温下保存。②注射剂，于室温下保存。

索他洛尔 Sotalol

【别名】甲磺胺心定、心得怡、施太可、伟特、喜安林、济迪、金绿欣、元齐、坦释、伊缓、Jusotal、Sotahexal、Betapace。

【药理作用】Ⅲ类抗心律失常药物，兼有第Ⅱ类药特性。非选择性β受体阻滞剂，延长心肌动作电位，抑制窦房结、房室结传导时间，并延长房室旁路的传导。

【适应证】用于心房扑动、心房颤动、各种室性心律失常、急性心肌梗死并发严重心律失常。

【体内过程】口服后完全被吸收，给药后2～4小时可达血药峰值。脂溶性低，很少被代谢，原药随尿排出。半衰期为10～20小时，蛋白结合率很低，可透过胎盘，乳汁中的药物浓度高于母体的血药浓度。透析可排出本品。

【用法用量】口服，每次40～80mg，每天2次，逐渐加量；静脉注射，0.5～1.5mg/kg，10分钟内缓慢注射，必要时6小时重复。每天总用量不可超过640mg。

【不良反应】常见心动过缓、低血压、支气管痉挛。可致心律失常。

【相互作用】①与钙通道阻滞剂合用，加重传导阻滞，降低血压。②与儿茶酚胺类药同用产生低血压和严重心动过缓。③可延长 QT 间期的其他药物不可合用本品。

【注意事项】用药过程需注意心率和血压变化及监测电解质；不能突然停药；严重房室传导阻滞、心源性休克、支气管哮喘、心动过缓者禁用。

【规格】①片剂：40mg，80mg，160mg，240mg。②注射剂：5mg，20mg。

【贮藏】密封、避光，贮于室温下。

比索洛尔 Bisoprolol

【别名】博苏、Detensiel、Emconcor、Emcor、Monocor。

【药理作用】是高选择性β_1受体阻滞剂。无内在拟交感活性和膜稳定作用。

【适应证】用于高血压、冠心病。

【体内过程】几乎可完全从胃肠道吸收，生物利用度高达 90%。口服后 2～4 小时达血药峰值，蛋白结合率约为 30%，消除半衰期为 10～12 小时，具有中度脂溶性，接近 80% 的用量在肝内被代谢，原药和代谢物随尿排出。

【用法用量】口服。每天 1 次，起始剂量为 2.5mg，可增至每天不超过 10mg。

【不良反应】①初期可能出现中枢神经紊乱及精神错乱症状，后续可减轻或消失，还有头痛、头晕、失眠、抑郁等常见。②恶心、呕吐、腹痛、腹泻、便秘等消化道症状常见。③心血管系统：心动过缓、慢性心力衰竭加重发生率大于 10%，肢端冷感或麻木也常见。④罕见皮疹、瘙痒等过敏反应及支气管哮喘。

【相互作用】①与钙通道阻滞剂合用时增加低血压风险及房室传导阻滞。②与洋地黄、可乐定联用可降低心率，延迟房室传导。③与可乐定联用时，需在本品停用几天之后才能停用可乐定。④单胺氧化酶抑制剂可增强本品的抗高血压效应，也有增加高血压危险的可能。⑤增加降血糖药的作用，同时可能掩盖低血糖症状，应监测血糖。

【注意事项】急性心力衰竭或处于心力衰竭代偿期需静脉注射正性肌力药物治疗的患者，心源性休克、Ⅱ或Ⅲ度房室传导阻滞未安装起搏器者，病态窦房结综合征、窦房阻滞、心动过缓、收缩压低于 100mmHg、严重支气管哮喘或严重慢性肺梗阻、外周动脉阻塞型疾病晚期或雷诺综合征、未经治疗的嗜铬细胞瘤、代谢性酸中毒、对其衍生物过敏者禁用。

【规格】①片剂：2.5mg，5mg。②胶囊剂：2.5mg，5mg。

【贮藏】密封、避光，贮于室温下。

艾司洛尔 Esmolol

【别名】爱络、Brevibloc。

【药理作用】本品对心脏选择性的强度与美托洛尔相似，特点在于冠状动脉闭塞后可加快缺血心肌的功能恢复，减少梗死面积，加长窦性周期，延长窦房结的恢复时间，减慢房室结的传导。

【适应证】主要用于治疗室上性心律失常、围术期的高血压和心动过速。

【体内过程】静脉注射后，本品迅速被红细胞中的脂酶水解。在静脉给药 50～300μg/kg 后 30 分钟可达血药峰值。血药浓度呈双相下降，其分布半衰期约为 2 分钟，消除半衰期约为 9 分钟，脂溶性低，主要以代谢物随尿排出。

【用法用量】①快速控制室上性心律失常：可在 1 分钟内静脉注射负荷量 500μg/kg，接着每分钟输注 50μg/kg，共 4 分钟，如果临床效应满意，就持续按 50μg/kg 给药。如果最初 5 分钟内尚未获得满意的效应，就再于 1 分钟内给予同样的负荷量，接着将维持用量加至 100μg/kg，依然输注 4 分钟。可进一步重复，每次可将维持剂量增加 50μg/kg，最高总维持剂量不超过 200μg/kg。如有必要，可持续 48 小时，当患者必须改用另一抗心律失常药物，应在给予另一药物后 30 分钟时将本品的维持用量减少一半，在第 2 次给予另一药物后 1 小时，才可停用本品。②控制围术期的高血压：在麻醉期中，于 15～30 秒给予负荷量 80μg/kg，接着输注 150μg/（kg·min），必要时可加量至 300μg/（kg·min）；在麻醉苏醒时，剂量 500μg/（kg·min），共输注 4 分钟，如果需要，继续输注 300μg/（kg·min）。

【不良反应】突出的不良反应为低血压和周围缺血；输注时常引起静脉刺激、血栓性静脉炎，如药液渗漏于血管外，可致局部坏死。

【相互作用】【注意事项】类似普萘洛尔、美托洛尔。

【规格】注射剂：100mg，200mg。

【贮藏】密封、避光，贮于室温下。

阿罗洛尔 Arotinolol

【别名】阿尔马尔、Almarl。

【药理作用】为β受体阻滞剂，有适度的α受体阻滞作用，作用强度之比为 8∶1。

【适应证】用于治疗轻、中度高血压，心绞痛，心动过速，原发性震颤。

【体内过程】健康成人单次口服 10mg 后，吸收迅速，约 2 小时后血药浓度达峰值，血浆半衰期约 10 小时，血浆蛋白结合率为 91%。在肝脏中分布浓度最高，其次为肾脏、肺组织。本品经肝、肾代谢，主要经肠道排泄。

【用法用量】成人每次 10mg，每天 2 次，疗效不充分时，可增至每天 30mg。

【不良反应】①严重不良反应包括心力衰竭、房室传导阻滞、窦房结传导阻滞、病态窦房结综合征。②常见头痛、倦怠、软便、腹泻、腹部不适、腹痛、恶心、呕吐、哮喘、皮肤过敏、皮疹、瘙痒，有时出现 ALT、AST、血尿素氮及血糖升高。③少见心动过缓、心悸、头晕、乏力、抑郁、食欲缺乏、稀便、氨基转移酶升高、雾视、泪液分泌减少、水肿。

【相互作用】①联合应用对交感神经系统有抑制作用的药物有时可出现过度抑制状态。②联合应用降血糖药有时可增强降血糖作用。③联合应用钙通道阻滞剂有时可相互增强作用。④可乐定有可能会增强停药后的回跳现象。⑤联合应用丙吡胺、普鲁卡因胺、阿义马林可能出现心脏传导系统阻滞现象。⑥非甾体抗炎药可能会减弱本品的降压作用。

【注意事项】①长期用药时，须定期进行心功能检查，尤其在出现心动过缓及低血压时，须减量或停药。②在需要停药时，须缓慢减量。③手术前 48 小时内不宜给药。④对嗜铬细胞瘤患者，须在应用α受体阻滞剂进行初期治疗后，应用本品，并始终联合应用α受体阻滞剂。

【规格】片剂：5mg，10mg。

【贮藏】密封，于室温下保存。

倍他洛尔 Betaxolol

【别名】贝特舒、倍美多心安、倍他索洛尔、倍他心安、Betaxol、Betaxololum、Cycloprolol、Kerlon、Kerlone。

【药理作用】为一种长效心脏选择性β受体阻滞剂，不具有内在活性和膜稳定作用，可使心率减慢、心肌收缩力降低，从而降低心肌耗氧量。此外，可通过降低血浆肾素活性而降低血压。可使房水生成减少，故可降低高眼压症或青光眼患者的眼压。

【适应证】用于治疗原发性高血压和稳定型劳力性心绞痛；滴眼液用于治疗慢性开角型青光眼、高眼压症。

【体内过程】本品口服后吸收迅速而完全，生物利用度为85%，脂溶性强，角膜通透性好，滴眼后30分钟内起效，2小时达最大降眼压作用，降眼压作用可持续 12 小时。血浆蛋白结合率约为50%。主要经肾脏清除，消除半衰期为15～20小时。

【用法用量】口服，每次 20mg，每天 1 次；经眼给药，患侧每次 1～2 滴，每天 2 次。

【不良反应】心动过缓、心脏传导阻滞、充血性心力衰竭、心绞痛、低血压、心肌梗死、血栓形成、间歇性跛行、外周缺血、血栓性静脉炎、雷诺综合征；酸中毒、咽炎、失眠、头晕、眩晕、头痛、抑郁、嗜睡、视物模糊等。

【相互作用】①与丙米嗪、地西泮、巴氯芬合用可增强抗高血压效应。②与促进儿茶酚胺代谢的药物合用可出现低血压或心动过缓。③与苄普地尔、维拉帕米等合用可导致自律性异常、房室传导异常和心力衰竭。

【注意事项】局部给予β受体阻滞剂可采用下列方法减少全身吸收：闭眼 2 分钟或按住鼻泪管 2 分钟；用于控制闭角型青光眼引起的高眼压时需同时使用缩瞳药。

【规格】①片剂：20mg。②滴眼剂：12.5mg。

【贮藏】遮光、密封保存。

拉贝洛尔 Labetalol

【别名】柳胺苄心安、Trandate。

【药理作用】为非选择性β受体阻滞剂，具有内在活性和膜稳定作用，还有选择性α₁受体阻滞作用，可降低外周血管阻力。

【适应证】治疗严重高血压，也用于麻醉期控制血压。

【体内过程】口服后快速吸收，有明显的首过代谢，生物利用度个体差异大。口服后 1～2 小时可达血药峰值，脂溶性很低，可透过胎盘，并进入乳汁。蛋白结合率为 50%，主要在肝内代谢，代谢物连同少量的原药随尿排出，也随粪便排出。口服达到稳态时，消除半衰期为 8 小时。在输注后，消除半衰期约为 5.5 小时。

【用法用量】①治疗高血压，进餐时口服100mg，每天 2 次，可根据疗效逐渐加量至 200～400mg，每天 2 次，老年人开始可给予 50mg，每天 2 次。②紧急情况也可缓慢静脉注射本品50mg，至少 1 分钟注射完，必要时，间隔 5 分钟后重复，直至总量达 200mg。静脉滴注常用量2mg/min，输注的适合浓度为 1mg/ml 或 2mg/3ml。③治疗妊娠高血压，开始用 20mg/h，每 30 分钟加倍给药，直至获得疗效，或者用量达到160mg/h。

【不良反应】除常见β受体阻滞剂的不良反应，本品的α阻滞作用可导致开始用药或使用高剂量时发生直立性低血压、头皮刺痛、鼻塞、支气管痉挛、肌无力、呼吸困难、震颤、尿潴留、肝炎和黄疸，男性可能出现性功能减退。

【相互作用】类似普萘洛尔；可增强氟烷的降压作用。

【注意事项】类似普萘洛尔；如有肝脏受损，应停用本品

【规格】①片剂：50mg，100mg，200mg。②注射剂：25mg，50mg。

【贮藏】密封、避光，贮于常温下。

卡维地洛　Carvedilol

【别名】Dilatrend、Dimitone。

【药理作用】属于非选择性β受体阻滞剂，无内在活性和膜稳定作用，具有$α_1$受体阻滞作用，可产生血管扩张作用；使用高剂量时，可能起到钙通道阻滞作用。

【适应证】治疗高血压、心绞痛和心力衰竭。

【体内过程】易于从胃肠道吸收，有明显的首过代谢。绝对生物利用度为 25%，口服后 1～2 小时可达血药峰值，具有高度脂溶性，可进入乳汁，代谢物随粪便排出，消除半衰期为 6～10小时。

【用法用量】①治疗高血压，口服 12.5mg，每天 1～2 次。②治疗心绞痛，口服 12.5～25mg，每天 2 次。③治疗心力衰竭，口服 3.125mg，每天 2 次，体重<85kg 者可用最高剂量 25mg，每天 2 次；体重>85kg 者，可用 50mg，每天 2 次。

【不良反应】除常见β受体阻滞剂的不良反应，还可引起肝功能异常，停药后可逆转；心力衰竭且患有弥散性血管疾病的患者可发生急性肾衰竭和肾功能异常。

【相互作用】【注意事项】类似普萘洛尔。

【规格】片剂：3.125mg，6.25mg，12.5mg。

【贮藏】密封、避光，贮于室温下。

氧烯洛尔　Oxprenolol

【别名】心得平、烯丙氧心安、Trasicor、Trasacor、Tevacor。

【药理作用】为非心脏选择性β受体阻滞剂，具有内在活性和膜稳定作用。

【适应证】用于治疗高血压、心绞痛和心律失常，还可治疗精神焦虑。

【体内过程】口服易于吸收，首过代谢差异较大，给药后 1～2 小时可达血药峰值，蛋白结合率为 80%，在肝内代谢，几乎全部随尿排出。可透过胎盘，并分泌进入乳汁。具有中度脂溶性，可透过血脑屏障，半衰期为 1～2 小时。

【用法用量】常用量为每天 80～160mg，分2～3 次服。每周可增加，最高日剂量 320mg。

【不良反应】【相互作用】【注意事项】类似普萘洛尔。

【规格】片剂：20mg。

【贮藏】密封、避光，贮于室温下。

16.6　作用于α受体的药物

酚妥拉明　Phentolamine

【别名】利其丁、瑞支停、酚胺唑啉、苄胺唑啉、安挺、和欣、至力、美珍、赫立可、普丁阳、启伟、Regitine。

【药理作用】非选择性α受体阻滞剂，拮抗循环中的肾上腺素和去甲肾上腺素的作用，扩张周围血管。

【适应证】用于嗜铬细胞瘤的诊断与治疗、左心力衰竭，局部浸润注射防止去甲肾上腺素外溢引起皮肤坏死，治疗男性勃起功能障碍。

【体内过程】口服 40mg 后 30 分钟可达血药峰值，有效浓度可维持 2 小时。静脉注射后 2～5 分钟起效，持效约 1.5 小时，半衰期约为 19 小时，主要由肝脏代谢。

【用法用量】①酚妥拉明试验：静脉注射5mg，也可先给予 1mg，若反应阴性再给予 5mg。②防止皮肤坏死：在每 1000ml 含去甲肾上腺素溶液中加入本品 10mg 做静脉滴注，作为预防，5～10mg 加入 10ml 0.9%氯化钠注射液中，局部浸润治疗 12 小时内的去甲肾上腺素外溢引起的皮肤坏死。③嗜铬细胞瘤术中如血压升高，可静脉注射 2～5mg 或静脉滴注每分钟 0.5～1mg。

④左心衰竭：0.17～0.4mg/min 静脉滴注。⑤治疗男性勃起功能障碍，在性生活前 30 分钟服用 40～60mg。⑥儿童用量，一次 1mg，也可 0.15mg/kg 或 3mg/m²。

【不良反应】常见直立性低血压、心动过速或失常、鼻塞、恶心、低血压；晕厥和乏力较少见；心肌梗死、神志模糊、头痛、共济失调、言语含糊等极少见。

【相互作用】①忌与铁剂配伍。②拟交感胺类药可使本品收缩血管作用减弱或抵消。③与胍乙啶同用，直立性低血压或心动过缓的发生率增高。④禁与强心苷合用。⑤苯巴比妥类加强本品的降压作用。

【注意事项】做酚妥拉明试验时，在给药前、静脉给药后至 3 分钟内每 30 秒、以后 7 分钟内每分钟测一次血压，或在肌内注射后 30～45 分钟内每 5 分钟测一次血压；严重动脉硬化、肾功能不全、低血压、冠心病、心肌梗死、胃溃疡患者禁用。

【规格】①片剂：40mg，60mg。②胶囊剂：40mg。③颗粒剂：60mg。④注射剂：5mg，10mg。

【贮藏】密封、避光，贮于室温下。

可乐定 Clonidine

【别名】可乐宁、氯压定、血压得平、110 降压片、催压降、Catapres、Catapresan。

【药理作用】激动下丘脑及延髓的中枢突触后膜 α_2 受体，减少中枢交感神经冲动传出，从而抑制外周交感神经活动；还能激动外周交感神经突触前膜 α_2 受体，增强其负反馈作用，减少末梢神经释放去甲肾上腺素，降低外周血管和肾血管阻力，减慢心率，降低血压。

【适应证】用于高血压、偏头痛、绝经期潮热、痛经、开角型青光眼的治疗及戒断阿片瘾毒症状。

【体内过程】口服后易于吸收，给药后 3～5 小时可达血药峰值，约有 50%药物在肝内代谢，部分呈现肠肝循环。消除半衰期差异颇大，肾功能不全患者可延长至 41 小时。也可经皮肤吸收。

【用法用量】①降低血压：口服，起始剂量为 0.1mg，每天 2 次，时隔 2～4 天递增，常用维持剂量为每天 0.3～0.9mg，分 2～4 次口服。②绝经期潮热：每次 0.025～0.075mg，每天 2 次。③严重痛经：口服 0.025mg，每天 2 次，在月经前及月经时共服 14 天。④偏头痛：每次 0.025mg，

每天 2～4 次。⑤透皮贴剂用于戒断阿片瘾毒症状：成人 2500μg，贴于背部肩胛骨下（首选）、上胸部、耳后乳突或上臂外侧等无毛完好皮肤处。每周更换 1 次。⑥开角型青光眼：用 0.125%～0.5%溶液点眼，每天 3 次。

【不良反应】口干、昏睡、头晕、精神抑郁、便秘和镇静、性功能降低、夜尿多、瘙痒、恶心、呕吐、失眠、荨麻疹、血管神经性水肿、风疹、疲劳、直立性低血压、紧张和焦躁、脱发、皮疹、厌食和全身不适、体重增加、头痛、乏力、戒断综合征、短暂肝功能异常。

【相互作用】①与乙醇、巴比妥类或镇静药等中枢神经抑制药合用可加强本品中枢抑制作用。②β受体阻滞剂可增加本品的停药综合征危象，故宜先停用β受体阻滞剂，再停用本品。③三环类抗抑郁药、非甾体抗炎药减弱本品的降压作用。

【注意事项】突然停药可致反跳性高血压。

【规格】①片剂：75μg，100μg。②透皮贴膏：1000μg，2000μg，2500μg。③注射剂：150μg。④滴眼液：125μg。

【贮藏】密封保存。

乌拉地尔 Urapidil

【别名】利喜定、亚宁定、优匹敌、亚利敌、劳麦纳、裕优定、罗浩、Uraprene、Eupressyl、Ebrantil。

【药理作用】用于通过阻断突触后α₁ 受体，使血管扩张，显著降低周围血管阻力；激动 5-HT₁A 受体，降低延髓心血管调节中枢的交感反馈，而起中枢降压的作用。

【适应证】用于高血压危象、重度和极重度高血压、难治性高血压治疗，控制围术期高血压。

【体内过程】口服后迅速被吸收，生物利用度为 70%～80%，主要在肝内代谢，代谢物和 10%～20%原药随尿排出，蛋白结合率为 80%。口服胶囊后的消除半衰期约为 4.7 小时，静脉给药后约为 2.7 小时。

【用法用量】口服：每次 30mg，每天 2 次；静脉注射：10～50mg 缓慢静脉注射；静脉滴注：初始速度为 2mg/min，维持速度为 9mg/h，最大药物浓度为 4mg/ml。

【不良反应】头痛、头晕、恶心、呕吐、出汗、烦躁、乏力、心悸、心律失常、上胸部压迫感或呼吸困难，主要是降压过快所致。

【相互作用】①西咪替丁可增加本品的血药浓度，同时用其他降压药或饮酒增加降压作用。②本品注射剂不能与碱性液体混合，因其酸性性质可能引起溶液浑浊。

【注意事项】①如本品不是最先使用的降压药，在使用本品前必须间隔充分的洗脱期，以免血压骤降。②主动脉峡部狭窄或动静脉分流患者、哺乳期妇女禁用。

【规格】①片剂：30mg。②胶囊剂：30mg。③注射剂：25mg，50mg。

【贮藏】密封、避光，贮于室温下。

妥拉唑林 Tolazoline

【别名】苄唑林。

【药理作用】对 α_1 和 α_2 受体都具有阻滞作用，还具有拟胆碱作用、组胺释放作用和 5-羟色胺受体阻滞作用。对周围血管具有直接扩张作用，增加胃肠道分泌，可产生扩瞳作用，还对心脏具有兴奋作用。

【适应证】降低新生儿持续性肺动脉高压症，治疗周围血管病和某些眼病，减轻嗜铬细胞瘤患者的症状，皮下浸润治疗输注药液外溢。

【体内过程】可经胃肠道吸收，新生儿的血浆半衰期为 3～10 小时，甚至高达 40 小时，与尿的排泄量呈反相关。

【用法用量】①新生儿肺动脉高压，常用量为 1～2mg/kg，于 10 分钟内给予输注，继后每小时给予 1～2mg。②治疗周围血管病，常口服 25～50mg，每天 4 次。

【不良反应】可发生头痛、面红、心动过速、心律失常、耳鸣、寒战、出汗、恶心、呕吐、腹泻和上腹痛，直立性低血压或明显高血压也会出现。

【相互作用】①不可与肾上腺素合用。②与乙醇合用可能出现双硫仑样反应。

【注意事项】提前给婴儿使用抗酸药可防止胃肠出血。

【规格】①注射剂：25mg/ml。②片剂：25mg。

【贮藏】避光贮存。

哌唑嗪 Prazosin

【别名】哌唑静、降压新、脉哌斯、Mizosin、Minipress、Pressin。

【药理作用】选择性阻滞突触后 α 受体，扩张静脉和小动脉，用药后可见外周阻力降低，对舒张压具有较大的影响。可降低心脏的前、后负荷，改善心排血量，对前列腺和膀胱颈的平滑肌具有松弛作用。

【适应证】用于中度原发性、肾性高血压和慢性心力衰竭；良性前列腺增生和雷诺病。

【体内过程】口服后迅速被吸收，1～3 小时可达血药峰值，生物利用度个体间差异较大，血浆蛋白高度结合，在肝内被代谢。心力衰竭患者的半衰期可见延长（约为 7 小时）。

【用法用量】治疗高血压，开始剂量常用 0.5mg，每天 2～3 次，根据效应逐渐加量，最高日剂量可达 20mg，分次服。

【不良反应】①常发生直立性低血压，有时伴有心动过速和晕厥。②较为常见的不良反应包括头晕、嗜睡、头痛、无力、恶心和心悸，在继续用药中可望减轻。③其他不良反应还有水肿、胸痛、呼吸困难、便秘、腹泻、呕吐、抑郁、神经过敏、睡眠障碍、幻觉、鼻塞、鼻出血、口干、尿频、尿失禁、巩膜红染、视物模糊、耳鸣、氨基转移酶值上升、胰腺炎、关节痛、皮疹、瘙痒和出汗；还可能发生阳痿和过度勃起。

【相互作用】①乙醇或其他产生低血压的药物会增强本品的降压作用。②正在接受 β 受体阻滞剂的患者首次服用本品时，特别容易产生低血压。

【注意事项】重视"首剂反应"，开始用量应控制在 0.5mg 左右，睡前服药一般可以避免，如发生虚脱现象，采取头低足高斜卧可慢慢恢复。

【规格】①胶囊剂：1mg，2mg，5mg。②片剂：1mg。

【贮藏】密封、避光，贮于室温下。

酚苄明 Phenoxybenzamine

【别名】苯苄胺、苯氧苄胺。

【药理作用】对 α 受体具有较强阻滞作用，对正常人血压影响极小，对血容量不足或直立性低血压者降压明显，心率明显加快。还具有较弱的抗组胺、抗胆碱和抗 5-羟色胺作用。

【适应证】用于嗜铬细胞瘤、严重休克（在补足血容量的同时）、前列腺增生所致尿潴留的治疗及缓解 COPD 症状。

【体内过程】口服仅有 20%～30% 被吸收，可静脉给药。单次静脉注射后约 1 小时可获血药峰值，单次口服后作用可持续 3～4 天，血浆半衰期约为 24 小时。在肝内代谢，代谢物随胆汁和尿排出。

【用法用量】开始服 10mg，每天 1～2 次，逐渐加量，一般可用到 1～2mg/kg，分 2 次服；对准备进行嗜铬细胞瘤手术的患者可给予输注，用量为 1mg；治疗严重休克，可用本品 1mg/kg 输注，此种用法也用于 COPD。

【不良反应】主要包括直立性低血压、头晕、反射性心动过速、鼻塞和瞳孔缩小，射精可能受抑。有致突变和致癌作用。

【相互作用】不可合用肾上腺素。

【注意事项】①可能加重呼吸道感染的症状，应予以关注。②用药期间，应注意血压和血容量的变化。

【规格】①胶囊剂：10mg。②注射剂：100mg。

【贮藏】避光贮存。

替扎尼定 Tizanidine

【别名】痉痛停、咪噻二唑、替托尼定、Ternelin、Tizanidinum、Zanaflex。

【药理作用】为中枢性α_2受体激动剂，可能是通过增强运动神经元的突触前抑制作用而降低强直性痉挛状态。

【适应证】用于疼痛性肌痉挛，如局部疼痛综合征；用于中枢性肌强直，如多发性硬化、肌萎缩侧索硬化症等。

【体内过程】口服吸收良好，血药浓度达峰时间为 1.5 小时，绝对生物利用度为 40%，蛋白结合率约为 30%。口服有较强的首过效应，主要在肝脏经代谢细胞色素 P450 酶，约 20% 的给药量经肠道排泄，60% 以上的给药量经肾脏排泄。本品及代谢产物的消除半衰期分别为 2.5 小时、20～40 小时。

【用法用量】口服，每次 2mg，每天 1～3 次。通常初始剂量为每天 2mg（临睡前服用），可逐渐增加剂量，并分次服用。最大日剂量为 36mg。

【不良反应】血压降低、血管扩张、心律失常、心绞痛、冠状动脉疾病、心力衰竭、心肌梗死；糖尿、高血糖症、高脂血症、高钾血症、低钠血症、低蛋白血症、甲状腺功能减退、肺栓塞、肺炎；肌痉挛加重、肌张力增加；尿频、蛋白尿、嗜睡、头晕、镇静、偏头痛等。

【相互作用】①与 CYP1A2 抑制剂合用可显著升高本品的血药浓度。②与其他中枢神经抑制药合用可增强镇静作用。

【注意事项】①用药前及用药期间应定期（用药第 1 个月、3 个月、6 个月，之后根据临床实际）监测氨基转移酶水平。②若疑似出现肝、肾功能损害，亦应进行监测。

【规格】①片剂：1mg，2mg，4mg。②胶囊剂：2mg，4mg，6mg。

【贮藏】密封保存。

16.7 血管紧张素转换酶抑制剂

卡托普利 Captopril

【别名】巯甲丙脯酸、甲巯丙脯酸、开搏通、凯宝压苧、开富林、安汀、邦德美、刻甫定、Capoten、Lopirin。

【药理作用】为竞争性血管紧张素转换酶抑制剂，使血管紧张素 I 不能转化为血管紧张素 II，从而降低外周血管阻力，并通过抑制醛固酮分泌，减少水钠潴留。可通过干扰缓激肽的降解扩张外周血管。对心力衰竭患者，本品可降低肺毛细血管楔压及肺血管阻力，增加心排血量及运动耐受时间。

【适应证】用于高血压、心力衰竭。

【体内过程】口服后有 60%～70% 被吸收，生物利用度为 65%，蛋白结合率约为 30%，可透过胎盘，乳汁中的药物浓度为血药浓度的 1%。口服后 15～30 分钟血压开始下降，1～1.5 小时可达最高疗效，作用可持续 6～12 小时。本品部分在肝内代谢，消除半衰期为 2～3 小时，肾衰竭者可见延长，血液透析时可排出本品。

【用法用量】用药个体化，成人口服：开始每次 12.5mg，每天 2～3 次，按需要 1～2 周后增至 50mg，每天 2～3 次。儿童常用量：降压与治疗心力衰竭，起始剂量为 0.3mg/kg，每天 3 次，必要时，每隔 8～24 小时增加 0.3mg/kg，求得最低有效量。静脉注射：25mg 缓慢注射，随后 50mg 静脉滴注 1 小时。

【不良反应】①常见瘙痒、发热、皮疹、心悸、心动过速、胸痛、咳嗽、味觉迟钝。②少见蛋白尿、眩晕、头痛、晕厥、血管神经性水肿、心率快而心律失常、面部潮红或苍白、白细胞与粒细胞减少、寒战。

【相互作用】①合用保钾药可致高血钾。②合用其他降压药、利尿药作用加强。③联合锂剂，可能使血清锂水平升高而出现毒性。

【注意事项】①当发现血管神经性水肿症状

时，应立即停药，喉部水肿应立即皮下注射肾上腺素治疗。②孕妇禁用。

【规格】①片剂：12.5mg，37.5mg。②注射剂：12.5mg，25mg，50mg。

【贮藏】密封、防潮，贮于室温下。

贝那普利 Benazepril

【别名】苯那普利、苯扎普利、洛汀新、倍尼、普力多、Lotensin。

【药理作用】前体药物，水解成活性物质贝那普利拉，抑制血管紧张素转换酶，阻断血管紧张素 I 转化成血管紧张素 II。

【适应证】用于高血压、充血性心力衰竭。

【体内过程】口服后至少可吸收用量的 37%，在肝内几乎完全被代谢为活性物贝那普利拉，在空腹状态下和非空腹状态下分别于 1～2 小时和 2～4 小时后达血药峰值。蛋白结合率约为 95%，主要随尿排出，多次用药后的有效半衰期为 10～11 小时，肾功能不全患者可见延长，两者少量进入乳汁中。

【用法用量】①降压，开始口服每次 10mg，每天 1 次，可加至每天 20mg，最大可增至每天 40mg，每天 1 次或分 2 次。②充血性心力衰竭的辅助治疗，口服 2.5mg，每天 1 次。

【不良反应】常见头痛、头晕、咳嗽，胃肠功能紊乱，皮疹、瘙痒、尿频、疲劳；罕见失眠、直立性低血压、血管神经性水肿。

【相互作用】与保钾药合用可致高血钾；降低红细胞生成素作用。

【注意事项】①当发现血管神经性水肿症状时，应立即停药，喉部水肿应立即皮下注射肾上腺素治疗。②血管神经性水肿患者、孕妇及哺乳期妇女禁用。肾动脉狭窄、咳嗽、高血钾、主动脉瓣或二尖瓣狭窄、透析患者慎用。孤立肾、移植肾、双侧肾动脉狭窄而肾功能不全者禁用。

【规格】片剂：5mg，10mg。

【贮藏】密封、防潮，贮于室温下。

赖诺普利 Lisinopril

【别名】苯丁赖脯酸、赖脯酸、麦道欣宁、帝益洛、Dapril、Prinivil。

【药理作用】第三代血管紧张素转换酶 II 抑制剂。起效慢，作用时间长。

【适应证】适用于治疗原发性高血压及肾血管性高血压；充血性心力衰竭患者，在用洋地黄或利尿药效果不好时可加用本品。

【体内过程】口服吸收慢且不完全，个体差异很大，给药后约 7 小时可达血药峰值，蛋白结合率低，以原药随尿排出，多次给药后的有效半衰期约为 12 小时。血液透析时可排出本品。

【用法用量】口服：开始为 10mg，每天 1 次早餐后服用，根据情况可增加至每天 80mg。

【不良反应】咳嗽、头痛、头晕、心悸、乏力、腹泻。

【相互作用】①吲哚美辛可减弱本品的降压作用。②本品可使血钾升高，故不宜与保钾利尿药或钾制剂合用。

【注意事项】①应用利尿药或有心力衰竭、脱水及钠耗竭患者对本品极敏感，必须从小剂量开始。②肾衰竭患者要减少剂量或延长给药时间。③本品应用期间应定期监测白细胞、尿常规，肾功能不全患者测血钾、血尿素氮及肌酐。④有双侧肾动脉狭窄、孤立肾有肾动脉狭窄者，高钾血症患者禁用。

【规格】①片剂：5mg，10mg，20mg。②胶囊剂：5mg，10mg。

【贮藏】密封、防潮，贮于常温下。

福辛普利 Fosinopril

【别名】磷诺普利、福辛普列钠、磷西洛普利、蒙诺、Monopril。

【药理作用】在肝脏水解为福辛普利拉，后者是血管紧张素 II 转换酶抑制剂。

【适应证】用于高血压、心肌缺血、心力衰竭。

【体内过程】是二酸福辛普利拉的前药，口服后可被吸收 36%，迅速在胃肠道和肝内完全水解成福辛普利拉，约 3 小时可达血药峰值，随尿、粪便排出，也出现在乳汁中，蛋白结合率为 95%。高血压患者在多次服药后，半衰期约为 11.5 小时，心力衰竭患者可延长至 14 小时。

【用法用量】①高血压患者，每天 1 次，由 10mg 开始，根据血压可调整剂量至 40mg，超过 40mg，不再增强降压作用，可加服利尿药。②心力衰竭患者，应合用利尿药，在严密的医学监护下从 10mg，每天 1 次开始，如耐受可逐渐加量至 40mg，每天 1 次。

【不良反应】同卡托普利。

【相互作用】同卡托普利；非甾体抗炎药（尤其是吲哚美辛）可抑制肾前列腺素合成并引起水、钠潴留，同时降压作用减弱。

【注意事项】同卡托普利。

【规格】片剂：10mg。

【贮藏】避光，贮于常温下。

依那普利 Enalapril

【别名】苯丁酯脯酸、苯酯丙脯酸、恩纳普利、依拉普利、悦宁定、福天乐、埃利雅、柏纳力、勤可息、依苏、怡那林、因弗尔、Renitec。

【药理作用】在体内水解成依那普利拉，后者抑制血管紧张素转换酶，而起降压作用。

【适应证】用于原发性高血压。

【体内过程】属于前药，口服后约吸收60%，约1小时后达血药峰值，在肝内水解成依那普利拉，3～4小时可获得依那普利拉的血药峰值，约60%的口服量以依那普利拉和原药随尿排出，余见于粪便中。蛋白结合率为50%～60%。在多次给药累积后的有效半衰期约为11小时，肾功能不全患者可见延长。依那普利拉可经血液透析和腹膜透析排出。可通过胎盘，进入乳汁。

【用法用量】口服，每次5mg，每天1次，根据血压可调节至10～40mg，分2～3次服。

【不良反应】同卡托普利。

【相互作用】参见卡托普利。

【注意事项】①应用利尿药或血容量减少者，可能会引起血压过度下降，故首次剂量宜从2.5mg开始。②定期做白细胞计数和肾功能测定。

【规格】片剂：2.5mg，5mg，10mg。

【贮藏】密封、防潮，贮于室温下。

阿拉普利 Alacepril

【别名】Cetapril。

【药理作用】为含巯基的新型血管紧张素转换酶抑制剂，是前体药，在体内迅速转化为卡托普利而起作用。分解缓慢，具有较高的效力和较长的作用时间。

【适应证】用于原发性和肾性高血压、充血性心力衰竭。

【体内过程】口服吸收良好，生物利用度为67%，达峰时间为1～2小时，食物可延迟达峰时间，降压作用持续6～10小时。在肝脏中迅速代谢为卡托普利，血中的游离卡托普利、蛋白结合的卡托普利和总卡托普利的半衰期分别为1.9小时、4.2小时和5.2小时。经肾和肠道排泄。肾功能不全可影响药物排出，血液透析可以清除本品。

【用法用量】日剂量25～75mg，分1～2次服。根据患者情况增减，最大日剂量为100mg。

【不良反应】【相互作用】【注意事项】同卡托普利。

【规格】片剂：12.5mg，25mg。

【贮藏】密闭贮存。

地拉普利 Delapril

【别名】压得克、Adecut、Alindapril。

【药理作用】为含羧基类血管紧张素转换酶抑制剂，可抑制循环中及血管壁的血管紧张素转换酶活性，抑制交感神经末梢去甲肾上腺素的游离及醛固酮的分泌，也具有活化缓激肽的作用。

【适应证】适用于原发性高血压、肾性高血压及肾血管性高血压。

【体内过程】作用与剂量相关，达峰效应时间为1～6小时。

【用法用量】口服，成人15～30mg，每天2次。最大剂量为每次60mg，每天2次，血压稳定后，可酌情每天服药1次。

【不良反应】同卡托普利；偶可出现尿糖及抗核抗体阳性。

【相互作用】与保钾利尿药合用时可出现血钾上升现象，可加强利尿降压药的降压作用。

【注意事项】同卡托普利。

【规格】片剂：15mg。

【贮藏】密封保存。

雷米普利 Ramipril

【别名】瑞泰、Tritace、Altace。

【药理作用】同卡托普利，含有羧基，属于前药。

【适应证】高血压、心力衰竭。

【体内过程】口服后可吸收50%～60%，在肝内代谢为雷米普利拉，口服2～4小时雷米普利拉可达血药峰值，雷米普利拉的蛋白结合率约为56%。多次口服，累积的雷米普利拉的有效半衰期为13～17小时。约有60%的用量随尿排出，余见于粪便中。肾功能不全患者的清除率会下降。

【用法用量】①高血压，开始口服1.25mg，每天1次，常用维持量2.5～5mg，每天1次。②心力衰竭，开始口服1.25mg，每天1次，最高剂量可达10mg，分次服。③于心肌梗死发生后3～10天开始口服2.5mg，每天2次，维持量为2.5～5mg，每天2次。

【不良反应】【相互作用】【注意事项】同卡托普利。

【规格】胶囊剂：1.25mg，2.5mg，5mg，10mg。

【贮藏】密封、避光，贮于常温下。

佐芬普利 Zofenopril

【别名】Bifril、Zofenil、Zopranol。

【药理作用】系含巯基的血管紧张素转换酶抑制剂，在体内经代谢为活性药物而发挥药理作用。

【适应证】用于轻、中度原发性高血压，急性心肌梗死 24 小时内有或无症状、血流动力学稳定并未接受溶栓治疗的患者。

【体内过程】口服吸收良好，生物利用度为96%，口服后 2 小时达最大降压效应，降压作用可持续 24 小时，给药量的 26%经肝脏代谢为有活性的佐芬普利酸。给药量的 69%经肾排泄，26%经肝排泄，母体化合物的消除半衰期为 5 小时。

【用法用量】口服，每次 30～60mg，每天 1次。最低有效剂量为每天 15mg，日最高剂量为60mg，可分次服。

【不良反应】【相互作用】【注意事项】参见卡托普利。肾功能不全的老年人用量减半；轻至中度肝功能不全患者起始剂量减半。

【规格】片剂：7.5mg，15mg，30mg，60mg。

【贮藏】密封、防潮，置于室温下。

西拉普利 Cilazapril

【别名】抑平舒、一平苏、Inhibace。

【药理作用】同卡托普利。

【适应证】治疗高血压、心力衰竭。

【体内过程】经口服吸收后，迅速在肝内代谢成具有活性的二酸西拉普利拉，生物利用度约为 60%，口服后 2 小时可达血药峰值，随尿排出。在每天 1 次给药后，有效半衰期约为 9 小时，肾功能不全患者可见延长，原药及其代谢物经透析只有少量排出。

【用法用量】开始口服 1～1.25mg，每天 1次，维持量为 2.5～5mg；老年人或合用利尿药者，开始仅给 0.5mg；肾功能不全患者 0.25～0.5mg，每周 1～2 次；对肾动脉高压或肝功能不全患者应特别注意，开始试给每天 0.25mg，维持量为2.5～5mg，注意个体化。

【不良反应】【相互作用】【注意事项】同卡托普利。

【规格】片剂：2.5mg，5mg。

【贮藏】密封、防潮，贮于室温下。

螺普利 Spirapril

【别名】斯匹诺利、山多普利、Sandopril。

【药理作用】是一种新型的不含巯基的血管紧张素转换酶抑制剂，结构同依那普利相似，作用较持久。

【适应证】用于高血压和充血性心力衰竭。

【体内过程】口服后平均生物利用度为50%，进入人体后能快速转变成具有活性的二羧酸代谢产物螺普利拉，后者达峰时间为 1.8～3.0小时。老年人和伴有肝功不全的患者，螺普利拉的药动学会发生改变，老年人 AUC 和血药峰值均见升高 30%，而肝功能不全患者 AUC 降低30%。

【用法用量】高血压患者，口服，每次 6～50mg，每天 1 次；充血性心力衰竭的起始剂量为1.5mg，每天 1 次。

【不良反应】常见的不良反应为眩晕、头痛和疲乏，发生率通常和其他的血管紧张素转换酶抑制剂相似。服用本品亦可发生咳嗽。不良反应的发生与服用剂量有关。

【相互作用】【注意事项】同卡托普利。

【规格】片剂：25mg。

【贮藏】避光、密闭贮存。

喹那普利 Quinapril

【别名】Acuitel、Acupril、Accupro、Accupril。

【药理作用】同卡托普利，为含有羧基的前药。

【适应证】用于高血压、心力衰竭。

【体内过程】口服后约可吸收 60%，主要在肝内被代谢成具有活性的喹那普利拉和失活的代谢物，单次口服后 2 小时内可达血药峰值。约60%口服量的本品以喹那普利拉形式随尿排出，余见于粪便中，喹那普利拉的蛋白结合率约为97%。多次给予本品后的有效半衰期接近 3 小时，终末半衰期长达 25 小时，肝、肾功能不全可影响药动学。

【用法用量】开始口服 10mg，每天 1 次，老年人、肾功能不全患者或合用利尿药者，开始给予每天 2.5mg。一般维持量为 20～40mg，分 2次服。

【不良反应】【相互作用】【注意事项】同卡托普利。

【规格】片剂，5mg，10mg，20mg，40mg。

【贮藏】避光，贮于常温下。

咪达普利 Imidapril

【别名】伊米普利、易米达里。

【药理作用】为血管紧张素转换酶抑制剂，其活性代谢产物咪达普利拉能抑制血管紧张素的活性。

【适应证】用于治疗原发性高血压、肾性高血压。

【体内过程】口服单剂 10mg，达峰时间约为 2 小时。主要经肾脏排泄，24 小时内 25.5%的给药量随尿液排出。半衰期为 2 小时，咪达普利拉的半衰期为 8 小时。

【用法用量】每次 5～10mg，每天 1 次。严重高血压患者、肾实质性高血压患者、老年患者及肾功能不全患者，宜从每天 2.5mg 开始用药。

【不良反应】【相互作用】【注意事项】同卡托普利。用葡萄糖硫酸纤维素吸附器进行低密度脂蛋白治疗时，合用本品可能出现休克，此类患者应禁用本品；用丙烯腈甲烯丙基磺酸钠膜进行血液透析时，合用本品可能出现过敏症状，此类患者应禁用本品。

【规格】片剂：2.5mg，5mg，10mg。

【贮藏】于阴凉干燥处保存。

培哚普利 Perindopril

【别名】雅施达、Acertil。

【药理作用】同卡托普利。为含有羧基的前药。

【适应证】用于治疗高血压、心力衰竭。

【体内过程】口服后迅速吸收，主要在肝内代谢成具有活性的二酸培哚普利拉和失活的葡糖醛酸化合物等，食物可减少本品向培哚普利拉转化。约有 75%的用量以上述 3 种形式随尿排出，余见于粪便中，培哚普利拉的蛋白结合率为 10%～20%，消除半衰期为 25～30 小时。肾功能不全患者培哚普利拉排出减少，两者均可在透析中被排出。

【用法用量】开始口服 2mg，每天 1 次。常用维持量为 4mg。肾功能不全患者减量。

【不良反应】【相互作用】【注意事项】同卡托普利。

【规格】片剂：4mg。

【贮藏】密封、防潮，贮于常温下。

群多普利 Trandolapril

【别名】Mavik、泉多普利。

【药理作用】为新型长效含羧基的血管紧张素转换酶抑制剂，作用比依那普利强 2.3～10 倍，其本身及代谢后的产物群多普利拉都有活性，但活性产物的作用为原药的 7 倍。

【适应证】用于治疗原发性高血压、心力衰竭。

【体内过程】主要在肝内转化为二酸群多普利拉，口服后的生物利用度为 10%，群多普利拉为 70%，在给药后 1 小时可达血药峰值，而群多普利拉则在 4～10 小时达血药峰值。清除半衰期约为 6 小时，在稳态时，群多普利拉的有效半衰期为 22.5 小时。

【用法用量】口服，每次 0.5～2mg，每天 1 次。CC＜30ml/min 及肝硬化患者应从 0.5mg 的剂量开始。

【不良反应】发生率较低，长期服用有少数患者出现不良反应，如干咳、头痛、头晕、无力、心悸、低血压、恶心、胃肠紊乱、瘙痒、皮疹和水肿等。

【相互作用】【注意事项】参见卡托普利。

【规格】片剂：1mg，2mg，4mg。

【贮藏】贮于 20～25℃下。

复方卡托普利 Compound Captopril

【别名】开富特。

【药理作用】为血管紧张素Ⅱ受体拮抗剂，通过选择性地阻断血管紧张素Ⅱ与血管紧张素转换酶Ⅰ受体的结合，抑制血管收缩和醛固酮的释放，产生降压作用。

【适应证】高血压、心力衰竭，可单独应用或与其他药物合用。

【体内过程】①卡托普利口服吸收迅速，吸收率大于 75%，口服后 15 分钟开始起效，达峰时间为 1～1.5 小时，药效可持续 6～12 小时。降压作用为进行性，约数周内达最大治疗作用。蛋白结合率为 25%～30%。不能通过血-脑脊液屏障。本品于肝脏代谢为二硫化物等。经肾脏排泄，40%～50%的给药量以原形排出，半衰期小于 3 小时。②氢氯噻嗪口服后吸收迅速但不完全，2 小时后产生作用，达峰时间为 4 小时，作用持续 6～12 小时。部分与血浆蛋白结合，有部分进入红细胞内。消除相开始阶段血药浓度下降较快，随后明显减慢，可能与后阶段药物进入红细胞内有关。主要以原形随尿排出。半衰期为 15 小时，肾功能不全的患者半衰期延长。

【用法用量】口服，每次 1～2 片，每天 2～3 次。

【不良反应】常见皮疹，可能伴有瘙痒和发热、心悸、心动过速、胸痛、咳嗽、味觉迟钝；

少见蛋白尿、眩晕、头痛、晕厥、血管神经性水肿、心率快而心律失常、面部潮红或苍白、白细胞与粒细胞减少。

【相互作用】①与保钾药合用可致高血钾。②锂剂和血管紧张素转换酶抑制剂合用时，可能出现血清锂可逆性升高和毒性作用，如需要和锂剂合用时，需对血清锂浓度进行监测。

【注意事项】①宜在餐前1小时服药。②使用前纠正血容量不足。③肾功能不全者减量。④孕妇及哺乳期妇女禁用。⑤用药期间随访白细胞计数及分类计数，最初3个月每2周1次，此后定期检查，有感染迹象时随即检查。⑥出现血管神经性水肿，应停用本品，迅速皮下注射1：1000肾上腺素0.3～0.5ml。

【规格】片剂：每片含卡托普利10mg，氢氯噻嗪6mg。

【贮藏】遮光、密封，在30℃以下干燥处保存。

16.8 血管紧张素Ⅱ受体抑制剂

厄贝沙坦 Irbesartan

【别名】安博维、依贝沙坦、伊康宁、伊泰青、普利宁、安来、甘悦喜、格平、吉加、科苏、若朋、苏适、伊达力、欣平、Aprovel、Avapro。

【药理作用】为血管紧张素Ⅱ受体拮抗剂，通过选择性地阻断血管紧张素Ⅱ与血管紧张素转换酶Ⅰ受体的结合，抑制血管收缩和醛固酮的释放，产生降压作用。

【适应证】用于高血压，合并高血压的2型糖尿病肾病。

【体内过程】口服后可迅速吸收，生物利用度为60%～80%，1.5～2小时可达血药峰值，在肝内进行一定的代谢，蛋白结合率为90%，原药和代谢物随尿和胆汁排泄。口服或静脉给药后，接近20%的用量随尿排出，伴随着不到2%的原药。终末半衰期为11～15小时。

【用法用量】口服，每次0.15g，每天1次，根据血压可调节至0.3g，每天1次。

【不良反应】头痛、眩晕、心悸、直立性低血压，偶有咳嗽，罕见血管水肿。

【相互作用】参见复方卡托普利。

【注意事项】使用前纠正血容量不足；肾功能不全者减量；孕妇及哺乳期妇女禁用。

【规格】①片剂：75mg，150mg，300mg。

②胶囊剂：75mg，150mg。

【贮藏】密封、避光，贮于常温下。

缬沙坦 Valsartan

【别名】代文、维沙坦、佳菲、霖欣、穗悦、托平、缬克、怡方、达乐、平欣、维尔坦、Diovan。

【药理作用】血管紧张素Ⅱ受体拮抗剂，机制同厄贝沙坦但作用更强。

【适应证】用于轻、中度原发性高血压。

【体内过程】口服后可迅速吸收，生物利用度约为23%，蛋白结合率为94%～97%，原药主要经胆汁排出，终末半衰期为5～9小时。

【用法用量】口服，每次80mg，每天1次，可增加至160mg。

【不良反应】水肿、虚弱无力、失眠、皮疹、性欲减退、眩晕。

【相互作用】与保钾利尿药合用可致高血钾。

【注意事项】使用前纠正血容量不足，孕妇及哺乳期妇女禁用。

【规格】①胶囊剂：80mg。②片剂：80mg。

【贮藏】防潮，贮于25℃下，短程携带允许20～25℃。

坎地沙坦 Candesartan

【别名】必洛斯、Atacand、Blopress。

【药理作用】血管紧张素Ⅱ受体拮抗剂，为一种酯类前药。

【适应证】用于轻、中度原发性高血压。

【体内过程】口服后可被吸收，在体内被水解成活性型坎地沙坦。作为溶液剂，其酯的绝对生物利用度为40%，作为片剂则为14%。口服后3～4小时可达血药峰值，蛋白结合率高于99%，终末半衰期接近9小时。

【用法用量】开始口服4mg，每天1次，如有必要可加量至8mg，每天1次。年龄>75岁老年人、肝肾功能不全患者给予2mg，每天1次。

【不良反应】【相互作用】【注意事项】同氯沙坦。

【规格】片剂：2mg，4mg。

【贮藏】密封、避光，贮于常温下。

氯沙坦 Losartan

【别名】洛沙坦、芦沙坦、科索亚、Cozaar、Cosaar。

【药理作用】对血管紧张素Ⅱ受体亚型AT₁具有选择性阻滞作用，使血管紧张素Ⅱ的所有药理作用受到遏制，致血管收缩和交感神经兴奋减弱，醛固酮分泌减少，血压下降，并有缓解心力衰竭、延缓心肌肥大和增加肾血流量的作用。

【适应证】用于各型高血压，必要时合用利尿药。

【体内过程】口服后快速从胃肠道吸收，生物利用度约为33%，半衰期约2小时，降压作用可维持24小时，在体内转变成具有活性的羧酸代谢物EXP-3174和失活的代谢物，半衰期为6～9小时。原药和EXP-3174的蛋白结合率均>98%，分布容积分别为34L和12L，两者达峰时间分别为1小时和3～4小时，后者的抗血管收缩作用比前者强15～30倍，约有4%的原药和7%的EXP-3174随尿排出，随粪便排出的代谢物占用量的65%。

【用法用量】治疗高血压常用50mg，每天1次，必要时，日剂量可加至100mg，分2次服；年龄>75岁老年患者及中、重度肾功能不全或血容量不足者开始口服25mg，每天1次。肝功能不全患者应减量。

【不良反应】①可见轻度短暂的头晕、头痛和剂量相关性直立性低血压，胃肠道不适。②可能发生肾功能受损。③罕见皮疹、血管神经性水肿、氨基转移酶升高。④高血钾、肌痛。⑤与血管紧张素转换酶抑制剂相比，较少引起咳嗽。

【相互作用】①与利尿药合用可增强降压作用，但易致低血压。②与保钾利尿药或其他影响肾素-血管紧张素-醛固酮系统的药物合用易致高血钾。

【注意事项】低血容量的患者在使用本品之前，必须首先缓慢扩容；用药前及用药期间，应常监测血钾水平，特别是老年人；儿童暂不使用。

【规格】片剂：25mg，50mg。

【贮藏】密封、避光，贮于室温下。

替米沙坦　Telmisartan

【别名】美卡素、Micardis。

【药理作用】同氯沙坦。

【适应证】用于治疗高血压。

【体内过程】口服后迅速吸收，绝对生物利用度约为50%，蛋白结合率>99.5%。平均稳态表观分布容积500ml，终末半衰期>24小时，几乎完全随粪便排出。

【用法用量】成人口服80mg，每天1次；重度肝功能不全患者给予40mg，每天1次。

【不良反应】同氯沙坦，但罕见低血糖、血管源性水肿、肢端疼痛。

【相互作用】同氯沙坦；合用地高辛时，应监测地高辛的血药浓度；合用锂盐时，应监测锂盐的血药浓度。

【注意事项】同氯沙坦；糖尿病伴有额外心血管危险因素的患者，使用血管紧张素受体拮抗剂或血管紧张素转换酶抑制剂等降压药，可能增加致死性心肌梗死和心血管疾病意外死亡的风险。因此，糖尿病患者在使用本品前，应经适当的诊断评估，并进行相应治疗。

【规格】片剂：80mg。

【贮藏】密封、避光，贮于常温下。

16.9　交感神经抑制药及血管扩张药

硝普钠　Sodium Nitroprusside

【别名】亚硝基铁氰化钠、Nipride、Sodium Nitroprussiate。

【药理作用】速效、短时作用的血管扩张药。通过血管内皮细胞产生NO，对动脉和静脉平滑肌均有直接扩张作用，但不影响子宫、十二指肠或心肌的收缩。血管扩张使周围血管阻力减低，因而有降压作用。血管扩张使心脏前、后负荷均减低，心排血量改善。

【适应证】用于高血压急症、急性心力衰竭。

【体内过程】在红细胞内转化成氰化物，在体内释放NO，氰化物在有硫代硫酸盐存在的情况下通过硫氰酸酶在肝内被代谢成硫氰酸盐，缓慢随尿排出。硫氰酸盐的血浆半衰期约为3天，肾功能不全患者可见延长。

【用法用量】以5%葡萄糖作溶媒静脉滴注，开始每分钟0.5µg/kg，根据反应以每分钟0.5µg/kg递增，常用量每分钟3µg/kg，极量每分钟10µg/kg，总量为3.5mg/kg。

【不良反应】①短期适量使用不致发生不良反应。②剂量过大出现低血压。③可发生硫氰酸盐和氰化物中毒。④皮肤对光敏感和出现皮肤石板蓝样色素沉着。

【相互作用】①与其他抗高血压药合用可致血压剧降；与多巴酚丁胺合用，可使心排血量增多而肺毛细血管楔压降低。②拟交感胺类药降低本品效果。③磷酸二酯酶Ⅴ型抑制剂会增强本品降压作用，避免同用。

【注意事项】仅供静脉滴注，注意避光，溶液应为淡棕色，如变色不可再用，用前新鲜配制；

药液有局部刺激，勿渗漏；用药过程，偶有明显耐药性，应视为氰化物中毒先兆征象，此时减慢滴速，即可消失；代偿性高血压如动静脉分流、主动脉缩窄时禁用。

【规格】注射剂：50mg。

【贮藏】密封、避光贮存。

硝酸甘油 Nitroglycerin

【别名】三硝酸甘油酯、耐较咛、信舒、保欣宁、若必循、若欣莱、Nitroglycern、Nitroglycerol。

【药理作用】主要是松弛血管平滑肌。释放NO，NO与内皮舒张因子相同，激活鸟苷酸环化酶，使平滑肌和其他组织内的环鸟苷酸增多，导致肌球蛋白轻链去磷酸化，调节平滑肌收缩状态，引起血管扩张。

【适应证】用于冠心病心绞痛的治疗及预防，也可用于降低血压或治疗充血性心力衰竭。

【体内过程】通过口腔黏膜迅速吸收，也容易通过胃肠道或皮肤吸收，口服给药时，肝内的首过代谢明显。舌下含服、喷雾或给予口颊片后1～3分钟即可见到明显的效果，透皮膏或皮肤用软膏在30～60分钟起效，静脉给药1～2分钟起效。含服、喷雾的作用持续时间为30～60分钟，缓释口颊片为3～5小时，定时释放的透皮膏为24小时，软膏则可持续8小时，静脉给药仅为3～5分钟。广泛分布，通过血管平滑肌细胞吸收，其硝酸酯基团被分解为无机的亚硝酸酯，然后再分解为NO。

【用法用量】①片剂：成人每次0.25～0.5mg舌下含服，每5分钟可重复1次，直至疼痛缓解，如果15分钟内总量达1.5mg后疼痛持续存在，应立即就医。在活动或大便之前5～10分钟预防性使用，可避免诱发心绞痛。②注射液：静脉滴注，开始5μg/min，用于降低血压或治疗心力衰竭，可每3～5分钟增加5μg/min，如在20μg/min时无效可以10μg/min递增，以后可20μg/min。③气雾剂：心绞痛发作时，向口腔黏膜喷射1～2次。④透皮贴剂：贴于邻近心脏皮肤上，每天1贴。⑤软膏剂：每天3次，每次挤出1～1.5cm膏体，置于指端，经肛门涂于肛管内（肛口内约1cm）或遵医嘱。每次用完后请立即拧紧管盖，用药后请洗手。

【不良反应】①头痛：可于用药后立即发生，可为剧痛和呈持续性。②偶可发生眩晕、虚弱、心悸和其他直立性低血压的表现。③治疗剂量可发生明显的低血压反应，表现为恶心、呕吐、虚弱、出汗、苍白和虚脱。④晕厥、面红、药疹和剥脱性皮炎均有报道。

【相互作用】①中度或过量饮酒时，使用本品可致低血压。②与降压药或血管扩张药合用可增强硝酸酯的致直立性低血压作用。③阿司匹林可减少舌下含服本品的清除，并增强其血流动力学效应。④使用长效硝酸酯可降低舌下用药的治疗作用。⑤枸橼酸西地那非加强有机硝酸盐的降压作用。⑥与乙酰胆碱、组胺及拟交感胺类药合用时，疗效可能减弱。

【注意事项】①应使用能有效缓解急性心绞痛的最小剂量。②小剂量可能发生严重低血压，舌下含服用药时患者应尽可能取坐位，以免因头晕而摔倒。③静脉使用采取避光措施。④诱发低血压时可合并反常性心动过缓和心绞痛加重。⑤可使梗阻性肥厚型心肌病引起的心绞痛恶化。⑥可发生耐受性。⑦如果出现视物模糊或口干，应停药。剂量过大可引起剧烈头痛。⑧禁用于心肌梗死早期、严重贫血、青光眼、颅内压增高和已知对硝酸甘油过敏的患者。

【规格】①舌下含片：0.3mg，0.6mg。②口颊片：1mg，2.5mg，3mg。③胶囊剂：2.5mg，6.5mg，9mg。④软膏剂：3g，30g，60g。⑤贴剂：2.5mg，5mg，7.5mg，10mg。⑥气雾剂：13.8g。⑦注射剂：1mg，2mg，5mg，10mg，20mg。

【贮藏】密封、避光，贮于室温下。

硝酸异山梨酯 Isosorbide Dinitrate

【别名】消心痛、二硝酸异山梨酯、硝酸脱水山梨醇酯、硝异梨醇、硝酸异山梨醇、异舒吉、宁托乐、优舒心、安其伦、爱倍、安诺欣美、狄欣尼、尔复新、凯慰欣、灵欣、普辛清、瑞立喜、威信好欣、卫昕平、欣荷平、燕德、易舒达、培欣、欣舒、Sorbidenitrate、Sorbitrate、Carvasin、Vascardin。

【药理作用】在体内代谢成单硝酸异山梨酯，后者释放一氧化氮，药理作用同硝酸甘油。

【适应证】用于冠心病的长期治疗；心绞痛的预防；心肌梗死后持续心绞痛的治疗；与洋地黄和（或）利尿药联合应用，治疗慢性充血性心力衰竭；肺动脉高压的治疗。

【体内过程】也可经口腔黏膜迅速吸收，由

于广泛的首过代谢和快速清除，使生物利用度下降，软膏制剂还可通过皮肤吸收。舌下含服后 2～5 分钟即发挥抗心绞痛作用，约可持续 2 小时。口服传统的片剂，不到 1 小时起效，持续 4～6 小时。广泛分布，具有大的表观分布容积。在肝内迅速代谢，舌下含服后的血浆半衰期为 45～60 分钟，静脉或口服给药后的血浆半衰期分别为 20 分钟和 4 小时。

【用法用量】口服：预防心绞痛，每次 5～10mg，每天 2～3 次，一日总量为 10～30mg；舌下给药：每次 5mg；静脉注射：2～10mg/h。

【不良反应】类似硝酸甘油。

【相互作用】与其他血管扩张药、钙通道阻滞剂、β受体阻滞剂、降压药、三环抗抑郁药及乙醇合用，可增强本类药物的降血压效应；可加强二氢麦角碱的升压作用；同时使用非甾体抗炎药可降低本品的疗效。

【注意事项】低充盈压的急性心肌梗死、主动脉或二尖瓣狭窄、直立性低血压、颅内压增高者慎用；不应突然停药，以避免反跳现象。

【规格】①片剂：2.5mg，5mg，10mg，20mg，40mg。②胶囊剂：25mg，40mg。③注射剂：10mg，20mg，25mg，50mg。

【贮藏】密封、避光，贮于室温下。

单硝酸异山梨酯 Isosorbide Mononitrate

【别名】可力新、异山梨糖醇单硝酸酯、长效心痛治、5-单硝酸异山梨酯、安心脉、异乐定、艾狄莫尼、丽珠心乐、欣康、艾复咛、爱欣莫尔、盘得高、欣泰、依姆多、伊索曼、力唯、山苏、舒必莱特、艾同、富欣恬、晋新泰、莫诺美地、瑞德明、索尼特、延诺信、易欣建、再佳、艾司莫、艾欣、长效异乐定、Monoket、Elantan、Ismo、Etimonis。

【药理作用】【适应证】参见硝酸甘油、硝酸异山梨酯。

【体内过程】口服后约 1 小时达血药峰值，20 分钟开始起作用，持续 8～10 小时。无首过代谢，生物利用度接近 100%，半衰期为 4～5 小时。

【用法用量】口服：每次 10～20mg，每天 2～3 次；静脉注射：以 1～2mg/h 开始，根据反应调节剂量，最大剂量为 8～10mg/h。剂量需个体化。

【不良反应】【相互作用】【注意事项】参见硝酸甘油。

【规格】①片剂：10mg，20mg，30mg，40mg，50mg，60mg。②胶囊剂：10mg，20mg，40mg，60mg。③注射剂：10mg，20mg，25mg，50mg。

【贮藏】密封、避光，贮于室温下。

川芎嗪 Ligustrazine

【别名】艾和富、奥福、奥力得、滨雨、博盈康、长富络达、川青、丹柯、德益祥、非可安、丰与力、弘旭明、环通、济复德、济民洛同、佳丰、杰力平、均达奎、俊静、可杰星、乐盖、力格匙、力络新、利川、利欣达、连通、联邦力迈秦、络达秦、迈卡希、迈克达、麦咯嗪、美珞秦、齐嗪、蜀乐维通、天泉川舒、彤迪、维利斯达、欣诺康、益吉新、尤尼怡、悦康素欣、Tetramethylpyrazine。

【药理作用】具有抗血小板聚集作用，并对已聚集的血小板有解聚作用，尚能扩张小动脉，改善微循环和脑血流。

【适应证】闭塞性脑血管病、血栓形成、脉管炎、冠心病、心绞痛。

【体内过程】口服吸收及排泄迅速，可以通过血-脑脊液屏障。

【用法用量】口服：每次 50～100mg，每天 3 次，1 个月为 1 个疗程；肌内注射：40～80mg，每天 1～2 次，半个月为 1 个疗程；静脉滴注：40～80mg，半个月为 1 个疗程。

【不良反应】可见腹部不适、口干、嗜睡。

【相互作用】不宜与碱性药物配伍。

【注意事项】①不宜给予肌内大量注射，静脉滴注速度不宜过快。②脑出血、瞳孔缩小、出血倾向者禁用。

【规格】①片剂：50mg。②滴丸：50mg。③注射剂：40mg，50mg，80mg，100mg，120mg。

【贮藏】遮光、密闭保存。

米诺地尔 Minoxidil

【别名】长压定、敏乐啶、降压定、达霏欣、蔓迪、斯必申、学瑞、Loniten。

【药理作用】直接扩张小动脉而降压。周围血管阻力减低后引起反射性心率加快、心排血量增加。降压后肾素活性增高，引起水钠潴留。局部应用可刺激毛发生长。

【适应证】治疗高血压，为第二线或第三线用药；外用治疗男性型脱发和斑秃。

【体内过程】一次口服可吸收约 90%，血浆半衰期约为 4.2 小时，在肝内广泛代谢，被硫酸化后才具有活性，主要代谢物是葡糖醛酸化的结合物。可分泌进入乳汁中，主要以代谢物随尿排出。原药和代谢物均可经透析排出。

【用法用量】①成人：口服，开始每次2.5mg，每天 2 次，以后每 3 天将剂量加倍，逐渐增至出现疗效，维持量每天 10～40mg，单次或分次服用，最大日剂量不能超过 100mg。②小儿常用量：口服每天 0.2mg/kg，每天 1 次给药，以后每 3 天调整剂量，每次每天增加 0.1mg/kg，12 岁以下日最大剂量为 50mg，维持量为每天0.25～1mg/kg，单次或分次服用。③外用治疗脱发：每次 1ml，涂于患处，每天总量不超过 2ml。

【不良反应】常见心率加快、心律失常、皮肤潮红、水钠潴留、毛发增生；较少见心绞痛、胸痛、头痛；少见过敏反应、皮疹、瘙痒。外用可引起轻度皮炎。

【相互作用】与其他降压药、硝酸酯类同用可使降压作用加强。与非甾体抗炎镇痛药、拟交感胺类同用，降压作用减弱。

【注意事项】①治疗后初期血尿素氮及肌酐增高，但继续治疗后下降至用药前水平。②血浆肾素活性、血清碱性磷酸酶、血钠可能增高。③应用时应定时测量血压、体重。④突然停药可致血压反跳，故宜逐渐撤药。

【规格】①片剂：2.5mg，5mg，10mg。②溶液剂：2g。③酊剂：3g。④凝胶剂：40g：0.88g。

【贮藏】避光贮存。

阿魏酸钠　Sodium Ferulate

【别名】川芎素、全威舒平、益米乐、昂思、邦妥、比希、长富维纳、德济欣通、芬立通、华安迈、精欣、可瑜、立生迈、灵佳嗪、迈同、双维、天泉舒宁、欣桂舒、欣杰、新悦、亿博特、益可幸、泽荣、派尼达。

【药理作用】能抑制丙二醛及血栓素 B_2 的产生，减轻心肌水肿及乳酸脱氢酶的释放，并能促进 6-酮-前列腺素 F1α 的产生，具有抗血小板凝聚、舒张血管及保护心肌作用。

【适应证】用于缺血性心、脑血管病的辅助治疗。

【体内过程】口服吸收快而完全，分布迅速，且可透过血脑脊液屏障，蛋白结率约为 20.6%，主要随尿液排出。口服消除半衰期为（11.46±3.2）分钟，大鼠静脉给药的分布半衰期为 3 分钟，消除半衰期约 115 分钟。

【用法用量】口服：每次 50～100mg，每天3 次。静脉注射：每次 100～300mg，每天 1 次。

【不良反应】偶见过敏性皮疹反应，停药后即消失。

【相互作用】与阿司匹林合用，对抑制血小板聚集有协同作用；可减轻氨基糖苷类药物的肾毒性。

【注意事项】0.9%氯化钠注射液溶解时产生少许沉淀不影响使用，摇匀即可。

【规格】①片剂：10mg，25mg。②散剂：20mg，50mg。③注射剂：0.1g，0.2g，0.3g。

【贮藏】避光、密闭保存。

地巴唑　Dibazol

【别名】体百舒、体百静、Bendazol。

【药理作用】对血管平滑肌有直接松弛作用，使外周阻力降低而使血压下降。对胃肠平滑肌有解痉作用。

【适应证】用于轻度高血压、脑血管痉挛、胃肠平滑肌痉挛、脊髓灰质炎后遗症、外周颜面神经麻痹。也可用于妊娠后高血压综合征。滴眼液用于青少年假性近视。

【体内过程】滴眼液滴入结膜囊后，通过球结膜、睑结膜、巩膜、睫状肌、网状前动脉及静脉进行吸收。滴眼液通过鼻泪管、唾液腺排泄，进入全身循环的药物经汗腺、肾脏排泄。

【用法用量】口服，高血压、胃肠痉挛：每次 10～20mg，每天 3 次；神经疾病：每次 5～10mg，每天 3 次。滴眼剂，每天 4～6 次，每次各眼 1 滴。

【不良反应】大剂量时可引起多汗、面部潮红、轻度头痛、头晕、恶心、血压下降。

【相互作用】尚不明确。

【注意事项】使用本品滴眼液前，应明确假性近视的诊断。

【规格】①片剂：10mg。②滴眼剂：8mg/8ml。

【贮藏】遮光、密闭，在干燥处保存。

肼屈嗪　Hydralazine

【别名】肼苯哒嗪、肼酞嗪、阿普利素灵、平压肼、Apresoline、Apresolin。

【药理作用】主要直接扩张小动脉，降低外周血管阻力，从而降低血压，也引起水潴留、心动过速和心排血量增加。有改善肾、脑血流的倾向。

【适应证】用于治疗高血压,静脉给药治疗高血压危象。与硝酸盐类合用治疗心力衰竭。

【体内过程】口服后迅速吸收,并在胃肠道黏膜和肝内进行明显的乙酰化首过代谢。缓慢乙酰化者的生物利用度为35%,快速乙酰化者则较低。给药后约1小时可达血药峰值,蛋白结合率约为90%,在肝内代谢,半衰期为45分钟至8小时,肾功能不全患者可见延长。

【用法用量】治疗高血压,一般开始口服每天40~50mg,分2次服,日剂量不高于100mg;治疗高血压危象,20分钟内缓慢静脉注射或输注5~10mg,如必需,20~30分钟后可重复。

【不良反应】①常见心动过速、心悸、心绞痛、严重头痛和胃肠道障碍如厌食、恶心、呕吐和腹泻。②在开始用药,尤其在快速加量时,可发生面红、头晕、鼻塞,但少见。③少见直立性低血压、体液潴留和水肿、体重增加、结膜炎、流泪、震颤和肌肉抽搐。④可能耗竭体内的维生素 B_6,产生伴有四肢麻木、刺痛的周围神经病。⑤偶发肝毒性、血液恶病质、排尿困难、肾小球性肾炎、便秘、麻痹性肠梗阻、抑郁和焦虑、过敏反应、溶血性贫血和嗜酸性细胞增多。⑥在长期大剂量的使用后,可能发生抗核抗体阳性和系统性红斑样狼疮,停药后,这些反应很快消失,但有些患者需用皮质激素。

【相互作用】①可增强其他降压药的作用。②合用二氮嗪会产生严重低血压。③与噻嗪类利尿药合用可抵消水钠潴留,与β受体阻滞药合用可减轻心动过速。④可影响异烟肼灭活,合用时后者应减量,必要时进行血药浓度监测。

【注意事项】心力衰竭患者停药应采取逐渐减量方式,以免发生意外;对肝、肾功能不全的患者应减量或延长间隔时间。

【规格】①片剂:10mg,25mg,50mg。②注射剂:20mg,25mg。

【贮藏】密封、避光保存。

戊四硝酯 Pentaerithrityl Tetranitrate

【别名】长效硝酸甘油、硝酸戊四醇酯、四硝基季戊酯、四硝基戊四醇酯。

【药理作用】同硝酸甘油。作用较弱,缓慢而持久。

【适应证】主要用于预防心绞痛,也试用于血管缩窄性偏头痛。

【体内过程】口服后约1小时见效,可维持4~6小时。在体内代谢成三硝酸戊四醇后始产生活性。

【用法用量】餐前口服,10~30mg,每天3次。

【不良反应】头痛、恶心、昏睡和视物模糊。

【相互作用】①与阿伐那非、西地那非、他达那非、伐地那非、血管扩张药或其他降压药合用可增强本品的降压效应。②与乙酰胆碱、组胺、拟交感胺类药合用可能减弱本品疗效。

【注意事项】①本品不能经受敲打或过热。②孕妇、青光眼或急性心肌梗死患者禁用。

【规格】片剂:10mg,20mg。

【贮藏】密封、避光避热,贮于室温下。

阿魏酸哌嗪 Piperazine Ferulate

【别名】保圣康。

【药理作用】本品具有抗凝、抗血小板聚集、扩张微血管、增加冠状动脉流量、解除血管痉挛的作用。

【适应证】适用于各类伴有镜下的血尿和高凝状态的肾小球疾病,如肾炎、慢性肾炎、肾病综合征、早期尿毒症及冠心病、脑梗死、脉管炎等的辅助治疗。

【体内过程】口服后达峰时间为29分钟,消除半衰期为5.5小时。在体内分布较广,主要随尿、粪便排出。能透过胎盘屏障。

【用法用量】口服,每次100~200mg,每天3次。

【不良反应】个别患者可有头痛、胃部不适。

【相互作用】禁与阿苯达唑类和双羟萘酸噻嘧啶类药物合用。

【注意事项】对本品过敏者禁用。

【规格】片剂:50mg。

【贮藏】遮光、密封保存。

胰激肽原酶 Pancreatic Kininogenase

【别名】怡开、胰激肽释放酶、Pancreatic kallikrein。

【药理作用】①能降解激肽原生成激肽,使小血管和毛细血管扩张,增加毛细血管通透性和血流量,改善微循环。②能激活纤溶酶,降低血黏度,抑制血小板聚集,防止血栓形成。③激肽激活磷酸酯酶 A2,促使肾髓质分泌前列腺素 E_2,增加肾血流,减少尿蛋白。④能降低外周阻力,促进水钠排出,同时能减少心肌的氧耗,改善左心室的舒张功能。

【适应证】①糖尿病并发血管病变。②脑动脉硬化、脑血栓、脑意外康复期。③冠心病,心肌梗死,轻、中度原发和继发性高血压。④血栓闭塞性脉管炎、闭塞性动脉硬化、结节性血管炎、多发性大动脉炎、慢性下肢溃疡。

【体内过程】晨空腹给药 168U 后 4 小时可达血药峰值,半衰期约为 7 小时。

【用法用量】①口服,空腹服用,每次 120～240U,每天 3 次。②肌内注射,每天 10～40U,每天 1 次或隔日 1 次。

【不良反应】可能发生胃肠不适、倦怠,偶见皮疹、瘙痒等过敏现象。

【相互作用】与蛋白酶抑制剂不能同时使用,与血管紧张素转换酶抑制剂有协同作用。

【注意事项】肠溶衣片应整片吞服以防药物在胃中被破坏。

【规格】①片剂:120U。②注射剂:10U。

【贮藏】密闭,在阴凉干燥处(不超过 20℃)保存。

烟酸占替诺 Xanthinol Nicotinate

【别名】奥利澳、长龙清、海夫维、海斯必达、麦全冬定、脉栓通、脑脉康、脑脉通、脑苏、恰克、羟丙茶碱烟酸酯、文治通尔、烟胺羟丙茶碱、延比尔、尼可占替诺、怡玫、悦康迈隆、Adrogeron、Angioamin、Complamex、Complamin、Landrina、Teonicol、Vedrin。

【药理作用】为茶碱衍生物和烟酸复合而成,其作用特点如下:①直接作用于小动脉平滑肌及毛细血管,使血管扩张,阻力降低,心排血量增加,改善血液循环,促进组织代谢。②促进脂肪代谢,减少胆固醇及三酰甘油的含量。③降低红细胞的聚集,促进纤维蛋白溶解。④促进葡萄糖透过血脑屏障,提高脑细胞对葡萄糖和氧的利用。

【适应证】用于缺血性脑血管疾病及其后遗症、周围血管循环障碍。

【体内过程】口服 300mg,血药峰值为 4.75mg/L,注射给药吸收半衰期为 0.4 小时,分布容积为 0.93L/kg,消除半衰期为 1.67 小时,体内总清除率为 0.63L/(kg·h)。

【用法用量】①口服,起始剂量为每次 150mg,每天 3 次,餐后服用。可根据需要增至每次 300mg,每天 3 次。②静脉滴注起始剂量为每天 300mg,逐渐增至每天 600～900mg。

【不良反应】可见血压下降,偶见腹痛、胸闷、口干、口唇发麻、皮肤及面部潮红、四肢红斑或风团,还可出现皮疹,极个别患者出现脑出血及脑疝。

【相互作用】①与神经节阻断药、抗交感神经药合用可能出现严重低血压。②与乙醇、咖啡、茶碱类合用可使不良反应加重。

【注意事项】对使用地西泮镇静的患者,应注意控制其血压。

【规格】①片剂:100mg,150mg。②注射剂:300mg。

【贮藏】遮光、密封保存。

双肼屈嗪 Dihydralazine

【别名】双肼酞嗪、双肼苯哒嗪、Dihydralazin。

【药理作用】能直接扩张周围血管,以扩张小动脉为主,降低外周阻力而降压,可改善肾、子宫和脑的血流量。降低舒张压的作用较降低收缩压为强。

【适应证】用于治疗高血压或心力衰竭。

【体内过程】口服吸收良好,1～2 小时达血药峰值,但生物利用度较低,药物在进入循环前,已在肠壁和肝中消除其大部分。根据患者对肼屈嗪乙酰化代谢速度,可分为快乙酰化型与慢乙酰化型,前者生物利用度约为 30%,后者为 50%。半衰期为 2～3 小时。

【用法用量】开始口服 12.5mg,每天 2 次,可逐渐加量至 200mg,分 2～3 次服。

【不良反应】①常见头痛、面红、心悸、心绞痛、恶心、腹泻、结膜炎、寒战、发热、眩晕、呼吸困难、乏力、肌肉痉挛、鼻塞、周围神经炎或荨麻疹。②偶见肝炎、水肿、尿潴留、肠麻痹、抑郁、焦虑不安或震颤,长期大剂量使用,可引起类风湿关节炎和红斑狼疮。

【相互作用】①与非甾体抗炎药、拟交感胺类药合用可使降压作用减弱。②与二氮嗪或其他降压药合用可使降压作用加强。

【注意事项】老年人宜减少剂量;如有过量,应停药,将胃排空,给予活性炭,若有休克,应给予扩溶治疗。

【规格】片剂:12.5mg,25mg。

【贮藏】遮光、密封保存。

利血平 Reserpine

【别名】蛇根碱、血安平、利寿品、血普舒、利舍平、寿比安、Serpasil。

【药理作用】肾上腺素能神经元阻断剂，通过耗竭周围交感神经末梢的肾上腺素，心、脑及其他器官中的儿茶酚胺和 5-羟色胺而起降压作用。

【适应证】用于高血压危象。

【体内过程】可经胃肠道吸收，生物利用度为 50%。在体内广泛被代谢，随尿、粪便排出，可跨越血脑屏障和胎盘，也可进入乳汁。

【用法用量】口服 0.1～0.25mg，每天 1 次，经过 7～14 天的剂量调整期，以最小有效剂量作维持量，极量每次 0.5mg；肌内注射 0.5～1mg，根据需要每 4～6 小时注射 0.4～0.6mg。

【不良反应】倦怠、头痛、阳痿、抑郁、注意力不集中、焦虑、失眠等；较少见柏油样黑色粪便、呕血、腹痛、心律失常、室性期前收缩、心动过缓、支气管痉挛、手指强硬颤动等。停药后仍可以出现上述症状。

【相互作用】①与左旋多巴合用可导致帕金森病，乙醇等中枢抑制剂可加重中枢抑制作用。②与利尿药、β受体阻滞剂、其他降压药合用增加降压作用。③与间接性拟肾上腺素药合用，抑制拟肾上腺素药的作用。④可延长直接性拟肾上腺素药的作用。

【注意事项】正在服用利血平的患者不能同时进行电休克治疗，停用至少 14 天后方可开始电休克治疗；需周期性检查血电解质；活动性胃溃疡、溃疡性结肠炎、抑郁症，尤其是有自杀倾向的抑郁症及孕妇禁用。

【规格】①片剂：0.1mg，0.25mg。②注射剂：1mg，2.5mg。

【贮藏】遮光、密封保存。

复方利血平 Compound Reserpine

【别名】复方降压片。

【药理作用】含有降压药利血平、双肼屈嗪、氢氯噻嗪。三药联合应用有显著的协同作用，促进血压下降。交感神经抑制药利血平、扩血管药硫酸双肼屈嗪和利尿药联合应用，提高了疗效，减少了剂量，从而降低了各药的剂量和不良反应。

【适应证】用于轻、中度高血压。

【体内过程】尚无资料。

【用法用量】口服，每次 1～2 片，每天 3 次。

【不良反应】常见鼻塞、胃酸分泌增多及大便次数增多等副交感占优势现象，以及乏力、体重增加等。

【相互作用】利血平化患者，加用洋地黄可能突发心搏停止或心律失常，宜加注意。

【注意事项】胃及十二指肠溃疡患者禁用。用药期间出现明显抑郁症状，即应减量或停药。

【规格】片剂：每片含利血平 0.032mg，氢氯噻嗪 3.1mg，维生素 B_6 1.0mg，混旋泛酸钙 1.0mg，三硅酸镁 30mg，氯化钾 30mg，维生素 B_1 1.0mg，硫酸双肼屈嗪 4.2mg，盐酸异丙嗪 2.1mg。

【贮藏】遮光、密封保存。

复方利血平氨苯蝶啶 Compound Reserpine and Hydrochlorthiazide

【别名】北京降压 0 号。

【药理作用】氢氯噻嗪和氨苯蝶啶为利尿降压药，两者起到协同作用，互相拮抗副作用。硫酸双肼屈嗪扩张细小动脉而使血压下降。利血平能使交感神经节后纤维末梢贮存的传导介质去甲肾上腺素减少乃至耗竭，产生降压作用。

【适应证】用于轻、中度高血压。

【体内过程】尚无资料。

【用法用量】口服，每次 1 片，每天 1 次。

【不良反应】偶引起恶心、头胀、乏力、鼻塞、嗜睡等。

【相互作用】尚不明确。

【注意事项】①活动性溃疡、溃疡性结肠炎、抑郁症、严重肾功能障碍者禁用。②胃与十二指肠溃疡患者、高尿酸血症或有痛风病史者、心律失常和有心肌梗死病史患者慎用。

【规格】片剂：每片含氢氯噻嗪 12.5mg，氨苯蝶啶 12.5mg，硫酸双肼屈嗪 12.5mg，利血平 0.1mg。

【贮藏】遮光、密封保存。

胍乙啶 Guanethidine

【别名】依斯迈林、依斯美林。

【药理作用】选择性作用于交感神经节后肾上腺素能神经末梢，促使在神经末梢储藏的去甲肾上腺素缓慢地被其取代而释出，还能阻止神经刺激时去甲肾上腺素的释放，最终使血管收缩作用减弱。另外，还可抑制房水生成，增加流出的通畅性，从而降低眼压。

【适应证】治疗高血压，不用作一线药；治疗甲状腺突眼的上睑退缩症及单纯性青光眼。

【体内过程】口服吸收个体差异较大，吸收率为 3%～30%，不与血浆蛋白结合。单次口服后 8 小时起效，多次给药 1～3 周达最大效应，停药后 1～3 周血压升高至治疗前水平。不透过血-脑脊液屏障，半衰期为 5～10 天、经肝脏代谢、肾排泄。

【用法用量】①初始剂量为每次 10～12.5mg，每天 1 次，随后每 5～7 天递增 10～12.5mg，直至血压控制，维持量为每次 25～50mg，每天1次。②儿童一次 0.2mg/kg 或 6mg/m^2，每天 1 次。

【不良反应】常见晕厥、心动过缓、头晕、眩晕、腹泻，可引起嗜铬细胞瘤患者出现高血压危象，可发生体液潴留所致的体重增加。

【相互作用】不可与巴比妥类药、催眠药、其他降压药、拟交感胺类药、单胺氧化酶抑制剂、苯丙胺或其他食欲抑制药、三环类抗抑郁药、吩噻嗪类药、非甾体抗炎药合用。

【注意事项】长期应用本品，因体液潴留、血容量增加而发生耐药性，降压作用减弱，此时宜加用利尿药。

【规格】片剂：10mg，25mg。

【贮藏】避光，贮存于室温下。

16.10　抗休克血管活性药及改善心脑循环药

多巴胺 Dopamine

【别名】3-羟酪胺、儿茶酚乙胺。

【药理作用】激动交感神经系统受体和位于肾、肠系膜、冠状动脉、脑动脉的多巴胺受体。兴奋心脏β_1受体，加强心肌收缩力，增加心排血量。兴奋皮肤、肌肉等组织血管的α受体，使血管收缩，血流供应减少。

【适应证】用于心肌梗死、创伤、内毒素败血症、心脏手术、肾衰竭、充血性心力衰竭等引起的休克综合征；补充血容量后休克仍不能纠正者，尤其伴有少尿及周围血管阻力正常或较低的休克。用于洋地黄和利尿药无效的心功能不全。

【体内过程】静脉注射后 5 分钟起效，作用持续时间少于 10 分钟，半衰期约为 2 分钟。进入体内的本品，大部分被直接代谢为与多巴胺有关的产物，小部分作为去甲肾上腺素的代谢物，代谢物均随尿排出。

【用法用量】①静脉注射，开始时每分钟按 1～5μg/kg，10 分钟内以每分钟 1～4μg/kg 速度递增，以达到最大疗效。②慢性顽固性心力衰竭，静脉滴注开始每分钟 0.5～2μg/kg，逐渐递增。③闭塞性血管病变患者，静脉滴注开始时每分钟 1μg/kg，逐渐增至每分钟 5～10μg/kg，直到每分钟 20μg/kg，以达到最满意效应。④如为危重病例，先按每分钟 5μg/kg 滴注，然后以每分钟 5～10μg/kg 递增至每分钟 20～50μg/kg，以达到满意效应，最大剂量不超过每分钟 500μg。⑤儿童一般给予 2～20μg/（kg·min），新生儿给予 2.5～15μg/（kg·min），特别情况可给予 20μg（kg·min）。

【不良反应】可见胸痛、呼吸困难、心悸、心律失常。外周血管长时期收缩可导致局部坏死或坏疽。过量时可出现血压升高，此时应停药，必要时给予α受体阻滞剂。

【相互作用】①与单胺氧化酶抑制剂合用，应减少本品至常用量的 1/10。②三环类抑郁药可增加本品心血管作用，引起心动过速、高血压。③大剂量可拮抗α受体阻滞剂的扩血管作用。④β受体阻滞剂可拮抗本品对心脏的β_1受体作用。

【注意事项】①大剂量时可使呼吸加速、心律失常，停药后即迅速消失。②使用前应补充血容量及纠正酸中毒。③静脉滴注时，须进行血压、心排血量、心电图及尿量的监测。④多巴胺输注时不能外溢。

【规格】注射剂：5mg，10mg，20mg。

【贮藏】密封、避光，贮于室温下。

多巴酚丁胺 Dobutamine

【别名】杜丁胺、安畅、奥万源、滨纷、辰生芬、丰海芬、康利托、Dobutrex、Inotrex。

【药理作用】①对心肌产生正性肌力作用，能直接激动心脏β_1受体以增强心肌收缩和增加搏出量，使心排血量增加、冠状动脉血流及心肌耗氧量增加。②可降低外周血管阻力，收缩压和脉压一般保持不变，或仅因心排血量增加而有所增加。③能降低心室充盈压，促进房室结传导。

【适应证】用于器质性心脏病时心肌收缩力下降引起的心力衰竭，包括心脏手术后所致的低排血量综合征，作为短期支持治疗。

【体内过程】口服会失活，半衰期只有 2 分钟。其结合物及代谢物 3-O-甲基多巴酚丁胺主要随尿排出，小量随粪便排出。

【用法用量】静脉滴注：以每分钟 2.5～10μg/kg 滴速给药。

【不良反应】可见心悸、恶心、头痛、胸痛、气短等。

【相互作用】勿与其他含有焦亚硫酸钠的制剂或稀释剂合用，不能与碱性制剂配伍使用，不能与β受体阻滞剂合用，全身麻醉药环丙烷、氟烷等增加室性心律失常发生的可能。

【注意事项】用药前纠正血容量，孕妇及哺乳期妇女慎用。

【规格】注射剂：20mg，100mg，125mg，250mg，500mg。

【贮藏】密封、避光，贮于室温下。

去甲肾上腺素 Noradrenaline

【别名】正肾上腺素、左动脉酚、Norepine-phrine、Aterenol、Levarterenol、Levophed。

【药理作用】主要激动血管α受体，使血管收缩，导致收缩压和舒张压上升，伴随反射性心率减慢，与此同时，肾、肝、皮肤和骨骼肌中的血流量可见下降，唯一例外的是扩张冠状动脉；对心脏的β受体也有兴奋作用，能增加心排血量，升高血压。大剂量时，外周阻力增加，心肌耗氧量增加，引起心律失常，加重组织灌注不足和酸中毒。用量每分钟 0.4μg/kg 时，以激动β受体为主，较大剂量时，以激动α受体为主。

【适应证】用于各种休克早期、心肌梗死、体外循环及嗜铬细胞瘤切除等引起的低血压。

【体内过程】口服失活，当静脉注射时，广泛被代谢，仅有小量原药随尿排出。

【用法用量】静脉滴注：开始每分钟 8～12μg，维持剂量为每分钟 2～4μg；小儿常用量为每分钟为 0.02～0.1μg/kg；口服，以本品 1～3mg 加适量 0.9%氯化钠溶液口服，可迅速控制上消化道出血。

【不良反应】①常用量下可能发生高血压，伴随反射性心动过缓及头痛、头晕、兴奋、心悸、寒战。②药液外漏可引起局部组织坏死。③大剂量长期应用可使肾血管收缩，引起代谢性酸中毒和急性肾小管坏死。④静脉输注时沿静脉给药径路皮肤发白，注射局部皮肤破溃、皮肤发绀、发红，严重眩晕。

【相互作用】①与β受体阻滞剂合用，各自的疗效降低；②与洋地黄类、三环抗抑郁药合用易导致心律失常；③禁与含卤素麻醉剂、其他儿茶酚胺药合用。

【注意事项】①用药过程中监测动脉压、中心静脉压、心电图。②用药期间，应常监测尿量，每小时尿量不得少于25ml。③缺氧、高血压、动脉硬化、甲状腺功能亢进、糖尿病、闭塞性血管病、血栓病患者慎用，可卡因中毒及心动过速者禁用。④如药液已漏出血管外，可用 0.25%普鲁卡因 10～15ml 或酚妥拉明 5mg 加入 0.9%氯化钠注射液 10～20ml 中做皮下浸润。

【规格】注射剂：2mg，10mg。

【贮藏】避光贮于室温下。

肾上腺素 Adrenaline

【别名】副肾上腺素、副肾。

【药理作用】为α、β受体激动剂。α受体激动引起皮肤、黏膜、内脏血管收缩。β受体激动引起冠状动脉扩张，骨骼肌、心肌兴奋，心率加快，支气管、胃肠道平滑肌松弛。

【适应证】用于过敏休克、支气管痉挛导致的严重呼吸困难、心肺复苏的抢救，延长浸润麻醉用药前的作用时间。

【体内过程】口服后使消化道局部血管收缩，减少吸收，而吸收部分可迅速在胃肠道经酶降解及肝脏内代谢，不能达到有效浓度，故口服无效。皮下注射后 3～5 分钟显效，因可使皮下血管收缩、吸收延缓，作用可维持约 1 小时。肌内注射吸收较快，作用很强，但仅维持 10～30 小时。注射给药后，迅速被血液和组织中的儿茶酚-O-甲基转移酶和单胺氧化酶代谢而失活，代谢物主要由尿排出。本品可透过胎盘。

【用法用量】皮下注射：每次 0.25～1mg；静脉滴注：0.1～2mg 以 0.9%氯化钠注射液稀释到 1：1000～1：10 000 的浓度，以每分钟 0.04μg/kg 的速度缓慢滴注。与局部麻醉药合用浓度为 2～5μg/ml，总量不超过 0.3mg。

【不良反应】可见心悸、搏动性头痛，剂量过大、血压骤升可导致肺水肿或脑血管意外。

【相互作用】【注意事项】参见去甲肾上腺素。

【规格】注射剂：0.5mg，1mg。

【贮藏】密封、避光贮存。溶液变色不得使用。

间羟胺 Metaraminol

【别名】阿拉明、Aramine、Levicor。

【药理作用】可直接激动α和β受体，而以前者突出，此外，还可间接促使节后肾上腺素能神经纤维末梢释放去甲肾上腺素。使周围血管收缩，增加外周阻力，升高血压，使冠状血管扩张、血流量增加。升压效果仅及去甲肾上腺素的1/10，但较持久。对肾脏血管的作用较弱，很少引起少尿和无尿，是去甲肾上腺素的良好代用品。

【适应证】用于各种休克的早期阶段、各种低血压状态、阵发性房性心动过速，尤其伴有低血压的患者。

【体内过程】肌内注射后 10 分钟即起效，作用可持续 1 小时。静脉注射后 1～2 分钟即可起效，作用持续 20 分钟。本品口服吸收很不完全。

【用法用量】紧急用药，先静脉注射 0.5～5mg，然后以本品 15～100mg 持续输注，至少等候 10 分钟始可增加用量；维持用药也可肌内注射 2～10mg，必要时，10～15 分钟后重用。

【不良反应】拟交感药的一般不良反应可参见肾上腺素；心动过速和其他的心律失常可能出现；可降低对胎盘的灌流；由于血管持续收缩导致的高血压可用酚妥拉明缓解；静脉注射可能有药液外溢，使组织坏死，可用酚妥拉明浸润缓解。

【相互作用】参见去甲肾上腺素。

【注意事项】短期内持续用药可能产生耐受性，可换用去甲肾上腺素；与所有碱性药物存在配伍禁忌；不可做皮下注射，会产生组织坏死；长期使用本品会出现累积效应。

【规格】注射剂：10mg，50mg。

【贮藏】避光贮于室温下。

米多君　Midodrine

【别名】甲氧胺福林、管通、米维。

【药理作用】选择性α受体激动剂。对周围血管具有收缩作用，对心脏无直接兴奋作用。

【适应证】治疗各种低血压，尤其是直立性低血压；辅治尿失禁。

【体内过程】易于从胃肠道吸收，在体循环中通过酶解成为活性代谢物去糖米多君。口服后1.5 小时可达血药峰值，血浆半衰期约为 25 分钟，代谢物于口服后 1 小时达血药峰值，终末半衰期约 3 小时。主要以代谢物随尿排出，小量原药出现在粪便中。

【用法用量】治疗低血压，开始口服 2.5mg，每天 2～3 次，根据效应，可加量至 10mg，每天 3 次，应当在白天、患者需要起立进行日常活动时服用；治疗尿失禁可口服 2.5～5mg，每天 2～

3 次。

【不良反应】最严重的不良反应是仰卧位高血压；感觉异常、排尿困难、毛发运动（鸡皮疙瘩）、皮疹和瘙痒；其他不良反应参见去甲肾上腺素。

【相互作用】【注意事项】参见去甲肾上腺素。

【规格】片剂：2.5mg，5mg，10mg。

【贮藏】避光，贮于 25℃以下。

去氧肾上腺素　Phenylephrine

【别名】苯福林、苯肾上腺素、Visadron。

【药理作用】具有α肾上腺素能活性，在常用量下，对中枢不产生兴奋作用。与去甲肾上腺素相比，其升压作用较弱，但持续时间较长，使周围血管收缩，升高动脉压，反射性地引起心动过缓，可降低皮肤和肾的血流量。局部或口服常用于减轻鼻充血，还局部用于扩瞳。

【适应证】①用于各种休克的早期阶段。②防治全身麻醉、脊椎麻醉引起的低血压。③治疗吩噻嗪类所致低血压。④静脉注射治疗室上性心动过速。⑤减轻鼻咽部充血的症状。⑥用于开角型青光眼及为眼科诊断而扩瞳。

【体内过程】口服吸收不规则，在肠道和肝中因单胺氧化酶的首过代谢，使生物利用度很低。皮下或肌内注射后 10～15 分钟起作用，两者的作用持续时间分别为 1 小时和 2 小时，静脉注射的有效时间约为 20 分钟，局部用药可见到全身吸收。

【用法用量】①治疗低血压：成人皮下或肌内注射每次 2～5mg，必要时，每 12 小时 1 次。静脉注射每次 0.1～0.5mg，必要时，每 10～15 分钟 1 次。输注开始给予 100～180μg/min，常用维持量为 40～60μg/min。儿童皮下或肌内注射每次 0.1mg/kg，必要时，每 1～2 小时 1 次。静脉注射每次 5～20μg/kg，必要时，每 10～15 分钟 1 次。输注给予 0.1～0.5μg/（kg·min）。②治疗阵发性室上性心动过速：成人静脉注射每次 0.25～5mg，儿童每次静脉注射 5～10μg/kg。③滴眼剂，滴入结膜囊，每次 1 滴，单眼每天不超过 3 次。④2～6 岁儿童用本品 0.125% 的滴鼻剂，每鼻孔 2～3 滴，每 4 小时 1 次，6 岁以上的患者用本品喷鼻剂，每鼻孔 2～3 喷，每 4 小时 1 次。⑤栓剂塞入直肠，1 枚，每天 4 次，连用不超过 7 天。

【不良反应】可能引起高血压、心动过速、

反射性心动过缓；过量使用可致头胀、头痛、皮肤麻刺感、幻觉、妄想、躁狂等精神症状。

【相互作用】【注意事项】参见去甲肾上腺素。

【规格】①注射剂：10mg。②滴眼剂：2.5%，10%。③滴鼻剂：0.125%。④喷鼻剂：1%。⑤栓剂：12.5mg，25mg。

【贮藏】避光，贮于室温下。

甲氧明　Methoxamine

【别名】凡索昔、Vasoxine、Vasoxyl。

【药理作用】主要对α受体起激动作用，无β受体兴奋作用。可较长时间使周围血管收缩，继而升高血压，偶尔有反射性心动过缓作用，有明显的毛发运动，但无中枢兴奋作用，有明显降低肾血流的作用。

【适应证】防治脊椎麻醉或手术中的低血压；治疗周围循环衰竭所致低血压；治疗阵发性室上性心动过速；也可用于鼻充血。

【体内过程】静脉注射本品后 2 分钟即可起效，肌内注射则在 15～20 分钟起效。两种作用的持续时间分别为 10～15 分钟和 1.5 小时。

【用法用量】用于全身麻醉或脊椎麻醉所致的低血压，可肌内注射 5～20mg，过 15 分钟如效应不明显，可重复；紧急升压时，可缓慢静脉注射 3～5mg（1mg/min），用量可达到 10mg；儿童可缓慢静脉注射 40～70μg/kg 或肌内注射 70～280μg/kg；阵发性室上性心动过速可缓慢静脉注射 10mg，3～5 分钟注射完；用 0.25%溶液喷雾治疗鼻充血。

【不良反应】参见去甲肾上腺素；可引起明显的毛发活动。

【相互作用】【注意事项】参见去甲肾上腺素；与胍乙啶或利血平合用，本品的升压作用特别明显。

【规格】注射剂：10mg。

【贮藏】避光贮存。

16.11　调血脂药

16.11.1　结合树脂

考来烯胺　Cholestyramine

【别名】消胆胺、降胆敏、消胆胺脂、胆酪胺、地维烯胺、Divistyramine、Cuemid、Questran、Resin。

【药理作用】与胆汁酸在小肠中结合后导致

胆汁酸在肝内合成增加，胆汁酸的合成以胆固醇为底物，使得肝内胆固醇减少，从而使肝脏低密度脂蛋白受体活性增加而去除血浆中低密度脂蛋白。本品增加肝脏极低密度脂蛋白的合成，从而增加血浆中三酰甘油的浓度。本品降低血清中的胆汁酸，可缓解因胆酸过多而沉积于皮肤所致的瘙痒。

【适应证】可用于Ⅱa 型高脂血症、高胆固醇血症，降低血浆总胆固醇和低密度脂蛋白浓度；可用于胆管不完全阻塞所致的瘙痒。

【体内过程】不从胃肠道吸收。用药后 1～2 周，血浆胆固醇浓度开始降低，可持续降低 1 年以上。用药后 1～3 周，因胆汁淤滞所致的瘙痒得到缓解。停药后 2～4 周血浆胆固醇浓度恢复至基础水平。停药 1～2 周后，再次出现因胆汁淤滞所致的瘙痒。

【用法用量】口服，维持量，每天 2～24g，用于止痒为 16g，分 3 次于餐前服。

【不良反应】①常见便秘、肠梗阻、胃灼热、消化不良、恶心、呕吐、胃痛。②较少见胆石症、胰腺炎、胃肠出血或胃溃疡、脂肪泻或吸收不良综合征、嗳气、肿胀、眩晕、头痛。

【相互作用】可延缓或降低其他与之同服的药物的吸收，特别是酸性药物，减少了肠肝循环。这些药物包括噻嗪类利尿药、普萘洛尔、地高辛和其他生物碱类药物、洛哌丁胺、保泰松、巴比妥酸盐类、雌激素、孕激素、甲状腺激素、华法林及某些抗生素，可在本品服用前 1 小时或服用后 4～6 小时再服用其他药物。

【注意事项】①合并甲状腺功能减退症、糖尿病、肾病、血蛋白异常或阻塞性肝病患者，服用本品同时应对上述疾病进行治疗。②长期服用应注意出血倾向，应补充脂溶性维生素。③胆道完全闭塞的患者禁用，便秘者慎用。

【规格】散剂：4g。

【贮藏】密封、避光，贮于室温下。

16.11.2　HMG-CoA 还原酶抑制剂（他汀类）

洛伐他汀　Lovastatin

【别名】乐瓦停、脉温宁、美降脂、美维诺林、美降之、海立、罗华宁、洛之达、欣露、雪庆、艾乐汀、乐活、都乐、俊宁、明维欣、苏尔清、苏欣、Mevinolin、Mevin、Nergadow、

Monacolink、Mevacor。

【药理作用】在肝脏竞争性地抑制胆固醇合成过程中的限速酶β-羟-β-甲戊二酸单酰辅酶A（HMG-CoA）还原酶，使胆固醇的合成减少，也使低密度脂蛋白受体合成增加，使血胆固醇和低密度脂蛋白胆固醇水平降低；还能降低血清三酰甘油水平和升高血高密度脂蛋白水平。

【适应证】用于治疗高胆固醇血症和混合型高脂血症。

【体内过程】口服后约吸收 30%，与食物同服可增加吸收，吸收后部分很快水解成活性代谢物开环β-羧基酸，在肝内广泛首过代谢，肝也是本品主要的作用部位，仅有不到 5%的给药剂量到达血液循环中。口服后 2～4 小时达血药峰值，95%与蛋白质结合，85%通过胆道排出，10%随尿排出，活性代谢物的半衰期为 1～2 小时。

【用法用量】成人常用量口服：20mg，每天 1 次，晚餐时服用。最大日剂量不超过 80mg。

【不良反应】①最常见胃肠道不适、腹泻、胀气、头痛、皮疹、头晕、视觉模糊和味觉障碍。②偶可引起血氨基转移酶可逆性升高，需监测肝功能。③少见阳痿、失眠。④罕见肌炎、肌痛、横纹肌溶解。

【相互作用】①与口服抗凝血药合用可使凝血酶原时间延长。②与免疫抑制剂如环孢素、大环内酯类、达那唑、伊曲康唑、吉非罗齐、烟酸等合用可增加肌溶解和急性肾衰竭发生的危险。③考来替泊、考来烯胺可使本品的生物利用度降低，应间隔 4 小时服用。

【注意事项】①用药期间应定期检查血胆固醇和血肌酸激酶，有肝病史者还应定期监测肝功能试验。②在本品治疗过程中如发生血氨基转移酶增高达正常高限的 3 倍、血肌酸激酶显著增高或有肌炎、胰腺炎表现时，应停用本品。③应用本品时如有低血压、严重急性感染、创伤、代谢紊乱等情况，须注意可能出现的继发于肌溶解后的肾衰竭。④肾功能不全时应减少本品剂量。

【规格】①片剂：10mg，20mg，40mg。②胶囊剂：20mg。③颗粒剂：20mg。

【贮藏】遮光、密封保存。

阿托伐他汀 Atorvastatin

【别名】阿伐他汀、立普妥、阿乐、尤佳、山乐汀、Lipitor、Zarator、Liprimar、Torvast。

【药理作用】同洛伐他汀。

【适应证】①治疗原发性高胆固醇血症，包括家族性高胆固醇血症或混合型高脂血症患者。②用于冠心病或冠心病风险高合并高胆固醇血症或混合型血脂异常的患者。

【体内过程】口服后迅速吸收，1～2 小时可达血药峰值。由于首过代谢明显，生物利用度仅约 12%，蛋白结合率＞98%。经 CYP3A4 代谢为几种具有活性的代谢物，平均消除半衰期约为 14 小时，主要随胆汁排出。

【用法用量】起始剂量为 10mg，每天 1 次。剂量调整间隔 4 周或更长。最大剂量 80mg，每天 1 次。

【不良反应】类似洛伐他汀。

【相互作用】【注意事项】同洛伐他汀。

【规格】①片剂：10mg，20mg，40mg。②胶囊剂：10mg，20mg。

【贮藏】密封、避光，贮于室温下。

氟伐他汀 Fluvastatin

【别名】富伐他丁、来适可、Canef、Fractal、Lescol、Lochol。

【药理作用】为具有开环β-羟酸活性结构的HMG-CoA 还原酶抑制剂，在体外对 HMG-CoA 还原酶的抑制作用比洛伐他汀强 52 倍。

【适应证】同洛伐他汀。

【体内过程】不需水解就具有活性，口服后吸收迅速而完全。在肝内进行广泛的首过代谢，肝脏也是其作用的主要部位。绝对生物利用度为 24%，蛋白结合率高于 98%，90%随粪便排出，见于尿中者仅 6%。

【用法用量】起始剂量为 20mg 或 40mg，每天 1 次。最大剂量为 80mg，每天 1 次。睡前服。

【不良反应】类似洛伐他汀。

【相互作用】①与吉非罗齐、环丙贝特、苯扎贝特或烟酸联合使用，本品或其他降脂药生物利用度的改变无临床意义，但考虑到与其他HMG-CoA 还原酶抑制剂合用时增加肌病的发生率，亦应谨慎合用。②与氟康唑、环孢素合用使本品暴露量和峰浓度增加，应谨慎。

【注意事项】同洛伐他汀。

【规格】①片剂：80mg；②胶囊剂：20mg，40mg。

【贮藏】密封、避光，贮于室温下。

普伐他汀 Pravastatin

【别名】帕尔亭、帕瓦停、普拉司丁、帕伐

他丁、普拉固、荼维太定、美百乐镇、Elisor、Eptastatin、Pravacol、Provachol、Mevalotin。

【药理作用】作用机制与洛伐他汀相同，作用较强。由于本品亲水性较强，选择性分布于肝细胞，而扩散至其他组织细胞较少，故不良反应较轻，不易引起肌病。可明显降低血总胆固醇与低密度脂蛋白胆固醇（LDL-C），对三酰甘油水平几乎无降低作用。

【适应证】同洛伐他汀，用于冠心病的一、二级预防均有良效。

【体内过程】不需水解就具有活性。口服吸收后在肝内进行广泛的首过代谢，绝对生物利用度仅17%，口服后1～1.5小时可达血药峰值。消除半衰期为1.5～2小时。

【用法用量】一般每次10～20mg，睡前顿服，4周后可根据情况加量至每天40mg；有肝、肾功能不全史者及老年人的日剂量为10mg。

【不良反应】【相互作用】参见洛伐他汀。

【注意事项】①应定期检查肝、肾功能，如ALT和AST升高达到或超过正常上限3倍且为持续性，应立即停药。②有肝脏疾病史或饮酒史的患者慎用。③偶可引起肌酸激酶升高，如升高值达到正常上限10倍应停止使用。

【规格】①片剂：5mg，10mg，20mg，40mg。②胶囊剂：5mg，10mg，20mg。

【贮藏】密封、避光，贮于室温下。

辛伐他汀 Simvastatin

【别名】新伐他汀、舒降之、塞瓦停、斯伐他汀、舒降脂、卡地克、利之舒、米希伦、苏之西之达、忆辛、辛可、捷芝、博占同、理舒达、赛夫丁、希赛、新达苏、幸露、正支、旨泰、剑之亭、辛优旨、Synvinolin、Sinvacor、Sivastatin、Valastatin、Zocor。

【药理作用】作用机制同洛伐他汀，但作用比后者强1倍。可使总胆固醇与LDL-C水平分别降低25%和35%以上，升高高密度脂蛋白（HDL）水平、中度降低三酰甘油水平。

【适应证】同洛伐他汀，治疗多种高胆固醇血症。对其他药物治疗不能耐受或无效且总胆固醇高于7.8mmol/L的高胆固醇血症患者有效。

【体内过程】口服后易于吸收，首过效应较高，在肝内代谢成具有抑制胆固醇合成的β-羟酸代谢物，本品及其活性代谢物与血浆蛋白结合率约为95%，在外周循环中的活性代谢物仅占5%，

活性代谢物的半衰期约为1.9小时，用药后1.3～2.4小时血药可达治疗浓度。

【用法用量】开始口服每天5～10mg，必要时间隔4周以上可加量，最大日剂量不超过40mg，睡前1次顿服。对血清总胆固醇水平轻至中度升高者，小剂量（5mg）1次服用疗效亦好。

【不良反应】基本同洛伐他汀，但发生率低，耐受性好。

【相互作用】同洛伐他汀；与利托那韦合用可引起横纹肌溶解。

【注意事项】参见洛伐他汀，如血清总胆固醇水平<3.6mmol/L或LDL-C水平<1.94mmol/L，需减量。对肾功能不全患者不必调整剂量。

【规格】①片剂：5mg，10mg，20mg，40mg。②胶囊剂：5mg，10mg，20mg，40mg。③滴丸：10mg。④咀嚼片：10mg。

【贮藏】密闭，在30℃以下保存。防止瞬间温度超过50℃。

瑞舒伐他汀钙 Rosuvastatin Calcium

【别名】可定、Crestor。

【药理作用】有相对较强的亲水性，可使其高选择性被肝细胞摄入而不易进入其他组织细胞，抑制HMG-CoA还原酶的效力比其他他汀类药物要强。

【适应证】用于治疗纯合子家族性高胆固醇血症、家族性胆固醇血症、原发性胆固醇血症和高三酰甘油血症。

【体内过程】生物利用度约为20%，进食不影响其吸收，主要分布在肝内，约有10%的本品在肝内经CYP2C9和CYP2C19代谢，部分代谢产物尚存有活性。消除半衰期为13～20小时，肝功能不全患者的稳态血药浓度和AUC可见升高。

【用法用量】成人起始口服5～10mg，每天1次，明显高胆固醇血症、纯合子家族性高胆固醇血症及急欲使胆固醇水平正常者，可口服20mg，每天1次，维持剂量为每次5～40mg，每天1次；尚未进行血液透析的重度肾功能不全患者，必须调整剂量；长期接受血液透析的患者，应减少剂量。

【不良反应】①可发生头痛、乏力、上呼吸道感染、肌痛，肾功能不全患者可能发生横纹肌溶解症。②还可发生恶心、消化不良、腹泻或便秘；肾衰竭的发生率<1%，可出现一过性蛋白尿

和镜下血尿。

【相互作用】①合用环孢素可使本品的血药浓度和 AUC 上升。②合用吉非贝齐时，本品的血药浓度和 AUC 上升。③与华法林合用时，可见 INR 升高。④合用含钙或镁的抗酸药时，可见本品的血药浓度下降 54%，必须合用时，两药应间隔 2 小时。⑤不可合用可能降低内源性皮质激素浓度的药物（如酮康唑、西咪替丁、螺内酯）。

【注意事项】①食物可使本品吸收率下降 20%，但不影响其 AUC。②西柚汁中含有多种可抑制 CYP3A4 活性的成分，如大量饮用，可能升高本品的血浆水平，使发生横纹肌溶解的危险性增加。

【规格】①片剂：5mg，10mg，20mg，40mg。②胶囊剂：5mg，10mg，20mg。

【贮藏】贮于 20～25℃。

匹伐他汀钙　Pitavastatin Calcium

【别名】力清之。

【药理作用】对 HMG-CoA 还原酶具有强力的抑制作用，可高效抑制人肝 HepG2 细胞中生成胆固醇的过程，从而阻碍胆固醇的合成。能在超低浓度下诱导 LDL 受体 mRNA 的合成，使其数量增加，导致 LDL 受体密度增加，促进 LDL 的清除，使 LDL-C 和三酰甘油浓度降低。

【适应证】用于治疗高脂血症和家族性高胆固醇血症。

【体内过程】口服后，主要在十二指肠和大肠被吸收。蛋白结合率＞96%。本品选择性地分布于肝中，主要在肝、肾、肺、心和肌肉中代谢，原药和代谢物随尿液和粪便排出，几乎全部被清除。

【用法用量】成人口服 1～2mg，每天 1 次，一般在晚餐后服用。

【不良反应】常见胃肠不适、腹痛、便秘，偶有 AST、ALT 和肌酸激酶升高。

【相互作用】①环孢素、红霉素、利福平可明显升高本品的血药浓度。②避免与吉非贝齐合用，以降低发生横纹肌溶解症的风险。③慎与纤维酸类合用，因可能增加肌病的风险。④与烟酸合用可增加发生骨骼肌不良反应的风险，应降低本品的剂量。

【注意事项】用药期间应定期做肝功能检查；应定期检查血脂，如果在规定疗程中无效，应该终止给药。

【规格】片剂：1mg，2mg。

【贮藏】密闭、防潮，贮于室温下。

16.11.3　纤维酸衍生物

非诺贝特　Fenofibrate

【别名】苯酰降脂丙酯、普鲁脂芬、力平之、太韦络、冠之柠、祺抒、利必非、可立清、Procetofeme、Lipantil、Lipidex、Lipifen、Lipoclar、Tilene、Fenobrate、Procetoken、Lipanthyl。

【药理作用】为氯贝丁酸衍生物类血脂调节药，通过抑制极低密度脂蛋白和三酰甘油的生成并同时使其分解代谢增多，降低血低密度脂蛋白、胆固醇和三酰甘油水平；还使载脂蛋白 A1 和 A11 生成增加，从而增加高密度脂蛋白。本品尚有降低正常人及高尿酸血症患者的血尿酸作用。

【适应证】用于经饮食疗法不能控制的高脂血症及伴有高尿酸血症的高脂血症。

【体内过程】为前药，在体内水解为非诺贝特酸后起作用，口服后，胃肠道吸收良好，与食物同服可使本品的吸收增加。在血浆中未发现原药存在，口服后 2～6 小时非诺贝特酸的血药浓度达峰值，血浆蛋白结合率大约为 99%，在肝内和肾组织内主要经葡糖醛酸化代谢，约有 60% 的非诺贝特酸以其代谢产物的形式经肾排泄，25% 的随粪便排出，消除半衰期为 23 小时。

【用法用量】口服，每次 0.1g，每天 3 次，轻、中度肾功能不全患者，服用常规剂量的 1/3；缓释制剂每天 1 次，每次 250mg.

【不良反应】①常见腹部不适、腹泻、便秘、皮疹、乏力、头痛、性欲丧失、阳痿、眩晕、失眠。②少见肌炎、肌病和横纹肌溶解症、胆结石、胆囊疾病。③在治疗初期可引起轻至中度的血液学改变，如血红蛋白、血细胞比容和白细胞减少，氨基转移酶升高。

【相互作用】①与 HMG-CoA 还原酶抑制剂合用增加肌病发生率；胆汁酸结合树脂，如考来烯胺等影响其吸收。②有增强抗凝作用，同时应用的口服抗凝血药用量按检查结果调整用量；③本品主要经肾排泄，与具肾毒性的药物合用时，可能有导致肾功能恶化的危险。④使甲苯磺丁脲及其他磺酰脲类降血糖药、苯妥英、呋塞米等高蛋白结合率的药物游离型增加，药效增强。

【注意事项】①可能使血小板计数、血尿素

氮、氨基转移酶、血钙等增高，血碱性磷酸酶、γ-GT 及胆红素可能降低。②用药期间定期检查：全血象及血小板计数、肝功能、血胆固醇、三酰甘油或低密度与极低密度脂蛋白、血肌酸激酶。③胆囊疾病史、患胆石症、严重肾功能不全、肝功能不全、原发性胆汁性肝硬化或不明原因的肝功能持续异常的患者禁用。

【规格】①胶囊剂：100mg，200mg，250mg，300mg。②片剂：100mg，200mg，300mg。③颗粒剂：67mg，200mg。

【贮藏】避光保存。

苯扎贝特 Benzafibrate

【别名】必降脂、降脂苯酰、阿贝他、益之特、史达平、Bezalip、Difaterol。

【药理作用】通过增高脂蛋白酯酶和肝脂酶活性，促进极低密度脂蛋白的分解代谢，使血三酰甘油水平降低；其次，能减少极低密度脂蛋白分泌。还能降低血低密度脂蛋白和胆固醇水平，升高血高密度脂蛋白水平，降低血纤维蛋白原水平。

【适应证】用于高三酰甘油血症、高胆固醇血症、混合型高脂血症。

【体内过程】口服吸收迅速而完全，2 小时可达峰值，蛋白结合率为 95%，半衰期约为 2 小时，以原药及代谢物经肾排出。

【用法用量】每次 200～400mg，每天 3 次，餐后或与餐同服。肾功能不全时按肌酐清除率调整剂量：40～60ml/min，每次 400mg，每天 2 次；15～40ml/min，每次 400mg，每天或隔日 1 次；低于 15ml/min，每 3 天 1 次，每次 400mg。

【不良反应】①常见消化不良、厌食、恶心、呕吐、饱胀感、胃部不适，较少见头痛、头晕、乏力、皮疹、瘙痒、阳痿、贫血及白细胞计数减少等。②偶有胆石症或肌炎，本品属氯贝丁酸衍生物，有可能引起肌炎、肌病和横纹肌溶解综合征，导致肾衰竭，但较罕见。

【相互作用】①可明显增强口服抗凝血药的作用。②可使高蛋白结合率的药物游离型增加，如甲苯磺丁脲及其他磺酰脲类降血糖药、苯妥英、呋塞米等，在降血脂治疗期间服用上述药物，应调整降血糖药及其他药的剂量。③氯贝丁酸衍生物与 HMG-CoA 还原酶抑制剂合用治疗高脂血症，将增加两者导致严重肌肉毒性的风险。④主要经肾排泄，在与免疫抑制剂及其他有肾毒性的

药物合用时，有导致肾功能恶化的危险，应减量或停药。

【注意事项】①用药期间应定期检查：全血象及血小板计数、肝肾功能、血脂、血肌酸激酶。②如用药后临床上出现胆石症、肝功能显著异常、可疑的肌病的症状或血肌酸激酶显著升高，则应停药。③患胆囊疾病、胆石症者，肝功能不全或原发性胆汁性肝硬化的患者，严重肾功能不全患者，肾病综合征引起血白蛋白减少的患者禁用。

【规格】①片剂：100mg，200mg，400mg。②胶囊剂：200mg。

【贮藏】避光保存。

吉非罗齐 Gemfibrozil

【别名】吉非贝齐、诺衡、吉非洛齐、康利脂、洁脂、二甲苯氧戊酸、博利脂、Gevilen、Ipolipid、GEM、Lopid、Gemnpid。

【药理作用】可降低极低密度脂蛋白（VLDL）的合成，增加肝外脂蛋白酶活性，促进 VLDL 分解而使三酰甘油减少。尚可抑制肝脏的三酰甘油酶，其作用比氯贝丁酯强而持久。

【适应证】适用于 Ⅱa、Ⅱb、Ⅲ、Ⅳ 及 Ⅴ 型高脂蛋白血症，对其他各型及糖尿病引起的高脂血症也有效；对肾病综合征和尿毒症患者能明显降低血浆 VLDL 和三酰甘油水平。

【体内过程】口服吸收迅速而完全，1～2 小时后达血药峰值，吸收后可进入肠肝循环，半衰期约为 1.5 小时。

【用法用量】口服 600mg，每天 2 次，早、晚餐前 30 分钟服用。长期用药可减为每天 900mg，分 2 次服。

【不良反应】主要有恶心、呕吐、腹痛、厌食、腹泻和乏力、皮疹、瘙痒、肌痛等，少数人可有一过性氨基转移酶或血尿素氮升高，停药后可恢复；有胆结石发生率增高的报道。

【相互作用】①禁止与辛伐他汀、瑞格列奈合用。②能增强抗凝血药的药效。③胆汁酸结合树脂可降低本品的暴露量 30%，合用时应至少间隔 2 小时服用。④与秋水仙碱合用增加肌病的风险。

【注意事项】本品有升高血糖的作用，应对糖尿病患者增加降血糖药的剂量；长期用药者应定期检查肝、肾功能及血清肌酸激酶，如有明显异常，应及时减量或停药。

【规格】①片剂：600mg。②胶囊剂：300mg。

【贮藏】避光保存。

环丙贝特　Ciprofibrate

【别名】西普罗贝特、环丙降酯酸、Lipanor。

【药理作用】降血脂作用较非诺贝特强，可抑制肝内胆固醇生物合成，使具有保护作用的高密度脂蛋白胆固醇（HDL-C）水平上升，此外，尚有抗血小板聚集和松解纤维蛋白的作用。

【适应证】用于治疗成人内源性高胆固醇血症及高三酰甘油血症。

【体内过程】口服后吸收良好，1～4 小时血药浓度可达峰值，半衰期约 17 小时，以原药自肾排泄。

【用法用量】口服，每次 0.1g，每天 1 次。

【不良反应】一般为头痛、无力、恶心、皮疹等。偶可出现无临床意义的血清氨基转移酶、肌酐及乳酸胱氨酸升高。

【相互作用】如与抗凝血药合用，宜减少抗凝血药的剂量；与哌克昔林、单胺氧化酶抑制剂及有肝毒性药物合用，可增加或加重肝毒性。

【注意事项】用药前应先查肝功能，用药后定期复查，如发现氨基转移酶显著上升应立即停用；孕妇，哺乳期妇女，中、重度肝、肾功能不全患者禁用。

【规格】胶囊剂：50mg，100mg。

【贮藏】避光保存。

利贝特　Lifibrate

【别名】降脂哌啶、降脂新、新安妥明。

【药理作用】作用与氯贝丁酯相似，比后者降血脂作用强 8～9 倍，降胆固醇作用较显著。还有降β-脂蛋白和增加胆酸排泄的作用，部分高血压患者服药期间血压下降。

【适应证】适用于各型高脂血症，Ⅱ型高脂蛋白血症尤宜。

【体内过程】动物实验证明，大鼠口服后有明显的降低三酰甘油、胆固醇的作用，对大鼠降低β-脂蛋白的作用尤为明显。

【用法用量】一般口服 25mg，每天 3 次。亦可增至每次 50 mg，每天 3 次。

【不良反应】可见氨基转移酶一过性升高，停药后即恢复正常；偶见胃肠不适。

【相互作用】尚不明确。

【注意事项】肝肾功能不全者慎用。

【规格】片剂：12.5mg。

【贮藏】避光保存。

双贝特　Simfibrate

【别名】冠心平Ⅱ号、安妥明丙二酯、降脂丙醇、双安妥明、Cholesolvin。

【药理作用】在体内水解成氯贝丁酯而起效，降脂作用及持续时间超过氯贝丁酯。

【适应证】同氯贝丁酯。

【体内过程】尚无资料。

【用法用量】口服：每次 500mg，每天 3 次。

【不良反应】【相互作用】【注意事项】同氯贝丁酯。

【规格】胶囊剂：250mg。

【贮藏】密封、避光，贮于室温下。

氯贝丁酯　Clofibrate

【别名】安妥明、氯贝特、冠心平、降脂乙酯、祛脂乙酯、苯丁酯、Atromid-S、CPI-B。

【药理作用】通过抑制腺苷酸环化酶，使脂肪细胞内的 cAMP 含量减少，抑制脂肪组织水解，使血中非酯化脂肪酸含量减少，导致肝 VLDL 合成及分泌减少；同时通过增强脂蛋白脂肪酶活性，加速血浆 VLDL 分解而降低 TG 水平；还能抑制肝脏内胆固醇的生物合成，增加胆固醇从肠道的排泄，使大多数患者血浆三酰甘油和 LDL-C 也有所下降。降三酰甘油作用较降胆固醇作用明显。本品尚能降低血浆纤维蛋白原含量和血小板的黏附性，增加尿酸的排泄。

【适应证】适用于三酰甘油及 VLDL 增高的Ⅱb、Ⅲ、Ⅳ、Ⅴ型高脂蛋白血症。需长期服用。由于其不良反应较多，本类中已有更优品种，本品现已少用。也可用于原发性尿崩症。

【体内过程】口服吸收迅速，并在体内被快速水解为活性产物氯苯丁酸。服药后 1.5～4 小时可达血药峰值。可透过胎盘，可由乳汁分泌。

【用法用量】一般口服每次 0.25～0.5g，每天 3 次，餐后服。

【不良反应】①偶见头痛、乏力、皮疹、脱发、阳痿或性欲减退，治疗 8 周后，氨基转移酶偶见轻度上升。②长期服药，可使胆结石的发生率明显提高，个别患者服药后发生肌痛、肌无力、肌挛缩、肌强直，同时血中血清肌酸激酶活性明显增高。

【相互作用】①合用抗凝血药、呋塞米或磺酰脲类，可加强后者的作用，应调整后者的剂量。②不可合用洛伐他汀，可能会暴发横纹肌溶解症。

【注意事项】应定期检查氨基转移酶、白细胞、胆固醇、血清肌酸激酶等。

【规格】胶囊剂：0.25g；0.5g。

【贮藏】密封、避光，贮于室温下。

16.11.4　其他降脂药

普罗布考　Probucol

【别名】普罗布可、丙丁酚、之乐、畅泰、Bifenabid、Lurselle。

【药理作用】通过抑制 LDL 合成、促进其降解，有效降低 LDL-C 水平，同时也降低了 HDL。本品有显著的抗氧化作用，能抑制泡沫细胞的形成，延缓动脉粥样硬化斑块的形成，消退已形成的动脉粥样硬化斑块。

【适应证】适用于高胆固醇血症，尤用于高低密度脂蛋白者。

【体内过程】口服吸收少，如与食物同服，可获得较高的血药浓度，8～24 小时达血药峰值，连续服药 3～4 个月，血药浓度逐渐上升，其后渐趋稳定。在体内蓄积于脂肪组织内，停药后半年内仍有药物存在。主要经胆汁随粪便排出。

【用法用量】成人常用量为每次 0.5g，每天 2 次，早、晚餐时服用。

【不良反应】常见胃肠不适、腹泻、胀气、腹痛、恶心、呕吐。少有头痛、头晕、感觉异常、失眠、耳鸣、皮疹、皮肤瘙痒等。血管神经性水肿、心电图 QT 间期延长、室性心动过速、血小板减少等罕见。

【相互作用】①与可导致心律失常的药物合用时，应注意不良反应发生的危险性增加。②能加强香豆素类药物的抗凝血作用。③能加强降血糖药的作用。④与环孢素合用时，可明显降低后者的血药浓度。

【注意事项】①定期检查心电图 QT 间期。②可使血氨基转移酶、胆红素、肌酸激酶、尿酸、尿素氮短暂升高，干扰诊断。

【规格】片剂：0.125g，0.25g，0.5g。

【贮藏】避光贮存。

多烯酸乙酯　Ethyl Polyenoate

【别名】都喜康、脉乐康、友好。

【药理作用】为调血脂药，作用机制为促进中性或酸性胆固醇随粪便排出，抑制肝内脂质及脂蛋白合成，从而降低血浆中胆固醇、三酰甘油、LDL 和 VLDL，升高 HDL。尚有扩张血管和抑制血栓形成的作用。

【适应证】用于高脂血症。

【体内过程】尚无资料。

【用法用量】口服，每次 0.25～0.5g，每天 3 次。

【不良反应】大剂量用药时可见胃肠道不适等。

【相互作用】尚不明确。

【注意事项】对本品过敏者、出血性疾病患者禁用。

【规格】胶囊剂：0.25g。

【贮藏】遮光、密封，在阴凉干燥处保存。

阿昔莫司　Acipimox

【别名】阿西莫司、吡莫酸、氧甲吡嗪、乐脂平、Olbemox、Olbetam。

【药理作用】能抑制脂肪组织的分解，减少游离脂肪酸自脂肪组织释放，从而减少三酰甘油在肝中合成；刺激脂肪组织的蛋白脂酶，抑制 LDL 及 VLDL 的合成，加速 VLDL 的分解，使三酰甘油在肝脏中的合成及血 LDL-C 与 VLDL-C 均减少，还可抑制肝脏脂肪酶的活性，减少 HDL 的分解，提高血中 HDL 的含量。

【适应证】临床主要用于治疗Ⅰ～Ⅴ型高脂蛋白血症，尤利于降低三酰甘油水平，也适用于治疗糖尿病性血脂异常。

【体内过程】口服吸收迅速而完全，2 小时后可达血药峰值，半衰期约为 2 小时，不与血浆蛋白结合，大部分以原药随尿排出。

【用法用量】成人口服 250mg，每天 2～3 次，餐后服。最大日剂量可达 1200mg。

【不良反应】少数患者开始服用时由于皮肤血管扩张而出现皮疹、红斑、荨麻疹、热感、瘙痒和血管性神经性水肿，数天后可消失；可见上腹不适、头痛、乏力；可能出现支气管痉挛。

【相互作用】与他汀类药（如辛伐他汀）、贝特类药合用有导致骨骼肌肉事件（如肌病和横纹肌溶解症）增加的风险，合用时应谨慎。

【注意事项】肾功能不全患者酌减用量，或延长间隔时间。

【规格】胶囊剂：250mg。

【贮藏】避光保存。

硫酸软骨素钠　Chondroitin Sulfate Sodium

【别名】维纯。

【药理作用】含有硫酸软骨素 A 和硫酸软骨素 C 两种异构体，其药理作用表现：①可以清除体内血液中的脂质和脂蛋白，清除心脏周围血管的胆固醇，防治动脉粥样硬化，并增加脂质和脂肪酸在细胞内的转换率。②能有效防治冠心病，具有抗动脉粥样硬化及抗致粥样斑块形成作用，增加动脉粥样硬化的冠状动脉分支或侧支循环，并能加速实验性冠状动脉硬化或栓塞所引起的心肌坏死或变性的愈合、再生和修复。③能增加细胞的（mRNA）和 DNA 的生物合成及具有促进细胞代谢的作用。④具有缓和的抗凝血作用。⑤还具有抗炎、加速伤口愈合和抗肿瘤等方面的作用。

【适应证】主要用于治疗高脂血症：①作为保健药品长期应用于防治冠心病、心绞痛、心肌梗死、冠状动脉粥样硬化、心肌缺血等疾病。②用于治疗神经痛、神经性偏头痛、关节痛、关节炎及肩胛关节痛、腹腔手术后疼痛等。③预防和治疗链霉素引起的听觉障碍及各种噪声引起的听觉困难、耳鸣症等，效果显著。④对慢性肾炎、慢性肝炎、角膜炎及角膜溃疡等有辅助治疗作用。⑤近年来报道，鲨鱼软骨中的软骨素有抗肿瘤作用。⑥硫酸软骨素也应用于化妆品及外伤伤口的愈合等。⑦硫酸软骨素还用于滴眼。

【体内过程】尚不明确。

【用法用量】口服，每次 0.6～1.2g，每天 2～3 次。

【不良反应】个别有胸闷、恶心、牙龈少量出血等。

【相互作用】尚不明确。

【注意事项】有出血倾向者慎用。

【规格】片剂：0.12g。

【贮藏】密闭，遮光，在阴凉处保存。

16.12　其他药物

辅酶 Q10 Coenzyme Q10

【别名】泛醌、癸烯醌、泛癸利酮、辅酵素 Q10、辅辛、乐宁、能气朗、万有醌-10、Adelir、Emitolon、Hearitein、Hiruton、Neuquinon、Ubidecarenonum、Ubiquinine-10、Udekinon。

【药理作用】辅酶 Q 是生物体内广泛存在的脂溶性醌类化合物，在体内呼吸链中质子移位及电子传递中起重要作用，可作为细胞代谢和细胞呼吸激活剂，还是重要的抗氧化剂和非特异性

免疫增强剂。

【适应证】用于下列疾病的辅助治疗：心血管疾病、肝炎、癌症的综合治疗。

【体内过程】口服吸收缓慢，口服 5～10 小时达血药峰值。可分布至多种组织器官，以心、肝、肺、肾上腺分布较多。大部分经胆汁随粪便排泄，消除半衰期为 34 小时。

【用法用量】口服，10mg，每天 3 次，肌内或静脉注射：每天 5～10mg，2～4 周为 1 个疗程。

【不良反应】可出现胃部不适、食欲缺乏、恶心、腹泻、心悸，偶见皮疹。

【相互作用】口服降血糖药可抑制本品的疗效；与抗凝血药合用可降低抗凝血药的疗效。

【注意事项】①用药期间需监测肝功能、血压、心率。②充血性心力衰竭患者用药期间应定期监测超声波心动图、心电图、胸部 X 线片。

【规格】①片剂：5mg，10mg，15mg。②胶囊剂：10mg。③注射剂：5mg。

【贮藏】遮光、密封，在干燥处保存。

果糖二磷酸钠 Fructose Diphosphate Sodium

【别名】1，6-二磷酸果糖、依福那、佛迪、爱赛福、博维赫、威赛欣、瑞安吉。

【药理作用】通过刺激果糖激酶和丙酮酸激酶的活性，提高细胞内 ATP 及磷酸肌酸的浓度，促进钾离子内流，增加红细胞内二磷酸甘油酸的含量，抑制氧自由基和组胺的释放，能减轻缺血、缺氧对肌体的损害。

【适应证】①口服用于心绞痛、急性心肌梗死、心律失常及心力衰竭的辅助治疗。②用于治疗慢性酒精中毒。③注射剂用于低磷酸血症。

【体内过程】静脉给予健康志愿者本品 250mg/kg，5 分钟后血浆药物浓度为 770mg/L，药物经水解形成无机磷及果糖，血浆半衰期为 10～15 分钟。

【用法用量】静脉滴注，每天 5～10g，应根据磷酸缺失的程度调整剂量，较大剂量每天分 2 次给药；儿童剂量为 70～160mg/kg。口服，每次 1～2g，每天 2～3 次。

【不良反应】注射部位疼痛、皮疹、口唇麻木、头晕、胸闷及过敏反应。

【相互作用】宜单独使用，勿溶于碱性液体及钙盐中。

【注意事项】①血肌酐清除率低于 50ml/min 的患者，应监测血磷。②静脉注射时勿将药液漏

出血管，以免引起局部疼痛和刺激。③高磷酸血症、肾衰竭者禁用。

【规格】①注射剂：2.5g，5g，7.5g，10g。②胶囊剂：0.325g。③口服液：10g。

【贮藏】于密闭干燥处保存。

环磷腺苷 Adenosine Cyclophosphate

【别名】环化腺苷酸、环磷酸腺苷、腺环磷、腺环苷、柏灵、凯济欣、康斯澳、可中、灵辰功、灵尔彤、铭生、天安欣、韦安、沃平、肖山平、欣颐、保辛素。

【药理作用】为激素的第二信使，在细胞内发挥激素调节生理功能和物质代谢作用，从而增强心肌收缩，改善心肌缺氧，缓解冠心病症状及改善心电图。此外，对糖、脂肪代谢、核酸、蛋白质的合成调节等起着重要的作用。

【适应证】①用于心绞痛、心肌梗死、心肌炎及心源性休克。②改善风湿性心脏病的心悸、气急、胸闷等症状。③提高急性白血病联合化疗疗效，亦可用于急性白血病的诱导缓解。④对老年慢性支气管炎、各种肝炎和银屑病也有一定疗效。

【体内过程】可迅速由红细胞和内皮细胞所代谢。其在血液的半衰期为1～10秒。

【用法用量】肌内或静脉注射，每次20mg，每天2次；静脉滴注，每次40mg，每天1次。冠心病以15天为1个疗程，可连续应用2～3个疗程；白血病以1个月为1个疗程；银屑病以2～3周为1个疗程，可延长使用到4～7周，每天用量可增加至60～80mg。

【不良反应】皮疹、发热。静脉注射每分钟达0.5mg/kg时，可引起腹痛、头痛、肌痛、睾丸痛、背痛、四肢无力、恶心、手足麻木、高热等。

【相互作用】氨茶碱可提高本品药效。

【注意事项】应缓慢静脉滴注。

【规格】注射剂：20mg，40mg。

【贮藏】密封，在凉处保存。

环磷腺苷葡胺 Meglumine Adenosine Cyclophosphate

【别名】环磷腺苷葡甲胺、澳那欣、扶信、环琳康、凯济脉、凯缌、灵健咛、络欣、葡林、万扶、希麦舒、雪纳瑞、尤尼清、元杰、圣济博。

【药理作用】为非洋地黄类强心药，具有正性肌力作用，能增强心肌收缩力，改善心脏泵血功能，扩张血管，降低心肌耗氧量；改善心肌细胞代谢，保护缺血、缺氧的心肌；能够改善窦房结P细胞功能。

【适应证】用于心力衰竭、心肌炎、病态窦房结综合征、冠心病及心肌病，也可用于心律失常的辅助治疗。

【体内过程】在血液中的半衰期为60～150分钟，由于脂溶性较强，易透过脂溶性细胞膜进入心肌细胞内发挥作用。本品在用药后10～20分钟后起效，显效高峰时间在1～2小时，药效消失时间在6～8小时。

【用法用量】①静脉滴注：每次60～180mg，每天1次。②静脉注射：每次90mg，缓慢静脉注射，每天1次。

【不良反应】偶见心悸、心慌、头晕等症状。

【相互作用】禁与氨茶碱同时静脉给药。

【注意事项】静脉滴注不应过快，用量在150mg以上，滴注应在90分钟以上。

【规格】注射剂：30mg，60mg，90mg，150mg。

【贮藏】遮光、密闭保存。

己酮可可碱 Pentoxifylline

【别名】己酮可可豆碱、舒安灵、维友、安若宁、奥酮、澳乐尼、博舒特、长龙雷、丹可、德宝星、德洛威、点可舒、菲克维康、福枢、甘风、嘉立博、卡开、茂平、尼扶平、潘多喜莱、潘可福林、奇铭、奇全、润心舒、舒芙罗、双可、太通、天存、天脉、祥迪、辛弗、欣可多那、益枢、Oxpentifylline、Pentoxi、Torental。

【药理作用】代谢产物具有改善血液黏度和改善微循环的作用，可增加组织携氧能力，改善红细胞变形能力，还可抑制中性粒细胞黏附与激活，对缺血性脑卒中及周围血管病起治疗作用。

【适应证】主要用于缺血性脑卒中后脑循环的改善，同时可用于周围血管病、眼部循环障碍如糖尿病性视网膜动脉栓塞等的治疗。

【体内过程】从胃肠道迅速被吸收，在肝内进行首过代谢，部分代谢物具有活性。原药血浆半衰期为0.4～0.8小时，代谢物的半衰期为1.0～1.6小时。在24小时内，大部分以代谢物随尿排出，仅有4%出现在粪便中。老年人和肝功能不全患者的消除可见减少。原药和代谢物可被分布进入乳汁中。

【用法用量】①口服：每次0.2～0.4g，每天 2～3 次。②静脉注射：患者应处于卧位。初次剂量为 100mg，2～3 小时滴入，根据患者耐受性可每次增加 50mg，每次用药量不可超过 200mg，每天 1～2 次，最大日剂量不超过 400mg。

【不良反应】①可见头晕、头痛、厌食、恶心、腹部不适。②较少见血压降低、呼吸不规则、水肿、焦虑、抑郁、抽搐、便秘、口干、口渴、血管神经性水肿、皮疹、指甲发亮、视物模糊、结膜炎、中央盲点扩大、味觉减退、唾液增多、白细胞减少、肌肉酸痛、颈部腺体肿大和体重改变等。③偶见心绞痛、心律失常、黄疸、肝炎、肝功能异常、血液纤维蛋白原降低、再生障碍性贫血和白血病等。

【相互作用】①与抗血小板或抗凝血药合用时，凝血时间延长。②增加茶碱类药物的药效与毒性反应。

【注意事项】①增加纤维瘤发生机会，但没有明显致畸性。②急性心肌梗死、严重冠状动脉硬化、严重高血压、出血性疾病患者及孕妇禁用。

【规格】①片剂：0.1g，0.2g。②胶囊剂：0.1g。③注射剂：0.1g，0.2g，0.3g。

【贮藏】遮光、密闭保存。

前列地尔 Alprostadil

【别名】前列腺素 E_1、保达新、凯时、凯彤、Prostaglandin E_1、PGE_1。

【药理作用】具有扩张血管、抑制血小板聚集、稳定肝细胞膜及改善肝功能的作用。

【适应证】①治疗慢性动脉闭塞症引起的四肢溃疡及微小血管循环障碍引起的四肢静息疼痛，改善心脑血管微循环障碍。②脏器移植术后抗栓治疗。③动脉导管依赖性先天性心脏病，用以缓解低氧血症，保持导管血流以等待时机手术治疗。④用于慢性肝炎的辅助治疗。

【体内过程】静脉输注后，迅速经肺循环通道被氧化代谢。于 24 小时内以代谢物随尿排出。

【用法用量】

（1）普通注射剂

1）对动脉导管未闭的新生儿持续静脉输注：开始每分钟给予本品 50～100ng/kg，尽快将用量下降到能够维持效应的最低用量。也可以通过脐动脉进行输注。

2）成人静脉给药：将 40μg 本品溶于 0.9% 氯化钠注射液 50～250ml 中，于 2 小时静脉输注完毕，每天 2 次。或将 60μg 本品溶于 0.9%氯化钠注射液 50～250ml 中，于 3 小时静脉输注完毕，每天 1 次。对于肾功能不全的患者（肌酐值＞1.5mg/dl），静脉输注治疗应从 20μg 开始，输注 2 小时，每天 2 次。根据临床具体情况，在 2～3 天将剂量增加到上述推荐的正常剂量。肾功能不全或有心脏病的患者，其输注液体量应限制在 20～100ml/d，并且宜用输液泵输注。

3）成人动脉给药：将 20μg 本品溶于 0.9%氯化钠注射液 50ml 中，除非另有说明，将 10μg 本品用输液泵于 60～120 分钟经动脉输注完。如有必要，特别是存在坏死时，只要达到满意的耐受性，剂量可增加到 20μg 本品，通常每天输注 1 次。如果动脉内输注是通过留置导管给予，根据患者的耐受性和症状的严重程度，建议剂量为 0.1～0.6ng/（kg·min），用输液泵输注 12 小时。在本品治疗 3 周后，应决定患者是否已不可能再从本品的治疗中得到更好的效果，如患者已不再对治疗有所反应，应该停止使用，所以治疗期均不得超过 4 周。

（2）注射用脂微球及注射用干乳剂：成人每天 1 次，5～10μg 加入 10ml 0.9%氯化钠注射液（或 5%的葡萄糖）中缓慢静脉注射，或直接入壶缓慢静脉输注。

（3）尿道栓：①用药前先排尿并轻抖动阴茎排除剩余尿液，湿润的尿道使尿道栓更易于吸收。②打开铝箔包装，拿掉给药器杆上的保护盖，以最适宜的方式握住给药器，插入尿道内，轻巧并完全地压下给药器的柄直到停止，以确信药栓被完全释放，在此状态下握住给药器 5 秒。③轻微地向两边晃动给药器，这将使药栓与给药器顶部分离，不要用太大的压力，以免擦破尿道内皮，引起出血。④保持阴茎竖直，拿除给药器。⑤观察给药器顶部，药栓应不再存在，不要触摸杆部，如果看到给药器杆部仍有残留药栓，轻巧地再次塞进尿道。⑥用双手握住阴茎，使之竖直并展长，用力搓阴茎至少 10 秒，这使得药物足以分布在尿道内壁，如果感到烧灼感，可以再继续搓阴茎达 30～60 秒或直到烧灼感下降。本品每天应用不宜多于 1 次。每支药品只能使用一次。

【不良反应】①偶见休克。②注射部位有时出现血管痛、血管炎、发红，偶见发硬、瘙痒等。③偶见心力衰竭加重、肺水肿、胸部发紧感、血压下降等症状。④腹泻、腹胀、不愉快感，偶见腹痛、食欲缺乏、呕吐、便秘、氨基转移酶升高等。⑤头晕、头痛、发热、疲劳感，偶见发麻。⑥偶见嗜酸性细胞增多、白细胞减少。⑦偶见视力下降、口腔肿胀感、脱发、四肢疼痛、水肿、荨麻疹。

【相互作用】与抗高血压药及抗血小板药有协同作用；不能与血浆增容剂混合。

【注意事项】①用于治疗慢性动脉闭塞症、微小血管循环障碍的患者，停止给药后有复发的可能性。②出现不良反应时，应减慢给药速度或停止给药。③与输液混合后 2 小时内使用，残液不能再用。④严重心力衰竭患者，妊娠或可能妊娠的妇女、哺乳期妇女禁用。

【规格】①注射剂：5μg，10μg，20μg，30μg，40μg，80μg，100μg。②尿道栓：5000μg。

【贮藏】遮光，于 0～5℃保存，避免冻结。

三磷酸腺苷 Adenosine Triphosphate

【别名】腺三磷、三磷腺苷、ATP、新隆宁。

【药理作用】辅酶，参与体内脂肪、蛋白质、糖、核酸及核苷酸的代谢。三磷酸腺苷分解成二磷酸腺苷及磷酸基，同时释放出能量，供机体活动。三磷酸腺苷二钠能够穿透血脑屏障，提高神经细胞膜性结构的稳定性和重建能力，促进神经突起的再生长。

【适应证】用于进行性肌萎缩、脑出血后遗症、心功能不全、心肌疾病及肝炎等的辅助治疗。

【体内过程】本品与戊糖在体内酶的作用下合成核酸，与磷脂胆胺在转胞苷酸酶的作用下合成脑磷脂和单磷酸胞苷，主要在肝脏代谢，少量经肾脏排泄。

【用法用量】口服，每次 20～40mg，每天 3 次。静脉注射或静脉滴注：每次 10～20mg，每天 1～3 次。

【不良反应】头痛、食欲缺乏、低血压、心动过速。

【相互作用】尚不明确。

【注意事项】①静脉注射宜缓慢，以免引起头晕、头胀、胸闷及低血压等。②病态窦房结综合征、窦房结功能不全者禁用。

【规格】①片剂：20mg。②注射剂：10mg，20mg。

【贮藏】凉暗处密闭保存。

左卡尼汀 Levocarnitine

【别名】左旋卡尼汀、左旋肉毒碱、左旋肉碱、东维力、澳枢捷、盖雷、卡尔特、可尼尤、可谱妥、可益能、克非、雷卡、律定方、尼迪多、双成博维、威乐瑞、芯能、誉利、卓卡、奥贝利。

【药理作用】是哺乳动物能量代谢中需要的体内天然物质，主要功能是促进脂类代谢。

【适应证】①用于防治左卡尼汀缺乏，如慢性肾衰竭患者因长期血液透析所致的左卡尼汀缺乏。②冠心病引起的心肌代谢损害。

【体内过程】健康受试者口服单剂本品0.5g，血药峰值为 48.5μmol/L。静脉注射本品20mg/kg，血浆分布呈二室模型，平均分布半衰期为 0.585 小时。不与血浆蛋白结合，58%～65%的放射活性物随尿液和粪便排泄。平均总清除率为 4L/h，生物半衰期为 2～15 小时。

【用法用量】①肉碱缺乏症：1～3g，每天1～3 次餐时或餐后服用。②长期血液透析患者，每次血液透析后推荐起始剂量是 10～20mg/kg，血浆左卡尼汀谷浓度低于正常立即开始治疗，在治疗第 3 周或第 4 周调整剂量。③急性心肌梗死：初始每天 0.1～0.2g/kg，监护期剂量减半。④心源性休克：连续静脉给药直至休克恢复。

【不良反应】主要为一过性恶心和呕吐，身体出现特殊气味，可诱发癫痫或使癫痫加重。

【相互作用】接受丙戊酸的患者需增加本品的用量；本品可增强香豆素抗凝血作用。

【注意事项】①治疗前检测血浆卡尼汀水平，定期监测血生化、生命体征。②改善葡萄糖的利用，服用降血糖药物治疗的糖尿病患者可能引起低血糖。

【规格】①溶液剂：1.0g。②注射剂：0.5g，1.0g，2.0g。

【贮藏】遮光，密闭保存。

三磷酸胞苷二钠 Cytidine Disodium Triphosphate

【别名】澳康欣、立生、斯替吡、欣诺尔。

【药理作用】为辅酶类药，是核苷酸衍生物，在机体内参与磷脂类及核酸的合成和代谢，是脑磷脂合成与核酸代谢的中间产物和能量来源。

【适应证】用于颅脑外伤后综合征及其后遗症的辅助治疗。

【体内过程】未进行该项实验且无可靠参考文献。

【用法用量】肌内注射或静脉滴注：每次20mg，每天 1～2 次。

【不良反应】发热、皮疹，一过性 ALT 轻度升高，窦房结抑制。

【相互作用】尚不明确。

【注意事项】①严禁静脉注射，静脉滴注时速度不可过快。②病态窦房结综合征、窦房结功能不全、缓慢性心律失常、严重肝肾功能不全、癫痫患者及孕妇禁用。

【规格】注射剂：20mg，40mg。

【贮藏】密闭，在凉暗处（避光并不超过 20℃）保存。

地奥司明　Diosmin

【别名】爱脉朗。

【药理作用】为血管保护和毛细血管稳定剂，可降低静脉扩张性和静脉淤滞，使毛细血管壁渗透能力正常化并增强其抵抗性。

【适应证】

（1）治疗静脉淋巴功能不全相关的各种症状（腿部沉重、疼痛、晨起酸胀不适感）。

（2）治疗与急性痔疮发作有关的各种症状。

【体内过程】在体内被广泛代谢，代谢产物主要随粪便排泄，平均给药剂量的 14%随尿排泄，半衰期为 14 小时。

【用法用量】常用剂量为每天 1g，当用于急性痔疮发作时，前 4 天给予每天 3g，继后每天 2g，再服 3 天。将每天剂量平均分为 2 次，于午餐和晚餐时服用。

【不良反应】常见腹泻、消化不良、恶心、呕吐，少见结肠炎，罕见头晕、头痛、不适、皮疹、瘙痒症、荨麻疹、面部水肿、唇水肿、眼睑水肿、血管神经性水肿。

【相互作用】没有进行药物相互作用的研究。

【注意事项】治疗急性痔疮发作不能替代其他肛门疾病治疗。如果症状不能迅速消除，应进行直肠检查并对本治疗方案进行重新审查。

【规格】片剂：0.5g。

【贮藏】贮于 30℃以下。

磷酸肌酸钠　Creatine Phosphate Sodium

【别名】唯嘉能、杜玛、劲博、里尔统。

【药理作用】是心肌和骨骼肌的化学能量储备，并可用于 ATP 的再合成，ATP 的水解为肌动球蛋白收缩过程提供能量。高能磷酸化合物可保护心肌免受损伤，同时对心肌代谢也有保护作用。

【适应证】①用于心脏手术时加入心脏停搏液中保护心肌。②用于改善缺血状态下的心肌代谢异常。

【体内过程】肌内注射本品 500mg，30 分钟后达血药峰值，静脉给药后达峰时间为 30～120 分钟，静脉给药的平均消除半衰期为 0.09～0.2 小时。

【用法用量】静脉输注，每次 1g，每天 1～2 次；加入心脏停搏液中浓度为 10mmol/L。

【不良反应】用量大时可引起血压下降。

【相互作用】尚不明确。

【注意事项】大剂量给药后可引起大量磷酸盐摄入，可能会影响钙代谢和激素的分泌及嘌呤的代谢。

【规格】注射剂：0.5g，1g。

【贮藏】密封，在凉暗干燥处保存。

丹参酮ⅡA　Tanshinon ⅡA

【别名】诺新康、乐可欣、欣平舒。

【药理作用】能增加冠脉血流量，改善缺氧后引起的心肌代谢紊乱，从而提高心肌耐缺氧的能力。还有显著保护红细胞膜的作用。

【适应证】用于冠心病心绞痛、胸闷及心肌梗死，室性期前收缩也可使用。

【体内过程】尚无参考资料。

【用法用量】①肌内注射：每次 40～80mg，每天 1 次。②静脉注射：每次 40～80mg，以 25%葡萄糖注射液 20ml 稀释。③静脉输注：40～80mg，以 5%葡萄糖注射液或 0.9%氯化钠注射液 250～500ml 稀释，每天 1 次。

【不良反应】部分患者肌内注射时可有局部疼痛。个别有皮疹反应，停药后即可消失。

【相互作用】尚不清楚。

【注意事项】①本品为红色溶液，不宜与其他药物在注射器或输液瓶中混合，应尽可能单独使用。②本品的溶液与重金属离子接触会发生类似蛋白质样变性反应，使溶液变黏稠。故禁与含镁、铁、钙、铜、锌等重金属的药物配伍使用。③本品具有较强的还原性，不宜与具有强氧化性的药物配伍使用。④配制成输液后若产生浑浊或沉淀，应立即停止使用，重新调配。⑤部分患者肌内注射后有疼痛。个别有皮疹反应，停药后即可消失。

【规格】注射剂：2ml：10mg。

【贮藏】遮光、密闭保存。

曲美他嗪 Trimetazidine

【别名】三甲氧苄嗪、心康宁、万爽力、冠脉舒、Vastarel。

【药理作用】通过保护细胞在缺氧或缺血情况下的能量代谢，阻止细胞内 ATP 水平的下降，从而保证了离子泵的正常功能和透膜钠-钾流的正常运转，维持细胞内环境的稳定。

【适应证】在成年人中作为附加疗法对一线抗心绞痛疗法控制不佳或无法耐受的稳定型心绞痛患者进行对症治疗；眩晕和耳鸣的辅助性对症治疗。

【体内过程】口服吸收迅速，2 小时内即达到血药峰值。蛋白结合率低，主要随尿液以原形清除，清除半衰期约为 6 小时。

【用法用量】每天 3 次，每次 20mg，进餐时服用。对于中度肾功能不全患者，每天 1 次，每次 20mg。

【不良反应】①胃痛、消化不良、腹泻、便秘；头痛、眩晕、睡眠障碍、帕金森症状加重，帕金森综合征及其他相关运动障碍，通常可逆，停药后可恢复。②皮疹、瘙痒、荨麻疹、血管神经性水肿、急性全身性脓疱疹。③直立性低血压、心悸、期前收缩、心动过速、低动脉压、潮红；粒细胞缺乏症、血小板减少症、血小板减少性紫癜。

【相互作用】与地尔硫䓬合用可增强抗心绞痛的作用。

【注意事项】①片剂含有日落黄 FCF S 及胭脂红 A，可能会引起过敏反应。②孕妇及 18 岁以下儿童、重度肾功能不全患者、帕金森病、帕金森综合征、震颤、下肢不宁综合征及其他相关的运动障碍者禁用。

【规格】片剂：20mg。

【贮藏】贮于 30℃以下。

第17章 泌尿系统药物

17.1 利尿药

17.1.1 强效利尿药

呋塞米 Furosemide

【别名】速尿、呋喃苯胺酸、利尿磺胺、腹安酸、速尿灵、利尿灵、Lasilix、Lasix。

【药理作用】主要通过抑制肾小管髓袢厚壁段对 NaCl 的主动重吸收，导致管腔液 Na^+、Cl^- 浓度升高，而髓质间液 Na^+、Cl^- 浓度降低，使渗透压梯度差降低，肾小管浓缩功能下降，从而导致水、Na^+、Cl^- 排泄增多。

【适应证】治疗心性水肿、肾性水肿、肝硬化腹水、功能障碍或血管障碍所引起的周围性水肿，并可促使上部尿道结石的排出。多用于其他利尿药无效的严重病例。

【体内过程】口服后吸收迅速但不完全，生物利用度为 50%～75%，1～2 小时可达血药峰值，作用可维持 4～6 小时，血浆蛋白结合率 95%～99%，能通过胎盘，并能分泌进入乳汁中，半衰期为 1.5～3.5 小时，主要以原药随尿排出。

【用法用量】口服，开始时每天 20～40mg，根据需要可增至每天 60～120mg；儿童口服量开始按 1～2mg/kg，再视情况酌增；肌内注射或静脉注射：隔日 1 次，每次 20mg，必要时亦可每天 1～2 次。

【不良反应】直立性低血压、休克、低钾血症、低氯血症、低氯性碱中毒、低钠血症、低钙血症、高尿酸血症。

【相互作用】①肾上腺糖、盐皮质激素，促肾上腺皮质激素及雌激素能降低本品的利尿作用，并增加电解质紊乱尤其是低钾血症的发生率。②非甾体抗炎药能降低本品的利尿作用，增加肾毒性。③与拟交感神经药物及抗惊厥药物合用，利尿作用减弱。④与氯贝丁酯合用，两药的作用、不良反应均增强。⑤与多巴胺合用，利尿作用加强。⑥饮酒及含乙醇制剂和可引起血压下降的药物能增强本品的利尿和降压作用，与巴比妥类药物、麻醉药合用，易引起直立性低血压。⑦可使尿酸排泄减少，血尿酸升高，故与治疗痛风的药物合用时，后者的剂量应做适当调整。⑧与两性霉素、头孢菌素类、氨基糖苷类等抗生素及抗组胺药物合用，肾毒性和耳毒性增加。⑨降低抗凝血药物和抗纤溶药物、降血糖药物的作用。⑩加强非去极化型肌松药的作用，与碳酸氢钠合用发生低氯性碱中毒概率增加。

【注意事项】少尿或无尿患者应用最大剂量后 24 小时仍无效时应停药；长期大量用药时应注意监测血中电解质浓度。

【规格】①片剂：20mg，40mg，80mg。②注射剂：2ml：20mg。

【贮藏】遮光、密封保存。

布美他尼 Bumetanide

【别名】丁尿胺、丁苯氧酸、利了、百畅、速尔、美雅聪、欣畅苏、畅泽、优布丁、Burinex、Bumex。

【药理作用】类似呋塞米，利尿作用为呋塞米 20～60 倍，对急慢性肾衰竭患者尤为适宜。

【适应证】与其他药物合用于急性肺水肿和急性脑水肿等。尚可用于高血压、高钾血症、高钙血症、稀释性低钠血症、抗利尿激素分泌过多症、急性药物中毒的治疗及预防急性肾衰竭。

【体内过程】口服后吸收迅速且完全，口服后 0.5～1 小时起效，作用持续 4～6 小时，静脉注射 12 分钟后即产生明显作用，持续约 2 小时，半衰期约 1.5 小时。

【用法用量】①口服，成人起始每天 0.5～1mg，必要时每 4～5 小时重复，最大日剂量 10～20mg，小儿每次 0.01～0.02mg/kg，必要时 4～6 小时 1 次。②静脉注射或肌内注射，成人起始每次 0.5～1mg，必要时每隔 2～3 小时重复，最大日剂量为 10mg。③急性肺水肿：静脉注射起始 1～2mg，必要时隔 20 分钟重复，也可 2～5mg 稀释后缓慢滴注。

【不良反应】偶见肝功能损害、粒细胞减少，肝炎患者易产生肝性脑病，可加重特发性水肿、未婚男性遗精和阴茎勃起困难。其他同呋塞米。

【相互作用】同呋塞米。

【注意事项】①宜静脉给药，不主张肌内注

射。②不宜用葡萄糖注射液稀释。③低钾血症、肝性脑病、大剂量使用洋地黄类药物者禁用，有氮质血症时应停用。

【规格】①片剂：1mg。②注射剂：0.5mg，1mg。

【贮藏】遮光、密封保存。

托拉塞米 Torasemide

【别名】托拉沙得、益耐、伊迈格、特苏敏、拓赛、丽芝、泽通、特苏尼、丽泉、Torrem、Demadex、Torem、Torsemide。

【药理作用】为磺酰脲吡啶类利尿药，作用于髓袢升支粗段，抑制Na^+-K^+-$2Cl^-$载体，使尿中Na^+、K^+、Cl^-和水的排泄增加，对肾小球滤过率、肾血浆流量或体内酸碱平衡无显著影响。

【适应证】①各种原因所致水肿。②原发性或继发性高血压。③急性毒物或药物中毒。

【体内过程】口服后易于吸收，约1小时可达血药峰值，血浆蛋白结合率高，在肝内代谢失活后随尿排出，消除半衰期约为3.5小时。患心力衰竭的患者，其肝、肾清除均会降低。

【用法用量】①治疗水肿，一般口服5～20mg，每天1次，日剂量不超过40mg；静脉给药，常用10～20mg，日剂量不超过40mg。②肾源性水肿，静脉开始可给予每天20mg，必要时逐渐加量到每天200mg。③治疗高血压口服每天2.5～5mg。

【不良反应】类似呋塞米，但产生失钾程度轻。

【相互作用】①引起的低钾可加重强心苷类的不良反应。②可加强盐和糖皮质激素及轻泻剂的钾消耗作用。③非甾体抗炎药和丙磺舒可降低本品的利尿和降压作用。④可加强抗高血压药物的作用。⑤可降低抗糖尿病药物的作用。⑥高剂量使用时可能会加重氨基糖苷类抗生素、顺铂类制剂、头孢菌素类的耳毒性与肾毒性。⑦可加强箭毒样肌松药和茶碱类药物的作用。⑧可降低去甲肾上腺素和肾上腺素的作用。⑨当患者使用大剂量水杨酸盐类时本品可增加水杨酸盐类的毒性。

【注意事项】①使用期间应定期监测血钾。②肾衰竭无尿患者，肝性脑病前期或肝性脑病患者，对本品及磺酰脲类过敏患者，低血压、低血容量、低钾血症或低钠血症患者，严重排尿困难患者禁用。

【规格】①片剂：2.5mg，5mg，10mg，20mg。②注射剂：10mg，20mg。

【贮藏】密封、遮光保存。

依他尼酸 Etacrynic acid

【别名】利尿酸、Ethacrynic acid、Edecril、Edectrin、Edecrin。

【药理作用】作用于髓袢升支髓质部，抑制对Na^+及Cl^-的再吸收，产生利尿作用。

【适应证】适用于各种类型水肿，尤适用于急需消除水肿的紧急情况。

【体内过程】口服后迅速被吸收，2小时可达血药峰值，作用维持6～8小时，静脉注射后12分钟即可生效，作用持续约2小时，半衰期为30～60分钟。

【用法用量】①成人口服25mg，每天1～3次，日剂量不宜超过100mg。②静脉注射每次25～50mg，3～5天为1个疗程。③大于2岁儿童口服每天25～50mg。

【不良反应】①与呋塞米相似，胃肠道反应更常见。②对耳的毒性较呋塞米重，一般是暂时性的。③尚可引起肝功能异常、黄疸、皮疹、血尿酸和血糖升高、粒细胞减少和血小板减少。

【相互作用】参见呋塞米；合用胃刺激药或抗凝血药可能使胃肠道出血的危险性增大。

【注意事项】与磺胺类药交叉过敏。

【规格】①片剂：25mg。②注射剂：25mg。

【贮藏】密封保存。

17.1.2 中效利尿药

氢氯噻嗪 Hydrochlorothiazide

【别名】双氢克尿塞、双氢氯噻嗪、双克、双氢氯消疾、双氢氯散疾。

【药理作用】主要抑制髓袢升支皮质部对Na^+和Cl^-的重吸收，使肾脏对氯化钠的排泄增加而产生利尿作用。

【适应证】用于充血性心力衰竭、肝硬化腹水、肾病综合征、急慢性肾炎水肿、慢性肾衰竭早期等水肿性疾病及原发性高血压、中枢性或肾性尿崩症，也用于预防含钙盐成分形成的结石。

【体内过程】口服吸收不完全，1～2小时开始利尿，约4小时可达血药峰值，作用持续6～12小时，降压作用需3～4天出现，停药后降压作用可持续1周，在肝内代谢，95%以上以原药随尿排出。可透过胎盘，也可进入乳汁，半衰期约为 12 小时。

【用法用量】①治疗水肿性疾病，每次 25～50mg，每天 1～2 次，或隔日治疗，或每周连服 3～5 日。②治疗高血压，每天 25～100mg，分 1～2 次服用。③小儿常用量，每天按 1～2mg/kg 或按 30～60mg/m^2，分 1～2 次服用，小于 6 个月的婴儿剂量可达每天 3mg/kg。

【不良反应】低钾血症，低氯性碱中毒或低氯、低钾性碱中毒，低钠血症，高糖血症可诱发痛风发作、血脂改变、血低密度脂蛋白和三酰甘油水平升高、高密度脂蛋白水平降低，有促进动脉粥样硬化的可能。

【相互作用】①与多巴胺合用，利尿作用加强。②与降压药合用时，利尿降压作用均加强。③溴丙胺太林可明显增加本品的胃肠道吸收。④与钙剂和维生素 D 合用，可增高血钙。⑤能增强非去极化型肌松药的作用。⑥与甘草联用可加重低血钾或瘫痪的危险。⑦与金刚烷胺合用，可产生肾毒性。⑧与阿司匹林合用可引起或加重痛风。⑨与锂制剂合用，增加锂的肾毒性。⑩与碳酸氢钠合用，发生低氯性碱中毒机会增加。⑪与酮色林合用，可发生有害的甚至是致命的不良反应。⑫在应用本品期间，合用羟丁酸钠、利托君、洋地黄类药物、胺碘酮等时，应慎防因低钾血症引起的不良反应。⑬与甲氧苄啶合用，可使低血钠的发生率增加。⑭肾上腺皮质激素、促肾上腺皮质激素、雌激素、两性霉素 B 能降低本品的利尿作用，增加发生电解质紊乱的机会，尤其是低钾血症。⑮非甾体抗炎药、拟交感胺类药物，能降低本品的利尿作用。⑯考来烯胺能减少胃肠道对本品的吸收，故应在口服考来烯胺 1 小时前或 4 小时后服用本品。⑰可降低丙磺舒、抗凝血药、降血糖药的作用。

【注意事项】注意预防低血钾；无尿者、肝性脑病者禁用。

【规格】片剂：10mg，25mg。

【贮藏】密封保存。

泊利噻嗪 Polythiazide

【别名】多噻嗪、三氟硫醚甲噻嗪、Renese、Nephril。

【药理作用】同氢氯噻嗪。

【适应证】各种原因所致水肿和高血压。

【体内过程】口服后很快被吸收，其半衰期约为 26 小时，蛋白结合率＞80%，主要以原药和代谢物随尿排出。

【用法用量】治疗水肿可每天口服 1～4mg，治疗高血压可每天 2～4mg；如与其他降压药合用，本品仅用 0.5～1.0mg 即可。

【不良反应】【相互作用】【注意事项】参见氢氯噻嗪。

【规格】片剂：1mg，2mg，4mg。

【贮藏】密封保存。

三氯噻嗪 Trichlormethiazide

【别名】舒压嗪、三氯甲哌噻嗪、Diurese、Metahydrin、Naqua。

【药理作用】【适应证】同氢氯噻嗪。

【体内过程】口服后 2 小时开始利尿，持续约 24 小时。

【用法用量】治疗水肿一般每次 1～4mg，每天 2 次，治疗高血压每天 2～4mg；儿童可用 70μg/（kg·d）。

【不良反应】【相互作用】【注意事项】参见氢氯噻嗪。

【规格】片剂：1mg，2mg，4mg。

【贮藏】密封保存。

甲氯噻嗪 Methyclothiazide

【别名】氯甲氢氧噻嗪、Aquatensen。

【药理作用】【适应证】同氢氯噻嗪。

【体内过程】口服给药后 2 小时开始利尿，6 小时达利尿高峰，效应持续 24 小时。

【用法用量】开始剂量每天 2.5～10mg，治疗高血压每天 2.5～5mg；儿童可用 50～200μg/（kg·d）。

【不良反应】【相互作用】【注意事项】参见氢氯噻嗪。

【规格】片剂：2.5mg，5mg。

【贮藏】密封保存。

苄氟噻嗪 Bendroflumethiazide

【别名】氟利尿、利钠素、氟克尿噻、Aprinox、Naturetin。

【药理作用】【适应证】同氢氯噻嗪。

【体内过程】口服后可完全吸收，其半衰期为 3～4 小时，与血浆蛋白结合率高。在体内广泛被代谢，约有 30% 原药随尿排出。

【用法用量】口服，每天 1～2 次，每次 2.5～10mg；儿童开始可给予 400μg/（kg·d），维持量可减为 50～100μg/（kg·d）。

【不良反应】【相互作用】【注意事项】参

见氢氯噻嗪。

【规格】片剂：2.5mg，5mg。

【贮藏】密封保存。

布噻嗪 Butizide

【别名】异丁噻嗪、Buthiazide、Saltucin。

【药理作用】【适应证】同氢氯噻嗪。

【体内过程】未进行该项实验且无可靠参考文献。

【用法用量】口服每天 5～15mg。

【不良反应】【相互作用】【注意事项】参见氢氯噻嗪。

【规格】片剂：5mg。

【贮藏】密封保存。

贝美噻嗪 Bemetizide

【别名】苯甲噻嗪、Melusin。

【药理作用】【适应证】同氢氯噻嗪。常与氨苯蝶啶合用。

【体内过程】口服吸收后 1～2 小时起效，3 小时达血药峰值，6～8 小时达最大效应，作用持续约 24 小时，4.4%～9.8%经肾脏排泄，半衰期为 3～6 小时。

【用法用量】口服 25～50mg，每天或隔日 1 次。

【不良反应】【相互作用】【注意事项】参见氢氯噻嗪。

【规格】片剂：25mg。

【贮藏】密封保存。

氢氟噻嗪 Hydroflumethiazide

【别名】氢氟甲噻嗪、Diucardin、Saluron。

【药理作用】【适应证】同氢氯噻嗪。

【体内过程】口服后吸收迅速但不完全，半衰期约为 17 小时，给药后约 2 小时可出现利尿作用，持续约 24 小时。代谢物则具有更长的半衰期，并广泛与红细胞结合，原药和代谢物均随尿排出。

【用法用量】每天 1 次，每次 12.5～200mg；儿童初始剂量为每天 1mg/kg，维持剂量可降低。

【不良反应】【相互作用】【注意事项】参见氢氯噻嗪。

【规格】片剂：12.5mg，25mg。

【贮藏】密封保存。

氢苄噻嗪 Hydrobentizide

【药理作用】【适应证】同氢氯噻嗪。

【体内过程】口服，每天 20～30mg。治疗高血压时一般与降压药合用。

【用法用量】口服，每天20～30mg。

【不良反应】心悸、胸痛、心室颤动等。

【相互作用】参见氢氯噻嗪。

【注意事项】不影响肾小球滤过率，肝性脑病前期、肝性脑病患者禁用，儿童不宜应用。

【规格】片剂：10mg，20mg。

【贮藏】密封保存。

对氟噻嗪 Paraflutizide

【药理作用】【适应证】同氢氯噻嗪。

【体内过程】参见氢氯噻嗪。

【用法用量】①治疗水肿性疾病：每次 25～50mg，每天 1～2 次，或隔日治疗，或每周连服 3～5 日。②治疗高血压：每天 25～100mg，分 1～2 次服用。③小儿常用量：每天按 1～2mg/kg 或按 30～60mg/m^2，分 1～2 次服用，小于 6 个月的婴儿剂量可达每天 3mg/kg。

【不良反应】【相互作用】【注意事项】参见氢氯噻嗪。

【规格】片剂：5mg。

【贮藏】密封保存。

环戊噻嗪 Cyclopenthiazide

【别名】环戊甲噻嗪、环戊氯噻嗪、Navidrex。

【药理作用】【适应证】同氢氯噻嗪。

【体内过程】给药后 1～3 小时可出现利尿，4～8 小时达血药峰值，效应持续 12 小时。

【用法用量】治疗水肿开始可每天口服 0.25～0.5mg，对心力衰竭者可加至 1mg。维持用药应降至最低有效量 0.5mg，隔天给药。治疗高血压时可单用本品，也可合用其他降压药。

【不良反应】【相互作用】【注意事项】参见氢氯噻嗪。

【规格】片剂：0.25mg，0.5mg。

【贮藏】密封保存。

希帕胺 Xipamide

【别名】氯磺水杨酸、Diurexan、Aquaphor。

【药理作用】【适应证】类似氢氯噻嗪。

【体内过程】口服后易于吸收，1～2 小时可达血药峰值，蛋白结合率达 99%。随尿排泄，部分为原药，其余为代谢物，半衰期为 5～8 小时，肾功能不全患者随胆汁的排泄量明显增多。

【用法用量】每天 1 次，每次 20～40mg。

【不良反应】【相互作用】【注意事项】参

见氢氯噻嗪。

【规格】片剂：10mg，20mg。

【贮藏】密封保存。

17.1.3 弱效利尿药

__螺内酯 Spironolactone__

【别名】安体舒通、螺旋内酯固醇、使尔通、Antisterone、Aldactone。

【药理作用】与醛固酮受体有很强的亲和力，与受体结合，但无内在活性，故竞争性拮抗醛固酮的作用。使远曲小管后部和集合管的 Na^+-K^+ 反向交换减少，尿中 Na^+、Cl^- 排出增加，而 K^+ 重吸收，故又称保钾利尿药。

【适应证】用于肝硬化腹水、充血性水肿和肾性水肿等醛固酮分泌增多的顽固性水肿，还可用于特发性水肿、高血压、原发性醛固酮增多症及低钾血症的预防。

【体内过程】口服后吸收迅速完全，生物利用度约90%，口服后1天左右出现利尿作用，2～3天达高峰，血浆蛋白结合率为90%，主要经肝脏代谢，其活性代谢物坎利酮有双相血浆半衰期，分别约为4小时和17小时。原药或代谢物均能透过胎盘，也能分泌到乳汁中。

【用法用量】①水肿性疾病：成人每天40～120mg，分2～4次服用，至少连服5天。②小儿：开始每天1～3mg/kg，单次或分2～4次服用，连服5日后酌情调整剂量，最大日剂量为3～9mg/kg。③治疗高血压：开始每天40～80mg，分次服用，至少2周。④原发性醛固酮增多症：手术前每天100～400mg，分2～4次服，不宜手术者则用较小剂量维持。⑤诊断原发性醛固酮增多症：长期试验每天400mg，分2～4次，连续3～4周，短期试验每天400mg，分2～4次，连续4天。

【不良反应】①可引起头痛、行走不协调、月经失调、阳痿及女子多毛、男子乳腺发育、皮疹等及恶心、胃痉挛、腹泻等胃肠道反应。②大剂量或长期使用可引起低钠血症、高钾血症、血尿素氮升高及轻度高氯性酸中毒等。

【相互作用】①禁与其他保钾利尿药合用。②与阿司匹林、吲哚美辛等合用，可使本品效力降低。③与其他利尿药、抗高血压药合用时作用可加强，后者剂量至少减半。④与甘草次酸类制剂之间有拮抗作用。⑤可延长地高辛等强心苷的半衰期而引起中毒。

【注意事项】监测血钾水平；禁用于高钾血症患者。

【规格】片剂：12mg，20mg。

【贮藏】密封保存。

__氨苯蝶啶 Triamterene__

【别名】二氨蝶啶、Triamteril、Pterophene、Dyrenium、Uretren。

【药理作用】直接抑制肾脏远端小管和集合管的 Na^+-K^+ 交换，从而使 Na^+、Cl^-、水排泄增多，而 K^+ 排泄减少。

【适应证】主要治疗水肿性疾病，以及肾上腺糖皮质激素治疗过程中发生的水钠潴留，亦用于对氢氯噻嗪或螺内酯无效的病例。

【体内过程】口服后吸收迅速但不完全，生物利用度约为50%，2小时出现利尿，约6小时达利尿高峰，半衰期约为2小时。本品可透过胎盘，并可分泌到乳汁中。

【用法用量】口服：成人每次50～100mg，每天3次，餐后服，最大日剂量不宜超过300mg；儿童开始每天2～4mg/kg，分2～3次服用，每天或隔日疗法，可逐渐加至每天6mg/kg。

【不良反应】高血钾、低血钠、胃肠道反应，如恶心、呕吐、胃痉挛和腹泻等。

【相互作用】可使血糖升高，与降血糖药合用时，后者剂量应适当加大。其他同螺内酯。

【注意事项】监测血钾水平；无尿、肾功能不全、糖尿病、肝功能不全、低钠血症、酸中毒、高尿酸血症或有痛风病史者，肾结石或有此病史者慎用。

【规格】片剂：50mg。

【贮藏】遮光、密封保存。

__阿米洛利 Amiloride__

【别名】氨氯吡咪、脒氯嗪、必达通、武都力、蒙达清、必达疏、Amipramizide、Midamor。

【药理作用】与氨苯蝶啶相似，在目前保钾利尿药中作用最强。一般与氢氯噻嗪和依他尼酸等利尿药合用，而不单独服用。

【适应证】用于充血性心力衰竭、肝硬化腹水、肾病综合征等水肿性疾病及肾上腺皮质激素治疗过程中发生的水钠潴留，也可用于特发性水肿。

【体内过程】口服后从胃肠道吸收较少，约2小时后出现利尿作用，3～4小时达血药峰值，可维持24～48小时，半衰期约6小时，小部分经胆汁排泄，大部分以原药随尿排出。

【用法用量】口服，成人开始每次 2.5～5mg，每天 1 次，以后酌情调整，最大日剂量 20mg。

【不良反应】可引起恶心、呕吐、腹痛、腹泻或便秘、头晕、性功能下降、皮疹甚至呼吸困难等。

【相互作用】①与噻嗪类合并用药，会导致严重的低血钠。能抵消地高辛的正性肌力作用，但尚不清楚这些影响的临床意义。②单独使用吲哚美辛也会引起约12%的患者出现严重的高血钾（＞6.0mmol/L），最好不要和本品合用。③血管紧张素转化酶抑制剂与保钾利尿药合并使用，可能出现严重的高血钾。

【注意事项】①用药过程中应监测血钾水平。②呼吸性及代谢性酸中毒、高钾血症者禁用。③无尿、肾功能不全、糖尿病患者及孕妇慎用。

【规格】片剂：2.5mg，5mg。

【贮藏】密封保存。

醋甲唑胺 Methazolamide

【别名】甲氮酰胺、尼目克司、Neptazane。

【药理作用】为碳酸酐酶抑制药。通过抑制睫状体中的碳酸酐酶，使房水形成减少，从而降低眼压。特点是用量较小，奏效较慢，持续时间较长。

【适应证】主要用于治疗慢性开角型青光眼。

【体内过程】口服后比乙酰唑胺吸收缓慢，血浆蛋白结合率低，半衰期约为 14 小时，15%～30%的用量随尿排出。

【用法用量】口服，每次 50～100mg，每天 2～3 次。

【不良反应】同乙酰唑胺。

【相互作用】①与高剂量阿司匹林合用可引起严重的代谢紊乱。②低剂量本品不引起低血钾，但可增加其他药物的排钾作用。③与促肾上腺皮质激素、糖皮质激素联合使用，可以导致严重的低血钾，长期同时使用有增加低血钙的危险，可以造成骨质疏松。

【注意事项】①高钙尿者应低钙饮食，避免发生肾结石并发症。②血清钾、钠水平偏低，严重肝、肾疾病或功能不全，肾上腺衰竭及高血氯性酸中毒患者禁用。

【规格】片剂：25mg，50mg。

【贮藏】密闭，在干燥处保存。

复方盐酸阿米洛利 Compound Amiloride Hydrochloride

【别名】武都力。

【药理作用】阿米洛利可防止接受噻嗪类利尿药治疗患者的钾过度流失，与单用噻嗪或袢利尿药相比，本品的尿镁排泄量较少，利尿作用在 1～2 小时起效，并可持续 24 小时左右。

【适应证】用于高血压、心力衰竭、肝硬化等疾病引起的水肿和腹水。

【体内过程】复方制剂具有保钾利尿和抗高血压等协调作用，兼具阿米洛利和氢氯噻嗪两药作用特点，对肾小管远端和近端同时具有排钠利尿作用，既能保钾，又能利尿，并可避免单用氢氯噻嗪引起低钾和阿米洛利利尿能力较弱的缺陷。口服后2小时起效，血清浓度达峰时间约4小时，有效作用可持续6～12小时。

【用法用量】口服，每次 1～2 片，每天 1 次，必要时每天 2 次，早、晚各一次或遵医嘱，与食物同服。

【不良反应】恶心、食欲缺乏、腹部疼痛、胃肠胀气及轻微皮疹等。

【相互作用】①非甾体抗炎药会降低袢类、保钾类及噻嗪类利尿药的利尿、促尿钠排泄及抗高血压作用。因此，当与非甾体抗炎药合用时，应严密观察患者是否能达到预期的利尿效果。②与其他抗高血压药合用，可增强降压效果。

【注意事项】①正服用其他保钾剂（如螺内酯、氨苯蝶啶）的患者禁用本品。②除严重和（或）顽固性低血钾情况外，以治疗方式补充钾、含钾的盐替代物或含钾量丰富的饮食形式时禁用本品。③急性或慢性肾功能不全或出现糖尿病肾病迹象时禁用本品。④对磺胺过敏者禁用。⑤定期检测电解质水平。

【规格】片剂：每片含盐酸阿米洛利 2.5mg，氢氯噻嗪 25mg。

【贮藏】遮光、密封保存。

复方呋塞米 Compound Furosemide

【别名】福洛必。

【药理作用】呋塞米主要抑制髓袢升支的髓质部及皮质部对 Cl^-、Na^+ 的重吸收而利尿，排 K^+、Na^+、Cl^-；盐酸阿米洛利作用于远曲小管及皮质集合管，抑制 H^+ 的分泌及 Na^+-K^+ 交换而保钾利尿。利尿排钠作用强于呋塞米，且可显著抑制尿钾排出。

【适应证】主要用于心源性水肿（伴水肿的充血性心力衰竭等）、肾性水肿、肝性水肿（肝硬化腹水等）。

【体内过程】尚不明确。

【用法用量】口服，每次 1 片，每天 1 次，早晨服，必要时每天 2 次

【不良反应】少数患者有恶心、食欲缺乏、上腹部不适、腹泻或便秘、皮疹、瘙痒、头晕、头晕、乏力。罕见轻微的精神异常、肝功能异常。

【相互作用】①与强心药、锂、非去极化型肌松药或抗高血压药合用须调节本品剂量。②可增加头孢氨苄的肾毒性。

【注意事项】①高钾症（血清钾>5.3mmol/L）、急性肾衰竭、无尿、严重进行性肾病、电解质失调患者禁用。②已在服用钾补充剂或其他保钾利尿药者不宜使用本品。③使用本品应监测血钾及其他电解质水平。④老年人与肾功能受损患者尽量避免与血管紧张素转换酶抑制剂合用。⑤可使糖尿病由隐性转为显性，糖尿病患者应用本品时应增加降血糖药的剂量，做糖耐量试验时，应停止应用本品。⑥可使血清尿酸水平升高，可促使痛风突然发作。⑦利尿治疗时，前列腺肥大或排尿受损患者有发生急性尿潴留的危险。⑧妊娠期和哺乳期妇女慎用。

【规格】片剂：每片含呋塞米 20mg，盐酸阿米洛利 2.5mg。

【贮藏】遮光、密封保存。

17.2　脱水药

甘露醇 Mannitol

【别名】甘露糖醇、Manna sugar、Mannidex、D-Mannitol。

【药理作用】为单糖，在体内不被代谢，经肾小球滤过后在肾小管内甚少被重吸收，起到渗透利尿作用。

【适应证】用于脑水肿及青光眼，合用于预防急性肾小管坏死和鉴别肾前性因素或急性肾衰竭引起的少尿。作为辅助性利尿药，治疗肾病综合征、肝硬化腹水，增加毒素和药物的排泄。作为冲洗剂，用于经尿道内做前列腺切除术。口服亦用于术前肠道准备。

【体内过程】口服后大部分不吸收，少量吸收后在肝脏被代谢。静脉注射给药后 15 分钟脑脊髓和眼压降低，作用持续 3~8 小时，利尿作用在给药后 1~3 小时出现，半衰期约为 100 分钟。

【用法用量】①利尿：成人按 1~2g/kg，一般以 20%注射液静脉滴注，并调整剂量使尿量维持在 30~50ml/h，小儿按 2g/kg，以 15%~20% 溶液 2~6 小时静脉滴注。②脑水肿、颅内高压和青光眼：成人按 1.5~2g/kg（小儿 1~2g/kg），配制为 15%~25%（小儿 15%~20%）浓度静脉滴注，每天可给药 3 次。③鉴别肾前性少尿和肾性少尿：按 0.2g/kg，成人以 20%浓度（小儿以 15%~25%浓度）于 3~5 分钟静脉滴注。④药物、毒物中毒：成人 50g 以 20%溶液静脉滴注，调整剂量使尿量维持在 100~500ml/h，小儿按 2g/kg 以 5%~10%溶液静脉滴注。⑤肠道准备：术前 4~8 小时于 30 分钟内口服 10%溶液 1000ml。

【不良反应】①常见水和电解质紊乱，快速大量注射可导致心力衰竭等。②尚可出现变态反应、口渴、头晕、寒战、发热、视物模糊、排尿困难、血栓性静脉炎等，大剂量快速静脉滴注可引起渗透性肾病。

【相互作用】①不宜与抗胆碱药合用，尤其是青光眼患者；不能与血液、无机盐类药物配伍。②可增加强心苷的不良反应与低血钾有关。

【注意事项】①一旦发生急性肾衰竭征象，应立即停药，并静脉滴注多巴胺、酚妥拉明等扩张肾血管的药物。②注射时不可漏出血管，否则可发生局部组织肿胀，严重时可引起组织坏死。③肺充血或肺水肿、脑出血、充血性心力衰竭及进行性肾衰竭患者禁用。

【规格】注射剂：10g∶50ml，20g∶100ml，50g∶250ml。

【贮藏】遮光，密闭保存。

山梨醇 Sorbitol

【别名】山梨糖醇、Sorgite、Sorbol、Sorbostyl、d-Sorbitol。

【药理作用】同甘露醇但作用较弱。

【适应证】脑水肿、青光眼及心肾功能正常的水肿、少尿。

【体内过程】静脉给药后，小部分在肝脏内转化为糖原，大部分以原药经肾脏排出体外，给药后 2 小时显效。

【用法用量】静脉滴注，成人 1 次 25%溶液 250~500ml，儿童每次 1~2g/kg，20~30 分钟输

完,为消除脑水肿每隔 6～12 小时重复滴注 1 次。

【不良反应】【相互作用】【注意事项】同甘露醇,但局部刺激作用比甘露醇大。

【规格】注射剂:100ml:25g,250ml:6.25g。

【贮藏】密闭保存。

甘油氯化钠 Glycerol and Sodium Chloride

【药理作用】为高渗透性脱水剂。

【适应证】用于降低脑内出血,脑梗死、脑外伤、脑膜炎、脑肿瘤等引起的高颅压,防止脑疝;降低眼压。

【体内过程】尚无资料。

【用法用量】静脉滴注,每次 500ml,每天 1～2 次。

【不良反应】可能出现血红蛋白尿或血尿,应严格控制滴注速度(每分钟 2～3ml),一旦发生血尿或血红蛋白尿,应及时停药,2 天内即可消失。

【相互作用】尚不明确。

【注意事项】严重心力衰竭患者慎用。

【规格】注射剂:250ml:甘油 25g、氯化钠 2.25g,500ml:甘油 50g、氯化钠 4.5g。

【贮藏】密闭,在凉暗处保存。

尿素 Urea

【别名】芙宁、脲、信龙、Aquadrate、Basodexan、Carbamide、Carbonyl Diamide、Ureaphil、Urenphil、Uveophil。

【药理作用】同山梨醇。

【适应证】用于脑水肿、脑疝、青光眼等。脱水作用快而强,但维持时间短。

【体内过程】给药后 15～30 分钟起效,1～2 小时作用达高峰,维持 3～6 小时。经静脉滴注后由肾小球滤过,约 50%从肾小管再吸收,其余 50%由肾小管排出。

【用法用量】每次 0.5～1g/kg,于 20～30 分钟滴注完毕。12 小时后可重复给药,一般可连用 1～3 天。

【不良反应】药物贮存太久或药液温度过低,注入后引起面色潮红、精神兴奋、烦躁不安等症状。

【相互作用】与抗真菌药合用可增强本品疗效。

【注意事项】①性质不稳定,注射液须在临用前以 10%葡萄糖注射液溶解,并须在 24 小时

以内用完。②药液漏出血管外,可引起局部红肿起疱,应以 0.25%普鲁卡因局部封闭并加热敷,或用如意金黄散或 50%硫酸镁湿敷治疗;肾功能不全、严重休克及明显脱水者,有活动性颅内出血者,血尿素氮水平高的患者,妊娠期妇女禁用。

【规格】注射剂:100ml:30g,250ml:60g。

【贮藏】密封保存。

甘油果糖 Glycerol Fructose

【别名】固利压、布瑞得、甘果糖、甘瑞宁、普甘、布瑞德、海甘欣、凯露奇、Glycer in Fructose、Glycerosteril。

【药理作用】是高渗制剂,通过高渗透性脱水,能使组织内水分进入血管内,从而减轻组织水肿,降低颅内压、眼压、脑脊液容量及其压力。

【适应证】①急慢性颅内压增高,脑水肿症。②改善下列疾病的意识障碍、神经障碍和自觉症状:脑梗死、脑内出血、蛛网膜下腔出血、头部外伤、脑脊髓膜炎等。③脑外科手术前缩小脑容积,手术后降颅内压。④青光眼患者降低眼压或眼科手术缩小眼容积。

【体内过程】注射后约 0.5 小时颅内压开始下降,约 2 小时作用达高峰,并可持续约 6 小时,最终代谢产物为二氧化碳和水。

【用法用量】静脉滴注。①治疗颅内压增高、脑水肿:成人每次 250～500ml,每天 1～2 次,儿童用量为 5～10ml/kg,每 500ml 需滴注 2～3 小时,连续给药 1～2 周。②脑外科手术时缩小脑容积:每次 500ml,静脉滴注时间为 30 分钟。③降低眼压或眼科手术时缩小眼容积:每次 250～500ml,静脉滴注时间为 45～90 分钟。

【不良反应】大量、快速输入时可产生乳酸中毒。偶见瘙痒、皮疹、溶血、血红蛋白尿、血尿,有时还可出现高钠血症、低钾血症、头痛、恶心、口渴,较少出现倦怠感。

【相互作用】尚不明确。

【注意事项】怀疑有急性硬膜下、硬膜外血肿时,应先处理出血源并确认不再有出血后方可应用本品,滴注过快可发生溶血、血红蛋白尿;遗传性果糖不耐受者、低渗性脱水症患者、对该制剂中任何成分过敏者、高钠血症及心功能不全者禁用。

【规格】注射剂:250ml,500ml(每 1ml 中含甘油 100mg、果糖 50mg、氯化钠 9mg)。

【贮藏】密闭保存。

17.3 前列腺疾病用药

非那雄胺 Finasteride

【别名】保列治、蓝乐、非那司提、沥舒、星保、再安列、多晒、隆通、士怡、合舒、卡波、千诺林、如川、易优瑞欣、杰列青、艾仕列、浦列安、意安林、启悦、保法止、Proscar、Troscar。

【药理作用】睾酮代谢后成为二氢睾酮过程中的细胞内酶-Ⅱ型 5α-还原酶的特异性抑制剂，良性前列腺增生取决于前列腺内睾酮向二氢睾酮的转化，能非常有效地减少血液和前列腺内的二氢睾酮。

【适应证】用于良性前列腺增生和脱发。

【体内过程】口服本品 5mg，生物利用度为 34%～108%，服药后 1～2 小时可达血药峰值，多剂量口服后可见少量药物蓄积，可透过血-脑脊液屏障。主要在肝内代谢，平均消除半衰期约为 6 小时，70 岁以上老年人的终末半衰期约为 8 小时。

【用法用量】每次 5mg，每天 1 次，空腹或与食物同服；男性脱发：口服每天 1mg。

【不良反应】常见阳痿、性欲下降、射精量减少等。其他包括唇肿在内的过敏反应、睾丸疼痛。

【相互作用】暂未发现明显的临床不良相互作用。

【注意事项】①肾功能不全患者无须调整剂量。②使用前首先应排除感染、前列腺癌、尿道狭窄、膀胱低张力和神经源性紊乱等。

【规格】片剂：1mg，5mg。

【贮藏】遮光、密闭，贮于阴凉干燥处。

坦洛新 Tamsulosin

【别名】坦索罗辛、哈乐、Harnal、Alna。

【药理作用】可选择性阻断交感神经α_{1A}受体，抑制尿道内压力上升的能力是抑制血管舒张压力上升能力的 13 倍，改善排尿障碍，降低前列腺部尿道内压，对膀胱内压无明显影响，故可用于前列腺增生引起的排尿障碍。

【适应证】前列腺肥大症引起的排尿障碍。

【体内过程】生物利用度几乎是 100%，食物会影响吸收，口服后约 1 小时可达血药峰值，在肝内代谢，消除半衰期为 4～5.5 小时，蛋白结合率约为 99%。

【用法用量】每天 1 次，每次 0.2mg，餐后或晚间睡前服。

【不良反应】偶有头晕、蹒跚感，偶见心率加快、血压下降，极少患者可出现皮疹及胃肠反应，偶见 ALT、AST 升高，停药后可恢复正常。

【相互作用】①主要经 CYP3A4 和 CYP2D6 代谢，强效 CYP3A4、CYP2D6 抑制剂可明显升高本品的血药浓度，应避免合用。②西咪替丁可减少本品的清除，使本品的 AUC 升高 44%。③不推荐本品与其他α受体阻滞剂合用。④慎与磷酸二酯酶抑制剂合用。

【注意事项】①因患者年龄均较大，故服药后宜休息片刻。②对本品过敏及肾功能不全、直立性低血压患者禁用。

【规格】①胶囊：0.1mg，0.2mg。②片剂：0.2mg。

【贮藏】密封置于室温下。

黄酮哌酯 Flavoxate

【别名】福来威克斯、洛沃克、优必达、畅尔达、吉时达、舒尔达、津源灵、渡洛捷、昔路平、乾乐、贝斯清、Flavoxatum。

【药理作用】具有抑制腺苷酸环化酶、磷酸二酯酶的作用及拮抗钙离子作用，并有弱的抗毒蕈碱作用，对泌尿生殖系统的平滑肌具有选择性解痉作用，因而能直接解除泌尿生殖系统平滑肌的痉挛，使肌肉松弛，消除尿频、尿急、尿失禁及尿道膀胱平滑肌痉挛引起的下腹部疼痛。

【适应证】用于以下情况引起的尿频、尿急、尿痛、排尿困难及尿失禁等症状：①下尿路感染性疾病。②下尿路梗阻性疾病。③下尿路器械检查后或手术后。④尿道综合征。⑤急迫性尿失禁。

【体内过程】脂溶性较高，口服后吸收迅速，口服 200mg 后约 2 小时达血药峰值。与血浆蛋白结合较少，主要随尿液排泄，少量随胆汁排泄。半衰期约为 24 小时。

【用法用量】口服，成人每次 200mg，每天 3～4 次，或遵医嘱。

【不良反应】个别患者出现胃部不适、口干、恶心、呕吐、视物模糊、眩晕、嗜睡、皮疹、心悸等。

【相互作用】勿与大量维生素 C 或钾盐合用。

【注意事项】泌尿生殖道感染患者，需进行抗感染治疗；幽门及十二指肠阻塞、阻塞性小肠损害或绞痛、弛缓不能、胃肠道出血及阻塞性尿道疾病、胃肠出血、尿路梗阻患者和 12 岁以下儿童、老年人、司机及高空作业人员禁用。

【规格】片剂：100mg，200mg。

【贮藏】密闭，在阴凉干燥处保存。

普适泰 Prostat

【别名】舍尼通、Cernilton。

【药理作用】主要为水溶性花粉提取物 P5、脂溶性花粉提取物 EA10，其作用机制可能与阻碍体内睾酮转化为二氢睾酮及抑制白三烯、前列腺素合成有关。

【适应证】良性前列腺增生，慢性、非细菌性前列腺炎。

【体内过程】未进行该项实验且无可靠参考文献。

【用法用量】每次 1 片，每天 2 次，疗程 3～6 个月。

【不良反应】仅极少数人有轻微的腹胀、胃灼热和恶心，停药后症状即会消失。

【相互作用】尚不明确。

【注意事项】前列腺感染、尿道狭窄、前列腺结石、膀胱颈硬化、前列腺癌和其他前列腺疾病都会引起类似良性前列腺增生的症状，在使用本品之前应先排除上述疾病。

【规格】片剂：P5 70mg，EA10 4mg。

【贮藏】密闭，在阴凉干燥处保存。

特拉唑嗪 Terazosin

【别名】高特灵、降压宁、可派、派速、悦克、均益、正舒、马沙尼、欧得曼、阿美利特、施艾特、Hytrin、Itrin、Deflox、Dysalfa、Hytrinex。

【药理作用】为选择性α_1受体阻滞剂，能降低外周血管阻力，具有松弛膀胱和前列腺平滑肌的作用，可缓解良性前列腺肥大引起的排尿困难症状。

【适应证】良性前列腺增生及高血压。

【体内过程】口服后快速且几乎完全被吸收，生物利用度为90%，约 1 小时后可达血药峰值。在肝内被代谢，血浆半衰期接近 12 小时。

【用法用量】良性前列腺增生：开始每次 1mg，睡前服药，维持量渐增至每次 4～8mg，每天 1 次；高血压：开始每晚 1mg，维持量为每次 1～5mg，每天 1 次。

【不良反应】体虚无力、心悸、恶心、外周水肿、眩晕、嗜睡、鼻充血、鼻炎和视觉模糊、弱视。

【相互作用】与血管紧张素抑制剂或利尿药合用出现眩晕和其他不良反应的比例较高，与其他抗高血压药合用时应注意观察，以免发生显著低血压。

【注意事项】可发生晕厥和"首剂"反应，应告诫患者注意；对本品过敏者禁用。

【规格】①片剂：2mg。②胶囊剂：2mg。

【贮藏】遮光、密封保存。

爱普列特 Epristeride

【别名】依立雄胺、川流。

【药理作用】为选择性和非竞争性的类固醇 II 型 5α-还原酶抑制剂，作用机制是通过抑制睾酮转化为双氢睾酮而降低前列腺体内双氢睾酮的含量，导致增生的前列腺体萎缩。

【适应证】良性前列腺增生症。

【体内过程】临床药动学呈二房室模型，口服后吸收迅速且较完全，生物利用度为 90%～93%。给药后，3～4 小时血药浓度达峰值。主要通过肝脏代谢，69%～80%随粪便排出，10%～22%随尿液排出。消除半衰期为 7.5 小时。

【用法用量】口服每次 5mg，每天早、晚各 1 次，疗程 4 个月。

【不良反应】可见恶心、食欲缺乏、腹泻、口干、头晕、失眠、全身乏力、皮疹。

【相互作用】尚不明确。

【注意事项】①本品可降低血清前列腺特异性抗原值，从而干扰前列腺癌的诊断。②治疗前需明确诊断。

【规格】片剂：5mg。

【贮藏】遮光、密闭，在阴凉干燥处（不超过20℃）保存。

阿呋唑嗪 Alfuzosin

【别名】瑞通、维平、桑塔。

【药理作用】对于膀胱三角部、尿道及前列腺的α_1受体具有特异性，可降低尿道压力，因而减少排尿阻力。

【适应证】用于良性前列腺增生所致的症状治疗，尤其适用于高龄患者。

【体内过程】片剂和缓释片的血药浓度达峰时间分别为 1 小时和 9 小时，血浆蛋白结合率为82%～90%。在肝脏广泛代谢为无活性产物，CYP3A4 为主要代谢酶，消除半衰期为 10 小时。

【用法用量】每次 2.5mg，每天 3 次；缓释片，每次 10mg，每天 1 次，晚餐后立即服用。

【不良反应】①常见眩晕、虚弱、头痛、心

率加快。②偶见直立性低血压、潮热、瞌睡、消化不良、恶心、呕吐、腹泻、晕厥、口干、皮疹。

【相互作用】避免与钙通道阻滞剂合用，以防导致严重低血压。

【注意事项】①对冠心病患者不应单独使用，肝肾功能不良患者应减量用药。②对本品过敏者、有直立性低血压史者禁用。

【规格】片剂：2.5mg，10mg。

【贮藏】密闭保存。

谷丙甘氨酸 Glutamic Acid

【别名】通烈康、Alanine and Glycine。

【药理作用】可调节体内氨基酸代谢平衡，从而消除前列腺炎症、水肿，使其回缩。

【适应证】用于前列腺增生引起的尿频、排尿困难、尿潴留。

【体内过程】在胃内迅速崩解后吸收进入血液循环，45～90 分钟达血药浓度峰值。谷氨酸、丙氨酸、甘氨酸的半衰期分别为（0.68±0.49）小时、（1.50±0.94）小时、（1.46±1.17）小时。

【用法用量】口服给药，每次 2 片，每天 3 次。

【不良反应】尚未见有关不良反应的报道。

【相互作用】未进行该项实验且无可靠参考文献。

【注意事项】肾功能不全者慎用。

【规格】片剂或胶囊剂：含谷氨酸 265mg、丙氨酸 100mg、甘氨酸 45mg。

【贮藏】密封，在干燥处保存。

萘哌地尔 Naftopidil

【别名】博帝、帝爽、格瑞佳、君列欣、来络尔、那妥、萘夫托地、浦畅、浦立舒、疏尔、司坦迪、愈畅、再畅、Avishot、Eapidil、Flivas。

【药理作用】通过阻断 α_1 受体，缓解该受体兴奋所致的前列腺和尿道交感神经性紧张，降低尿道内压。

【适应证】用于缓解良性前列腺增生症引起的尿路梗阻症状。

【体内过程】健康成人单次服用 100mg，血清蛋白结合率为 98.5%，在肝脏主要代谢为葡糖醛酸结合物及苯羟基化物。

【用法用量】初始剂量为每次 25mg，每天 1 次，睡前服用。剂量可随疗效适当调整，一日最大剂量为 75mg；高龄患者应从低剂量 12.5mg 开始用药。

【不良反应】头晕、直立性眩晕、头重、头痛，ALT、AST 升高。

【相互作用】与利尿药、降压药合用有协同降压作用，必须合用时应减量。

【注意事项】用药期间应监测血压。

【规格】①片剂：25mg。②胶囊剂：25mg。

【贮藏】密封保存。

17.4 其他泌尿系统药物

去氨加压素 Desmopressin

【别名】依他停、Octostim。

【药理作用】为新合成的升压素类似物质，抗利尿作用强大。

【适应证】中枢性尿崩症、夜间遗尿及血友病等，也用于肾尿液浓缩功能的测试。

【体内过程】经鼻、舌下、口腔或口服给药均能迅速吸收，皮下或肌内注射吸收迅速而完全，达血药浓度峰值时间分别为口服 54～90 分钟，经鼻给药 30～240 分钟，皮下给药约 87 分钟。

【用法用量】①滴鼻剂及喷雾剂：尿崩症成人每天 20～40μg，儿童每天 10～20μg，分 1～3 次用；遗尿症每天 10～40μg，睡前用；肾浓缩功能试验成人 40μg，1 岁以上儿童 10～20μg。②注射剂：治疗性控制出血静脉注射 0.3μg/kg；中枢性尿崩症每次 1～4μg，小儿 0.2～1μg，静脉注射，每天 1～2 次。③片剂：中枢性尿崩症每次 100～200μg，每天 3 次；夜间遗尿症 200～400μg，睡前服。

【不良反应】疲劳、头痛、恶心和胃痛，一过性血压降低，伴有反射性心动过速及面部潮红、眩晕。

【相互作用】①辛伐他汀、吲哚美辛会加强患者对本品的反应，但不会影响其反应持续时间。②可释放抗利尿激素的药物，如三环类抗抑郁药、氯丙嗪、卡马西平等，可增加抗利尿作用并有引起体液潴留的危险。③与洛哌丁胺合用，可使本品血药浓度上升 3 倍，增加发生水潴留、低钠血症的概率。④格列本脲可抑制本品效应。

【注意事项】超量会增加水潴留和低钠血症的危险性，用药期间限制饮水，应从小剂量开始，选择最小有效剂量。

【规格】①片剂：100μg，200μg。②注射剂：4μg，15μg。③喷鼻剂：2.5ml：100μg。④滴鼻

剂：100μg，250μg。

【贮藏】密封，在 2～8℃暗处保存。

丙米嗪 Imipramine

【别名】米帕明、依米帕明。

【药理作用】为三环类抗抑郁药，还具有抗胆碱作用，可抑制膀胱排尿。

【适应证】用于各种抑郁症，因具有振奋作用，适用于迟钝型抑郁，但不宜用于激越型抑郁或焦虑性抑郁。亦可用于小儿遗尿症。

【体内过程】口服后可迅速吸收，2～8 小时达血药峰值，可透过血-脑脊液屏障，还可透过胎盘，进入乳汁，血浆蛋白结合率为 89%～94%，半衰期为 9～28 小时，在肝内通过首过代谢，主要转化为活性代谢物地昔帕明，该原药及代谢物可经羟基化、N-氧化的代谢途径，以游离的或与葡糖醛酸结合的方式，随尿排出。

【用法用量】口服：成人，每次 12.5～50mg，每天 3 次，极量 0.2～0.3g；小儿，5 岁以上每次 12.5～25mg，每晚 1 次，睡前 1 小时服用。

【不良反应】多汗、口干、震颤、眩晕、心动过速、视物模糊、排尿困难、便秘或麻痹性肠梗阻等。大剂量可发生心脏传导阻滞、心律失常、焦虑等。其他有皮疹、直立性低血压。偶见癫痫发作和骨髓抑制或中毒性肝损害。

【相互作用】①与乙醇合用，可使中枢神经的抑制作用增强。②与抗惊厥药合用，可降低后者的作用。③与抗阻按药、抗胆碱药合用，药效相互增强。④与肾上腺素受体激动剂合用可引起严重高血压与高热。⑤与甲状腺制剂合用，互相增效导致心律失常。⑥与单胺氧化酶合用，有发生高血压的危险。⑦与雌激素或含雌激素的避孕药合用，可增加本品不良反应。

【注意事项】在停用单胺氧化酶抑制剂后 14 天，才能使用本品。用药期间应定期检查血常规、肝肾功能。患者有转向躁狂倾向时应立即停药。

【规格】片剂：10mg，25mg。

【贮藏】遮光、密封保存。

奥昔布宁 Oxybutynin

【别名】尿多灵、氯化羟丁宁、Dridase、Driptane。

【药理作用】可增强膀胱体积容量，减少排尿次数，恢复膀胱的顺应性。

【适应证】尿急、尿频、尿失禁、5 岁以上儿童的夜间遗尿等疾病，尤适用于膀胱炎、尿道炎及复发性尿路感染所引起的尿频症状。

【体内过程】单剂口服奥昔布宁缓释片 10mg 后，R-奥昔布宁在服药后 12.7 小时达到血药峰值，S-奥昔布宁为 11.8 小时。消除半衰期分别为 13.2 小时和 12.4 小时。

【用法用量】口服，成人每次 5mg，每天 2～3 次，最大剂量为每天 30mg；5 岁以上儿童每次 2.5mg，每天 2 次，最大剂量为每天 20mg。

【不良反应】有视物模糊、口干、乏力、头晕及胃肠道反应等。

【相互作用】①奥昔布宁与其他解痉药物及其他产生口干、便秘、嗜睡药物或其他抗胆碱能样药物合用会增加上述症状的频度和严重程度。②抗胆碱药对胃肠道能动性的作用会影响与之同时服用药物的吸收。

【注意事项】孕妇及 5 岁以下儿童，尿潴留、胃潴留、未控制的闭角型青光眼者禁用。

【规格】①片剂：5mg。②胶囊剂：5mg。

【贮藏】遮光、密闭，在阴凉干燥处保存。

氯噻酮 Chlortalidone

【别名】海固通、海因通、Hygroton、Hylidone、Thalitone、Chlorthalidone。

【药理作用】虽然本品并不含有噻嗪环系，但其作用却类似噻嗪类利尿药。

【适应证】用于治疗伴有心力衰竭的水肿、高血压和尿崩症。

【体内过程】口服后吸收不规则，高度与红细胞结合，可透过胎盘，并进入乳汁中。其被结合的受体为碳酸酐酶，血浆消除半衰期为 40 小时，主要以原药随尿排出。

【用法用量】口服。水肿性疾病：成人每天 25～100mg，或隔日 100～200mg，当肾小球滤过率低于 10ml/min 时，用药间隔应在 24～48 小时以上。高血压：每天 25～100mg，1 次服用或隔日 1 次；小儿 2mg/kg，每天 1 次，每周连服 3 天。

【不良反应】常见水、电解质紊乱，高血糖症，高尿酸血症。

【相互作用】①与洋地黄合用因失钾可诱发或增强洋地黄对心脏的毒性，必须合用时，需加服氯化钾。②与保钾利尿药合用，可加强疗效，减少排钾的不良反应。③与 α 受体阻滞剂或血管紧张素转换酶抑制剂合用，可加强降压作用。④与锂盐合用，可提高锂盐血药浓度。⑤还可增加别嘌醇、四环素的毒性。⑥如同时饮酒或使用巴比妥类药物、阿片类药可加重直立性低血压。⑦与阿司咪唑、特非那丁、卤泛群、匹莫齐特或索他洛尔合用，可增加发生心律失常的危险性。⑧与非去极化型肌松药合用，可增加后者的神经肌肉阻滞作用。⑨皮质激素、促皮质素、β_2 受体激动剂、甘珀酸或两性霉素 B 可增加本品的排钾作用。⑩引起体液潴留的药物如皮质激素、非甾体抗炎药或甘珀酸可拮抗本品的利尿作用。

【注意事项】①与磺胺类药物、呋塞米、布美他尼、碳酸酐酶抑制药有交叉过敏。②对诊断的干扰：可致糖耐量减低，血糖、尿糖、血胆红素、血钙、血尿酸、血胆固醇、三酰甘油和低密度脂蛋白浓度升高，血镁、钾、钠及尿钙降低。③无尿或严重肾功能不全者，糖尿病、高尿酸血症或有痛风病史者及严重肝功能损害者因水、电解质紊乱可诱发肝性脑病，高钙血症、低钠血症、红斑狼疮、胰腺炎、交感神经切除者及有黄疸的婴儿慎用。④随访检查：血电解质、血糖、血尿酸、血肌酐、尿素氮、血压。

【规格】片剂：25mg，50mg，100mg。

【贮藏】遮光、密封保存。

他达拉非 Tadalafil

【别名】西力士、犀利士，希爱力。

【药理作用】是环鸟苷酸（cGMP）特异性磷酸二酯酶 V 型（PDE5）的选择性、可逆性抑制剂。当性刺激导致局部释放一氧化氮，PDE5 受到他达拉非抑制，使阴茎海绵体内 cGMP 水平提高。这导致平滑肌松弛，血液流入阴茎组织，产生勃起。

【适应证】用于男性勃起功能障碍，需要性刺激以使本品生效。

【体内过程】口服后快速吸收，服药后 2 小时达到血药峰值。平均半衰期为 17.5 小时，主要以无活性的代谢产物形式排泄从粪便、少部分从尿中排出。

【用法用量】推荐剂量为 10mg，在进行性生活之前服用。最大服药频率为每天 1 次。

【不良反应】常见头痛、消化不良、头晕眼花、充血、面红、背痛、肌痛。

【相互作用】可增强硝酸盐类药物的降压作用。

【注意事项】18 岁以下者不得服用本品。

【规格】片剂：20mg。

【贮藏】室温保存。

西地那非 Sildenafil

【别名】喜多芬、金戈、伟哥、万艾可。

【药理作用】同他达拉非。

【适应证】用于勃起功能障碍。

【体内过程】口服后吸收迅速，10～40 分钟起效，绝对生物利用度约为 40%，空腹口服 30～120 分钟后达血药浓度峰值，餐后口服 90～180 分钟达血药浓度峰值。肝功能异常、严重肾功能不全者或 65 岁以上老年人用药后 AUC 升高。消除半衰期约为 4 小时。

【用法用量】一般剂量为 50mg，在性活动前约 1 小时（或 0.5～4 小时）服用。

【不良反应】常见头痛、潮红、消化不良、鼻塞、尿道感染、视觉异常、腹泻、眩晕、皮疹。

【相互作用】可增强硝酸盐类药物的降压作用。

【注意事项】18 岁以下者不得服用本品。

【规格】片剂：20mg。

【贮藏】30℃以下保存。

托特罗定 Tolterodine

【别名】布迈定、得妥、海正内青、宁通、舍尼亭、美朋。

【药理作用】为竞争性 M 胆碱受体阻滞剂。

【适应证】因膀胱过度兴奋引起的尿频、尿急或紧迫性尿失禁症状的治疗。

【体内过程】口服后 1～3 小时可达血药峰值，主要通过 CYP2D6 代谢成具有活性的 5-氢甲基衍生物，极少通过 CYP3A4 代谢成失活代谢物。

【用法用量】初始的推荐剂量为每次 2mg，每天 2 次。根据患者的反应和耐受程度，剂量可下调到每次 1mg，每天 2 次。对于肝功能不全或正在服用 CYP3A4 抑制剂的患者，推荐剂量每次 1mg，每天 2 次。

【不良反应】常见口干、消化不良、便秘、腹痛、胀气、呕吐、头痛、眼干、皮肤干燥、思睡、神经质、感觉异常；少见调节失调、胸痛、过敏反应、尿闭、精神错乱。

【相互作用】①与其他具抗胆碱作用的药物合并给药时可增强治疗作用，但也可增强不良反应，反之毒蕈碱受体激动剂可降低本品的疗效。②合并使用较强作用的 CYP3A4 抑制剂如大环内酯类抗生素、抗真菌药应十分谨慎。

【注意事项】服用本品可能引起视物模糊，用药期间驾驶车辆、开动机器和进行危险作业者应当注意。

【规格】①片剂：1mg，2mg。②胶囊剂：2mg，4mg。

【贮藏】密闭、室温保存。

醋羟胺酸　Acetohydroxamic Acid

【别名】菌石通、乙氧肟酸、乙酰异羟肟酸。

【药理作用】系脲酶竞争性抑制药，具有与尿素相似结构的酰胺基，在体内与脲酶生成螯合物，使该酶的活性受到抑制。脲酶是尿路结石形成的生化诱发物，当它的活性受到抑制后，尿素分解减少，尿氨浓度下降，pH 降低，从而溶解尿石并防止感染性尿路结石的形成。

【适应证】用于防止感染性尿石症和尿路感染。

【体内过程】可从胃肠道迅速吸收，1 小时内达血药峰值，半衰期长达 10 小时，肾功能不全患者更长。部分本品在肝脏代谢为无活性的乙酰胺，2/3 以原药从肾排泄。

【用法用量】口服，250mg，每天 3 次。

【不良反应】可发生溶血性贫血和缺铁性贫血及焦虑和压抑等神经系统反应，还可导致头痛、胃肠道紊乱、脱发、皮疹和震颤等。

【相互作用】①能与胃肠道铁螯合而减少两者的吸收。②服用时饮酒，可增加皮疹的发生率。

【注意事项】服用期间应定期检查血常规和肾功能。

【规格】胶囊剂：250mg。

【贮藏】遮光、密封保存。

甘氨酸　Glycine

【别名】氨基乙酸、胶糖。

【药理作用】冲洗液为 1.5%的甘氨酸溶液，作为泌尿外科腔内手术的冲洗液，具有透明度好、无黏稠感、不导电等特点。

【适应证】用于泌尿外科腔内手术的冲洗。

【体内过程】本品冲洗液使用后基本排出体外，仅有少量吸收入血液。

【用法用量】经内镜腔内冲洗，每次 2000～20 000ml 或视手术情况而定。

【不良反应】人体若摄入甘氨酸的量过多，不仅不能被人体吸收利用，而且会打破人体对氨基酸的吸收平衡而影响其他氨基酸的吸收，导致营养失衡而影响健康。以甘氨酸为主要原料生产的含乳饮料，很容易对青少年及儿童的正常生长发育带来不利影响。

【相互作用】与阿司匹林合用，可减少其对胃的刺激。

【注意事项】无尿患者禁用。

【规格】溶液剂：2000ml：30g。

【贮藏】遮光、密封保存。

包醛氧淀粉　Coated Aldehyde Oxystarch

【别名】析清。

【药理作用】胃肠道中的氨、氮可通过复醛处理与氧化淀粉中的醛基结合成席夫碱络合物从粪便中排出，故能代偿肾功能，降低血液中非蛋白氮和尿素氮的浓度，从而发挥治疗作用。

【适应证】适于各种原因造成的氮质血症。①慢性肾小球肾炎、慢性肾盂肾炎等肾脏疾病所致的氮质血症、尿毒症。②高血压或糖尿病所致的尿毒症。

【体内过程】尚无参考资料。

【用法用量】口服：散剂，餐后用温开水浸泡后服用，每天 2～3 次，每次 5～10g，或遵医嘱；颗粒剂，餐后温开水冲服，每次 5～10g，每天 2～3 次。

【不良反应】少数患者会有轻度腹痛、腹泻、呕吐等症状，系由于具有吸水性，使肠容量增加而刺激肠蠕动所致，可自行消退，或在减量后症状消失。

【相互作用】尚不清楚。

【注意事项】①在胃肠道中不被吸收。②服用时要适当控制蛋白质摄入量，如能配合低蛋白饮食，将有助于提高疗效。③受潮发霉后勿服用。

【规格】①散剂：5g。②颗粒剂：0.625g。

【贮藏】遮光、密封，在干燥处保存。

第18章　血液系统药物

18.1　促凝血药

氨甲苯酸 Aminomethylbenzoic Acid

【别名】对羧基苄胺、抗血纤溶芳酸、止血芳酸、Pamba、Gumbix、奥瑞艾、安本、唯卡、华苏凝。

【药理作用】化学结构与赖氨酸相似，因此能竞争性阻滞纤溶酶原在纤维蛋白上吸附，从而防止其激活，保护纤维蛋白不被纤溶酶所降解和溶解，最终达到止血效果。同氨基己酸，其止血作用较之强5倍。排泄慢，毒性较低，不易形成血栓。

【适应证】①纤维蛋白溶解过程亢进所致出血，如肺、肝、胰、前列腺、甲状腺、肾上腺等手术时的异常出血，妇产科和产后出血及肺结核咯血或痰中带血、血尿、前列腺肥大出血、上消化道出血等。②术前用药可防止上述脏器术中和术后的渗血。③尚可用于链激酶或尿激酶过量引起的出血。④合用肝素可用于弥散性血管内凝血（DIC）的晚期，以阻止继发纤溶亢进症。⑤口周皮炎。⑥慢性荨麻疹。

【体内过程】口服后3小时可达峰。吸收率67%。半衰期约为1小时。静脉注射后血药浓度可维持3~5小时。广泛分布，以肾肝、心为主。不易透过血脑屏障，可透过胎盘。

【用法用量】①口服：每次0.25~0.5g，每天3次，每天最大剂量2g。小儿>5岁：每次0.1~0.125g，每天2~3次。②静脉注射：每次0.1~0.3g，用5%葡萄糖注射液或0.9%氯化钠注射液10~20ml稀释后缓慢注射，每天最大用量0.6g。③口周皮炎：150mg稀释于20ml 0.9%氯化钠注射液中（如有脓疱，加庆大霉素32万IU），以消毒纱布浸湿后局部湿敷，每天2次，2周为1个疗程。④慢性荨麻疹：100mg，加入50%葡萄糖注射液20ml中，静脉注射，每天1次，特非那定60mg，口服，每天2次，10天为1个疗程。

【不良反应】①药量过大易引起恶心、呕吐、腹泻、头痛、头晕、耳鸣、鼻塞、皮疹、腹部不适，严重者可致肾脏受损。②快速静脉注射可出现低血压、心动过缓和心律失常。

【相互作用】①与青霉素有配伍禁忌。②与口服避孕药和雌激素同用，增加血栓形成的危险。

【注意事项】用量过大可促进血栓形成。

【规格】①片剂：0.125g, 0.25g。②注射剂：5ml∶0.05g, 10ml∶0.1g。

【贮藏】密封、遮光保存。

氨甲环酸 Tranexamic Acid

【别名】止血环酸、凝血酸、抗血纤溶环酸、反式氨甲基环己酸、Cyklokapron、力达非、妥塞敏、速宁、捷凝、雪博、森平、百瑞、济雪宁、龙月。

【药理作用】通过抑制纤溶酶原激活因子使纤溶酶原不能转变成纤溶酶，从而抑制纤维蛋白溶解，达到止血目的。对纤溶酶的直接抑制作用不强。临床用于纤维蛋白溶解亢进引起的出血。对慢性渗血的效果较好。当纤维蛋白溶解亢进所致出血与血栓同时存在时应慎用，如对弥散性血管内凝血过程中的继发出血，早期禁用，后期在应用足量肝素的情况下始可适当使用，但剂量不宜过大。

【适应证】①治疗纤溶亢进所致的出血，如外科大手术出血、妇产科出血、癌症出血、血尿等。②治疗尿激酶使用过量所致的出血。③可预防遗传性血管神经性水肿。④各种出血性疾病、手术时异常出血等。⑤呼吸道感染。⑥过敏性皮肤病。⑦系统性红斑狼疮。⑧血管神经性水肿。⑨复发性胎盘早期剥离。⑩黄褐斑。

【体内过程】口服易吸收，3小时可达血药峰值。生物利用度为30%~50%。广泛分布全身，蛋白结合率很低。口服剂量的40%，静脉注射剂量的90%以原药随尿排出。半衰期为1~3小时。可透过胎盘，并进入乳汁中。

【用法用量】①口服用于止血：0.5~1.5g，每天2~4次。②静脉注射或滴注用于止血：一般成人每次0.25~0.5g，必要时可每天1~2g，分1~2次给药。根据年龄和症状可适当增减剂量。③呼吸道感染：口服0.5g，每天3次，并停用其他药物，2周后咳嗽、痰多、黏膜充血等症状减轻。④过敏性皮肤病：口服 1g，每天 4 次，可使荨麻疹发作次数减少，症状减轻。⑤系统性红斑狼疮：口服 0.5g，每天 3 次。⑥血管神经性水肿：口服每天 1.5～2g，分 3～4 次服。⑦复发性胎盘早期剥离：每次 1g，静脉输注，每 4 小时一次，出血停止后，改为口服维持，直至分娩。⑧黄褐斑：口服 0.5g，每天 3 次，60 天为 1 个疗程。

【不良反应】①腹泻、头晕、恶心、皮疹、乏力和肌肉痛等。②静脉注射过快引起低血压、心动过缓。③过量使用时所致颅内血栓形成和出血，可有头痛、头晕、恶心、呕吐、胸闷等反应，诱发肾小球毛细血管栓塞、脑栓塞或心肌梗死等。

【相互作用】①正在接受抗纤溶治疗的患者不应同时使用止血药物。②与雌激素或口服避孕药合用可能增加发生血栓形成的可能性。③与青霉素有配伍禁忌。

【注意事项】①对蛛网膜下腔出血和颅内动脉瘤出血的止血作用优于其他抗纤溶药。②治疗前列腺手术出血时用量减少。

【规格】①片剂：0.125g，0.25g，0.5g。②注射剂：2ml∶0.1g，2ml∶0.25g，5ml∶0.5g，2ml∶0.2g，10ml∶1g。③胶囊剂：0.25g。④大容量注射剂：100ml 含氨甲环酸 0.5g 与氯化钠 0.85g，100ml 含氨甲环酸 1g 与氯化钠 0.68g。

【贮藏】密封、遮光保存。

亚硫酸氢钠甲萘醌 Menadione Sodium Bisulfite

【别名】维生素 K₃。

【药理作用】系人工合成的化合物，作用与维生素 K₁ 相似，参与肝脏合成凝血酶原等，维生素 K 缺乏可引起这些凝血因子合成障碍或异常，血液凝固迟缓，易引起出血倾向，可促使肝脏合成凝血酶原等凝血因子，达到止血的目的。此外，对内脏平滑肌痉挛引起的绞痛有明显抑制作用，可缓解胆道蛔虫引起的胆绞痛。虽作用较弱，显效较慢，但容易合成，且口服吸收不依靠胆汁的存在。

【适应证】缺乏维生素 K 引起的出血性疾病。①止血：阻塞性黄疸、胆瘘、慢性腹泻、广泛肠切除所致肠吸收功能不良患者，早产儿、新生儿低凝血酶原血症，香豆素类或水杨酸类过量及其他原因所致凝血酶原过低等引起的出

血。②预防长期口服广谱抗生素类药物引起的维生素 K 缺乏症。③镇痛：胆石症、胆道蛔虫病引起的胆绞痛。④解救杀鼠药"敌鼠钠"中毒，此时宜用大剂量。

【体内过程】吸收后随β-脂蛋白转运，在肝内被利用。需数日始可使凝血酶原恢复正常。

【用法用量】①止血：维生素 K 缺乏症，肌内注射每次 2～4mg，每天 2 次或 3 次。防止新生儿出血，可在产前 1 周给孕妇肌内注射，每天 2～4mg。②胆绞痛：肌内注射每次 8～16mg，10～60 分钟显效，持续 3～6 小时。③口服：成人常用量为 2～4mg，每天 3 次。

【不良反应】①常规量不良反应少见，且与所用剂量有关。口服有胃肠道反应，如恶心、呕吐。②新生儿时，特别在早产儿，可引起溶血性贫血、高胆红素血症和黄疸。③在红细胞缺乏葡萄糖-6-磷酸脱氢酶（G6PD）的特异质患者中可诱发急性溶血性贫血。

【相互作用】①与苯巴比妥合用时，会加速本品的代谢。②口服抗凝血药（如双香豆素类）可拮抗本品的作用。③水杨酸类、磺胺、奎宁、奎尼丁等可影响本品的疗效。

【注意事项】①葡萄糖-6-磷酸脱氢酶缺陷者，补给维生素 K 时应特别谨慎。②肝功能不全时，维生素 K 的疗效不明显，凝血酶原时间极少恢复正常，如盲目使用大量维生素 K 治疗，反而加重肝脏损害，因此肝功能不全患者不宜使用，可改用维生素 K₁。③当患者因维生素 K 依赖因子缺乏而发生严重出血时，维生素 K 往往来不及在短时间生效，可先静脉输注凝血酶原复合物、血浆或新鲜血。④肠道吸收不良患者，以采用注射途径给药为宜。⑤由于维生素 K 有过敏反应的危险，故不宜与其他维生素制成复合制剂。⑥应先试用最小有效剂量，通过凝血酶原时间测定再加以调整，过多量的维生素 K 可给以后持续的抗凝治疗带来困难。

【规格】①片剂：2mg。②注射剂：1ml∶2mg，1ml∶4mg。

【贮藏】遮光、密封保存。

甲萘氢醌 Menadiol

【别名】维生素 K₄、Vitamin K₄。

【药理作用】参见亚硫酸氢钠甲萘醌。

【适应证】①几种常见的维生素 K 缺乏症，如新生儿出血症、吸收不良或口服抗凝血药所致

的低凝血酶原血症。②长期应用广谱抗生素所致的体内维生素 K 缺乏。

【体内过程】人工合成水溶性维生素 K_3 和维生素 K_4，吸收后主要暂存于肝脏中，其他组织含量极少，难通过胎盘屏障进入胎儿及乳汁中。在体内代谢快，先转化成氢醌型，再与葡糖醛酸或硫酸结合后，经肾及胆道中排泄，大多不贮藏在体内。

【用法用量】口服，每次 2～4mg，每天 3 次。

【不良反应】①偶见发生过敏反应。②新生儿应用后可能出现高胆红素血症。

【相互作用】参见亚硫酸氢钠甲萘醌。

【注意事项】参见亚硫酸氢钠甲萘醌。

【规格】片剂：2mg，4mg。

【贮藏】遮光、密封保存。

维生素 K_1 Vitamin K_1

【别名】叶绿醌、Phytomenadione。

【药理作用】维生素 K 是肝脏合成凝血酶原不可缺少的物质，作用是促使凝血酶原前体转变为凝血酶原。缺乏时会引起低凝血酶原血症，出现凝血障碍。本品主要防治维生素 K 缺乏所致的出血：①作为辅助因子参与肝脏合成凝血因子 Ⅱ、Ⅶ、Ⅸ、Ⅹ。②促进纤维蛋白原转变为纤维蛋白，提高血浆纤维蛋白凝块的弹性。③参与氧化过程，为保证机体磷酸根转移和高能磷酸化合物的正常代谢所必需。④增加肠蠕动和分泌功能，增加胆总管括约肌的张力。⑤对某些类型的绞痛有明显的镇痛作用。

【适应证】①防治维生素 K 缺乏及低凝血酶原血症所引起的出血，如梗阻性黄疸、肝胆疾病引起的出血；早产儿及新生儿出血；曾服用过苯巴比妥、苯妥英钠、扑米酮的孕妇所娩出的新生儿，大量长期应用广谱抗生素患者及长期大量应用水杨酸盐或误服敌鼠钠患者体内维生素 K 缺乏；口服香豆素类抗凝血药过量所致出血；营养不良引起的维生素 K 缺乏。②治疗肺、胃、痔、创伤和鼻出血。口腔手术、死骨切除术和腹腔脏器手术的出血。③胃肠道痉挛、胆道蛔虫或胆石所致疼痛。④于手术前后用药 2～3 天，可使术后肠蠕动和开始排气时间提前。

【体内过程】维生素 K_1 的脂溶性大，口服应从胃肠道吸收，必须有胆汁存在。一般采用注射给药，肌内注射后 3～6 小时可显效。在体内代谢和排出较快，贮存量少。

【用法用量】可皮下注射或肌内注射，重症患者可静脉注射：①预防新生儿出血，可于分娩前 12～24 小时给母亲肌内注射或缓慢静脉注射 2～5mg。可在新生儿出生后肌内或皮下注射 0.5～1mg，8 小时后可重复。②成人，每次 10mg，每天 1～2 次。③手术前给药，25～50mg，每天 1 次。④重症患者静脉注射时，给药速度不应超过 1mg/min。⑤香豆素类鼠药引起的慢性中毒。静脉注射 5mg/kg，如需要时重复 2～3 次，每次间隔 8～12 小时；口服 5mg/kg，共 10～15 天；输 200ml 的枸橼酸酸化血液。

【不良反应】【相互作用】【注意事项】见亚硫酸氢钠甲萘醌。

【规格】注射剂：1ml∶10mg。

【贮藏】遮光、密闭、防冻保存（如有油滴析出或分层，则不宜使用，但可在遮光条件下加热至 70～80℃，振摇使其自然冷却，如澄明度正常仍可继续使用）。

凝血因子Ⅷ Globulinum Antihaemophiliae Factor Ⅷ

【别名】抗血友病球蛋白。

【药理作用】在内源性血凝过程中，凝血因子Ⅷ作为辅因子，在 Ca^{2+} 和磷脂存在下，与激活的凝血因子Ⅸ参与凝血因子Ⅹ激活凝血酶原的过程，形成凝血酶，从而使凝血过程正常进行。输入 1IU/kg 的人凝血因子Ⅷ，可使循环血液中的因子Ⅷ水平增加 2%～2.5%。

【适应证】①专供治疗各种缺乏凝血因子Ⅷ所致的凝血障碍性疾病，如甲种血友病、血管性血友病。②获得性凝血因子Ⅷ缺乏而致的出血症状及这类患者的手术出血治疗和预防。③作为平时有严重出血倾向者的预防用药。

【体内过程】生物半衰期为 8～12 小时。

【用法用量】①给药剂量必须参照体重、是否存在抑制物、出血的严重程度等因素。下列公式可计算剂量：所需因子Ⅷ单位（IU）/次=0.5×患者体重（kg）×需提升的因子Ⅷ活性水平（正常的%）；如所需因子Ⅷ单位（IU）/次=0.5×50（kg）×30（%）= 750IU。②轻度至中度出血：10～15IU/kg，将因子Ⅷ水平提高到正常水平的 20%～30%。③较严重出血或小手术：需将因子Ⅷ水平提高到正常水平的 30%～50%，通常首次剂量 15～25IU/kg；如需要，每隔 8～12 小时给予维持剂量 10～15IU/kg。④大出血：危及生命的出血，如口腔、泌尿系统及中枢神经系统出血或重要器官如颈、喉、腹膜后、髂腰肌附近的出血，首次剂量 40IU/kg，然后每隔 8～12 小时给予维持剂量 20～25IU/kg，滴速 60 滴/分，输液器应有滤网装置。疗程需由医师决定。⑤手术：只有当凝血因子Ⅷ抑制物水平无异常增高时，方可考虑择期手术中使用。手术开始时血液中因子Ⅷ浓度需达到正常水平的 60%～120%。通常在术前按 30～40IU/kg 给药。术后 4 天内因子Ⅷ最低应保持在正常人水平的 60%，接下去的 4 天减至 40%。⑥获得性因子Ⅷ抑制物增多症：应给予大剂量的本品，一般超过治疗血友病患者所需剂量一倍以上。

【不良反应】①寒战、恶心、头晕或头痛，这些症状通常是暂时的。②有可能发生过敏反应。③每天用量超过 20IU/kg 时可能出现肺水肿，因此心脏病患者慎用。

【相互作用】应单独输注，不可与其他药物合用。

【注意事项】①大量反复输入时，应注意出现过敏反应、溶血反应及肺水肿的可能性，对有心脏病的患者尤应注意。②和稀释剂应放置至室温后进行溶解，溶解过程中不能振摇，避免产生泡沫。溶解后，一般为澄清略带乳光的溶液，允许微量细小蛋白颗粒存在。但如发现有大块不溶物时，则不可使用。③对于缺乏因子Ⅸ所致的乙型血友病，或缺乏因子Ⅺ所致的丙型血友病均无疗效，故在用前应确诊患者系属因子Ⅷ缺乏，方可使用。④不得取静脉以外的注射途径。⑤一旦被溶解后应立即使用。未用完部分必须弃去。⑥请勿使用超过有效期限的产品。⑦如在配制时发现制剂瓶已失去真空度，不得使用。⑧本制品应与受血者血型相同。

【规格】注射剂（冻干粉）：50IU，100IU，200IU，250IU，300IU，400IU，500IU。

【贮藏】原盒遮光，贮于 2～8℃下。不能冷冻。

凝血酶 Thrombin

【别名】凝血酶原激酶。

【药理作用】为凝血机制中的关键酶，直接作血液凝固过程的最后一步，促使血浆中的可溶性纤维蛋白原转变为不溶的纤维蛋白，达到止血目的。还能促进上皮细胞的有丝分裂，加速创伤愈合，是一种速效的局部止血药。

【适应证】①结扎止血困难的小血管、毛细血管、实质性器官出血及其他组织出血。②胸腔积液。

【用法用量】①局部止血：用 0.9%氯化钠注射液溶解，使成 50～200IU/ml 药液，喷雾或浇灌于创面。遇大量出血者，可用明胶海绵纱条或氧化纤维素吸着敷于创面，可直接将粉末撒在创口上。②消化道止血：用 0.9%氯化钠注射液或温开水（不超过 37℃）溶解成 10～100IU/ml 的溶液，口服或局部灌注，可根据出血部位及程度增减浓度、次数。③手术止血：以 2000～10 000U 溶于 0.9%氯化钠注射液中，内服或直接浇灌于伤口，每天 4～6 次或更多。④胸腔积液：尽量抽净胸腔积液后，将 1500～3000U 溶于 5～10ml 0.9%氯化钠注射液中，注入胸腔内，注射后嘱患者左右翻身，以使均匀分布于胸腔。1 周后重复。

【不良反应】偶有过敏反应发生，应立即停药。

【相互作用】①抗菌药如青霉素、链霉素、磺胺类可与本品合用。②避免与酸、碱、重金属类药品混合使用。

【注意事项】①必须临用前配制，随即使用。②加温，遇酸、碱或重金属药品会使活力下降。③严禁注射，如误入血管可导致广泛性血栓形成而危及生命。④加温可使活力下降，宜在冷暗处保存。⑤必须直接与创面接触，才能起止血作用。

【规格】无菌冻干粉：500U，1000U，2000U，4000U，8000U。

【贮藏】遮光，贮于 2～8℃条件下。

氨基己酸 Aminocaproic Acid

【别名】氨己酸、抗血纤溶酸、6-氨基己酸、Afibrin、6-Aminohexanoic Acid、Amicar、ε-氨基己酸。

【药理作用】可抑制纤维蛋白溶酶原的激活因子（组织激活因子、尿激酶等），使纤维蛋白溶酶原不能转变为纤维蛋白溶酶，从而抑制纤维蛋白溶解，产生止血作用。

【适应证】①纤维蛋白溶解功能亢进所引起的富有纤溶酶原激活物的前列腺、尿道、肺、肝、胰、脑、子宫、肾上腺和甲状腺的外伤或手术后出血。②术前用药可防止上述脏器术中和术后的渗血。③合用肝素可用于弥散性血管内凝血的晚期，以阻止继发纤溶亢进症。④可用于一般慢性渗血。

【体内过程】口服后迅速被吸收而且完全，1～2 小时可达血药峰值（130μg/ml）。生物利用度为 80%。可分布于血管内外间隙，迅速透入细胞，透过胎盘。在血中呈游离状态，不与血浆蛋白结合。在体内停留时间短，不被代谢，半衰期为 61～102 分钟。在给药后 12 小时内有 40%～60%以原药随尿排出。

【用法用量】①口服：成人常用 2g，儿童可给予 0.1g/kg，每天 3～4 次，依病情服用 7～10 天或更久。②静脉输注：成人开始给予 4～6g，加入 5%或 10%葡萄糖注射液，或 0.9%氯化钠注射液 100ml 中，于 15～30 分钟输完，维持量为 1g/h，维持时间依病情而定，每天量不超过 20g，可连用 3～4 天。③局部给药：术后膀胱出血可用 0.5%溶液冲洗膀胱。④拔牙后可用 10%溶液漱口，或用棉球蘸药液填塞伤口。

【不良反应】①用量过大易引起腹或胃部不适、恶心、呕吐、腹泻、头痛、头晕、耳鸣、鼻塞、皮疹、低血压、多尿、结膜充血，严重者可致肾脏受损。②快速静脉注射可出现低血压、心动过缓和心律失常。③个别病例有血栓形成倾向。④急性横纹肌溶解。

【相互作用】服用口服避孕药的妇女，应用此药发生血栓形成的危险较大。

【注意事项】①对伤口大出血或癌肿出血无止血作用。②不能阻止小动脉出血，手术中仍应以结扎为主。③由于疗效较弱，维持时间较短，且不良反应较多，近几年来，临床多换用同类其他药品。④排泄较快，需持续给药，否则血药效浓度迅速降低。⑤不宜与酚磺乙胺混合注射。

【规格】①片剂：0.5g。②注射剂：10ml：2g，20ml：4g。

【贮藏】密封、遮光贮存。

鱼精蛋白 Protamine

【药理作用】分子中含有强碱性基团（如精氨酸），在体液中带正电荷，能与带负电荷的强酸性的肝素形成稳定的复合物，使肝素失去抗凝活性。肝素能与抗凝血酶Ⅲ结合，加强其凝血酶的抑制作用。可分解肝素与抗凝血酶Ⅲ的结合，从而消除其抗凝作用。1mg 鱼精蛋白约可中和 100U 肝素活性。1 次给药后作用持续 2 小时。

【适应证】①肝素过量引起的出血。②肝素样物质增高的自发性出血。

【体内过程】注射后 0.5～1 分钟即能发挥止血效能。作用持续约 2 小时。半衰期与用量有关，用量越大，半衰期越长。

【用法用量】①抗肝素过量：静脉注射用量与所用肝素最后一次量相当，但 1 次不超过 50mg（相当于肝素 5000U）。静脉注射应缓慢，3～10 分钟。②儿童静脉滴注：抗自发性出血，每天 5～8mg/kg，分 2 次，间隔 6 小时，以 300～500ml 0.9%氯化钠稀释后使用，3 日后改用半量，一次用量不超过 25mg。③抗自发性出血：每天输注 5～8mg/kg，分 2 次用，间隔 6 小时。每次以 0.9%氯化钠注射液稀释后用。连用不超过 3 天。

【不良反应】①快速静脉注射可引起低血压、心动过缓、肺动脉高压、呼吸困难、过敏性休克、短暂面部潮红及温热感。②对鱼过敏，或过去曾接受过含鱼精蛋白的胰岛素（如中性鱼精蛋白胰岛素）者，易发生抗鱼精蛋白 IgE 介导的高敏或过敏反应。③男性不育症或输精管切除者中某些人易发生对鱼精蛋白的高敏反应。④足量鱼精蛋白中和肝素后 8～9 小时，个别在 18 小时后，部分患者可发生肝素反跳和出血。⑤在接受心脏插管等手术的清醒患者中，有背痛不良事件报道。⑥过敏反应导致的严重呼吸窘迫、循环衰竭和毛细血管渗漏。⑦过敏反应伴随循环衰竭、毛细血管渗漏及非心源性肺水肿。⑧急性肺动脉高压。⑨严重、潜在的不可逆循环衰竭伴心肌衰竭和心排血量减少。⑩在接受心脏手术并行心肺旁路术的患者中，出现高蛋白血症、非心源性肺水肿。

【相互作用】宜单独给药，与某些抗生素（如青霉素、头孢菌素等）有配伍禁忌，切忌同时注射。

【注意事项】①口服无效，仅限于静脉给药。②给药后如果肝素的作用持续时间长于鱼精蛋白，可根据凝血时间测定，再次给予。③由于肝素在体内代谢迅速，与给药的间隔时间越长，拮抗所需用量越少，如肝素静脉注射 30 分钟后再用，剂量可减少一半。④深部皮下注射肝素过量所致出血，由于肝素吸收的时间延长，可先给予 25～50mg，以后再根据中和所需量注射。⑤有鱼类过敏史的患者可能发生超敏反应。使用含鱼精蛋白胰岛素或在肝素中和期间暴露的患者容易发生不良反应。接受大剂量静脉注射后可能出现危及生命的反应。有男性不育症或输精管切除术史者的血清中存在抗体的报道，提示有以上病史或手术史患者在使用时可发生过敏反应。⑥对接受心脏手术的患者进行术后密切监测非常重要。静脉注射速度过快可引起严重低血压及过敏反应。应配备抢救治疗设备。⑦因为已有本品导致致死性过敏反应和过敏性反应的报道，只能在配备复苏设备的条件下使用。⑧注射宜缓慢。⑨禁与碱性物质接触。

【规格】注射剂：5ml：50mg，10ml：100mg。

【贮藏】密封，在凉暗处保存。

酚磺乙胺 Etamsylate

【别名】止血敏、止血定、羟苯磺乙胺、Dicynene、Dicynone、Altodor、Aglumin。

【药理作用】能促使血小板循环量增加，纠正其异常的粘连，释放凝血活性物质，从而缩短凝血时间，加速血块收缩，起到止血的效果。此外，还能使血管收缩，稳定毛细血管壁，防止血液外渗。

【适应证】①防止各种手术前后的出血。②血小板减少或血小板功能不全、血管脆弱引起的出血，如脑出血、眼底出血、咯血、血尿、经血过多、胃肠道出血、胆道出血等。③低体重的新生儿心、脑室出血的预防和治疗。

【体内过程】作用迅速，静脉注射后1小时作用最强，可维持4～6小时。

【用法用量】①预防用药：术前15～30分钟静脉注射或肌内注射0.25～0.50g。②治疗用药：肌内注射或静脉注射，每次0.25～0.75g，每天2次或3次，可根据病情调整剂量；口服，成人每次0.5～1g，儿童每次10mg/kg，每天3次。

【不良反应】①不良反应较轻，偶有恶心、头痛和皮疹。②有报道静脉注射时可发生休克。③全身麻醉情况下静脉注射过快时（30～40秒注射0.50～0.75g）可使血压下降25～85mmHg。

【相互作用】右旋糖酐具有抑制血小板聚集的作用，故可延长出血及凝血时间，与本品合用时，两者呈拮抗作用。

【注意事项】毒性低，但有报道静脉注射时可发生休克。

【规格】①片剂：0.25g，0.5g。②注射剂：2ml：0.25g，2ml：0.5g，5ml：1.0g。③注射剂（粉）：0.5g。

【贮藏】密封、遮光贮存。

卡巴克络 Carbazochrome

【别名】肾上腺色腙、安络血。

【药理作用】能促进毛细血管收缩，降低毛细血管通透性，增进断裂毛细血管断端的回缩，而起到止血作用。

【适应证】毛细血管通透性增加所致的出血，如特发性紫癜、视网膜出血、慢性肺出血、胃肠出血、鼻出血、咯血、血尿、痔出血、子宫出血、脑出血等。

【体内过程】尚不明确。

【用法用量】①口服：成人每次2.5～5mg，每天3次，严重者每次5～10mg，2～4小时1次。②肌内注射或静脉注射：每次5～10mg，每天2～3次，重者每次10～20mg，2～4小时1次。

【不良反应】①大量应用可产生水杨酸反应，如恶心、呕吐、头晕、耳鸣、视力减退等。②精神错乱、异常脑电活动。

【相互作用】抗组胺药、抗胆碱药的扩血管作用可影响的止血效果。

【注意事项】注射液久贮色泽变深或产生浑浊、沉淀时禁用。

【规格】①片剂：2.5mg，5mg。②注射剂：5mg，10mg。

【贮藏】密封、遮光贮存。

矛头蝮蛇血凝酶 Hemocoagulase Bothrops Atrox

【别名】巴曲亭。

【药理作用】含自巴西矛头蝮蛇的蛇毒中分离和纯化的血凝酶。

【适应证】①需减少流血或止血的各种医疗情况，如外科、内科、妇产科、眼科、耳鼻喉科、口腔科等临床科室的出血及出血性疾病。②预防出血，如手术前用药，可避免或减少手术部位及手术后出血。

【体内过程】注射1U的矛头蝮蛇血凝酶20分钟后，健康正常成年人的出血时间缩短1/2或1/3，止血作用能保存2～3天。

【用法用量】静脉注射、肌内注射或皮下注射，可局部用药。①一般出血：成人1～2U；儿童0.3～0.5U。②紧急出血：立即静脉注射0.25～0.5U，同时肌内注射1U。③各类外科手术：术前一天晚肌内注射1U，术前1小时肌内注射1U，术前15分钟静脉注射1U，术后3天，每天肌内注射1U。④咯血：每12小时皮下注射1U，必要时，开始时再加静脉注射 1U，最好是加入 10ml 的 0.9% 氯化钠注射液中，混合注射。⑤异常出血：剂量加倍，间隔 6 小时肌内注射 1U，至出血完全停止。

【不良反应】①偶见过敏样反应。②全身性损害：过敏性休克、喉头水肿、寒战、面部水肿、发热、多汗等。③呼吸系统：呼吸困难、胸闷、呼吸急促。④神经系统：头痛、头晕、肢体麻木、感觉异常等。⑤心血管系统：心悸、血压升高、心律失常等。⑥血液系统：凝血障碍、血栓等。

【相互作用】未进行该项实验且无可靠参考文献。

【注意事项】①弥散性血管内凝血及血液病所致的出血不宜使用。②血中缺乏血小板或某些凝血因子（如凝血酶原）时，没有代偿作用，宜在补充血小板、缺乏的凝血因子或输注新鲜血液的基础上应用。③在原发性纤溶系统亢进（如内分泌腺、癌症手术等）的情况下，宜与抗纤溶酶的药物联合应用。④应注意防止用药过量，否则其止血作用会降低。⑤使用期间还应注意观察患者的出凝血时间。

【规格】注射剂：0.5U。

【贮藏】遮光，于冷暗处（2～10℃）保存。

蛇毒血凝酶 Hemocoagulase

【别名】速乐涓。

【药理作用】仅具有止血功能，并不影响血液的凝血酶原数目，因此，无血栓形成危险。

【适应证】见注射用矛头蝮蛇血凝酶。

【体内过程】见注射用矛头蝮蛇血凝酶。

【用法用量】见注射用矛头蝮蛇血凝酶。

【不良反应】发生率极低，偶见过敏样反应。如出现此类情况，可按一般抗过敏处理方法，给予抗组胺药和（或）糖皮质激素及对症治疗。

【相互作用】未进行该项实验且无可靠参考文献。

【注意事项】①血中缺乏血小板或某些凝血因子（如凝血酶原）时，没有代偿作用，宜在补充血小板、缺乏的凝血因子或输注新鲜血液的基础上应用。②在原发性纤溶系统亢进（如内分泌腺、癌症手术等）情况下，宜与抗纤溶酶的药物联合应用。③应注意防止用药过量，否则其止血作用会降低。④使用期间还应注意观察患者的出凝血时间。⑤大、中动脉，大静脉受损出血，必须及时用外科手术处理，配合应用蛇毒血凝酶注射液可控制创面渗血，使手术视野清晰，提高手术效率，从而减少失血和输血量。

【规格】注射剂：1ml：1U。

【贮藏】密闭，于冷暗处（2～10℃）保存。

尖吻蝮蛇血凝酶 Haemocoagulase Agkistrodon

【别名】苏灵。

【药理作用】为止血药，通过水解纤维蛋白原使其变为纤维蛋白而增强机体凝血功能。

【适应证】外科手术浅表创面渗血的止血，是否使用需要根据外科医师对伤口出血情况的判断。

【体内过程】动物实验结果显示，本品能显著缩短小鼠剪尾出血时间和兔全血凝固时间。

【用法用量】为单次静脉注射给药。①每次 2U（2 瓶），每瓶用 1ml 注射用水溶解，缓慢静脉注射，注射时间不少于 1 分钟。②手术预防性止血，术前 15～20 分钟给药。

【不良反应】①心悸、胸闷、血压降低等全身过敏反应和皮疹、皮肤瘙痒、红斑等皮肤过敏反应，上述过敏反应的发生率均不足十万分之一，属非常罕见范畴。②如出现此类情况，可按抗过敏方法处理，给予抗组胺药和（或）糖皮质激素对症治疗。

【相互作用】尚无与其他药物相互作用的报道。为防止药效降低，不宜与其他药物混合静脉注射。

【注意事项】①缺乏血小板或某些凝血因子时，宜在补充血小板和缺乏的凝血因子或输注新鲜血液的基础上应用。②溶解后应当日用完。③动脉、大静脉受损的出血，必须及时外科手术处理。④使用期间应注意观察患者的出凝血时间。⑤为蛋白类物质，不能排除重复给药诱导产生抗体的可能性。

【规格】注射剂：1U。

【贮藏】于阴凉干燥保存。在2～8℃可以保存2年。

凝血酶原复合物［因子 Ⅱ Ⅶ Ⅸ Ⅹ］ Prothrombin factor Ⅱ Ⅶ Ⅸ Ⅹ

【别名】Kcentra、普舒莱士、康舒宁。

【药理作用】含有维生素 K 依赖的在肝脏合成的 4 种凝血因子——因子 Ⅱ、因子Ⅶ、因子Ⅸ、因子Ⅹ。维生素 K 缺乏和严重肝脏疾病均可造成这 4 个因子的缺乏。而上述任何一个因子的缺乏都可导致凝血障碍。来自健康献血员的静脉血，经分离、浓缩而制成血浆凝血因子Ⅱ、因子Ⅶ、因子Ⅸ、因子Ⅹ（FⅡ、FⅦ、FⅨ、FⅩ）的灭菌冻干粉剂，输注能提高血液中凝血因子Ⅱ、因子Ⅶ、因子Ⅸ、因子Ⅹ的浓度。

【适应证】 主要治疗先天性和获得性凝血因子Ⅱ、因子Ⅶ、因子Ⅸ、因子Ⅹ缺乏症（单独或联合缺乏），包括①凝血因子Ⅸ缺乏症（乙型血友病），以及凝血因子Ⅱ、Ⅶ、Ⅹ缺乏症。②抗凝血药过量、维生素K缺乏症。③肝病导致的出血患者需要纠正凝血功能障碍时。④各种原因所致的凝血酶原时间延长而拟行外科手术患者，但对凝血因子Ⅴ缺乏者可能无效。⑤已产生因子Ⅷ抑制物的甲型血友病患者的出血症状。⑥逆转香豆素类及茚满二酮等抗凝血药诱导的出血。⑦对已产生凝血因子Ⅷ抑制性抗体的甲型血友病患者，使用本品对其出血有预防和治疗的作用。

【体内过程】 未进行该项实验且无可靠参考文献。

【用法用量】 ①专供静脉输注，应在临床医师的严格监督下使用。②用前应先将本品及其溶解液预温至20～25℃，按瓶签标示量注入预温的溶解液，轻轻转动直至完全溶解（注意勿使产生很多泡沫）。③溶解后用带有滤网装置的输血器进行静脉输注（可用0.9%氯化钠注射液或5%葡萄糖注射液稀释成50～100ml）。输注速度开始要缓慢，约15滴/分，15分钟后稍加快输注速度（40～60滴/分），一般每瓶200血浆当量单位（PE）在30～60分钟滴完。④输注时，医师要随时注意使用情况，若发现弥散性血管内凝血或血栓的临床症状和体征，要立即终止使用，并用肝素拮抗。⑤剂量随因子缺乏程度而异，一般输注10～20 PE/kg，以后凝血因子Ⅸ缺乏者每隔24小时，凝血因子Ⅱ和凝血因子Ⅹ缺乏者，每隔24～48小时，凝血因子Ⅶ缺乏者每隔6～8小时，可减少或酌情减少剂量输用，一般历时2～3天。⑥在出血量较大或大手术时可根据病情适当增加剂量。凝血酶原时间延长的患者如拟做脾切除要先于手术前用药，术中和术后根据病情决定。

【不良反应】 ①一般无不良反应，快速输注时可引起发热、潮红、头痛等，减缓或停止输注，上述症状即可消失。②偶有报道因大量输注导致弥散性血管内凝血、深静脉血栓（DVT）、肺栓塞等。

【相互作用】 氨基己酸或氨甲环酸等抗纤溶药常预防与控制血友病患者接受各类手术时的出血，若与本品同时应用可增加发生血栓并发症的危险。因此，上述药物宜在给予本品8小时后使用。

【注意事项】 ①除肝病出血患者外，一般在用药前应确诊患者是缺乏凝血因子Ⅱ、因子Ⅶ、因子Ⅸ、因子Ⅹ方能对症下药。冠心病、心肌梗死、严重肝病、外科手术等患者如有血栓形成或弥散性血管内凝血倾向时，应慎用。②用药期间应定期进行活化部分凝血活酶时间（aPTT）、纤维蛋白原、血小板及凝血酶原时间监测，以早期发现血管内凝血等并发症。③不能用静脉外的注射途径。④溶解过程中轻轻转动瓶子直至完全溶解，切忌剧烈振摇以免蛋白变性。⑤瓶子破裂、产品过有效期或溶解后出现沉淀（摇不散）等不可使用。⑥有可能传播传染性肝炎及其他血源性疾病，如发现制剂瓶内已失去真空度，请勿使用。⑦静脉输注时，医师要随时注意使用情况，若发现弥散性血管内凝血或血栓的临床症状和体征，要立即终止使用，并用肝素拮抗。含有凝血因子Ⅸ一半效价的肝素，可降低血栓形成的危险性。但是，一旦发现任何可疑情况，即使患者病情不允许完全停用，也要大幅度降低剂量。⑧一旦开瓶应立即使用（一般不得超过3小时），未用完部分不能保留再用。

【规格】 注射剂（冻干粉）：100IU，200IU，300IU，400IU，1000IU。

【贮藏】 遮光、贮于2～8℃下。

人纤维蛋白原 Human Fibrinogen

【别名】 法布莱士、格林法补。

【药理作用】 在凝血过程中，纤维蛋白原经凝血酶酶解变成纤维蛋白，在纤维蛋白稳定因子（FⅩⅢ）作用下，形成坚实纤维蛋白，发挥有效的止血作用。

【适应证】 ①先天性纤维蛋白原减少或缺乏症。②获得性纤维蛋白原减少症：严重肝脏损伤、肝硬化、弥散性血管内凝血、产后大出血和因大手术、外伤或内出血等引起的纤维蛋白原缺乏而造成的凝血障碍。

【体内过程】 静脉注射后可迅速增加人体血液中纤维蛋白原的浓度，在凝血酶作用下转变为不溶性的纤维蛋白而产生止血作用。

【用法用量】 ①使用前先将本品及灭菌注射用水预温至30～37℃。②按瓶签标示量注入预温的灭菌注射用水，置30～37℃水浴中，轻轻摇动使制品全部溶解（切忌剧烈振摇以免蛋白变性）。③用带有滤网装置的输液器进行静脉输注。④输注速度一般以每分钟 60 滴左右为宜。⑤用量：应根据病情及临床检验结果决定，一般首次给予 1～2g，如需要可遵照医嘱继续给药。

【不良反应】仅少数过敏体质患者会出现过敏反应。

【相互作用】不可与其他药物同时输注。

【注意事项】①专供静脉输注。②溶解后为澄清略带乳光的溶液，允许有少量细小的蛋白颗粒存在，为此输注的输血器应带有滤网装置，但如发现有大量或大块不溶物时，不可使用。③在寒冷季节溶解或制品刚从冷处取出温度较低的情况下，应特别注意先使制品和溶解液的温度升高到 30～37℃，然后进行溶解，温度过低往往会造成溶解困难并导致蛋白变性。④一旦溶解应尽快使用。

【规格】注射剂（粉）：0.5g，1g，1.5g，2g。

【贮藏】避光贮于 8℃以下。

抑肽酶　Aprotinin

【别名】抑胰肽酶、Trasylol、Antagosan、Pantinol。

【药理作用】具有广谱蛋白酶抑制作用，能抑制多种蛋白分解酶，包括糜蛋白酶、胰蛋白酶和胰激肽原酶即血管舒缓素（kallidinogenase）。它还能抑制纤溶酶和纤溶酶原激活因子。

【适应证】①治疗急性胰腺炎。②防治纤维蛋白溶解亢进所致的出血。③心脏外科手术。④预防术后肠粘连。

【体内过程】进入胃肠道即失活，故不应口服。以降解产物随尿排出，终末半衰期为 7～10 小时。

【用法用量】①在体外循环前将本品 1680～2800U（小儿 840～1120U）全量一次性加入预充液中。②纤维蛋白溶解而引起的出血应用 44.8～67.2U/d，病情减轻后减为 11.2～22.4U/d。③预防出血：于手术前一日开始，注射 11.2U/d。④防止术后肠粘连：手术切口闭合前，直接注入腹腔 11.2～28U，切勿与伤口接触。

【不良反应】①不良反应较轻，注射过快时，可出现恶心、呕吐、腹泻、多汗、肌肉痛和血压变化。②偶见过敏反应，红斑、荨麻疹和支气管痉挛，血栓性静脉炎。

【相互作用】①可加强神经肌肉阻滞药的作用。②与皮质激素、肝素、四环素、β-内酰胺类抗生素、氨基酸输液、脂肪乳剂均有配伍禁忌。

【注意事项】①国内与国外的剂量单位不同，国内采用 U，而国外采用 KIU，1U = 1800KIU，在使用时应注意，两者差别巨大。②可导致严重的过敏反应，使用过程中必须做好抢救准备。

【规格】①注射剂（粉）：28U、56U、112U、278U。②注射剂：139U/20ml。③大容量注射剂：100ml 含 556U 抑肽酶与 0.9g 氯化钠，200ml 含 1112U 抑肽酶与 1.8g 氯化钠。

【贮藏】贮于 20℃以下。

鱼肝油酸钠　Sodium Morrhuate

【药理作用】局部注射后可刺激血管内膜，促使其增生，逐渐闭塞血管使之硬化。对凝血无直接作用，但与钙离子有亲和力，易形成钙皂，从而激活内源性凝血机制，加速血液的凝结。也能导致静脉内膜的内皮细胞损伤及脱落，使静脉腔内形成混合血栓而有利于止血。还能诱导血小板聚集，使受损的血管裂口封堵，促使血液流速变慢而淤滞。对黏膜创口及一般创口均有止血作用。

【适应证】为止血药，用于创面渗血和出血。

【体内过程】尚不明确。

【用法用量】

（1）注射法。①妇科、宫颈癌、宫颈息肉、黏膜下肌肉、阴道癌及宫颈活检等出血：在出血病灶基底部位分点缓慢注入 1～10ml，剂量视出血面积大小而定。②耳鼻喉科：鼻腔术及活检后出血，在出血病灶基底部位注射，深度适中，剂量以 0.5ml/点为宜。

（2）敷贴法。①外科：手术造成或剥离面渗血，可用纱布浸渍溶液敷贴于出血创面数分钟。②妇科：重度宫颈糜烂，电灼或激光治疗后痂脱落的出血及阴道创伤出血，取纱布浸渍溶液敷贴于出血部位。③耳鼻喉科：鼻出血或鼻内手术后创面止血，用棉花或纱条浸渍 1～2ml 溶液覆盖紧贴于创面。④口腔科：拔牙后或拔牙后继发性出血、非拔牙性出血、口唇部手术及外伤出血，可用棉花或明胶海绵溶液敷贴于出血创口上，再加纱块咬压。

【不良反应】①偶可引起皮疹等。②可引起注射部位疼痛、肿胀不适。

【相互作用】尚不明确。

【注意事项】遇冷有固体析出，微热即溶解。

【规格】注射剂：1ml∶0.05g，2ml∶0.1g，

5ml：0.25g，10ml：0.5g。

【贮藏】遮光、密闭保存。

18.2　抗凝血药

肝素 Heparin

【别名】Heparine、Liquemin。

【药理作用】为体内外均能延长凝血时间的抗凝血药。其抗凝血作用极为复杂，对凝血过程的许多环节都有影响，其作用可通过几个方面实现：①抑制凝血激活酶的形成及作用，从而妨碍凝血酶原变为凝血酶。②在较高浓度时尚有抗凝血酶作用，使纤维蛋白原不能变为纤维蛋白。③能阻止血小板的凝集和破坏等。

【适应证】①防治各种原因引起的血栓形成与栓塞，如心肌梗死、肺栓塞、脑血管栓塞、外周静脉血栓、血管手术及各种原因引起的弥散性血管内凝血等。早期应用，以防止纤维蛋白原和凝血因子的耗竭。②输血时可代替枸橼酸盐或体外循环时作为体外抗凝血药。

【体内过程】皮下或静脉注射吸收良好。分布于血细胞和血浆中，部分弥散到血管外的组织间隙，但不能透过胸膜、腹膜或胎盘。静脉注射后能与血浆低密度脂蛋白结合，形成复合物，也与球蛋白及纤维蛋白原结合，被网状内皮系统摄取。本品在肝内代谢，经肝素酶作用，部分分解为尿肝素（uroheparin）。静脉注射后半衰期为1～6小时，平均1.5小时，与剂量有相关性。慢性肝、肾功能不全及过度肥胖者，本品代谢排泄会延迟，有体内潴留的可能。

【用法用量】①深部肌内注射：每次1万～1.2万IU，每8～12小时1次。②为减低其局部疼痛，可同时注入适量2%盐酸普鲁卡因注射液。③静脉注射：每次5000IU，每3～4小时1次，每天总量为2.5万IU。④静脉输注：每24小时用1万～2万IU，以5%葡萄糖注射液或0.9%氯化钠注射液1000ml稀释后，每分钟20～30滴的速度输注。

【不良反应】①主要是易引起自发性出血，表现为各种黏膜出血、关节腔积血和伤口出血等。②肌内注射可引起局部血肿。③静脉注射后可产生可逆性血小板减少症。④偶有过敏反应如哮喘、荨麻疹、鼻炎、结膜炎和发热等。⑤长期使用可产生暂时性秃发症、骨质疏松和自发性骨折。

【相互作用】①不可与其他影响凝血的药物合用。②与以下药物有配伍禁忌，忌混合使用：氨基糖苷类抗生素、多黏菌素B、青霉素G、四环素、万古霉素、吗啡、可待因、哌替啶、红霉素、多柔比星、柔红霉素、头孢噻吩、头孢孟多、氯丙嗪、异丙嗪。

【注意事项】①如有严重的出血现象，可静脉注射硫酸鱼精蛋白急救（1μg硫酸鱼精蛋白可中和100IU肝素）。②用药期间应定时测定凝血时间。

【规格】注射剂：1000IU，5000IU，12 500IU。

【贮藏】密封，在凉暗处保存。

依诺肝素 Enoxaparin

【别名】克赛。

【药理作用】为高抗Ⅹa活性和较低抗Ⅱa或抗凝血酶活性的低分子量肝素。在不同适应证所需的剂量下，并不延长出血时间。在预防剂量时，对aPTT没有明显改变。既不影响血小板聚集，又不影响纤维蛋白原与血小板的结合。具有强而持久的抗血栓形成作用，还具有溶栓作用，较少引起出血。

【适应证】①预防静脉栓塞性疾病，尤其是与某些手术有关的栓塞。②用于血液透析、体外循环中，防止血栓形成。③治疗深静脉血栓（伴或不伴有肺栓塞）形成。④与阿司匹林同用，治疗急性不稳定型心绞痛及非Q波心肌梗死。

【体内过程】皮下注射吸收迅速且完全，生物利用度接近95%。不能透过胎盘。注射后1～5小时可达高峰血浆活性。消除半衰期为4～5小时，老年人为6～7小时。血浆中抗凝因子Ⅹa活性可持续24小时，主要在肝脏代谢，仅少量经肾清除。

【用法用量】预防静脉栓塞：①在易于引起血栓形成的手术中，以及当患者尚未出现血栓高危倾向时，推荐剂量为2000AxaIU，每天1次。②当在血栓形成高危倾向的手术和（或）有血栓形成高危倾向的患者中，推荐剂量为4000AxaIU，每天1次，持续7～10天。③在普外手术中，应于术前2小时给予首次注射。④在矫形外科手术中，应于术前12小时给予首次注射。⑤血液透析中，推荐剂量为100AxaIU/kg，于透析开始时在动脉血管通路给予；治疗深静脉血栓形成：每12小时按100AxaIU/kg皮下注射1次，疗程10

天；治疗不稳定型心绞痛及非 Q 波心肌梗死：每 12 小时按 100AxaIU/kg 皮下注射 1 次，疗程 2～8 天，应与阿司匹林同用（口服 100～325mg/d）。

【不良反应】①参见肝素。②注射部位出现瘀斑，甚至出现严重皮疹。③罕见注射部位坚硬炎性结节。④局部或全身过敏反应。⑤血小板减少症、免疫性血小板减少症伴有血栓形成。⑥使用治疗几个月后可能出现骨质疏松倾向。⑦升高血中某些酶（如氨基转移酶）的水平。⑧在蛛网膜下腔/硬膜外麻醉时使用本品，极少发生椎管内血肿。

【相互作用】①不推荐联合使用下述药物（合用可增加出血倾向）：解热镇痛剂量的阿司匹林（及其衍生物）、非甾体抗炎药（全身用药）、噻氯匹定、右旋糖酐-40（肠道外使用）。②与下列药物共用时应注意：口服抗凝血药、溶栓药、抗血小板凝集剂量的阿司匹林（治疗不稳定型心绞痛或非 Q 波心肌梗死）、糖皮质激素（全身用药）。

【注意事项】①肝功能不全患者应给予特别注意。②肾功能不全的患者出血危险性增大。轻、中度肾功能不全者，治疗时严密监测；严重肾功能不全时需要调整剂量，推荐剂量：预防时一次 2000IU，每天 1 次，治疗时 100IU/kg，每天 1 次。③孕妇仅在必要时才可使用。④哺乳期妇女使用时应停止哺乳。⑤不推荐儿童使用。⑥肾功能正常的老年人，预防用药时无须调整剂量或一日用药次数，治疗时应测定抗 Xa 的活性。⑦以下情况慎用：止血障碍、肝肾功能不全者、有消化道溃疡史、有出血倾向的器官损伤史、近期发生出血性脑卒中、难控制的严重高血压、糖尿病性视网膜病变、近期接受神经或眼科手术和蛛网膜下腔/硬膜外麻醉。⑧禁止肌内注射。⑨使用前和使用中应监测血小板计数，如下降显著（低于原值 30%～50%），应停用。⑩患者应取平躺后进行注射。⑪应于左右腹壁的前外侧或后外侧皮下组织内交替给药注射。注射时针头应垂直刺入皮肤，注射前先用拇指和示指将皮肤捏起，并将针头全部刺入皮肤皱褶内进行注射；注毕，始可松开拇指和示指。⑫体重<40kg 和>100kg 的患者：应根据临床监测情况相应调整剂量。1mg 相当于 100AxaIU。

【规格】注射剂：0.2ml：20mg，0.4ml：40mg，0.6ml：60mg，0.8ml：80mg，1ml：100mg。

【贮藏】25℃条件下密封保存。

那屈肝素 Nadroparin

【别名】纳肝素钙、速避凝、速碧林、Fraxiparine。

【药理作用】由猪源肝素经亚硝酸解聚制得，是一种低分子量肝素。与常规肝素相比，在体外具有明显的抗凝血因子 Xa 活性（97AxaIU/ml）和较低的抗凝血因子 IIa 或抗凝血酶活性（30U/ml），临床上给予预防或治疗量具有快速和持续的抗血栓形成作用，还有溶解血栓的作用，并能改善血流动力学状况，但对血液凝固性和血小板功能无明显影响。

【适应证】①预防和治疗血栓栓塞性疾病，特别是预防普外手术或骨科手术的血栓栓塞性疾病。②在血液透析中预防体外循环中的血凝块形成。

【体内过程】皮下注射后 3 小时达血药峰值，生物利用度接近 100%，表现分布容积为 3～7L/kg。静脉注射或皮下给药后血浆抗 Xa 因子活性消除半衰期在 2.2～3.6 小时。肾功能不全患者的患者清除率明显降低。本品不能通过胎盘屏障，对胎儿循环中抗 Xa 因子或抗 IIa 因子活性没有影响。原药半衰期约 3.5 小时。

【用法用量】①手术中预防血栓栓塞性疾病：普外手术，每天 1 次，每次 0.3ml，通常至少持续 7 天，在所有病例中，整个危险期应预防性用药，直至患者可以下床活动。首剂应在术前 2～4 小时用药；骨科手术，首剂应于术前 12 小时给予，术后 12 小时给予，治疗至少持续 10 天。②ICU 患者预防血栓性疾病，体重≤70kg 者，每次 0.4ml，每天 1 次；体重>70kg 者，每次 0.6ml，每天 1 次。③治疗血栓栓塞性疾病，0.1ml/10kg，每天 2 次，间隔 12 小时给予，通常疗程为 10 天。④血液透析时抗凝，根据体重决定使用的剂量，并在血液透析开始时通过动脉端单次给予。体重小于 50kg，0.3ml；51～69kg，0.4ml；大于 70kg，0.6ml。如有出血危险，可将剂量减半。如血液透析超过 4 小时，血液透析时可再给予小剂量，随后血液透析所用剂量应根据初次血液透析观察到的效果进行调整。⑤肾功能不全时应降低剂量。

【不良反应】①常见出血和偶有过敏反应，罕见注射部位血肿、坏死。②其他不良反应可参见肝素。

【相互作用】参见肝素。

【注意事项】①用药前后及用药时应定期进行血小板计数、血细胞比容、血红蛋白、大便隐血、血脂、肝肾功能的检测，长期治疗应检测骨密度。②对肾功能不全和正在进行血栓栓塞治疗的患者，建议监测血浆抗Ⅹa因子活性。对于高危患者应考虑监测抗Ⅱa因子的活性。③禁止肌内注射。④注射部位必须交替从左到右，注射于腹部前侧或后外侧部皮下组织，针头必须垂直刺入，在注射全过程中保持注射部位皮肤皱褶。⑤药物过量时，通过静脉缓慢注射鱼精蛋白（硫酸鱼精蛋白或盐酸鱼精蛋白）来中和。⑥根据情况决定所需的鱼精蛋白剂量：0.6ml鱼精蛋白中和0.1ml（2500AxaIU因子单位）的本品；应考虑注射后经过的时间，可适当酌情减少鱼精蛋白用量。⑦本品的吸收动力学决定这种中和作用是短暂的，要求在24小时内分2～4次注射所计算的鱼精蛋白的总量。

【规格】注射剂：0.3ml：3075AxaIU，0.4ml：4100AxaIU，0.6ml：6150AxaIU。

【贮藏】贮于30℃以下，不可冷冻。

达肝素 Dalteparin

【别名】Tedelparin、替地肝素、法安明。

【药理作用】通过抗凝血酶而加强抑制凝血因子Ⅹa和凝血酶。

【适应证】①急性深静脉血栓。②血液透析。③血液滤过期间防止凝血。④不稳定型冠脉疾病（如不稳定型心绞痛、非Q波心肌梗死），预防手术相关血栓形成。

【体内过程】皮下注射后几乎可完全被吸收，生物利用度约为87%。4小时可达血药峰值。静脉注射和皮下注射后的半衰期分别为2小时和3～5小时，经肾排泄，肾功能不全患者的半衰期可见延长。

【用法用量】①急性深静脉血栓的治疗：皮下注射每天1次，可每天2次。每天1次用法：200IU/kg，皮下注射每天1次，不需要监测抗凝血作用。每天总量不可超过18 000IU。每天2次用法：100IU/kg，皮下注射每天2次，该剂量适于出血危险较高的患者。②慢性肾衰竭（患者无已知出血风险）：血液透析和血液过滤不超过4小时，静脉快速注射5000IU。血液透析和血液过滤超过4小时，静脉快速注射30～40IU/kg，继以静脉输注每小时10～15IU/kg。③急性肾衰竭

（患者有高度出血的风险）：静脉快速注射5～10IU/kg，继以静脉输注每小时4～5IU/kg，进行急性血液透析的患者治疗间歇较短，应对抗Ⅹa进行全面监测。血浆浓度应保持在0.2～0.4AxaIU/ml。④不稳定型冠状动脉疾病（不稳定型心绞痛和非Q波型心肌梗死）：皮下注射120IU/kg，每天2次。最大剂量为10 000IU/12h。至少治疗6天，如医师认为必要可以延长。推荐同时使用低剂量阿司匹林。⑤预防与手术有关的血栓形成：伴有血栓栓塞并发症危险的大手术，术前1～2小时皮下注射2500IU，术后每天早晨皮下注射2500IU直到患者可活动，一般需要5～7天或更长；具有其他危险因素的大手术和矫形手术，术前晚间皮下注射5000IU，术后每晚皮下注射5000IU。治疗须持续到患者可活动为止，一般需5～7天或更长。另外可术前1～2小时皮下注射2500IU，术后8～12小时皮下注射2500IU。然后每天早晨皮下注射5000IU。

【不良反应】①可能引起出血，尤其在大剂量时。②可出现注射部位皮下血肿。③暂时性轻微血小板减少症（Ⅰ型）。④暂时性AST、ALT升高。⑤罕见皮肤坏死。⑥脱发。⑦过敏反应。⑧注射部位以外的出血。⑨很少见过敏样反应。⑩严重的免疫介导型血小板减少症（Ⅱ型）伴动静脉血栓或血栓栓塞。

【相互作用】①同时应用对止血有影响的药物，如非甾体抗炎药、维生素K拮抗剂及葡聚糖，可能加强的抗凝作用。②鱼精蛋白可中和引起的抗凝作用，每1mg鱼精蛋白可抑制100IU抗Ⅹa的作用。鱼精蛋白本身对初级阶段止血有抑制作用，所以只能在紧急情况下应用。

【注意事项】①不推荐孕妇使用。②以下情况慎用：血小板减少症和血小板缺陷，严重肝肾功能不全，未控制的高血压，高血压性或糖尿病性视网膜病，近期手术后大量使用时，哺乳期妇女。③禁止肌内注射。④使用时须监测血小板计数。

【规格】注射剂：5000IU，7500IU

【贮藏】25℃下密封保存。

华法林 Warfarin

【别名】苄丙酮香豆素钠、华法令、玛尔雅。

【药理作用】为双香豆素类中效抗凝血药。作用机制为竞争性对抗维生素K的作用，抑制肝细胞中凝血因子的合成，还具有降低凝血酶诱导

的血小板聚集反应的作用，因而具有抗凝和抗血小板聚集功能。

【适应证】适于需长期持续抗凝的患者：①能防止血栓的形成及发展，治疗血栓栓塞性疾病。②治疗手术后或创伤后的静脉血栓形成，并可作为心肌梗死的辅助用药。③对曾有血栓栓塞病患者及有术后血栓并发症危险者，可予以预防性用药。

【体内过程】口服易吸收，99% 以上与血浆蛋白结合。半衰期约为 40 小时。可透过胎盘，但乳汁中含量极低。主要在肝内代谢，代谢产物由肾脏排出。

【用法用量】成人常用量：口服第 1 天 5～20mg（年老体弱及糖尿病患者半量即可），3 天后可给予维持量每天 2.5～7.5mg（可参考凝血时间调整剂量使 INR 值达 2～3）。因起效缓慢，治疗初 3 天由于血浆抗凝蛋白细胞被抑制，可以存在短暂高凝状态，如需立即产生抗凝作用，可在开始同时应用肝素，待充分发挥抗凝效果后再停用肝素。

【不良反应】①过量易致各种出血，早期表现有瘀斑、紫癜、牙龈出血、鼻出血、伤口出血经久不愈、月经量过多等。②出血可发生在任何部位，特别是泌尿和消化道。③肠壁血肿可致亚急性肠梗阻。④可见硬膜下颅内血肿和穿刺部位血肿。⑤偶见恶心、呕吐、腹泻、瘙痒性皮疹、过敏反应及皮肤坏死。⑥大量口服甚至出现双侧乳房坏死、微血管病或溶血性贫血及大范围皮肤坏疽；一次量过大的尤其危险。

【相互作用】①增强抗凝作用的药物：阿司匹林、水杨酸钠、胰高血糖素、奎尼丁、吲哚美辛、保泰松、奎宁、依他尼酸、甲苯磺丁脲、甲硝唑、别嘌醇、红霉素、氯霉素、某些氨基糖苷类抗生素、头孢菌素类、苯碘达隆、西咪替丁、氯贝丁酯、右旋甲状腺素、对乙酰氨基酚等。②降低抗凝作用的药物：苯妥英钠、巴比妥类、口服避孕药、雌激素、考来烯胺、利福平、维生素 K 类、氯噻酮、螺内酯、扑米酮、皮质激素等。③与水合氯醛合用，其药效和毒性均增强，应减量慎用。

【注意事项】①严格掌握适应证，在无凝血酶原测定的条件时，切不可滥用。②个体差异较大，治疗期间应严密观察病情，并依据凝血酶原时间 INR 值调整用量。治疗期间还应严密观察口腔黏膜、鼻腔、皮下出血及大便隐血、血尿等，

用药期间应避免不必要的手术操作，择期手术者应停药 7 天，急诊手术者需纠正 INR 值≤1.6，避免过度劳累和易致损伤的活动。③若发生轻度出血，或凝血酶原时间已显著延长至正常的 2.5 倍以上，应立即减量或停药。严重出血可静脉注射维生素 $K_1$10～20mg，用以控制出血，必要时可输全血、血浆或凝血酶原复合物。④由于系间接作用抗凝药，半衰期长，给药 5～7 天后疗效才可稳定，因此，维持量足够与否务必观察 5～7 天后方能定论。

【规格】片剂：1mg，2.5mg，3mg，5mg。

【贮藏】遮光，密封保存。

醋硝香豆素 Acenocoumarol

【别名】醋酸香豆酮、新抗凝、心得隆。

【药理作用】系双香豆素的合成代用品，化学结构与维生素 K 相似，与维生素 K 发生竞争性拮抗，妨碍后者的利用，使肝脏中凝血酶原和凝血因子 Ⅱ、Ⅶ、Ⅸ、Ⅹ 的合成受阻。是双香豆素类中抗凝效力最强的口服抗凝血药。作用较双香豆素快，但维持时间较短。对已合成的凝血酶原和凝血因子无作用。

【适应证】①防治静脉血栓、肺栓塞、心肌梗死及心房颤动引起的栓塞。②尤其适于长期维持抗凝者。③对急性动脉闭塞需先用肝素控制症状，再用本品。

【体内过程】口服吸收缓慢且不规则，并受食物的影响。99% 与血浆蛋白结合。半衰期与剂量有关，给予单剂 2mg/kg 约为 50 小时，每天 2mg/kg 约为 110 小时。主要在肝内代谢。服药后 36～48 小时出现作用，3～5 天可达最大，停药后作用持续 5 天以上。

【用法用量】①口服第 1 天 8～12mg，分次服用，第 2 天为 2～8mg。②维持量：每天 1～6mg。

【不良反应】参见华法林。

【相互作用】参见华法林。

【注意事项】参见华法林。

【规格】片剂：1mg，4mg。

【贮藏】遮光、密封保存。

18.3　溶栓药

蚓激酶 Lumbrokinase

【别名】博洛克、普恩复、降宁、百奥、雪通。

【药理作用】是一种蛋白水解酶。具有降低纤维蛋白原含量、明显缩短优球蛋白溶解时间、降低全血黏度及血浆黏度、增加组织型纤溶酶原激活物（t-PA）活性的作用。

【适应证】①适于缺血性脑血管病中纤维蛋白原增高患者。②血小板凝集率增高患者。

【体内过程】静脉注射后，体内血药浓度6小时后接近于零，即使大剂量在体内停留时间也不会超过24小时。表明长期服用不会在体内蓄积。口服易吸收，服药后40～80分钟即可发挥药理作用，半衰期为1.5～2.5小时。

【用法用量】口服：每次60万IU，每天3次，餐前半小时服用。每3～4周为1个疗程，可连服2～3个疗程，可连续服用至症状好转。

【不良反应】①未见明显的不良反应。②极少数患者出现轻度头痛、头晕、便秘、恶心等不需特殊处理。

【相互作用】尚不明确。

【注意事项】必须餐前服用。

【规格】胶囊剂：30万IU，60万IU。

【贮藏】密封，贮于阴凉干燥处。

链激酶 Streptokinase

【别名】溶栓酶、思凯通、国大欣通。

【药理作用】具有促进体内纤维蛋白溶解系统活性的作用。能使纤溶酶原激活物前体转变为激活物，后者再使纤维蛋白原转变为有活性的纤溶酶，使血栓溶解。

【适应证】治疗血栓栓塞性疾病，如深静脉栓塞、周围动脉栓塞、急性肺栓塞、血管外科手术后的血栓形成、导管给药所致血栓形成、新鲜心肌梗死、中央视网膜动静脉栓塞等。

【体内过程】半衰期呈双相，快速相为11～13分钟，缓慢相为23分钟。停药后，其活性迅速消失。给予足够剂量的本品，因体内新的纤维蛋白原合成慢，所以纤溶状态可维持数小时。

【用法用量】①给药前半小时，先肌内注射异丙嗪25mg、静脉注射地塞米松2.5～5mg或氢化可的松25～50mg，以预防不良反应（出血倾向、感冒样寒战、发热等）。②初导剂量：将50万IU溶于100ml 0.9%氯化钠注射液或5%葡萄糖溶液中，静脉输注（30分钟左右滴注完毕）。③维持剂量：将60万IU溶于250～500ml 5%葡萄糖溶液中，加入氢化可的松25～50mg或地塞米松1.25～2.5mg，静脉滴注6小时，保持每小时10万IU水平。按此疗法每天4次，治疗持续24～72小时，直到血栓溶解或病情不再发展为止。疗程根据病情而定，视网膜血管栓塞一般用药12～24小时，新鲜心肌梗死用药18～20小时，周围动静脉血栓用药3天左右，至多5～6天，慢性动脉阻塞用药时间较长，但不宜超过6～7天。④治疗结束时，可用低分子右旋糖酐作为过渡，以防血栓再度形成。⑤儿童的初导剂量应根据抗链激酶值的高低而定，维持剂量根据血容量换算，保持在每小时每毫升血容量20IU的水平。

【不良反应】①可能有发热、寒战、头痛、不适等症状，可给予解热镇痛药对症处理。②出血为主要并发症，一般为注射部位出现血肿，不需停药，可继续治疗，严重出血可给予氨基己酸或氨甲苯酸对抗溶栓酶的作用，更严重者可补充纤维蛋白原或全血。③在使用过程中，应尽量避免肌内注射及动脉穿刺，因可能引起血肿。④静脉输注时可发生低血压。

【相互作用】①本品是一种酶制剂，许多化学品如蛋白质沉淀剂、生物碱、消毒灭菌剂，都会使其活力降低，故不宜配伍使用。②与华法林、阿司匹林、吲哚美辛、双嘧达莫、保泰松、右旋糖酐等合用，有加重出血的危险。③与肝素合用，可部分拮抗肝素的抗凝作用。

【注意事项】①溶解时，不可剧烈振荡，以免使活力降低。②溶液在5℃左右可保持12小时，室温下要即时应用，放置稍久即可能减失活力。③急性心肌梗死溶栓治疗应尽早开始，争取发病12小时内开始治疗。④使用前用5%葡萄糖溶液溶解，溶解液应在4～6小时使用。⑤用链激酶后5天至12个月不能用重组链激酶。⑥用本品治疗血管再通后，发生再梗死，可用其他溶栓药。

【规格】注射剂（粉）：10万IU、15万IU、25万IU、75万IU、50万IU、150万IU。

【贮藏】遮光、密封，在10℃左右保存。

尿激酶 Urokinase

【别名】人纤溶酶、洛欣。

【药理作用】为一种蛋白酶，可使纤溶酶原转变为纤溶酶，使血栓溶解。

【适应证】①主要用于急性心肌梗死、肺栓塞、脑血管栓塞、周围动脉或静脉栓塞、视网膜动脉或静脉栓塞等。②眼部炎症、外伤性组织水肿、血肿等。③挫伤性前房积血。④难治性肾病综合征。⑤泌尿系引流管堵塞。⑥脓胸。

【体内过程】静脉注射后，纤溶酶的活性迅速上升，约 15 分钟达到高峰，6 小时后仍在升高。静脉注射后纤维蛋白原约可降至 1000mg/L，24 小时后才开始回到正常水平。在肝内代谢。半衰期仅约 20 分钟，肝功能不全患者可见延长，少量随尿、经胆排出体外。

【用法用量】①急性心肌梗死：50 万～150 万 U 溶于 0.9%氯化钠注射液或 5%葡萄糖注射液 50～100ml 中，30 分钟静脉输完。②肺栓塞：初次剂量 4400U/kg，0.9%氯化钠注射液或 5%葡萄糖注射液溶解，以 90ml/h 的速度在 10 分钟内滴完，然后以 4400U/h 的给药速度持续静脉输注 2～12 小时，可按 1.5 万 U/kg 的给药剂量经肺动脉注入。③深静脉血栓形成、肢体动脉栓塞：用 10 万～20 万 U 30 分钟内静脉输注，然后以 10 万～20 万 U/h 的剂量持续静脉输注 24～72 小时。④眼科应用：剂量按病情进行全身静脉输注或注射，结膜下或球后注射通常 1 次 100U；前房冲洗常用量为每 1ml 含 1000U。⑤挫伤性前房积血：5000～10 000U 溶于 2ml 注射用水中，前房穿刺，将药液缓慢注射于前房 0.3ml，3 分钟后用 0.9%氯化钠注射液或平衡盐溶液冲洗，如此反复 4～5 次。适应证为经非手术治疗 4～7 天，积血不吸收者。⑥难治性肾病综合征：6 万～10 万 U，加入 5%葡萄糖注射液 300ml 中，缓慢静脉输注，每天 1 次，连用 5～7 天，可重复 1 个疗程，最多使用 3 个疗程。同时给予泼尼松，每天 1mg/kg。能明显降低尿蛋白，改善肾功能。⑦泌尿系引流管堵塞：给予本品 3 万 U，糜蛋白酶 12 000U 加入 0.9%氯化钠注射液 20ml 中，经引流管推入，保留 30 分钟后放开引流管，如未解除堵塞，可用 0.9%氯化钠注射液冲洗抽吸，仍未解除者，可重复上述操作一次。⑧脓胸：胸膜腔穿刺后注射 20 万 U、0.9%氯化钠注射液 100ml，第 5 天重复注射一次，两次注射后反复胸膜腔穿刺抽液。

【不良反应】①可发生程度不同的出血。②偶见轻度血压下降、头晕及一般性过敏反应。③急性心肌梗死溶栓后可发生再灌注心律失常。

【相互作用】与吲哚美辛、保泰松、水杨酸、抗血小板凝集药或右旋糖酐合用可增加出血的危险性。

【注意事项】溶解后应立即应用，不得用酸性输液稀释。其他请参阅链激酶。

【规格】注射剂（粉）：1 万 U，5 万 U，10 万 U，20 万 U，25 万 U，50 万 U，100 万 U，150 万 U。

【贮藏】遮光、密封，在 10℃左右条件下保存。

阿替普酶　Alteplase

【别名】组织型纤溶酶原激活物、爱通立、rt-PA、Actilyse P。

【药理作用】是通过基因重组技术生产的 t-PA。天然 t-PA 的性能相同，即能激活与纤维蛋白结合的纤溶酶原，使其转化为纤溶酶的作用比激活循环血液中纤溶酶原的作用大得多。

【适应证】主要用于急性心肌梗死和肺栓塞的溶栓治疗。

【体内过程】可从血浆中迅速被清除，主要在肝内代谢。

【用法用量】除特别处方外，应在症状发生后尽快给药。①心肌梗死：对于发病后 6 小时内给予治疗的患者，应采取 90 分钟加速给药法，即 15mg 静脉注射，其后 30 分钟内静脉滴注 50mg，剩余 35mg 在 60 分钟内静脉输注，最大剂量达 100mg。对于发病后 6～12 小时给予治疗的患者，应采取 3 小时给药法。10mg 静脉注射，其后 1 小时内静脉输注 50mg，剩余 40mg 在 2 小时内静脉输注，最大剂量达 100mg。②肺栓塞：应在 2 小时内给予 100mg。最常用的给药方法：10mg 在 1～2 分钟静脉注射，90mg 在 2 小时内静脉输注。③缺血性脑卒中：推荐剂量为 0.9mg/kg，最大剂量为 90mg。先将剂量的 10%静脉注射，剩余剂量在超过 60 分钟内静脉输注。④在使用前应先用附带的稀释剂临时配制，浓度为 1mg/ml。可用等量的 0.9%氯化钠注射液或 5%葡萄糖注射液进一步稀释成 0.5mg/ml 溶液。

【不良反应】①可有凝血障碍和出血、血细胞比容及血红蛋白水平降低、注射部位出血。②偶见心律失常、体温升高。③罕见血压下降、颅内出血、腹膜后出血、便血、血尿等。

【相互作用】①与其他影响凝血功能的药物合用可显著增加出血的危险性。②硝酸甘油可加快本品消除，使血药浓度下降，冠状动脉再灌注减少，再灌注时间延长，血管再闭塞的可能性增加。

【注意事项】①无抗原性，可重复给药。②大剂量长时间给予，可逆转血循环中的抑制机制，而致全身性纤维蛋白原溶解。用药期间应严密观察患者，一旦发生不良反应或意外，及时抢救处理。③不应与其他药物混合给药或与其他药物共用静脉通路。④将注射小瓶内干粉用注射用水溶解为 1mg/ml 的浓度，配制的溶液可用 0.9% 氯化钠注射液稀释至 1：5 的比例，但不能继续用水或其他碳水化合物（如右旋糖酐）溶液稀释。为使剂量准确，给药时可用输注泵。因注射小瓶内为负压，故应先将导管插入灭菌注射用水小瓶内，然后再插入小瓶内。⑤如过量发生出血，可给予抗纤溶药物，或输入新鲜血浆或全血。⑥临床经验证实，抢救心肌梗死，于发病 3 小时内给药，疗效将会更好。

【规格】注射剂（粉）：20mg，50mg。

【贮藏】遮光，贮于 2～8℃条件下。

瑞替普酶 Reteplse

【别名】派通欣、Retavase。

【药理作用】可激活与纤维蛋白结合的纤溶酶原，使其转化为纤溶酶，以降解血栓中的纤维蛋白，发挥溶栓作用。

【适应证】用于成人由冠状动脉梗死引起的急性心肌梗死的溶栓疗法，能够改善心肌梗死后的心室功能。

【体内过程】纤溶半衰期约为 1.6 小时（心肌梗死患者）。

【用法用量】①应在症状发生后，尽可能早期使用。②瑞替普酶应该 10MU+10MU 分两次静脉注射，每次取 10MU 溶于 10ml 注射用水中缓慢注射 2 分钟以上，两次间隔为 30 分钟。③注射时应该使用单独的静脉通路，不能与其他药物混合后给药，不能与其他药物使用共同的静脉通路。

【不良反应】主要是浅表出血，多不需特殊处理，数十分钟可自行缓解。

【相互作用】与其他影响凝血功能的药物合用可显著增加出血的危险性。

【注意事项】①由于纤维蛋白被溶解，可能引起新近的注射部位出血，所以溶栓治疗期间，必须仔细观察所有潜在出血点（包括导管插入部位、穿刺点、切开点及肌内注射部位），如有大血管不可压迫的穿刺应尽量避免（如颈静脉或锁骨下静脉）。②在用药期间，如果必须进行动脉穿刺，最好采用上肢末端的血管（容易压迫止血），穿刺后，至少压迫 30 分钟，用敷料加压包扎，反复观察有无渗血。③用药期间，尽量避免搬动患者或肌内注射等操作。④静脉穿刺仅在必须进行时，操作应特别仔细。⑤一旦发生严重出血（局部无法加压止血），必须立即停用肝素、抗凝血药及抗栓治疗。⑥如果出血发生在第一次静脉注射后，应该停用第二次静脉注射。

【规格】注射剂（粉）：5MU。

【贮藏】遮光贮于 2～8℃，严禁冷冻。

18.4　血浆及血容量扩充药

右旋糖酐-40 Dextran-40

【别名】低分子右旋糖酐。

【药理作用】具有降低血液黏稠度、改善微循环和抗血栓作用，主要通过解除红细胞聚集、降低血小板黏附与聚集、减低血液黏度等作用而改善微循环，同时具有一定的补充血容量的作用，但在体内停留时间不及中分子糖酐长。

【适应证】①适于低血容量性休克及血栓栓塞性疾病。②血管性头痛。③急性单纯型胰腺炎。④难治性肾病顽固性水肿。⑤血液病血尿。⑥慢性肾功能不全。⑦肺源性心脏病呼吸衰竭。

【体内过程】排泄较快，6 小时内 60% 以原药随尿排出；其增加血容量的维持时间较右旋糖酐-70 短得多。

【用法用量】①静脉输注，每天不超过 20ml/kg。②抗休克时的滴速以 20～40ml/min 为宜，在 15～30 分钟滴入 500ml。③冠心病和脑血管栓塞的患者应缓慢静脉输注，一般用量为每次 250～500ml，每天或隔日 1 次，7～14 次为 1 个疗程。④血管性头痛：500ml，加丹参注射液 8ml，静脉输注，每天 1 次，14 天 1 个疗程，连用 2 个疗程后间隔 5 天。⑤急性单纯型胰腺炎：500～1000ml，静脉输注。⑥难治性肾病顽固性水肿：500ml 加肝素 75～100U，静脉输注，每天 1 次，疗程根据病情而定，最长 14 天。⑦血液病血尿：500ml，加入酚磺乙胺 2～4g，静脉输注，每天 1 次，至肉眼血尿消失后减量，直至镜下血尿消失后停药。⑧慢性肾功能不全：给予 500ml，静脉输注，每天 1 次，适于无禁忌证者，但有报道可导致肾衰竭，使用时应密切观察。⑨肺源性心脏病呼吸衰竭：给予 500ml，加山莨菪碱 20～60mg，静脉输注，每天 1～2 次，7 天后山莨菪碱改为 20mg，每天 1 次，再 7 天后改为口服山莨菪碱 5～10mg，每天 3 次。

【不良反应】①可影响血型的鉴定。②可致出血时间延长。③偶有过敏反应。④每次用量超过 1500ml, 易引起低蛋白血症。

【相互作用】①与双嘧达莫和维生素 B_{12} 混合可发生配伍变化。②与卡那霉素、庆大霉素和巴龙霉素合用可增加肾毒性。

【注意事项】①使用前详加检查, 溶液澄明方可使用。应一次用完, 不得贮藏再用。②过敏反应多在输注开始时 10 分钟内发生, 应加强观察, 待正常后方可离去。③输液器械不得与输血用具合用, 以免产生沉淀。④临床注意: 输注本品后会影响血型鉴定及血沉试验。⑤如有片状结晶析出, 经 100℃左右加热溶解后可继续使用。

【规格】右旋糖酐-40 葡萄糖注射液或氯化钠注射液: 6%或 10%(100ml, 250ml, 500ml)。

【贮藏】密封, 在 25℃左右干燥处保存。

右旋糖酐-70 Dextran-70

【别名】中分子右旋糖酐、润齐。

【药理作用】为血容量扩充剂, 静脉注射后能提高血浆胶体渗透压, 吸收血管外水分而增加血容量, 升高和维持血压。血浆容量的增加与右旋糖酐的输入量有关。但其扩充血容量作用较右旋糖酐-40 强, 几乎无改善微循环及渗透性利尿作用。此外, 还可使某些凝血因子及血小板的活性降低, 因而还有一定的抗血栓作用。

【适应证】①休克: 防治各种低血容量休克如出血性休克、手术中休克、烧伤性休克等。②预防手术后静脉血栓形成和血栓性静脉炎。③减轻眼部干燥引起的灼热、刺激感等不适症状, 保护眼球免受刺激, 减轻由于暴露于风沙或阳光下造成的眼部不适。

【体内过程】①排泄较慢, 12 小时内约 40%以原药随尿排出。②静脉输注其 6%溶液 500ml, 增加血容量的维持时间可达 6~12 小时。

【用法用量】①静脉滴注, 每次 500ml, 每分钟注入 20~40ml。每天最大剂量不超过 1000~1500ml。②眼科根据病情需要滴眼, 每次 1~2 滴。

【不良反应】①过敏反应: 少数患者可出现, 表现为皮肤瘙痒、荨麻疹、恶心、呕吐、哮喘, 重者口唇发绀、虚脱、血压剧降、支气管痉挛, 个别患者出现过敏性休克甚至死亡。②偶见发热、寒战、淋巴结肿大、关节炎等。③出血倾向:

可引起凝血障碍, 使出血时间延长, 该反应常与剂量有关。④红细胞聚集作用: 随着右旋糖酐的分子量加大, 红细胞聚集更多、更明显。

【相互作用】同右旋糖酐 40。

【注意事项】①首次输用, 开始几毫升应缓慢静脉滴注, 并在注射开始后严密观察 5~10 分钟, 出现所有不正常征象(寒战、皮疹等)都应立即停药。②对严重的肾功能不全, 应降低剂量并严密监测尿量和肾功能。③避免用量过大, 尤其是老年人、动脉粥样硬化或补液不足者。④重度休克时, 如大量输注右旋糖酐, 应同时给予一定数量的血液, 以维持血液携氧功能。⑤对于脱水患者, 应同时纠正水、电解质紊乱情况。⑥每天用量不宜超过 1500ml, 否则易引起出血倾向和低蛋白血症。

【规格】①右旋糖酐-70 葡萄糖注射液或氯化钠注射液: 6%或 10%(100ml, 250ml, 500ml)。②滴眼液: 5ml: 5mg。

【贮藏】密封, 在 25℃左右干燥处保存。

羟乙基淀粉 Hydroxyethyl Starch

【别名】706 代血浆、贺斯、海斯。

【药理作用】静脉滴注后, 较长时间停留于血液中, 提高血浆渗透压, 使组织液回流增多, 迅速增加血容量, 稀释血液, 并增加细胞膜负电荷, 使已聚集的细胞解聚, 降低全身血黏度, 改善微循环。

【适应证】血容量补充药。改善微循环障碍, 临床用于: ①低血容量性休克, 如失血性、烧伤性及手术中休克等。②血栓闭塞性疾病。③慢性消耗性疾病。

【体内过程】静脉输注后, 由于分子量大, 主要停留于血循环内, 主要分布于肝脏, 大部分从肾脏排出, 小部分随粪便排出, 仅微量被机体分解代谢。1 次静脉输注后, 24 小时内尿中排出 63%, 粪便中排出 16.5%。

【用法用量】①静脉滴注, 每天 250~500ml。②慢性消耗性疾病用 500ml, 静脉输注, 每天 1 次, 10 天为 1 个疗程, 可间断用 2~3 个疗程, 可明显改善临床症状, 增加食欲, 促进伤口愈合, 使贫血好转。

【不良反应】①偶可发生输液反应。②少数患者出现荨麻疹、瘙痒。

【相互作用】尚未发现与其他药物或肠外营养产品的相互作用。

【注意事项】①一次用量不能过大，以免发生自发性出血。②大量输入可致钾排泄增多，应适当补钾。

【规格】大容量注射剂：①250ml 含 15g 羟乙基淀粉 20 与 2.25g 氯化钠。②500ml 含 30g 羟乙基淀粉 20 与 4.5g 氯化钠。③250ml 含 15g 羟乙基淀粉 40 与 2.25g 氯化钠。④500ml 含 30g 羟乙基淀粉 40 与 4.5g 氯化钠。

【贮藏】密封，在 25℃左右干燥处保存。

聚明胶肽 Polygeline

【别名】菲克雪浓、血代、血脉素、人造血、Haemaccel。

【药理作用】是从健康牛四肢骨（有些同类产品用全骨）提取的优质明胶水解制成的灭菌水溶液，平均分子量为 27 500～39 500，其渗透压与血浆相等，可保持血管内液与组织间液的平衡，不引起组织脱水及肺水肿，具有维持血容量和提升血压作用。

【适应证】纠正或预防血浆或全血容量缺乏引起的循环功能不全，适于低血容量性休克、全血或血浆丢失、补充心肺循环量。

【体内过程】在体内无蓄积作用，输入后由肾排出，半衰期为4～6小时，在肾功能正常的情况下完全排出时间约为48小时。

【用法用量】剂量及输注速度应按个体化给药。①全血或血浆丢失，预防休克用 500～1500ml，容量缺乏性休克最多用 2000ml。②输注速度一般为 125 滴/分钟，急救时可在 5～15 分钟输入 500ml。

【不良反应】偶可出现一过性皮肤反应、低血压、心动过速、心动过缓、恶心或呕吐、呼吸困难、体温升高、寒战等。

【相互作用】①与强心苷有协同作用。②不可配伍药液：氨苄西林、头孢曲松、甲泼尼龙、丙米嗪、阿昔洛韦等。③不可与含枸橼酸盐的血液混合使用，可在输入之前或之后输注，或分通道同时输注。

【注意事项】过敏反应可通过预防性使用 H_1 或 H_2 受体拮抗剂（如西咪替丁 0.5mg/kg）来避免。

【规格】注射剂：250ml：1.6g，500m：3.2g。

【贮藏】遮光，贮于室温下。

右旋糖酐-20 Dextran-20

【药理作用】为血容量扩充剂，静脉注射后能提高血浆胶体渗透压，吸收血管外水分进入体循环而增加血容量，升高和维持血压。其扩充血容量作用比右旋糖酐 70 弱且短暂，但改善微循环的作用比右旋糖酐 70 强。它可使已经聚集的红细胞和血小板解聚，降低血液黏滞性，改善微循环，防止血栓形成。具有渗透性利尿作用。具有强抗原性。使初次注射，部分患者也有过敏反应发生。主要为皮肤、黏膜过敏反应。

【适应证】①休克：失血、创伤、烧伤等各种原因引起的休克和中毒性休克。②预防手术后静脉血栓形成：肢体再植和血管外科手术等预防术后血栓形成。③血管栓塞性疾病：心绞痛、脑血栓形成、脑供血不足、血栓闭塞性脉管炎等。

【体内过程】在体内停留时间较短，静脉注射后立即开始从血液中通过肾脏排出体外，用药后经肾脏排出，少部分进入胃肠道，从粪便中排出。体内存留部分经缓慢氧化代谢。

【用法用量】①静脉输注，用量视病情而定，成人常用量为一次 250～500ml，24 小时内不超过 1000～1500ml。婴儿用量为 5ml/kg，儿童用量为 10ml/kg。②休克病例：用量可较大，速度可快，输注速度为 20～40ml/min，第一天最大剂量可用至 20ml/kg，在使用前必须纠正脱水。③预防术后血栓形成：术中或术后给予 500ml，通常术后第一、二日 500ml/d，以 2～4 小时的速度静脉输注，高危患者疗程可用至 10 天。④血管栓塞性疾病：应缓慢静脉输注，一般每次 250～500ml，每天或隔日一次，7～10 次为 1 个疗程。

【不良反应】①少数患者可出现过敏反应，表现为皮肤瘙痒、荨麻疹、恶心、呕吐、哮喘，重者口唇发绀、虚脱、血压剧降、支气管痉挛，个别患者甚至出现过敏性休克直至死亡。过敏体质者用前应做皮试。②偶见发热、寒战、淋巴结肿大、关节炎等。③出血倾向者可引起凝血障碍，使出血时间延长，该反应常与剂量有关。

【相互作用】①与肝素合用时，由于有协同作用而增加出血可能。②与庆大霉素、巴龙霉素合用会增加肾毒性。

【注意事项】①首次输注，开始几毫升应缓慢静脉滴注，并在注射开始后严密观察 5～10 分钟，出现所有不正常征象（寒战、皮疹）都应马上停药。②对严重的肾功能不全、尿量减少患者，因可从肾脏快速排泄，增加尿黏度，可能导致少尿或肾衰竭，因此，禁用于少尿患者。一旦使用中出现少尿或无尿应停用。③避免用量过大，尤其是老年人、动脉粥样硬化或补液不足者。④重度休克时，如大量输注右旋糖酐，应同时给予一定数量的全血，以维持血液携氧功能。如未同时输血，由于血液在短时间内过度稀释，导致携氧功能降低，组织供氧不足，而且影响血液凝固，出现低蛋白血症。⑤某些手术创面渗血较多的患者，不应过多使用，以免增加渗血。⑥伴有急性脉管炎者，不宜使用，以免炎症扩散。⑦对于脱水患者，应同时纠正水、电解质紊乱情况。⑧每天用量不宜超过 1500ml，否则易引起出血倾向和低蛋白血症。⑨不应与维生素 C、维生素 B_{12}、维生素 K、双嘧达莫及促肾上腺皮质激素、氢化可的松、琥珀酸钠在同一溶液中混合给药。⑩能吸附于细胞表面，与红细胞形成假凝集，对血型鉴定和血交叉配血试验结果有一定干扰。输血患者的血型检查、交叉配血试验应在使用右旋糖酐前进行，以确保输血安全。

【规格】注射剂：60%右旋糖酐 5%葡萄糖注射液。

【贮藏】在 25℃以下保存。

18.5　抗贫血药

硫酸亚铁　Ferrous Sulfate

【别名】硫酸低铁、施乐菲、福乃得、铁维隆。

【药理作用】在血中被铜蓝蛋白氧化成 Fe^{3+} 后，与血浆中的转铁蛋白结合，被运送到体内各组织。铁是血红蛋白及肌红蛋白的主要成分，血红蛋白是红细胞中的主要携氧者。补充铁剂，使血红蛋白合成加速、与缺铁的有关症状得以逐渐纠正。

【适应证】①慢性失血（月经过多、痔疮出血、子宫肌瘤出血、钩虫病失血等）。②营养不良引起缺铁性贫血。③妊娠引起缺铁性贫血。④儿童发育期引起的缺铁性贫血。

【体内过程】口服后主要以亚铁离子形式于十二指肠和空肠近端吸收。在血液循环中被氧化成 Fe^{3+} 后沉积于肝、脾和骨髓等组织中，供造血之用，未吸收部分则随粪便排出。

【用法用量】口服：①成人每次 0.3～0.6g，每天 3 次，餐后服用。②小儿每次 0.1～0.3g，每天 3 次。

【不良反应】①对胃肠道黏膜有刺激性，可致恶心、呕吐、上腹痛、腹泻等，餐后服可减少胃肠道反应。②铁与肠道内硫化氢结合，生成硫化铁，使硫化氢减少，减少了对肠蠕动的刺激作用，可致便秘，并排黑粪。③大量口服可致急性中毒，出现胃肠道出血、坏死，严重时可引起休克。

【相互作用】①与维生素 C 同服，有利于吸收。②含钙、磷酸盐类、含鞣酸药物、抗酸药和浓茶均可使铁盐沉淀，妨碍其吸收。③铁剂与四环素类可形成络合物，互相妨碍吸收。④可减少左旋多巴、卡比多巴、甲基多巴及喹诺酮类药物的吸收。

【注意事项】服药期间不宜喝浓茶及食用鞣酸多的食物。

【规格】①糖衣片剂：0.3g。②缓释片 0.45g、0.16g。③糖浆剂：100ml：4g。

【贮藏】密封，在干燥处保存。

右旋糖酐铁　Iron Dextran

【别名】科莫非、协速升、朴红、血太、达因、葡聚糖铁、Imferon。

【药理作用】是右旋糖酐和铁的络合物，为可溶性铁。铁是血红蛋白及肌红蛋白的主要成分，血红蛋白是红细胞中的主要携氧者。补充铁剂，使血红蛋白合成加速、与缺铁的有关症状得以逐渐纠正。

【适应证】不能口服铁剂或口服铁剂治疗不满意的缺铁患者。

【体内过程】由于分子较大，须由淋巴管吸收再入血液，所以注射后血药浓度提高较慢，24～48 小时才能达峰。铁吸收后与转铁蛋白结合，在血中循环，供造红细胞用。可以铁蛋白或含铁血黄素形式累积在肝、脾、骨髓及其他网状内皮组织中。铁在人体中每天的排泄极微，主要经肠道、皮肤，少量由胆汁、尿、汗排出。

【用法用量】肌内、静脉注射或静脉滴注：每天 100～200mg 铁，根据补铁总量确定，每周 2～3 次。①试验剂量：在给予患者初次剂量前先给予 0.5ml（相当于 25mg 铁），如 60 分钟后无不良反应发生，再给予剩余的剂量。②深部肌内注射：每次 50～100mg（铁元素），1～3 天 1 次。儿童体重超过 6kg 者，每次 50mg（铁元素），每天 1 次。③静脉输注：100～200mg 用 0.9%氯化钠溶液或 5%葡萄糖溶液稀释至 100ml。给予首次剂量时，应先缓慢输注 25mg 至少 15 分钟，如无不良反应发生，可将剩余剂量在 30 分钟内输注完毕。④静脉注射：将相当于 100～200mg 铁（2～4ml）的本品用 0.9%氯化钠溶液或 5%葡萄糖溶液 10～20ml 稀释后缓慢静脉注射，同样在初次给药时先缓慢注射 25mg（1～2 分钟），如无不良反应发生，再给予剩余的剂量（每分钟 0.2ml）。肌内注射不需要稀释。总补铁约 20mg/kg 的剂量可采用一次性滴注给药的方法。此法应将所给剂量稀释至 0.9%氯化钠溶液或 5%葡萄糖溶液 250～1000ml 中，并静脉滴注 4～6 小时。⑤口服，餐后服用。成人每次 50～100mg，每天 1～3 次；儿童，体重<3kg，每天 25mg，体重 5～9kg，每天 50mg，体重>9kg，按成人量服用。

【不良反应】①注射后，可产生局部疼痛及色素沉着。②急性过敏反应表现为呼吸困难、潮红、胸痛和低血压。③最常见的不良反应是皮肤瘙痒、呼吸困难，其他不良反应有胸痛、恶心、低血压、淋巴结肿大、消化不良、腹泻、潮红、头痛、关节肌肉疼痛等。④偶见注射部位的静脉疼痛和感染。

【相互作用】参见硫酸亚铁。

【注意事项】①注射后血红蛋白未见逐步升高者应立即停药。②婴儿尽量避免肌内注射。③肠道外给药都可能引起致命性的过敏反应。对药物有过敏史的患者危险性增加。只能在具备抢救条件的情况下给药。④给有自身免疫性疾病或有炎症的患者用药，可能会引起Ⅲ型变态反应。⑤静脉注射过快可能会引起低血压。⑥肠道外途径给予铁剂可能引起过敏或中毒反应。对有感染的儿童可能会产生不利影响。⑦有动物和人体资料显示，在同一部位反复肌内注射可能出现肉瘤。⑧血浆铁蛋白在静脉注射后 7～9 天达到峰浓度，而在 3 周后又缓慢地回到基线。⑨测定骨髓的铁储备在治疗的延长期没有意义，因为残留的本品可能滞留于网状内皮细胞。

【规格】①片剂：25mg。②注射剂：2ml：50mg，2ml：100mg。③口服液：5ml：25mg，10ml：50mg。④颗粒剂：25mg。

【贮藏】室温下保存。

富马酸亚铁 Ferrous Fumarate

【别名】童诺、富浦新、富血铁、Feostat、Fumafer。

【药理作用】铁是血红蛋白及肌红蛋白的主要成分，血红蛋白是红细胞中的主要携氧者。补充铁剂，可使血红蛋白合成加速、与缺铁的有关症状得以逐渐纠正。

【适应证】参见硫酸亚铁。

【体内过程】口服吸收良好，使血清铁很快上升且保持稳定，迅速促进外周循环血液中红细胞的血红蛋白含量升高。

【用法用量】口服。①成人：预防量为每次 0.2g，每天 1 次；治疗量为每次 0.2～0.4g，每天 3 次。②儿童：1 岁以下，每次 35mg，每天 3 次；1～5 岁，每次 70mg，每天 3 次；6～12 岁，每次 140mg，每天 3 次。

【不良反应】【相互作用】【注意事项】参见硫酸亚铁。

【规格】①片剂：0.2g。②胶囊剂：0.2g。③颗粒剂：0.1g/1g，0.2g/2g。④混悬液：10ml：0.14g，10ml：0.3g。⑤咀嚼片：0.05g，0.1g。

【贮藏】遮光、密封保存。

琥珀酸亚铁 Ferrous Succinate

【别名】速力菲、Cerevon、Ferromyn。

【药理作用】【适应证】参见硫酸亚铁。

【体内过程】以亚铁离子形式主要在十二指肠及空肠近端吸收；未吸收者随粪便排出，铁吸收量与体内铁的贮量有关，并受食物影响。铁吸收后与转铁蛋白结合进入血循环，也可以铁蛋白或含铁血黄素形式累积在肝、脾、骨髓及其他网状内皮组织，供造血使用。

【用法用量】口服。①成人：治疗量为每次 0.1～0.2g，每天 3 次，餐后服用。预防量为每次 0.1～0.2g，每天 1 次。②儿童：每天 6～18mg/kg，分 3 次服用。

【不良反应】【相互作用】【注意事项】参见硫酸亚铁。

【规格】①片剂：0.1g。②胶囊剂：0.1g。③缓释片：0.2g。④颗粒剂：0.05g。

【贮藏】遮光、密封保存。

葡萄糖酸亚铁 Ferrous Gluconate

【别名】雪乐、雪宜。

【药理作用】参见富马酸亚铁。

【适应证】参见硫酸亚铁。

【体内过程】以亚铁离子形式主要在十二指肠及空肠近端吸收，未吸收者随粪便排出，铁吸收量与体内铁的贮量有关，并受食物影响。铁吸收后与转铁蛋白结合进入血循环，也可以铁蛋白或含铁血黄素形式累积在肝、脾、骨髓及其他网状内皮组织，供造血使用。

【用法用量】口服。①成人：治疗量为每次 0.3～0.6g，每天 3 次；预防量为每次 0.3g，每天 1 次。②儿童：每天 30mg/kg，分 3 次服用。

【不良反应】【相互作用】【注意事项】参见硫酸亚铁。

【规格】片剂：0.1g，0.3g；胶囊：0.25g，0.3g，0.4g；糖浆：10ml∶0.25g，10ml∶0.3g。

【贮藏】密封保存。

山梨醇铁　Iron Sorbitex

【别名】山梨糖醇铁。

【药理作用】参见富马酸亚铁。

【适应证】一般不作首选铁剂。①主要预防和治疗各种不宜口服铁剂者，如溃疡性结肠炎。②无效的缺铁性贫血。③需要迅速纠正贫血状况者。

【体内过程】肌内注射吸收迅速，2 小时可达血药峰值。

【用法用量】深部肌内注射：①成人每次 25～50mg，隔 1～3 日 1 次。②儿童：体重＞6kg，每次 25mg，每天 1 次；体重＜6kg，每次 12.5mg，每天 1 次。③贫血纠正后应继续使用一段时间以补充储存铁。

【不良反应】①注射后有金属味及注射局部疼痛。②少数患者可有发热、心动过速及关节痛等过敏反应。③个别患者因肌内注射出现过敏性休克和（或）心脏毒性死亡。

【相互作用】如注射剂量过大，吸收量超过血液的铁结合力，血浆中有机铁对机体有毒性作用。因此，不能与口服铁盐同时应用。

【注意事项】①需深部肌内注射，进针及出针速度要快，以免药液渗出至皮下。②不宜同时口服铁剂，以免发生毒性反应。③注射后血红蛋白未见逐渐升高，则立即停药。④本制剂不能静脉注射。

【规格】注射液：2ml∶50mg（Fe）。

【贮藏】应避免冷冻。遮光，在室温下密封保存。

多糖铁复合物　Iron Polysaccharide Complex

【别名】力蜚能、红源达。

【药理作用】是一种铁元素含量高达 46%的低分子量多糖铁复合物。作为铁元素补充剂，可迅速提高血铁水平与升高血红蛋白。

【适应证】治疗单纯性缺铁性贫血。

【体内过程】是铁和多糖形成的复合物，以完整的分子形式存在，在消化道中能以分子形式被吸收。经放射性标记示踪实验证实其吸收率不低于硫酸亚铁，且吸收率不受胃酸减少、食物成分的影响，有极高的生物利用度。

【用法用量】口服。①成人：每次 150～300mg，每天 1 次。②儿童：需在医师的指导下使用。

【不良反应】罕见恶心、呕吐、胃肠刺激或便秘。

【相互作用】抗酸药及四环素可抑制本品的吸收。

【注意事项】婴儿补铁过量时，多数新生儿易发生大肠埃希菌感染。

【规格】①胶囊：0.15g（以铁计算）。②片剂：0.15g（以铁计算）。

【贮藏】室温（15～30℃下）贮存。

叶酸　Folic Acid

【别名】维生素 B_9、维生素 M、斯利安、美天福。

【药理作用】为一种 B 族维生素，在体内被叶酸还原酶及二氢叶酸还原酶还原为四氢叶酸。后者与多种一碳单位结合成四氢叶酸辅酶，参与体内核酸和氨基酸的合成，与维生素 B_{12} 共同促进红细胞的生长和成熟。

【适应证】①妊娠期，婴儿型巨幼细胞贫血。②恶性贫血（与维生素 B_{12} 合用）。③铅、苯、化学物质中毒引起的贫血等。④肺部、宫颈癌前病变。⑤新生儿神经管缺损。

【体内过程】口服后几乎完全被吸收（主要在十二指肠上部），大部分存于肝内，体内主要被分解为蝶呤和对氨基苯甲酰谷氨酸。由胆汁排至肠道中的本品可被重吸收，形成肠肝循环。本身无活性，在体内转变为甲酰四氢叶酸才具有活力。

【用法用量】①治疗：口服，成人每次 5～10mg，每天 3 次；儿童每次 5mg，每天 3 次。肌内注射：每次 10～20mg。②预防：每次 0.4mg，每天 1 次。③肺部、宫颈癌前病变：口服 10mg/d，适用 10 年以上，可逆转癌前病变。④新生儿神经管缺损：孕期中补充本品，可减少发生新生儿神经管缺损。给予 0.4mg，每天 1 次，妊娠期前 3 个月服用。

【不良反应】①罕见过敏反应。②长期用药可以出现畏食、恶心、腹胀等胃肠症状。③大量服用叶酸时，可使尿呈黄色。

【相互作用】①大剂量叶酸能拮抗苯巴妥、苯妥英钠和扑米酮的抗癫痫作用，并使敏感儿童的癫痫发作次数增多。②口服大剂量叶酸，可以影响微量元素锌的吸收。③肌内注射时不宜与维生素 B_1、维生素 B_2、维生素 C 同管注射。

【注意事项】①维生素 B_{12} 缺乏引起的巨幼细胞贫血不能单用叶酸治疗。②营养性巨幼细胞贫血常合并缺铁，应同时补充铁，并补充蛋白质及其他 B 族维生素。③恶性贫血及疑有维生素 B_{12} 缺乏的患者，不单独用叶酸，因这样会加重维生素 B_{12} 的负担和神经系统症状。

【规格】①片剂：0.4mg，5mg。②注射剂：1ml：15mg。

【贮藏】遮光、密封保存。

重组人红细胞生成素 Recombinant Human Erythropoietin

【别名】促红细胞生成素、依普定、武生旺宁、安达芬、津恤力、环尔博、济脉欣、利血宝、赛博尔、雪达升、益比奥、宁红欣、罗可曼、Epiao、Epogen。

【药理作用】红细胞生成素是由肾脏分泌的一种活性糖蛋白，能促进骨髓中红系造血祖细胞增殖、分化。能经由后期母红细胞祖细胞（CFU-E）引导出明显的刺激集落的生成效果。在高浓度下，刺激早期母红细胞祖细胞（BFU-E）而引导出集落的形成。

【适应证】①肾功能不全所致贫血，包括慢性肾衰竭行血液透析、腹膜透析治疗及非透析患者。②癌性贫血。③结缔组织病贫血。④骨髓增生异常综合征贫血。⑤外科围术期的红细胞动员。

【体内过程】①依泊汀-α和依泊汀-β的药动学存在某种差异，可能是由于糖蛋白不同和商品制剂的配方不同所致。前者在皮下注射后缓慢而不完全地被吸收，生物利用度为 10%～50%。静脉注射后 15 分钟可达血药峰值，皮下注射则需 4～24 小时。②前者静脉注射后的消除半衰期，慢性肾衰竭者为 4～16 小时，正常肾功能者则较短。前者皮下注射的半衰期估计为 24 小时。后者皮下注射后吸收缓慢而不完全，生物利用度为 23%～42%，12～28 小时可达血药峰值。静脉注射后的消除半衰期为 4～12 小时。

【用法用量】①可静脉注射或皮下注射，剂量应个体化，一般开始剂量为 50～150IU/kg，每周 3 次。②治疗过程中需视血细胞比容或血红蛋白水平调整剂量或调节维持剂量。

【不良反应】①主要是血压升高。②偶可诱发脑血管意外、癫痫发作。③其他不良反应较小，如瘙痒、发热、恶心、头痛、关节痛、血栓等。

【相互作用】①叶酸或维生素 B_{12} 不足会降低疗效。②严重铝过多会影响疗效。

【注意事项】治疗期间应注意并定期观察血压变化，必要时应减量或停药，并调整降压药的剂量。

【规格】注射剂：0.3ml：2000IU，0.3ml：3000IU，0.3ml：3500IU，0.3ml：4000IU，0.6ml：10 000IU，0.6ml：20 000IU，0.6ml：30 000IU。

【贮藏】遮光，贮于 2～8℃条件下，勿冻、勿热，不可振摇。

18.6　升白细胞药

肌苷 Inosine

【别名】次黄嘌呤核苷、Aminosine、Oxiamine、普辅、迪力、湖月（氯化钠）、甘可（氯化钠）、竹路（葡萄糖）、甘全（氯化钠）、欣丰（氯化钠）、永瑞能（氯化钠）、科米雅（氯化钠）、全助（氯化钠）、百能（葡萄糖）、卫每加。

【药理作用】为腺嘌呤的前体，能直接透过细胞膜进入人体细胞，参与体内的能量代谢和蛋白质的合成。能提高丙酮酸氧化酶和辅酶 A 的活性。使处于低能、缺氧状况下的细胞继续顺利地进行代谢。

【适应证】有改善机体代谢作用。①各种类型肝脏疾病。②心脏疾病。③白细胞减少症。④血小板减少症。⑤中心视网膜炎。⑥视神经萎缩等。

【体内过程】未进行该项试验且无可靠参考文献。

【用法用量】①口服：成人每次 0.2～0.4g，儿童每次 0.1～0.2g，每天 3 次。②静脉注射或静脉输注：每次成人 0.2～0.6g，儿童每次 0.1～0.2g，每天 1～2 次，可与葡萄糖溶液、氨基酸溶液、0.9%氯化钠注射液混合输入。③眼球后注射：每次 40mg，8 天注射 1 次，5 次为 1 个疗程。

【不良反应】偶见胃部不适。

【相互作用】注射剂不能与氯霉素、双嘧达莫、硫喷妥钠等注射液配伍。

【注意事项】如服用过量或出现严重不良反应，请立即就医。

【规格】①片剂：0.1g，0.2g。②注射剂：2ml：0.05g，2ml：0.1g，5ml：0.2g。③口服液：10ml：0.2g，20ml：0.2g。④大容量注射剂：100ml 含肌苷 0.2g 与氯化钠 0.9g，100ml 含肌苷 0.65g 与氯化钠 0.9g，100ml 含肌苷 0.6g 与氯化钠 0.9g。⑤注射剂（粉）：0.4g，0.5g。

【贮藏】密封、遮光保存。

人粒细胞集落刺激因子 Human Granulocyte Colony Stimulating Factor

【别名】惠尔血、特尔津、瑞白、泉升、促粒素、津恤力、瑞血新、吉粒芬、吉赛欣、尤尼芬、欣粒生、金磊赛强、格拉诺赛特。

【药理作用】为利用基因重组技术生产的人粒细胞集落刺激因子（rhG-CSF）。与天然产品相比，生物活性在体内、外基本一致。rhG-CSF 是调节骨髓中粒系造血的主要细胞因子之一，可选择性地作用于粒系造血祖细胞，促进其增殖、分化，并可增加粒系终末分化细胞即外周血中性粒细胞的数目与功能。

【适应证】①促进骨髓移植后中性粒细胞计数增加。②癌症化疗引起的中性粒细胞减少症，包括恶性淋巴瘤、小细胞肺癌、胚胎细胞瘤（睾丸肿瘤、卵巢肿瘤等）、神经母细胞瘤等。③骨髓增生异常综合征伴发的中性粒细胞减少症。④再生障碍性贫血伴发的中性粒细胞减少症。⑤先天性、特发性中性粒细胞减少症。

【体内过程】血药浓度和 AUC 与剂量之间呈性关系。24 小时内持续静脉输注本品 $20 \mu g/kg$，平均和中位血药浓度分别约为 48ng/ml 和 56ng/ml。皮下给药 $3.45 \mu g/kg$ 和 $11.5 \mu g/kg$，在 2～8 小时，血药峰值分别为 4ng/ml 和 49ng/ml。健康人和癌症患者的平均分布容积为 150ml/kg。正常人和癌症患者的消除半衰期均约为 3.5h，清除率为 0.5～0.7ml/（kg·min）。单剂量肠外给药或每天静脉给药，半衰期相似。持续 24 小时输注 $20 \mu g/kg$，11～20 天可达稳态血药浓度。研究表明，重复给药无蓄积现象。

【用法用量】①促进骨髓移植后中性粒细胞计数增加：成人和儿童的推荐剂量为 $300 \mu g/m^2$，通常自骨髓移植后次日至第 5 天给予静脉滴注，每天 1 次。当中性粒细胞数上升超过 $5000/mm^3$ 时，停药，观察病情。在紧急情况下，无法确认的停药指标——中性粒细胞数时，可用白细胞数的半数来估算中性粒细胞数。②癌症化疗后引起的中性粒细胞减少症：经用药后，如果中性粒细胞计数经过最低值时期后增加到 $5000/mm^3$（白细胞 $10\,000/mm^3$）以上，应停药，观察病情。恶性淋巴瘤、肺癌、卵巢癌、睾丸癌和神经母细胞瘤化疗后（次日后）开始给药。成人及儿童推荐剂量为 $50 \mu g/m^2$，皮下注射，每天 1 次。化疗后中性粒细胞降到 $1000/mm^3$（白细胞 $2000/mm^3$）以下的成人患者应给予本品。化疗后中性粒细胞计数减少到 $500/mm^3$（白细胞 $1000/mm^3$）以下的儿童，应皮下注射 $50 \mu g/m^2$ 的本品，每天 1 次。如皮下注射困难，应改为 $100 \mu g/m^2$ 静脉输注（成人及儿童），每天 1 次。急性白血病：通常在化疗给药结束后（次日以后），骨髓中的幼稚细胞减少到足够低的水平且外周血中无幼稚细胞时，开始给药，成人及儿童的推荐剂量为 $200 \mu g/m^2$，每天 1 次，静脉给药（包括静脉输注）。③骨髓增生异常综合征伴发的中性粒细胞减少症：中性粒细胞计数低于 $1000/mm^3$ 的患者，给予 $100 \mu g/m^2$，静脉滴注，每天 1 次。如中性粒细胞计数超过 $5000/mm^3$，应减少剂量或终止给药，并观察病情。④再生障碍性贫血伴发的中性粒细胞减少症：中性粒细胞计数低于 $1000/mm^3$ 的成人及儿童，剂量为 $400 \mu g/m^2$，每天 1 次，静脉输注。如果中性粒细胞计数超过 $5000/mm^3$，应减少剂量或终止治疗，并观察病情。⑤先天性、特发性中性粒细胞减少症：中性粒细胞计数低于 $1000/mm^3$ 的成人及儿童，给予 $50 \mu g/m^2$，每天 1 次，皮下注射。如果中性粒细胞计数超过 $5000/mm^3$，应减少剂量或终止治疗，并观察病情。

【不良反应】①有发生休克的可能。②有发生间质性肺炎或促使其加重的可能，应密切观察，如发现发热、咳嗽、呼吸困难和胸部 X 线检查异常时，应停药并给予肾上腺皮质激素等适当处置。③有发生急性呼吸窘迫综合征的可能，应密切观察，如发现急剧加重的呼吸困难、低氧血症、两肺弥漫性浸润阴影等胸部 X 线异常时，应停药，并进行呼吸道控制等适当处置。④对急性髓细胞性白血病及骨髓异常增生综合征的患者，有可能促进幼稚细胞增多时，应停药。

【相互作用】勿与其他药物混用。

【注意事项】①限中性粒细胞减少症患者。②应用过程中，应定期进行血液检查防止中性粒细胞（白细胞）过度增加，如发现过度增加，应给予减量或停药等适当处置。③有发生过敏反应的可能，因此出现过敏反应时，应立即停药并给予适当处理，另外为预测过敏反应等，使用时应充分问诊，并建议预先做皮试。④给药后可能会引起骨痛、腰痛等，此时可给予非麻醉性镇痛剂等适当处置。⑤对癌症化疗引起的中性粒细胞减少症患者，在给予癌症化疗药物的前 24 小时内及给药后的 24 小时内应避免使用。⑥对于急性髓细胞性白血病患者（化疗和骨髓移植时）应用前，建议对采集细胞进行体外实验，以确认是否促进白血病细胞增多，同时，应定期进行血液检查，发现幼稚细胞增多时应停药。⑦骨髓增生异常综合征中，已知伴有幼稚细胞增多的类型有转化为髓细胞性白血病的危险性，因此应用时，建议对采集细胞进行体外实验，以证实幼稚细胞集落无增多现象。

【规格】注射剂：75μg，100μg，150μg，200μg，300μg。

【贮藏】避光，贮于2～8℃条件下。稀释后在2～8℃条件仅能保存24小时。

人粒细胞巨噬细胞集落刺激因子 Human Granulocyte Macrophage Colony Stimulating Factor

【别名】特尔立、格宁、健白、吉姆欣、海之林、先特能、金磊赛源。

【药理作用】作用于造血祖细胞，促进其增殖和分化，其重要作用是刺激粒细胞、单核巨噬细胞成熟，促进成熟细胞向外周血释放，并能促进巨噬细胞及嗜酸性细胞的多种功能。

【适应证】①预防和治疗肿瘤放疗或化疗后引起的白细胞减少症。②治疗骨髓造血功能障碍及骨髓增生异常综合征。③预防白细胞减少可能潜在的感染并发症。④使感染引起的中性粒细胞减少的恢复加快。

【体内过程】体内过程取决于给药的途径。静脉给药后5～15分钟血药浓度很快下降。消除半衰期为 1.5～2 小时。皮下注射后 2 小时可达血药峰值，继而血药浓度下降，消除半衰期为 3 小时，血药浓度随用药剂量增加而升高。

【用法用量】①肿瘤放、化疗后：放、化疗停止 24～48 小时后方可使用，用 1ml 注射用水溶解（切勿剧烈振荡），在腹部、大腿外侧或上臂三角肌处进行皮下注射（注射后局部皮肤应隆起约 1cm^2，以便药物缓慢吸收），每天 3～10μg/kg，持续 5～7 天，根据白细胞回升速度和水平，确定维持量。停药后至少间隔 48 小时方可进行下一疗程的放、化疗。②骨髓移植：5～10μg/kg，静脉滴注 4～6 小时，每天 1 次，持续应用至连续 3 天，中性粒细胞绝对数≥1000/ml。③骨髓增生异常综合征/再生障碍性贫血：每天 3μg/kg，皮下注射，需 2～4 天才观察到白细胞增高的最初效应，以后调节剂量使白细胞计数维持在所期望水平。

【不良反应】发热、寒战、恶心、呼吸困难、腹泻、皮疹、胸痛、骨痛。

【相互作用】①与化疗药物同时使用，可加重骨髓毒性，因而不宜与化疗药物同时使用，应于化疗结束后 24～48 小时使用。②可引起血浆白蛋白降低，因此，同时使用具有血浆白蛋白高结合的药物应注意调整药物的剂量。③注射丙种球蛋白者，应间隔 1 个月以上再使用。

【注意事项】①应在专科医师指导下使用。患者对 rhGM-CSF 的治疗反应和耐受性个体差异较大，为此应在治疗前及开始治疗后定期观察外周血白细胞或中性粒细胞、血小板计数的变化。血象恢复正常后立即停药或采用维持剂量。②本品属蛋白质类药物，用前应检查是否发生浑浊，如有异常，不得使用。③不应与抗肿瘤放、化疗药同时使用，如要进行下一疗程的抗肿瘤放、化疗，应停药至少 48 小时后，方可继续治疗。

【规格】注射剂：50μg，75μg，100μg，150μg，200μg，300μg。

【贮藏】避光，贮于 2～8℃下。

氨肽素 Amino-polypeptide

【药理作用】能增强机体代谢和抗病能力，有助于血细胞增殖、分化、成熟与释放，增加白细胞和血小板。

【适应证】①白细胞减少症。②再生障碍性贫血。③原发性血小板减少性紫癜。④过敏性紫癜。⑤银屑病。

【体内过程】尚无参考资料。

【用法用量】口服：成人每次 1g，每天 3 次，小儿酌减。

【不良反应】偶见胃部不适。

【相互作用】尚不明确。

【注意事项】过敏者禁用。

【规格】片剂：0.2g。

【贮藏】避光、密封保存。

利可君　Leucogen

【别名】利血生、噻唑啉乙酯。

【药理作用】作用于造血祖细胞，促进其增殖和分化，其重要作用是刺激粒细胞、单核巨噬细胞成熟，促进成熟细胞向外周血释放，并能促进巨噬细胞及嗜酸性细胞的多种功能。

【适应证】防治肿瘤放、化疗引起的白细胞血小板减少症。

【体内过程】口服后在十二指肠碱性条件下与蛋白结合形成可溶的物质迅速被肠吸收。

【用法用量】口服，每次 20mg，每天 3 次，或遵医嘱。

【不良反应】尚无报道。

【相互作用】尚不明确。

【注意事项】急、慢性髓细胞白血病患者慎用。

【规格】片剂：10mg，20mg。

【贮藏】密封、遮光保存。

鲨肝醇　Batiol

【别名】十八烷基甘油醚、Batylalcohol。

【药理作用】α-正十八碳甘油醚，为动物体内固有物质，在骨髓造血组织中含量较多，可能是体内造血因子之一。有促进白细胞增生及抗放射线的作用，还可对抗由于苯中毒和细胞毒药物引起的造血系统抑制。

【适应证】①防治肿瘤放、化疗引起的白细胞减少症。②不明原因的白细胞减少症。

【体内过程】尚无参考资料。

【用法用量】①成人：每天 50～150mg，分 3 次服。4～6 周为 1 个疗程。②儿童：每次 1～2mg，每天 3 次。

【不良反应】偶见口干、肠鸣音亢进。

【相互作用】尚不明确。

【注意事项】用药期间经常检查外周血象。

【规格】片剂：20mg，50mg。

【贮藏】遮光贮存。

维生素 B$_4$　Vitamin B$_4$

【别名】腺嘌呤、氨基嘌呤。

【药理作用】是核酸的组成部分，在体内参与 RNA 和 DNA 合成，当白细胞缺乏时，它能促进白细胞增生。

【适应证】防治：①各种原因引起的白细胞减少症。②急性粒细胞减少症。③尤其是对肿瘤化疗和放疗及苯中毒等引起的白细胞减少症。

【体内过程】尚无参考资料。

【用法用量】口服。①成人，每次 10～20mg，每天 3 次。②小儿：每次 5～10mg，每天 2 次。

【不良反应】偶见口干、肠鸣音亢进。

【相互作用】尚不明确。

【注意事项】本品是核酸前体，应考虑是否有促进肿瘤发展的可能性，权衡利弊后选用。

【规格】片剂：10mg。

【贮藏】避光、密闭保存。

18.7　抗血小板药

双嘧达莫　Dipyridamole

【别名】双嘧哌胺醇、潘生丁、佳乐通、爱克辛、哌醇啶、Persantin、Cardoxin。

【药理作用】具有抗血栓形成作用，抑制血小板聚集。

【适应证】血栓栓塞性疾病、缺血性心脏病。

【体内过程】从胃肠道吸收不完全，口服后约 45 分钟达血药峰值。与血浆蛋白高度结合（约 90%）。终末半衰期为 10～12 小时。在肝内代谢，主要在胆汁中与葡糖醛酸结合后排泄，肠肝循环会延迟排泄。少量随尿排出。

【用法用量】①口服：每天 3 次，每次 25～100mg，餐前 1 小时服。在症状改善后，可改为每天 50～100mg，分 2 次服。②深部肌内注射或静脉注射：每次 10～20mg，每天 1～3 次。③静脉输注：每天 30mg。

【不良反应】①头痛、眩晕、恶心、呕吐、腹泻等。②罕见喉头水肿、疲劳、不适、肌痛、关节炎、恶心、消化不良、感觉异常、肝炎、脱发、胆石症、心悸和心动过速。

【相互作用】①不宜与葡萄糖以外的其他药物混合注射。②与肝素合用可引起出血倾向。③与阿司匹林有协同作用。④与双香豆素类抗凝血药合用时出血并不增多或增剧。

【注意事项】与抗凝血药、抗血小板聚集药及溶栓剂合用时应注意出血倾向。

【规格】①片剂：25mg。②注射剂：10mg。

【贮藏】遮光、密封保存。

奥扎格雷 Ozagrel

【别名】凯因迪宁、洲邦、丹仑（葡萄糖）、世奥、晴尔、汉美达、丹奥、罗奥、泰亚普昔（氯化钠）、齐铭雷奥（氯化钠）、奥辛康（氯化钠）。

【药理作用】可抑制 TXA_2 合成酶，具有抗血小板聚集和解除血管痉挛的作用，能抑制脑血栓形成和脑血管痉挛。

【适应证】①治疗急性血栓性脑梗死和脑梗死所伴随的运动障碍。②改善蛛网膜下腔出血手术后的脑血管痉挛收缩和并发脑缺血症状。

【体内过程】静脉滴注后，药时曲线符合二室开放模型，单次静脉注射本品，在血中消失较快。血中主要成分除该药的游离形式外，还有其 β-氧化体和还原体。代谢物几乎没有药理活性。连续静脉注射时，2小时内达到血药浓度稳定状态。受试者半衰期最长为1.93小时，血药浓度可测到停药后3小时。大部分在24小时内排泄。

【用法用量】①每次 40～80mg，溶于适当量电解质或 5%葡萄糖溶液中，每天 1～2 次，24小时连续静脉输注，1～2 周为 1 个疗程。②根据年龄、症状适当增减用量。

【不良反应】①血液：由于有出血的倾向，要仔细观察，出现异常立即停止给药。②肝肾：偶有氨基转移酶、血尿素氮升高。③消化系统：偶有恶心、呕吐、腹泻、食欲缺乏、胀满感。④过敏反应：偶见荨麻疹、皮疹等，发生时停止给药。⑤循环系统：偶有室上性心律失常、血压下降，发现时减量或终止给药。⑥其他：偶有头痛、发热、注射部位疼痛、休克及血小板减少等，严重不良反应可出现出血性脑梗死、硬膜外血肿、脑内出血、消化道出血、皮下出血等。

【相互作用】①与抗血小板聚集药、血栓溶解剂及其他抗凝血药合用，可增强出血倾向，应慎重合用。②与抑制血小板功能的药物合用有协同作用，必须适当减量。③避免与含钙输液（格林液等）混合使用，以免出现白色浑浊。

【注意事项】与抗凝血药、抗血小板聚集药及溶栓药合用时应注意出血倾向。

【规格】注射剂：20mg，40mg，80mg。

【贮藏】遮光、密封保存（10～30℃）。

氯吡格雷 Clopidogrel

【别名】波立维、泰嘉、Plavix。

【药理作用】氯吡格雷选择性抑制二磷酸腺苷（ADP）与其血小板受体的结合及继发的 ADP 介导的糖蛋白 GPIIb/IIIa 复合物的活化，因此可抑制血小板聚集。

【适应证】①适用于有过近期发作的脑卒中。②心肌梗死。③确诊外周动脉疾病。④可减少动脉粥样硬化性事件的发生（如心肌梗死、脑卒中和血管性死亡）。

【体内过程】①吸收：多次口服 75mg 以后，吸收迅速，达峰时间为 30～60 分钟，原药的血浆浓度很低，一般在用药 2 小时后低于定量检测限（0.000 25mg/L）。根据尿液中代谢物排泄量计算，至少有 50%的药物被吸收。剂量从 75mg 增加至 300mg，活性代谢产物的血药峰值和 AUC 分别增加 2.0 倍和 2.7 倍。②代谢：主要经两条途径代谢。其一是经酯酶水解形成无活性羧基代谢产物（占循环中代谢产物的 85%）；其二是经多重细胞色素 P450 酶代谢，首先氧化成 2-O-氯吡格雷，接着被氧化成活性代谢产物，即本品的醇衍生物。此途径主要由 CYP2C19、CYP3A、CYP2B6、CYP1A2 催化。醇衍生物快速不可逆地与血小板受体结合，从而抑制血小板的聚集。③排泄：给予 ^{14}C 标记的本品后，在 5 天内约 50%的给药剂量随尿液排出，约 46%随粪便排出，给予 75mg 后，半衰期为 6 小时，活性代谢产物的半衰期为 30 分钟。

【用法用量】每天 50～75mg，与或不与食物同服，对于老年患者不需调整剂量。

【不良反应】①出血：紫癜和鼻出血。②血肿、血尿和眼部出血（主要是结膜出血）。③中性粒细胞减少。④血小板减少症。⑤腹痛。⑥消化不良。⑦腹泻和恶心等。

【相互作用】①由于服用华法林有出血倾向，所以服用时不推荐同时使用非甾体解热镇痛药、肝素和血栓溶解剂，因增加出血的危险。②避免合用奥美拉唑和埃索美拉唑，因可使本品的活性降低。

【注意事项】①患有急性心肌梗死的患者，在急性心肌梗死最初几天不推荐治疗。②本品的抗血小板作用主要来自于经 CYP2C19 代谢生成的活性产物，使用前应检测 CYP2C19 基因型。如果患者为 CYP2C19 乏代谢者，应选用其他抗血小板药。

【规格】片剂：25mg，75mg。

【贮藏】贮于25℃，短程携带允许 15～30℃。

噻氯匹定 Ticlopidine

【别名】氯苄匹啶、邦解清、玉川通、迈乐、齐洛、天新利博、抵克立得（力抗栓）、得可乐（敌血栓）。

【药理作用】能抑制 ADP、胶原、凝血酶、花生四烯酸及前列腺素内过氧化物等多种诱导剂引起的血小板聚集，能抑制外源性和内源性 ADP 诱导的血小板聚集反应。

【适应证】预防和治疗因血小板高聚集状态引起的心、脑及其他动脉的循环障碍性疾病。

【体内过程】口服后易吸收，吸收率为 80%～90%，98%在体内迅速代谢（α-酮代谢物的抗血小板作用比母药强 5～10 倍）。在血浆中迅速被消除，活性成分的 60%转化为代谢物随粪便排出，仅一小部分以原药从尿中排出。口服后 2 小时血药浓度达峰值，半衰期约为 19 小时，服用后较快地产生显著的抑制血小板聚集作用，24～48 小时起效，3～5 天后作用达高峰。其作用时间与血小板存活半衰期（7 天）相关，停药后作用可持续 4～8 天。

【用法用量】口服：每天 1 次，每次 0.2～0.25g；就餐时服用以减少胃肠道反应。

【不良反应】①偶见轻微胃肠道反应。②罕见恶心、腹泻、皮疹、瘀斑、牙龈出血、白细胞减少、粒细胞缺乏、胆汁阻塞性黄疸、肝功能损害。以上不良反应均在停药后消失。

【相互作用】虽然未发现对凝血时间产生影响，但最好避免同抗维生素 K 的药物、肝素或阿司匹林合并使用；在必须联合使用情况下，须对患者进行追踪检查（凝血酶原时间、复钙时间、出血时间等）。

【注意事项】①用药最初 3 个月内，须每 2 周检查白细胞和血小板计数，当发现计数减低时，应停药。②在任何手术和动脉插管或输注之前（7 日），应停用。③使用的患者须手术时，应在术前尽可能告知外科医师。

【规格】①片剂：0.1g，0.125g，0.25g。②胶囊剂：0.125g。

【贮藏】置于室温、阴凉干燥处。

西洛他唑 Cilostazol

【别名】Pletal、培达、众悦、乐町。

【药理作用】通过抑制血小板及血管平滑肌内磷酸二酯酶活性，从而增加血小板及平滑肌内 cAMP 浓度、发挥抗血小板作用及血管扩张作用。抑制 ADP、肾上腺素、胶原及花生四烯酸诱导的血小板初期、二期聚集和释放反应，且呈剂量相关性。

【适应证】①治疗由动脉粥样硬化、大动脉炎、血栓闭塞性脉管炎、糖尿病所致的慢性动脉闭塞症。②能改善肢体缺血所引起的慢性溃疡、疼痛、发冷及间歇跛行，并可用作上述疾病的外科治疗（如血管成形术、血管移植术、交感神经切除术）后的补充治疗以协助缓解症状、改善循环及抑制移植血管内血栓形成。

【体内过程】在进食高脂肪餐时，可增加吸收。单次口服 100mg 并进食高脂肪餐，血药峰值和 AUC 分别上升 90%和 25%。为避免血药浓度上升使不良反应增多，厂商建议空腹口服为宜。在肝内主要经 CYP3A4，其次经 CYP2C19 代谢。两种代谢物均具有活性，其中一种尚存药理活性 50%。随尿排出 74%，随粪便排出 20%，其中有失活的，有尚存活性的。

【用法用量】口服。①成人每次 50～100mg，每天 2 次。②年轻患者可根据症状必要时适当增加剂量。

【不良反应】①主要为血管扩张引起的头痛、头晕及心悸等。②个别患者可出现血压偏高。③腹胀、恶心、呕吐、胃不适、腹痛等消化道症状。④少数患者服药后出现肝功能异常、尿频、尿素氮、肌酐及尿酸值异常。⑤过敏症状包括皮疹、瘙痒。⑥偶有白细胞减少、皮下出血、消化道出血、鼻出血、血尿、眼底出血等报道。

【相互作用】前列腺素 E_1 能与本品起协同作用。

【注意事项】有升高血压的不良反应，服药期间应加强原有抗高血压的治疗。

【规格】片剂：50mg，100mg。

【贮藏】置于室温、阴凉干燥处。

第19章 调节水、电解质及酸碱平衡药

氯化钠 Sodium Chloride

【别名】食盐、Sea Salt、Table Salt、Common Salt。

【药理作用】是一种电解质补充药物。对维持人体正常的血液及细胞外液的容量和渗透压起重要作用。

【适应证】①各种原因所致的失水，包括低渗性、等渗性和高渗性失水。②高渗性非酮症糖尿病昏迷，应用等渗或低渗氯化钠可纠正失水和高渗状态。③低氯性代谢性碱中毒。④外用0.9%氯化钠注射液冲洗眼部、洗涤伤口等。⑤产科的水囊引产。

【体内过程】钠在胃肠道里通过肠黏膜细胞的主动转运，几乎被全部吸收，钠主要由肾脏排泄，仅少部分由汗排出（大量出汗时例外）。

【用法用量】①静脉滴注：剂量根据病情而定，一般每次0.9%氯化钠注射液500～1000ml。②外用：0.9%氯化钠注射液洗伤口等。③直肠透析液：一般每次用1000ml，以每分钟5～20滴的速度，缓慢滴入直肠。④滴眼：每天5～6次，每次1～2滴。

【不良反应】①输注或口服过多、过快，可致水钠潴留，引起水肿、血压升高、心率加快、胸闷、呼吸困难甚至急性左心衰竭。②过多、过快给予低渗氯化钠可致溶血、脑水肿等。

【相互作用】尚不明确。

【注意事项】①0.9%氯化钠注射液含有Na^+、Cl^-各154mmol，比血浆Cl^-的浓度高出50%，如对已有酸中毒大量应用，可引起高氯性酸中毒。②静脉输注时要注意无菌操作，严防污染，夏季开瓶24小时后不宜再继续使用。③如发生输液反应，应及时检查并对症处理，输入过量可引起组织水肿。④轻微钠过量的患者，饮水并且控制钠摄入量就足够了，但是，对急性口服氯化钠过量的病例，在常规对症和支持疗法外，还应当洗胃。应监测血清钠浓度，如果出现了严重的高钠血症，则应该处理该症状。⑤对于患有高血压、心力衰竭、外周或肺水肿、肾功能不全、先兆子痫或其他与钠潴留相关疾病的患者，应当谨慎使用钠盐治疗。⑥当经口服给予时，应当确保摄入足量的水。⑦氯化钠溶液不应用于催吐，这种操作非常危险，并且有报道称，有由于引发高钠血症而导致死亡的事件。

【规格】①0.9%氯化钠注射液：100ml，250ml，500ml。②浓氯化钠注射液：每支1g（10ml），临用前稀释。③冲洗液：0.9%，500ml，1000ml，2000ml，3000ml。

【贮藏】密闭保存。

氯化钾 Potassium Chloride

【别名】补达秀、施乐凯。

【药理作用】钾是细胞内的主要阳离子，钾参与碳水化合物代谢，糖原贮存和蛋白质代谢，神经、肌肉包括心肌的兴奋性和传导性等。

【适应证】①低钾血症（多由严重吐泻不能进食、长期应用排钾利尿药或肾上腺皮质激素所引起）的防治。②强心苷中毒引起的阵发性心动过速或频发室性期前收缩。

【体内过程】低钾血症（多由严重吐泻不能进食、长期应用排钾利尿药或肾上腺皮质激素所引起）的防治，亦可用于强心苷中毒引起的阵发性心动过速或频发室性期前收缩。

【用法用量】①口服：每次0.5～1g，每天2～4次。②静脉滴注：每天3～4.5g。一般将10%氯化钾注射液10～15ml加入5%葡萄糖注射液500ml中滴注（忌直接静脉滴注或注射）。

【不良反应】静脉滴注过量时，可出现疲乏、肌张力减低、反射消失、周围循环衰竭、心率减慢甚至心脏停搏等。

【相互作用】①非甾体抗炎药、抗毒蕈碱药物可加重口服钾盐的胃肠道反应。②与血管紧张素转换酶抑制剂、环孢素或肝素合用易致高钾血症。③肾上腺皮质激素能促进尿钾排泄，合用时降低其疗效。

【注意事项】①脱水病例一般先给予不含钾的液体（也可给复方氯化钾液，因其含钾浓度低，不致引起高钾血症），等排尿后再补钾。②静脉输注时，速度宜慢，一般每小时不超过1g，否则不仅引起局部剧痛，还可导致心脏停搏。③口服

时，宜采用本品的 10%水溶液稀释于饮料中在餐后服用，以减少刺激性。④强心苷中毒时，最好同时适量补镁。⑤切不可静脉注射本品，因可致心搏停止。⑥出现高钾血症时，应做如下处理：停止补钾，避免进高钾饮食、含钾药物及保钾利尿药；静脉输注高浓度葡萄糖注射液和胰岛素，以促使钾进入细胞内（可每小时使用 10%或 25%葡萄糖注射液 300～500ml，每 20g 葡萄糖注射液中加入胰岛素 10U）；若伴有代谢性酸中毒，应立即使用 5%碳酸氢钠注射液，对尚未伴有酸中毒或肝功能正常的患者，可使用 11.2%的乳酸钠注射液，特别是 QRS 波增宽者；应用钙剂对抗高 K^+ 的心脏毒性。当心电图提示 P 波消失、QRS 波变宽、心律失常但未使用洋地黄类药物时，可给予 10%的葡萄糖酸钙注射液 10ml 静脉注射，必要时，可间隔 2 分钟重复使用；口服聚磺苯乙烯钠以阻滞肠道对 K^+ 的吸收，促进肠道排 K^+。伴有肾衰竭的严重高钾血症，可行血液透析或腹膜透析（血透速度较快且效果好）；应用袢利尿药，必要时应同时补充 0.9%氯化钠注射液。

【规格】①片剂：0.25g，0.5g。②控释片：0.6g。③微囊片：0.75g。④注射液：10%：1g，10ml：1.5g。⑤口服液：10ml：10g。⑥颗粒剂：1.6g（相当于钾 0.524g）。⑦复方氯化钾注射液：内含氯化钾 0.28%、氯化钠 0.42%及乳酸钠 0.63%。

【贮藏】密封，贮于阴凉干燥处。

乳酸钙　Calcium Lactate

【别名】Calcinol。

【药理作用】参与骨骼形成与骨折后骨组织的再建，以及肌肉收缩、神经传递、凝血机制并降低毛细血管通透性等。

【适应证】①预防和治疗钙缺乏症如骨质疏松、手足抽搐症、骨发育不全、佝偻病。②儿童、妊娠和哺乳期妇女、绝经期妇女、老年人的钙盐补充。

【体内过程】尚不明确。

【用法用量】口服。①成人每次 1～4g，小儿每次 0.3～0.6g，每天 2～3 次。②需同时服维生素 D（每天 1 万 U），以防钙吸收不良。

【不良反应】偶见便秘。

【相互作用】①不宜与洋地黄类药物合用。②大量饮用含乙醇和咖啡因的饮料及大量吸烟，均会抑制钙剂的吸收。③大量进食富含纤维素的

食物能抑制钙的吸收，因钙与纤维素可结合成不易吸收的化合物。④与苯妥英钠及四环素类同用，导致二者吸收减少。⑤维生素D、避孕药、雌激素能增加钙的吸收。⑥与含铝的抗酸药同服时，铝的吸收增多。⑦与噻嗪类利尿药合用时，易发生高钙血症（因增加肾小管对钙的重吸收）。⑧与含钾药物合用时，应注意心律失常的发生。

【注意事项】心、肾功能不全者慎用。

【规格】①片剂：0.3g。②口服液：10ml：0.065g，10ml：0.13g，20ml：0.13g。③颗粒剂：0.5g。

【贮藏】密封，于干燥处保存。

果糖酸钙　Calcium Levulinate

【别名】戊酮酸钙、左旋糖酸钙、乙酰丙酸钙、块茎糖酸钙、戊-4-酮酸钙、Neocalcin。

【药理作用】作用与葡萄糖酸钙相似，能升高血钙，降低毛细血管通透性。

【适应证】①低钙血症。②荨麻疹。③血管神经性水肿等过敏性疾病。④铅中毒。⑤高磷血症等的治疗。⑥心脏停搏的复苏。⑦高镁血症及高钾血症的辅助治疗。

【体内过程】钙在体内分布广泛，以骨内最多，肌肉次之，血浆蛋白结合率约为45%。体内的钙主要由尿排泄，少量由粪便排出，唾液、汗腺、乳汁、胆汁和胰液也排出少部分。

【用法用量】静脉注射：每次 1g，加等量的葡萄糖注射液稀释后，缓慢静脉注射（每分钟不超过 12mg 钙）。

【不良反应】①皮下注射或肌内注射有局部刺激。②静脉注射可有全身发热感。③注射速度过快可出现心律失常、恶心、呕吐等。④药液外溢可引起静脉炎。

【相互作用】参见乳酸钙。

【注意事项】服用强心苷者慎用。

【规格】注射剂：10ml：1g。

【贮藏】密封、遮光保存。

枸橼酸钙　Calcium Citrate

【药理作用】参见碳酸钙。

【适应证】①预防和治疗钙缺乏症，如骨质疏松、手足搐搦症、骨发育不全、佝偻病。②儿童、妊娠和哺乳期妇女、绝经期妇女、老年人钙的补充。

【体内过程】尚不明确。

【用法用量】口服，每次 0.5～2g，每天 3 次。

【不良反应】常见便秘。

【相互作用】参见碳酸钙。

【注意事项】①肾功能不全者慎用。②高钙血症、高尿血症、含钙肾结石或有肾结石病史者禁用。③服用洋地黄类药物期间禁用。

【规格】片剂：0.5g。

【贮藏】密闭、遮光保存。

乳酸钠 Sodium Lactate

【别名】Sodium DL-lactate、Lactic acid sodium salt、E325。

【药理作用】吸收后可在肝脏合成糖原或氧化代谢成碳酸氢盐，从而发挥纠正酸血症的作用。

【适应证】①纠正代谢性酸中毒。②作腹膜透析液中缓冲剂。③高钾血症伴严重心律失常QRS波增宽者。

【体内过程】进入体内，在有氧条件下经肝脏乳酸脱氢酶的作用，转化为丙酮酸，再经三羧酸循环氧化脱羧而成 CO_2，进而转化为碳酸氢盐。

【用法用量】①静脉滴注：每次11.2%溶液5~8ml/kg，先用半量，以后根据病情再给予其余量。②用时需与5%~10%葡萄糖注射液量5倍稀释（成为1.87%，即1/6g分子溶液）后静脉滴注。③成人每次量一般为1.87%溶液500~2000ml。

【不良反应】①心率加速、胸闷、气急等肺水肿、心力衰竭等表现。②血压升高。③体重增加、水肿。④如过量，会造成碱血症。⑤血钾浓度下降，有时出现低钾血症表现。⑥低钙血症者在纠正酸中毒后易出现手足发麻、疼痛、搐搦、呼吸困难等。

【相互作用】糖尿病患者服用双胍类药物（尤其是二甲双胍），会阻碍肝脏对乳酸的利用，引起乳酸性酸中毒。

【注意事项】①在一般情况下，不宜用0.9%氯化钠注射液或其他含氯化钠溶液稀释，以免成为高渗溶液。②轻至中度代谢性酸中毒，一般口服碳酸氢钠即可，不必静脉输注乳酸钠。③输注速度不宜过快，以免发生碱中毒、低钾血症及低钙血症。④嗜酒者可能发生乳酸性酸中毒，故不宜使用本品纠正酸中毒。⑤过量使用可致碱中毒、钠潴留等。

【规格】注射剂：20ml：2.24g，50ml：5.60g。

【贮藏】密封，贮于阴凉干燥处。

氨丁三醇 Trometamol

【别名】氨基丁三醇、安贺拉、复安欣、美乐力、三羟甲基氨基甲烷、缓血酸铵、Tromethamol、Tromethamine、Tromethane、Tris-hydroxymethyl Aminomethane、THAM、TRIS。

【药理作用】为氨基缓冲液，能摄取氢离子而纠正酸血症，其作用较强，且能透过细胞膜。

【适应证】①急性代谢性酸中毒。②呼吸性酸血症。③碱化尿液。

【体内过程】用药后30~40分钟即可发挥作用，在体内不代谢，以原药随尿排出，每天排出约60%。

【用法用量】静脉滴注：对急症每次用7.28%溶液2~3mg/kg，于1~2小时滴完，严重者可再用1次。

【不良反应】①低血糖、低血压、恶心、呕吐、呼吸抑制甚至呼吸停止。②静脉滴注漏出血管外可引起局部组织坏死。③偶出现静脉痉挛和静脉炎。④静脉滴注宜慢，以免引起呼吸抑制。

【相互作用】尚不明确。

【注意事项】①一般用3.64%溶液输注，可将7.28%溶液（即0.6M溶液）于临用前加等量5%~10%葡萄糖注射液稀释后用，限制水分的患者可直接输注7.28%溶液。②注射时勿溢出静脉外，以免局部坏死。③可使肺泡通气量显著减少，故呼吸性酸中毒时，必须同时给氧。④注射后常可在30~40分钟纠正酸度，亦有到4~6小时方见好转者。⑤应避免剂量过大，输注过快。

【规格】注射剂：100ml：3.6g，250ml：9.0g。

【贮藏】密封，贮于阴凉干燥处。

葡萄糖 Glucose

【别名】右旋糖、Dextrose。

【药理作用】葡萄糖是人体主要的热量来源之一。高渗葡萄糖注射液快速静脉注射可用作组织脱水剂。另外，葡萄糖是维持和调节腹膜透析液渗透压的主要物质。

【适应证】①补充能量和体液。②低血糖症。③高钾血症。④高渗溶液用作组织脱水剂。⑤配制腹膜透析液。⑥作药物稀释剂。⑦静脉法葡萄糖耐量试验。⑧供配制极化液（GIK）用。

【体内过程】口服吸收迅速，进入人体被组织利用，正常人利用葡萄糖能力为6mg/kg。

【用法用量】①静脉滴注：含5%~10%的

水溶液 200～1000ml,按医嘱执行。②静脉注射:50%溶液 40～100ml,视病情而定。

【不良反应】①静脉炎。②高浓度葡萄糖注射液外渗可致局部肿痛。③反应性低血糖。④高血糖非酮症昏迷电解质紊乱。⑤长期单纯补给葡萄糖时易出现低钾、低钠及低磷血症。

【相互作用】①酸性葡萄糖溶液可使丝裂霉素的效力降低。②葡萄糖溶液不能与氨茶碱、巴比妥类、卡那霉素、新生霉素等混合静脉输注。

【注意事项】①有吸湿性,且易发霉,为细菌良好的培养基,必须注意消毒,严守无菌操作规程。②冬季使用前须先将溶液加温至与体温相似,可避免引起血管痉挛。③大量静脉输注高渗溶液,应适当补钾,防止出现低血钾。④高渗溶液应缓慢注射,谨防外溢。

【规格】①注射剂:10ml:2g,20ml:5g,20ml:10g,100ml:10g,250ml:12.5g,250ml:25g,500ml:25g,250ml:50g,500ml:50g,1000ml:50g,1000ml:100g,250ml:125g。②粉剂:每袋250g,500g。

【贮藏】①散剂:密封,10～30℃保存。②注射液:密封保存。

果糖 Fructose

【别名】左旋糖、Levulose、Laevulose、博维赫、丰海能。

【药理作用】与葡萄糖同,具有直接供给热能、补充体液及营养全身的功效。

【适应证】同葡萄糖。①烧创伤、术后及感染等以急速抵抗状态下。②不适宜使用葡萄糖时需补充水分或能量的患者的补液治疗。

【体内过程】比葡萄糖更易从胃肠道吸收,也更迅速被代谢。主要在肝内被磷酸化,部分转化为葡萄糖,其他代谢物还有乳酸和丙酮酸。尽管其代谢并不依赖胰岛素,在转化为糖原的过程中也不需要胰岛素,但其代谢产物仍然需要有胰岛素的存在才能完成进一步的代谢。

【用法用量】静脉注射或静脉滴注,用量视病情而定。常用量为每次 500～1000ml。

【不良反应】①口唇麻木。②注射局部疼痛感与滴速有关。③偶有头晕、胸闷及过敏反应(如皮疹)等。④电解质紊乱:稀释性低钾血症。⑤偶有上腹部不适、疼痛、痉挛性疼痛。⑥口服大剂量果糖可引起腹痛、腹泻。⑦静脉注射可导致乳酸性酸中毒和血中尿酸过多及脂代谢异常。⑧偶有死亡发生。

【相互作用】尚不明确。

【注意事项】①不宜溶入其他药物。②禁与碱性溶液、钙盐混合使用。

【规格】注射液:50ml:5g,100ml:10g,250ml:12.5g,250ml:25g,500ml:25g,500ml:50g。

【贮藏】遮光保存。

门冬氨酸钾镁 Potassium Aspartate Magnesium Aspartate

【别名】脉安定、天门冬氨酸钾镁、潘南金、佳美、欣美佳。

【药理作用】对细胞亲和力强,可作为钾、镁离子的载体,助其进入细胞内,提高钾、镁的浓度,加速三羧酸循环,对改善肝功能、降低血清胆红素浓度有一定的作用。

【适应证】①急性黄疸型肝炎。②肝细胞功能不全。③其他急慢性肝病。④低钾血症。⑤洋地黄中毒引起的心律失常、心肌炎后遗症、慢性心功能不全、冠心病等。

【体内过程】尚不明确。

【用法用量】①静脉滴注:成人将注射液 10～20ml,加入 5%或 10%葡萄糖注射液 250～500ml 中缓慢滴注,每天 1 次。儿童用量酌减。②口服:每次 1 片,每天 2 次。

【不良反应】①静脉输注浓度较高、速度较快或静脉较细时,易刺激静脉引起疼痛,甚至引起静脉炎。②应用过量、速度较快或原有肾功能不全时易发生高钾血症,可表现为软弱、乏力、手足口唇麻木、焦虑、意识模糊、呼吸困难、心率减慢、心律失常、传导阻滞甚至心搏骤停。心电图表现为高而尖的 T 波、PR 间期延长等。

【相互作用】①与保钾利尿药和(或)血管紧张素转化酶抑制剂合用时,可能会发生高钾血症。②与库存血(库存 10 天以下含钾 30mmol/L,库存 10 天以上含钾 65mmol/L)合用时,发生高钾血症的风险增加,尤其是有肾损害者。

【注意事项】①不能肌内注射或静脉注射。②滴注速度应缓慢。

【规格】①注射剂:10ml:L-门冬氨酸850mg、钾 114mg、镁 42mg。②片剂:门冬氨酸钾 79mg、门冬氨酸镁 70mg。

【贮藏】遮光、密闭保存。

复方氯化钠 Compound Sodium Chloride

【药理作用】是一种体液补充及调节水和电解质平衡的药物。

【适应证】①各种原因所致的失水，包括低渗性、等渗性和高渗性失水。②高渗性非酮症昏迷，应用等渗或低渗氯化钠可纠正失水和高渗状态。③低氯性代谢性碱中毒。

【体内过程】静脉注射后，钠离子和氯离子主要经肾脏排泄。

【用法用量】治疗失水时，应根据其失水程度、类型等，决定补液量、种类、途径和速度。常用剂量，一次 500～100ml。

【不良反应】①输注过多、过快，可致水钠潴留，引起水肿、血压升高、心率加快、胸闷、呼吸困难甚至急性左心衰竭。②不适当地给予高渗氯化钠可致高钠血症。③过多、过快给予低渗氯化钠可致溶血、脑水肿等。

【相互作用】尚不明确。

【注意事项】使用时注意随访：①电解质。②心肺功能。

【规格】注射液：250ml 含氯化钠 2.125g、氯化钾 0.075g、氯化钙 0.825g；500ml 含氯化钠 4.25g、氯化钾 0.15g、氯化钙 0.165g。

【贮藏】密闭保存。

复方乳酸钠葡萄糖 Compound Sodium Lactate and Glucose

【药理作用】可调节体液容量、渗透压，具有补充 K^+、Na^+、Ca^{2+} 及 Cl^- 作用，并能供给热量。

【适应证】代谢性酸中毒或有代谢性酸中毒倾向并需要补充热量的脱水患者。

【体内过程】尚不明确。

【用法用量】静脉输注，成人每次 500～1000ml，按年龄、体重及症状不同可适当增减；成人的给药速度为 300～500ml/h。

【不良反应】快速大量给药时，可能出现水钠潴留、水肿、血压升高、心率加快、胸闷、呼吸困难、急性左心衰竭。

【相互作用】①与其他药物合用时，注意药物（如大环内酯类抗生素、生物碱、磺胺类）因 pH 及离子强度变化而产生的配伍禁忌。②由于本品含有 Ca^{2+}，与含有枸橼酸钠的血液混合时会产生沉淀。与含磷酸根离子及碳酸根离子的溶液混合时可能产生沉淀。

【注意事项】应严格按照需要用药，防止体液形成新的不平衡。注意给药速度不能过快。用药时根据临床需要可做下列检查及观察：①血气分析或血二氧化碳结合力检查。②血清电解质浓度测定。③肾功能测定，包括血尿素氮、肌酐等。④血压。⑤心肺功能状态，如水肿、气急、发绀、肺部啰音、颈静脉充盈、肝-颈静脉反流等，按需行静脉压或中心静脉压测定。⑥肝功能不全表现，如黄疸、神志改变、腹水等。

【规格】注射剂：500ml 中含乳酸钠 1.55g、氯化钠 3.00g、氯化钾 0.15g、氯化钙（$CaCl_2 \cdot 2H_2O$）0.10g、无水葡萄 25.0g。

【贮藏】密闭保存。

碳酸氢钠 Sodium Bicarbonate

【别名】酸式碳酸钠、小苏打。

【药理作用】调节水盐、电解质及酸碱平衡。

【适应证】①中和胃酸。②与磺胺类药物同服，可防止磺胺在尿中析出结晶。③静脉给予 5% 溶液，治疗代谢性酸中毒。④妇科用 4%溶液冲洗阴道或坐浴，可抑制真菌性繁殖、真菌阴道炎。⑤5%溶液滴耳，有软化耵聍的作用。

【体内过程】口服或静脉输入后，能直接增加机体的碱储备。如机体呈酸中毒时，碳酸氢根离子与氢离子结合成碳酸，再分解为水和二氧化碳，后者自肺排出体外，如酸碱平衡者，则以碳酸氢盐的形式随尿排出。

【用法用量】①口服：每次 0.5～2g，每天 3 次，餐前服用。②静脉滴注：成人每次 100～200ml，小儿 5ml/kg。③4%溶液阴道冲洗或坐浴，每晚 1 次，每次 500～1000ml，连用 7 日。④5%溶液滴耳，每天 3～4 次。

【不良反应】①大量注射时可出现心律失常、肌肉痉挛、疼痛、异常疲倦虚弱等，主要由于代谢性碱中毒引起低钾血症所致。②剂量偏大或存在肾功能不全时，可出现水肿、精神症状、肌肉疼痛或抽搐、呼吸减慢、口内异味、异常疲倦虚弱等，主要由代谢性碱中毒所致。③长期应用时可引起尿频、尿急、持续性头痛、食欲缺乏、恶心呕吐、异常疲倦虚弱等。

【相互作用】①不宜与胃蛋白酶合剂、维生素 C 等酸性药物合用，因可使各自疗效降低。②由于可能产生沉淀或分解反应，不宜与重酒石酸间羟胺、庆大霉素、四环素、肾上腺素、多巴酚丁胺、苯妥英钠、钙盐等同瓶静脉输注。

【注意事项】①呈弱碱性，对局部组织有刺

激性，注射时勿漏出血管。②口服后 1～2 小时不宜服用任何药物。③疗程不宜过长，以免发生代谢性碱中毒和钠大量潴留。④应随访做以下检查：动脉血气分析、血清碳酸氢根离子浓度测定、肾功能、尿 pH。

【规格】①注射液：10ml∶0.5g，100ml∶5g，250ml∶12.5g，500ml∶25g。②片剂：0.3g，0.5g。

【贮藏】密封贮于阴冷处。

葡萄糖氯化钠注射液　Glucose and Sodium Chloride Injection

【药理作用】调节水盐、电解质及酸碱平衡。

【适应证】补充热能和体液。各种原因引起的进食不足或大量体液丢失。

【体内过程】葡萄糖可在体内完全氧化生成二氧化碳和水，经肺和肾排出体外，同时产生能量；也可转化成糖原和脂肪贮存。正常人体利用本药的能力为每分钟6mg/kg。钠离子和氯离子是人体内的重要电解质，主要经肾脏排泄。

【用法用量】静脉滴注：剂量视病情需要而定，一般每次 500～1000ml。

【不良反应】①输注过多、过快，可致水钠潴留，引起水肿、血压升高、心率加快、胸闷、呼吸困难甚至急性左心衰竭。②反应性低血糖。③高血糖非酮症昏迷。④电解质紊乱。

【相互作用】尚不明确。

【注意事项】脑、肾、心脏功能不全者，血浆蛋白过低者，糖尿病及酮症酸中毒未控制患者，高渗性脱水患者，高血糖非酮症高渗状态者禁用。心力衰竭患者慎用。

【规格】注射剂：250ml，500ml，1000ml。

【贮藏】密闭保存。

口服补液盐　Oral Rehydration Salts

【别名】奥尔舒。

【药理作用】为枸橼酸钠、枸橼酸钾、氯化钠和葡萄糖等组成的口服电解质补充剂。

【适应证】①急性腹泻引起的轻、中度脱水。②补充电解质。

【体内过程】尚不明确。

【用法用量】①散剂 I：临用时，将 1 袋量（大、小各一包）溶于 500ml 温水中，一般每天服用 3000ml，直至腹泻停止。②散剂 II：临用时，将 1 袋量溶于 500ml 温水中，一般每天服用 3000ml，直至腹泻停止。③散剂III：临用前，将 1 袋量溶解于 250ml 温开水中，随时口服。④成人开始时 50ml/kg，于 4～6 小时服完，儿童开始时 50ml/kg，4 小时内服完，以后根据患者脱水程度调整剂量直至腹泻停止。婴幼儿应用时应少量多次给予。⑤口服液 12 岁以下轻度脱水者为 50ml/kg，中度脱水者为 100ml/kg，于 4～6 小时分次服用。

【不良反应】偶有恶心呕吐，多为轻度，常发生于开始服用时。

【相互作用】尚不明确。

【注意事项】患者治疗前尿量最好在 500ml/d 或 20ml/h 以上。

【规格】①散剂：I，每包 14.75g（大袋含葡萄糖 11g 与氯化钠 1.75g，小袋含氯化钾 0.75g 与碳酸氢钠 1.25g）；II，每包 13.95g（氯化钠 1.75g，氯化钾 0.75g，枸橼酸钠 1.45g，无水葡萄糖 10g）；III，每包 5.125（氯化钠 0.65g，枸橼酸钠 0.725g，氯化钾 0.375g 和无水葡萄糖 3.375g）。②溶液剂：含钠 45mmol/L、钾 20mmol/L、氯 35mmol/L、枸橼酸 30mmol/L、葡萄糖 25g/L，350ml。

【贮藏】密闭保存。

枸橼酸钾　Potassium Citrate

【别名】柠檬酸钾 Ttripotassium Citrate。

【药理作用】①口服后，吸收的枸橼酸盐经过代谢会产生碱负荷，从而使枸橼酸盐的清除率增加，尿枸橼酸盐浓度、尿 pH 升高，但不会显著改变血枸橼酸浓度。可碱化尿液，使钙盐（草酸钙、磷酸钙和氟酸钙）的结晶不易析出，从而抑制尿结石的形成；尿中升高的枸橼酸与钙离子络合，从而降低钙离子活性，减少草酸钙饱和度。枸橼酸还能抑制草酸钙、磷酸钙自发成核。同时尿 pH 的升高还可增加尿酸离子化，成为更易溶解的尿酸盐离子。②含钾离子，可升高血钾。

【适应证】①防治各种原因引起的低钾血症。②尿酸结石、低枸橼酸钙结石症和肾小管中毒症引起的钙结石症。③碱化尿液，促进尿酸的排泄，预防痛风发作。

【体内过程】口服后可迅速被胃肠道吸收，约吸收给药量 90%。钾离子主要分布于细胞外液中，细胞内液除呈离子状态外，一部分与蛋白质结合，另一部分与糖及磷酸结合，钾 90%由肾脏排泄，10%由粪便排出。服用可见尿中枸橼酸升高。

【用法用量】①常释剂型，每次 1.46g，每天 3 次。②缓释剂型，与食物同服或餐后 30 分钟内服用，每次 1.62g，每天 2～3 次。

【不良反应】①高钾血症，应用过量或原有肾功能不全时易发生，表现为软弱、乏力、手足口唇麻木、不明原因的焦虑、意识模糊、呼吸困难、心率减慢、心律失常、传导阻滞甚至心搏骤停，心电图表现为高而尖的 T 波，并逐渐出现 PR 间期延长、P 波消失、QRS 波变宽，出现正弦波。②口服可有胃肠道刺激症状，如恶心、呕吐、咽部不适、胸痛（食管刺激）、腹痛、腹泻甚至消化性溃疡及出血。在空腹、剂量较大及原有胃肠道疾病者更易发生。

【相互作用】①肾上腺糖皮质激素、肾上腺盐皮质激素和促肾上腺皮质激素（ACTH），因能促进尿钾排泄，合用时降低钾盐疗效。②抗胆碱药物能加重口服钾盐的胃肠道刺激作用。③非甾体抗炎药可加重口服钾盐的胃肠道反应。④合用库存血（库存 10 天以下含钾 30mmol/L，库存 10 天以上含钾 65mmol/L）、含钾药物和保钾利尿药时，发生高钾血症的风险增加，尤其是有肾损害者。⑤血管紧张素转换酶抑制剂和环孢素能抑制醛固酮分泌，使尿钾排泄减少，故合用时易发生高钾血症。⑥肝素能抑制醛固酮的合成，使尿钾排泄减少，合用时易发生高钾血症。另外，肝素可使胃肠道出血机会增多。⑦缓释型钾盐能抑制肠道对维生素 B_{12} 的吸收。

【注意事项】排尿量低于正常水平的患者慎用。

【规格】①颗粒剂：1.46g，2.92g。②缓释片：0.54g，1.08g。③口服液：20ml∶1.46g。

【贮藏】密封，于干燥处保存。

枸橼酸锌　Zinc Citrate

【别名】柠檬酸锌。

【药理作用】锌为体内多种酶的组成成分，具有促进生长发育、改善味觉、加速伤口愈合等作用。

【适应证】治疗因缺锌引起的儿童生长发育迟缓、营养不良、厌食症、异食癖。

【体内过程】尚不明确。

【用法用量】口服。①成人每次 25mg，每天 2 次。②儿童，2～6 岁 12.5mg/d、4～12 岁 25mg/d，均分 2 次餐后服。

【不良反应】可见轻度恶心、呕吐和便秘等反应。

【相互作用】①禁与牛奶同服。②禁止与铝盐、钙盐、碳酸盐、鞣酸合用。③可降低四环素类青霉胺的作用。

【注意事项】①不得与牛奶同服。②不得与铝盐、钙盐、碳酸盐、鞣酸同时使用。③长期用药应监测血清锌、钾、钠水平。

【规格】片剂：12.5mg（以元素锌计）。

【贮藏】密封，在阴凉（不超过 20℃）干燥处保存。

第 20 章　专科用药

20.1　五官科用药

20.1.1　眼科

四环素醋酸可的松 Tetracycline and Cortisone Acetate

【别名】醋酸可的松-四环素。

【药理作用】具有抑制炎症、组织敏感作用，不产生全身性作用。

【适应证】主要有结膜炎、角膜炎、沙眼、白内障术后等。

【体内过程】尚无资料。

【用法用量】涂眼：涂适量于眼睑内，每天3～4次，或临睡前涂眼。

【不良反应】偶见局部过敏反应、药疹。

【相互作用】尚不明确。

【注意事项】涂眼时请勿将管口接触手及眼睛，防止污染。

【规格】眼膏剂：2g。每克含四环素 2.5mg、醋酸可的松 2.5mg。

【贮藏】密闭，于凉暗处保存（不超过 20℃）。

庆大霉素氟米龙 Gentamicin and Fluorometholone

【别名】迪立舒、易妥芬。

【药理作用】①庆大霉素属于氨基糖苷类抗生素，本品的抗菌谱很广，对革兰阴性和阳性菌均有效。②氟米龙是合成的氟化皮质激素，具有抗炎作用，激素性免疫反应较轻。③联合使用上述两种成分，可同时治疗或预防细菌感染，且具有抗炎作用。④可防止因使用皮质激素而导致感染恶化的危险。

【适应证】对庆大霉素易感的细菌引起的眼前段细菌性感染（如细菌性结膜炎）。

【体内过程】庆大霉素在结膜和角膜会达到杀菌浓度，在发炎眼的眼前房亦可达到治疗浓度，局部应用本品，并不会造成全身性吸收。氟米龙与其他大多数皮质激素比较，在角膜的渗透性更佳，在角膜上皮细胞移除后变化很小。滴用0.1%混悬液30分钟后，测得角膜及眼前房氟米龙的最高浓度分别为1.5～1.9μg/g 及0.14μg/g。氟米龙通过角膜后快速代谢，在眼房水的生物半衰期为 54 分钟。

【用法用量】①细菌性感染（如细菌性结膜炎）：剂量依病情轻重加以调整，建议每天点用5 次，每次 1 滴，滴入结膜囊内。②严重者可使用 1～2 天，每小时点用 1 滴。③眼科术后治疗：第 1 周，每天 4 次，每次 1 滴滴入结膜囊内，之后酌减使用次数。使用前先用力摇匀。

【不良反应】①少数患者使用后有短暂的灼热感。②罕见过敏反应如发痒、发红及敏感。

【相互作用】①若加用其他眼药，两者滴用时间须间隔 5 分钟以上，以防本品的活性成分被洗掉。②庆大霉素与两性霉素 B、肝素、磺胺嘧啶、头孢噻吩及氯唑西林同时使用时，可能会产生可见沉淀。

【注意事项】①长期使用皮质激素或抗生素治疗，可能会增加继发性真菌或非易感细菌感染，故使用本复方制剂请勿超过 2 周。持续角膜溃疡患者，应怀疑真菌感染。②庆大霉素会延缓角膜上皮组织的愈合，但此现象只限于应用高浓度的庆大霉素。③隐形眼镜戴用者务必在用药前先取下隐形眼镜，用药后 5 分钟再戴上。④若发生眼部感染，则应停戴隐形眼镜数天，以防感染蔓延。

【规格】5ml：硫酸庆大霉素 1.5 万 U 与氟米龙 5mg。

【贮藏】密闭，于凉暗处保存。

磺胺醋酰钠 Sulfacetamide Sodium

【别名】磺胺乙酰钠、磺醋酰胺钠、Bleph 10。

【药理作用】属局部应用的磺胺类药，抗菌作用较弱，但能抑制大多数革兰阳性菌、沙眼衣原体及部分革兰阴性菌。

【适应证】①主要敏感菌所致浅表性结膜炎、角膜炎、睑缘炎和沙眼的治疗。②可用于治疗眼外伤、慢性泪囊炎、结膜炎、角膜炎。③眼内手术的感染预防。

【体内过程】无参考文献。

【用法用量】滴于眼睑内，每次 1～2 滴，每天 3～5 次。

【不良反应】主要为局部过敏性反应，如眼睑、球结膜红肿及眼睑皮肤红肿、痒、皮疹等。

【相互作用】与普鲁卡因同时使用，疗效减弱。

【注意事项】①长期使用局部抗菌药可导致非敏感微生物的生长，包括真菌或耐药细菌。②细菌对磺胺类药物有交叉耐药，且这种交叉耐药与用药途径无关。③如发生过敏反应，应立即停药，并就医。

【规格】滴眼剂：1ml：0.15g。

【贮藏】遮光贮于 8～25℃。如颜色变深，不可使用。

盐酸金霉素　Chlortetracycline Hydrochloride

【别名】氯四环素、Aureocine、Chlortetracyclinum、Aureomycin。

【药理作用】为四环素类广谱抗生素。作用机制主要是抑制细菌蛋白质合成。对眼部常见革兰阳性细菌及沙眼衣原体有抑制作用。

【适应证】①细菌性结膜炎。②睑腺炎。③细菌性眼睑炎。④沙眼。

【体内过程】经胃肠道吸收很少（约 30%）。药物吸收后广泛分布于体内组织和体液中。蛋白结合率约为 47%，平均半衰期为 5.5 小时。药物主要（70%以上）经胆汁排泄，另有 15%～20% 经肾随尿液排泄。

【用法用量】涂入眼睑内，每日 1～2 次，最后一次宜在睡前使用。

【不良反应】①轻微刺激感。②偶见过敏反应，出现充血、眼痒、水肿等症状。

【相互作用】如与其他药物同时使用可能会发生药物相互作用。

【注意事项】①仅限眼部使用。②涂眼前，注意清洁双手，管口勿接触手和眼睛，防止损伤和污染。③不宜长期连续使用，使用 5 日症状未缓解，应停药就医。④若出现充血、眼痒、水肿等症状，应停药就医。⑤对本品过敏者禁用，过敏体质者慎用。

【规格】眼膏剂：0.5%。

【贮藏】密闭，在干燥的凉处（不超过 20℃）保存。

妥布霉素地塞米松　Tobramycin and Dexamethasone

【别名】典舒、点必舒、典必殊。

【药理作用】糖皮质激素可抑制各种因素引起的炎症反应，同时也可能延缓愈合。妥布霉素的抗菌活性与庆大霉素相似，对多数革兰阴性杆菌及铜绿假单胞菌有良好作用，但对产青霉素酶的菌株则作用较差。对铜绿假单胞菌的作用较庆大霉素强。肠球菌属和链球菌属对本品耐药。

【适应证】①眼科手术前、后预防，治疗感染与炎症反应。②严重的细菌性结膜炎、角膜炎、泪囊炎与化学灼伤等。

【体内过程】滴眼后有少量被吸收进入全身血液循环。

【用法用量】①滴眼液。每天 4～6 次，每次 1～2 滴；重症可增至每 2 小时 1 次。用前摇匀。②眼膏，每次将长 1～1.5cm 的药膏涂入结膜囊中，每天 3～4 次。

【不良反应】①少数患者偶有发痒、红肿、结膜充血现象发生。②使用糖皮质激素与抗生素混合制剂可能发生二重感染，尤其长期使用糖皮质激素，可导致眼压升高及白内障，角膜可发生真菌感染。

【相互作用】①合并使用局部用皮质激素和局部用非甾体抗炎药可能增加角膜愈合延缓的风险。②接受利托那韦治疗的患者中，地塞米松的血药浓度可能升高。

【注意事项】①长期使用眼用糖皮质激素可能会发生以下现象：眼压增高、视神经受损、再度感染与角膜穿孔。②仅供滴眼应用。③如长期应用须定期监测眼压。

【规格】①眼膏：3g。②滴眼液：5ml。

【贮藏】密闭，常温保存。

氟米龙　Fluorometholone

【别名】氟美童、艾氟龙、拂雷（拂炎）、氟美龙、迪立消。

【药理作用】明显抑制角膜上皮再生，抑制或减少新生血管的形成，角膜通透性较低，不致大量透入眼内造成激素性青光眼等不良反应。

【适应证】眼睑、结膜、角膜、巩膜等的炎症。

【体内过程】与其他大多数皮质激素比较，在角膜的渗透性更佳，在角膜上皮细胞移除后变化很小。滴用 0.1%混悬液 30 分钟后，角膜及眼前房分别测得本品的最高浓度为1.5～1.9μg/g 及0.14μg/g。本品通过角膜后快速代谢，在眼房水的生物半衰期为54分钟。

【用法用量】①滴眼：用前充分摇匀，通常每次 1～2 滴，每天 2～4 次。②可根据年龄、症状适当增减。

【不良反应】与其他糖皮质激素相似，但程度较轻。①经眼给药可引起局部烧灼感、异物感等刺激反应。②长期使用可引起眼压升高甚至青光眼。③偶致视神经损害、后囊膜下白内障、继发性眼组织真菌和病毒感染、眼球穿孔和延缓伤口愈合。

【相互作用】尚不明确。

【注意事项】①用药前后及用药时应当检查或监测眼压。②激素类药物只可能发挥减轻症状的作用，不可能治愈和阻止疾病的进展。

【规格】滴眼液（混悬液）：5ml：5mg，10ml：10mg。

【贮藏】密封、遮光贮存。本品可因保管方式不当导致振摇时粒子不易分散，因此这需要向上直立保管。

羟苄唑 Hydrobenzole

【别名】羟苄苯并咪唑。

【药理作用】是苯并咪唑的羟苄衍生物，能选择性抑制被感染细胞内的微小 RNA 病毒聚合酶，使病毒 RNA 合成受阻，从而发挥抑制病毒的作用。抑制人类肠道病毒、柯萨奇病毒、脊髓灰质炎病毒和"红眼病毒"。

【适应证】①急性流行性出血性结膜炎的预防和治疗。②治疗其他病毒性结膜炎、角膜炎。

【体内过程】尚无参考资料。

【用法用量】①经眼给药：每小时滴眼 1～2 次，每次 1～2 滴。②重症时每小时 3～4 次。

【不良反应】滴眼液点眼有轻度刺激。

【相互作用】尚不明确。

【注意事项】防止阳光直射。

【规格】滴眼剂：8ml：8mg。

【贮藏】遮光保存。

碘苷 Idoxuridine

【别名】碘甙、疱疹净、碘去氧尿啶、5-碘去氧尿苷、碘脱氧尿苷、IDU、IDUR。

【药理作用】为嘧啶类抗病毒药，能与胸腺嘧啶核苷竞争性抑制磷酸化酶，特别是 DNA 聚合酶，从而抑制病毒 DNA 中胸腺嘧啶核苷的合成，或代替胸腺嘧啶核苷掺入病毒 DNA 中，产生有缺陷的 DNA，使其失去感染力或不能重新组合，使病毒停止繁殖或失去活性而得到抑制。

【适应证】①单纯疱疹性角膜炎。②牛痘病毒性角膜炎。③带状疱疹病毒感染。

【体内过程】在脱氨基酶和核苷酸酶的作用下迅速失去效应。很难穿透角膜，故对虹膜炎和深层角膜炎无效。

【用法用量】滴于结膜囊内，每 1～2 小时 1 次，每次 1～2 滴。

【不良反应】①可有畏光、局部充血、水肿、痒或疼痛等不良反应。②过敏反应、眼睑水肿。③长期滴用，可引起接触性皮炎、点状角膜病变、滤泡性结膜炎、泪点闭塞等。

【相互作用】不能与硼酸特别是硫柳汞合用，因可使本品失效及眼部毒性作用增强。

【注意事项】①对单纯疱疹病毒 II 型感染无效。②可与睫状肌麻痹剂、抗生素及肾上腺皮质激素合用。激素能促使病毒感染扩散，故禁用于浅层角膜炎，但可用于基质性角膜炎、角膜水肿或虹膜炎。③可以阻止角膜组织 DNA 的合成，故长期使用能损伤角膜上皮，影响溃疡的修复，使用时一般不宜超过 3 周，痊愈后继续使用一般不宜超过 3～5 日。④频繁滴眼可致角膜上皮点状剥脱，且不能避免复发。

【规格】滴眼剂：8ml：8mg，10ml：10mg。

【贮藏】遮光、密闭，在阴凉处保存。

毛果芸香碱 Pilocarpine

【别名】匹罗卡品、真瑞。

【药理作用】是一种具有直接作用的拟胆碱药物，通过直接刺激位于瞳孔括约肌、睫状体及分泌腺上的毒蕈碱受体而起作用。通过收缩瞳孔括约肌，使周边虹膜离开房角前壁，开放房角，增加房水排出。同时还通过收缩睫状肌的纵行纤维，增加巩膜突的张力，使小梁网间隙开放、房水引流阻力减小，增加房水排出，降低眼压。

【适应证】①急性闭角型青光眼。②慢性闭角型青光眼。③开角型青光眼。④继发性青光眼等。⑤可与其他缩瞳剂、β受体阻滞剂、碳酸酐酶抑制药、拟交感神经药物或高渗脱水剂联合治疗青光眼。⑥检眼镜检查后可用于滴眼缩瞳以抵消睫状肌麻痹剂或扩瞳药的作用。⑦口服用于化疗头颈部肿瘤患者放疗后引发的口干症、药源性口干症、涎腺疾病性口干症。⑧阿托品类药物中毒的对症治疗。

【体内过程】1%滴眼液滴眼后 10～30 分钟

出现缩瞳作用，持续时间达 4～8 小时以上。降眼压作用的达峰时间约为 75 分钟，持续 4～14 小时（和浓度有关）。缓解口干的症状时，20 分钟起效，单次使用作用持续 3～5 小时，多次使用可持续 10 小时以上。多次口服给予盐酸盐 5～10mg，血药浓度达峰时间为 0.76～1.35 小时，本品的失活可能在神经突触中及在血浆中，30% 以原药及代谢产物的形式从尿中排泄，另 70% 排出途径尚不清楚。动物实验显示可经乳汁排泄。

【用法用量】 ①慢性青光眼，0.5%～4% 溶液每次 1 滴，每天 1～4 次。眼膏，每次膏体长 1.25cm，涂入结膜囊，睡前用。②急性闭角型青光眼急性发作期，1%～2% 溶液每次 1 滴，每 5～10 分钟滴眼 1 次，3～6 次后每 1～3 小时滴眼 1 次，直至眼压下降（注意：对侧眼每 6～8 小时滴眼 1 次，以防对侧眼闭角型青光的发作）。③缩瞳：对抗散瞳作用，1% 溶液滴眼 1 滴 2～3 次；先天性青光眼房角切开或外路小梁切开术前，1% 溶液，一般滴眼 1～2 次；虹膜切除术前，2% 溶液，每次 1 滴。④口干症，口服，每块 4mg，每天 3 次。⑤阿托品类药物中毒，皮下注射，每次 2～10mg。

【不良反应】 ①眼刺痛。②烧灼感。③结膜充血引起睫状体痉挛。④浅表角膜炎。⑤颞侧或眼周头痛，诱发近视。⑥老年人和晶状体浑浊患者在照明不足的情况下会有视力减退。⑦长期使用可出现晶状体浑浊。⑧局部用药后出现全身不良反应的情况罕见，但偶见特别敏感的患者，局部常规用药后出现流涎、出汗、胃肠道反应和支气管痉挛。

【相互作用】 ①与β受体阻滞剂、碳酸酐酶抑制药、α和β肾上腺能受体激动剂或高渗脱水剂联合使用有协同作用。②与拉坦前列素合用可降低葡萄膜巩膜途径房水流出的量，降低降眼压作用。③与局部抗胆碱药物合用将干扰降眼压作用。与适量的全身抗胆碱药物合用，因全身用药到达眼部的浓度很低，通常不影响的降眼压作用。

【注意事项】 ①瞳孔缩小常引起暗适应困难，应告知需在夜间开车或从事照明不好的危险职业的患者特别小心。②定期检查眼压。如出现视力改变，需查视力、视野、眼压描记及房角等，根据病情变化改变用药及治疗方案。③为避免吸收过多引起全身不良反应，滴眼后需用手指压迫泪囊部 1～2 分钟。④如意外服用，需给予催吐或洗胃；如过多吸收，出现全身中毒反应，应使用阿托品类抗胆碱药进行对抗治疗。长期应用时注意活动眼球，以防止球后粘连。

【规格】 ①滴眼液：0.5%、1%、2%、4%。②眼膏：4%，4g。③注射剂：1ml∶2mg。④片剂：2mg。

【贮藏】 ①滴眼液：贮于 15～30℃，避免冷冻。②眼膏：贮于 2～27℃，避免过热或冷冻。③注射剂：遮光、密闭保存。④片剂：贮于不超过 25℃下，短程携带允许 15～30℃。

卡巴胆碱　Carbachol

【别名】 卡巴可、氨甲酰胆碱、Doryl、Karbakolin Isopto、Miostat。

【药理作用】 具有乙酰胆碱的毒蕈碱和烟碱作用；因不被胆碱酯酶灭活，其作用比乙酰胆碱长。

【适应证】 ①口干、术后腹胀与尿潴留、青光眼。②眼内滴入溶液可降低术后的眼压升高。③外科手术中缩瞳。

【体内过程】 采用溶液滴眼，10～20 分钟产生作用，持续 4～8 小时。采用房内滴注法，可于 2～5 分钟达到最强的缩瞳作用，持效 24～48 小时。

【用法用量】 ①青光眼降低眼压，可用 0.75%～3% 滴眼液，每天 4 次，常与其他缩瞳药合用。②白内障手术，0.01% 溶液，0.4～0.5ml 注入前房。③空腹口服 2mg，每天 3 次治疗尿潴留；对于术后的急性尿潴留，可皮下注射 250μg，如有必要，间隔 30 分钟，重用 2 次。

【不良反应】 类似乙酰胆碱和毛果芸香碱，引起睫状体痉挛的作用比毛果芸香碱强。①常见视物模糊、近视、远视、视力变化、眼痛、眼部有灼烧或刺痛感。②少见头痛、眼部刺激或红肿、眼睑抽搐。③罕见局部视力遮蔽。④体内吸入过多药物会导致腹泻、胃部疼痛、胃痉挛或呕吐、晕厥、面部潮红、尿频、大量排汗、心律失常、呼吸急促、哮喘、胸闷、疲劳、虚弱、流涎。⑤前房注射液可导致角膜浑浊、持续性大疱性角膜病变、视网膜脱离、白内障摘除术后虹膜炎。⑥滴眼液可引起暂时性眼部灼烧及刺痛感、睫状肌痉挛引发的暂时性视力减退、短暂性结膜充血。

【相互作用】 ①当局部（眼）使用了非甾体

抗炎药制剂后，局部（眼）再用本品或氯乙酰胆碱制剂就会失效。②乙酰胆碱酯酶抑制剂他克林可增强（胆碱受体激动剂）本品的胆碱能效应，故两者合用时应进行严密监测。

【注意事项】①不可采用静脉注射或肌内注射，以免发生严重不良反应。②遇有严重不良反应时，使用阿托品的对抗作用不大，因为阿托品拮抗了本品的毒蕈碱作用同时，却暴露了更强的烟碱作用，其不良反应并未减轻。因此，尽可能不全身用药。③过量易致中毒，表现为心脏传导阻滞、心搏骤停，尤应引起关注。④滴眼液的滴管尖端不应接触包括眼、手在内的任何部位，如果滴管尖端被污染，会造成眼部感染，导致视力下降甚至其他严重损害。⑤会影响患者驾驶或机械操作的反应速度，应特别注意。⑥由于制剂中的防腐剂会老化隐形眼镜，故至少应于滴眼 15 分钟后再戴隐形眼镜。

【规格】①滴眼液：0.75%，1.5%，2.25%，3%。②片剂：2mg。③注射剂：1ml：0.25mg。④前房内注射剂：0.01%。

【贮藏】密封、避光，贮于室温下。

噻吗洛尔 Timolol

【别名】噻吗心安、斯普坦、诚瑞。

【药理作用】常用其马来酸盐，为非选择性β受体阻滞剂，无膜稳定作用、内源拟交感活性及直接抑制心脏作用，有低至中度的脂溶性。其降血压与减少心肌氧耗量的机制与普萘洛尔相同，作用强度为普萘洛尔的 8 倍。可减少急性心肌梗死的死亡率，可使偏头痛的发生率降低50%。有明显的降眼压作用。主要通过减少房水生成降低眼压。优于传统的降眼压药，特点为起效快、不良反应小、耐受性好。对瞳孔大小、对光反应及视力无影响。但有资料表明可通过阻滞位于视神经、脉络膜与视网膜血管处的β_2受体导致血管收缩，影响视觉。

【适应证】①原发性高血压：对轻、中度高血压疗效较好，可与利尿药合用。②冠心病：可用于心绞痛和心肌梗死的治疗。③心动过速。④预防偏头痛。⑤滴眼液治疗青光眼，尤其适用于原发性、开角型青光眼，疗效优于传统的降眼压药。⑥闭角型青光眼术后、无晶状体性青光眼、某些继发性青光眼、高眼压症。⑦对药物和手术无效的青光眼，可与缩瞳药联合应用。

【体内过程】口服吸收不完全，但有中度首过代谢。给药后 1～2 小时可达血药峰值。具有低到中度的脂溶性。蛋白结合率为 10%～60%。在肝内广泛代谢。代谢物和原药随尿排出。可分布进入乳汁。半衰期为 4 小时。血液透析时可少量排出。

【用法用量】成人：①高血压，开始每次 2.5～5mg，每天 2～3 次，1 周后按需要及耐受量可逐渐加量至每天 20～40mg。每天最大量为80mg。②冠心病，开始每次 2.5mg，每天 2 次，可渐增至每天总量 20mg。③偏头痛，开始每次10mg，每天 2 次，可渐增至每天总量30mg。6～8 周无效则应停用。④青光眼，经眼给药滴于结膜囊内，滴后用手指压迫内眦角泪囊部 3～5 分钟。⑤不同浓度的滴眼液有不同用药方案：0.25%滴眼液每次 1 滴，每天 2 次，如疗效不佳，可改用 0.5%的滴眼液，每次 1 滴，每天 1～2 次。或用 1%的滴眼液，每次 1 滴，每天 1～2 次。如眼压已控制，可改为每天 1 次。

【不良反应】①心血管系统：可见心动过缓、心悸、血压下降、心力衰竭加重、传导阻滞、心脏停搏、雷诺综合征等。②消化系统：可见恶心、呕吐、消化不良、腹痛、肝大，罕见腹膜硬化或腹膜后纤维化。③精神神经系统：可见眩晕、头痛、乏力、肢端疼痛、感觉异常、嗜睡、失眠、梦魇、抑郁、精神错乱、幻觉、重症肌无力加重等。④呼吸系统：可见支气管痉挛、呼吸困难、呼吸衰竭、鼻腔充血、咳嗽、上呼吸道感染。⑤内分泌系统：可掩盖糖尿病患者应用胰岛素或降糖药后的低血糖症状。⑥眼：经眼给药后最常见眼烧灼感及刺痛，可见眼干、结膜炎、眼睑炎、角膜炎、角膜敏感度下降、屈光度改变、复视及眼睑下垂等。⑦血液：可引起非血小板减少性紫癜。⑧泌尿生殖系统：可引起阳痿、排尿困难。⑨其他：可出现关节痛、皮肤潮红、色素沉着增加、多汗和秃顶等。

【相互作用】①与某些抗青光眼药物有药效相加作用。②可使非去极化型肌松药如氯化筒箭毒碱、戈拉碘铵等增效，时效也延长。③与氯丙嗪合用，可使两者的血药浓度均增高。④与利血平合用，可能增强β受体阻滞作用，导致心动过缓和低血压，应密切观察心功能。⑤安替比林、利多卡因、茶碱类药可使本品清除减慢。⑥与钙通道阻滞剂合用（特别是维拉帕米静脉给药），应警惕对心肌和传导系统的抑制。⑦与洋地黄毒苷类药合用，可导致房室传导阻滞而致心率过慢，故须严密观察心功能。⑧可影响血糖水平，与降血糖药合用须调整后者的剂量。⑨苯妥英钠、苯巴比妥、利福平可加速本品清除。⑩与非甾体抗炎药合用，可使本品的效应减弱。

【注意事项】①用药期间应定期复查眼压，根据眼压变化调整用药方案。②泪腺功能低下者应用前最好做泪腺功能测定。

【规格】①马来酸噻吗洛尔片：2.5mg，5mg，10mg。②马来酸噻吗洛尔滴眼液：2.5ml：6.25mg，2.5ml：12.5mg，5ml：12.5mg，5ml：25mg，5ml：50mg。

【贮藏】密封、避光，贮于室温下。

乙酰唑胺　Acetazolamide

【别名】醋氮酰胺、醋唑磺胺、丹木斯。

【药理作用】主要抑制肾小管上皮细胞内碳酸酐酶的活性，使 H^+ 分泌减少，H^+-Na^+ 交换降低，K^+-Na^+ 交换代偿性增加。K^+、Na^+ 及 HCO_3^- 排出增加，水排出也增加，从而产生利尿作用。可抑制睫状体的碳酸酐酶，使房水分泌减少而降低眼压；减少脑脊液产生；还可纠正高原缺氧时过度换气引起的呼吸性碱中毒，使血中释放氧相对提高。

【适应证】①心脏性水肿，但对肾脏性及肝性水肿无效。②脑水肿。③消化性溃疡病。④各种类型青光眼。

【体内过程】口服容易吸收。与蛋白结合率高。口服500mg后1～1.5小时开始起效，2～4小时血药浓度达峰值；可维持4～6小时，半衰期为2.4～5.8小时。在24小时内给药量的90%～100%以原形由肾脏排泄。

【用法用量】①治疗心脏性水肿：每次0.25～0.5g，每天1次，早餐后服用药效最佳。②治疗青光眼和脑水肿：每次0.25g，每天2～3次。③治疗消化性溃疡：每次0.5g，每天3次，3周为1个疗程。疼痛消失时间为7～9日。④服药期间可每天合并应用碳酸氢钠2g，枸橼酸钠1g、碳酸氢钾1g、氧化镁1.5g、水1500～2000ml，以防水、电解质失衡。⑤静脉注射、肌内注射：急性病例首剂500mg，维持量为125～250mg，每4小时1次。小儿：每次5～10mg/kg。

【不良反应】常见不良反应如下。①四肢麻木及刺痛感。②全身不适症候群：疲劳、体重减轻、困倦抑郁、嗜睡、性欲减低等。③胃肠道反应：金属样味觉、恶心、食欲缺乏、消化不良、腹泻。④肾脏反应：多尿、夜尿、肾及泌尿道结石等。⑤可出现暂时性近视，也可发生磺胺样皮疹、剥脱性皮炎。

【相互作用】①与促肾上腺皮质激素、糖皮质激素尤其是盐皮质激素联合使用，可以导致严重的低血钾，在联合用药时应注意监护血清钾的浓度及心脏功能。亦应估计到长期同时使用有增加低血钙的危险，可以造成骨质疏松，因为这些药都能增加钙的排泄。②与苯丙胺、M 胆碱受体阻滞药，尤其是和阿托品、奎尼丁联合应用时，由于形成碱性尿，排泄减少，会使不良反应加重或延长。③与抗糖尿病药（如胰岛素）联合应用时，可以减少低血糖反应，因为可以造成高血糖和尿糖，故应调整剂量。④与苯巴比妥、卡马西平或苯妥英等联合应用，可引起骨软化发病率上升。⑤与洋地黄苷类合用，可提高洋地黄的毒性，并可发生低钾血症。⑥与甘露醇或尿素联合应用，在增强降低眼压作用的同时，可增加尿量。

【注意事项】①随访检查：急性青光眼及青光眼急性发作时，每天应测眼压，慢性期应定期测量眼压，并定期检查视力、视野。②眼压控制后应根据青光眼类型、前房角改变及眼压描记情况，调整用药剂量及选择适宜的抗青光眼手术。③需延期施行抗青光眼手术的患者，较长期使用，除应加服钾盐外，在治疗前还需有 24 小时眼压、视力、视野、血压、血象及尿常规等记录，以便在治疗过程中评价疗效及发现可能产生的不良反应，根据病情调整药量。

【规格】①片剂：0.25g。②注射剂：0.5g。

【贮藏】遮光，密封保存。

双氯非那胺　Diclofenamide

【别名】二氯苯磺胺、二氯苯二磺胺。

【药理作用】为碳酸酐酶抑制药，但可引起 Cl^- 排泄增加。

【适应证】①各型青光眼。②由肺功能不全并发的呼吸性酸中毒。

【体内过程】口服后约 1 小时起效，持续作用 6～12 小时。

【用法用量】口服：①治疗量 100～200mg，每天 1 次。②维持量 25～50mg，每天 2～3 次。

【不良反应】可见四肢麻木及刺痛感、疲劳、体重减轻、困倦抑郁、嗜睡、性欲减低、金属样味觉、恶心、消化不良、腹泻、厌食、多尿、夜尿、肾及泌尿道结石，可出现暂时性近视，也可发生磺胺样皮疹、剥脱性皮炎。

【相互作用】①与促肾上腺皮质激素，糖皮质激素，尤其与盐皮质激素联合使用，可以导致严重的低血钾，在联合用药时应注意监护血清钾的浓度及心脏功能。亦应估计到长期同时使用有增加低血钙的风险，可以造成骨质疏松，因为这些药都能增加钙的排泄。②与苯丙胺、抗M胆碱药，尤其是和阿托品、奎尼丁联合应用时，由于形成碱性尿，使本品排泄减少，会使不良反应加重或延长。③与抗糖尿病药（如胰岛素）联合应用时，可以减少低血糖反应，因为本品可以造成高血糖和尿糖，故应调整降血糖药的剂量。④与苯巴比妥、卡马西平或苯妥英等联合应用，可引起骨软化发病率上升。⑤与洋地黄苷类合用，可提高洋地黄的毒性，并可发生低钾血症。⑥与甘露醇或尿素联合应用，在增强降低眼压作用的同时，可增加尿量。

【注意事项】肺部换气严重丧失的肺损害患者慎用。

【规格】片剂：25mg。

【贮藏】遮光、密闭保存。

地匹福林　Dipivefrine

【别名】保目明、诺明、爱力根、Allergan、肾上腺素异戊酯。

【药理作用】是肾上腺素的前药，作用与肾上腺素相似，本身无生物活性，进入眼组织后在催化酶的作用下，迅速水解成肾上腺素而发挥生物效应，引起散瞳、眼压下降。

【适应证】①治疗开角型青光眼。②高眼压症。③对闭角型青光眼虹膜切除后的残余性青光眼。④其他类型的继发性开角型青光眼和青光眼睫状体炎综合征。

【体内过程】滴眼后主要在角膜被水解，给药后 30 分钟即可起到降眼压作用，1～5 小时的作用最强，眼压约可降低 5.9mmHg，眼压下降率为 20%～27%，降眼压作用约可持续 12 小时。每天 2 次滴药，有 87% 的患眼的眼压可控制在 22.5mmHg 或更低。滴眼后可进入胃肠道，并通过胃肠壁吸收入血。给药后 1～4 小时可达血药峰值。代谢物有 3-甲氧基肾上腺素、二羟基扁桃酸和二羟基苯基乙二醇，大部分随尿液排出，小部分随粪便排出。

【用法用量】每次 1～2 滴，每天 1～2 次，滴于结膜囊内，滴后用手指压迫内眦角泪囊部 3～5 分钟。

【不良反应】①局部滴眼后有轻度烧灼和刺痛感。②滤泡性结膜炎。③结膜血管收缩后反跳性充血、视物模糊、额痛、畏光和角结膜色素沉着等，停药后消失。④偶有枕部疼痛、心律失常、心率增快、血压增高、脸色苍白、发抖和出汗等。

【相互作用】与毛果芸香碱、β受体阻滞剂联合应用有相加作用。

【注意事项】无晶状体的患者应用肾上腺素 30%可出现黄斑水肿。

【规格】滴眼液：5ml∶5mg，5ml∶12.5mg，8ml∶8mg，10ml∶10mg。

【贮藏】遮光、密闭，贮于阴凉处。

卡替洛尔　Carteolol

【别名】美开朗、Cartrol、Mikelan、Carteol。

【药理作用】为非选择性β肾上腺受体阻滞剂，对β_1和β_2受体均有阻断作用。降眼压机制主要是减少房水生成，对房水经葡萄膜巩膜外流、房水流出易度及巩膜上静脉压无影响。

【适应证】①原发性开角型青光眼。②某些继发性青光眼。③高眼压症。④手术后未完全控制的闭角型青光眼。⑤其他药物及手术无效的青光眼，加用滴眼可进一步增强降眼压效果。⑥原发性高血压、心脏神经官能症、心律失常（窦性心动过速、快速性心律失常、室上性期前收缩）、心绞痛。

【体内过程】口服可被吸收 80%，生物利用度个体差异大（55%～100%），平均 85%。口服后 3 小时可达血药峰值。食物可影响吸收速度，但不影响吸收总量。血浆半衰期接近 6 小时。肾功能正常者服药 1～2 天后可达稳态水平。随尿排出的原药占用量的 50%～70%，故肾功能不全者的半衰期可见延长。蛋白结合率为 23%～30%。主要代谢物为 8-羟基卡替洛尔和葡糖醛酸结合物；前者具有活性，半衰期为 8～12 小时，随尿排出的此种代谢物占用量的 5%。

【用法用量】①滴眼，每天 2 次，每次 1 滴。滴于结膜囊内，滴后用手指压迫内眦角泪囊部 3～5 分钟。②口服，起始剂量为每天 10～15mg，逐渐增加至每天 30mg，分 2～3 次口服。

【不良反应】①1/4 的患者出现暂时性眼烧灼感、眼刺痛及流泪、结膜充血水肿。②一些患者出现下列不良反应：视物模糊、畏光、上睑下垂、结膜炎、角膜着色及中度角膜麻醉。③偶见下列不良反应：心律失常、心悸、呼吸困难、无力、头痛、头晕、失眠、鼻窦炎。

【相互作用】①与肾上腺素合用可引起瞳孔扩大。②正在服用儿茶酚胺耗竭药（如利血平）者，使用时应严密观察，因可引起低血压和明显的心动过缓。③不主张两种局部β受体阻滞剂同时应用，对正在应用β受体阻滞剂口服治疗的患者应慎用。④与钙通道阻滞剂合用应慎重，因可引起房室传导阻滞、左心室衰竭及低血压，对心功能受损的患者，应避免两种药合并使用。⑤与洋地黄类和钙通道阻滞剂合用可进一步延长房室传导时间。⑥吩噻嗪类药物可增加β受体阻滞剂的降血压作用。

【注意事项】①长期连续用于无晶状体眼或有眼底疾病者时，偶在眼底黄斑部出现水肿、浑浊，故需定期测定视力，进行眼底检查。②定期复查眼压，根据眼压变化调整用药方案。③用前应摇匀，避免容器尖端接触眼睛，防止滴眼液污染。

【规格】①片剂：2.5mg，5mg。②滴眼液：1%，2%。

【贮藏】密封、避光，贮于室温下。

左布诺洛尔 Levobunolol

【别名】左丁萘酮心安、贝他根、Betagan。

【药理作用】为非选择性β肾上腺受体阻滞剂，对高眼压及正常眼压患者均有降眼压作用。降眼压机制主要是减少房水生成，对房水经葡萄膜巩膜外流、房水流出易度及巩膜上静脉压无影响。

【适应证】治疗开角型青光眼，效果与噻吗洛尔相似。

【体内过程】滴入1滴1小时内可检测到其药物作用，2~6小时作用达高峰，一次用药后，药物作用可维持24小时。

【用法用量】用0.5%滴眼液，每天1~2次，每次1滴。

【不良反应】有失眠、哮喘、呼吸困难、食欲缺乏、踝肿等。

【相互作用】①与肾上腺素合用可引起瞳孔扩大。②正在服用儿茶酚胺耗竭药（如利血平）者，使用时应严密观察，因可引起低血压和明显的心动过缓，后者可引起头晕、晕厥或直立性低血压。③不主张两种局部β受体阻滞剂同时应用。

④与钙通道阻滞剂合用应慎重，因可引起房室传导阻滞、左心室衰竭及低血压。对心功能受损的患者，应避免两种药合并使用。⑤与洋地黄类和钙通道阻滞剂合用可进一步延长房室传导时间。⑥吩噻嗪类药物可增加β受体阻滞剂的降血压作用，因可使相互的代谢途径受到抑制。

【注意事项】①对有明显心脏疾病的患者应用，应监测脉搏。②与其他滴眼液联合使用时，请间隔10分钟以上。③定期复查眼压，根据眼压变化调整用药方案。④用前应摇匀，避免容器尖端接触眼睛，防止滴眼液污染。

【规格】滴眼剂：5ml∶25mg，10ml∶50mg。

【贮藏】遮光，贮于15~25℃下。

溴莫尼定 Brimonidine

【别名】沐欣、阿法根、Alphagan。

【药理作用】为一种眼用的相对选择性α_2受体激动剂，对心血管和肺功能的影响很小，用药后2小时降眼压效果达到峰值，具有双重的作用机制：既减少房水的生成，又增加葡萄膜巩膜的外流。

【适应证】①开角型青光眼。②高眼压症。

【体内过程】眼部给予0.2%溶液后，血药浓度于1~4小时达到峰值，然后下降，全身的半衰期约为3小时。在人体中，被广泛代谢。主要代谢部位为肝脏。原形药物及其代谢物主要经尿排泄。口服放射性标记的本品后，约87%的药物在120小时内被清除，尿中约占74%。

【用法用量】推荐剂量为每天2次，每次1滴，滴入患眼。眼压在下午达到高峰或眼压需要另加控制的患者，下午可增加1滴。

【不良反应】①口干、眼部充血、烧灼及刺痛感、头痛、视物模糊、眼睛异物感、乏力倦怠、结膜滤泡、眼部过敏反应及眼部瘙痒。②少见角膜染色溃疡、干燥、流泪、上呼吸道感染症状、眼睑水肿、结膜水肿、头晕、睑炎、眼部刺激、胃肠道症状、虚弱无力、结膜变白、视物异常及肌肉痛。

【相互作用】①对中枢神经抑制药（乙醇、巴比妥类、阿片制剂、镇静药或麻醉药）产生叠加作用或使之强化的可能性必须予以考虑。②使用β受体阻滞剂（眼部或全身性）、抗高血压药和（或）强心苷类心脏病药时，亦应注意。

【注意事项】①从事危险性作业的患者用药后有出现精神不集中的可能性。②按常规定期监测眼压。

【规格】滴眼液：①1%：5ml，1%：10ml，1%：15ml。②2%：5ml，2%：10ml，2%：15ml。

【贮藏】贮于 15～25℃。

盐酸可乐定 Clonidine Hydrochloride

【别名】润瑞。

【药理作用】激活 α_2 肾上腺素能受体，通过负反馈机制，抑制交感神经，并减少房水生成，增加房水流出，产生降眼压效果，对瞳孔大小、视力及眼调节功能均无影响。

【适应证】适用于原发性开角型青光眼及闭角型青光眼，尤适用于不能耐受缩瞳药的青光眼患者。

【体内过程】滴眼后可被全部吸收，故也可使对侧眼的眼压下降，滴眼后 30 分钟眼压下降，1～2 小时达高峰，持续 4～8 小时。缓慢静脉注射后可在 10 分钟内产生降压作用，最大作用在注射完后 30～60 分钟，持续 3～7 小时，产生降压作用前可出现短暂高血压现象。很快分布到各器官，组织内药物浓度比血浆中高，能通过血脑屏障蓄积于脑组织。蛋白结合率为 20%～40%。消除半衰期为 12.7（6～230）小时，肾功能不全时延长。表观分布容积为（2.1±0.4）L/kg。肌酐清除率为（3.1±1.2）ml/（min·kg）。在肝脏代谢，约 50% 吸收的剂量经肝内转化，大多以原形经肾排泄。

【用法用量】滴入眼睑内，一次 1 滴，每天 2～3 次。

【不良反应】易全身吸收，可引起口干、头晕、心动过缓、血压下降等。

【相互作用】①禁用于使用单胺氧化酶抑制剂的患者。②与三环抗抑郁药合用可使降压作用减弱。③与乙醇或中枢神经抑制药合用，可使其抑制作用加强。

【注意事项】①使用时应用手压迫泪囊部位，以减少药物的全身吸收。②长期用药的患者应定期检查眼底。③使用 15 分钟内，请不要配戴隐形眼镜。

【规格】滴眼液：5ml：12.5mg。

【贮藏】遮光、密闭保存。

普罗碘铵 Prolonium Iodide

【别名】安妥碘、Entodon。

【药理作用】为有机碘化物，促进病理性浑浊物吸收的辅助治疗药。注射后吸收缓慢。大部分存在于脂肪组织与神经组织中，在体内逐渐分解成为游离碘，分布于全身。能促进组织内炎症渗出物及其他病理沉着物的吸收和慢性炎症的消散。

【适应证】①晚期肉芽肿或非肉芽肿性虹膜睫状体炎、视网膜脉络炎、眼底出血、玻璃体浑浊、半陈旧性角膜白斑、斑翳。②作为视神经炎的辅助治疗。

【体内过程】注射给药后吸收缓慢，大部分存在于脂肪组织及神经组织中，在体内逐渐分解为游离碘，分布于全身，作用缓慢而持久。

【用法用量】①结膜下注射：每次 0.1～0.2g，2～3 天 1 次，5～7 次为 1 个疗程。②肌内注射：每次 0.4g，每天或隔日 1 次，10 次为 1 个疗程，每疗程间隔 7～14 天，一般为 2～3 个疗程。

【不良反应】久用可偶见轻度碘中毒症状，如恶心、发痒、皮肤红疹等。出现症状时可暂停使用或少用。

【相互作用】尚不明确。

【注意事项】①因能刺激组织水肿，一般不用于病变早期。②不得与甘汞制剂合并使用，以防生成碘化高汞毒性物。

【规格】注射剂：0.2g，0.4g。

【贮藏】遮光保存。

托吡卡胺 Tropicamide

【别名】润正、双星明。

【药理作用】为抗胆碱药，能阻滞乙酰胆碱引起的虹膜括约肌及睫状肌兴奋作用，药物吸收后可引起散瞳及调节麻痹。

【适应证】①滴眼散瞳和调节麻痹。②散瞳检查眼底、验光配镜、虹膜睫状体炎、青少年功能性近视、中间性近视、轻度远视。③对预防青少年近视作用显著。

【体内过程】系托品酸的合成衍生物。具有较低的解离常数，眼内通透性良好，组织扩散力强，可能是其起始迅速、维持时间短的原因。0.5%、1%溶液滴眼后 20～30分钟散瞳及调节麻痹作用达高峰。随后作用逐渐降低，调节麻痹（残余的）作用持续2～6小时。散瞳（残余的）作用时持续7小时。

【用法用量】①扩瞳：0.5%本品 2 滴。验光：1%本品先 1 滴，5 分钟后滴第 2 滴，20 分钟可达最大效应，但只能持续 20 分钟。必要时加第 3 滴。②青少年功能性近视、中间性近视和轻度远视：每晚临睡前滴1～2滴，点药后压迫泪囊部1～2分钟，可连续用1～3个月，视力恢复后停用，视力上下波动可重复使用。对预防青少年近视应在医师指导下进行。

【不良反应】①可能产生暂时的刺激症状。②因为类似阿托品的药物，故可使闭角型青光眼眼压急剧升高。③可能激发未被诊断的闭角型青光眼。④婴幼儿对本品的不良反应极为敏感，药物吸收后可引起眼局部皮肤潮红、口干等。⑤高龄者容易产生类阿托品样毒性反应。

【相互作用】①与单胺氧化酶抑制剂（治疗期间或者治疗后3周内）合用，可引起急剧血压上升。②与三环类及四环类抑郁剂如麦普替林、氯米帕明和阿莫沙平合用时，可引起血压急剧上升。

【注意事项】①如出现口干、颜面潮红等阿托品样毒性反应应立即停用，必要时给予拟胆碱类药物解毒。②出现眼压升高及过敏症状时应停用。

【规格】滴眼剂：6ml：15mg，6ml：30mg。

【贮藏】密闭保存。

复方托吡卡胺 Compound Tropicamide

【别名】卓比安、美多丽。

【药理作用】托吡卡胺具有阿托品样的阻断副交感神经作用，可引起散瞳和睫状肌麻痹。去氧肾上腺素具有肾上腺素样的交感神经兴奋作用，表现为散瞳和局部血管收缩。

【适应证】散瞳及检查眼底、屈光度。

【体内过程】参见托吡卡胺。

【用法用量】①散瞳检查滴入结膜囊，每次1滴，间隔5分钟再滴第2次。滴眼后5～10分钟开始散瞳，15～20分钟瞳孔散得最大。约维持1.5小时后开始恢复，5～10小时瞳孔恢复至滴药前水平。②屈光检查：应用每5分钟滴眼1次，连续滴4次，20分钟后可做屈光检查。

【不良反应】①偶见眼局部刺激症状。②亦可使开角型青光眼患者眼压暂时轻度升高。

【相互作用】与单胺氧化酶抑制剂（治疗期间或者治疗后3周内）合用，可引起急剧血压上升；与三环类及四环类抑郁剂如麦普替林、氯米帕明和阿莫沙平合用时，亦可引起血压急剧上升。

【注意事项】出现过敏症状或眼压升高应停用。

【规格】滴眼剂：5ml，含托吡卡胺25mg、盐酸去氧肾上腺素25mg。

【贮藏】遮光、密封，于阴凉处（不超过20℃）保存。

羟苯磺酸钙 Calcium Dobesilate

【别名】导升明、多贝斯、利倍思、安多明、达士明、可元、美多瑞、昊畅、来切利。

【药理作用】为毛细血管保护药，可通过作用于毛细血管的内皮细胞层和基底膜，调节和改善毛细血管壁的通透性和柔韧性，降低毛细血管脆性，促进淋巴循环。降低血液及血浆黏稠度，纠正白蛋白/球蛋白值，降低血小板的聚集性，从而防止血栓形成，并提高红细胞柔韧性。还能拮抗使血管通透性增加的活性物质（如组胺、5-羟色胺、缓激肽、透明质酸酶、前列腺素、血小板激活因子等），减少内皮损伤，改善基底膜胶原的生物合成，从而起到保护血管的作用。

【适应证】①微血管病的治疗：糖尿病性微血管病变（视网膜病及肾小球硬化症）、非糖尿病性微血管病变（突发性或长期使用香豆素衍生物细胞抑制剂、口服避孕药或其他药物促发的微血管病变）、慢性器质性疾病（如高血压、动脉硬化和肝硬化）相关的微循环障碍、与微循环障碍伴发静脉功能不全相关的痔疮综合征。②静脉曲张综合征的治疗：原发性静脉曲张、慢性静脉功能不全、静脉炎、表浅性血栓性静脉炎、血栓性综合征、静脉曲张性溃疡、妊娠静脉曲张。③辅助静脉剥离及硬化剂注射，以预防术后综合征，如水肿和组织浸润等。

【体内过程】口服后易于吸收，3小时可达血药峰值，并维持10小时左右。消除半衰期约为5小时。蛋白结合率为20%～25%。主要以原药随尿和粪便排出，24小时内随尿排出的代谢物约占10%。

【用法用量】①糖尿病性视网膜病变：开始每次500mg，每天3次，见效后改为每天1.0g维持，疗程为3～5个月。②其他微血管病：每次500mg，每天3次，见效后改为每天1.0g直至症状消失，疗程为1～2个月。③静脉曲张综合征及静脉功能不全：开始每次500mg，每天2次，见效后（一般5～6日可见效）改为每天500mg维持，疗程为1～3周。④降低血液黏稠度及防止微血栓：开始每次500mg，每天2次，见效后（一般5～6天可见效）改为每天500mg维持，疗程为 1～3 周。

【不良反应】①偶见胃部不适、恶心、胃灼热、食欲缺乏、发热、出汗、面部潮红、心前区不适等症状。②过敏反应。③尚有引起粒细胞缺乏和药物热的报道。

【相互作用】禁与抗凝血药物联用。

【注意事项】过敏者应停药。

【规格】①片剂：250mg，500mg。②胶囊剂：500mg。

【贮藏】密封、遮光贮存。

羧甲基纤维素钠 Sodium Carboxy Methy-Icellulose

【别名】瑞新、亮视、Refresh Plus。

【药理作用】滴眼液能润湿眼部，并在一定时间内保持眼部的水分。

【适应证】缓解眼部干燥或因暴露于阳光或风沙所引起的眼部烧灼，刺痛症状。

【体内过程】尚无可靠参考资料。

【用法用量】滴于结膜囊内，每次 2～3 滴，每天 3～4 次。

【不良反应】偶有眼部刺激症状。

【相互作用】尚不明确。

【注意事项】①为防止污染，勿将瓶嘴触及任何物体表面。②如果应用时，感觉眼痛，视力减退，眼部持续充血或刺激感，症状加重或症状持续 72 小时以上，则应停止用药并咨询医生。

【规格】滴眼液：0.4ml：2mg。

【贮藏】密闭保存。

聚乙烯醇 Polyvinyl Alcohol

【别名】乙烯基醇聚合体、瑞珠。

【药理作用】具有亲水性，在适宜浓度下，可起到人工泪液的作用。

【适应证】作为润滑剂预防或治疗眼部刺激症状，或改善眼部的干燥症状。

【体内过程】尚无可靠参考资料。

【用法用量】滴眼，每天 3～4 次，每次 1～2 滴。

【不良反应】偶有眼部刺激症状和过敏反应。

【相互作用】尚不明确。

【注意事项】①仅供眼用。为避免本品受到污染，不要让滴头接触眼部，用后盖紧瓶盖；②药液如已变色或浑浊，不应再使用；③滴药后如发生眼痛、视物模糊、眼结膜持续充血或有其

他刺激症状，应停止使用；④佩戴隐形眼镜者不宜使用。

【规格】滴眼液：10ml：0.14g。

【贮藏】密闭保存。

羟丙甲纤维素 Hypromelloese

【别名】哥台、珍视爽、乐视、臻迪、闪亮ULOOK。

【药理作用】是纤维素的部分甲基和部分聚羟丙基醚，可溶于冷水中形成具有一定黏性的溶液，其性质与泪液中的黏弹性物质（主要是黏蛋白）接近，因此，可以作为人工泪液来使用。

【适应证】滋润泪液分泌不足的眼睛，消除眼部不适。可诱增泪液分泌，舒缓由于长期阅读、使用计算机、眼睛过度使用或置身于空调环境中而导致的眼疲劳和干涩。

【体内过程】尚无可靠参考资料。

【用法用量】成人及儿童均可使用。每次 1～2 滴，每天 3 次，或遵医嘱。

【不良反应】在极少数人中可能会引起眼部不适，如眼睛疼痛，视物模糊，眼球持续发红或出现刺激症状。如使用后眼部的上述症状持续超过 3 天，则应停止使用该药，必要时去医院检查。

【相互作用】尚不明确。

【注意事项】①禁用于对本品及其他辅料如苯扎氯铵等过敏者。②用后如眼部持续刺激感，则停止使用。③切勿将滴瓶头接触眼睑及其他物品，以防污染。④含有苯扎氯铵，戴隐形眼镜时不宜使用。⑤开瓶 1 个月后，不宜再继续使用。

【规格】滴眼液：50mg：10ml；75mg：15ml（以羟丙甲纤维素计）。

【贮藏】密闭保存，请放于儿童接触不到的地方。

右旋糖酐-70 Dextran-70

【别名】润齐。

【药理作用】为拟天然泪液，能与泪液结合，并可替代泪膜，消除因眼球干燥引起的灼热，刺激感等不适。眼干燥症患者的角膜，上皮细胞间联结遭到破坏，致使角膜上皮通透性增高，滴眼液可使角膜上皮得以修复，通透性降至正常值。

【适应证】于减轻眼部干燥引起的灼热、刺激感等不适症状，保护眼球免受刺激，减轻由于暴露于风沙或阳光下造成的眼部不适。

【用法用量】根据病情需要滴眼，每次 1～

2 滴。

【不良反应】可能会有暂时性的视物模糊。

【相互作用】尚不明确。

【注意事项】①使用时不可戴隐形眼镜。②请勿接触瓶口，以防污染药液，用后盖紧瓶盖。③药液变色或浑浊时请勿使用。④使用后如果感到疼痛，视物模糊，眼部持续充血及刺激感或病情加重持续 72 小时以上时，应停药并请医生诊治。⑤打开瓶盖超过 1 个月后勿用。

【规格】滴眼液：5ml：5mg。

【贮藏】密闭、避光保存，贮于 4～30℃下，放在儿童不宜触摸到的地方。

卡波姆 Carbomer

【别名】丙烯酸聚合物、聚羧乙烯、卡波普尔、Vidisic、唯地息。

【药理作用】是含有 0.2%卡波姆的亲水凝胶，由固相基质和水相分散层组成，类似泪膜的二层结构即黏液层和水层，可黏着在角膜表面，并在眼球表面形成液体储库。其聚合物骨架与泪液中的电解质作用后可释放水分。药理特性是增加基质的黏度，从而增加在眼球表面的黏着和保留时间。是触变性凝胶，受切应力（眨眼）作用即可改变稠度，呈凝胶状或形成水相。每眨眼一次，凝胶中的水分即可部分释放以补充泪液。因此，可有效地保护敏感的角膜和结膜上皮，防止眼干燥症的继发症状。

【适应证】眼干燥症、泪液分泌减少的替代治疗。也用于眼科检查（如三面镜、房角镜检查等）的润滑剂。

【体内过程】尚无可参考资料。

【用法用量】依病情轻重，每天 3～5 次或更多次，每次 1 滴，滴入结膜囊内，睡前滴 1 次，每次 1 滴，症状严重可增加次数。

【不良反应】即使正常应用本品也可有短暂视物模糊现象。因此，患者在驾车或操作机械前使用本品时应当谨慎，待对视力影响消除后再开始工作。

【注意事项】①对西曲溴铵过敏者禁用。②戴隐形眼镜时不宜使用。③驾车或操作机器时应谨慎使用。

【规格】①滴眼液：0.20%。②眼膏剂：10g：20mg。

【贮藏】贮于 25℃以下。

依美斯汀 Emedastine

【别名】Emadine、埃美丁。

【药理作用】是一种相对选择性的组胺 H_1 受体拮抗剂。对组胺引起的结膜血管渗透性的改变存在浓度相关的抑制关系。

【适应证】可暂时缓解过敏性结膜炎的体征和症状。

【体内过程】在人眼中滴用后，只有少量被全身吸收。在 10 例健康志愿者的研究中，双眼滴用 0.05%的本品，每天 2 次，持续 15 天，血药浓度一般低于检测限（0.3ng/ml）。可测量的样本中，浓度为 0.30～0.49ng/ml。口服后血浆半衰期为 3～4 小时。口服后 24 小时，口服剂量的 44% 从尿中排泄，但只有 3.6%以原形排出。两种主要代谢产物 5-羟依美斯汀和 6-羟依美斯汀可以游离和结合的形式从尿中排出。另外还可产生少量 5-羟依美斯汀和 6-羟依美斯汀的 5′-氧化类似物及氧化氮。

【用法用量】推荐量为患眼每次 1 滴，每天 2 次，如需要可增加到每天 4 次。

【不良反应】①最常见的是头痛。②少数患者出现下列并发症：异梦、乏力、怪味、视物模糊、眼部灼热或刺痛、角膜浸润、皮炎、不适、眼干、异物感、充血、角膜炎、瘙痒、鼻炎、鼻窦炎和流泪。

【相互作用】尚不明确。

【注意事项】①眼部滴用，不能注射或口服。②配戴隐形眼镜的患者，如果眼部充血，治疗期间建议其不要配戴隐形眼镜，因为本品中的防腐剂苯扎氯铵可被软隐形眼镜吸收。③戴软隐形眼镜而且眼部不充血的患者，在滴药至少 10 分钟后才能重新戴用隐形眼镜。④不能治疗由隐形眼镜引起的眼部刺激症状。

【规格】滴眼剂：5ml：0.25mg。

【贮藏】贮于 4～30℃。远离儿童，开盖 1 个月后应丢弃。

洛度沙胺 Lodoxamide

【别名】阿乐迈、Alomide。

【药理作用】是一种肥大细胞稳定剂，通过抑制肥大细胞脱颗粒，降低靶细胞膜对钙离子的通透性，而抑制Ⅰ型变态反应，防止致敏原导致的支气管痉挛及肺功能的降低，也可抑制由于反应素、IgE 及抗原介导反应出现的皮肤血管通透性的增加。用于点眼时，可对睑结膜血管产生同样的反应，治疗过敏性眼病。还可阻止受刺激后钙离子向肥大细胞内的转移，从而抑制组胺的释放，并且抑制嗜酸性细胞的趋化作用。

【适应证】①各种过敏性眼病，如春季卡他性角结膜炎、卡他性结膜炎、巨大乳头性睑结膜炎、过敏性或特异反应性角结膜炎（包括那些病因不明但一般由空气传播的抗原及隐形眼镜引起的过敏反应）。②对由Ⅰ型变态反应（或肥大细胞）引起的炎性眼病有效。

【体内过程】滴眼液经眼给药后，72小时后眼部症状可得到改善。经眼给药药物吸收入血量极少，健康志愿者双眼同时滴用本品（每次1滴，每天4次），连续10天后血浆中药物浓度未能达到定量检测限（2.5ng/ml）。口服给药后，本品主要经肾脏排泄，消除半衰期为8.5小时。

【用法用量】①成人和 2 岁及以上儿童每天 4 次，每次 1~2 滴。②用药后症状改善（如不适、痒感、异物感、畏光、刺痛、流泪、发红及肿胀等）通常需数天，一般用药 7 天疗效明显可见，用药 14~21 天症状即可控制，有时需持续治疗达 4 周。③应坚持用药至进一步改善，必要时可与皮质激素类药物同用。

【不良反应】偶有短暂轻微不适感，如灼热、刺痛及流泪。

【相互作用】尚不明确。

【注意事项】①仅限眼部滴用，不能注射。②勿与滴眼瓶口接触，以免污染药液。③用药时勿戴隐形眼镜，需等数小时后方可戴用。④用药次数勿任意增加。

【规格】滴眼剂：1ml：1mg，5ml：5mg，10ml：10mg。

【贮藏】贮于 15~27℃。置于儿童接触不到的地方。

荧光素钠 Fluorescein Sodium

【别名】历设得。

【药理作用】用于眼底血管显影，测定循环时间，手术中显示胆囊胆管。为诊断用药。是一种染料，滴眼剂用于眼科诊断，正常角膜不显色，异常角膜显色。测血液循环时间时，静脉注射本品后，在紫外灯下观察，以 10~15 秒唇部黏膜能见到黄绿色荧光为正常。

【适应证】①荧光眼底血管造影。②供诊断眼角膜损伤、溃疡和异物，眼底血管造影和循环时间测定。③也用于术中显示胆囊和胆管。④结核性脑膜炎的辅助诊断等。

【体内过程】无参考文献。

【用法用量】①循环时间测定：于前臂静脉注射 2ml，每次 0.4~0.8g（2~4ml）。②眼底血管造影：静脉注射，成人常用 5ml（10%），或 15~30mg/kg 全量在 4 秒左右注射完毕。③术中显示胆囊和胆管：手术前 4 小时静脉注射 5ml（10%）。④脑脊液渗透率试验（诊断结核性脑膜炎）：肌内注射，成人推荐用量为 5~10ml（10%）。儿童推荐用量为 0.3ml/kg（10%），注射后 2 小时腰椎穿刺抽取脑脊液。

【不良反应】①少数患者出现头痛、头晕、出汗、面色苍白等不良反应。②患者皮肤发黄。③过敏反应包括荨麻疹、呼吸困难、哮喘发作、呼吸停止、血压下降、休克、心脏停搏、心肌梗死、肺水肿和脑梗死等。④常见恶心、呕吐、眩晕，常可出现恶心和呕吐症状。

【相互作用】忌与酸式盐、碱式盐和重金属盐混合使用。

【注意事项】极易染菌，特别是铜绿假单胞菌，应用中要注意防污染。

【规格】注射剂：3ml：0.3g，3ml：0.6g。

【贮藏】在 8~27℃ 下密闭保存。

重组人（牛）碱性成纤维细胞生长因子 Recombinant Human（Bovine） Basic Fibroblast Growth Factor

【别名】贝复舒、盖扶、见林、贝复济、bFGF、rb-bFGF。

【药理作用】对来源于中胚层和外胚层的细胞具有促进修复和再生作用。动物实验结果表明，对家兔碱烧伤角膜上皮的再生、角膜基质层和内皮层的修复均有促进作用。

【适应证】①各种原因引起的角膜上皮缺损和点状角膜病变。②复发性浅层点状角膜病变、轻中度眼干燥症、大疱性角膜炎、角膜擦伤、轻中度化学烧伤、角膜手术及术后愈合不良、地图状（或营养性）单疱性角膜溃疡等。

【体内过程】人体药动学研究结果显示，健康志愿者单次或多次给药，在房水和血清样本中均未检测到本品，表明本品局部滴眼给药没有房水吸收和系统吸收。

【用法用量】①滴眼，每次 1~2 滴，每天 4~6 次，或遵医嘱。②外用推荐剂量为 2625IU/cm²，每天 1 次，直接用于患处或喷湿覆盖伤口的纱布。

【不良反应】个别患者用药时可能会出现轻微刺痛感，不影响治疗。

【相互作用】尚不明确。

【注意事项】①为蛋白类药物，应避免置于高温或冰冻环境。②对感染性或急性炎症期角膜病患者，须同时局部或全身使用抗菌药或抗炎药，以控制感染和炎症。③对某些角膜病，应针对病因进行治疗，如联合应用维生素及激素类等药物。

【规格】①滴眼液：5ml：21 000IU。②眼用凝胶：5g：21000IU。③外用溶液：8ml：35 000IU，15ml：63 000IU。

【贮藏】2～8℃遮光保存和运输。

重组人表皮生长因子 Recombinant Human Epidermal Growth Factor

【别名】易贝、易孚、康合素、rhEGF。

【药理作用】为局部用重组人表皮生长因子（rhEGF）衍生物。可促进角膜上皮细胞的再生，从而缩短受损角膜的愈合时间。临床结果显示，本品能加速眼角膜创伤的愈合。

【适应证】各种原因引起的角膜上皮缺损，包括角膜机械性损伤、各种角膜手术后、轻度眼干燥症伴浅层点状角膜病变、轻度化学烧伤等。

【体内过程】外用时可被机体极微量吸收，并很快通过肾脏清除，对机体内表皮生长因子水平几乎无影响，无蓄积作用。

【用法用量】直接滴入眼结膜囊内，每次1～2滴，每天4次，或遵医嘱。

【不良反应】个别患者用药时可能会出现轻微刺痛感，但不影响治疗。

【相互作用】尚不明确。

【注意事项】①需根据病情，合并应用抗生素或抗病毒药物，针对病因进行治疗。②使用过程中应避免污染。③应在开启后1周内用完。

【规格】①滴眼液：2ml：20 000IU（40μg），3ml：30 000IU（60μg），4ml：40 000IU（80μg）。②眼用凝胶：5g：50 000IU（50μg）。③外用溶液：2000IU/ml（5ml）。

【贮藏】2～8℃遮光保存和运输。

吡诺克辛 Pirenoxine

【别名】白内停、卡林优、卡他林、卡他灵、睛明、Catalin、Berneitine sodium、Cataract。

【药理作用】白内障是由于有核氨基酸（色氨酸、酪氨酸等）异常代谢而产生醌型物质，使晶状体内的水溶性蛋白质变性，变为不溶解的蛋白质而引起的。本品竞争性地抑制该作用，从而维持晶状体的透明性，防止白内障的发展。

【适应证】①初期老年性白内障。②轻度糖尿病性白内障。③并发性白内障等。

【体内过程】尚不明确。

【用法用量】将药片投入溶剂中，待药物完全溶解后滴眼，每天3～4次，每次1～2滴。

【不良反应】①极少数患者可出现眼部轻微刺痛。②可能会发生眼睑炎、接触性皮炎。

【相互作用】与含金属离子药物混入时易发生色调变化。

【注意事项】①只能滴眼。②在滴眼时，注意药瓶口不要接触眼部。③有金属离子混入时改变颜色，应避免使用。

【规格】滴眼液：15ml：0.8mg（以吡诺克辛计）。

【贮藏】遮光，贮于4～30℃以下，放在儿童不能触及的地方。

苄达赖氨酸 Bendazac Lysine

【别名】百达克、莎普爱思。

【药理作用】为醛糖还原酶（AR）抑制剂，对晶状体AR有抑制作用，达到预防或治疗白内障的目的。

【适应证】早期老年性白内障。

【体内过程】兔静脉注射后，在眼组织和血浆中能测得原药及其代谢物 5-羟苄达酸（5-BDZ），其中虹膜浓度最高，其他依次为睫状体、视网膜、角膜、泪液、房水、玻璃体和晶状体。血浆和房水、玻璃体、睫状体、视网膜的消除半衰期分别为 2.47 小时、4.56 小时、3.59 小时和 3.22 小时，而晶状体中本品半衰期为 17.1 小时，明显长于其他组织。

【用法用量】滴眼，每天 3 次，每次 1～2 滴或遵医嘱。

【不良反应】①一过性灼烧感、流泪等反应，但能随着用药时间延长而适应。②极少可能有吞咽困难、恶心、呕吐、腹泻、流泪、接触性皮炎等。

【相互作用】含硫柳汞，禁与含碘、溴的制剂合用。

【注意事项】①滴眼时请勿使管口接触手和眼部，避免污染瓶内滴眼液。②使用后请拧紧瓶盖，以防污染。③部分病例出现一过性刺激感，如灼热感、刺痛等，但不影响使用。实验证明经冰箱冷藏（4℃左右）后可以降低刺激性的发生率和强度。建议使用时有刺激的患者，将本品放入冰箱冷藏后使用以降低刺激。若发现滴眼液污染或浑浊请弃去不用。④据报道，一过性刺激的发生率和强度与眼部的其他感染或炎症有关，建议眼部有感染或炎症的白内障患者在使用时，最好在医师指导下同时治疗上述眼病。

【规格】滴眼液：5ml：25mg。

【贮藏】遮光、密封保存，放在儿童不能接触的地方。

复方门冬维甘滴眼液 Compound Aspartate, Vitamin B_6 and Dipotassium Glycyrrhetate Eye Drops

【别名】新乐敦。

【药理作用】所含门冬氨酸钾、维生素 B_6 在糖、蛋白质、脂肪代谢中起重要作用，可维持角膜与虹膜、睫状体的新陈代谢。①甘草酸二钾具有类皮质激素作用，可抗炎抗过敏。②盐酸萘甲唑林为血管收缩剂，可减轻炎症和充血。③马来酸氯苯那敏为抗组胺药，可缓解过敏反应症状。④甲硫酸新斯的明为抗胆碱酯酶药，具有拟胆碱作用，可降低眼压，调节视力及解除眼肌疲劳。

【适应证】抗眼疲劳，减轻结膜充血症状。

【体内过程】尚不明确。

【用法用量】滴眼，一次 1~2 滴，一日 4~6 次。

【不良反应】偶见一过性刺激症状，不影响治疗。

【相互作用】与其他药物同时使用可能会发生药物相互作用

【注意事项】①仅供眼用，切忌口服。②闭角型青光眼慎用。③滴眼时，瓶口勿接触手和眼睛，避免污染。④在使用过程中，如发现眼红、疼痛等情况，应停药就医。⑤使用后应将瓶盖拧紧以免污染药品。⑥对过敏者禁用，过敏体质者慎用。

【规格】每瓶 13ml。

【贮藏】密闭保存。

复方氯化钠滴眼液 Compound Sodium Chloride Eye Drops

【别名】闪亮、乐敦清。

【药理作用】氯化钠和氯化钾为电解质补充药，用以维持眼组织内水分和电解质的新陈代谢，消除眼组织疲劳；羟丙纤维素为黏度增强剂，可提高泪膜的稳定性，从而缓解眼干燥症状。

【适应证】①眼干燥症。②眼睛疲劳。③戴隐形眼镜引起的不适症状和视物模糊（眼分泌物过多）。

【体内过程】尚不明确。

【用法用量】滴入眼睑内，一次 1~2 滴，每天 4~6 次。

【不良反应】未见明显不良反应。

【相互作用】尚不明确。

【注意事项】①仅限于滴眼用，请遵守规定的用法用量。②滴眼时，请勿使容器瓶口触及眼睛。③连续使用 2 周后症状无明显改善时，请停止使用并请教眼科医师。④眼睛剧烈疼痛患者、有眼科用药过敏史（如眼充血、发痒、红肿、发红、发疹等）患者、青光眼患者及正在接受医师治疗的患者使用前请咨询医师。⑤若发现对改善眼睛模糊无任何作用时，请终止使用，并咨询医师。⑥为避免误用，保证质量，请不要与其他容器换装。⑦为了避免感染，请尽量专人专用。⑧使用后请旋紧瓶盖，尽量置于阴凉通风干燥处保存。⑨对过敏者禁用，过敏体质者慎用。

【规格】每瓶含氯化钠90mg、氯化钾1.4mg。

【贮藏】遮光、密封，在室温下保存。

胞磷胆碱钠肌苷 Citicoline Sodium and Inosine

【别名】英迪特。

【药理作用】主要成分为胞磷胆碱钠和肌苷。胞磷胆碱钠为核苷衍生物，具有参与卵磷脂的生物合成等作用，肌苷参与体内能量代谢及蛋白质的合成。动物实验结果表明：本品有促进因化学物质所致模型大鼠视神经损伤和坐骨神经损伤的修复作用。

【适应证】多种原因引起的视神经萎缩症：①外伤性。②视网膜色素变性。③视神经炎。④缺血性视神经病变。⑤遗传性视神经萎缩。⑥青光眼眼压控制正常者。

【体内过程】尚不明确。

【用法用量】眼球后注射，注射前用 2ml 灭菌生理盐水溶解药物 1 支（300mg）。每次注射 1 支，隔日注射一次，40 天为 1 个疗程。

【不良反应】注射后略感眶内肿胀，3~5 小时自行消失。

【相互作用】尚不明确。

【注意事项】尚不明确。

【规格】0.3g（胞磷胆碱钠 250mg 与肌苷 50mg）。

【贮藏】密闭（10～30℃）保存。

萘敏维 Naphazoline Hydrochloride, Chlorphenamine Maleate and Vitamin B$_{12}$

【别名】艾维多。

【药理作用】萘甲唑林为拟肾上腺素药，具有收缩血管作用，可缓解因过敏及炎症引起的眼充血症状；马来酸氯苯那敏为抗组胺药，可减轻眼部过敏症状；维生素 B$_{12}$ 对维持眼部神经功能有一定作用。

【适应证】缓解眼睛疲劳、结膜充血及眼睛发痒等症状。

【体内过程】尚不明确。

【用法用量】滴眼，每次 1～2 滴，每天 3～4 次。

【不良反应】①眼部反应：偶见瞳孔散大、充血加重、刺激、眼部不适、视物模糊及轻度炎症。②全身反应：偶见晕眩、头痛、恶心、焦躁、思睡、血压升高、心律失常及血糖升高等。

【相互作用】不能与单胺氧化酶抑制剂或拟交感药物同用。

【注意事项】①儿童，尤其是婴儿使用可能会发生中枢神经抑制，导致昏迷和体温显著下降。婴儿和儿童必须在医师指导下使用。②连用 3～4 日，症状未缓解请咨询医师或药师。③打开后应在 4 周内用完，逾期请勿使用。④心血管疾病、糖尿病、高血压、甲状腺功能亢进和眼部感染者慎用。⑤孕妇及哺乳期妇女慎用。⑥在使用过程中，如发现眼红、疼痛等症状应停药就医。⑦滴眼时请勿使管口接触手和眼睛，使用后应将瓶盖拧紧，以免污染药液。⑧对过敏者禁用，过敏体质者慎用。

【规格】滴眼液：7ml，10ml。

【贮藏】密闭、室温（10～30℃）保存。

透明质酸酶 Hyaluronidase

【别名】玻璃酸酶。

【药理作用】玻璃酸是存在于人体组织间基质中的黏多糖，能限制细胞外液的扩散。玻璃酸酶作用于玻璃酸分子中的葡萄糖胺键，使之水解和解聚，降低体液的黏度，使细胞间液易流动扩散，故可使局部积贮的药液、渗出液或血液扩散，加速药物吸收，减轻局部组织张力和疼痛，并有利于水肿、炎性渗出物的吸收、消散。

【适应证】用于促使眼局部积贮的药液、渗出液或血液的扩散，促使玻璃体浑浊的吸收、预防结膜化学烧伤后睑球粘连，并消除有关的炎症反应。

【体内过程】尚无参考资料。

【用法用量】本品以适量氯化钠注射液溶解，制成 150U/ml 或适宜浓度的溶液。皮试：取上述药液，皮内注射约 0.02ml。如 5 分钟内出现具有伪足的疹块，持续 20～30 分钟，并有瘙痒感，示为阳性。但在局部出现一过性红斑，是由于血管扩张所引起的，则并非阳性反应。①促进局部组织中药液、渗出液或血液的扩散，以上述药液注射于肿胀或其周围部位，用量视需要而定，但一次用量不超过 1500U。②促进皮下输液的扩散：在皮下输液每 1000ml 中添加本品 150U，可根据输液品种的不同（黏度和刺激性等）适当增加。③球后注射促进玻璃体浑浊及出血的吸收，每次 100～300U/ml，每日 1 次。④结膜下注射促使结膜下出血或球后血肿的吸收，每次 50～150U/0.5ml，每日或隔日 1 次。⑤滴眼预防结膜化学烧伤后睑球粘连，治疗外伤性眼眶出血、外伤性视网膜水肿等：浓度为 150U/ml，每 2 小时滴眼 1 次。

【不良反应】个别情况下可致过敏反应，包括瘙痒、荨麻疹及其他较严重的过敏反应。

【相互作用】①与麻醉药合用，可使麻醉开始加快，并减轻局部肿胀。同时加速局麻药的吸收，缩短麻醉时间；②水杨酸盐类药物可抑制本品的扩散作用，不宜同时使用。

【注意事项】①恶性肿瘤患者禁用。②心力衰竭或休克患者禁用。③本品有导致感染扩散的危险，不得注射于感染炎症区及其周围组织。④不可静脉注射。⑤不能直接应用于角膜。⑥不能用于被虫叮蜇引起的肿胀。⑦水溶液极不稳定，宜临用前配制。

【规格】注射剂：1500U。

【贮藏】密闭，在阴凉（不超过 20℃）干燥处保存。

玻璃酸钠 Sodium Hyaluronate

【别名】透明质酸钠。

【药理作用】在人皮肤、关节滑膜液、脐带、房水、眼玻璃体中均有分布。本品的高黏弹性及仿形性使它在手术中可作为保护工具和手术工具，广泛用于各种眼科手术。术中可协助器械将组织轻柔地分离、移动和定位。在眼前节手术中，药液注入前房后，前房加深，便于手术操作，并可保护角膜内皮细胞及眼内组织，减少术后并发症。

【适应证】①滴眼液用于干燥综合征、史-约综合征、眼干燥症等内因性疾病及各种外因性疾病（如手术、药物性、外伤、配戴隐形眼镜等）所致的角结膜上皮损伤。尤其适用于干燥综合征和史-约综合征需长期用药的患者。②眼用注射剂用于白内障囊内、囊外摘除术，青光眼手术，角膜移植手术等的辅助用药。③关节内注射剂用于变形性膝关节病、肩关节周围炎。

【体内过程】为眼科手术局部辅助用药，用量仅为 0.2ml 左右，而且术后大部分仍被冲出或抽出，残余少量药液很快从房角随房水排出。

【用法用量】①眼科手术辅助用药，根据手术方式选择剂量，剂量依手术类型而定，应用于眼前手术时，一般剂量为 0.2~0.5ml。眼前节手术常用量为每次 0.2ml 左右。前房内注射，术毕根据手术需要清除残留药液。②用于膝关节、骨关节炎时，膝关节腔内注射；用于肩周炎时，肩关节腔或肩峰下滑囊内注射。每次 2ml，每周 1 次，5 周为 1 个疗程。③滴眼，一般每次 1 滴，每天 5~6 次。可根据症状适当增加。一般用 0.1% 的制剂，在病症严重等效果不好的情况下，使用 0.3% 的制剂。

【不良反应】个别患者可出现一过性眼压升高现象，对症治疗即可很快恢复。

【相互作用】尚不明确。

【注意事项】①本品使用前，必须先放置于室温。②不要向眼内注入过量的本品。③对无晶状体的糖尿病患者，施行手术后，禁止大量使用本品。④手术结束时，可采用注洗法或抽吸法清除残留的本品。⑤勿与含苯扎氯铵药物接触以免产生浑浊。⑥本品注射剂分眼用和关节内使用，应注意区分，不可混用。

【规格】①注射剂：1ml：10mg。②滴眼剂：5ml：5mg。

【贮藏】遮光，2~8℃（防冻）保存。

20.1.2 口腔科

复方硼砂含漱液 Compound Borax Solution

【别名】多贝尔漱口液。

【药理作用】主要成分硼砂有消毒防腐作用，苯酚在低浓度时也有消毒防腐作用，甘油对口腔黏膜具有保护作用。

【适应证】口腔炎、咽喉炎及扁桃体炎等的口腔消毒防腐。

【用法用量】溶液剂：加 5 倍量温水稀释后漱口用，慎勿咽下，1 日数次。

【相互作用】与生物碱的盐、氯化汞、硫酸锌、其他金属盐配伍存在禁忌。

【注意事项】①不应口服，以免中毒。②误服引起局部组织腐蚀，吸收后可发生急性中毒，早期症状为呕吐、腹泻、皮疹、中枢神经系统先兴奋后抑制。

【规格】溶液剂：250ml含硼砂1.5%、碳酸氢钠1.5%、苯酚2.8%、甘油3.5%。

【贮藏】密封保存。

糠甾醇 Rice bran sterol

【别名】牙周宁。

【药理作用】系米糠油未皂化物。本品中固醇可防氧化及抑制牙周细菌生长，从而起到改善牙齿病理性松动、抗牙龈出血作用。

【适应证】牙周病引起的牙龈出血、牙周脓肿等病症。

【体内过程】尚不明确。

【用法用量】口服。①治疗量：每次 240~320mg，每天 3 次。②维持量：每次 80~160mg，每天 3 次。

【不良反应】尚未见有关不良反应报道。

【相互作用】尚不明确。

【注意事项】①牙周炎症状控制后需继续服用一定时期的维持量以巩固疗效。②虽有治疗牙周病的作用，但须与牙周病局部治疗同时进行，方能根治牙周病。

【规格】片剂：40mg。

【贮藏】遮光、密闭保存。

西吡氯铵 Cetylpyridinium Chloride

【别名】依信、雅量、爱诺天健、开刻立、本力。

【药理作用】为阳离子季铵化合物，作为表面活性剂，主要通过降低表面张力而抑制和杀灭细菌。体外实验结果表明对多种口腔致病和非致病菌有抑制和杀灭作用，包括白色念珠菌。含漱后能减少或抑制牙菌斑的形成，具有保持口腔清洁、清除口腔异味的作用。

【适应证】治疗白色念珠菌感染，对菌斑形成有一定抑制作用，可用于①口腔疾病的辅助治疗。②日常口腔护理。③清洁口腔。④治疗急性、亚急性咽炎，牙龈炎。⑤治疗轻、中度细菌性结膜炎。

【体内过程】为季铵盐化合物，口服很难吸收。极少通过完整的皮肤、黏膜吸收。口服后，主要随粪便排泄。由于本品吸收量极少，其药动学参数尚不可得。

【用法用量】①含服：每次 2mg，每天 3～4 次，含于口中使其徐徐溶化。②漱口：刷牙前后或需要使用时，每次 15ml，强力漱口 1 分钟，每天至少 2 次，或遵医嘱。③滴眼：单剂量本品滴入结膜囊内，每天 3～4 次。

【不良反应】①皮疹等过敏反应。②口腔、喉头偶可出现刺激感等症状。

【相互作用】为阳离子型表面活性剂，与含有阴离子型表面活性剂的药物或产品合用时，有配伍禁忌，可能降低其杀菌效果。

【注意事项】6 岁以下儿童不宜使用。若包装有破损，请勿使用。

【规格】①含片：2mg。②含漱液：200ml∶200mg。③滴眼液：0.4ml∶0.1mg。

【贮藏】密闭，在阴凉处（不超过 20℃）保存。

度米芬 Domiphen

【别名】杜灭芬。

【药理作用】是一种季铵盐阳离子表面活性剂，对革兰阳性和阴性菌均有杀灭作用，对真菌也有效，作用与苯扎氯铵相似。

【适应证】①鹅口疮。②口腔溃疡。③咽炎。

【体内过程】口服容易吸收，血中有效浓度可维持 10～12 小时。

【用法用量】含服，0.5～1mg，每隔 2～3 小时含服 1 次。

【不良反应】偶见过敏反应。

【相互作用】为阳离子型表面活性剂，与含有阴离子型表面活性剂的药物或产品合用时，有配伍禁忌，可能降低其杀菌效果。

【注意事项】①为含片，勿咀嚼或吞服。②连续使用 3 天后，若症状未缓解应停药就医。

【规格】含片：0.5mg。

【贮藏】密闭，于阴凉处保存。

西地碘 Cydiodine Buccal

【别名】华素片。

【药理作用】活性成分为分子碘，在唾液作用下迅速释放，直接卤化菌体蛋白质，杀灭各种微生物。

【适应证】①慢性咽喉炎。②口腔溃疡。③慢性牙龈炎。④牙周炎。

【体内过程】少量能经皮肤吸收，口服后迅即转成碘化物，以甲状腺球蛋白等形式贮存在甲状腺内，经弥散可通过胎盘。主要从尿排泄，少量从粪便、唾液、汗液和乳汁中排出。

【用法用量】含服，成人，每次 1 片，每天 3～5 次。

【不良反应】①偶见皮疹、皮肤瘙痒等过敏反应。②长期含服可导致舌苔染色，停药后可消退。

【相互作用】与维生素 C 合用可发生氧化还原反应。

【注意事项】①孕妇及哺乳期妇女慎用。②儿童请在医师指导下使用。③连续使用 5 日症状未见缓解应停药就医。④甲状腺疾病患者慎用。⑤如服用过量或出现严重不良反应，应立即就医。⑥对本品过敏者禁用，过敏体质者慎用。

【规格】片剂：1.5mg（以碘计）。

【贮藏】遮光、密封，在凉处保存。

葡萄糖酸氯己定 Chlorhexidine Gluconate

【别名】洗必泰、双氯苯双胍己烷、Avagard、BactoShield CHG、Betasept、ChloraPrep、Corsodyl、Dyna-Hex、Hibiclens、Hibistat、Peridex、PerioChip、PerioGard。

【药理作用】为双胍类化合物，对部分葡萄球菌、变异链球菌、唾液链球菌、白念珠菌、大肠埃希菌、厌氧菌呈高度敏感；对嗜血链球菌中等度敏感，对变形杆菌属、假单胞菌属、克雷伯菌属和革兰阴性球菌（如韦永球菌属）低度敏感。吸附附在细菌胞质膜的渗透屏障，使细胞内容物漏出，低浓度抑制细菌，高浓度可杀灭细菌。

【适应证】①口腔含漱用于口腔疾病（如牙龈炎、口腔溃疡、咽炎等）的防治。②软膏外用用于疖肿，小面积烧伤、烫伤、外伤感染和脓疱疮。③外用溶液用于皮肤及黏膜的消毒、创面感染、阴道感染和子宫颈糜烂的冲洗。④阴道栓剂用于宫颈糜烂、化脓性阴道炎、真菌性阴道炎，也适用于滴虫阴道炎等。⑤直肠栓剂用于痔疮。

【体内过程】本品带阳性电荷，口腔含漱时吸附于带阴性电荷的齿、斑块和口腔黏膜表面，随后吸附的药物从这些部位弥散，逐渐释出。胃肠道吸收很少。绝大部分随粪便排出。

【用法用量】①含漱液：餐后含漱，成人每次 10ml；儿童每次 5ml，每次含漱 2～5 分钟后吐弃。②软膏剂：将患部清洗干净，再取适量涂于患处，每天 1 次或隔日 1 次。③外用溶液剂：皮肤、黏膜消毒，可用药棉蘸取少量药液涂搽；阴道冲洗可用灌洗器将 10ml 药液灌入阴道内，保留 3～5 分钟后倾出即可。④阴道用栓剂：先将外阴部洗净，然后把栓剂送入阴部深部。宫颈糜烂，月经后每天 1 枚，连用 7 枚为 1 个疗程；阴道炎，每天 1 枚，连用 5 枚为 1 个疗程。⑤直肠栓剂：塞入直肠，每次 1 枚，每天 1～2 次。

【不良反应】①偶见过敏反应或口腔黏膜浅表脱屑。②长期使用能使口腔黏膜表面或牙齿着色、舌苔发黑、味觉改变。

【相互作用】不得与碳酸氢钠、碘化钾合用。

【注意事项】①避免接触眼睛。②孕妇、哺乳期妇女应在医师指导下使用。③含漱液含漱后吐出，不得咽下。④儿童如误服，可出现酒精中毒症状，应送急诊处理。

【规格】①含漱液：50ml。②软膏剂：0.2%。③外用溶液剂：0.02%，0.05%。④阴道栓剂：20mg。⑤直肠栓剂：20mg。

【贮藏】遮光、密闭保存。

碘甘油　Iodine Glycerol

【药理作用】为消毒防腐剂，作用机制是使菌体蛋白质变性、死亡，对细菌、真菌、病毒均有杀灭作用。

【适应证】①口腔黏膜溃疡。②牙龈炎。③冠周炎。

【用法用量】外用，用棉签蘸取少量涂于患处，每天 2～4 次。

【不良反应】偶见过敏反应。

【相互作用】不得与碱、生物碱、水合氯醛、苯酚、硫代硫酸钠、淀粉、鞣酸同用或接触。

【注意事项】①仅供口腔局部使用。如误服中毒，应立即用淀粉糊或米汤灌胃，并送医院救

治。②用药部位如有烧灼感、瘙痒、红肿等情况应停药，并将局部药物洗净。

【规格】外用甘油溶液：1%。

【贮藏】遮光、密闭保存。

20.1.3　耳鼻喉科

地芬尼多　Difenidol

【别名】二苯哌丁醇、眩晕停、戴芬逸多、Diphenidol、Vontrol、Cephadol。

【药理作用】具有改善椎基底供血不足、调节前庭功能、抑制呕吐、改善眼球震颤等作用，有较弱的抗胆碱作用。

【适应证】①恶心、呕吐，尤其适用于因外科手术、放疗和化疗等抗癌疗法所引起的此类症状。②梅尼埃病。③其他前庭性眩晕。

【体内过程】口服易于吸收。给药后 1.5～3 小时可达血药峰值。大部分以代谢物随尿排出，原药仅 5%～10%。半衰期约为 4 小时。

【用法用量】每 4 小时口服 25mg，剂量可达每 4 小时 50mg。

【不良反应】①口干、心悸、头晕、头痛、嗜睡、不安和轻度胃肠不适，停药后即可消失。②偶有幻听、幻视、定向力障碍、精神错乱、忧郁等。

【相互作用】尚不明确。

【注意事项】用药期间不应驾车、登高或操作机械。

【规格】①片剂：25mg。②注射剂：1ml：10mg。

【贮藏】密封、避光，贮于室温下。

复方醋酸曲安奈德　Compound Triamcinolone Acetonide

【别名】安隆。

【药理作用】醋酸曲安奈德为肾上腺皮质激素类药物。具有抗炎、抗过敏和抑制免疫等多种药理作用。氯霉素为广谱抗微生物药，在体外具有广谱抗微生物作用，包括需氧革兰阴性菌及革兰阳性菌、厌氧菌、立克次体属、螺旋体和衣原体属。

【适应证】①急慢性中耳炎。②外耳道炎。③耳部湿疹。

【体内过程】局部使用时耐受性极佳，皮肤涂搽、封包疗法由皮肤吸收，以不同程度与血浆蛋白结合，经肝脏代谢，由肾脏排出，除皮肤病外还可治疗类风湿关节炎。通过两者的协同加强

了对慢性瘙痒性、过敏性皮肤病的治疗。

【用法用量】每天 3 次，每次 2～3 滴，小儿 1 滴。

【不良反应】不得用于渗出、糜烂性皮肤病，皲裂和外生殖器部位皮肤应用时有轻度刺激，长期使用可能造成局部皮肤萎缩、毛细血管扩张、酒渣鼻样皮炎、口周皮炎、痤疮样疹等不良反应。

【相互作用】尚不明确。

【注意事项】使用时应将药液温热至与体温相近，滴入耳内，以免引起眩晕。

【规格】溶液剂：10ml（醋酸曲安奈德10mg，氯霉素150mg）。

【贮藏】遮光、密封保存。

莫米松 Mometasone

【别名】艾洛松、糠酸莫米松乳膏、内舒拿。

【药理作用】为局部外用糖皮质激素，具有抗炎、抗过敏、止痒及减少渗出作用。

【适应证】①临床治疗成人及 2 岁以上儿童的季节性鼻炎或常年性鼻炎。②对于中至重度季节性过敏性鼻炎患者，建议在花粉季节开始前2～4 周使用作为预防性治疗。③对皮质激素有效的皮肤病如异位性皮炎。

【体内过程】是一种局部用糖皮质激素，发挥局部抗炎作用的剂量并不引起全身作用。鼻喷雾单独给药后，尽管使用了较低定量检测限（LLOQ）（50pg/ml）的灵敏分析方法，但在成人及儿童受试者血浆中均未检测出本品。

【用法用量】①乳膏剂：每天 1 次，涂于患处。②喷鼻剂：每鼻孔 2 喷，每天 4 次。

【不良反应】局部不良反应较少见，如烧灼感、瘙痒刺激和皮肤萎缩等。

【相互作用】尚不明确。

【注意事项】①用药 1 周后症状未缓解，应咨询医师或药师。②避免接触眼部。③如发生刺激症状或过敏反应，应停药并向医师咨询。④合并皮肤感染者应向医师咨询。

【规格】①凝胶：0.1%。②鼻喷剂：50μg/喷。

【贮藏】密闭，在 25℃ 以下保存。

羟甲唑啉 Oxymetazoline

【别名】氧甲唑啉、酚唑啉、羟间唑啉、欧斯啉、达芬霖、迪立托。

【药理作用】为拟受体激动药，有收缩血管的作用，可减轻炎症所致的充血和水肿。

【适应证】适用于过敏原因所致的急、慢性鼻炎或鼻窦炎。

【体内过程】一项通过不同途径（鼻内、眼部、静脉）给新西兰白兔不同剂量的研究显示，眼部使用后，其全身的吸收仅为静脉给药吸收的50%。眼部用药后无异常的全身作用。

【用法用量】①滴鼻：成人和 6 岁以上儿童每次 1～3 滴，早晨和睡前各 1 次。②滴眼：每次 1～3 滴，8 小时 1 次。③喷雾剂：成人和 6 岁以上儿童每次 1～3 喷，早晨和睡前各 1 次。

【不良反应】个别患者可能有轻微的烧灼感、针刺感、鼻黏膜干燥，以及头痛、头晕、心率加快等反应。用药过频易致反跳性鼻充血，久用可致药物性鼻炎。

【相互作用】①用于滴鼻时，不能同时使用其他收缩血管类滴鼻剂。②本品可能改变甲基多巴和三环类抗炎抗抑郁剂作用。③与马普替林或三环类抗抑郁药同时使用可能加强本品的收缩血管作用。

【注意事项】不宜大量长期连续应用，每次连续使用时间不宜超过 7 天。

【规格】①滴眼液：5ml：1.25mg，15ml：3.75mg。②滴鼻剂：10ml：5mg。③喷雾剂：10ml：5mg，每喷含羟甲唑啉 50μg。

【贮藏】遮光、密闭保存。

盐酸萘甲唑啉 Naphazoline Hydrochloride

【别名】三益、红乐敦。

【药理作用】为咪唑啉类衍生物，具有直接激动血管 $α_1$ 受体作用而引起血管收缩，从而减轻炎症所致的充血和水肿。

【适应证】①鼻炎。②鼻充血等。

【体内过程】滴鼻液滴鼻后20～30分钟即达到峰值浓度；主要分布于血液中，半衰期在不同患者间个体差异较大，代谢后药物由肾脏滤过排除。

【用法用量】滴鼻，每次 1～2 滴，每天 4～6 次，每次间隔 4 小时以上，连续使用不得超过 7 日。

【不良反应】①滴药过频易致反跳性鼻充血，久用可致药物性鼻炎。②少数人有轻微烧灼感、针刺感、鼻黏膜干燥及头痛、头晕、心率加快等反应。③罕见过敏反应。

【相互作用】不能同时使用其他收缩血管类滴鼻剂。

【注意事项】①使用时不能同时使用其他滴

鼻剂。②儿童必须在成人监护下使用。

【规格】滴鼻剂：0.1%。

【贮藏】遮光、密闭保存。

盐酸麻黄碱滴鼻液 Ephedrine Hydrochloride Nasal Drops

【药理作用】盐酸麻黄碱为拟肾上腺素药，可直接激动血管平滑肌的α、β受体，使皮肤、黏膜及内脏血管收缩。鼻部可作为减鼻充血剂，缓解因感冒等引起的鼻塞症状。

【适应证】缓解鼻黏膜充血肿胀引起的鼻塞。

【体内过程】尚不明确。

【用法用量】滴鼻。一次每鼻孔 2～4 滴，每日 3～4 次。

【不良反应】①偶见一过性轻微烧灼感、干燥感、头痛、头晕、心率加快。②长期使用可致心悸、焦虑不安、失眠等。

【相互作用】不能与单胺氧化酶抑制剂、三环类抗抑郁药同用。

【注意事项】儿童、孕妇慎用。滴鼻时应采取立式或坐式。仅供滴鼻，切忌口服。连续使用不得超过 3 日。否则，可产生"反跳"现象，出现更为严重的鼻塞。冠心病、高血压、甲状腺功能亢进、糖尿病、闭角型青光眼患者慎用。

【规格】滴鼻液：1%。

【贮藏】遮光、密闭保存。

盐酸氮䓬斯汀鼻喷雾剂 Azelastine Hydrochloride Nasal Spray

【别名】敏奇。

【药理作用】盐酸氮䓬斯汀为一种新结构的 2，3-二氮杂萘酮的衍生物，为潜在的长效抗过敏化合物，具有 H_1 受体拮抗剂特点。动物实验数据表明，高浓度的本品可以阻止过敏反应中某些化学介质的合成和释放（如白三烯、组胺、5-羟色胺）。

【适应证】①抗过敏。②治疗过敏性季节性鼻炎和过敏性常年性鼻炎，如多鼻液、打喷嚏及鼻痒。适用于成人或 12 岁及 12 岁以上儿童。

【体内过程】单药给予本品后，血浆清除半衰期为 20 小时，治疗性的活性代谢产物 N-Desmethyl 氮䓬斯汀约 45 小时。排泄主要经过粪便排除。粪便中少量药物的持久排泄表明药物可以进行肠肝循环。反复每天鼻喷应用 0.56mg 的盐酸氮䓬斯汀（相当于 1 喷/每鼻孔，2 次/天）。

【用法用量】摆正头位（避免后仰）喷鼻，

每次每鼻孔喷 2 喷，每天 2 次。

【不良反应】①少数患者喷药时会产生鼻黏膜刺激。②患者出现鼻出血。③若给药方法不正确（如头部后仰），用药时会有苦味的感觉，偶尔会产生恶心症状。

【相互作用】未发现与其他药物有相互作用。

【注意事项】①尽管对动物进行超大剂量的药物实验并没有产生药物的畸形反应，但妊娠前 3 个月妇女，不推荐使用该药物。②6 岁以上儿童用药同成人用法用量。

【规格】喷雾剂：10ml：10mg。

【贮藏】储存温度为 8℃以上。

盐酸赛洛唑啉滴鼻液 Xylometazoline Hydrochloride Nasal Drops

【别名】Otrivin。

【药理作用】参见萘甲唑啉。

【适应证】减轻急慢性鼻炎、鼻窦炎等所致的鼻塞症状。

【体内过程】为局部用药，作用在鼻黏膜，2分钟内缓解鼻塞，药效持续长达12小时，请不要超过推荐剂量使用，尤其是老人。

【用法用量】专用于成人，每次 2～3 滴，每天 2 次。

【不良反应】参见萘甲唑啉。

【相互作用】使用时不能同时使用其他收缩血管类滴鼻剂。

【注意事项】参见萘甲唑啉。

【规格】滴鼻剂：10ml：10mg。

【贮藏】遮光、密闭保存。

20.2　妇产科用药

垂体后叶素 Pituitrin

【别名】Hypophysine。

【药理作用】含有缩宫素及血管升压素（抗利尿激素）。缩宫素可使子宫平滑肌收缩；抗利尿激素能收缩血管，使血压升高，又称加压素。

【适应证】用于产后出血、产后子宫复旧不全、促进宫缩、引产、肺出血、食管及胃底静脉曲张破裂出血和尿崩症等。

【体内过程】尚无参考资料。

【用法用量】①肺出血，静脉滴注加 0.9% 氯化钠注射液或 5%葡萄糖注射液 500ml 稀释后慢滴，静脉注射加 5%葡萄糖注射液 20ml 稀释慢注，大量肺咯血静脉注射 10U，极量每次 20U；

②对产后出血，必须在胎儿和胎盘均已娩出后再肌内注射 10U，如作预防性应用，可在胎儿前肩娩出后立即静脉注射 10U。对临产阵缩弛缓不正常者，以 5%葡萄糖注射液 500ml 稀释后缓慢滴注并严密观察。

【不良反应】可出现面色苍白、出汗、心悸、胸闷、腹痛、过敏性休克等，应立即停药。

【相互作用】①与麦角制剂如麦角新碱合用时，有增强子宫收缩作用；②本品中含有的缩宫素与肾上腺素、硫喷妥钠、乙醚、氟烷、吗啡等同用时，会减弱子宫收缩作用。

【注意事项】有剖宫产史者禁用本品。

【规格】注射剂：1ml：5U，1ml：10U。

【贮藏】密封、遮光、冷藏（2～10℃）保存。

缩宫素　Oxytocin

【别名】催产素、Pitocin。

【药理作用】能兴奋子宫平滑肌，使子宫收缩。小剂量时，使妊娠末期子宫体产生节律性收缩，使子宫颈平滑肌松弛，促使胎儿顺利娩出。大剂量时，子宫产生强直性收缩，有使胎儿窒息的危险。

【适应证】①引产、催产、产后及流产后因宫缩无力或复旧不良而引起的子宫出血。②了解胎盘储备功能（催产素激惹试验）。③促使排乳。

【体内过程】口服后立即被消化道中的酶所破坏。肌内注射吸收良好，3～5 分钟即可生效。鼻腔喷雾易被黏膜吸收。主要经肝、肾消除，血浆半衰期<10 分钟，仅少量以原药随尿排出。

【用法用量】①催乳，在喂奶前 2～3 分钟用滴鼻液滴鼻每次 3 滴，滴入一侧或两侧鼻孔内。②控制产后出血，静脉滴注 0.02～0.04IU/min，胎盘排出后可肌内注射 5～10IU。③引产或催产，静脉滴注，每次 2.5～5IU（用 0.9%氯化钠注射液稀释至 0.01IU/ml），开始时不超过 0.001～0.002IU/min，每 15～30 分钟增加 0.001～0.002IU，至达到宫缩与正常分娩期相似，最快不超过 0.02IU/min，通常为 0.002～0.005IU/min。

【不良反应】①偶有恶心、呕吐、心率增快或心律失常。②骶管阻滞时用，可发生严重的高血压，甚至脑血管破裂。

【相互作用】①不宜与麻黄碱或甲氧明联用，因可致血压升高而引起头痛等。②与其他宫缩药同用时，可使子宫张力过高，产生子宫破裂和（或）宫颈撕裂。

【注意事项】①催产时必须指征明确，以免产妇和胎儿发生危险。②引产或加强宫缩，必须稀释后静脉滴注，不可肌内注射。③静脉滴注时出现胎儿心率明显减慢，则表示子宫胎盘储备不足，应结束分娩。

【规格】①注射剂：0.5ml：2.5IU，1ml：5IU，1ml：10IU。②滴鼻剂：5ml：200IU。

【贮藏】置于 2～8℃条件下贮存。

麦角新碱　Ergometrine

【别名】Ergometrin。

【药理作用】小剂量引起子宫节律性收缩，特别对子宫颈作用强。稍大剂量引起子宫强直性收缩，机械压迫肌纤维中的血管而达到止血效果。

【适应证】①产后或流产后子宫收缩无力或复旧不良引起的子宫出血。②偏头痛。

【体内过程】口服后易被胃肠道吸收，1～2 小时可达血药峰值。口服后 5～15 分钟或肌内注射后 2～3 分钟出现子宫收缩。主要在肝内代谢消除。

【用法用量】①口服，每次 0.2～0.5mg，每天 1～2 次，直到纠正宫缩无力和流血停止，48 小时为 1 个疗程。②肌内注射或静脉注射，每次 0.2mg，必要时每 0.5 小时注射 1 次，最多注射 5 次。极量为每次 0.5mg，每天 1mg。③静脉注射时需稀释后缓慢注入（至少 1 分钟）。④偏头痛患者常有周围血管扩张表现。肌内注射 0.2mg，一般可在 3～5 分钟止痛。

【不良反应】①偶见过敏反应，轻者表现为恶心、呕吐、面色苍白、出冷汗、头晕，严重者出现血压下降和呼吸困难。②如使用不当，可能发生麦角中毒，表现为持久腹泻，手足和下肢皮肤苍白发冷，心搏弱，持续呕吐、惊厥。

【相互作用】①避免与其他麦角碱同用；②不得与血管收缩药（包括局部麻醉药液中含有的）同用；③与升血压药同用，有出现严重高血压甚至脑血管破裂的风险；④禁止吸烟过多，因可致血管收缩或挛缩；⑤患者在用本品时勿用洋地黄。

【注意事项】①用药期间不得吸烟，因烟碱（尼古丁）可使血管收缩加剧。②遇有低钙血症，本品的效应减弱，应谨慎静脉注射钙盐。

【规格】①片剂：0.2mg，0.5mg。②注射剂：1ml：0.2mg，1ml：0.5mg。

【贮藏】密封、遮光，贮于 2～8℃。

地诺前列酮 Dinoprostone

【别名】前列腺素 E_2。

【药理作用】对各期子宫都有收缩作用。

【适应证】①过期妊娠、先兆子痫及胎儿宫内生长迟缓时的引产。②过期流产。③28 周前的宫腔内死胎。④良性葡萄胎时排除宫腔内容物。

【体内过程】主要在其合成组织被迅速代谢，未被局部灭活的部分在循环中快速消除，通常半衰期为1～3分钟。

【用法用量】①静脉滴注：应用前，将地诺前列酮 2mg 和碳酸钠溶液 1mg 各 1 支加入 10ml 0.9%氯化钠注射液中，摇匀使成稀释液，供宫腔给药或静脉滴注给药。将上述的稀释液加入 5% 葡萄糖注射液 500ml 中静脉滴注，一般滴速：中期妊娠引产每分钟 4～8μg（每分钟 15～30 滴）；足月妊娠引产每分钟 1μg。②宫腔内羊膜腔外给药：每次给药 200μg，2 小时给药 1 次。给药 3 小时后，亦可酌情加用适量缩宫素，以加速产程进展。③栓剂：阴道内放置。流产时每次 20mg，每 3～5 小时重复给药，直至流产，总量不超过 240mg；促引产前宫颈成熟，于前 1 天晚用 3mg。④阴道片剂：足月引产，首剂量 3mg，如 8 小时无效可重复 3mg，通常 3～6mg 即有效。⑤凝胶剂：通过导管将注射器内药物徐徐推入子宫颈管，应低于子宫颈内口。然后保持仰卧姿势 10～15 分钟，以减少凝胶的漏出。

【不良反应】①腹泻、恶心、呕吐、发热（常在用药后 15～45 分钟出现，停药或药栓取出后 2～6 小时恢复正常）。②偶见畏寒、头痛、发抖等。③用量过大或同时用其他子宫收缩药，都可致子宫痉挛及张力过高甚至挛缩。

【相互作用】①在用药前或同时服用止吐和止泻药，可降低胃肠道不良反应。②与其他子宫收缩药合用，应先后给药，否则作用加强。

【注意事项】用前列腺素阴道栓终止妊娠失败后，必须改用其他方法终止妊娠。

【规格】①注射剂：2mg。②栓剂：3mg，20mg。③阴道片剂：3mg。④阴道凝胶剂：2.5ml∶1mg，2.5ml∶2mg。

【贮藏】密封在原铝箔包装中，存放在-20～-10℃冷冻室中。

依沙吖啶 Ethacridine

【别名】利凡诺、雷夫奴尔、Rivanol。

【药理作用】可引起子宫内蜕膜组织坏死而产生内源性前列腺素，引起子宫收缩。外用可作杀菌防腐剂。

【适应证】①中期妊娠引产药，终止 12～26 周妊娠。②外用皮肤和黏膜的湿敷。

【体内过程】尚无参考资料。

【用法用量】50～100mg 以注射用水或羊水稀释后，羊膜腔内注入。

【不良反应】①出血过多。②胎盘坏死、残留，常需清宫。

【相互作用】①用于引产，用本品引产同时慎用其他引产药（如缩宫素静脉滴注），以免导致软产道损伤。②外用，清洗创面后涂患处，每天 2～3 次。

【注意事项】①羊膜腔内注药不良反应轻，但必须在妊娠 16 周以后，经腹壁能注入羊膜腔内者才能使用此种给药途径。②安全剂量为 50～100mg，极量为 120mg，中毒剂量为 500mg，一般用量为 100mg 以内。③注射剂严禁肌内注射或静脉内使用。

【规格】①软膏剂：1%。②外用溶液：0.1%。③注射剂：2ml∶100mg。

【贮藏】遮光、密闭保存。

利托君 Ritodrine

【别名】安宝、羟苄羟麻黄碱、利妥特灵、柔托扒、雷托君。

【药理作用】可抑制子宫平滑肌的收缩，减少子宫的活动而延长妊娠期。

【适应证】抗早产。

【体内过程】口服后可被迅速吸收，并进行明显的首过代谢。生物利用度约为 30%。主要在肝内代谢，与葡糖醛酸和硫酸结合的代谢物和原药均随尿排除。用量的 70%～90%于 10～12 小时被排泄。可越过胎盘。

【用法用量】①静脉滴注，取 150mg 用 500ml 静脉滴注溶液稀释为 0.3mg/ml 的液体，于 48 小时内滴注完毕，开始时应控制滴速使剂量为 0.1mg/min，并逐渐增加至有效剂量，通常保持在 0.15～0.35mg/min，宫缩停止后至少仍持续输注 12 小时。②口服，起初 24 小时内通常为每小时 10mg，以后每 4～6 小时 10～20mg，日总剂量不超过 120mg。

【不良反应】①心悸、胸闷、胸痛和心律失常等反应，反应严重者应中断治疗。②升高血糖及降低血钾。③静脉注射时还有震颤、恶心、呕吐、头痛、红斑及神经过敏、心烦意乱、焦虑不适等反应。

【相互作用】与糖皮质激素合用可出现肺水肿，极严重者可导致死亡。

【注意事项】①溶液变色、出现沉淀或结晶则不可再用。②静脉滴注时应保持左侧姿势，以减少低血压危险。③能通过胎盘屏障使新生儿心率改变和出现低血糖，应密切注意。

【规格】①片剂：10mg。②注射剂：5ml：50mg。③注射剂（粉）：50mg。

【贮藏】室温保存（最好是30℃以下）。

硫酸镁 Magnesium Sulfate

【别名】泻盐、硫苦、苦盐、麻苦乐儿、镁磺。

【药理作用】口服不易被肠道吸收，停留于肠腔内，使肠内容物的渗透压升高，使肠腔内保有大量水分，容积增大，刺激肠壁、增加肠蠕动而致泻。注射给药可抑制中枢神经系统，阻断外周神经肌肉接头而产生镇静、镇痉、松弛骨骼肌作用，也可降低颅内压。对心血管系统的作用，过量的镁离子可直接舒张周围血管平滑肌，使血管扩张、血压下降。

【适应证】①便秘、肠内异常发酵，亦可与驱虫剂合用；与活性炭合用，可治疗食物或药物中毒。②阻塞性黄疸及慢性胆囊炎。③惊厥、子痫、尿毒症、破伤风、高血压脑病及急性肾性高血压危象等。④也用于发作频繁而其他治疗效果不好的心绞痛患者，对伴有高血压的患者效果较好。⑤外用热敷，消炎去肿。

【体内过程】①肌内注射后20分钟起效，静脉注射几乎立即起作用。②作用持续30分钟。治疗先兆子痫和子痫有效血镁浓度为2～3.5mmol/L，治疗早产的有效血镁浓度为2.1～2.9mmol/L，个体差异较大。③肌内注射和静脉注射，药物均由肾脏排出，排出的速度与血镁浓度和肾小球滤过率相关。

【用法用量】①导泻：每次口服5～20g，一般为清晨空腹服，同时饮100～400ml水，也可用水溶解后服用。②利胆：每次2～5g，每天3次，餐前或两餐之间服。也可服用33%溶液，每次10ml。③抗惊厥、降血压等：肌内注射25%本品溶液，每次4～10ml；或将25%本品溶液10ml用5%～10%葡萄糖注射液稀释成1%或5%浓度

后静脉滴注；治心绞痛可将10%本品溶液10ml用5%～10%葡萄糖注射液10ml稀释后缓慢静脉注射，每天1次，连用10日。

【不良反应】①静脉注射常引起潮红、出汗、口干等症状。②快速静脉注射时可引起恶心、呕吐、心慌、头晕。③个别出现眼球震颤，减慢注射速度症状可消失。

【相互作用】①与硫酸镁有配伍禁忌的药物为硫酸多黏菌素B、硫酸链霉素、葡萄糖酸钙、盐酸多巴酚丁胺、盐酸普鲁卡因、四环素、青霉素和萘夫西林（乙氧萘青霉素）。②保胎治疗时，不宜与肾上腺素β受体激动剂（如利托君）同时使用，否则容易引起心血管的不良反应。

【注意事项】①用药过程中突然出现胸闷、胸痛、呼吸急促，应及时听诊，必要时行胸部X线摄片，以便及早发现肺水肿。②如出现急性镁中毒现象，可用钙剂静脉注射解救，常用10%葡萄糖酸钙注射液10ml缓慢注射。

【规格】①注射剂：10ml：1g，10ml：2.5g。②注射剂（粉）：1g。③大容量注射液：100ml含硫酸镁1g与葡萄糖5g，100ml含硫酸镁2.5g与葡萄糖5g。

【贮藏】密闭，于阴凉处保存。

α干扰素栓 Interferon α Suppository

【别名】奥平。

【药理作用】为广谱抗病毒的新型生物制品。除对单纯疱疹病毒和人乳头瘤病毒有明显抑制作用外，对某些微生物如立克次体、衣原体、原虫、细菌等也有抑制作用，所以可明显改善阴道内环境及清洁度，通过调节机体免疫功能来提高机体的抗病力，促进组织再生修复，加速宫颈糜烂面的愈合。

【适应证】妇科病毒感染性疾病如慢性宫颈炎、阴道炎、白带过多等。

【体内过程】经阴道给药，可通过阴道黏膜上皮吸收，直接在局部发挥抗病毒作用，进入体内的干扰素一部分经蛋白酶水解，另一部分随尿液以原形排出体外。

【用法用量】阴道给药，将药栓置于阴道后穹窿处，每次1粒，隔日1次，宜睡前使用。6～10次为1个疗程或遵医嘱。

【不良反应】少数患者用药后，可能出现下腹坠胀、隐痛、外阴瘙痒。

【相互作用】与其他药物同时使用，对药效

无影响。

【注意事项】用药期间避免坐浴及性生活。

【规格】栓剂：每粒$6×10^4$IU。

【贮藏】2～8℃下避光保存。

地瑞舒林　Dicresulene

【别名】爱宝疗、Policresulen、Albothyl、Polilen、的克瑞索、聚甲酚磺醛、素平、爱宝疗阴道栓、爱宝疗浓缩液、媛葆宁。

【药理作用】通过强酸和蛋白凝固作用杀灭细菌、真菌和滴虫。选择性地引起坏死或病变组织及柱状上皮蛋白变性。对坏死或病变组织具有选择性的凝固作用，能够促进组织再生和上皮的重新覆盖。

【适应证】宫颈、阴道炎症及感染的局部治疗。

【体内过程】尚无参考资料。

【用法用量】①栓剂，置于阴道内，每次 1 枚，每天或隔日 1 次。②浓缩液：阴道冲洗时，爱宝疗浓缩液应按 1∶5 的比例以水稀释，局部涂抹或敷贴时则无须稀释，每周 1～2 次。

【不良反应】①一过性的皮肤发红。②偶有阴道紧缩干涩感。

【相互作用】不能排除与其他药物的相互作用，故不能与其他药物同时使用。

【注意事项】①可加速伤口愈合，当坏死组织大片脱落时，不必惊恐。②治疗期间避免性交，勿用刺激性肥皂清洗患处。行经期间停用。③如接触到棉织品或皮革制品，应立即用水洗净，必要时可用 1%～2% 的氢氧化钠浸泡。④阴道栓上的斑点是基质的自然现象，不影响疗效。⑤本品的浓缩液还可用于皮肤科，起消炎、加速愈合作用。

【规格】①栓剂：90mg。②浓缩液：360mg/g（10ml，25ml）。

【贮藏】贮于 <25℃ 条件下。

双唑泰栓　Metronidazole，Clotrimazole and Chorhexidine Acetate Suppositories

【别名】康毅。

【药理作用】为抗菌药。氯己定为广谱杀菌剂；克霉唑为抗真菌药；甲硝唑具有抗厌氧菌、抗滴虫作用。

【适应证】细菌性阴道病、真菌性阴道病、滴虫阴道炎，以及混合感染性阴道炎。

【体内过程】尚无参考资料。

【用法用量】①戴指套的手指将本品置于阴道后穹窿部，每次 1 片，每天 1 次。②连用 7 天为 1 个疗程，停药后第一次月经净后重复 1 个疗程。

【不良反应】①偶见过敏反应。②个别患者有阴道灼热感。

【相互作用】使用时，不得同时并用其他药物做阴道给药。

【注意事项】①对过敏者禁用。②妊娠期最初 3 个月禁用。③仅供阴道给药，切忌口服。

【规格】阴道泡腾片：每片含甲硝唑 0.2g、克霉唑 0.16g、醋酸氯己定 0.008g。

【贮藏】遮光、密封，在 30℃ 以下保存。

卡前列甲酯栓　Carboprost Methylate Suppositories

【别名】卡孕。

【药理作用】对大鼠离体子宫及麻醉家兔在位子宫具有兴奋作用。阴道或皮下给药对小鼠有明显的抗早孕作用，与丙酸睾酮或复方地芬诺酯（复方苯乙哌啶）片合用有协同抗早孕作用。

【适应证】①终止妊娠，不宜单独使用，须与米非司酮等序贯使用，应终止早期妊娠。特别适合高危妊娠者，如有多次人流史、子宫畸形、剖宫产后及哺乳期妊娠者。②预防和治疗宫缩弛缓所引起的产后出血。

【体内过程】静脉、肌内给药，药物在血中的半衰期约为 30 分钟，停药后血药浓度迅速下降至对机体无反应的水平。栓剂给药可直接到达作用部位，同时有部分通过阴道黏膜吸收入循环系统，但血中浓度很低难以测出，给药后 6～9 小时主要随尿液排出。

【用法用量】空腹或进食 2 小时后，首剂口服 200mg 米非司酮片 1 片后禁食 2 小时，第 3 天晨于阴道后穹窿放置本品 1mg，或首剂口服 25mg 米非司酮片 2 片，当晚再服一片，以后每隔 12 小时服一片。第 3 天晨服 25mg 米非司酮片后 1 小时于阴道后穹窿放置本品 1mg。卧床休息 2 小时，门诊观察 6 小时，注意用药后出血情况。

【不良反应】①主要为腹泻、恶心或呕吐、腹痛等，合用复方地芬诺酯（复方苯乙哌啶）片后，不良反应显著减少，停药后上述反应即可消失。②少数人面部潮红，很快消失，注意观察前列腺素可能引起的一般不良反应，如胃肠道、心血管系症状等。

【相互作用】尚不明确。

【注意事项】心血管疾病患者用药时应监测动脉氧含量。不得使用静脉注射给药，亦不能诱导分娩。

【规格】栓剂：卡前列甲酯 0.5mg，1mg。

【贮藏】栓剂于-10℃条件下保存。

甲硝唑栓 Metronidazole Suppositories

【别名】济仁、灭滴灵。

【药理作用】为硝基咪唑衍生物，可抑制阿米巴原虫氧化还原反应，使原虫氮链发生断裂。体外实验证明，药物浓度为 1～2mg/L 时，溶组织阿米巴于 6～20 小时即可发生形态改变，24 小时内全部被杀灭，浓度为 0.2mg/L，72 小时内可杀死溶组织阿米巴。有强大的杀灭滴虫的作用，但其机制未明。甲硝唑对缺氧情况下生长的细胞和厌氧微生物有杀灭作用，它在人体中还原时生成的代谢物，也具有抗厌氧菌作用，抑制细菌的脱氧核糖核酸的合成，从而干扰细菌的生长、繁殖，最终导致细菌死亡。

【适应证】阴道毛滴虫病。

【体内过程】直肠给药后迅速而完全吸收，蛋白结合率<5%，吸收后广泛分布于各组织和体液中，且能通过血脑屏障，药物有效浓度能够出现在唾液、胎盘、胆汁、乳汁、羊水、精液、尿液、脓液和脑脊液中。有报道，药物在胎盘、乳汁、胆汁的浓度与血浆相似。健康人脑脊液中药浓度为同期药浓度的 43%。肛栓 0.5g 及 1g 直肠给药后 8～10 小时，血药峰值分别为 5.1mg/L 及 7.3mg/L。半衰期为 7～7.8 小时。经肾排出 60%～80%，约 20% 的原形药从尿中排出，其余以代谢产物（25% 为葡糖醛酸结合物，14% 为其他代谢结合物）形式由尿排出，10% 随粪便排出，14% 从皮肤排泄。

【用法用量】阴道给药，每次 0.5g，每晚 1 次，连用 7～10 天。

【不良反应】尚不明确。

【相互作用】未进行该项实验且无可靠参考文献。

【注意事项】①对诊断的干扰：本品的代谢产物可使尿液呈深红色。②原有肝脏疾病者剂量应减少。出现运动失调或其他中枢神经系统症状时应停药。重复一个疗程之前，应做白细胞计数。厌氧菌感染合并肾衰竭者，给药间隔时间应由 8 小时延长至 12 小时。③可抑制酒精代谢，

用药期间应戒酒，饮酒后可能出现腹痛、呕吐、头痛等症状。④使用前，如发现栓粒有软化的现象，须放在冰箱里（或冷水中）冷却片刻再用，仍不减其效。

【规格】栓剂：0.5g。

【贮藏】遮光、密封，在 30℃以下保存。

甲硝唑阴道泡腾片 Metronidazole Vaginal Effervescent Tablets

【别名】敖东、东方金宝。

【药理作用】具有抗厌氧菌和抗滴虫作用，作用机制是阻碍细菌或滴虫代谢，促进其死亡。

【适应证】①厌氧菌性阴道病。②滴虫阴道炎。③混合感染。

【体内过程】阴道给药后能迅速而完全吸收，蛋白结合率<5%，吸收后广泛分布于各组织和体液中，且能通过血脑屏障，药物有效浓度能够出现在唾液、胎盘、胆汁、乳汁、羊水、尿液、脓液和脑脊液中。

【用法用量】阴道给药，用戴上指套的手指将本品塞入阴道深处，一次 1 片或 2 片，每晚 1 次，7 天为 1 个疗程。

【不良反应】偶见过敏反应。

【相互作用】能增强华法林等抗凝血药物的作用。与土霉素合用可干扰甲硝唑清除阴道滴虫的作用。

【注意事项】①对本品或其他硝基咪唑类药物过敏者禁用。②妊娠期最初 3 个月禁用。③使用 7 日后症状未缓解，应向医师咨询。

【规格】泡腾片：0.2g。

【贮藏】遮光、密封，在阴凉干燥处保存。

复方莪术油栓 Compound Zedoary Turmeric Oil Suppositories

【别名】康妇特、迈芬。

【药理作用】所含莪术油可行气活血、消积止痛、活血化瘀、去腐生肌、增强机体免疫功能而发挥协同杀菌作用，还可促进创面的愈合。硝酸益康唑为抗真菌药，对白色念珠菌及真菌等有效。

【适应证】①白念珠菌阴道感染（真菌性阴道炎）。②滴虫阴道炎。③宫颈糜烂。

【体内过程】尚无参考资料。

【用法用量】治疗宫颈糜烂：患者洗净手及外阴部，采取平卧位或适当体位，戴上配套的医用手指套（安全、无毒、卫生），将药栓送入阴

道深部子宫颈处。

【不良反应】仅个别患者反应恶心及局部有烧灼感，停药即消失。

【相互作用】尚不明确。

【注意事项】①仅供阴道给药，切忌口服。②建议月经期间不使用。③未婚女性在使用前应咨询医师。④用药期间应注意个人卫生，防止重复感染。⑤如有较严重的局部刺激或烧灼感应停药就医。⑥当性状发生改变时禁用，但于夏季可能变软，可在冰箱冻层放置片刻后使用。

【规格】栓剂：每粒含莪术油 0.21ml，硝酸益康唑 50mg。

【贮藏】密闭，在阴凉处保存。

20.3 皮肤科用药及消毒防腐药

硫软膏 Sulfur Ointment

【别名】恒建。

【药理作用】对疥虫、细菌、真菌有杀灭作用，并能除去油脂及软化表皮、溶解角质，作用机制是硫黄与皮肤及组织分泌物接触后，生成硫化氢和连五硫酸等的结果。

【适应证】①疥疮。②头癣。③痤疮。④脂溢性皮炎。⑤酒渣鼻。⑥单纯糠疹。⑦慢性湿疹。

【体内过程】尚无参考资料。

【用法用量】①外用，涂于洗净的患处，一日 1～2 次。②疥疮，将药膏涂于颈部以下的全身皮肤，尤其是皮肤褶皱处，每晚 1 次，3 天为 1 个疗程，换洗衣服、洗澡。需要时停用 3 天，再重复第二个疗程。

【不良反应】①偶见皮肤刺激。②瘙痒。③烧灼感。

【相互作用】①不可与铜制品接触，防止变质。②与其他治疗痤疮药、脱屑药、清洁剂、维A酸及其他含乙醇的制剂并用，可增加对皮肤的刺激，使皮肤干燥。③不得与含汞（水银）制剂共用，否则易变质，且增加刺激性。

【注意事项】①浓度较高，对儿童刺激性大，使用时应咨询医师。②不得与其他外用药物并用。③避免接触眼睛和其他（如口、鼻等）黏膜。④用药部位如有烧灼感、红肿等情况应停药，并将局部药物洗净，必要时向医师咨询。⑤对过敏者禁用，过敏体质者慎用。

【规格】软膏剂：10%。

【贮藏】密闭，在 30℃ 以下保存。

丙酸氯倍他索乳膏 Clobetasol Propionate Cream

【别名】恩肤霜。

【药理作用】作用迅速，是目前临床应用的高效外用皮质激素中药效较强的一种。具有较强的毛细血管收缩作用，其抗炎作用为氢化可的松的 112.5 倍、倍他米松磷酸钠的 2.3 倍、氟轻松的 18.7 倍。全身不良反应为氟轻松的 3 倍，无水钠潴留作用，有一定的促进钠、钾排泄作用。

【适应证】慢性湿疹、银屑病、扁平苔藓、盘状红斑狼疮、神经性皮炎、掌跖脓疱病等皮质激素外用治疗有效的皮肤病的短期治疗。

【体内过程】外用后可通过完整皮肤吸收。吸收后与系统给予皮质激素在体内的代谢相同，主要在肝脏代谢，经肾脏排出。

【用法用量】①外用：薄薄一层均匀涂于患处，每天 2 次。②疗程不得超过 2 周。③由于该药可能抑制下丘脑-垂体-肾上腺轴，每周总剂量不能超过 50g 软膏。

【不良反应】①可在用药部位产生红斑、灼热、瘙痒等刺激症状，毛囊炎，皮肤萎缩变薄，毛细血管扩张。②还可引起皮肤干燥、多毛、萎缩纹，增加感染的易感性等。③长期用药可能引起皮质功能亢进症，表现为多毛、痤疮、满月脸、骨质疏松等症状。④偶可引起变应性接触性皮炎。

【相互作用】未进行该实验且无可靠参考文献。

【注意事项】①属于强效皮质激素外用制剂，若长期、大面积应用或采用封包治疗，由于全身性吸收作用，可造成可逆性下丘脑-垂体-肾上腺（PHA）轴的抑制，部分患者可出现库欣综合征、高血糖及尿糖等表现，因此本药不能长期大面积应用，亦不宜采用封包治疗。②大面积使用不能超过 2 周；治疗顽固、斑块状银屑病，若用药面积仅占体表的 5%～10%，可以连续应用 4 周。每周用量均不能超过 50g。③不能应用于面部、腋部及腹股沟等皮肤折皱部位，因为即便短期应用也可造成皮肤萎缩、毛细血管扩张等不良反应。④如伴有皮肤感染，必须同时使用抗感染药物。如同时使用后，感染的症状没有及时改善，应停用本药直至感染得到控制。⑤不可用于眼部。

【规格】0.02%（10g：2mg）。

【贮藏】密封、在阴凉处（不超过 20℃）保存。

他扎罗汀 Tazarotene

【别名】Tazorac、Avage、Zorac、Fabior。

【药理作用】为皮肤外用的维生素 A 酸类的前体药，具有调节表皮细胞分化和增殖及减少炎症等作用。在动物和人体中通过快速的脱酯作用而被转化为他扎罗汀酸，该活性产物可相对选择性地与维 A 酸受体的β和γ亚型结合，但其治疗银屑病和寻常痤疮的确切机制尚不清楚。

【适应证】①寻常性斑块状银屑病。②寻常痤疮。

【体内过程】外用，其结构中的酯被水解生成活性代谢物他扎罗汀酸，在血浆中几乎不能检测出原药。他扎罗汀酸与血浆蛋白高度结合（＞99%）。和他扎罗汀酸最终代谢为砜、亚砜及其他极性化合物，所有这些代谢物均通过尿和粪便排泄。无论健康人、银屑病、寻常痤疮患者外用时，他扎罗汀酸的半衰期相似，均为 18 小时。

【用法用量】①银屑病：外用，每晚临睡前半小时将适量涂于患处。用药前，先清洗患处；待皮肤干爽后，将药物均匀涂布于皮损上，形成一层薄膜；涂药后应轻轻揉擦，以促进药物吸收；之后再用肥皂将手洗净。②痤疮：清洁面部，待皮肤干爽后，取适量（2mg/cm^2）乳膏涂于患处，形成一层薄膜，每晚用药 1 次。

【不良反应】①银屑病：外用后，主要不良反应为瘙痒、红斑和灼热，少数患者（10%以下）有皮肤刺痛、干燥和水肿，有的出现皮炎、湿疹和银屑病恶化。②寻常痤疮：用药后主要的不良反应有脱屑、皮肤干燥、红斑、灼热，少数患者（1%～5%）出现瘙痒、皮肤刺激、疼痛和刺痛。

【相互作用】①患者在同时服用具有光敏性药物时（如四环素、氟喹诺酮、吩噻嗪、磺胺），应小心使用，因为可增加光敏性。②应避免同时使用能使皮肤变干燥的药物和化妆品。

【注意事项】①女性患者服药期间及停药后半年内应采取严格避孕措施。②治疗期间，应避免强烈日光或紫外光过度照射。③育龄妇女在开始治疗前 2 周内，必须进行血清或尿液妊娠试验，确认为妊娠试验阴性后，在下次正常月经周期的第 2 天或第 3 天开始治疗。④避免药物与眼睛、口腔和黏膜接触，并尽量避免药物与正常皮肤接触。如果与眼接触，应用水彻底冲洗。⑤如出现瘙痒等皮肤刺激作用，尽量不要搔抓，可涂少量润肤剂，严重时，建议患者停用或隔天使用 1 次。⑥不宜用于急性湿疹类皮肤病。

【规格】软膏剂：15mg/1g。

【贮藏】遮光、密封，在阴凉干燥处保存。

地蒽酚 Dithranol

【别名】蒽林、蒽三酚、二羟蒽酚、Dioxyanthranol、Anthralin。

【药理作用】为人工合成的柯桠素类似物。外用通过对细胞代谢酶的调节，阻碍有丝分裂，抑制 DNA 的合成；同时可使角朊细胞内的线粒体形态发生变异，功能受到影响；另外还可抑制聚胺的合成，抑制调钙蛋白活性，使表皮中 cGMP 下降，通过多种途径减缓表皮细胞分裂的增殖速率。作用比柯桠素大 3～5 倍，对真菌亦有杀灭作用。

【适应证】非进行期的银屑病、神经性皮炎、扁平苔藓、慢性湿疹、白癜风、皮肤增殖型体癣等。

【体内过程】尚无参考资料

【用法用量】①外用，涂搽患处，每天 1 次，皮肤洗干净后涂搽，视银屑病斑块的厚薄程度和皮肤的耐受情况酌情掌握涂搽时间，一般保留 10～30 分钟后擦掉。②常用 0.1%～1%软膏、乳膏局部涂搽。③皮损过大者，宜分批分次涂搽。

【不良反应】①对皮肤有刺激，大量吸收可致中毒；与 5%煤焦油或 0.1%曲安奈德合用可减少对皮肤的刺激。②对皮肤和衣服着色，形成特有的紫棕色污点。

【相互作用】①尿素可减轻本品对皮肤的刺激。②水杨酸可保护本品的药理作用，合用可减轻本品的刺激性，并缩短皮损的清除期，但两者合用时银屑病的复发率较高，且可引起脓疱性银屑病。③胺类药物可通过促进本品氧化而使其失活。

【注意事项】①可与凡士林胶、锌糊和水杨酸配成较高浓度（3%）。②可与皮质激素类乳膏或软膏混合使用，以减少其刺激性。

【规格】①乳膏剂。②软膏剂。③糊膏剂：0.1%，0.5%，1%。

【贮藏】遮光、密闭，在室温保存。

过氧苯甲酰 Benzoyl Peroxide

【别名】班赛、碧宁。

【药理作用】是一种氧化剂，外用皮肤后，

能缓慢释放出新生态氧，可杀灭痤疮丙酸杆菌，并有使皮肤干燥和脱屑作用。

【适应证】寻常痤疮。

【用法用量】洗净患处，轻轻揩干，取适量涂于患处，每天 1～2 次。

【不良反应】①接触性皮炎。②皮肤烧灼感。③瘙痒。④发红。⑤肿胀。⑥皮肤干燥。⑦脱屑等。

【相互作用】与肥皂、清洁剂、痤疮制剂如含有过氧苯甲酰、间苯二酚、硫黄、维 A 酸等，或含有乙醇的制剂药用化妆品等同用，会增加刺激或干燥作用。

【注意事项】①避免接触眼睛和其他（如口、鼻等）黏膜。②用药部位如有烧灼感、红肿等情况应停药，并将局部药物洗净，必要时向医师咨询。③避免接触毛发和织物，以免脱色。④对过敏者禁用，过敏体质者慎用。

【规格】乳膏/凝胶剂：5%。

【贮藏】贮于室温下（15～30℃）。

异维 A 酸　Isotretinoin

【别名】异维甲酸、异维生素 A 酸、13-顺式维 A 酸、保肤灵、泰尔丝、13-*cis* Retinoic Acid、Roaccutane。

【药理作用】可缩小皮脂腺组织，抑制皮脂腺活性，减少皮脂分泌，减轻上皮细胞角化及毛囊皮脂腺口的角质栓塞，并抑制痤疮丙酸杆菌数的生长繁殖。

【适应证】重度难治性结节性痤疮（结节性痤疮，即直径≥5mm 的炎性损害，结节可能化脓或出血）。

【体内过程】①吸收：与高脂餐同服时可见吸收增加。T_{max} 可见延长。②分布：与血清白蛋白的结合率达 99.9%以上，其中主要与白蛋白结合。③代谢：口服后，人体血浆中至少检测出三种代谢产物，体外研究显示，涉及代谢的主要为 CYP2C8、CYP2C9、CYP3A4 及 CYP2B6。原药及其代谢产物进一步代谢为共轭复合物，随粪便及尿液排泄。④排泄：原药及 4-氧-异维 A 酸的消除半衰期分别为（21.0±8.2）小时及（24.0±5.3）小时。

【用法用量】①一般建议开始剂量为 0.5mg/（kg·d），分两次与食物同时服用。治疗 2～4 周后可根据临床效果及不良反应酌情调整剂量。6～8 周为 1 个疗程。②停药后 2 个月以上，且皮损持续存在或出现重度结节性痤疮复发，则可考虑进行第 2 个疗程治疗。③外用：将凝胶涂搽患处，每天 1～2 次，连用 6～8 周。

【不良反应】①全身性损害：过敏反应（包括脉管炎、全身过敏反应）、水肿、疲乏、淋巴结病、体重下降。②心血管系统：心悸、心动过速、血栓形成、卒中。③内分泌/代谢：高三酰甘油血症，血糖波动。④消化系统：炎性肠病、肝炎、胰腺炎、牙龈出血、牙龈炎、结肠炎、食管炎/食管溃疡、回肠炎、恶心。⑤血液系统：贫血、血小板减少、中性粒细胞减少症。⑥肌肉骨骼系统：骨质增生、骨腱及韧带的钙化、骨骺闭合过早、骨密度降低、肌肉骨骼症状（部分为重度）包括腰痛、肌痛、关节痛、一过性胸痛、关节炎、肌腱炎及其他骨异常。⑦神经系统：良性颅内高压症（又称假脑瘤症）、头晕、困倦、头痛、失眠、嗜睡。⑧精神：自杀意念、自杀倾向、自杀、抑郁、精神错乱、攻击行为、暴力行为。⑨生殖系统：月经紊乱。⑩呼吸系统：支气管痉挛（有或无哮喘史）、呼吸道感染。⑪皮肤及皮肤附属物：痤疮、脱发、瘀斑、唇炎、口干、鼻干、皮肤干燥、鼻出血、多形红斑、面部潮红、皮肤脆性增加、多毛症、色素沉着及色素减退、感染（包括弥散性单纯疱疹）。

【相互作用】①与四环素类药物合用，可导致"假脑瘤"产生并引起良性颅内压升高，临床表现为伴有头痛的高血压、眩晕和视觉障碍。②与维生素 A 同时使用，可能增加本品的毒性，且可出现与维生素 A 超剂量时相似的症状。③与卡马西平同时使用，可导致卡马西平的血药浓度下降；与华法林同时使用，可增强华法林的治疗效果；和甲氨蝶呤同时使用，可因甲氨蝶呤的血药浓度增加而增加对肝脏的损害。④是否影响激素类口服避孕药的效果尚不清楚。因此，强烈建议使用本品的育龄妇女同时使用两种以上的有效避孕方法。

【注意事项】①尚未对长期使用本品（即使小剂量使用）进行过研究，不推荐长期使用。②育龄期妇女在服药前应排除妊娠，治疗期间及治疗结束后 3 个月应采取有效避孕措施。③服药期间应定期（每周或每 2 周）进行血糖、血脂、肝功能和肌酸激酶的检查。④若出现抑郁、躁动、精神异常或攻击性行为的情况，患者应立即停药，患者或其家属及与处方医师及时联系。⑤用药期间及停药后 3 个月内不得献血。

【规格】①胶囊剂或胶丸剂：2.5mg，5mg，10mg，20mg。②凝胶剂：0.05%。

【贮藏】贮于阴凉干燥处。

克罗米通 Crotamiton

【别名】优力肤、优乐散、优力斯、安夫康。

【药理作用】作用于疥虫的神经系统，使疥虫麻痹而死亡。此外尚有轻微的局部麻醉作用而可止痒。

【适应证】①疥疮。②皮肤瘙痒。

【用法用量】①用于疥疮时，治疗前洗澡、擦干，将本品从颈以下涂搽全身皮肤，特别是皱褶处、手足、指（趾）间、腋下和腹股沟；24 小时后涂第 2 次，再隔 48 小时后洗澡将药物洗去，穿上干净衣服，更换床单；配偶及家中患者应同时治疗。1 周后可重复 1 次。②止痒时，局部涂于患处，每天 3 次。

【不良反应】①接触性皮炎。②偶见过敏反应。

【相互作用】尚不清楚。

【注意事项】①避免接触眼睛和其他（如口、鼻等）黏膜。②用药部位如有烧灼感、红肿等情况应停药，并将局部药物洗净，必要时向医师咨询。

【规格】乳膏剂：10%。

【贮藏】贮于 30℃ 以下。

克霉唑倍他米松 Clotrimazole and Betamethasone Dipropionate

【别名】荷洛松。

【药理作用】①为复方产品，广谱抗真菌药克霉唑可作用于真菌细胞膜，使细胞内容物外漏而产生抗真菌作用。②复方中的二丙酸倍他米松具有持久的抗炎、止痒和收缩血管作用。

【适应证】①红色毛癣菌、须发癣毛癣菌、絮状表皮菌及犬小孢子菌所引起的手、足癣和体、股癣。②由白念珠菌引起的皮肤念珠菌病。

【用法用量】①外用，将适量本品均匀地涂于患处及周围皮肤，并温和地搓揉，每天早、晚各一次。②对于体、股癣、皮肤念珠菌感染连用 2 周为 1 个疗程。③对于手、足癣连用 4 周为 1 个疗程。或遵医嘱。

【不良反应】①使用复方克霉唑偶可发生的不良反应包括感觉异常、斑丘疹、水肿、继发感染等。②使用克霉唑可能产生的不良反应包括红斑、刺痛、水疱、脱屑、水肿、荨麻疹及皮肤刺激反应。③局部使用皮质类固醇类药物引起的不良反应包括烧灼感、过敏性痒疹、皮肤干燥、毛囊炎、多毛症、痤疮样皮疹、色素减退、口周炎、变应性接触性皮炎、皮肤浸润、继发感染、皮肤萎缩纹及粟粒疹等。④儿童局部使用皮质激素类药物已有引起下丘脑-垂体-肾上腺轴功能抑制、库欣综合征、颅内高压等不良反应的报道。肾上腺抑制表现为线性生长抑制、体重增加延缓、血浆肾上腺素水平低下、促肾上腺皮质激素应激反应消失；颅内高压表现为前额突出、头痛和双侧性视盘水肿。

【相互作用】与制霉菌素、两性霉素 B、氟胞嘧啶合用对白色念珠菌无协同抗菌作用，不得与其他抗真菌药（如制霉菌素）合用。

【注意事项】①使用后最初 3～5 天，红斑消退，瘙痒减轻。体、股癣，皮肤念珠菌病患者使用 1 周后，手、足癣患者使用 2 周以上后症状未见好转的，应重新诊断。②使用时不得采用封包方式。③使用时如发生刺激或过敏反应，应停止使用并进行适当的治疗。如同时伴有细菌感染，应同时使用抗生素，如没有出现预期的疗效，应停止使用，直到细菌感染被充分控制。如使用无效，应进行微生物检验，在进行其他抗菌治疗前确诊病情。④局部使用皮质激素药物，也可出现全身使用所致的不良反应，包括下丘脑-垂体-肾上腺轴抑制、库欣综合征、高血糖、糖尿病等。

【规格】乳膏剂：①为复方制剂，其组分为克霉唑、二丙酸倍他米松。②每克产品含克霉唑 10mg、二丙酸倍他米松 0.643mg。

【贮藏】密闭，在 25℃ 以下保存。

杆菌肽 Bacitracin

【药理作用】杆菌肽属多肽类抗生素，对革兰阳性菌特别对金黄色葡萄球菌和链球菌属具有杀菌作用，对淋球菌、脑膜炎球菌等革兰阴性球菌和某些螺旋体、放线菌属、阿米巴原虫也有一定作用。革兰阴性菌中仅流感嗜血杆菌和梭杆菌属对本品敏感。机制主要为特异性地抑制细菌细胞壁合成阶段的脱磷酸化作用，影响磷脂的转运和向细胞壁支架输送黏肽，从而抑制细胞壁的合成。杆菌肽尚可与敏感细菌的细胞膜结合，损伤细胞膜，致使各种离子、氨基酸等重要物质流失。

【适应证】①脓疱疮等化脓性皮肤病。②小

面积烧烫伤。③溃疡面的感染。

【体内过程】尚无参考资料。

【用法用量】局部外用。取适量涂于患处，每天 2～3 次。

【不良反应】①偶见皮肤瘙痒、皮疹、红肿或其他刺激现象。②罕见局部过敏反应及全身过敏反应。

【相互作用】避免与肾毒性及耳毒性药物（如庆大霉素等）合用。

【注意事项】①避免接触眼睛和其他（如口、鼻等）黏膜。②用药部位如有烧灼感、瘙痒、红肿等情况应停药，并将局部药物洗净，必要时向医师咨询。③避免在创面长期或大面积使用，以免吸收产生肾毒性及耳毒性。④使用不宜超过 7 天，如未见好转，应向医师咨询。⑤对过敏者禁用，过敏体质者慎用。⑥性状发生改变时禁止使用。⑦请将本品放在儿童不能接触的地方。⑧儿童必须在成人监护下使用。

【规格】软膏每克含杆菌肽 500U

【贮藏】密闭、在干燥阴凉处保存。

阿维 A　Acitretin

【别名】方希、新体卡松。

【药理作用】具有调节表皮细胞分化和增殖等作用，但其对银屑病及其他角化性皮肤病的作用机制尚不清楚。

【适应证】严重的银屑病，其中包括红皮病性银屑病、脓疱性银屑病等。

【体内过程】健康志愿者单剂口服 50mg 最大血浆浓度为 196～728ng/ml（平均 416ng/ml），达峰时间为 2～5 小时（平均 2.7 小时）。多剂服用后，血浆浓度在 2 周内达稳态。患者多剂口服阿维 A 9 个月以上，清除半衰期为 33～92 小时（平均 48 小时），而顺式异构体为 28～123 小时（平均 64 小时）。经代谢及简单的同分异构化互变为 13-顺式异构体。阿维 A 及其 13-顺式异构体主要通过代谢成短链的降解产物和结合物从体内清除。蛋白结合率为 98% 以上。

【用法用量】①开始治疗：应为每天 25mg 或 30mg，作为一个单独剂量与主餐一起服用。如果经过 4 周治疗效果不满意，又没有毒性反应，每天最大剂量可以逐渐增加至每天 75mg，如果需要把副作用减至最小，此剂量还可减少。②维持治疗：治疗开始有效后，可给予每天 25～50mg 的维持剂量。

【不良反应】①皮肤：瘙痒、感觉过敏、光过敏、红斑、干燥、鳞屑、甲沟炎等。②黏膜：唇炎、鼻炎、口干等。③眼：眼干燥、结膜炎等。④肌肉骨骼：肌痛、背痛、关节痛、骨增生等。⑤神经系统：头痛、步态异常、颅内压升高、耳鸣、耳痛等。⑥其他：疲劳、厌食、食欲改变、恶心、腹痛等。⑦实验室异常：可见 AST、ALT、碱性磷酸酶、三酰甘油、胆红素、尿酸、网织红细胞等短暂性轻度升高。

【相互作用】不能与四环素、甲氨蝶呤、维生素 A 及其他维 A 酸类药物并用，以避免副作用。

【注意事项】①育龄妇女在开始治疗前 2 周内，必须进行血液或尿液妊娠试验，确认妊娠试验为阴性后，在下次正常月经周期的第 2 天或第 3 天开始用本品治疗。在开始治疗前，治疗期间和停止治疗后至少 2 年内，必须使用有效的避孕方法。治疗期间，应定期进行妊娠试验，如妊娠试验为阳性，应立即与医师联系，共同讨论对胎儿的危险性及是否继续妊娠等。②在治疗期间或治疗后 2 个月内，应避免饮用含乙醇的饮料，并忌酒。③在服用前和治疗期间，应定期检查肝功能。若出现肝功能异常，应每周检查。若肝功能未恢复正常或进一步恶化，必须停止治疗，并继续监测肝功能至少 3 个月。④对有脂代谢障碍、糖尿病、肥胖症、酒精中毒的高危患者和长期服用阿维 A 的患者，必须定期检查血清胆固醇和三酰甘油。⑤对长期服用阿维 A 的患者，应定期检查有无骨异常。⑥正在服用维 A 酸类药物治疗及停药后 2 年内，患者不得献血。⑦治疗期间，不要使用含维生素 A 的制剂或保健食品，要避免在阳光下过多暴露。

【规格】胶囊剂：10mg

【贮藏】密封、在阴凉（不超过 20℃）处保存。

环吡酮胺 Ciclopirox Olamine

【别名】Batrafen、Loprox、Rejuvenail、Mycoster、Penlac、Stieprox。

【药理作用】通过与 Fe^{2+} 和 Al^{3+} 螯合从而抑制真菌金属离子依赖的过氧化物酶，导致真菌细胞完整性破坏，发挥抗菌作用。为广谱抗真菌药，对皮肤癣菌、酵母菌、真菌等具有较强的抗菌作用，渗透性强。

【适应证】①浅部皮肤真菌感染，如体、股

癣，手、足癣（尤其是角化增厚型），花斑癣，皮肤念珠菌病，也适用于甲癣。②脂溢性皮炎。

【体内过程】局部使用后凝胶剂全身吸收高于乳膏剂，使用 5g 凝胶剂的血药峰值为（25.02±20.6）ng/ml，而相同剂量下的乳膏剂的血药峰值为（18.62±13.56）ng/ml。给药后 48 小时随尿液中排除约 3%的给药剂量，肾清除半衰期为 5.5 小时，给药的首日，约 10%的给药剂量随尿液排泄。

【用法用量】①凝胶剂、乳膏剂、软膏剂：取适量涂于患处，每天 1～2 次，疗程 2～4 周。治疗甲癣，先用温水泡软甲板，尽可能把病甲削薄，将药膏用胶布固定在患处，每天 1 次，疗程 3～6 个月。②阴道栓：采用仰卧位，两腿微屈，用手指将阴道栓尽量送入阴道深处，为避免重复感染，阴部和肛门周围涂抹软膏。每晚用 1 枚，一般 3～6 天为 1 个疗程。③洗发液：取 5～10ml，湿润头发，揉至起泡，停留 3 分钟后洗净，每周 2 次，间隔至少 3 天，应持续治疗 4 周。④洗液：涂于患处，每天 2 次。⑤外用溶液：仅治疗甲癣，涂患甲，每天 1 次。

【不良反应】偶见局部发红、瘙痒、刺痛或烧灼感等刺激症状，偶可发生接触性皮炎。

【相互作用】尚不清楚。

【注意事项】应避免接触眼、口、鼻、阴道等部位。

【规格】①乳膏剂：0.77%，15g。②凝胶剂：0.77%，30g。③洗剂：0.77%，30ml。④洗发液：1%，120ml。⑤外用溶液：8%（3.3ml，6.6ml）。⑥阴道栓：0.1g。

【贮藏】遮光、密闭，在阴凉（不超过 20℃）处保存。

林旦 Lindane

【别名】六氯化苯、Gammaxene、Gammallin。

【药理作用】与疥虫和虱体体表直接接触后，透过体壁进入体腔和血液，引起神经系统麻痹而致死。

【适应证】①疥疮。②阴虱病。

【体内过程】局部用药，只有少量经皮肤吸收。

【用法用量】①疥疮：自颈部以下将药均匀擦全身，无皮疹处亦需擦药。成人一次不超过 30g。擦药后 24 小时洗澡，同时更换衣被和床单。首次治疗 1 周后，如未痊愈，可进行第 2 次治疗。

②阴虱病：剃去阴毛后涂搽，每天 3～5 次。

【不良反应】①可有局部刺激症状，数日后消退。②擦药后偶有头晕，1～2 天后消失。长期大量使用后，也可能由于药物经皮肤吸收后，对中枢神经系统产生较大的毒性作用，如癫痫发作等。③少数患者可出现荨麻疹。

【相互作用】尚不清楚。

【注意事项】①擦药前勿用热水和肥皂洗澡，以免增加吸收。②避免眼和黏膜与药物接触。③使用中若出现过敏症状或中枢神经系统产生不良反应，应立即停药。

【规格】①乳膏剂：1%。②洗液：1%。③洗发液：1%。

【贮藏】密闭，置阴凉处（不超过 20℃）保存。

鱼石脂 Ichthammol

【别名】依克度、Ichthyol、ichthammol。

【药理作用】为消毒防腐药，具有温和的刺激性消炎防腐作用，可消炎、消肿、抑制分泌。

【适应证】疖肿。

【用法用量】涂于患处，每天 2 次。

【不良反应】偶见皮肤刺激和过敏反应。

【相互作用】①遇酸生成树脂状团块。②与碱性物质配伍可放出氨气，故忌与酸、碱、生物碱和铁盐等合用。

【注意事项】①不得用于皮肤破溃处。②避免接触眼睛和其他（如口、鼻等）黏膜。③连续使用一般不超过 7 天，如症状不缓解，请咨询医师。④用药部位如有烧灼感、红肿等情况，应停药，并将局部药物洗净。

【规格】软膏剂：10%。

【贮藏】密闭保存。

哈西奈德 Halcinonide

【别名】氯氟舒松、哈西缩松、乐肤液。

【药理作用】为局部使用的高效含氟和氯的皮质类固醇，具有抗炎、抗瘙痒和血管收缩作用。

【适应证】①接触性湿疹。②异位性皮炎。③神经性皮炎。④面积不大的银屑病。⑤硬化性萎缩性苔藓。⑥扁平苔藓。⑦盘状红斑狼疮。⑧脂溢性皮炎（非面部）肥厚性瘢痕。

【体内过程】制剂基质、表皮屏障的完整性及封包等多种因素决定外用的经皮吸收量。通过正常完整的皮肤也可吸收，炎性皮肤和（或）其他皮肤病经皮吸收增加。经皮吸收后其药动学的行为与系统应用相同，即不同程度地与血浆蛋白结合，主要经肝脏代谢，然后从肾脏排泄，也有部分从胆汁排泄。

【用法用量】涂搽患处，每天 2～3 次。

【不良反应】①少数患者涂药部位的皮肤发生烧灼感、刺痛、暂时性瘙痒。②长期应用可发生皮肤毛细血管扩张（尤其面部）、皮肤萎缩、萎缩纹（青少年易发生），皮肤萎缩后继发紫癜、瘀斑、皮肤脆弱、多毛症、毛囊炎、粟丘疹、皮肤脱色、延缓溃疡愈合，封包法在皮肤皱褶部位容易继发真菌感染。③经皮肤吸收多时，可发生全身性不良反应。

【相互作用】尚不清楚。

【注意事项】①大面积大量用药或封包方式可使经皮吸收多，可发生全身反应，尤其是低龄儿童和婴幼儿，出现可逆性库欣综合征及生长迟缓，突然停药可出现急性肾上腺皮质功能不全。②出现局部不耐受现象，应停药并寻找原因。③警惕留在皮肤皱褶部位和尿布中的药物可吸收入体内。

【规格】①乳膏剂。②软膏剂。③洗剂：0.1%。

【贮藏】室温密闭保存。

咪康唑氯倍他索 Compound Miconazole Nitrate

【药理作用】硝酸咪康唑为抗真菌药，氯倍他索为皮质激素。

【适应证】真菌引起的皮炎、湿疹、手足癣、股癣、过敏性皮炎。

【体内过程】硝酸咪康唑外用后可穿透表皮，进入皮肤角质层，且保持数日，仅微量吸收至全身；丙酸氯倍他索外用后可通过完整皮肤吸收，主要经肝脏代谢，自尿中排出。

【用法用量】每天 1～2 次，均匀涂敷患处。

【不良反应】①用药部位可产生水疱、红斑、充血、灼热、瘙痒等刺激症状。②引起毛囊炎、皮肤萎缩变薄、毛细血管扩张。③引起皮肤干燥、多毛、萎缩纹，增加感染的易感性等，长期大面积用药可引起皮质功能亢进症，表现为多毛、痤疮、满月脸、骨质疏松等症状。④偶可引起变应性接触性皮炎。

【相互作用】尚不明确。

【注意事项】①本品为含皮质类固醇外用制剂，若长期、大面积应用或采用封包治疗，由于全身性吸收作用，可造成可逆性下丘脑-垂体-肾上腺轴的抑制，部分患者可出现库欣综合征、高血糖及尿糖等表现，因此不能长期、大面积使用，亦不能采用封包治疗。②任何全身使用皮质激素可出现的不良反应包括肾上腺皮质功能抑制，在局部使用皮质激素时均可能出现。因此，大面积使用不能超过 2 周；若用药面积仅占体表 5%～10%，连续用药 4 周，每周用量均不能超过 50g，不易发生全身性不良反应。③使用时如发生刺激反应或过敏反应，应停药并进行适当的治疗。④如伴有皮肤感染，必须同时使用抗感染药物。如感染症状没有及时改善，应停用本药直至感染得到控制。⑤当药品性状发生改变时禁止使用。

【规格】乳膏剂：10g。

【贮藏】遮光、在阴凉处保存。

复方十一烯酸锌 Compound Zinc Undecylenate

【别名】新矫气。

【药理作用】系抗真菌药，可抑制真菌的生长繁殖。

【适应证】①手癣。②足癣。③体癣。④股癣。

【用法用量】每次挤少许涂于洗净的患处，每天 2～3 次。

【不良反应】①过敏反应。②皮炎。

【相互作用】尚不清楚。

【注意事项】①避免接触眼睛和其他（如口、鼻等）黏膜。②用药部位如有烧灼感、红肿等情况应停药，并将局部药物洗净，必要时向医师咨询。③对本品过敏者禁用，过敏体质者慎用。

【规格】软膏剂：30g。

【贮藏】密封。

复方酮康唑 Compound Ketoconazole

【别名】皮康王。

【药理作用】所含酮康唑为抗真菌药。丙酸氯倍他索为糖皮质激素，具有较强的抗炎、抗过敏作用。

【适应证】①软膏剂、乳膏剂用于体癣，手、足癣，股癣。②发用洗剂用于头皮糠疹（头皮屑）、脂溢性皮炎和花斑癣。

【体内过程】①酮康唑在健康志愿者胸、背和臀部皮肤涂抹 1 次，72 小时内血中未检出（低于 5ng/ml 的检测限）。②丙酸氯倍他索外用后可通过完整皮肤吸收，主要在肝脏代谢，经肾脏排出。③硫酸新霉素外用时极少吸收，但皮肤有溃疡、破损时吸收量增加。

【用法用量】①乳膏剂、软膏剂：涂于患处，每天 2 次。②取发用洗剂约 5ml，涂于患处或已湿润的头发上，轻轻搓揉，让其与头皮充分接触，待 3～5 分钟后，用清水冲洗干净。③脂溢性皮炎和头皮糠疹，每周 2 次，连用 2～4 周，花斑癣每天 1 次，连用 5 天。④预防用药，每 1～2 周 1 次。

【不良反应】①局部偶见过敏反应，如出现皮肤烧灼感、痛痒、针刺感等。②长期使用时可出现皮肤萎缩、毛细血管扩张、色素沉着及继发感染。

【相互作用】尚不清楚。

【注意事项】①避免接触眼睛和其他（如口、鼻等）黏膜；不宜用于面部、腋下、腹股沟及外阴等皮肤细薄处。②过敏体质者慎用。③股癣患者勿穿紧贴内裤或化纤内裤，宜穿棉织宽松内裤。④足癣患者浴后将皮肤擦干（特别趾间皮肤）。宜穿棉纱袜，每天更换。鞋应透气。⑤用药部位如有烧灼感、红肿等情况应停药，并将局部药物洗净，严重者应及时就医。⑥含强效皮质类固醇丙酸氯倍他索，不能长期、大面积应用，亦不宜采用封包治疗。

【规格】①乳膏剂：7g，15g。②软膏剂：10g。③发用洗剂：5ml/袋，50ml/瓶。

【贮藏】遮光、密闭，于室温（10～30℃）保存。

复方新霉素 Compound Neomycin

【别名】卓明、科恒。

【药理作用】①主要成分为新霉素与杆菌肽。②新霉素为一种氨基糖苷类抗生素，对葡萄球菌属（甲氧西林敏感株）、棒状杆菌属、大肠埃希菌、克雷伯菌属、变形杆菌属等肠杆菌科细菌有良好抗菌作用，对各组链球菌、肺炎链球菌、肠球菌等活性差。铜绿假单胞菌、厌氧菌等对本品耐药。③杆菌肽为一种多肽类抗生素，对革兰阳性细菌如葡萄球菌属和链球菌属具有强大的抗菌作用。④对淋球菌、脑膜炎球菌和某些螺旋体、放线菌属也有一定作用。⑤革兰阴性杆菌则全部耐药。

【适应证】①脓疱疮等化脓性皮肤病。②小面积烧伤。③溃疡面的感染。

【用法用量】涂于患处，每天 2～3 次。

【不良反应】①刺激性反应。②偶见皮疹、瘙痒、红肿等过敏反应。

【相互作用】避免与肾毒性或耳毒性药物（如庆大霉素、链霉素等）合用。

【注意事项】①在烧伤面、肉芽组织和表皮剥脱的创面很易吸收，因此，应避免长期大面积使用，以免吸收中毒，尤其是当患者肾功能减退或与肾毒性或耳毒性药物合用时。②使用不宜超过 1 周，如未见好转，应咨询医师。③避免接触眼睛和其他（如口、鼻等）黏膜。④用药部位如有烧灼感、瘙痒、红肿等情况应停药，并将局部药物洗净，必要时向医师咨询。⑤对本品过敏者禁用，过敏体质者慎用。

【规格】软膏剂：10g。

【贮藏】密闭、在干燥的凉处保存。

复方醋酸地塞米松 Compound Dexamethasone Acetate

【别名】999 皮炎平。

【药理作用】所含地塞米松为糖皮质激素，具有抗炎、抗过敏作用；薄荷脑、樟脑具有促进局部循环和轻度的消炎、镇痛及止痒作用。

【适应证】①局限性瘙痒症。②神经性皮炎。③接触性皮炎。④脂溢性皮炎。⑤慢性湿疹。

【用法用量】每天 1～2 次，取少量涂于患处，并轻揉片刻。

【不良反应】①长期使用可致皮肤萎缩、毛细血管扩张、色素沉着及继发感染。②偶见过敏反应。

【相互作用】尚不清楚。

【注意事项】①避免接触眼睛和其他（如口、鼻等）黏膜。②孕妇、哺乳期妇女慎用。③不宜大面积、长期使用：用药 1 周后症状未缓解，请咨询医师。④用药部位如有烧灼感、红肿等情况应停药，并将局部药物洗净，必要时向医师咨询。⑤如并发细菌或真菌感染，请咨询医师处理。⑥运动员慎用。⑦小儿避免使用。⑧过敏者禁用，过敏体质者慎用。

【规格】①乳膏剂：20g。②凝胶剂：20g。③软膏剂：20g

【贮藏】密封、在阴凉处（不超过 20℃）保存。

布替萘芬 Butenafine Hydrochloride

【别名】迈可抒、嘉瑞、孚答静。

【药理作用】为苯甲胺衍生物，作用机制为选择性地抑制真菌角鲨烯环氧化酶，干扰真菌细胞壁的麦角固醇的生物合成，影响真菌的脂质代谢，使真菌细胞损伤或死亡，而起到杀菌和抑菌作用。

【适应证】真菌引起的足趾癣、体癣、股癣及汗斑的局部治疗。

【用法用量】外用。①每次适量搽于患处，手、足癣时，每天 2 次，连用 7 天或每天 1 次，连用 4 周。②体癣、股癣及汗斑时，每天 1 次，连用 2 周。

【不良反应】少于 2%患者有接触性皮炎、红斑、刺激、干燥、瘙痒、烧灼感及症状加重等不良反应。

【相互作用】尚不清楚。

【注意事项】①仅供外用，切忌口服。不宜用于眼部、黏膜部位、急性炎症部位及破损部位。②涂布部位如有烧灼感、局部发红、瘙痒时，应停止用药，并向医师咨询。③涂敷后不必包扎。④孕妇及哺乳期妇女慎用。

【规格】乳膏剂：15g。

【贮藏】密封、于阴凉处保存。

萘替芬 Naftifine Hydrochloride

【别名】欣欣。

【药理作用】为新型烯丙胺类局部抗真菌药。作用机制为选择性地抑制真菌角鲨烯环氧化酶，干扰真菌细胞壁麦角固醇的生物合成，影响真菌的脂质代谢，使真菌细胞损伤或死亡而起到杀菌和抑菌作用。

【适应证】①体股癣。②手足癣。③头癣。④甲癣。⑤花斑癣。⑥浅表念珠菌病。

【用法用量】外用：①适量涂抹患处及其周围，每天 2 次。②疗程一般 2～4 周，严重者可用到 8 周，甲癣需用 6 个月。③预防复发，体征消失后可继续用药 2 周。

【不良反应】①少数患者有局部刺激，如红斑、烧灼及干燥、瘙痒等感觉。②个别患者可发生接触性皮炎，无全身不良反应。

【相互作用】尚不清楚。

【注意事项】①仅供外用，切忌口服并避免接触眼睛。②涂布部位如有烧灼感，局部发红、瘙痒时，应停止用药，并向医师咨询。③不宜用于眼部及黏膜部位、急性炎症部位及开放性损伤部位。④连续用药 4 周后症状无改善请再到医院就诊。⑤孕妇及哺乳期妇女慎用。

【规格】乳膏剂：10g。

【贮藏】遮光、密闭保存。

氧化锌 Zinc Oxide

【别名】Zinc White、Calamine、Philosopher's Wool、Chinese White、Flowers of Zinc。

【药理作用】对皮肤有弱收敛、滋润和保护作用，还有吸着及干燥功能。

【适应证】①急性或亚急性皮炎。②湿疹。③痱子及轻度。④小面积的皮肤溃疡。

【用法用量】外用，每天 2 次，涂搽患处。

【不良反应】偶见过敏反应。

【相互作用】尚不清楚。

【注意事项】①避免接触眼睛和其他（如口、鼻等）黏膜。②用药部位如有烧灼感、红肿等情况应停药，并将局部药物洗净，必要时向医师咨询。

【规格】软膏剂：15%。

【贮藏】密封保存。

维 A 酸 Tretinoin

【别名】维生素 A 酸、维甲酸。

【药理作用】为维生素 A 在体内代谢的中间产物。常作外用，通过降低微小粉刺形成的角化（即痤疮的最初损害），使皮脂易于排泄。由于桥粒细胞脱落、张力微丝降低、角化细胞自体溶解增加和糖原的细胞内沉淀而使囊状角质细胞不易黏着。1986 年，临床首次报道了本品可治疗光照损伤性皮肤病，并进一步为临床学和组织学两方面试验所证实。

【适应证】①治疗寻常痤疮、鱼鳞病、毛发红糠疹、毛囊角化病、掌跖角化病、汗孔角化病、银屑病、扁平苔藓、寻常疣和皮肤基底细胞癌。②急性早幼粒细胞白血病的治疗。

【体内过程】口服吸收良好，2～3 小时达血药峰值。吸收后与维生素 A 在体内的主要代谢产物和活性形式相同，主要是在葡糖醛酸转移酶的催化下生成葡糖醛苷代谢物而排出体外。主要在肝脏代谢，由胆汁和尿中排出。

【用法用量】①口服：治疗皮肤病，10mg，每天 2～3 次；治疗急性早幼粒细胞白血病，40～80mg/d，分 2～3 次服用。②外用：涂搽患处，每天 2 次。

【不良反应】①口服给药可出现头痛、头晕、耳鸣、听力下降、口干、唇炎、皮肤脱屑等，并有较大的致畸性。②外用可导致局部红斑、脱皮、灼伤感和刺激症状。这些作用是可逆的。发生光敏性可能导致光灼伤。局部治疗血药浓度较低，一般不发生胎儿畸形，但宜慎用。

【相互作用】不能与四环素及维生素 A 同时使用。

【注意事项】①外用药浓度不得＞3%。慎用于皮肤较薄的皱褶处。②服药期间应监测肝功能和血脂。③餐时或餐后立即服用，吸收较好。④日光可加重对皮肤的刺激，动物实验提示本品可增强紫外线致癌能力，因此，最宜在晚间及睡前应用，治疗过程应避免日晒，或采用遮光措施。

【规格】①片剂、胶囊剂：5mg，10mg，20mg。②乳膏剂、软膏剂：0.025%，0.05%，0.1%。③搽剂：0.1%。

【贮藏】避光、密封，在阴凉干燥处保存。

氯碘羟喹 Clioquinol

【别名】iodochlorhydroxyquin。

【药理作用】为卤代 8-羟喹啉衍生物，可直接杀灭阿米巴滋养体，局部外用，对细菌、真菌也有杀灭作用。

【适应证】①主要用于皮肤、黏膜真菌病，如头癣、股癣、体癣、足癣及皮肤擦烂型念珠菌病的治疗。②细菌感染性皮肤病，如毛囊炎和脓皮病治疗。③肛门生殖器瘙痒和湿疹类炎症性皮肤病，以及这类疾病伴发的感染。

【用法用量】外用于患处，每天 2～3 次，或遵医嘱。

【不良反应】偶有轻度刺激、红斑、灼痛感。

【相互作用】尚不清楚。

【注意事项】①应清洁皮损后涂药。②可引起衣物染色。

【规格】乳膏剂：0.3g/10g。

【贮藏】密封贮存。

氟轻松 Fluocinonide

【药理作用】肾上腺皮质激素类药。外用可使真皮毛细血管收缩，抑制表皮细胞增殖或再生，抑制结缔组织内纤维细胞的新生，稳定细胞内溶酶体膜，防止溶酶体酶释放所引起的组织损伤。具有较强的抗炎及抗过敏作用。

【适应证】过敏性皮炎、异位性皮炎、接触性皮炎、脂溢性皮炎、湿疹、皮肤瘙痒症、银屑病、神经性皮炎等。

【用法用量】涂于患处，每天 2 次。封包治疗仅适于慢性肥厚或掌跖部位。

【不良反应】长期或大面积应用，可引起皮肤萎缩及毛细血管扩张，发生痤疮样皮炎和毛囊炎、口周皮炎，增加对感染的易感染性等。偶可引起变应性接触性皮炎。

【相互作用】尚不清楚。

【注意事项】①破损皮肤，可吸收引起全身性作用。②对并发细菌感染的皮肤病，应与相应的抗生素配用，如感染未改善应停用。③不能长期大面积应用。

【规格】乳膏剂：10g。

【贮藏】遮光、密闭保存。

醋酸氟氢可的松 Fludrocortisone Acetate

【别名】Astonin H、Florinef、Astonin。

【药理作用】有抗炎、抗过敏作用。能抑制结缔组织的增生，降低毛细血管和细胞膜的通透性，减少炎性渗出，抑制组胺及其他炎症递质的形成与释放，抗炎作用较氢化可的松强 15 倍左右。

【适应证】①治疗艾迪生病的肾上腺皮质激素缺乏症。②治疗失盐型肾上腺综合征（salt-losing adrenogenital syndrome）。③局部治疗脂溢性湿疹、接触性皮炎及肛门、阴部瘙痒等症。

【体内过程】口服容易被胃肠道吸收，约 1.7 小时达血药峰值。

【用法用量】①艾迪生病的肾上腺皮质激素缺乏：推荐剂量为口服 0.1mg，每天 1 次，如果出现一过性高血压，每天剂量可降低 0.05mg，推荐与可的松（10～37.5mg）或氢化可的松（10～30mg）合用。②治疗失盐型肾上腺综合征：口服每天 0.1～0.2mg。③外用：涂于患处，每天 2 次。

【不良反应】①常见的不良反应：高血压、水肿、心脏扩大、充血性心力衰竭、失钾、低血钾、碱中毒。②肌肉骨骼　肌无力、类固醇肌病（steroid myopathy）、肌肉耗失（loss of muscle mass）、骨质疏松、椎体压缩性骨折、无菌性股骨头和肱骨头坏死、长骨病理性骨折及自发性骨折。③消化系统：消化性溃疡（甚至穿孔或出血）、胰腺炎、腹胀、溃疡性食管炎。④皮肤：伤口愈合延迟、皮肤薄脆、挫伤、瘀斑、面部红斑、出汗增加、皮下脂肪萎缩、紫癜、皮肤或指甲色素沉着、多毛症、痤疮、皮试反应受到抑制。⑤神经系统：惊厥、颅内压升高伴视盘水肿、无力、头痛及严重精神失常。⑥内分泌系统：月经失调、库欣综合征、儿童生长受抑、继发肾上腺皮质及垂体无反应性（特别是应激状态下）、糖耐量减低、高血糖、尿糖、由于蛋白分解导致的负氮失衡。⑦眼：后囊下内障、眼压升高、青光眼、突眼。

【相互作用】①与两性霉素 B 或排钾利尿药合用可增加低血钾风险，应增加监测血钾的频率，如需要，给予补钾。②与洋地黄苷合用，会增加低血钾相关的心律失常的风险，应监测血钾水平，如需要，给予补钾药。③与抗凝血药合用可增加凝血酶原时间，合用时应监测凝血酶原时间，并相应调整抗凝血药的剂量。④与阿司匹林合用时会增加消化道溃疡的发生率，并降低阿司匹林的药效。⑤巴比妥类药物、苯妥英及利福平由于具有肝药酶诱导作用，可降低本品的血药浓度而使本品失效，应适当调整的剂量。⑥合成的皮质激素（特别是 C-17 烷基化的雄激素，如羟甲烯龙、美雄酮、诺乙雄龙及类似物）可增加水肿的发生，应谨慎合用，特别是肝脏和心脏疾病患者。⑦与疫苗合用可增加神经病变的不良反应，缺乏抗体反应。⑧雌激素可增加皮质激素与蛋白的结合，从而使非活性部分增加，但同时雌激素可降低皮质激素的代谢。开始雌激素治疗时，应降低皮质激素的剂量，反之，停止使用雌激素时，也应增加皮质激素的剂量。

【注意事项】①口服易引起水肿。②用药期间可给予低钠高钾饮食。③在妊娠期或肝病、黏液性水肿患者中，半衰期会延长，作用时间随之延长，故剂量可适当减少。

【规格】①乳膏剂：2.5mg/10g。②片剂：0.1mg。

【贮藏】遮光、贮于 15～25℃下。

醋酸氯己定 Chlorhexidine Acetate

【别名】氯苯胍亭、灭菌王、诗乐氏、双氯苯双胍己烷、洗必泰、Chlorhexidinum、Clorexidina、Hibitane、Nolvasan、Sterilon、Swashes。

【药理作用】为阳离子型表面活性防腐剂，具有抗菌谱广、抗菌作用较强的特点。作用机制是改变细菌细胞膜的通透性。但其对芽孢、病毒及耐酸菌无效。

【适应证】①疖肿。②小面积烧伤。③烫伤。④外伤感染。⑤脓疱疮。

【用法用量】局部外用。先用适当方法将患部清洗干净，再取适量搽于患处，一日 1 次或隔日 1 次。

【不良反应】①偶见局部刺激、红斑及接触性皮炎。②罕见过敏反应。

【相互作用】与肥皂、碱、高锰酸钾及碘制剂不应同用。

【注意事项】①避免接触眼睛和其他（如口、鼻等）黏膜。②用药部位如有烧灼感、瘙痒、红肿等情况应停药，并将局部药物洗净，必要时向医师咨询。③对本品过敏者禁用，过敏体质者慎用。

【规格】乳膏剂：0.5%。

【贮藏】密闭、于凉暗处（避光并不超过20℃）保存。

磺胺嘧啶锌 Sulfadiazine Zinc Ointment

【别名】Silvadene。

【药理作用】属局部应用磺胺药，具有磺胺嘧啶和锌两者的作用，对多数革兰阳性菌、革兰阴性菌、酵母菌和其他真菌均有良好的抗菌作用。且不为对氨基苯甲酸所拮抗，因其中锌能破坏细菌的 DNA 结构，也具有抑菌作用。烧伤患者体内锌大量丧失，使用可补偿损失，并有增强机体抵抗感染和创面愈合的能力。

【适应证】预防及治疗Ⅱ、Ⅲ度烧伤继发的创面感染，包括对本品呈现敏感的肠杆菌科细菌、铜绿假单胞菌、金黄色葡萄球菌、肠球菌属，以及念珠菌等真菌所致者。

【体内过程】当与创面渗出液接触时缓慢代谢，部分药物可自局部吸收入血，磺胺嘧啶血药浓度可达 10～20mg/L，当创面广泛，用药量大时，吸收增加，血药浓度可更高。

【用法用量】用消毒溶液清洁创面后，可直接涂于创面，然后用无菌纱布覆盖包扎，或将软膏涂于无菌纱布上，贴于创面，再覆盖无菌纱布包扎，或将涂有软膏的无菌纱布直接放入脓腔引流脓液，软膏用量随创面的大小及感染情况而定，每天用量不超过 500g。

【不良反应】应用后部分患者可引起接触性皮炎，表现为短暂性疼痛和皮疹。自局部吸收后偶可发生与磺胺药全身应用时相同的各种不良反应，包括①过敏反应较为常见，可表现为药疹，严重者可发生渗出性多形红斑、剥脱性皮炎和大疱表皮松解萎缩性皮炎等；也有表现为光敏反应、药物热、关节及肌肉疼痛、发热等血清病样反应。②中性粒细胞减少或缺乏症、血小板减少症及再生障碍性贫血，患者可表现为咽痛、发热、苍白和出血倾向。③溶血性贫血及血红蛋白尿。缺乏葡萄糖-6-磷酸脱氢酶的患者应用磺胺药后易发生，在新生儿和小儿中较成人多见。④由于磺胺药与胆红素竞争蛋白结合部位，可致游离胆红素增高。新生儿肝功能不完善，故较易发生高胆红素血症和新生儿黄疸，偶可发生核黄疸。⑤可发生黄疸、肝功能受损，严重者可发生急性肝坏死。⑥可发生结晶尿、血尿和管型尿。偶有患者发生间质性肾炎或肾管坏死的严重不良反应。⑦恶心、呕吐、食欲缺乏、腹泻、头痛、乏力等。一般症状轻微，不影响继续用药。偶有患者发生艰难梭菌肠炎，此时需停药。⑧甲状腺肿大及功能减退偶有发生。⑨中枢神经系统毒性反应偶可发生，表现为精神错乱、定向力障碍、幻觉、欣快感或抑郁感。一旦出现均需立即停药。

【相互作用】①与尿碱化药合用时可增加在碱性尿中的溶解度，使排泄增多。②不能与对氨基苯甲酸合用，对氨基苯甲酸可代替本品被细菌摄取，两者相互拮抗。也不宜与含对氨苯甲酰基的局部麻醉药如普鲁卡因、苯佐卡因、丁卡因等合用。③与口服抗凝血药、口服降血糖药、甲氨蝶呤、苯妥英钠和硫喷妥钠合用时，上述药物需调整剂量，因可取代这些药物的蛋白结合部位，或抑制其代谢，以致药物作用时间延长或发生毒性。④与骨髓抑制药合用时可能增强此类药物潜在的不良反应。⑤与避孕药（雌激素类）长时间合用可导致避孕的可靠性减少，并增加经期外出血的机会。⑥与溶栓药合用时可能增大其潜在的毒性作用。⑦与肝毒性药物合用时可能引起肝毒性发生率的增高。⑧与光敏药物合用时可能发生光敏作用相加。⑨接受治疗者对维生素K的需要量增加。⑩不宜与乌洛托品合用，因乌洛托品在酸性尿中可分解产生甲醛，后者可与本品形成不溶性沉淀物，使发生结晶尿的危险性增加。⑪可取代保泰松的血浆蛋白结合部位，两者合用时可增加保泰松的作用。⑫因有可能干扰青霉素类药物的杀菌作用，最好避免与此类药物同时应用。⑬与磺吡酮合用时可减少自肾小管的分泌，其血药浓度升高且持久，从而产生毒性反应，因此，在应用磺吡酮期间或应用其治疗后可能需要调整本品的剂量。

【注意事项】①对呋塞米、砜类、噻嗪类利尿药、磺酰脲类、碳酸酐酶抑制药呈现过敏的患者，对磺胺药亦可过敏。②应用期间多饮水，保持高尿流量，以防结晶尿的发生，必要时亦可服药碱化尿液。③治疗中须注意检查全血象（对接受较长疗程的患者尤为重要）；定期尿液检查（以发现长疗程或高剂量治疗时可能发生的结晶尿）及肝、肾功能。

【规格】①软膏剂：5%。②散剂：20g。

【贮藏】遮光、密封，在阴凉处保存。

甲酚皂 Saponated Cresol

【别名】煤酚、甲苯酚、Cresylic acid。

【药理作用】本品的杀菌能力与苯酚相似，石炭酸系数随成分与菌种的不同而异，处于1.6～5。含0.3%～0.6%溶液10分钟能使大部分致病菌死亡，杀灭芽孢需要较高浓度和较长时间。主要杀菌成分为甲酚，三种异构体的杀菌作用相似，石炭酸系数为2.0～2.7，人口服8g会很快死亡。

【适应证】手、器械、环境消毒及处理排泄物。

【体内过程】从皮肤、黏膜和消化道都能吸收。在体内代谢为葡糖醛酸酚和硫酸酚；少量氧化成儿茶酚和对苯二酚。代谢产物从尿中排泄，代谢成醌可使尿带绿色。

【用法用量】用其水溶液浸泡、喷洒或擦抹污染物体表面，使用浓度为1%～5%，作用时间为30～60分钟。对结核杆菌使用5%浓度，作用1～2小时。为加强杀菌作用，可加热药液至40～50℃。对皮肤的消毒浓度为1%～2%。消毒敷料、器械及处理排泄物用5%～10%水溶液。

【不良反应】对皮肤有一定刺激作用和腐蚀作用。

【相互作用】尚不清楚。

【注意事项】不能用作橡皮、塑料或织布的消毒，因这些物品可吸收甲酚，以后接触皮肤时可发生灼伤。洗手和皮肤消毒的浓度不宜超过2%，稍高浓度即对皮肤有刺激。

【规格】溶液：500ml。

【贮藏】遮光、密封保存。

甲紫 methyl violet

【别名】龙胆紫、结晶紫、Methylrosanilinium chloride、Gentian Violet、Crystal violet。

【药理作用】甲紫属于三苯甲烷类染料消毒剂，和微生物酶系统发生氢离子的竞争性对抗，使酶成为无活性的氧化状态，从而发挥杀菌作用。主要对革兰阳性菌如葡萄球菌、白喉杆菌，以及铜绿假单胞菌、白念珠菌、表皮癣菌有杀灭作用，对其他革兰阴性菌和抗酸菌几乎无作用。

【适应证】①皮肤和黏膜的化脓性感染。②白念珠菌引起的口腔炎。③烫伤、烧伤等。

【用法用量】外用。①治疗黏膜感染，用 1% 水溶液外涂，每天 2～3 次。②烧伤、烫伤，用 0.1%～1% 水溶液外涂。

【不良反应】①对黏膜有刺激，可能引起接触性皮炎。②面部有溃疡性损害时应慎用，否则可以导致皮肤着色。③治疗鹅口疮时，只在患处涂药，如将溶液咽下，可导致食管炎、喉头炎。④涂药后不宜加封包。

【相互作用】尚不清楚。

【注意事项】①大面积破损时不宜使用。也不宜长期使用。②哺乳期妇女乳房部位用药需要防止婴儿经口吸入。③治疗婴儿口腔念珠菌病时，涂药后应暂时把婴儿面部朝下，以避免药物咽下的可能性。

【规格】溶液：20ml。

【贮藏】遮光、密封保存。

甲醛 Formaldehyde

【别名】蚁醛。

【药理作用】为强有力的消毒剂。甲醛能与蛋白质中的氨基结合，使蛋白变性而有杀菌作用，并有硬化组织的作用。对细菌、芽孢与病毒均有杀灭作用。

【适应证】由于对黏膜刺激性太强，多用于房屋、家具、器械的消毒，固定生物标本，保存尸体与防腐等。

【用法用量】①一般消毒：2%～5% 甲醛溶液。②房屋消毒：每立方米用 15～20ml 加等量水，加热蒸发挥散。③保存尸体与生物标本：4% 甲醛溶液。④治疗多汗症：3%～5% 溶液，涂于手足掌侧，每 3～5 天 1 次。

【不良反应】①对皮肤和黏膜有强烈的刺激作用。②吸收后对中枢神经系统有抑制作用。③甲醛在体内经氧化生成甲酸，常可导致酸中毒。

【相互作用】应保存于密闭的有色玻璃瓶中，不要用金属容器盛装，并应存放在阴凉、温度变化不大的地方，以防产生三聚甲醛白色絮状沉淀。

【注意事项】①加入少量的甲醇、乙醇或甲醇与乙醇的混合物，以防聚合作用。②对皮肤黏膜刺激性极大，切忌内服，大量吸收中毒后，会出现中枢神经系统症状，最后可因中枢抑制而死亡。

【规格】溶液：36.0%～38.0%。

【贮藏】避光、密闭储存。

苯扎氯铵 Benzalkonium Chloride

【别名】洁尔灭、氯化苯甲烃铵、氯化苄烷铵、氯化烃基二甲基代苯甲胺、阳性皂、苄烷铵、邦迪、Alpagelle、Benzaltex、Zephiran Chloride。

【药理作用】为阳离子表面活性剂，系广谱杀菌剂，能改变细菌胞质膜通透性，使菌体胞质物质外渗，阻碍其代谢而起杀灭作用。对革兰阳性细菌作用较强，对铜绿假单胞菌、抗酸杆菌和细菌芽孢无效。能与蛋白质迅速结合，在有血、棉花、纤维素和有机物存在时，作用显著降低。0.1% 以下浓度对皮肤无刺激性。

【适应证】手术前皮肤消毒，黏膜和伤口消毒。

【用法用量】①皮肤消毒用 0.1% 溶液。②黏膜消毒用 0.05% 溶液。③创面消毒用 0.01% 溶液。稀释方法：①0.05% 溶液，取 1 份，加无菌注射用水或新鲜无菌蒸馏水至 2 份。②0.01% 溶液，取 1 份，加无菌注射用水或新鲜无菌蒸馏水至 10 份。

【不良反应】①变态反应性结膜炎、视力减退、接触性皮炎。②3% 溶液灌肠数分钟后引起恶心、出冷汗，终致死亡。

【相互作用】与肥皂和其他阳离子表面活性剂、枸橼酸盐、碘化物、硝酸盐、高锰酸盐、水杨酸盐、银盐、酒石酸盐、生物碱有配伍禁忌。与铝、荧光素钠、过氧化氢、白陶土、含水羊毛脂和有些磺胺药有配伍禁忌。

【注意事项】①为外用消毒防腐药，切不可内服。②直接外用，请向医师或药师咨询。③低温时可能出现浑浊或沉淀，可置于温水中加温，振摇溶解后使用。④在涂布部位如有烧灼感，局部发红、瘙痒时，应停止用药，洗净局部药物，并向医师咨询。

【规格】外用溶液剂：150ml∶0.15g（0.10%）。

【贮藏】遮光、密闭保存。

苯扎溴铵 Benzalkonium Bromide

【别名】新洁尔灭、溴苄烷铵、Prorhinel、Bromogeraminum。

【药理作用】为灭菌剂，对革兰阳性菌作用强，但高浓度也能杀灭革兰阴性菌，假单胞菌和结核杆菌对本品耐药，对芽孢无效。某些真菌和病毒对本品亦敏感。作用迅速，有一定的穿透作用，还具有除污、溶解角质和乳化作用。

【适应证】①皮肤、黏膜、伤口、物品表面和室内环境消毒。②不适用于皮革类物件及膀胱镜、眼科器械、合成橡胶制品的消毒。③足癣。④神经性皮炎。⑤头皮屑。

【用法用量】①0.1%溶液用于皮肤黏膜消毒和器械浸泡消毒（为防金属器械生锈可加入0.2%的亚硝酸钠）。②0.05%～0.1%溶液用于手术前洗手浸泡消毒（5分钟）。③0.01%溶液用于创面消毒。④＜0.005%溶液可用于膀胱和尿道灌洗。⑤足癣：用1/1000溶液每晚泡脚30～60分钟，1周为1个疗程，治愈率达96%。⑥神经性皮炎：用5%溶液轻擦皮损处，每天1次，连用20～60次，有效率达98%。⑦头皮屑：50%溶液5ml，加水至2000ml，洗头3～5分钟，然后用清水洗净，一般可持效6～8个月。

【不良反应】①反复应用可出现过敏反应。②如误服可发生胃肠刺激、烦躁不安、肌无力、发绀、痉挛等症状。③严重者可因呼吸麻痹而死亡。④变态反应性结膜炎、视力减退和接触性皮炎等。⑤中毒时，宜用低浓度肥皂水洗胃，并进行人工呼吸、给氧。⑥如出现痉挛可注射巴比妥类及采用其他对症疗法。

【相互作用】不宜与碘、过氧化物、枸橼酸盐、硝酸盐、高锰酸盐、酒石酸盐、水杨酸盐、银盐、硫酸锌合用。在使用过程中由于吸附、与有机物结合或pH降低，其抗菌活性下降。

【注意事项】①与肥皂和其他阴离子表面活性剂、碘化物、硝酸盐、枸橼酸盐、高锰酸盐、水杨酸盐、银盐、酒石酸盐、生物碱、过氧化氢、含水羊毛脂等有配伍禁忌，故不宜合用。②配制溶液用水硬度过高，会降低杀菌效力，宜将水质预先处理，或将溶液浓度提高1.5～2.0倍以上使用。③血液等有机物存在时，可使杀菌效力减弱，因此，消毒前宜尽量先去除物品上的有机物。④不宜用于皮革类物品、膀胱镜、眼科器械，以及合成橡胶制物品的消毒。⑤不适用于痰液、粪便、呕吐物、污水及饮用水的消毒。⑥可腐蚀铝制品，勿置该类器皿中存放。

【规格】溶液剂：50%～60%。使用时可根据需要稀释为0.005%～0.5%溶液。

【贮藏】密闭、遮光保存。

戊二醛　Glutaral

【别名】Glutaraldehyde、Glutaric diadehyde。

【药理作用】因其刺激性和腐蚀性小、低毒、水溶液稳定等优点，是近年来应用最为广泛的一种高效、广谱、快速消毒剂。对细菌繁殖体、芽孢、结核杆菌、真菌均有良好的杀灭作用，对病毒包括乙型肝炎病毒和人类免疫缺陷病毒（HIV）也有作用。

【适应证】内镜、人工心肺机、血液透析机、麻醉装置、橡胶与塑料制品及热敏、耐湿贵重光学仪器和各种医疗器械的浸泡消毒，微生物操作防护箱消毒。

【用法用量】①2%水溶液（pH 7.5～8.5）用作医疗器械消毒，浸泡15～20分钟。②消毒肝炎病毒需1～2小时，杀灭芽孢需3小时。③工作台表面和大型仪器等，可用本品擦拭消毒。④不能浸泡消毒的物品，可放入密闭的消毒箱内用戊二醛气体气溶胶消毒。⑤0.65%溶液（以pH 7.4磷酸缓冲液配制）可用于人造心脏消毒。⑥5%～10%溶液可治疗疣，每天2次，但不能用于面部和阴部、肛部疣。

【不良反应】对人和动物的皮肤及黏膜有刺激，但比甲醛轻，偶有过敏反应发生，全身毒性反应轻微。

【相互作用】尚不清楚。

【注意事项】①一般不损坏不锈钢和内镜的胶泥。但浸泡时间过长，器械上可沉积戊二醛多聚体，难以去掉。浸泡手术刀等碳钢器材时，必须先加缓冲剂，再加亚硝酸钠（0.5%）防锈。本品对铝制品有腐蚀作用。②将需要消毒的器械用水冲洗干净后，放入2%碱性戊二醛溶液中。各种物品经戊二醛消毒后，放置2小时以上未用时，需重新消毒后使用。③0.2%戊二醛加0.5%苯扎溴铵，制成湿性消毒纸或消毒液，用于医务人员手的消毒，预防院内交叉感染。④有报道用于尖锐湿疣效果甚佳。

【规格】溶液剂：20%（浓），1.8%～2.2%（稀）。

【贮藏】密封于阴凉、干燥处保存。

过氧化氢　Hydrogen Peroxide

【别名】双氧水、二氧化氢、Genoxide、Perhydrol、Pyrozone、Superoxol。

【药理作用】过氧化氢酶可使本品释放出氧，破坏蛋白质的分子结构，发挥杀菌作用。对细菌、病毒、芽孢都有效，具有消毒、防腐、除臭的功效。但作用时间短，穿透力不强。

【适应证】①常用于清洗创伤、烧伤、溃疡、脓窦、耳内脓液等。②漱口剂，用于扁桃体炎、口腔炎、白喉、咽炎等。③涂搽治疗面部褐斑等。

【体内过程】过氧化氢进入血液循环或与组织相遇，可立即发生作用，但作用时间维持很短，且易受有机质的影响，故清洁创面时，作用很弱。

【用法用量】①含漱，1%水溶液作为漱口剂。②清创，3%溶液冲洗或湿敷。③在非典型肺炎流行期间，室内有人的情况下，可用作空气消毒剂。3%溶液可喷雾 20～40ml/m³，作用 60 分钟，每天上、下午各消毒 1 次。

【不良反应】①对皮肤和黏膜有腐蚀性，形成白色焦痂。②清洁创面时，因过氧化氢产气过速，在深部腔道中有引起栓塞和扩大感染的风险。

【相互作用】尚不清楚。

【注意事项】①加热或遇光可迅速分解。②为 30%的浓溶液，应稀释后使用，用 3%水溶液清洁创面。

【规格】溶液剂：3%。

【贮藏】溶液：遮光、密封，在阴凉处（不超过 20℃）保存。

高锰酸钾　Potassium Permanganate

【别名】过锰酸钾、灰锰氧、锰强灰、Kalii permanganas、PP。

【药理作用】强氧化剂，低浓度就可杀灭细菌、真菌和病毒，并有收敛作用；高浓度、长时间可杀灭细菌芽孢。

【适应证】急性皮炎或急性湿疹，特别是伴继发感染的湿敷，清洗小面积溃疡。

【用法用量】①急性皮炎和急性湿疹时，临用前配制成 1∶4000 溶液（取 1 片加水 400ml），用消毒药棉或纱布润湿后敷于患处，渗出液多时，可直接将患处浸入溶液中药浴。②清洗小面积溃疡时，临用前配制成 1∶1000 溶液（取 1 片加水 100ml），用消毒药棉或棉签蘸取后清洗。

【不良反应】高浓度反复多次使用可引起腐蚀性灼伤。

【相互作用】①不可与碘化物、有机物接触或并用，尤其是晶体，否则易发生爆炸。②如与

其他药物同时使用可能会发生药物相互作用，详情请咨询医师或药师。

【注意事项】①仅供外用，切忌口服。②水溶液易变质，故应临用前用温水配制，并立即使用。③配制时不可用手直接接触，以免被腐蚀或染色，切勿将本品误入眼中。④应严格按用法用量使用，如浓度过高可损伤皮肤和黏膜。⑤长期使用，易使皮肤着色，停用后可逐渐消失。⑥用药部位如有灼烧感、红肿等情况，应停止用药，并将局部药物洗净，必要时向医师咨询。⑦对过敏者禁用，过敏体质者慎用。⑧性状发生改变时禁止使用。⑨将本品放在儿童不能接触的地方。⑩儿童必须在成人监护下使用。

【规格】片剂：0.1g。

【贮藏】贮于密闭容器内。

聚维酮碘　Povidone Iodine

【别名】倍德汀、蝴蝶迷、克伏、丽洁、刘太、馨雨花、伊得宁。

【药理作用】接触创面或患处后，能解聚释放出所含碘发挥杀菌作用。对组织刺激性小，适用于皮肤、黏膜感染。

【适应证】①局部使用化脓性皮炎、皮肤真菌感染、小面积轻度烧烫伤。②小面积皮肤、黏膜创口的消毒。③栓剂念珠菌性外阴阴道病、细菌性阴道病及混合感染性阴道炎。④痔疮。

【体内过程】尚无参考资料。

【用法用量】①乳膏剂外用溶液：取适量涂抹于患处，每天 1～2 次。②栓剂：阴道或直肠给药，每晚睡前 1 次，1 枚/天，7～10 天为 1 个疗程。

【不良反应】极个别病例用药时创面黏膜局部有轻微短暂刺激，片刻后即自行消失，不需特别处理。

【相互作用】不得与碱、生物碱、鞣酸、淀粉、酚、硫代硫酸钠等合用或接触。

【注意事项】①避免接触眼睛和其他（如口、鼻等）黏膜。②用药部位如有烧灼感、红肿等情况应停药，并将局部药物洗净。③能完全杀灭精子，治疗妇科疾病时不能受孕，停药 3 天后即可正常受孕。④使用本品治疗妇科疾病时应避开月经期。

【规格】①乳膏剂：10%。②外用溶液：1%，5%，7.5%，10%。③栓剂：20mg。

【贮藏】贮于 25℃以下。

莫匹罗星 Mupirocin

【别名】百多邦、Bactroban、Centany。

【药理作用】对与皮肤感染有关的各种革兰阳性球菌有很强的抗菌活性，对耐药金黄色葡萄球菌有效。对某些革兰阴性菌也有一定的抗菌作用。与其他抗生素无交叉耐药性。

【适应证】为局部外用抗生素，用于革兰阳性球菌引起的皮肤感染，如①脓疱病。②疖肿、毛囊炎等原发性皮肤感染及湿疹合并感染。③不超过 10cm×10cm 面积的浅表性创伤合并感染等继发性皮肤感染。

【体内过程】尚无参考资料。

【用法用量】局部涂于患处，必要时，患处可用敷料包扎或敷盖，每天 3 次，5 天为 1 个疗程。必要时可重复 1 个疗程。

【不良反应】①偶见局部烧灼感、蜇刺感及瘙痒等，一般不需停药。②偶见对或其软膏基质产生皮肤过敏反应。③已有报道显示软膏引起全身性过敏反应，但非常罕见。

【相互作用】尚不明确。

【注意事项】①仅供皮肤给药，请勿用于眼、鼻、口等黏膜部位。②误入眼内时用水冲洗即可。③辅料为聚乙二醇，大量聚乙二醇可能引起肾损害，因此当皮肤大面积破损，特别是合并肾脏疾病的患者，应避免使用，并去医院就诊。④请勿用于身体插管处附近的皮肤。

【规格】软膏剂：2%。

【贮藏】密封，贮于 25℃以下。

阿莫罗芬 Amorolfine

【别名】Curanail、Loceryl、Locetar、Odenil。

【药理作用】为吗啉的衍生物，是一种新型广谱抗真菌药物。通过干扰真菌细胞膜中麦角固醇的生物合成，从而实现抑菌及杀菌的作用。

【适应证】由皮肤真菌引起的皮肤真菌病，足癣（脚癣）、股癣、体癣。

【体内过程】局部外用。即使长期治疗后有效成分的血浆浓度仍低于 0.5ng/ml。

【用法用量】①取适量涂于患处，每天 1 次，每晚使用。②应持续使用直至观察到临床病况痊愈，此后再坚持使用数天。③通常治疗阶段不应少于 2 周，不应超过 6 周。

【不良反应】极少数患者会发生轻度皮肤刺激（红斑、瘙痒或轻度灼烧感）。

【相互作用】尚无参考资料。

【注意事项】①如果不慎将搽剂误入眼内或耳内，立即用水冲洗，就近立即去医院咨询医生或药师。②应避免接触黏膜（如口腔、鼻），不得吸入；③请不要将甲锉重复用于健康指（趾）甲。④每次使用前，如有必要，锉光受感染的指（趾）甲，并用药签除去残留的搽剂。⑤如果接触有机溶媒（如白酒、稀料等），需戴防护手套以保护指（趾）甲上的涂层。

【规格】①乳膏剂：0.25%。②搽剂：0.25%。

【贮藏】贮于 30℃以下。

水杨酸 Salicylic Acid

【别名】邻羟基苯甲酸。

【药理作用】局部应用具有角质溶解作用，是一种角质软化剂。但因制剂的浓度不同而作用各异。1%～3%浓度有角化促成和止痒作用；5%～10%有角质溶解作用，能将角质层中连接鳞屑的细胞间黏合质溶解，并可产生抗真菌作用。

【适应证】用于头癣、足癣及局部角质增生。

【用法用量】局部外用，取适量软膏涂于患处，每天 2 次。

【不良反应】①可有刺激感或接触性皮炎。②大面积使用吸收后可出现水杨酸全身中毒症状，如头晕、神志模糊、精神错乱、呼吸急促、持续耳鸣、剧烈或持续头痛、刺痛。

【相互作用】与肥皂、清洁剂、痤疮制剂如含有过氧苯甲酰、间苯二酚、硫黄、维 A 酸等，以及含有乙醇的制剂、药用化妆品等合用，会增加刺激或干燥作用。

【注意事项】①不得用于皮肤破溃处及有炎症或感染的皮肤。②可经皮肤吸收，不宜长期使用，特别是年幼患者。③不宜大面积使用，以免吸收中毒。

【规格】软膏剂：5%。

【贮藏】密闭、在 30℃以下保存。

硼酸 Boric Acid

【别名】Hydrogen Borate、Boracic Acid、Orthoboric Acid、Acidum Boricum。

【药理作用】对细菌和真菌有弱的抑制作用。虽不易穿透完整皮肤，但可从损伤皮肤、伤口和黏膜等处吸收。有耳内消炎镇痛作用。

【适应证】①冲洗小面积创面与黏膜面。②轻度、小面积急性湿疹、急性皮炎、脓疱疮、压疮。③用于外耳道炎、中耳炎和内耳炎。

【用法用量】①外用溶液：外用冲洗或湿敷。

湿敷时，用 6～8 层纱布浸于冷溶液中，轻挤压后，敷于患处，5～10 分钟后更换，连续使用 1 小时，每天重复上法 4 次。②软膏剂：取适量涂于患处，每天 1～2 次。③滴耳液：滴耳，每次 2～3 滴，每天 2～3 次。

【不良反应】偶有刺激感。

【相互作用】不宜与聚乙烯醇和鞣酸配伍。

【注意事项】①用药部位如有烧灼感、瘙痒、红肿等情况，应停药，并将局部残留药物洗净。②不宜用于婴儿。③不宜大面积使用。④避免接触眼睛和其他黏膜。

【规格】①洗液：3%。②软膏剂：5%。③滴耳液：9%，8ml。

【贮藏】贮于 30℃以下。

第21章 解毒药

21.1 重金属、类金属中毒解毒药

还原型谷胱甘肽 Reduced Glutathione

【别名】益视安、得视安、乃奇安、L-谷胱甘肽、谷胱甘胜、绿汀诺、阿拓莫兰、古拉定、泰特、松泰斯、天亿。

【药理作用】是人类细胞质中自然合成的一种肽，由谷氨酸、半胱氨酸和甘氨酸组成，含有巯基（—SH），广泛分布于机体各器官内，对维持细胞生物功能有重要作用。是甘油醛磷酸脱氢酶的辅基，又是乙二醛酶及丙糖脱氢酶的辅酶，参与体内三羧酸循环及糖代谢。

【适应证】①防治药物（如化疗药物、抗结核药物、抗精神病药物、对乙酰氨基酚、乙醇和有机磷等）或放射线引起的组织细胞损伤，对各种原因引起的肝脏损伤具有保护作用。②用于角膜溃疡、角膜上皮剥离、角膜炎、初期老年性白内障。

【体内过程】给大鼠静脉注射，5 小时后达血药峰值。注射 1 小时后，放射性标记可出现在肾脏、肝脏、肌肉和脑组织中，半衰期为 24 小时。

【用法用量】①可经肌内注射，也可缓慢静脉注射，或加入输液中静脉输注，每天 0.6～1.2g。②口服：每次 0.4g，每天 3 次，疗程 12 周。③滴眼：将专用片剂 1 片，溶解于所附的 5ml 专用溶剂中，即为还原型谷胱甘肽滴眼液，溶解后的滴眼液为无色透明的液体，还原型谷胱甘肽的浓度是 2%。每天 3～5 次，每次 1～2 滴，滴入结膜囊内。

【不良反应】①皮疹、胃痛、恶心、呕吐等，注射局部轻度疼痛。②偶见面色苍白、血压下降、脉搏异常等类过敏症状，应停药。

【相互作用】避免与维生素 K₃、维生素 B₁₂、泛酸钙、乳清酸、抗组胺药、长效磺胺和四环素等药混合使用。

【注意事项】①注射剂溶解后应立即使用。②剩余溶液不可再用。

【规格】①注射剂：0.3g，0.6g，1.2g，1.5g，1.8g，2.0g，2.4g，2.5g。②滴眼剂：5ml：0.1g。

【贮藏】密封，置阴凉（不超过 20℃）干燥处保存。

二巯丙醇 Dimercaprol

【别名】二巯基丙醇、巴尔、双硫代甘油、Britsh Anti-lewisite、BAL、Dimercaptopropanol。

【药理作用】为竞争性解毒药，分子中有两个活性巯基，能与组织中酶系统结合的金属形成无毒络合物，解除金属引起的中毒症状。

【适应证】①急性砷、汞、金中毒和慢性砷中毒。②与依地酸钙钠合用治疗铅中毒。③长期接触砷化物引起的严重皮炎，可用 10%油膏涂敷。④对无机汞盐引起肾损害效果尤佳。

【体内过程】口服不吸收，肌内注射 30 分钟后，体内可达血药峰值，半衰期短，吸收及解毒于 4 小时内完成，在体内易被氧化，由肾排出。

【用法用量】肌内注射，剂量为 2.5～4mg/kg。最初 2 天每 4～6 小时注射 1 次，第 3 天每 6～12 小时注射 1 次，以后每天注射 1 次，1 个疗程为 7～14 天。

【不良反应】①可引起恶心、头痛、流涎、腹痛、口咽部烧灼感、视物模糊、手麻等反应。②有收缩小动脉作用，可使血压上升，心跳加快。③大剂量时能损伤毛细血管，而使血压下降。

【相互作用】与铁、镉、硒和铀可形成有毒的复合物。

【注意事项】①属竞争性解毒剂，因此，必须尽早给予足量。由于本品与金属形成的络合物在体内还可以产生一定的解离，故有必要反复用药。②除钋外，对放射性元素中毒无效。③对锑中毒的作用因化合物的不同而异，能减轻酒石酸锑钾的毒性，却又能增加锑波芬与新斯锑波散等的毒性。④能减轻镉对肺的损害，但增加镉对肾的损害。⑤对体内酶系统（如过氧化氢酶、过氧化物酶）的活性有抑制作用，其氧化物还能抑制巯基酶，应注意使用剂量。⑥具有潜在的肾毒性，应保持尿液碱化，以保护肾脏。⑦具有葡萄糖-6-磷酸脱氢酶缺乏的患者应注意使用，常查血常规，以防产生溶血性贫血。⑧在使用依地酸钙钠治疗铅中毒时，可用作辅助治疗。

【规格】注射剂：1ml：0.1g，2ml：0.2g。

【贮藏】密封、遮光保存。

依地酸钙钠　Calcium Disodium Edetate

【别名】依地酸钙二钠、依地酸二钠钙、乙二胺四乙酸钙二钠、Calcium Disodium Versenate。

【药理作用】为一种络合剂，能与多种二价及三价金属离子络合形成可溶性复合物，排出体外。

【适应证】铅、镉、锰、铬、镍、钴及铜中毒的治疗。

【体内过程】肌内注射或皮下注射吸收均良好。静脉注射治疗铅中毒，约 1 小时后尿液开始排泄螯合铅，螯合铅的排泄峰值出现于给药后 24～48 小时。铅中毒引起的腹部绞痛可在 2 小时内缓解，肌无力和肌颤动在治疗后 4～5 天消失，粪卟啉尿（即尿中有粪卟啉）和斑点状红细胞通常在治疗开始后 4～9 天降低，肾功能不全可降低肾小球滤过率，延迟本品的排泄，从而可能加重肾毒性。

【用法用量】①肌内注射或皮下注射：每次 0.2～0.5g，每天 2 次，每次加 2%普鲁卡因 2ml。②静脉滴注：每次 0.5～1g，每天 2 次，用 0.9%氯化钠注射液或 5%～10%葡萄糖注射液稀释成 0.25%～0.5%浓度，总剂量不宜超过 30g，连用 3 天，休息 4 天为 1 个疗程，一般可连续 3～5 个疗程。

【不良反应】①短暂的头晕、恶心、关节酸痛、腹痛、乏力等。②过大剂量可引起肾小管上皮细胞损害，导致急性肾衰竭。

【相互作用】①皮质激素增加对动物的肾毒性。②通过螯合锌干扰锌胰岛素制剂的作用。

【注意事项】①胃肠道吸收差，不宜口服给药。②大剂量时可有肾小管水肿等损害，用药期间应注意查尿。③如静脉注射过快、血药浓度超过 0.5%时，可引起血栓性静脉炎。

【规格】①注射剂：5ml：1g。②片剂：0.5g。

【贮藏】贮于室温 15～30℃下。

青霉胺　Penicillamine

【别名】二甲基半胱氨酸、3-巯基缬氨酸、Cuprimine、Depen、D-盐酸青霉胺。

【药理作用】为青霉素代谢产物，含有巯基的氨基酸，对金属离子有较强的络合作用。

【适应证】①广泛肝豆状核变性病，疗效优于二巯丙醇。②对铅、汞中毒亦有解毒作用。

③尚可治疗某些免疫系统疾病。

【体内过程】口服易吸收，血液中浓度很快达到高峰，药物分布于全身各组织，80%的药物 24 小时内排出，其余贮存于皮肤及血浆中。主要经肾排出。

【用法用量】①肝豆状核变性：每天 1.0～1.5g，长期服用，症状改善后可间断给药。②铅、汞中毒：每天 1g，分 4 次服用，5～7 天为 1 个疗程，一般 1～3 个疗程。

【不良反应】①乏力、恶心、呕吐及腹泻等。②偶见骨髓抑制和肾损害。

【相互作用】①吡唑类药可增加本品血液系统不良反应的发生率。②可加重抗疟药、金制剂、免疫抑制剂、保泰松血液系统和肾脏的毒性。③与铁剂合用可使本品的吸收减少 2/3，如须使用铁剂，宜在服铁剂前 2 小时服用，以免减弱疗效。如停用铁剂，应考虑本品吸收量增加而可能产生的毒性作用，必要时应适当减少本品剂量。④含氢氧化铝、氢氧化镁的抗酸药可减少本品的吸收，必须合用时，两药宜间隔 2 小时服用。⑤可拮抗维生素 B_6 的作用。⑥可明显降低地高辛的血药浓度。

【注意事项】①能影响维生素 B_6 的代谢，服用本品同时应服用维生素 B_6。②使用前必须做过敏试验。

【规格】片剂：0.125g，0.25g。

【贮藏】密封保存。

二巯丁二钠　Sodium Dimercaptosuccinate

【别名】二巯琥钠、二巯琥珀酸钠、二巯基丁二酸钠。

【药理作用】同二巯丙醇，但对酒石酸锑钾的解毒效力较之强 10 倍。

【适应证】作用大致同二巯丙醇。治疗锑、铅、汞、砷的中毒（治疗汞中毒的效果不如二巯丙磺钠）及预防镉、钴、镍中毒，对肝豆状核变性病有驱铜及减轻症状的效果。

【体内过程】进入血液后迅速消除，4 小时排出用量的 80%，在体内不参与代谢，组织内含量很低，重复使用无蓄积作用。

【用法用量】

（1）肌内注射：每次 0.5g，每天 2 次，防止疼痛可加 2%普鲁卡因 2ml（先做皮试）。

（2）缓慢静脉注射（不宜静脉滴注）：①急性中毒（如锑剂引起的心律失常），首次 2g，以注射用水 10～20ml 稀释后注射，以后每次 1g，每小时 1 次，共 4～5 次。②亚急性中毒，每次 1g，每天 2～3 次，共用 3～5 天。③慢性中毒，每次 1g，每天 1 次，1 个疗程 5～7 天，可间断用 2～3 个疗程。

【不良反应】可有口臭、头痛、恶心、乏力、四肢酸痛等反应，注射速度越快反应越重，但可于数小时内自行消失。

【相互作用】治疗重金属中毒过程中，尿中锌和铜排泄量稍有增高，但无临床意义，无须补充锌和铜元素

【注意事项】①针剂溶解后立即使用，不可久置，不可加热。正常为无色或微红色，如呈土黄色或浑浊，不可使用。②应缓慢静脉注射，不宜静脉输注。

【规格】注射剂（粉）：0.5g，1g。

【贮藏】密闭凉暗处保存。

21.2 氰化物中毒解毒药

硫代硫酸钠 Sodium Thiosulfate

【别名】大苏打、海波、次亚硫酸钠、Hypo、Sodium Hyposulfate、Sodium Subsulfide。

【药理作用】为氰化物的解毒剂，它能和体内游离的（或与高铁血红蛋白结合的）氰离子相结合，使其变为无毒的硫氰酸盐排出体外而解毒，此外还有抗过敏作用。

【适应证】①皮肤瘙痒症、慢性荨麻疹、药疹和氰化物及砷剂等的中毒。②防治氨基糖苷类耳毒性。③抗癌药渗漏。

【体内过程】不易从消化道吸收，静脉注射后迅速分布到各组织的细胞外液，半衰期约为 0.65 小时，随尿排泄。

【用法用量】①抗过敏：每次静脉注射 5% 的 10～20ml，每天 1 次，10～14 天为 1 个疗程。②抢救氰化物中毒：由于解毒作用较慢，须先用作用迅速的亚硝酸钠、亚硝戊酯或亚甲蓝，然后缓慢静脉注射 12.5～25g（25%～50%溶液 50ml）。③口服中毒者，还需用 5%溶液洗胃，洗后留溶液适量于胃内。④防治氨基糖苷类药的耳毒性，以 0.32～0.64g 加入 0.9%氯化钠注射液 200ml，静脉输注，每天 2 次，10 天为 1 个疗程。⑤抗癌药渗漏，立即用 0.5mol/L 溶液局部注射并冷敷，可防止组织坏死。

【不良反应】①头晕、乏力、恶心、呕吐等不良反应。②静脉注射后有暂时性渗透压改变。

【相互作用】勿与氧化剂如氯酸盐、硝酸盐、高锰酸钾及重金属配伍。

【注意事项】静脉注射不宜过快，以免引起血压下降。

【规格】①注射剂：10ml：0.5g，20ml：1g。②注射剂（粉）：0.32g，0.64g（无水物，相当于含结晶水合物 1g）。

【贮藏】密闭保存。

亚甲蓝 Methylthionine Chloride

【别名】美蓝、次甲蓝、Methylene Blue、Methylenum Coeruleum、Rember。

【药理作用】为氧化还原剂，高浓度时可将血红蛋白氧化成高铁血红蛋白，低浓度时能将高铁还原型蛋白还原为血红蛋白。

【适应证】①小剂量用于高铁血红蛋白血症。②大剂量用于轻度氰化物中毒的解毒。

【体内过程】口服吸收不良，多行静脉给药。吸收后本品在组织中还原为无色亚甲蓝，随尿和胆汁缓慢排出。

【用法用量】①亚硝酸盐及苯胺等中毒：1%溶液 5～10ml，稀释于 25%葡萄糖注射液 20～40ml 中缓慢静脉注射。儿童每次 1～2mg/kg。②氰化物中毒：1%溶液 50～100ml 缓慢静脉注射再注入硫代硫酸钠，两者交替使用。

【不良反应】①静脉注射剂量过大（500mg）时，可引起恶心、腹痛、心前区痛、眩晕、头痛、出汗和神志不清等不良反应。②用药后尿呈蓝色，排尿时有尿道口刺痛。

【相互作用】与 5-羟色胺能药物合用可使脑内积聚高水平的 5-羟色胺，继而引发 5-羟色胺综合征。

【注意事项】①治疗亚硝酸盐中毒时，切忌剂量过大，否则使症状加重。②不可做皮下、肌内注射或鞘内注射，以免造成损害。

【规格】注射剂：2ml：20mg，5ml：50mg，10ml：100mg。

【贮藏】遮光保存。

亚硝酸钠 Sodium Nitrite

【别名】Diazotizing Salts、Erinitrit。

【药理作用】为氰化物中毒的有效解毒剂，解毒机制是使血红蛋白变成高铁血红蛋白，后者

和高铁离子竞争性地与氰离子结合，从而解除毒性，作用较亚甲蓝强。

【适应证】治疗氰化物中毒。

【体内过程】口服后吸收迅速，15 分钟即可起效，可持效 1 小时，约 60%在体内代谢，其余以原药随尿排泄。静脉注射立即起效。

【用法用量】静脉注射：成人 0.3～0.45g，注射速度宜慢，有氰化物中毒时剂量可酌减。

【不良反应】①有恶心、呕吐、头晕、头痛、出冷汗、发绀、气急、低血压。②严重者可发生抽搐、休克。

【相互作用】尚不清楚。

【注意事项】①使用后，形成的氰化高铁血红蛋白数分钟后又逐渐分离，释放出 CN⁻，因此，应立即注射硫代硫酸钠。②不能与硫代硫酸钠混合注射，因两者均能降压。③注射不宜过快，速度按 2ml/min。

【规格】注射剂：10ml：0.3g。

【贮藏】遮光保存。

21.3 有机磷酸酯类解毒药

碘解磷定 Pralidoxime Iodide

【别名】解磷定、派姆、碘磷定、磷敌、2-PAM、Pyraloxime Methiodide、Pyridine。

【药理作用】胆碱酯酶复活剂，能与体内磷酰化胆碱酯酶（有机磷酸酯类杀虫剂与体内胆酰酯酶结合）中的磷酰基结合，使胆碱酯酶游离，恢复其水解乙酰胆碱的活性。

【适应证】对有机磷的解毒作用有一定选择性。①如对 1605、1059、特普、乙硫磷的疗效较好。②对敌敌畏、乐果、敌百虫、马拉硫磷的效果较差或无效。③对二嗪农、甲氟磷、丙胺氟磷及八甲磷中毒则无效。

【体内过程】主要分布于肝、肾、脾和心，经肝脏代谢，排泄较快。静脉注射时半衰期小于 1 小时，不易透过血脑屏障。

【用法用量】①治疗轻度中毒：成人每次 0.4g，以葡萄糖注射液或 0.9%氯化钠注射液稀释后静脉滴注或缓慢静脉注射，必要时 2～4 小时重复 1 次。小儿每次 15mg/kg。②治疗中度中毒：成人首次 0.8～1.2g，以后每 2 小时 0.4～0.8g，共 2～3 次；或以静脉滴注给药维持，每小时给药 0.4g，共 4～5 次。小儿每次 20～30mg/kg。

③治疗重度中毒：成人首次用 1～1.2g，30 分钟后如无效可再给药 0.8～1.2g，以后每小时每次 0.4g。小儿每次 30mg/kg，静脉滴注或缓慢静脉注射。

【不良反应】①咽痛及腮腺肿大。②注射过速可引起眩晕、视物模糊、恶心、呕吐、心动过缓。③严重者可发生阵挛性抽搐。④抑制呼吸中枢，引起呼吸衰竭。

【相互作用】碱性条件下，易水解生成氰化物，故不能与碱性药物配伍。

【注意事项】在碱性溶液中易水解为氰化物，故忌与碱性药物配伍。

【规格】①注射剂：20ml：0.4g。②注射剂（粉）：0.4g。

【贮藏】遮光贮存。

氯解磷定 Pyraloxime Methylchloride

【别名】氯磷定、Pyraloxime Chloride、2-PAM Chloride。

【药理作用】同碘解磷定。作用较碘解磷定强。

【适应证】作用与碘解磷定略同。①对敌百虫、敌敌畏效果差。②对乐果、马拉硫磷等疗效可疑或无效。

【体内过程】口服吸收慢，肌内注射或静脉注射可迅速达到血药峰值，不与血浆蛋白结合，不易进入中枢神经系统，可以原药或代谢产物迅速随尿排出，半衰期约为 1.5 小时。

【用法用量】①轻度中毒：肌内注射 0.25～0.5g，必要时 2 小时后重复 1 次。②中度中毒：肌内注射 0.5～0.75g。③重度中毒：静脉注射 1g。

【不良反应】①肌内注射局部有轻微疼痛。②静脉注射过速，可引起乏力、视物模糊、复视、头痛、恶心及心动过速。③静脉注射过量，可引起抽搐、昏迷、呼吸抑制。

【相互作用】①不能与碱性药物混合或同时注射。②吩噻嗪类有抗胆碱酯酶活性，禁与本品合用。

【注意事项】①同碘解磷定。②中、重度中毒必须合用阿托品。

【规格】注射剂：1ml：0.25g，2ml：0.5g。

【贮藏】遮光、密闭，在阴凉处保存（不超过 20℃）。

21.4 其他解毒药

<u>氟马西尼 Flumazenil</u>

【别名】安易醒。

【药理作用】是一种苯二氮䓬类受体拮抗剂，通过竞争性抑制苯二氮䓬类与其受体反应，从而特异性阻断其中枢神经作用。

【适应证】①终止用苯二氮䓬类药物诱导及维持的全身麻醉。②作为苯二氮䓬类药物过量时，中枢作用的特效逆转剂。③鉴别诊断苯二氮䓬类、其他药物或脑损伤所致的不明原因的昏迷。

【体内过程】为一种亲脂性药物，血浆蛋白结合率约为50%，广泛分布于血管外，主要在肝脏代谢。在血浆和尿中的主要代谢物为羧酸代谢物，该主要代谢物没有苯二氮䓬类受体激动剂或拮抗剂的活性。几乎完全（99%）通过非肾脏途径消除。药物消除半衰期为50~60分钟。

【用法用量】可用5%的葡萄糖注射液、乳酸林格液或0.9%氯化钠注射液稀释后注射，稀释后应在24小时内使用。①终止用苯二氮䓬类药物诱导及维持的全身麻醉，推荐的初始剂量为15秒内静脉注射0.2mg。如果首次注射后60秒内清醒程度未达到要求，则追加给药0.1mg，必要时可间隔60秒后再追加给药一次，直至最大总量1mg，通常剂量为0.3~0.6mg。②作为苯二氮䓬类药物过量时中枢作用的特效逆转剂，推荐的首次静脉注射剂量为0.3mg。如果在60秒内未达到所需的清醒程度，可重复使用直至患者清醒或达总量2mg。如果再度出现昏睡，可以每小时静脉滴注0.1~0.4mg，输注的速度应根据所要求的清醒程度进行个体调整。在重症监护情况下，对大剂量和（或）长时间使用苯二氮䓬类药物的患者只要缓慢给药并根据个体情况调整剂量，并不会引起戒断症状。如果出现意外的过度兴奋体征，可静脉注射5mg地西泮或5mg咪达唑仑，并根据患者的反应小心调整用量。③鉴别诊断苯二氮䓬类、其他药物或脑损伤所致的不明原因的昏迷。如果重复使用后，清醒程度及呼吸功能尚未显著改善，必须考虑到苯二氮䓬类药物以外的其他原因。

【不良反应】偶可有恶心、呕吐、激动、多泪、焦虑和冷感等。

【相互作用】可阻断苯二氮䓬类药物的作用。

【注意事项】①不推荐用于长期接受苯二氮䓬类药物治疗的癫痫患者。②使用时，应对再次镇静、呼吸抑制及其他苯二氮䓬类反应进行监控，监控的时间根据苯二氮䓬类的用量和作用时间来确定。③勿在神经肌肉阻断药的作用消失之前注射。④不推荐苯二氮䓬类的依赖性治疗和长期苯二氮类戒断综合征的治疗。⑤对于1周内大剂量使用过苯二氮䓬类药物和（或）较长时间使用苯二氮䓬类药物者，应避免快速注射，否则将引起戒断症状，如兴奋、焦虑、情绪不稳、轻微混乱和感觉失真。⑥使用最初24小时内，避免操作危险的机器或驾驶机动车。

【规格】注射剂：2ml∶0.2mg，5ml∶0.5mg，5ml∶1mg。

【贮藏】遮光、密闭保存。

<u>纳洛酮 Naloxone</u>

【别名】烯丙羟吗啡酮、N-烯丙去甲羟吗啡酮、丙烯吗啡酮、金尔伦、苏诺。

【药理作用】为纯阿片受体的特异性拮抗剂，能竞争性拮抗各型阿片受体，作用强度依次为μ受体＞κ受体＞δ受体。不具有其他阿片受体拮抗剂的"激动性"或吗啡样效应；不引起呼吸抑制、拟精神病反应或缩瞳反应，能解除阿片类药物过量中毒和术后持续的呼吸抑制，还可对吸毒者进行鉴别诊断。

【适应证】①阿片类及其他镇痛的急性中毒和各种原因所致的休克。②地西泮等药物中毒。③脑卒中、脊髓损伤、心肺脑复苏等。④多种原因所致休克。⑤麻醉低血压。⑥可乐定所致低血压。⑦急性酒精中毒。⑧重度酒精中毒。⑨巴比妥酸盐类、氯丙嗪、苯二氮䓬类、抗精神病药及抗癫痫病药中毒。

【体内过程】口服后虽可被吸收，但由于广泛的首过代谢，所发挥的作用仅及静脉注射给药的1/100。静脉注射后2分钟即可显效，维持作用很短（30~60分钟）。皮下、肌内注射、舌下或气管内给药，比静脉注射起效稍迟。半衰期约为1小时。表观分布容积为2.77L/kg。在肝内代谢失活。

【用法用量】①阿片类中毒，肌内注射或静脉注射：每次0.4~0.8mg。也可用鼻喷剂，每次4mg，如未能达到效果隔2~3分钟可再次使用。②多种原因所致休克：在常规治疗下，静脉注射0.4~1.2mg，数分钟可见血压回升，并维持45分钟以上。③防治麻醉低血压：特别对脑动脉硬化者有效，用法同上。④可乐定所致低血压：静脉注射 2mg，可见血压回升。⑤急性酒精中毒：重度静脉注射 0.8～1.2mg，中度 0.4～0.8mg，平均 20～40 分钟可清醒。⑥巴比妥酸盐类、氯丙嗪、苯二氮䓬类、抗精神病药及抗癫痫病药中毒：静脉注射或肌内注射 0.4～1.2mg，均有效。

【不良反应】偶见恶心、呕吐、血压升高、心动过速等，多于用药 5 分钟发生。

【相互作用】美索比妥可阻断本品诱发阿片成瘾者出现的急性戒断症状。

【注意事项】①对成瘾者的阿片类药物过量或中毒，不可大量使用，小量为宜，适可而止。如误以为中毒深，而给予大量解毒，必将引起严重的戒断综合征。②必须严格掌握儿童用量。③治疗阿片类过量和术后呼吸抑制，以静脉注射为宜。④有时阿片类药物的作用持续时间会超过本品的作用持续时间，在给药后应注意观察是否还应补充剂量。

【规格】①注射剂（粉）：0.2mg，0.4mg，0.8mg，1.0mg，1.2mg，2mg，4mg。②注射剂：1ml：0.4mg，1ml：1mg，2ml：2mg，10ml：4mg，1ml：2mg。

【贮藏】密封、遮光保存。

乙酰胺 Acetamide

【别名】解氟灵、Acetamidum、Ethanamide。

【药理作用】与有机氟类杀虫剂氟乙酰胺化学结构相似，能竞争某些酶（如酰胺酶），使氟乙酸不能产生，从而消除氟乙酸对机体三羧酸循环的毒性作用。因此，具有延长中毒潜伏期、减轻发病症状或制止发病的作用。

【适应证】氟乙酰胺中毒的治疗。

【体内过程】尚无参考资料。

【用法用量】①肌内注射，每次 2.5～5g，每天 2～4 次。②严重病例每次可用至 10g。一般可连用 5～7 天。

【不良反应】①肌内注射产生局部疼痛。②大量应用可引起血尿。

【相互作用】尚不清楚

【注意事项】①所有氟乙酰胺中毒患者，包括可疑患者，不管发病与否，都应及时给予。尤其在早期，应给予足量。②每次注射应加普鲁卡因 20～40mg，以减轻局部疼痛。

【规格】注射剂：2ml：1g，5ml：2.5g。

【贮藏】遮光、密闭保存。

纳美芬 Nalmefene

【别名】Revex。

【药理作用】具有拮抗吗啡类药物引起的呼吸抑制、中枢抑制所致的昏睡和低血压。其作用类似纳洛酮，且作用持续时间更长。如为了快速起效，可给予静脉注射，皮下和肌内注射起效较慢。

【适应证】①主要拮抗阿片类药物的作用及用于阿片类药物中毒的解救。②逆转手术后的中枢抑制。③治疗已知或疑有阿片类药物过量。

【体内过程】口服可被吸收，但由于有明显的首过代谢，其生物利用度很低。主要在肝内代谢成失活的葡糖醛酸化合物，并随尿排出。有一部分用量经胆道排出，并进行肠肝循环。消除半衰期约为 10 小时。

【用法用量】①治疗手术后的中枢抑制，开始静脉注射 100μg/ml 的本品 0.25μg/kg，2～5 分钟后再给予 0.25μg/kg，直至逆转达到满意的程度。累积剂量在 1μg 以上并不会产生更好的效用。患者如处于可能增加心血管疾病的情况下，应使用 50μg/ml 的本品 0.1μg/kg。②治疗已知或疑有阿片类超量者开始给予 0.5mg（以体重 70kg 为准），如必要，可在 2～5 分钟以后再给予 1mg。如总用量达到 1.5mg 仍未见效，再增加用量也不会产生更好的效果。怀疑患者是成瘾者，建议开始的剂量为 0.1mg，2 分钟内未出现戒断综合征的症状，才能使用常用量。

【不良反应】①可见恶心、呕吐、心动过速、高血压、发热和头晕。②使用较高剂量或后来才发现患者是阿片类成瘾者就会出现戒断综合征。

【相互作用】①使用氮䓬类药、吸入性麻醉药、肌松药、肌松拮抗药后再使用本品，可引起感觉缺失。②与氟马西尼合用可能引起癫痫。

【注意事项】参见纳洛酮。

【规格】注射剂：1ml：0.1mg。

【贮藏】密封、遮光保存。

洛非西定 Lofexidine

【别名】LUCEMYRA。

【药理作用】为咪唑啉类衍生物。与可乐定的结构和作用相似。选择性激动中枢α₂受体，降低外周交感神经活性，抑制去甲肾上腺素释放，松弛血管平滑肌，产生血压下降作用。阿片类药物能抑制中枢去甲肾上腺素能神经元的活性，当戒除阿片药品或毒品时，因突然除去对该神经元的抑制而使其活动亢进，产生阿片类戒断综合征。本品能对抗这种作用，可减弱海洛因戒断综合征的强度与持续时间。无成瘾性。

【适应证】 减轻或解除阿片类药物的戒断综合征。

【体内过程】 口服后吸收完全，达峰时间在2～5小时，大部分被肝脏代谢，其中主要代谢产物为2，6-二氯酚，并以葡糖醛酸的形式排出。有80%～90%的药物与血浆蛋白结合。

【用法用量】 ①开始为口服每次0.2mg，每天2次，以后可逐渐增加，每天增加0.2mg～0.4mg。②最大可增至每天2.4mg，7～10天之后，再缓慢停药，至少要2～4天。

【不良反应】 瞌睡和口、咽及鼻腔干燥，困倦、乏力，此外还可能出现直立性低血压或短暂晕厥，这些反应在减少服药量后可自行消失。

【相互作用】 因为本品为α_2受体激动剂，所以不能与α受体阻滞剂同时使用，以免发生药理学的拮抗作用。

【注意事项】 ①有下列疾病的患者应当慎用：低血压、脑血管疾病、缺血性心脏病（包括近期的心肌梗死）、心动过缓、肾功能不全及有抑郁病史者。②因有中枢抑制作用，可引起瞌睡，服药者不宜驾车或操作机器，以免发生意外。③必须缓慢（至少要2～4天甚至更长）停药，以免突然停药发生反跳性血压升高。

【规格】 片剂：0.2mg。

【贮藏】 遮光、密封，贮存在干燥处。

第22章 诊断用药物

22.1 造影剂

碘佛醇 Ioversol

【别名】安射力、Optiray。

【药理作用】为一种新型的含三碘低渗非离子型造影剂。

【适应证】①心血管系统的血管造影，适用范围包括脑动脉、冠状动脉、外周动脉、内脏和肾脏动脉造影，静脉造影，主动脉造影和左心室造影。②头部和体部 CT 增强扫描及静脉排泄性尿路造影。

【体内过程】静脉注射后，半衰期为 1.5 小时，并无证据显示不同的剂量有不同的排泄率，主要通过肾脏排泄。肾脏功能障碍患者的排泄半衰期会延长。不与血浆蛋白结合，无明显的代谢、去离子作用或生物转化。可能通过简单扩散越过胎盘屏障。经静脉注入后，造影剂流经的血管将不透 X 线，则内部组织可在 X 线上显影，直至发生明显的血液稀释。

【用法用量】①血管造影：总剂量一般不超过 200～250ml。②动脉数字减影血管造影的用量应少于常规剂量的 50%，具体的剂量取决于检查部位。

【不良反应】头痛、恶心、呕吐、荨麻疹、胸闷、热感、疼痛等，一般较少，且多数轻微，但和其他碘造影剂一样也可能发生严重反应如支气管痉挛甚至过敏样休克。

【相互作用】参见碘海醇。

【注意事项】参见碘海醇。

【规格】注射剂：①含碘 160mg/ml，15ml，20ml，30ml，50ml。②含碘 240mg/ml，50ml，100ml，150ml，200ml。③含碘 300mg/ml，50m，100ml，150ml，200ml。④含碘 320mg/ml，20ml，30ml，50ml，75ml，100ml，150ml，200ml。⑤含碘 350mg/ml，50ml，100ml，125ml，150ml，200ml。

【贮藏】遮光贮存。

碘海醇 Iohexol

【别名】碘苯六醇、三碘三酰胺六醇苯。

【药理作用】为非离子型造影剂，渗透压较普通离子型造影剂低，对神经系统毒性较低，故适用于脊髓造影和有造影剂反应患者的造影检查。

【适应证】心血管造影、冠状动脉造影、尿路造影、CT 增强扫描等。

【体内过程】口服不吸收，静脉注射后的分布容积接近于细胞外液，但不通过正常的血脑屏障。几乎不与体内蛋白结合，不在体内被代谢，主要以原药经肾小球滤过排泄，注射给药后 24 小时内几乎接近 100%被排出。鞘内注射后，药液随脑脊液弥散至中枢神经系统。在脑脊液的半衰期约为 45 分钟，数小时内从脊液中消除。

【用法用量】①脊髓造影：腰椎穿刺注入造影剂 10～12ml。②泌尿系造影：静脉注射 40～80ml。③血管造影：30～40ml。④CT 增强扫描，100ml 静脉注射。

【不良反应】常见头痛、恶心、呕吐和眩晕等。

【相互作用】①使用含碘造影剂可能会导致短暂性肾功能不全，可使服用二甲双胍的糖尿病患者发生乳酸性酸中毒。②2 周内用白细胞介素-2 治疗的患者其延迟反应的危险性会增加（感冒样症状和皮肤反应）。③所有的碘造影剂都会影响甲状腺功能的测定，甲状腺碘结合能力下降会持续几周。④血清和尿中高浓度的造影会影响胆红素、蛋白或无机物（如铁、铜、钙和磷）的实验室测定结果。在使用造影剂的当天不应做这些检查。

【注意事项】①有过敏、哮喘和对含碘制剂有过不良反应者应考虑使用预防用药，如皮质激素，H_1 受体拮抗剂、H_2 受体拮抗剂等。②碘造影剂可激发过敏样反应或其他过敏反应的表现。因此，应预先进行急救措施的训练和预备必需的抢救药物、器械以应付可能出现的严重反应。③鉴于过敏试验对非离子型造影剂引起的过敏反应预测的准确性极低，以及试验本身也可能导致严重的过敏反应，因此，不建议采用过敏试验来预测碘过敏。④在整个 X 线检查过程中应始终保持静脉输液通路畅通。⑤在施行血管造影术时，应十分小心在血管内的技术操作，用肝素化的 0.9%氯化钠注射液灌洗导管以减少与操作技术相关的血栓形成和栓塞。⑥在用造影剂前后必须保证体内有足够的水分。⑦急性脑病、脑瘤或有癫痫病史的患者要预防癫痫发作并需特别注意。酗酒和吸毒者其癫痫发作和神经系统反应危险性大为增加。⑧为防止乳酸性酸中毒，在对使用二甲双胍的糖尿病患者血管内注射含碘造影剂前，必须测定血清肌酐水平。对于血清肌酐或肾功能正常的患者，在注射造影剂时必须停用二甲双胍，并在 48 小时内不能恢复用药。⑨使用造影剂后的患者应至少观察 30 分钟以上。⑩在椎管造影后，患者应休息 1 小时，头、胸抬高 20°。⑪在椎管内注射后 24 小时内不应驾驶和操作机器。

【规格】注射剂：①含碘 180mg/ml，15ml/瓶。②含碘 240mg/ml，20ml/瓶。③含碘 300mg/ml，100ml/瓶。④含碘 350mg/ml，100ml/瓶。

【贮藏】遮光贮存。

碘帕醇 Iopamidol

【别名】碘异肽醇、碘必乐、Iopamiro、Niopam。

【药理作用】系非离子型 X 线造影剂，含碘量高，具有很好的显影作用，对血管壁及神经组织毒性低，性质稳定。

【适应证】适用于各种血管造影、CT 增强扫描、泌尿道造影及蛛网膜下腔应用的脊髓造影、脑池造影等。

【体内过程】经静脉注射后，扩散速度慢于泛影葡胺，但仍能很快从血浆扩散至细胞间隙，几乎不与蛋白结合，以原药从肾小球滤排出，排泄速率较碘海醇快，因此，尿路造影的图像更佳。鞘内给药的药动学特征与碘海醇相似。

【用法用量】①脊髓造影：200～300mgI/ml 溶液 5～15ml。②大脑血管用 300mgI/ml 溶液 5～10ml。③冠状动脉、尿路、关节等的造影及 CT 增强扫描剂量根据部位、检查项目及技术而定。

【不良反应】①眩晕、恶心、呕吐、荨麻疹、胸闷等，一般较轻。②偶有支气管痉挛、过敏性休克等严重反应。

【相互作用】【注意事项】参见碘海醇。

【规格】注射剂：10ml（200mg/ml），10ml（300mg/ml），100ml（300mg/ml），50ml

（370mg/ml），100ml（370mg/ml）。

【贮藏】遮光贮存于 15～30℃下。

碘普罗胺 Iopromide

【别名】优维显、Ultravist。

【药理作用】在水中不发生离解反应，渗透压低，具有良好的耐受性。既不与带电荷的蛋白质和膜成分结合，也不引起电解质紊乱，因而对红细胞、内皮细胞和体液平衡的影响极小。

【适应证】①血管造影、尿路造影，包括 CT、数字减影血管造影（DSA）及小体腔造影。②有造影剂反应高危因素患者的造影检查。③不鞘内给药的造影检查。

【体内过程】静脉注射后迅速分布于细胞外液中，24 小时后几乎全部以原药随尿排出，极少量从粪便排出。

【用法用量】用量视适应证需要而定，如：①CT 强化扫描可用 100ml 优维显 240 或优维显 300。②腹部血管造影则用 50～100ml 优维显 300。③婴幼儿尿路造影亦用优维显 300，按 1.5～3ml/kg 给予。

【不良反应】偶见皮肤发红、灼热感，罕见恶心、呕吐等，一般可自行缓解。

【相互作用】①急性肾衰竭或重度慢性肾脏疾病患者清除双胍类药物的能力降低，能够引起的药物蓄积并导致乳酸性酸中毒。使用本品可能引起肾损伤或使肾损伤加重，②应在使用前 48 小时停用双胍类药物，并一直持续到使用后的 48 小时。仅在基线肾功能恢复后才重新使用双胍类药物。③与精神安定剂和抗抑郁药合用，可以降低癫痫发作的阈值，因而增加癫痫发作的危险性。④发生过敏反应的患者如同时服用β受体阻滞剂，可能对β受体激动剂的治疗发生抵抗作用。⑤使用白细胞介素-2 治疗（长达数周）与对本品发生迟发性反应的风险增加有关。⑥本品可使甲状腺对放射性核素摄取减少，在给予数周内，放射性核素对甲状腺异常的诊断和治疗作用可能被降低。

【注意事项】禁鞘内注射，可能会导致死亡、惊厥、脑出血、昏迷、瘫痪、蛛网膜炎、急性肾衰竭、心脏停搏、抽搐、横纹肌溶解症、高热和脑水肿、化学性脑膜炎、假性脑膜炎。

【规格】注射剂：①优维显 240：含碘 240mg/ml，50ml/瓶。②优维显 300：含碘 300mg/ml，20ml/瓶、50ml/瓶、100ml/瓶。③优

维显 370：含碘 370mg/ml，50ml/瓶，100ml/瓶，200ml/瓶。

【贮藏】遮光贮于 30℃以下，远离电离辐射。

碘曲仑 Iotrolan

【别名】伊索显 300、伊索显 190、伊索显 240、Isovist 300。

【药理作用】可溶性非离子型二聚体三碘环造影剂。有较好的神经耐受性，经腰段给药后，腰、胸及颈段显影都很清晰。其他体腔（如关节、子宫输卵管）造影的耐受性良好。

【适应证】①脊神经根造影，腰段脊髓（包括脊髓圆锥）造影，胸、颈段脊髓造影及全脊髓造影。②脑室造影。③CT 评价脑脊液循环（尤其在脑积水时）。④CT 脑池造影。⑤其他体腔造影。

【体内过程】口服后不吸收。血管内给药和鞘内给药的药动学特征与碘海醇相似。蛋白结合率仅为＜3%。静脉给药后几乎均匀分布于细胞外液中，24 小时尿排出率近 100%。鞘内给药后，药物缓慢扩散至血液，血药浓度平均为给药量的 6%，1～2 小时达高峰，半衰期为 4 小时。3 天后 90%用量随尿排出，1%随粪便排出。

【用法用量】用量 10～15ml（依检查项目和部位而定）。

【不良反应】①偶尔可出现轻度头痛、恶心、呕吐。②极少数可发生轻微的肌肉紧张或功能异常。

【相互作用】①使用含碘造影剂可能会导致短暂性肾功能不全，可使服用二甲双胍的糖尿病患者发生乳酸性酸中毒。②2 周内用白细胞介素-2 治疗的患者其延迟反应的危险性会增加（感冒样症状和皮肤反应）。③所有的碘造影剂都会影响甲状腺功能的测定，甲状腺碘结合能力下降会持续几周。

【注意事项】①如发生抽搐，应立即缓慢静脉注射地西泮 10mg，抽搐停止后 20～30 分钟肌内注射苯巴比妥 0.2g 以防复发。当出现反射亢进或肌肉颤抖时应静脉注射地西泮。其快速的作用可预防严重颤抖发生。②经验表明，过敏体质者较易发生过敏反应，也不能排除发生包括休克在内的过敏反应，但只要按适应证选择病例，过敏反应罕见。为能及时处理紧急情况，应准备好适当的药物、气管插管及呼吸机。③对含碘造影剂过敏者、隐匿性甲状腺功能亢进者和甲状腺结节患者使用应慎重。

【规格】注射剂：①10ml（含碘 240mg/ml）；②10ml（含碘 300mg/ml）。

【贮藏】遮光贮存。

碘克沙醇 Iodixanol

【别名】威视派克、Visipaque。

【药理作用】是非离子型、双体、六碘、水溶性的碘造影剂。作用原理是结合碘在血管或组织内吸收 X 线造成影像显示。

【适应证】①椎管内造影。②静脉内尿路造影。③心脑血管造影。

【体内过程】在体内快速分布，平均分布半衰期约为 21 分钟。表观分布容积与细胞外液量（0.26 L/kg）相同，这表明本品仅分布在细胞外液。平均排泄半衰期约为 2 小时。主要由肾小球滤过经肾脏排泄。健康志愿者经静脉注射后，约 80%的注射量在 4 小时内以原形从尿中排出，97%在 24 小时内排出。只有约 1.2%的注射量在 72 小时内从粪便中排泄。最大尿药浓度在注射后约 1 小时内出现。

【用法用量】给药剂量取决于检查的类型、年龄、体重、心排血量和患者全身情况及所使用的技术。通常使用的碘浓度和用量与其他当今使用的含碘 X 线造影剂相似。①主动脉造影：浓度为 270/320mgI/ml，用量为一次注射 40～60ml。②外周动脉造影：浓度为 270/320mgI/ml，用量为一次注射 30～60ml。③左心室与主动脉根注射：浓度为 320mgI/ml，用量为一次注射 30～60ml。④静脉造影：浓度为 270/320mgI/ml，用量为 50～150ml。

【不良反应】①轻度的感觉异常，如热感或冷感。②外周血管造影常会引起热感。③远端疼痛偶尔发生。

【相互作用】尚不清楚。

【注意事项】①在用造影剂前后必须保证患者体内有足够的水分。②尤其适合患有多发性骨髓瘤、糖尿病、肾功能不全的患者及婴幼儿和老年人。

【规格】注射剂：①150mg/ml，50ml，200ml。②270mg/ml，20ml，50ml，100ml。③320mg/ml，20ml，50ml，100ml。

【贮藏】遮光贮存。

泛影酸钠 Sodium Diatrizoate

【别名】泛影钠、双醋碘苯酸钠、Sodium

Amidotrizoate、Hypaque-76。

【药理作用】碘能吸收较多量 X 线,将其引入体内后与周围组织在 X 线下形成密度对比而显影。用直接引入法造影时,将其直接注入血管或其他腔道后,能显示其管腔形态。用生理吸收法造影时,可通过受损的血管内皮或受损的血脑屏障进入病变组织而显示病灶。经肾脏排泄时可显示尿路形态。

【适应证】①泌尿系造影。②心血管造影。③其他脏器。④周围血管造影。

【体内过程】口服吸收差,偶可达到尿路显影程度。注入血管约 5 分钟即分布到全身各组织的细胞外液中,其浓度与血浆浓度接近;不透过正常的血脑屏障,但当脑膜有病变时则可透过血脑屏障。半衰期为 30～60 分钟,重度肾功能不全者可达 20～140 小时。血浆蛋白结合率较低。主要以原药随尿排泄,1%～2%经胆汁或肠黏膜分泌到粪便中排出。

【用法用量】①泌尿系造影:静脉注射,20～40ml(50%),儿童酌减。②逆行肾盂、输尿管造影:经导管注入,单侧 15ml(20%)。③心血管或主动脉造影:经导管注入 10～40ml(50%)。

【不良反应】①如出现过敏反应甚至过敏性休克,应及时抢救。②少数患者注射后出现恶心、呕吐、流涎、眩晕、荨麻疹等反应,应减慢注射速度。

【相互作用】参见复方泛影葡胺。

【注意事项】①由于碘过敏试验不能预测造影剂是否会发生严重或致命的反应,所以建议不进行碘过敏试验。②不能用于脑室和脊髓造影。③药液如有结晶析出,应加热至 37℃,待溶解后再用。④注射后有过敏反应及低血压时,可用肾上腺素抢救。

【规格】①注射剂:20ml:10g。②注射剂(粉):10g,62.5g。

【贮藏】遮光贮存。

泛影葡胺 Meglumine Diatrizoate

【别名】双醋碘苯酸葡胺、Angiografin、Urografin、安其格纳芬。

【药理作用】参见泛影酸钠。

【适应证】水溶性造影剂,静脉注射后从尿中排出,常用于尿路、肾盂、心血管、脑血管等的造影。

【体内过程】参见泛影酸钠。

【用法用量】①尿路造影:60%或 65%溶液 20ml。②周围血管造影:60%或 65%溶液 10～40ml。③心血管造影:65%溶液 40ml。④脑血管造影:60%溶液 20ml。

【不良反应】恶心、呕吐、流涎、眩晕、荨麻疹等不良反应。

【相互作用】①经肾排泄的血管内 X 线造影剂的使用可以引起一过性的肾功能损伤。可以导致服用双胍类药物的患者发生乳酸性酸中毒。双胍类药物应在造影剂使用前 48 小时停止使用,直至造影剂使用后至少 48 小时,待肾功能恢复正常后才能重新服用双胍类药物。②接受β受体阻滞剂的患者,特别是有支气管哮喘的患者,过敏反应可能加重。此外,应认识到接受β受体阻滞剂的患者可能对用β受体兴奋剂治疗过敏反应的标准治疗不敏感。③接受白细胞介素治疗的患者对造影剂迟发反应(如发热、皮疹、流感样症状、关节疼痛和瘙痒)的发生率较高。④使用含碘造影剂后,甲状腺组织摄取诊断甲状腺异常的放射性核素的能力降低可达 2 周,个别病例甚至更长。⑤急性或慢性酒精中毒可以增加血脑屏障的通透性,使得造影剂容易进入脑组织,可能引发中枢神经系统反应。

【注意事项】用前必须做过敏试验。

【规格】①注射剂:20ml(60%)、20ml(76%)、100ml(60%)、100ml(76%)。②复方泛影葡胺注射液(含 10%泛影酸钠与 66%泛影葡胺):20ml(76%)。

【贮藏】遮光贮存。

碘他拉葡胺 Meglumine Iotalamate

【别名】碘酞葡胺、康瑞、Conray。

【药理作用】与泛影葡胺作用相似,其优点为黏度较泛影葡胺低,不良反应较少。

【适应证】①泌尿系造影。②心血管造影。③脑血管造影。④静脉和四肢动脉造影。⑤CT增强扫描。

【体内过程】同泛影酸钠。

【用法用量】①泌尿系造影:静脉注射 20ml(60%)。②脑血管造影:静脉注射 10ml(60%)。③逆行肾盂造影:静脉注射 5～20ml(60%)。④周围血管造影:静脉注射 20～40ml(60%)。⑤四肢动脉造影:静脉注射 20～40ml,小儿用量酌减。⑥下肢静脉造影:足背外侧静脉穿刺后快速注射,成人常用量 30～100ml(30%)。⑦上肢静脉造影：前臂或手浅静脉穿刺后快速注射，成人常用量 20～40ml（60%）。⑧CT 扫描：静脉注射 50～150ml（60%）。

【不良反应】较泛影葡胺少见，但也有恶心、呕吐、荨麻疹、咽喉瘙痒及灼热感等。

【相互作用】参见复方泛影葡胺。

【注意事项】同泛影葡胺。

【规格】注射剂：①60%（10ml，20ml，50ml，100ml）。②30%（20ml）。

【贮藏】遮光贮存。

复方泛影葡胺 Compound Meglumine and Diatrzoate

【别名】优路芬。

【药理作用】为离子型单体碘造影剂，碘能吸收较多量的X线，注入体内后与周围组织在X线下形成密度对比而显影。用直接引入法造影时，将其直接注入血管或其他腔道后，能显示管腔形态。用生理吸收法造影时，注入血管的造影剂可通过受损的血管内皮或受损的血脑屏障进入病变组织而显示病灶。经肾脏排泄时可显示尿路形态。

【适应证】①静脉肾盂造影。②周围血管造影。③心、脑血管造影。

【体内过程】未进行该项实验且无可靠参考文献。

【用法用量】依病情而定，遵医嘱。

【不良反应】①注射后有温热感、流涎、恶心、呕吐、荨麻疹，大多可在短期内消失。②个别患者可发生严重过敏反应，如喉头痉挛和水肿、哮喘、惊厥甚至休克。

【相互作用】①在服用胆囊造影剂后紧接着血管内注射本品，会增加对肾脏的毒性影响，尤其是对肝功能不全的患者；②在主动脉造影时应用血管加压药物虽可提高造影对比度，但由于内脏血管收缩，迫使大量造影剂进入脊髓血管而增大本品的神经毒性，可致截瘫。

【注意事项】使用后出现恶心、呕吐、流涎、眩晕、荨麻疹等反应时，应减慢注射速度，反应严重者停止注射。

【规格】注射剂：20ml：12g，20ml：15.2g。

【贮藏】遮光、密闭保存。

碘化油 Iodinated Oil

【别名】Iodatol。

【药理作用】注入体内后，由于其比周围组织吸收更多的 X 线，因而在 X 线照射下形成密度对比，显影出所有腔道的形态。

【适应证】①支气管及子宫、输卵管、瘘管等的造影检查。②预防地方性甲状腺肿。

【体内过程】口服后在肠道被碱性肠液分解而析出游离碘，被吸收后经肾脏排泄。口服的碘化油，主要贮存于甲状腺和脂肪组织内，其他脏器含量较少。肌内注射后主要贮存于原处，经缓慢释碘入血后，再分布至甲状腺和脂肪组织内。口服半衰期为 1.6 个月，肌内注射则为 5.7 个月。口服后最初几天从尿和粪便中排泄较快，48 小时内以无机碘形式随尿排出约 48%，1 周后趋于稳定；肌内注射后排泄较缓，1 周左右达排泄高峰，然后迅速减慢，至 7～10 周趋于稳定。注入支气管内的药物在 3～4 小时有 60%～80%从气管咳出，在 24～48 小时基本排完。注入子宫输卵管内的大部分经阴道排出，小部分进入腹腔缓慢吸收、消除。

【用法用量】①造影检查：导管直接导入。②预防地方甲状腺肿：多用肌内注射，亦可口服。肌内注射：学龄前儿童每次剂量为 0.5ml，学龄期儿童和成人每次剂量为 1ml，每 2～3 年注射 1 次。口服：学龄前儿童每次服 0.2～0.3g，学龄期儿童和成人服 0.4～0.6g，每 1～2 年服 1 次。

【不良反应】①偶见碘过敏反应，在给药后即刻或数小时发生，主要表现为血管神经性水肿、呼吸道黏膜刺激、肿胀和分泌物增多等症状。②对组织刺激轻微，一般不引起局部症状，但进入支气管可刺激黏膜引起咳嗽，析出游离碘后刺激性增大，且易发生碘中毒。③碘剂可促使结核病灶恶化。④进入肺泡、腹腔等组织内可引起异物反应，生成肉芽肿。⑤子宫输卵管造影有可能引起本品进入血管，发生肺动脉栓塞和盆腔粘连、结核性盆腔脓肿恶化等。

【相互作用】尚不清楚。

【注意事项】①液较黏稠，注射时需选用较粗针头。②宜避光处保存。

【规格】①注射剂：10ml。②胶丸：0.1g，0.2g。③软胶囊剂：0.05g，0.1g，0.2g。

【贮藏】遮光贮存。

硫酸钡 Barium Sulfate

【别名】贝瑞普、倍颖。

【药理作用】①钡盐能吸收较多量 X 线，进入食管、胃肠道等腔道后与周围组织结构在 X 线图像上形成密度对比，从而显示出这些腔道的位置、形态、表面结构和功能活动情况。②如将硫酸钡粉制成高浓度、低黏稠度、涂布性良好的钡胶浆，与低张剂、产气剂、消泡剂配合应用，就能使显影更清晰，更能显示微小的病变。

【适应证】肠胃X线造影。

【体内过程】口服或灌入胃肠道后不被吸收，以原药随粪便排出，如不慎进入支气管，大部分被咳出，少量入肺泡，沉积于肺泡壁，或被吞噬细胞吞噬运送到肺间质和淋巴系统，但速度十分缓慢。

【用法用量】口服或灌肠：常用阿拉伯胶浆及糖浆制成混悬剂应用。

【不良反应】①口服钡剂可引起恶心、便秘或腹泻。②钡剂大量进入肺后，可造成机械性刺激和炎症反应，早期引起异物巨细胞、上皮样细胞和单核细胞浸润，以后在沉着的钡盐周围产生纤维化，形成钡结节。

【相互作用】尚不清楚

【注意事项】①检查前1日晚餐后禁食。②检查前1日禁用泻药、阿托品、铋剂、钙剂等。

【规格】①粉剂：200g。②干混悬剂：200g，250g，300g。③混悬液：70%，100%，120%，130%，160%。

【贮藏】遮光贮存。

碘苯酯 Iofendylate

【药理作用】注入体内后，由于其比周围组织吸收更多的X线，因而在X线照射下形成密度对比，显影出所有腔道的形态。

【适应证】①椎管内蛛网膜下腔造影（脊髓造影），也用于脑室和脑池造影。②瘘管造影、手术后T形管胆道造影及淋巴管造影。

【体内过程】注入椎管内蛛网膜下腔后吸收缓慢，渗入神经根管与蛛网膜下腔内狭小间隙，改变体位可影响分布，慢慢排入血液中，排出速度与蛛网膜下腔中的量有关（一年平均排出1ml）。试验结果表明，用量的80%～100%可用吸引术自蛛网膜下腔清除。注入腹腔内也能被缓慢吸收。

【用法用量】椎管内注射，每次2～5ml，在抽出等量脑脊液后缓慢注入。

【不良反应】①少数患者出现过敏反应，常见荨麻疹和血管神经性水肿等症状。②脑室造影后出现头痛、轻中度发热和呕吐等症状，进入颅内蛛网膜下腔可致脑神经刺激症状。个别报道可引起脑弥漫性坏死。③椎管蛛网膜下腔造影后：原有神经症状加剧（如瘫痪和腰臀部疼痛加重）、坐骨神经痛、尿潴留、性功能减退等。10%～30%患者出现头痛、呕吐和轻度发热。症状均属暂时性，少数患者出现脑梗死。④长期潴留在体内可致慢性荨麻疹，反复发生过敏反应、局限性癫痫等症状，抽去残留药液后症状可缓解或消失。迟发反应有蛛网膜炎、神经根炎、肉芽肿、粘连和脑神经功能障碍，这种反应在血性脑脊液时更趋严重。个别报道本品可导致甲状腺功能亢进和致盲，后者发生在脊髓造影后35天，并发现可沿视神经分布。

【相互作用】尚不清楚。

【注意事项】①注入血管内，可引起血管栓塞。②对碘发生过敏者对本品也可过敏，因此，使用造影剂前应先做碘过敏试验。③密度较脑脊液大，注入蛛网膜下腔后不与脑脊液混合，向低处流动。可以利用改变患者体位和姿势控制造影剂的流向和分布部位，以显示病变节段。但表面张力大，易在脑脊液中分散成油珠或节段状，影响诊断。为避免药液分散，翻动患者或改变体位时宜十分缓慢。④对脑脊膜有慢性刺激，存留在体内可反复引起过敏反应、无菌性蛛网膜炎和粘连等，造影后要尽可能抽出药液。脑室或脑池造影后可采取合适体位将本品引流至骶部盲囊后抽出或在手术中吸出。⑤腰椎穿刺时要尽量避免损伤血管，防止血液进入蛛网膜下腔内。⑥造影后要取头高足低位卧床24小时以上，并补充水分，可减轻术后头痛。

【规格】注射剂：2ml，3ml，5ml。

【贮藏】遮光、密闭保存。

胆影葡胺 Endografin

【别名】胆影酸葡甲胺、Meglumine Adipiodone。

【药理作用】参见泛影葡胺。

【适应证】为静脉胆道造影剂，适用于①胆囊切除术后及术前的检查。②口服法不显影或不宜口服法造影的患者。③急需进行造影的患者。

【体内过程】①口服吸收不佳。静脉注射后能迅速广泛分布到各组织的细胞外液中。其蛋白结合率很高，结合物不能通过肾小球滤过，而经肝胆排泄。未与蛋白结合的部分随尿排出，故静脉注入较大剂量后可见尿路显影。②静脉注射后10～15分钟肝总管和胆总管均能显影，40～80

分钟达高峰，胆汁内造影剂浓度为血药浓度30～100 倍。含造影剂的胆汁进入胆囊后 1～2 小时，因尚未与不含造影剂的胆汁混合均匀，故胆囊显影密度常不均匀；3～4 小时后，两者混合均匀，显影密度随之均匀。肝功能正常者在 3～4 天随粪便排出 52%～72%；肝肾功能都正常者24 小时内随尿排出约 10%；肝功能受损随尿排出增多。

【用法用量】静脉注射：一般用 30%的本品20ml，肥胖者用 50%的本品 20ml。

【不良反应】注射过快，可出现不安、上腹发闷、恶心、呕吐等反应。

【相互作用】口服胆囊造影剂能妨碍本品从肝脏排泄，增加毒性，在使用本品前或后24小时内均不宜使用。

【注意事项】①用前必须做碘过敏试验。②造影当日早晨应禁食。③造影前 1 日可用缓泻药以排除积气。④静脉注射必须非常缓慢，也可静脉滴注，在 20 分钟内滴完。

【规格】注射剂：20ml（30%），20ml（50%）。

【贮藏】遮光贮存。

碘番酸 Iopanoic Acid

【别名】三碘氨苯乙基丙酸、Cistobil、Colegraf。

【药理作用】进入体内后，被周围软组结构吸收更多 X 线，在 X 线下形成密度对比而显影。

【适应证】口服胆囊造影剂。

【体内过程】口服后在胃内不溶解，在碱性肠液中溶解，通过肠黏膜吸收。进入血液后与血浆蛋白有较高结合率。在肝脏代谢成葡糖醛酸结合物而进入胆道系统。药物进入胆管和胆囊之初，由于浓度较低，不足以使之显影，经过胆囊浓缩后，使胆囊显影；浓缩的含造影剂的胆汁进入胆总管内，可使胆总管显影。正常人口服后 4 小时可在胆囊内出现造影剂，14～19 小时胆囊显影最佳。主要经肝脏代谢或肾脏排泄，取决于药物与血浆蛋白结合率和肝、肾功能状态。代谢物随胆汁排入肠道后不再被吸收，一般 24 小时内可排出 50%，5 天可排完。

【用法用量】在少量晚餐（忌脂肪）后用温开水吞服，每隔 5 分钟吞服 1 片，30 分钟内服完6 片，直到次晨摄片前不可进食，在服前 6 小时进高脂肪餐 1 份，可提高胆囊显影率。

【不良反应】可有轻度恶心、呕吐、腹泻、

咽喉灼热感、小便烧灼感及假性蛋白尿等。

【相互作用】考来烯胺为一种碱性阴离子交换树脂，有强烈吸附作用。在服用同时使用考来烯胺可阻碍本品从肠道吸收，导致胆囊显影淡薄甚至不显影。服用前至少停用考来烯胺 12 小时以上。

【注意事项】只可口服，绝不能作静脉注射用。

【规格】片剂：0.5g。

【贮藏】遮光贮存。

钆贝葡胺 Gadobenate Dimeglumine

【别名】MultiHance。

【药理作用】为钆螯合物，可以缩短人体组织氢质子的纵向弛豫时间（T_1），并在较小程度上同时缩短横向弛豫时间（T_2）。

【适应证】①肝脏和中枢神经系统的诊断性MRI。②探测已知或怀疑患有原发性肝癌（如肝细胞癌）或转移性癌患者的局灶性肝损伤。③脑和脊柱的 MRI 增强检查，可以增强损害的检出，与未增强的磁共振影像相比，可以提供更多的诊断信息。

【体内过程】①静脉注射，其分布和清除半衰期分别为 0.085～0.117 小时和 1.17～1.68 小时。药物分布于血浆及细胞外。②钆贝酸离子快速从血浆中清除，并且主要从尿中排出，很少量从胆汁中排出。在 24 小时内，注射剂量中78%～94%的钆贝酸离子以原药形式从尿中排出。③钆贝酸离子不能穿过完整的血脑屏障。因此，不会在正常的脑组织中或具有正常血脑屏障的损伤脑组织中蓄积。然而，当血脑屏障遭到破坏或血管不正常时则允许钆贝酸离子渗入到损伤的部位中。

【用法用量】①肝脏：对成年患者的推荐剂量为 0.2ml/kg。造影剂快速注射后可以立刻做对比成像。依据个体需要，可以在注射后40～120 分钟进行延迟成像。②中枢神经系统：对成年患者的建议剂量是 0.2ml/kg。应在未经稀释的情况下以快速注射或缓慢注射（10ml/min）的形式静脉给药，并随之注入至少 5ml 0.9%的氯化钠注射液冲洗。

【不良反应】①常见头痛、注射部位反应、血管舒张。②其次为高血压、感觉异常、眩晕、口干、味觉异常、皮疹。③少见面部水肿，无力，发热，感染，寒战，胸痛，背痛，疼痛，注射部位疼痛、感染或注射剂渗漏，心动过速，心房颤动，心律失常，动静脉堵塞，室性期前收缩，窦性心动过缓，低血压，晕厥，心肌缺血，不正常心电图，QT 或 PR 间期延长，腹泻，呕吐，便秘，消化不良，感觉过敏，震颤，多涎，呼吸困难，鼻炎，喉炎，瘙痒，荨麻疹，出汗，嗅觉障碍，耳鸣，尿频。④过敏反应中有出现喉痉挛、胰腺坏死、肺水肿、颅内高压及偏瘫等个别严重事件的报道。⑤有过敏/过敏样或超敏性反应的报道。这些反应表现的严重程度不同，可累及一个或多个器官系统，最常见于呼吸、心血管和（或）皮肤黏膜组织，严重者可致过敏性休克和死亡。

【相互作用】与其他药物可能会竞争微管多特异性有机阴离子转运蛋白，可能会延长其他药物的暴露时间，如顺铂、蒽环类抗肿瘤药（多柔比星、柔红霉素）、长春碱类（长春新碱）、甲氨蝶呤、依托泊苷、他莫昔芬、紫杉醇。

【注意事项】①对于那些对任何组成成分呈高度敏感、有气喘史或有其他过敏性疾病史的患者，应认为有可能出现严重的、威胁生命的、致命的、过敏性的或其他特异性的反应。②对其他药物有过敏史或高敏的患者，应用时应在严密观察下使用并在用药后观察数小时。③本品的使用应限制在具有心肺复苏设备及处理紧急情况能力的医护人员在场的医院或诊所内。④肾功能正常的患者两次用药间隔至少 7 小时，以便使本品从体内正常清除。

【规格】注射剂：10ml 含 5.290g（相当于钆贝酸 3.340g，葡甲胺 1.950g），15ml 含 7.935g（相当于钆贝酸 5.010g，葡甲胺 2.925g），20ml 含 10.58g（相当于钆贝酸 6.680g，葡甲胺 3.900g）。

【贮藏】遮光，贮于 15~30℃，切勿冷冻。

钆双胺 Gadodiamide

【别名】Omniscan、Gd-DTPA-BMA、欧乃影。

【药理作用】参见钆喷酸葡胺。

【适应证】磁共振成像（MRI）造影剂，用途同钆喷葡胺。

【体内过程】体内过程与钆喷酸葡胺相似。经静脉给药后，迅速分布于细胞外液，然后于肾脏浓缩，以原药排出；少量经胃肠道随粪便排出，本品的器官残留量高于钆喷酸葡胺，可能与其较高的亲脂性有关。

【用法用量】静脉注射，0.1mmol/kg。注射后立即行增强扫描。

【不良反应】【相互作用】【注意事项】参见钆喷酸葡胺。

【规格】注射剂：20ml（0.5mol/L）。

【贮藏】遮光贮存。

钆喷酸葡胺 Gadopentetate Dimeglumine

【别名】钆喷葡胺、马根维显、磁显葡胺、Dimaglumine Gadopentetate、Magnevist、Gd-DTPA。

【药理作用】是一种 MRI 的顺磁性造影剂，进入人体后能缩短组织中的弛豫时间，从而增强图像的清晰度和对比度。

【适应证】中枢神经（脑脊髓）、腹、盆腔、四肢等人体脏器和组织的 MRI。

【体内过程】为葡甲胺的螯合物，体内过程与葡甲胺有关。静脉给药后很快弥散到体内各组织的细胞外液内，不在体内代谢，大部分（90%）经肾小球滤过以原药排出，少量经胃肠道随粪便排出。可通过受损的血脑屏障进入病变组织。少量可分布进入乳汁。半衰期约为 1.6 小时。血液透析可消除。

【用法用量】静脉注射，0.05~0.1mmol/kg，应在 2 分钟内注射完毕。

【不良反应】①显著低于碘造影剂。有轻微的一过性头痛（8.7%）。②其次为注射部位的冷感，或热感、恶心、呕吐、味觉障碍、头晕。③注射部位烧灼感、局部水肿、乏力、胸闷、局部淋巴结炎、低血压。④腹痛、胸痛、流涎、焦虑、惊厥、喉痒、咳嗽、皮疹、口干、出汗、流泪等。⑤可能发生惊厥、过敏反应和休克，但罕见。⑥血清铁和胆红素一过性升高。

【相互作用】尚不清楚。

【注意事项】①应事先备好严重不良反应的抢救措施。②防止注射时药液外溢，以免引起局部组织受损。③可干扰血清铁和胆红素的浓度测定。

【规格】注射剂：20ml（0.5mol/L）。

【贮藏】遮光贮存。

吲哚菁绿 Indocyanine Green

【别名】吲哚青绿、靛花青绿、三碳菁、IC-GREEN、先甘。

【药理作用】为诊断用药。静脉注入体内后，迅速和蛋白质结合，色素不沉着于皮肤，也不被其他组织吸收。是用来检查肝脏功能和肝有效血流量的染料药。应用其波长特征，可作为眼科检查专用的眼底造影剂。

【适应证】①诊断各种肝脏疾病，了解肝脏的损害程度及其储备功能。②诊断肝硬化、肝纤维化、慢性肝炎、职业和药物中毒性肝病。③脉络膜血管造影确定疾病位置。

【体内过程】在体内无代谢产物，以原形排出。

【用法用量】①静脉注射：循环功能检查，每次 5～10mg。②清除和滞留试验：0.05mg/kg。③肝循环测定：25mg。

【不良反应】①不完全溶解时，可能发生恶心、发热、休克等反应。②个别人可有头痛、恶心、呕吐、口干、胸闷、出汗和瘙痒症状。

【相互作用】胆囊造影剂、利胆剂、利福平、抗痛风剂可造成本试验误差。

【注意事项】①为防止过敏性休克，要充分问诊，对过敏性体质者慎重使用。用药前应预先备置抗休克急救药及器具，注射后要注意观察有无口麻、气短、胸闷、眼结膜充血、水肿等症状，一旦发生休克反应立即中止试验，迅速采取急救措施，如输液，给予升压药、强心药、副肾皮质激素，吸氧，人工呼吸等。②一定要用附带的灭菌注射用水溶解，并使完全溶解。不得使用其他溶液如 0.9%氯化钠注射液等。可用注射器反复抽吸、推注，使其完全溶解后，水平观察玻璃壁确证无残存不溶药剂，方可使用。③临用前调配注射液，已溶解的溶液不能保存再使用。④请患者早晨空腹、仰卧位、安静状态下进行该项试验检查。脂血症、乳糜血对本试验有影响。水肿、消瘦、肥胖及失血过多的患者可产生测定值的误差。⑤本试验对甲状腺放射性碘摄取率检查有影响，应间隔 1 周以上再检查。

【规格】注射剂（冻干粉）：25mg，附带溶剂 10ml。

【贮藏】贮于 15～25℃。

氙 [^{133}Xe] 注射液 Xenon [^{133}Xe]

【药理作用】^{133}Xe 为一种放射性惰性气体，不参与体内的代谢过程，适合于肺功能测定。^{133}Xe0.9%的氯化钠注射液自肘静脉注射后，立即用γ照相机动态摄影，可见右心像和肺灌注像，直至两肺完整显像，然后进入肺通气像，^{133}Xe 变成气体自毛细血管逸出至肺泡内，随呼吸排出体外。

【适应证】①肺灌注显像剂。②测定肺血流量及肺功能。③鉴别肺栓塞和 COPD。

【体内过程】^{133}Xe为惰性气体，化学性质不活泼，在血浆及水中溶解度很低。它不与血中蛋白等物质结合，不参与代谢。由于其脂溶性，细胞膜对^{133}Xe不起屏障作用，它可以自由穿过、扩散，均匀分布在肺、脑等组织中。静脉注射后迅速通过肺部，由肺泡中排出。颈动脉内注入后其能够自由通过血脑屏障扩散至脑组织内，然后再通过血脑屏障自由返回至血液循环中。

【用法用量】肘静脉注射，每次 111～370MBq，立即进行显像检查。

【不良反应】【相互作用】尚不清楚。

【注意事项】严重肺动脉高压及血管床极度受损的患者，最好采用 [^{133}Xe] 注射液，它不会阻断肺毛细血管，比较安全，禁用放射性颗粒物质的患者可接受进行此项检查。

【规格】注射剂：37～740MBq。

【贮藏】密封于铅罐中室温贮存。

邻碘 [^{131}I] 马尿酸钠 Sodium Iodohippurate [^{131}I]

【别名】^{131}I-OIH。

【药理作用】在体内通过肾小管吸收，从尿中排泄，用仪器扫描能使肾脏显影，或测定在肾内的动态曲线，判断两侧肾脏的血流、分泌及排泄功能。

【适应证】①肾脏扫描。了解尿路是否畅通，判断肾脏的位置、大小及形态是否正常。②测定肾有效血浆流量。

【体内过程】静脉注射后，立即随血流进入肾脏并迅速被肾脏清除。其中 80%由肾小管分泌，无重吸收，20%由肾小球滤过，通过肾单位的本品经集合管随尿液冲刷至肾盏及肾盂，经输尿管排入膀胱，静脉注射后 30 分钟，随尿排泄本品的量可达注入量的 70%。

【用法用量】①肾脏扫描：静脉注射 3.7～11.1MBq，立即进行检查。②肾功能测定：静脉注射，每次 370MBq。

【不良反应】同碘 [^{131}I] 人血清白蛋白。

【相互作用】尚不明确。

【注意事项】检查前患者排空膀胱。

【规格】注射剂：37MBq，111MBq，185MBq，370MBq。

【贮藏】置铅容器内，在 2～10℃密闭保存。铅容器表面辐射水平应符合规定。

枸橼酸镓 [⁶⁷Ga] Gallium [⁶⁷Ga] Citrate

【药理作用】 ⁶⁷Ga 能在许多软组织肿瘤部位及炎症组织内浓聚，其浓聚程度与细胞活性有关，增殖活跃的肿瘤细胞浓聚多，坏死的癌组织内浓聚少，可作为肿瘤阳性显影剂。

【适应证】 主要用于肺、肝、乳腺、脾及淋巴系统肿瘤诊断。

【体内过程】 静脉注射后，⁶⁷Ga 大部分与血浆蛋白结合，特别是与血浆中的运铁蛋白、肝球蛋白及白蛋白结合。半衰期为 162～850 小时，静脉注射后 1 天，⁶⁷Ga 自肾脏排泄约 12%，以后随粪便排泄较明显，为 10%～15%。注入量的 1/3 在第 1 周内排出体外；1/3 分布在肝（6%）、脾（1%）、肾（2%）、骨骼和骨髓（24%）；其余 1/3 聚集在软组织内（34%）。另外，唾液腺、泪腺及鼻咽部也可见到放射性浓聚现象，其他脏器如肾上腺、肠道及肺部浓聚亦较高。妇女妊娠或哺乳期，可见乳腺有放射性浓聚，哺乳期妇女的乳腺含 ⁶⁷Ga 量比非哺乳期者高 4 倍。

【用法用量】 静脉注射，每次 74～185MBq，用药后 24～72 小时进行显像检查。

【不良反应】 常见恶心、呕吐。

【相互作用】 ①硝酸镓、化疗及血液透析影响骨摄取。②苯巴比妥、右旋糖酐铁及铁缺乏症影响肝摄取。③硫代二苯胺、溢乳及男性女型乳房影响乳腺摄取。④淋巴管造影剂影响淋巴摄取。⑤顺铂、博来霉素、长春碱、多柔比星影响胃、肾脏摄取。⑥克林霉素及假膜性结肠炎影响结肠摄取。⑦外科病变、放射治疗影响软组织摄取。⑧长春碱、盐酸氮芥、泼尼松治疗 5～7 个月及恶性肿瘤都可有较多滞留。

【注意事项】 ①胃、肝、脾、肾等正常组织也能浓集 ⁶⁷Ga，有时能掩盖这些部位的肿瘤病灶，对诊断有一定影响。②化脓性炎症病灶亦有浓集 ⁶⁷Ga 的作用，出现假阳性结果。③用药后 24 小时可给予缓泻药，以排出大便中的放射性物质，减少对肠道的放射性照射。

【规格】 注射剂：185MBq，370MBq，740MBq。

【贮藏】 置于铅容器内，密闭保存。铅容器表面辐射水平应符合规定。

氟 [¹⁸F] 脱氧葡糖 Fludeoxyglucose [¹⁸F]

【别名】 FDG。

【药理作用】 是放射性标记的葡萄糖类似物，静脉给药后，迅速分布于全身各器官。通过与葡萄糖相同的转运载体 Glut-1 转运进入细胞，在胞质内经己糖激酶Ⅱ催化生成 6-磷酸-FDG 后，与葡萄糖代谢途径不同的是，其不被果糖-1-激酶识别和催化，无法生成相应的二磷酸己糖参加有氧和无氧糖代谢，而是停留、聚集在胞质里。

【适应证】 ①肿瘤正电子发射断层成像（PET），评估疑似或确诊病例肿瘤的恶性程度。②冠状动脉疾病和左心室功能不全 PET。与其他心肌灌注显像联用，评估左心室功能不全病例左心室的心肌活性与心肌收缩功能的可恢复性。③确定与不正常葡萄糖代谢相关的癫痫患者的癫痫病灶。

【体内过程】 静脉注射后，血中放射性 [¹⁸F] 以三指数模型被清除，半衰期分别为 0.2～0.3 分钟、10～13 分钟和 80～95 分钟，在心肌中的清除需 96 小时以上，在肝、肺和肾中清除快，并大多以原药随尿液排出，不能被肾小管重吸收。注射后 33 分钟，尿中放射性 [¹⁸F] 为注射剂量的 3.9%，膀胱中放射性 [¹⁸F] 在注射后 2 小时为注射剂量的 20.6%。与血浆蛋白的结合程度尚不明确。

【用法用量】 ①静脉注射给药：一般情况下，空腹给予将增加脑、肿瘤对本品的摄取，所以患者应在检查前禁食 4～6 小时。对于检查心肌而言，可根据检查目的采用禁食或进食糖负荷条件下给药。②推荐剂量：对成人（70kg）可给予 185～370MBq（5～10mCi），最大剂量为 10mCi。本品的最佳给药速度和安全剂量的上限尚无定论。两次给药时间间隔应长至足以使先前的给药衰变。儿童推荐剂量为 2.6mCi。

【不良反应】 偶见一过性低血压、低血糖、高血糖、一过性碱性磷酸酶升高。

【相互作用】 尚不明确。

【注意事项】 ①注射前一般要求至少禁食 4～6 小时或以上（除水和治疗用药外），以减少人体正常组织器官的葡萄糖生理利用（如心脏、肌肉等），并保证肿瘤组织对本品的优先摄取。如果怀疑患者心脏周围存在原发性癌症或关键性的转移病症，可建议患者禁食 12 小时以上，以减少心肌摄取的可能性。高血糖水平不仅会降低肿瘤组织对本品的摄取率，而且会增加正常组织（如肌肉、心脏等）对本品的生理性摄取和利用，因此在注射时要使患者的空腹血糖浓度在正常范围内。注射 20 分钟后，患者可适量饮水。②若必要，可在注射前采用指尖采血一次法测定患者血糖。血糖水平在 120mg/dl 以下为最佳，若＞150mg/dl，则考虑应用胰岛素。但一般情况尽量不用胰岛素，因为胰岛素会引起肌肉摄取增加，增加本底噪声，对肿瘤病变的检出有一定影响，糖尿病患者血糖水平必须稳定至少 2 天。③注射前后，嘱咐患者尽量保持放松体位和静息状态，避免不必要的运动和言谈。④如疼痛必须用药者，PET 检查前应继续用药，预约 PET 检查时应向患者说明携带检查当日所需的镇痛药。⑤一般取病灶的对侧上肢静脉或下肢静脉作为注射点。上肢置有静脉导管者，也应取对侧上肢静脉或下肢静脉作为注射点。⑥诊断癫痫时，儿童推荐剂量为低于 96.2MBq（2.6mCi）。

【规格】注射剂：0.37～3.7GBq/ml（10～100mCi/ml）。

【贮藏】贮于 25℃。短程携带允许 15～30℃，密闭于铅容器中，安瓿应直立放置。

高锝［^{99m}Tc］酸钠 Sodium Pertechnetate［^{99m}Tc］

【药理作用】①高锝酸根离子（^{99m}TcO$_4^-$）的半径和电荷与 I$^-$相同，进入体内后能迅速地在细胞外液中分布，并积聚于甲状腺、唾液腺、脉络丛及胃黏膜。正常状况下，^{99m}TcO$_4^-$不能透过血脑屏障进入脑组织，故正常脑组织中放射性浓度很低，扫描图像上呈放射性空白区或稀疏区。当脑部病变时，血脑屏障受到破坏，^{99m}TcO$_4^-$可透过血脑屏障而在病灶部位浓集，扫描图像上显示为异常放射性浓聚区。②可以标记多种化合物，标记后的化合物体内过程取决于被标记化合物的特性，^{99m}Tc 仅为示踪作用。

【适应证】①诊断脑瘤、硬膜下血肿、脑脓肿。②诊断甲状腺内外肿块，估计甲状腺重量。③诊断唾液腺肿块性质、异位唾液腺。④梅克尔憩室显像，此病多发生在回盲部，为一种胃黏膜异位症。若回盲部或脐周围出现固定的放射性浓聚区，可诊断此病。

【体内过程】口服后由胃肠吸收进入血液，1～3 小时达高峰。其蛋白结合率高（75%的血浆放射性结合不牢固）。半衰期在血液中为10分钟时，在脑脊液中小于1小时；血液中为6小时，脑脊液则为11～12小时。静脉注射后，脑脊液中本品的达峰时间为3.5小时，半衰期 α 相和 β 相分别为25分钟和200分钟，大部分经肾排出。

【用法用量】①脑显像：静脉注射每次 370～740MBq，用药后 30 分钟即可显像检查。②甲状腺显像：静脉注射每次 37～111MBq，用药后 30 分钟即可显像检查。③唾液显像：静脉注射每次 37～111MBq，用药后 30 分钟即可显像检查。④梅克尔憩室显像：静脉注射每次 185～370MBq，用药 1 小时内可多次显像检查。

【不良反应】无明显不良反应。

【相互作用】尚不明确。

【注意事项】①脑显像检查前 1 小时口服高氯酸钾 400mg，以减少脉络丛、唾液腺和甲状腺对 ^{99m}TcO$_4^-$的摄取。②甲状腺显像时，若显示无功能结节，为避免误诊，应再做 1 次［^{131}I］显像。

【规格】注射剂：3.7GBq，7.4GBq，18.5GBq，29.6GBq，37GBq。

【贮藏】置铅容器内，密闭保存。铅容器表面辐射水平应符合规定。

铬［^{51}Cr］酸钠 Sodium Chromate［^{51}Cr］

【药理作用】与红细胞混合，能迅速进入红细胞，并在红细胞内还原成 ^{51}Cr^{3+}，并形成稳定的 ^{51}Cr 红细胞。^{51}Cr^{3+}不能穿过红细胞膜，但易与血浆蛋白结合。故将一定量的 ^{51}Cr 红细胞和 ^{51}Cr 血浆蛋白注入静脉后，可利用稀释法原理分别测定红细胞容量和血浆容量。另外可通过观测 ^{51}Cr红细胞或 ^{51}Cr 血小板在循环血液中的清除速率，测定红细胞和血小板的寿命，此外，脾脏网状内皮细胞具有选择性摄取和破坏受损红细胞的功能，因此 ^{51}Cr 红细胞热变性后能在脾脏积聚，通过扫描而使脾脏显影。

【适应证】①脾脏显影。②测定血循环中的红细胞容量和红细胞、血小板寿命。

【体内过程】静脉注射后，10 分钟在全身循环血液中均匀分布，主要分布于肾、膀胱，给药 3 小时内几乎注射量的 80%从血中清除，经肾随尿排出体外，而心、肺、肝、胃、肠等脏器均不保留放射性 ^{51}Cr。未结合的 ^{51}Cr^{3+}随尿排泄。正常人随粪便每天约排泄 1%。

【用法用量】①脾脏显影：静脉注射每次 5.55～9.25MBq。②测定红细胞容量：静脉注射每次 1.11～1.85MPq。③测定红细胞、血小板容量：静脉注射，每次 3.7～14.8MBq。

【不良反应】无明显不良反应。

【相互作用】尚不明确。

【注意事项】孕妇禁用，儿童慎用。

【规格】注射剂：37MBq，185MBq。

【贮藏】置铅容器内，密闭保存。铅容器表面辐射水平应符合规定。

氯化亚铊［^{201}Tl］ Thallous［^{201}Tl］Chloride

【药理作用】Tl^+与 K^+有相似的生物学特性，能被正常的心肌细胞选择摄取，而在供血不良、坏死或有瘢痕形成的心肌处，由于摄取不良出现显影缺损。^{201}Tl 在心肌的分布是一个动态过程，正常心肌于运动的高峰时，摄取 ^{201}Tl 最多，随后从心肌清除，放射性逐渐减少，3 小时后达到平衡；缺血心肌由于局部血流减少，运动高峰时 ^{201}Tl 的摄取也减少，故表现为局部病灶呈放射性稀疏或缺损区。由于缺血心肌 ^{201}Tl 清除明显减慢，故 3～4 小时再显像时，局部放射性强度可能与正常心肌接近，表现为放射性再"充填"，这是心肌缺血的特点，而梗死或瘢痕组织对 ^{201}Tl 无摄取功能，运动中和运动后均表现为放射性缺损区。

【适应证】①心肌梗死和心肌缺血的诊断和定位。②冠状动脉旁路移植术后的随诊等。

【体内过程】静脉注射后，主要浓聚于心肌和肾脏。心肌浓聚过程迅速，注射后5分钟已达最高水平，30分钟内迅速减少。肾脏在静脉注射后5分钟至48小时内，摄取率明显高于其他脏器。主要通过肾脏排出。

【用法用量】①静脉注射每次 74～185MBq。②用药后 5～10 分钟开始进行各体位心肌平面显像及断层显像，以获得负荷时图像，休息 3～4 小时后再进行上述检查，以获得静息图像。

【不良反应】可见过敏反应，表现为呼吸困难、低血压，需要紧急治疗。

【相互作用】尚不明确。

【注意事项】如发生变色或沉淀，应停止使用。

【规格】注射剂：185MBq，370MBq，740MBq。

【贮藏】密封于铅罐中室温贮存。

碘［^{131}I］化钠 Sodium［^{131}I］Iodide

【别名】Hicon。

【药理作用】①碘能被甲状腺摄取，参与甲状腺素的合成。可测出甲状腺摄取放射性碘的数量及甲状腺摄取和分泌的速度，从而了解甲状腺功能。同时碘的放射性核素衰变时会发出γ射线，

释放的能量能被功能亢进的甲状腺组织吸收，在电离辐射的作用下发生变性坏死，最后被结缔组织代替，从而达到治疗目的。由于γ射线在甲状腺内的射程仅几毫米，一般不至于损伤甲状腺周围组织。②标记的各种单克隆抗体可检测恶性肿瘤。

【适应证】①确定甲状腺大小、位置、形态；鉴别颈部肿块的性质；寻找甲状腺癌转移病灶。②诊断各种甲状腺疾病。③治疗甲状腺功能亢进症、甲状腺癌转移病灶。

【体内过程】在正常情况下，口服后 3～6分钟，即开始被胃肠道所吸收，1 小时后可吸收75%，3 小时以后则几乎全部被吸收。一般成年人每天自胃肠道吸收的碘化钠为 100～300μg。被吸收后进入血液内，正常人的甲状腺能摄取10%～25%，甲状腺内碘量约占全身总碘量的 1/5（约 8mg）。口服 24 小时后，甲状腺内的有效半衰期为 7.6 天。大部分碘随尿排出体外。

【用法用量】①甲状腺扫描：口服，每次1.85～3.70MBq（50～100μCi）。口服后 6 小时检查。②甲状腺功能测定：空腹口服，每次 74～185kBq（2～5μCi）。③治疗甲状腺功能亢进：口服，每次 370～555MBq（10～15mCi）。如果需要可在 2～3 个月后再服 1 次。④治疗甲状腺癌转移灶：口服，每次 3700～5550MBq（100～150mCi）。

【不良反应】①少数患者可出现恶心、呕吐、腹泻、口干等放射性胃肠道反应，甲状腺功能亢进的患者可出现永久性甲状腺功能低下症。②转移病灶部位疼痛。③常出现轻微骨髓抑制。

【相互作用】尚不明确。

【注意事项】①扫描检查前禁碘（包括含碘食物和药物）和影响甲状腺功能的药物。②用药患者必须隔离，直到体内存留量低于 370MBq 后，方可解除隔离。③用药患者的尿液应收集在专门容器内，待衰变到一定程度后稀释排放。

【规格】①胶囊剂：333kBq。②口服液：925MBq，1850MBq，3700MBq，7400MBq。

【贮藏】置铅容器内，密闭保存。铅容器表面辐射水平应符合规定。

锝［^{99m}Tc］双半胱乙酯 Technetium［^{99m}Tc］Bicisate

【别名】^{99m}Tc-ECD、^{99m}Tc 比西酯。

【药理作用】为脂溶性化合物，易通过血脑

屏障，静脉注射后可迅速被脑组织摄取。其沉积和潴留在脑组织的量与血流量成正比，灰质/白质摄取值为 4.5:1。注射后 5 分钟，脑摄取达注射剂量的 6.5%。放射性药物按双指数方式从脑中清除，半衰期分别为 1.3 小时和 42.3 小时。在脑中的滞留是由于其脂基在神经元水解成酸，成为非扩散的化合物（一价酸和二价酸）。

【适应证】 ①各种脑血管性疾病（梗死、出血、短暂性缺血发作等）。②癫痫和痴呆等疾病的脑血流灌注显像。

【体内过程】 静脉注射后迅速从血中清除，注射后 2 小时和 4 小时血中的放射量分别是注射后 1 分钟的 28.5% 和 2.8%。在脑中聚积快，静脉注射后 1 分钟达峰值，5 分钟后有 5%～8% 定位于脑组织内，10 分钟稳定，15 分钟下降 10% 左右，45 分钟时脑定位率仍达 7.4% 左右。未进入脑的经肝、肾代谢成为水溶性物质，从肾脏排泄。

【用法用量】 静脉注射。成人一次用量为 370～740MBq，最大注入量不得过 5ml。儿童酌减。

【不良反应】 ①偶见面部轻度潮红，可自行消退。②其他少见的不良反应有心绞痛、呼吸困难、幻觉、高血压、皮疹、激动或焦虑、眩晕、头晕、恶心、嗜睡和嗅觉倒错等。

【相互作用】 尚不明确。

【注意事项】 ①限一次使用。②如发生浑浊、变色或沉淀，应停止使用。③声光等刺激及思维活动可引起相应部位血流量的改变，因此，检查前后应保持安静状态，避免声、光等的刺激。

【规格】 注射剂：用前按所需剂量配制。

【贮藏】 置铅容器内，密闭保存。铅容器表面辐射水平应符合规定。

锝［^{99m}Tc］甲氧异腈　Technetium［^{99m}Tc］Methoxy Isobutyl Isonitrile

【别名】 锝［^{99m}Tc］司它比。

【药理作用】 ①心肌摄取为被动扩散过程，被动摄取的过程与药物的膜通透性和血管床的表面积有关。心肌的摄取决定于心肌的血流量和线粒体的功能。心肌的潴留机制仍未完全明了。心肌内的分布基本上与氯化亚铊 ^{201}Tl 一致，存在于有活性的心肌内，梗死的部位无聚集。应激试验（运动或药物扩张血管）下的浓聚主要与心肌血流量有关，因此，缺血（如狭窄血管的供应部位）浓聚较少。②甲状旁腺及甲状腺显像的肿瘤

定位的详细机制仍不清楚。^{99m}Tc 被动性地通过细胞膜，主要定位于细胞质和线粒体内，因为癌细胞的代谢率增加，因此可增加细胞内的浓聚。甲状腺功能亢进时，血流量及线粒体数目增多，故聚集于肿大的甲状腺内。

【适应证】 ①冠状动脉疾病（心肌缺血、心肌梗死）的诊断与鉴别诊断，并指导治疗，有助于了解溶栓治疗后的效果。②采用门电路控制显像软件，可同时测定全心和局部射血分数，评估局部室壁运动，较全面地了解心脏功能。③甲状旁腺增生成腺瘤的定位诊断及甲状腺癌（如髓样癌、淋巴瘤、Hurthle 细胞癌）的定位诊断。

【体内过程】 静脉注射后，血液内清除迅速，半衰期为 4.3 分钟（静态）。注射后 5 分钟约 8% 的注入剂量潴留在血液循环内，心肌内 ^{99m}Tc 在静脉给药 1.5 小时及 6 小时后，分别占全身剂量的 4% 和 2%。正常心肌的浓聚主要与血流量成正比，无再分布现象。注药后 1 小时，心/肺值大于 2.5，心/肝值大于 0.5，主要从肝胆排泄。在鉴别心肌缺血和梗死及负荷试验时，必须进行两次注射。静息状态注射后，在心肌和肝脏的生物半衰期分别为 6 小时和 30 分钟，负荷试验时心肌和肝脏中的生物半衰期分别为 3 小时和 28 分钟。

【用法用量】 ①静脉注射 370～1110MBq（10～30mCi）。②心肌显像时如用一天法检查可以区别缺血和梗死，第一次检查用小剂量 259MBq（7mCi）做静息显像，2 小时后再注射高剂量 925MBq（25mCi）做负荷试验，所得结果与两天法相似。儿童用量酌减。

【不良反应】 ①出现口中腈臭味，伴口苦。②偶有面部潮红，但均自行消退。③第二次注射后 2 小时偶见较重过敏反应，包括呼吸困难、低血压、心悸、无力与呕吐。

【相互作用】 尚不明确。

【注意事项】 ①应使用新鲜的锝［^{99m}Tc］发生器洗脱液制备。②负荷显像时必须有心脏内科医师在场，并备急救措施。③如发生浑浊、变色、沉淀应停止使用。④在鉴别心肌缺血和梗死的负荷试验时，必须进行两次注射。⑤做运动和双密达莫负荷显像时必须与心脏内科医师共同进行，并备急救措施。⑥最佳显像时间为注射后 60～90 分钟。⑦限一次性使用。

【规格】 注射剂：用前按所需剂量配制。

【贮藏】 置铅容器内，密闭保存。铅容器表

面辐射水平应符合规定。

锝[^{99m}Tc]亚甲基二膦 Technetium[^{99m}Tc] Methylene Diphosphonate

【别名】^{99m}Tc-MDP。

【药理作用】能亲和骨骼的无机质部分。当出现肿瘤、炎症、骨折等病变时，由于病灶血供增加、代谢加快、成骨细胞活跃和新骨形成，病变局部会显示为异常放射性浓聚区。

【适应证】为骨显像剂。①诊断外伤性骨折、骨骼炎症、代谢性骨病、骨肿瘤等。②监测移植骨的存活情况。

【体内过程】静脉注射后 3 小时骨骼内的聚集量可达到峰值，为注射剂量的 40%～50%，并持续 2 小时以上，在骨的半衰期约 24 小时。软组织内的聚集量于 30 分钟达到峰值，然后逐渐下降，因此，最理想的显像时间为静脉注射后 3 小时左右。它与血浆蛋白和红细胞结合少，加速了尿排泄与骨骼摄取，增加了骨骼/软组织值。注射后 3～6 小时随尿排出 50%以上，基本不经肠道排泄。

【用法用量】静脉注射每次 740～110MBq，注射用药后 2～3 小时检查。

【不良反应】偶有发生一过性皮疹，但程度轻微，不必处理。

【相互作用】①[^{99m}Tc]发生器洗脱液中的铝离子、药盒中亚锡过多，能影响肾脏、肝脏、脾脏对本品的摄取。②长春新碱、环磷酰胺、氢氧化铝、硫酸业铁、转移癌、胃癌、多囊性疾病、肾梗阻疾病、血清 pH 碱性、血钙增高及外科病变等能影响骨的摄取。③维生素 D$_3$、血管钙化性疾病、室壁瘤、心肌梗死、不稳定型心绞痛等能影响心脏吸收。④氢氧化铝、硫酸亚铁、葡萄糖酸亚铁、血钙增高症、血清铁增高症、非钙化性肝脏淀粉样变性、转移性疾病、原发性肿瘤、血清 pH 碱性及外科病变可影响肝脏摄取。⑤剧烈运动、外科病变能影响肌肉摄取。⑥原发性癌、男性女型乳房可影响乳腺摄取。⑦氢氧化铝、镰状细胞贫血、霍奇金淋巴瘤及外科病变可影响脾脏摄取。⑧维生素 D$_3$、右旋糖酐铁、碘化物抗菌药及钙化淀粉样变性能影响软组织摄取。

【注意事项】①因本品由泌尿道和肠道排泄，故扫描检查前需清洁灌肠并排空膀胱，以减少因膀胱内具放射性而掩盖盆腔骨骼病变的可能。②使用后，鼓励患者多饮水，以加速被骨骼吸收的放射性药物的清除。③判定骨骼病变不是根据局部示踪剂浓聚量的绝对值大小，而是根据与相应健康部位或其邻近正常骨骼相比较对照。

【规格】注射剂：按所需剂量制备。

【贮藏】置铅容器内，密闭保存。铅容器表面辐射水平应符合规定。

锝［^{99m}Tc］依替菲宁 Technetium［^{99m}Tc］Etifenin

【别名】^{99m}Tc-EHIDA。

【药理作用】无生理作用。静脉注射后迅速被肝细胞吸收，随即分泌进入毛细管，经胆总管排进肠道。在这一过程中，持续动态观察，就可以了解到肝胆系统各部位的功能情况、形态和胆管是否畅通。

【适应证】可作为肝胆显像剂。①急性胆囊炎的诊断。②黄疸的鉴别诊断。③先天性胆管系统病变的诊断（如先天性胆管闭锁、胆管畸形、异位胆囊）。④慢性胆囊炎、胆结石的辅助诊断。

【体内过程】静脉注射后迅速被肝细胞摄取，正常人静脉注射后血液中的清除为双指数曲线，血浆清除半衰期 α 相和半衰期 β 相分别为 0.93 分钟和 57.47 分钟。3～5 分钟肝脏清晰显影，左、右肝管于 5～10 分钟后显影，15～30 分钟胆囊、胆总管及十二指肠开始出现放射性，充盈的胆囊在胆囊收缩后或脂肪餐作用下迅速收缩，肝影于 10～20 分钟逐渐消退，在正常情况下，胆囊及肠道显影均不迟于 60 分钟。本品可迅速经胆道和肠道排出，在注射后 30 分钟注入量的 60%～70%排泄至小肠，注射后 2 小时，70%～80%排泄至大肠内。3 小时经尿排出 6%左右。血清胆红素增高时，半排期将延长，肝脏摄取的高峰时值后延，经胆汁排出率减少，经尿排出的比重增高。

【用法用量】①每次静脉注射 185～370MBq（5～10mCi）。注射后 5 分钟、10 分钟、15 分钟、20 分钟、25 分钟、30 分钟、45 分钟和 60 分钟各采集图像 1 次。必要时，可延迟至 2～24 小时。②正常肝脏清晰显影时间＜10 分钟，胆囊及胆总管显影＜30 分钟，肠出现放射性＜60 分钟。

【不良反应】未见明显不良反应。

【相互作用】尚不明确。

【注意事项】①当血清胆红素＞205μmol/L 时，很难显影，黄疸鉴别诊断有时需延迟影像，甚至延迟 24 小时以上。②孕妇禁用。③药液变色或浑浊，不应使用。

【规格】注射剂：按所需剂量制备。

【贮藏】置铅容器内，密闭保存。铅容器表面辐射水平应符合规定。

锝［99mTc］焦磷酸盐 Techmetium［99mTc］Pyrophosphate

【药理作用】静脉注射后，放射性浓集于骨骼、心肌梗死组织。

【适应证】主要用于骨显像，也用于急性心肌梗死病灶显像。

【体内过程】静脉注射后血液的清除为双指数模型。指数 II 的血液清除是由于骨骼的摄取，半衰期为 13.6 分钟。指数 I 的血液清除是由于泌尿系的排泄，半衰期为 380 分钟。注射后 2 小时，肾脏内的滞留量为 2.6%，软组织的滞留量少于 0.6%。骨骼内的放射性为 12.9%（相当于注射剂量的 40%～50%）。急性心肌梗死时，每 1g 梗死组织的摄取量为 0.01%～0.02%。与血浆蛋白的结合率为 84.3%，但结合不牢固，很易与蛋白质解离，迅速被骨骼摄取。血浆蛋白放射性的大部分结合在球蛋白部分。注射后 4 小时，血液放射性为 9.5%，尿为 31.7%，骨骼及其他组织为 58.8%，24 小时尿排泄给药量的 40%。

【用法用量】①骨显像：静脉注射，370～740MBq（10～20mCi）。②急性心肌梗死阳性显像：静脉注射 370～740MBq（10～20mCi）。儿童用量酌减。

【不良反应】偶有皮疹、瘙痒、荨麻疹等过敏反应。

【相互作用】尚不明确。

【注意事项】药液浑浊或变色，不能使用。

【规格】注射剂：按所需剂量制备。

【贮藏】置铅容器内，密闭保存。铅容器表面辐射水平应符合规定。

锝［99mTc］聚合白蛋白 Technetium［99mTc］Albumin Aggregated

【别名】99mTc-MAA。

【药理作用】经静脉注射后，随血流灌注到肺，绝大部分被肺小动脉和毛细血管捕获，分布取决于颗粒大小，1～10μm 颗粒将被网状内皮系统所吞噬，10～90μm 颗粒暂时被肺小动脉或毛细血管捕获，从而实现肺灌注显像。

【适应证】①肺灌注显像。②肺梗死及肺疾病的诊断和鉴别诊断。

【体内过程】①静脉注射后，90%以上的颗粒阻留在肺毛细血管网络中。大部分首次通过肺时从血中清除。滞留在肺中的颗粒，由于呼吸运动，颗粒降解，通过肺毛细血管进入体循环，被网状内皮系统清除。有效半衰期为 3.9～5 小时。单次注射的颗粒不会产生血流动力学效应。②在 48 小时以内，50%～60%的放射性通过肾排泄，而有 1.5%～3%排入乳汁。

【用法用量】静脉注射，每次注射的颗粒数应控制在 20 万～120 万，儿童酌减，一般不超过 50 万。放射性活度应为 37～111MBq。

【不良反应】①可能出现过敏反应。②皮肤发绀（紫色）、肺部紧缩感、喘息或呼吸困难。③面部潮红。④出汗增多或恶心较少见。

【相互作用】尚不明确。

【注意事项】①如颗粒分散不均匀，颗粒结集成絮状，应停止使用。②静脉注射必须缓慢，患者取仰卧位，遇有不良反应应停止注射。③静脉注射时不应抽回血，以免在注射器内形成血栓，影响肺部显像结果。④注射前 15 分钟，患者应休息、吸氧，以减少肺血管痉挛。

【规格】注射剂：用前按所需剂量配制。

【贮藏】置铅容器内，密闭保存。铅容器表面辐射水平应符合规定。

22.2 其他

卡介菌纯蛋白衍生物 Purified Protein Derivative of BCG（BCG-PPD）

【药理作用】系由卡介菌培养物中提取的蛋白制剂，经皮内试验后，对已接种卡介苗或曾受结核菌感染者可引起特异性局部皮肤过敏反应（迟发型超敏反应）。

【适应证】①结核病的临床诊断。②卡介苗接种对象的选择。③卡介苗接种后机体免疫反应的监测。

【体内过程】尚无参考资料。

【用法用量】吸取 0.1ml（5IU），采用孟都氏法注射于前臂屈侧皮内。于注射后 72 小时检查注射部位反应。测量应以硬结的横径及纵径的毫米数计算。反应平均值直径应不低于 5mm 为阳性反应。凡有水疱、坏死、淋巴管炎者均属强阳性反应，应详细注明。

【不良反应】一般无不良反应。①曾患过重结核病者或过敏体质者，局部可出现水疱、浸润或溃疡，可出现不同程度的发热，一般能自行消退或自愈。②偶有严重者可用作局部消炎或退热处理。

【相互作用】尚不明确。

【注意事项】开启后应在30分钟内使用。

【规格】注射剂：1ml。每1人次剂量为含本品0.1ml（5IU BCG-PPD）。

【贮藏】遮光，贮于2～8℃下。

二甲硅油 Dimethicone

【别名】艾普米森、西甲硅油、Simethicone。

【药理作用】①为一种稳定的表面活性剂，可改变消化道中存在于食糜和黏液内的气泡的表面张力，并使之分解。释放出的气体就可以被肠壁吸收，并通过肠蠕动而排出。②本品的作用是纯粹的物理性作用，没有涉及化学反应，而且其为药理学和生理学惰性物质。并不从肠道被吸收，因此，本品不可能产生全身毒性。大鼠的亚急性毒性实验表明没有毒性作用。

【适应证】①治疗由胃肠道中聚集了过多气体而引起的不适症状，如腹胀等，术后也可使用。②可作为腹部影像学检查的辅助用药（如X线、超声、胃镜检查）及作为双重对比显示的造影剂悬液的添加剂。③消除急性肺水肿时的缺氧状态。

【体内过程】口服给药后，不被吸收，经过胃肠道转运后又以原药的形式排出。

【用法用量】

（1）片剂：口服100～200mg，每天3次，嚼碎服。

（2）乳剂：①婴儿，1ml（相当于25滴）混合到瓶装食物中，喂乳前或喂乳后喂服。②1～6岁儿童，每天3～5次，每次1ml（相当于25滴）乳剂。③6～14岁儿童，每天3～5次，每次1～2ml（相当于25～50滴）乳剂。④青年人和成年人，每天3～5次，每次2ml（相当于50滴）乳剂。⑤可在就餐时或餐后服用，如果需要，亦可睡前服用。治疗的周期取决于病程的进展。如果需要，亦可长期服用。手术后亦可使用。⑥显像检查：准备检查前一日服用3次，每次2ml（共50滴）乳剂。检查当日早晨服用2ml（共50滴）乳剂，或遵医嘱服用。⑦用作造影剂混悬液的添加剂：1L造影剂内加入4～8ml乳剂，双重对比X线造影术。⑧乳剂使用前应摇匀，将药瓶倒置，药液即可滴出。乳剂不含糖，因此，亦适用于糖尿病患者和营养障碍者。

（3）辅助抢救急性肺水肿可用气雾剂。使用时将药液倒置，距患者口鼻约15cm处，揿压瓶帽，在吸气时（或呼气终末时）连续喷入，或与给氧同时进行，直至泡沫减少、症状改善。必要时可反复使用。

（4）散剂：①胃镜检查，在喷射麻醉剂前，口服或灌注本品0.5%～1.0%的水悬液30～50ml半小时完成镜检。在内镜检查中，如仍有黏液，可经孔道物质注入。②胃肠气钡双重对比检查，在服用产气粉后，服用含本品0.2%～0.4%的硫酸钡混悬液，服后2～5分钟完成摄片。③结肠气钡双对比灌肠，在硫酸钡混悬液中按0.2%～0.4%加入本品，进行双重造影法灌肠，当气钡充盈全结肠后进行摄片。④本品水悬液用散剂新鲜配制，并应于3天内用完。

【不良反应】用药后可能出现软便、胃不适、腹泻、腹痛、呕吐、恶心、胃胀、食欲缺乏等不良反应。偶尔可能出现头痛。

【相互作用】尚不明确。

【注意事项】①对非气性腹胀（如消化不良）无效。②气雾剂瓶外的防护套为防胀裂用，切勿撕下。温度过低不易喷出，可稍微加温。

【规格】①片剂：25mg，50mg（另含氢氧化铝40mg、80mg者，为分散片）。②气雾剂：18g，内含0.15g。③乳剂：30ml。④散剂：2.5g，5g。

【贮藏】①片剂和散剂：密封，在干燥处保存。②乳剂：25℃以下密闭，防冻保存。③气雾剂：应密封，贮于阴凉处。

五肽胃泌素 Pentagastrin

【别名】Gastrodiagnost、Peptavlon。

【药理作用】具有与天然胃泌素相同的药理作用，能促进胃肠蠕动，刺激胃酸、胃蛋白酶和内源因子的分泌，并促进胰腺分泌胰腺酶。促进胃酸分泌的作用相当于天然胃泌素的1/4，但强于磷酸组胺。

【适应证】①胃液分泌功能检查。②胰功能试验。

【体内过程】肌内注射后20～40分钟可出现胃酸分泌高峰。

【用法用量】皮下或肌内注射6μg/kg。

【不良反应】可引起恶心、呕吐、头晕、头痛、腹部疼挛、潮红和低血压。

【相互作用】尚不明确。

【注意事项】①对过敏及严重消化道溃疡者禁用。②有胰、肝、胆疾病者慎用。

【规格】注射剂：250μg、400μg。

【贮藏】遮光贮存。

磷酸组胺 Histamine Phosphate

【别名】磷酸组织胺、Histamine Acid Phosphate、HAP。

【药理作用】能刺激许多内分泌腺，特别是胃腺，使胃液分泌增强。此种促胃酸分泌的作用不受 H_1 受体拮抗剂的影响。此外，能刺激平滑肌特别能使细支气管收缩、小动脉和毛细血管扩张而降低血压。

【适应证】①胃液分泌功能的检查。②鉴别恶性贫血时绝对胃酸缺乏和胃癌相对胃酸缺乏。

【体内过程】口服给药，很快在胃中失活。皮下、肌内注射或静脉注射给药，产生作用快速、短暂。经甲基化和氧化代谢，其代谢产物随尿排出。

【用法用量】空腹时，皮下注射 0.25～0.5mg。每隔 10 分钟抽 1 次胃液检查。

【不良反应】注射后可有面色潮红、心率加快、血压下降、支气管收缩、呼吸困难、头痛、视觉障碍、呕吐和腹泻等副作用。

【相互作用】抗组胺药可影响本品的效果，使诊断出现假阴性。

【注意事项】①用药前须做过敏试验。如发生过敏性休克，可用肾上腺素解救。②孕妇、支气管哮喘、有过敏反应史者及老年人慎用。③应遮光保存。

【规格】注射剂：1mg。

【贮藏】遮光贮存。

第 23 章　生物制品

白喉抗毒素 Purified Diphtheria Antitoxin

【别名】精白抗、精制白喉抗毒素。

【药理作用】为破伤风类毒素免疫马血浆所制得的抗毒素球蛋白制剂。

【适应证】预防及治疗白喉。

【体内过程】未进行该项研究且暂无可靠文献参考。

【用法用量】①预防：皮下或肌内注射每次1000～2000 U。②治疗：肌内注射或静脉注射（注法见精制破伤风抗毒素），一次足量注射，单纯鼻或扁桃体白喉2万～3万U，单纯喉白喉3万～4万U，咽喉气管白喉6万～8万U，鼻、口腔、咽、喉、气管白喉8万～12万U，注射后12小时，如症状无改善，可再用同量或减量注射。

【不良反应】过敏反应，包括过敏性休克（注射后数秒钟就可能发生）和血清病（出现麻疹、发热、瘙痒、全身不适和关节痛，多于注射后7～14天发生）。

【相互作用】尚不明确。

【注意事项】①用前必须做皮试，阳性反应者用脱敏法注射（皮试及脱敏法均见精制破伤风抗毒素）。②干燥品按瓶签量加蒸馏水溶解摇匀后使用。③如不便静脉注射时，也可腹腔注射，以求速效。

【规格】①注射剂：2000U，3000U，4000U，8000U，1万U。②注射剂（粉）：1万U/g，3万U/g，4万U/g。

【贮藏】贮于2～8℃条件下。

抗狂犬病血清 Antirabies Serum Equine

【药理作用】系由狂犬病固定毒免疫马血浆所制成。

【适应证】配合狂犬病疫苗对被疯动物严重咬伤如头、面、颈部或多部位咬伤者进行预防注射。

【体内过程】未进行该项研究且暂无可靠文献参考。

【用法用量】肌内注射：按40IU/kg注入，严重者可按80～100IU/kg，在1～2天分别注射，注完后（或同时）注射狂犬病疫苗。

【不良反应】①过敏反应、过敏性休克，多于注射后几十分钟内发生，故门诊患者注射后须观察30分钟后方可离去。②血清病，可见荨麻疹、发热、淋巴结肿大、关节痛、蛋白尿等，一般于注射后7～14天发生。

【相互作用】尚不明确。

【注意事项】①注射前必须了解过敏史并进行过敏试验，有过敏反应者应在脱敏处理后才能使用（参见白喉抗毒素）。②应尽早注射，如果因某种原因抗血清的注射延迟，则在首剂狂犬病疫苗注射后8天内仍可注射；超过8天，则疫苗已能使机体产生抗体，此时，已无必要注射。③和狂犬病疫苗不可在同一部位上应用。

【规格】①注射液：400U。②注射剂（粉）：400U（用注射用水溶解）。

【贮藏】贮于2～8℃下。

精制破伤风抗毒素 Purified Tetanus Antitoxin

【别名】抗破伤风免疫血清。

【药理作用】系用破伤风毒素或类毒素免疫的马血浆或血清精制而成。

【适应证】预防及治疗破伤风。

【体内过程】未进行该项研究且暂无可靠文献参考。

【用法用量】

（1）用法：①皮下注射，在上臂三角肌处。②肌内注射，在上臂三角肌或臀大肌外上部。③静脉注射，应缓慢，开始不超过1ml/min。静脉注射1次不超过40ml，儿童不超过4ml/min。亦可稀释后静脉滴注。

（2）用量：①预防，皮下或肌内注射每次1500～3000U，儿童与成人相同。伤势重者加1～2倍，经5～6天还可重复。②治疗，第1次肌内注射或静脉注射5万～20万IU，儿童与成人同，以后视病情而定，伤口周围可注射抗毒素。③新生儿24小时内肌内注射或静脉滴注2万～10万U。

【不良反应】①过敏休克：可在注射中或注射后数分钟至数十分钟内突然发生。患者突然表现为沉郁或烦躁、面色苍白或潮红、胸闷或气喘、出冷汗、恶心或腹痛、脉搏细速、血压下降、重者神志昏迷虚脱，如不及时抢救可以迅速死亡。轻者注射肾上腺素后即可缓解；重者需输液输氧，使用升压药维持血压，并使用抗过敏药物及肾上腺皮质激素等进行抢救。②血清病：主要症状为荨麻疹、发热、淋巴结肿大、局部水肿，偶有蛋白尿、呕吐、关节痛，注射部位可出现红斑、瘙痒及水肿。

【相互作用】尚不明确。

【注意事项】①皮试方法：用 0.9%氯化钠注射液将抗毒素稀释 10 倍（0.1ml 抗毒素加 0.9ml 0.9%氯化钠注射液），在前掌侧皮内注射 0.05ml，观察 30 分钟。注射部位无明显反应者，即为阴性，可在严密观察下直接注射抗毒素。如注射部位出现皮丘增大、红肿、浸润，特别是形似伪足或有痒感者，为阳性反应，必须用脱敏法进行注射。如注射局部反应特别严重或伴有全身症状，如荨麻疹、鼻咽刺痒、喷嚏等，则为强阳性反应，应避免使用抗毒素。如必须使用时，则应采用脱敏注射，并做好抢救准备，一旦发生过敏休克，立即抢救。无过敏史者或过敏反应阴性者，也并非没有发生过敏休克的可能。为慎重起见，可先注射小量于皮下进行试验，观察 30 分钟，无异常反应，再将全量注射于皮下或肌内。②脱敏注射法：在一般情况下，可用 0.9%氯化钠注射液将抗毒素稀释 10 倍，分小量数次皮下注射，每次注射后观察 30 分钟。第 1 次可注射 10 倍稀释的抗毒素 0.2ml，观察无发绀、气喘或显著呼吸短促、脉搏加速时，即可注射第 2 次（0.4ml），如仍无反应则可注射第 3 次（0.8ml），如仍无反应即可将安瓿中未稀释的抗毒素全量进行皮下或肌内注射。有过敏史或过敏试验强阳性者，应将第 1 次注射量和以后的递增量适当减少，分多次注射，以免发生剧烈反应。③门诊患者注射抗毒素后，须观察 30 分钟始可离开。

【规格】注射剂：1500U，3000U，1 万 U，3 万 U。

【贮藏】贮于 2～8℃条件下。

破伤风人免疫球蛋白 Tetanus Immunoglobulin

【别名】人抗破伤风免疫球蛋白。

【药理作用】是由经破伤风类毒素免疫的成人血浆制备而成的球蛋白无菌溶液。

【适应证】预防和治疗破伤风，尤其适于对破伤风抗毒素（TAT）有过敏反应者。

【体内过程】注射后，抗体在体内达到峰值的时间大概是 2 天左右，半衰期是 16～24 天。

【用法用量】①预防：儿童、成人 1 次用量均为 250U，创面污染严重者可加倍。②治疗：3000～6000U，同时可使用破伤风类毒素进行自动免疫，但注射部位与用具应分开。

【不良反应】与其他丙种球蛋白类似，注射部位可发生疼痛和红肿，过敏反应发生率极低。

【相互作用】免疫球蛋白制品中的抗体可能干扰活病毒疫苗（如麻疹、腮腺炎、脊髓灰质炎和疱疹疫苗）的反应，所以建议应在注射本品大约 3 个月后再使用这些疫苗。

【注意事项】①不可静脉注射。②注射破伤风类毒素时不得使用同一注射器。③不可在同一位置。

【规格】注射剂：250U。

【贮藏】贮于 2～8℃条件下。

人血白蛋白 Human Serum Albumin

【药理作用】①增加循环血容量和维持血浆渗透压：白蛋白占血浆胶体渗透压的 80%，主要调节组织与血管之间水分的动态平衡。由于白蛋白分子量较高，与盐类及水分相比，透过膜内速度较慢，使白蛋白的胶体渗透压与毛细管的静力压抗衡，以此维持正常与恒定的血容量；同时在血循环中，1g 白蛋白可保留 18ml 水，每 5g 白蛋白保留循环内水分的能力约相当于 100ml 血浆或 200ml 全血的功能，从而起到增加循环血容量和维持胶体渗透压的作用。②运输及解毒：白蛋白能结合阴离子也能结合阳离子，可以输送不同物质，也可将有毒物质输送到解毒器官。③营养供给：组织蛋白和血浆蛋白可互相转化，在氮代谢障碍时，可作为氮源为组织提供营养。

【适应证】血浆及血浆代用品。①失血性休克。②脑水肿。③流产引起的白蛋白缺乏。④肝硬化或肾病引起的水肿或腹水。⑤新生儿高胆红素血症。⑥心肺分流术。⑦烧伤的辅助治疗。⑧血液透析的辅助治疗和成人呼吸窘迫综合征。

【体内过程】在正常情况下，人体内的白蛋白总量按体重计为 4～5g/kg，其中血管内占 40%～45%，55%～60%在血管外分布。毛细血管通透性的增高可改变白蛋白的动力学特性，并导致其异常分布，严重烧伤和败血症休克时可引起此分布异常。在健康条件下，滴注 2 小时内离开血管内的白蛋白量少于 10%。滴注白蛋白对血容量的影响个体差异极大。某些患者血容量可在此后数小时保持上升，但对严重患者，相当数量的白蛋白可能以某种不可预知的速率漏出血管外。在正常情况下白蛋白的平均半衰期为 19 天。

【用法用量】①一般采用静脉滴注，宜使用有滤网的输液器。②用量视病情而定。③滴注速度以每分钟不超过 2ml 为宜，但开始 15 分钟内滴注速度要缓慢，以后逐渐增加至上述速度。

【不良反应】使用一般不会产生不良反应，偶可出现寒战、发热、颜面潮红、皮疹、恶心、呕吐等症状。

【相互作用】不宜与血管收缩药、蛋白水解酶或含酒精溶剂的注射液混合使用。

【注意事项】因有高渗作用，过量注射后，可造成脱水、机体循环负荷增加、充血性心力衰竭和肺水肿。

【规格】注射剂：20ml：2g，25ml：5g，50ml：10g，50ml：12.5g。

【贮藏】贮于 2～8℃条件下。

人免疫球蛋白 Human Immunoglobulin

【药理作用】含有广谱抗病毒、细菌或其他病原体的免疫球蛋白G（IgG）抗体，另外免疫球蛋白的独特型和独特型抗体能形成复杂的免疫网络，所以具有免疫替代和免疫调节的双重治疗作用。注射后，能迅速提高受者血液中的IgG水平，增强机体的抗感染能力和免疫调节功能。

【适应证】①预防麻疹和传染性肝炎。②若与抗生素合并使用，可提高对某些严重细菌和病毒感染的疗效。

【体内过程】人免疫球蛋白的生物半衰期为 16～24天。

【用法用量】①预防麻疹：为预防发病或减轻症状，可在与麻疹患者接触 7 日内注射 0.05～0.15ml/kg，5 岁以下儿童注射 1.5～3.0ml，6 岁以上儿童最大注射量不超过 6ml。一次注射预防效果通常为 2～4 周。②预防传染性肝炎：注射 0.05～0.1ml/kg 或成人每次注射 3ml，儿童每次注射 1.5～3ml，一次注射预防效果通常为 1 个月左右。

【不良反应】一般无不良反应，极个别患者注射局部可能出现红肿、疼痛感，无须特殊处理，可自行恢复。

【相互作用】尚不明确。

【注意事项】①对人免疫球蛋白过敏或有其他严重过敏史者禁用。②有抗 IgA 抗体的选择性 IgA 缺乏者禁用。③只能肌内注射。④瓶子有裂纹、瓶盖松动或超过有效期时不得使用。⑤应为无色或淡黄色可带乳光澄清液体。久存可能出现微量沉淀，但一经摇动应立即消散，如有摇不散的沉淀或异物不得使用。⑥一旦开启应立即一次性用完，未用完部分应废弃，不得留作下次使用或分给他人使用。⑦运输及贮存过程中严禁冻结。

【规格】注射剂：3ml：300mg。

【贮藏】2～8℃以下避光保存。

静脉注射用人免疫球蛋白（pH4） Human Immunoglobulin（pH4）

【别名】静脉注射丙种球蛋白，IGIV。

【药理作用】一般蛋白含量为 3%～6%，其中免疫球蛋白含量不少于 90%，包括 IgG 的所有亚型和微量 IgA、IgM，而且 IgG 的亚型分布也应与正常人相同，IgG1 占 60%，IgG2 占 29.4%，IgG3 占 6.5%，IgG 4 占 4.1%。直接静脉注射，可立即使血循环中免疫球蛋白水平提高。对自身免疫性疾病具有治疗作用。

【适应证】①原发性免疫球蛋白缺乏症，如 X 连锁低免疫球蛋白血症，常见变异性免疫缺陷病、免疫球蛋白 G 亚型缺陷病等。②继发性免疫球蛋白缺陷病，如重症感染、新生儿败血症等。③自身免疫性疾病，如原发性血小板减少性紫癜、川崎病。④其他，如重症系统红斑狼疮、原发和继发性抗磷脂综合征等。

【体内过程】半衰期与正常人相同，IgG1、IgG2、IgG4 为 18～23 天，IgG3 较短，为 7～9 天。免疫缺陷患者 IgG 的生成和代谢能力不同，因而在免疫缺陷者中，本品的半衰期变异较大。多数患者的 IgG1、IgG2、IgG4 半衰期为 30～40 天，IgG3 半衰期为 20～24 天。

【用法用量】使用时，用带有滤网的输液器进行静脉滴注。输注速度：①首次使用开始要慢，成人 1.0ml/min（10～20 滴/分）。②持续 15 分钟后若无不良反应，可逐渐加快速度，最快滴注速度不得超过 3.0ml/min（约 60 滴/分）。③儿童滴速酌情减慢。原发性免疫球蛋白缺乏或低下症，首次剂量：400mg/kg；维持剂量：200～400mg/kg，给药间隔时间视患者血清 IgG 水平和病情而定，一般每月 1 次。④特发性血小板减少性紫癜：初始剂量为每天 400mg/kg，连用 5 天；

维持剂量为 400mg/kg，间隔时间视血小板计数和病情而定，一般每周 1 次。⑤川崎病：发病 10 天内使用。儿童治疗剂量为 2.0g/kg，静脉滴注，一次输完。⑥重症感染：200～300mg/kg，连续 2～3 天。

【不良反应】一般无不良反应，极个别患者在输注时出现一过性头痛、心慌、恶心等不良反应，可能与输注速度过快或个体差异有关。上述反应大多轻微且常发生在输液开始 1 小时内，因此建议在输注的全过程定期观察患者的一般情况和生命特征，必要时减慢或暂停输注，一般无须特殊处理即可自行恢复。个别患者可在输注结束后发生上述反应，一般在 24 小时内均可自行恢复。

【相互作用】尚不明确。

【注意事项】①对人免疫球蛋白过敏或有其他严重过敏史者禁用。②有 IgA 抗体的选择性 IgA 缺乏者禁用。③专供静脉输注用。④应单独输注，不得与其他药物混合输用。⑤应为澄清液体，如有浑浊、沉淀、异物或瓶子裂纹、过期失效，不可使用。⑥开启后应一次输注完毕，不得分次或给第二人输用。⑦有严重酸碱代谢紊乱的患者应慎用。⑧输注过程中若出现寒战、发热，应暂停或减缓滴注速度。

【规格】①注射剂：10ml∶0.5g，20ml∶1g，50ml∶2.5g，25ml∶1.25。②注射剂（粉）：1.25g，2.5g，5g。

【贮藏】贮于 2～8℃下。

糜蛋白酶 Chymotrypsin

【别名】胰凝乳蛋白酶、α-糜蛋白酶、甲-糜蛋白酶。

【药理作用】系蛋白水解酶，有分解肽键作用，可使黏稠的痰液稀化，便于咳出，对脓性和非脓性痰液均有效。激活纤维蛋白溶酶而表现出抑制血液凝固或消炎作用，也用于创伤或手术后伤口愈合。

【适应证】①创伤或手术后伤口愈合、抗炎及防止局部水肿、积血、扭伤血肿、乳房手术后水肿、中耳炎、鼻炎等。②对眼球睫状韧带有选择性松解作用，故可用于白内障摘除，使晶状体比较容易移去。③可使黏稠的痰液稀化，便于咳出，对脓性和非脓性痰液均有效。

【体内过程】尚无参考文献。

【用法用量】①肌内注射：通常每次 4000U，用前以氯化钠注射液溶解。②经眼给药：用 0.9% 氯化钠注射液溶解配成 1∶5000 溶液，由瞳孔注入后房，经 2～3 分钟，在晶状体浮动后以 0.9% 氯化钠注射液冲洗，即可取出晶状体。③喷雾吸入：可制成 0.05% 溶液雾化吸入。

【不良反应】个别患者出现皮疹等过敏反应，可用抗组胺类药物治疗。

【相互作用】尚未明确。

【注意事项】①用前需做过敏试验。②如引起过敏反应，可用抗组胺类药物治疗。③水溶液极不稳定，必须临用前以注射用水现配。④由于超声雾化后糜蛋白酶效价下降明显，因此，糜蛋白酶超声雾化吸入时间宜控制在 5 分钟之内。

【规格】注射剂（粉）：1mg（800U），5mg（4000U）。

【贮藏】密封、遮光，贮于 2～8℃条件下。

胰蛋白酶 Trypsin

【别名】Tryptar、Parenzyme、Trypure。

【药理作用】①能选择性地水解精氨酸或赖氨酸构成的肽链，消化溶解变性蛋白，但对正常组织不起作用，这是因为血清中含有非特异性胰蛋白酶抑制物。②在临床应用中，能使脓液、瘤液、血凝块被分解变稀，使引流通畅，创面加速净化，新生肉芽组织生长。③多种毒蛇（如竹叶青、银环蛇、眼镜蛇、蝮蛇等）的毒液都属于蛋白质，对之具有分解破坏的作用。

【适应证】①不易抽吸的脓胸、血胸等腔内的稠液，外科的炎症、溃疡、创伤产生的局部水肿、血肿、脓肿及瘘管堵塞均可应用。②呼吸道疾病，可使浓稠痰液被稀释而易于咳出。③解蛇毒。

【体内过程】尚无参考文献。

【用法用量】①抗炎、消肿，可肌内注射每天 1000～5000U，用所附灭菌缓冲液溶化，并适量加入普鲁卡因，可减轻注射部位疼痛。②局部使用可配制成 pH 7.6～8 的溶液剂、喷雾剂、粉剂或软膏，可供体腔内注射、患部注射、喷雾、湿敷或体表涂搽。③治疗毒蛇咬伤，可用 2000～6000U 加入适量注射用水或 0.25% 普鲁卡因注射液稀释后在咬伤周围行浸润注射，也可在肿胀部位上方行环状封闭 1～2 次，必要时可重复注射。伤口处明显肿胀，可在注射 30 分钟后切开伤口排毒减压（严重出血除外），也可在肿胀部位采用针刺方法排毒减压。如果伤口已坏死或溃烂，可用 1%湿敷患处。

【不良反应】①肌内注射后可引起组胺释放，表现为发热、寒战、头晕、头痛、胸痛、腹痛、呼吸困难、心率加速，使用抗组胺药和解热药一般可以消除这些反应。②少数使用者还可能发生荨麻疹、血管神经性水肿，极少发生过敏性休克。

【相互作用】尚未明确。

【注意事项】①用药前先用针头蘸溶液做皮肤划痕试验，显示阴性反应，方可注射。②在水溶液中不稳定，溶解后效价下降较快，故应在临用前配制溶液。③不可静脉注射。

【规格】注射剂（粉）：1000U，2000U，5000U，10 000U（各附灭菌缓冲液 1 瓶）。

【贮藏】遮光，贮于 2～8℃条件下。

索 引